实用医学影像诊断与鉴别诊断

（上）

崔志浩 等◎编著

吉林科学技术出版社

图书在版编目（CIP）数据

实用医学影像诊断与鉴别诊断 / 崔志浩等编著. 一
长春：吉林科学技术出版社，2017.9
ISBN 978-7-5578-3230-8

Ⅰ. ①实… Ⅱ. ①崔… Ⅲ. ①影诊断 Ⅳ.
①R445

中国版本图书馆CIP数据核字(2017)第232137号

实用医学影像诊断与鉴别诊断
HIYONG YIXUE YINGXIANG ZHENDUAN YU JIANBIE ZHENDUAN

编　著	崔志浩等
出版人	李　梁
责任编辑	刘建民　韩志刚
封面设计	长春创意广告图文制作有限责任公司
制　版	长春创意广告图文制作有限责任公司
开　本	889mm×1194mm　1/16
字　数	450千字
印　张	36.5
印　数	1—1000册
版　次	2017年9月第1版
印　次	2018年3月第1版第2次印刷
出　版	吉林科学技术出版社
发　行	吉林科学技术出版社
地　址	长春市人民大街4646号
邮　编	130021
发行部电话/传真	0431-85635177　85651759　85651628
	85652585　85635176
储运部电话	0431-86059116
编辑部电话	0431-86037565
网　址	www.jlstp.net
印　刷	永清县晔盛亚胶印有限公司

书　号　ISBN 978-7-5578-3230-8
定　价　145.00元（全二册）
如有印装质量问题 可寄出版社调换
因本书作者较多，联系未果，如作者看到此声明，请尽快来电或来函与编辑
部联系，以便商洽相应稿酬支付事宜。
版权所有　翻印必究　举报电话：0431-85677817

主 编

崔志洁　张连军　杜广芬　刘　涛
宋　晖　王金财　阎战能

副主编

蔡彬彬　柴小康　杜新兴　刘恩彭
刘志华　丁华杰

编　委（按姓氏笔画排序）

丁华杰（承德医学院附属医院）

王志欣（河北省承德市第三医院）

王金财（烟台业达医院）

冯秀栓（山东省青岛西海岸新区中心医院）

冯友珍（山东省莱芜市莱城区人民医院）

刘　涛（山东省单县东大医院）

刘志华（山东省泰安市中医二院）

刘纯伟（湖北省黄石市第二医院）

刘恩彭（山东省菏泽市第二人民医院）

杜广芬（山东省济南市第五人民医院）

杜新兴（华北石油管理局总医院）

宋　晖（山东省曹县中医院）

张连军（山东省济南市第五人民医院）

陈　诺（山东省即墨市妇幼保健院计划生育服务中心）

柴小康（甘肃省高台仁济医院）

阎战能（三峡大学附属仁和医院）

崔志洁（山东省济南市第五人民医院）

彭　璐（新乡医学院第二附属医院）

蔡彬彬（甘肃省白龙江林业管理局中心医院）

谭平政（湖北省利川市人民医院）

黎　钧（湖北省通城县人民医院）

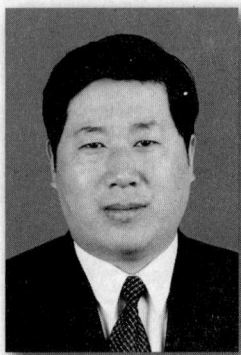

崔志洁

男，副主任医师，1983年影像诊断专业毕业。主要研究影像科常见病、多发病的诊断。擅长胸腹部疾病的影像诊断。山东中医药大学、潍坊医学院及山东医学高等专科学校兼职副教授；从事医学影像诊断工作三十三年，现任济南市第五人民医院医学影像科主任、医技党支部书记；兼任济南医学会放射学委员会副主任委员、济南市放射专业质量控制委员会委员、山东省医学影像研究会头颈学组委员。

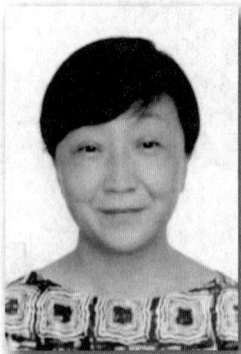

张连军

女，1984年7月参加工作。大学本科学历，山东大学EMBA结业，副主任护师。从事医学影像护理工作二十余年，具有丰富的影像护理工作经验，现任济南市第五人民医院绩效、医改办主任。

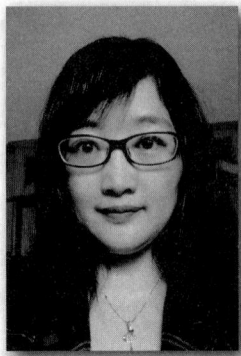

杜广芳

女，1977年12月31日出生，主治医师，济南市第五人民医院从事影像诊断工作，2004年本科毕业于泰山医学院放射系，2012年硕士毕业于山东省医科院，2013年在山东省医学影像研究所进修学习。2010年参与编写出版《影像学疾病诊断与治疗》；2012年在《中国辐射卫生》上发表论文《多层螺旋CT低剂量扫描的临床应用》；2013年成功申请专利《新型胸骨固定钢丝》；2015年发表论文《试论MSCT在急性阑尾炎中的诊断与价值》。

第一章 CT 成像基础

第一节 CT 成像原理

一、CT 成像基本原理

计算机断层扫描(CT)是根据人体对 X 线吸收率不同,使用计算机重建方法得到人体二维横断面图像的影像设备。CT 是计算机和 X 线相结合的一项影像诊断技术,主要特点是密度分辨率高,能准确测量各组织的 X 线吸收衰减值,通过计算进行定量分析。

CT 成像的基本过程为:X 线→人体→采集数据→重建图像→显示图像。CT 球管产生的 X 线经准直器校准后,穿过具有密度差异的被检体组织,部分能量被吸收,衰减后带有组织的信息由探测器接收,通过数据采集系统进行模数转换,数据转换后由计算机重建成横断面图像,最后由显示器显示图像(图 1-1)。

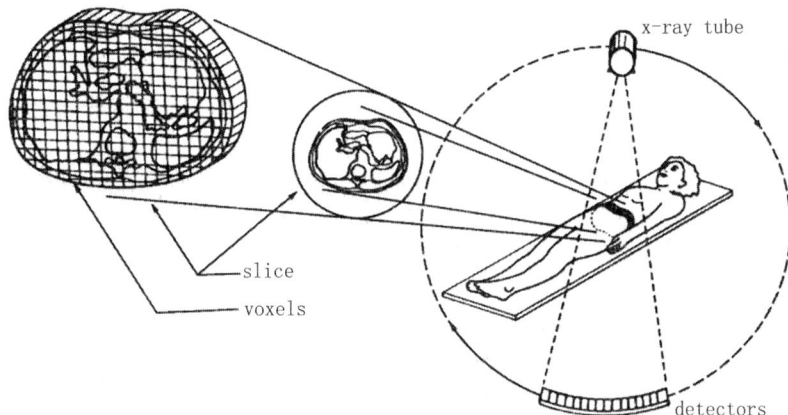

图 1-1 CT 成像原理图

因此,CT 成像是以 X 线为能源,以 X 线的吸收衰减特性为成像依据,以数据重建为成像方式,以组织的密度差为 CT 成像的基础,以数据采集和图像重建为重要环节的 X 线成像技术。

(一)数据采集

单层 CT 图像数据采集的基本原理如图 1-2 所示,CT 球管与探测器成对称排列,每排探测器由 $500 \sim 1\,000$ 个探测器单元组成。当 X 射线以扇形束的形式穿过患者横断面时被检体衰减,每个探测器单元会接收透过该层面的 X 射线并测量其衰减后的强度。单个探测器单元在每个角度每条射线上探测到的 X 射线信号强度可通过衰减定律方程进行计算:

$$I = I_0 \cdot e^{-\mu d}$$

公式中,I_0 代表 X 线在空气或未进入物体前的初始强度,I 为衰减后 X 线强度,d 为物体厚度,μ 为物体的线性衰减系数,e 是自然对数的底。

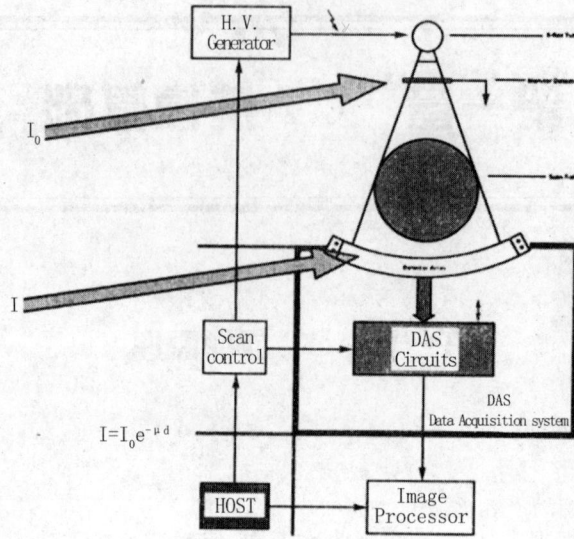

图 1-2 CT 数据采集

单层 CT 图像重建多采用滤波反投影法,利用平行线束几何学原理进行断层图像重建,要求在图像重建前要把所获的扇形线束投影数据转换为平行线束投影数据。在滤波反投影法的应用中,"重建函数核"代表对投影的高通滤波法,它决定图像的锐利度和噪声。重建图像用像素的数字矩阵来代表(通常为 512×512 像素),每个像素代表被 X 线束透射的体内欲成像层面的衰减系数。每个像素的 X 线束衰减系数需要转换为 Hounsfield(HU)单位。范围从 -1024 到 3071,作为以灰阶或彩色阶代表图像的基础。

(二)图像重建

CT 图像重建的基本算法可分为三种。

1.直接反投影法

直接反投影法又称总和法。是将众多的投影近似地复制成二维分布的方法。基本原理是把与各向投影强度成正比的量沿投影反方向投影回矩阵里,并将它们累加起来,组成该物体的层面图像。该方法是 CT 成像算法的基础。

2.迭代法

迭代法又称近似法,是将近似重建所得图像的投影同实测的层面进行比较,再将比较得到的差值反投影到图像上,每次反投影之后可得到一幅新的近似图像。通过对所有投影方向都进行上述处理,一次迭代便可完成;再将上一次迭代的结果作为下一次迭代的初始值,继续进行迭代。迭代重建技术有三种方法:联立迭代重建法(SIRT)、代数重建法(ART)和迭代最小二乘法(ILST)。该方法图像较为真实准确,但耗时较多,现已不采用。

3.解析法

解析法是目前 CT 图像重建技术中应用最广泛的一种方法,它利用傅里叶转换投影定理。主要有三种方法:二维傅里叶转换重建法、空间滤波反投影法和摺积反投影法。其中摺积反投影法目前应用最多,其无需进行傅里叶转换,速度快,转换简单,图像质量好。解析法的特点是速度快,精度高。

普通 CT 每个探测器单元的宽度、焦点的大小、每转的投影数决定图像的空间分辨率,患者长轴的扇形束厚度则决定图像层厚及长轴的空间分辨率。普通 CT 只支持一排探测器单元,球管每旋转一圈只扫描一层,扫描时探测器获得的是平面投影数据,而每一层的投影数据是一个完整的闭合环。

二、单层螺旋 CT 成像原理

螺旋 CT 扫描是在球管-探测器系统连续旋转的基础上,患者随检查床一起纵向连续运动,CT 球管连续产生 X 线,探测器同步采集数据的一种 CT 检查方法。螺旋 CT 采用滑环技术,去除了 CT 球管与机架相连的电缆,球管—探测器系统可连续旋转,使扫描速度加快。由于螺旋CT扫描时检查床连续单向运动,球管焦点围绕患者旋转的运行轨迹类似一个螺旋管形(图1-3),故称为螺旋扫描。扫描时,螺旋CT探测器采集到的不是某一层面的数据,而是一个部位或一个器官的容积数据,故又称为容积扫描。

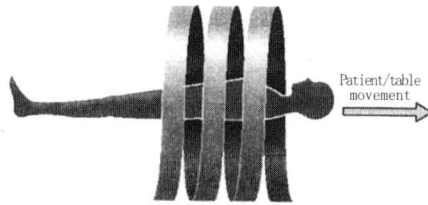

Patient/table movement

图 1-3 螺旋扫描

滑环技术和检查床连续运动技术的应用是单层螺旋CT在硬件上的重要改进,使用热容量大于3 M的 CT 球管,可满足进行较大范围的容积扫描。

用滑环代替电缆传递信号的方法,称为滑环技术。螺旋CT扫描机架内有多组平行排列的滑环和电刷,CT球管通过电刷和滑环接触实现导电。X线球管的滑环部分根据传递电压的不同,分为高压滑环和低压滑环。前者传递高压发生器输出的电压为几万伏,高压发生器安置在扫描机架外;后者为几百伏,高压发生器安置在扫描机架内。高压滑环上的高压经铜环和碳刷摩擦传递进入转动部分时,易发生高压放电,产生高压噪声,影响数据系统采集,进而影响图像质量。低压滑环的X线发生器需与X线球管一起旋转,增加了旋转部分重量。因而要求 X 线发生器体积小、重量轻。现在的螺旋CT普遍采用低压滑环技术。螺旋CT的高压发生器体积小,可安装在机架内,并可产生 80～140 kV 的高压。

单层螺旋CT与非螺旋CT相比有以下优点。

(1)扫描速度快,检查时间短,对比剂利用率高。

(2)一次屏气可完成一个部位检查,克服了呼吸运动伪影,避免了小病灶的遗漏。

(3)利用原始数据,可进行多次不同重建算法或不同层间距的图像重建,提高了二维和三维图像的质量。螺旋CT扫描无明确层厚概念,扇形线束增宽,使有效扫描层厚增大。

(一)基本原理

CT图像重建的理论基础是二维图像反投影重建原理,该原理要求被重建的一幅二维图像平面上的任意点,必须采用360°角的全部扫描数据。螺旋扫描是在检查床移动过程中进行的。数据采集系统获得的信息为非平面数据。由于只有平面数据才能重建无伪影的二维图像,为了消除伪影,螺旋CT常采用线性内插的数据预处理方法把螺旋扫描的非平面数据合成平面数据,再采用非螺旋扫描的图像重建方法重建一幅螺旋扫描的平面图像。线性内插(LI)是指螺旋扫描数据段上的任意一点可采用相邻两点的扫描数据进行插补。数据内插的方式有360°线性内插和180°线性内插两种。360°线性内插法采用360°扫描数据向外的两点,通过内插形成一个平面数据,优点是图像噪声较小,缺点是实际重建层厚比标称层厚大30%～40%,导致层厚响应曲线(SSP)增宽,图像质量下降。180°线性内插法则采用靠近重建平面的两点扫描数据,通过内插形成新的平面数据。180°线性内插与360°线性内插的最大区别是前者采用第二个螺旋扫描数据,并使第二个螺旋扫描数据偏移180°角,从而能够更靠近被重建的数据平面。180°线性内插法重建改善了层厚响应曲线,图像分辨率较高,但噪声增加。

(二)成像参数

由于螺旋CT与普通CT的扫描方式不同,产生了一些新的成像参数,如扫描层厚与射线束宽度、床速、螺距、重建间隔与重建层厚等。

1.扫描层厚与射线束宽度

扫描层厚是CT扫描时被准直器校准的层面厚度,或球管旋转一周探测器测得Z轴区域的射线束宽度。单层螺旋CT使用扇形X线束,只有一排探测器,其射线束宽度决定扫描的厚度,扫描层厚与准直器宽度一致。

2.床速

床速是CT扫描时扫描床移动的速度,即球管旋转一圈扫描床移动的距离,与射线束的宽度有关。若扫描床移动的速度增加,则射线束宽度不增加,螺距也增大,图像质量下降。

3.螺距

螺距是扫描旋转架旋转一周,检查床移动的距离与层厚或准直宽度的比值。公式为:

Pitch=TF/W

式中TF是扫描旋转架旋转一周检查床移动的距离,单位是 mm。W是层厚或准直宽度,单位是mm。螺距是一个无量纲。

单层螺旋CT的准直器宽度与层厚一致,其螺距定义为球管旋转一周扫描床移动的距离与准直器宽度的比值。若单层螺旋CT的螺距等于零时,扫描方式为非螺旋扫描。通过被检体的X射线在各投影角相同,可获得真实的横断面图像数据;螺距等于0.5时,球管旋转2周扫描一层面,类似于重叠扫描;螺距等于1时,数据采集系统(DAS)可获取球管旋转一周的扫描数据;螺距等于2时,DAS只获取球管旋转半周的扫描数据。扫描剂量恒定不变时,采用大螺距扫描,探测器接收的X线量较少,可供成像的数据相应减少,图像质量下降。采用小螺距扫描,探测器接收的X射线量较多,成像数据增加,图像质量得到改善。常规螺旋扫描的螺距用1,即床速与层厚相等;如病灶较小,螺距可小于1;病灶较大,螺距可大于1。

三、多层螺旋CT成像原理

普通CT和单层螺旋CT的球管—探测器系统围绕人体旋转一圈只获得一幅人体断面图像,而多层螺旋CT的球管—探测器系统围绕人体旋转一周,能同时获得多幅横断面原始图像(图1-4),故称为多层螺旋CT(MSCT)。由于多层螺旋CT探测器在Z轴上的数目由单层CT的一排增加到几十排至几百排,故又称为多排CT(MDCT)。多层螺旋CT是指2层及以上的螺旋CT扫描机,目前临床普及机型为16层,16层以上的有64层、256层,320层等。

多层螺旋CT使用锥形线束扫描,采用阵列探测器和数据采集系统(DAS)获取成像数据。锥形线束和阵列探测器的应用,增宽了每次扫描的线束覆盖范围,实现了多排探测器并行采集多排图像的功能,降低了采集层厚,增加了采集速度,为复杂的影像重组奠定了基础。多层螺旋CT的优势是薄层(高分辨)、快速、大范围扫描。

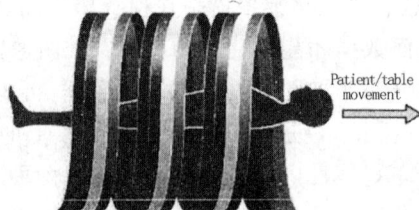

图1-4 多层螺旋扫描

(一)数据采集

多层螺旋CT与单层螺旋CT相比,X线束由扇形改为锥形,线束宽度在Z轴方向从1 cm增加到几厘米。探测器在Z轴方向从单层CT的一排增加到几排至几百排。探测器排列有两种类型,一种是Z轴方向上所有探测器的宽度一致,即探测器宽度均等分配的等宽型(对称型)。另一种是探测器宽度不均等分配的非等宽型(非对称型)。探测器的绝对宽度决定多层螺旋CT容积覆盖范围,探测器单元的大小决定图像的层厚。探测器单元越小,获得的图像分辨率越高。16层以上CT的采集单元可达0.625 mm,实现了"各向同性"的数据采集。各向同性是指Z轴分辨率与XY轴的分辨率一致或相近,体素为一正方体,任意重建平面(冠、矢状位)的图像质量保持高度一致。

多层螺旋CT主要是采用多排探测器和多个数据采集系统,探测器排数大于图像层数。如4层螺旋CT探测器排数最少为8排,最多可达32排。DAS的数目决定采集获得的图像数目,探测器的组合通过电子开关得以实现,目前 DAS 系统有 4 组、16 组、64 组、256 组和 320 组,选择合适的层厚可获得与 DAS 对应的图像数。

Siemens64 层 CT 采用的 Z—Sharp 技术又称 Z 轴双倍采样技术,球管周围的偏转线圈无极调控偏转电子束,灵活改变 X 线焦点大小和在 Z 轴方向上的位置;每一个焦点投影可读出 2×32 层图像数据;每两个 32 层投影融合得到一个在 Z 轴采样距离 0.3 mm 的 64 层投影;每 150° 旋转应用 AMPR 方法可重建 64 层图像。Z—Sharp 技术的特点在于 Z 轴飞焦点使到达每一个探测器单元的 X 线投影数加倍,两次相互重叠的投影导致 Z 轴方向上的重叠采样,即 Z 轴双倍采样。GE 使用的共轭采集技术是根据系统设置最佳螺距,在插值求解某重建标准层面上不同投影角位置的数据时,自动根据当前的扫描数据结果,动态采集所需的插值数据点。

(二)图像重建

多层螺旋 CT 的重建原理是用多列探测器的数据来重建一个标准层面的图像。若在 Z 轴某位置重建图像,则把与此重建位置同一投影角的 Z 轴上相邻两个探测器阵列的数据用于插值,并以此作为重建标准层面的投影数据,最后用二维反投影重建算法(2DBP)进行图像重建。

多层螺旋 CT 使用锥形线束扫描,在图像重建前,需要对扫描长轴方向的梯形边缘射线进行必要的修正。多层螺旋 CF 图像重建预处理是线性内插的扩展应用,4 层以下的 CT 大部分采用不考虑锥形线束边缘的图像预处理。常用的图像重建预处理方法有以下几种。

1. 优化采样扫描

是通过扫描前的螺距选择和调节缩小 Z 轴间距,使直接成像数据与补充数据分开,故又称为扫描交迭采样修正。

2. Z 轴滤过长轴内插法

是在扫描获得的数据段内选定一个滤过段,并对该段内所有扫描数据作加权平均化处理。滤过段的范围称为滤波宽度(Fw),滤波参数、宽度和形状可影响图像质量。

3. 扇形束重建

是将锥形束射线平行分割模拟成扇形束后,再使用扇形束算法进行图像重建的方法。16 层以上 CT 则都已将锥形线束边缘的射线一起计算,各生产厂家采用不同的图像重建预处理方法。常用的方法有以下几种。

(1)自适应多平面重建(AMPR)法:是将螺旋扫描数据中两倍的斜面图像数据分割成几部分,采用各自适配螺旋的轨迹和 240° 螺旋扫描数据,并辅以适当的数据内插进行图像重建。

(2)加权超平面重建法:是将三维的扫描数据分成二维的系列,采用凸起的超平面做区域重建的方法。

(3)Feldkamp 重建法:是沿扫描测量的射线,把所有测量的射线反投影到一个三维容积,并以此计算锥形束扫描射线的方法。

(4)心脏图像重建方法:多层螺旋 CT 心脏图像重建方法主要有单扇区重建法(CHR)和多扇区重建法(MSR)。单扇区重建法(CHR)是用回顾性心电门控获得螺旋扫描原始数据,利用半重建技术进行影像重建。多扇区重建法(MSR)是利用心电门控的同期信息,从不同的心动周期和不同列的检查器采集同一期相,但不同角度半重建所需的原始数据来进行影像重建。单扇区与多扇区重建的主要区别是单扇区重建的时间分辨率仅由 X 线管的旋转速度决定,而多扇区重建的时间分辨率不仅受 X 线管的旋转速度的影响,同时也受心率的影响。

四、电子束 CT 成像原理

电子束 CT(EBCT)由大功率的电子枪产生电子束,电子束通过电磁偏转打击固定于机架上的靶环产生 X 射线,实现 CT 扫描(图 1-5)。由于没有机械运动,电子束 CT 一次曝光扫描的时间可以达到 50 ms。

EBCT 从 1982 年开始应用于冠状动脉疾病的诊断成像。现在仍在使用的 EBCT 有两排探测器和四排钨靶阳极,对受检者的不同检查部位进行 8 层图像数据的扫描采集。在采用"容积模式"进行扫描时,

可以在 $300\sim400$ ms 的成像周期内只需曝光 $50\sim100$ ms 就可以获得 8 幅图像。在进行钙化积分、冠状动脉 CT 成像或者心功能评价时,EBCT 采用"电影模式"或"流动模式"进行扫描成像,这两种扫描模式分别采用单排探测器(C—150/C—300)和双排探测器(e—speed)的采集方式。电影模式的曝光时间是 50 ms,以 17 次/s 的扫描频率对同一解剖结构进行扫描;流动模式是在扫描时,根据心跳周期时相对同一解剖结构曝光 $50\sim100$ ms 进行扫描采集。由于 EBCT 的扫描模式是非螺旋的,因此要在受检者一次屏住呼吸的情况下完成整个心脏的扫描,扫描层厚受到了限制。当采用单层数据采集模式(C—150/C—300)时,图像厚度是 3 mm,采用双层数据采集模式时,成像厚度是 1.5 mm。进行钙化积分时,EBCT 的纵轴分辨率是足够的,但要实现冠状动脉的三维可视化显示则纵轴分辨率还不够。

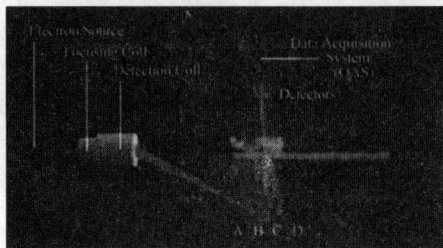

图 1-5　电子束 CT 扫描过程

　　EBCT 扫描过程由电子束及四个钨靶环的协同作用完成,避免传统 CT 的 X 线球管、探测器(扫描机架),甚至扫描床的机械运动。电子束 CT 的成像原理与常规 CT 的主要区别在于 X 线产生的方式不同。由于电子束 CT 采用电子束扫描技术代替 X 线球管的机械运动,消除了 X 线球管高速旋转运动产生的离心力,使扫描速度大为提高,将扫描速度缩短为 50 ms 或更短($17\sim34$ 幅/s),成像速度是普通 CT 的 40 倍、螺旋 CT 的 20 倍(需 500 ms),从而减少了呼吸和运动伪影,有利于运动脏器的检查。

　　当然,目前高档的多层螺旋 CT 扫描机的扫描速度和扫描范围取得了很大进步,在某些方面甚至超过了电子束 CT 的成像水平,促使电子束 CT 扫描机需要在扫描速度、图像信噪比和空间分辨率等方面进一步提高。

五、双源 CT 成像原理

　　双源 CT(DSCT)采用双球管和双探测器系统,扫描速度为 0.33 s,时间分辨率达到 83 ms,使心脏 CT 成像不受心率约束;两个球管的管电压设置不同时,可作功能性 CT 检查。

　　(一)球管与探测器系统

　　双源 CT 配置了两个球管和与之对应的探测器,这两套数据获取系统(球管—探测器系统)放置在旋转机架内,互呈 90°排列(图 1-6)。CT 球管采用电子束 X 线管,单个球管的功率为 80 kW,扫描速度 0.33 s,最大扫描范围 200 cm,各向同性的空间分辨率$\leqslant$0.4 mm,使用高分辨率扫描时可达到 0.24 mm。

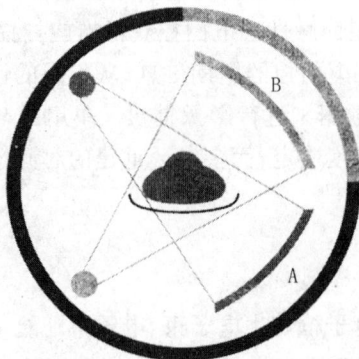

图 1-6　双源 CT 示意图

两套探测器系统中,一套探测器系统(A)覆盖整个扫描野(直径 50 cmFOV),另一套探测器系统(B)主要用于覆盖扫描中心视野(直径 26 cmFOV)。每组探测器各有 40 排,中间部分准直宽度为 32 mm×0.6 mm;两边各有 4 排探测器,准直宽度是 8 mm×1.2 mm。在机架等中心处,两组探测器的 Z 轴覆盖范围都是 28.8 mm。通过对采集信号数据的正确组合,两组探测器都可以实现 32 mm×0.6 mm 或 24 mm×1.2 mm 的扫描。

(二)数据采集

通过 Z 轴飞焦点技术,32 排 0.6 mm 准直宽度的探测器能同时读取 64 层的投影数据,采样数据的空间间隔是等中心的 0.3 mm。通过使用 z-sharp 技术,双源 CT 机架旋转一周。每组探测器都能获取相互重叠的 64 层 0.6 mm 的图像数据。

双源 CT 扫描系统内,两组呈 90°排列的互相独立的数据获取系统(球管-探测器系统),只需同时旋转 90°,就可以获得平行于射线投影平面的整个 180°图像数据,这 180°的图像数据由两个 1/4 的扫描扇区数据组成。由于机架只需旋转 1/4 的扫描扇区,扫描时间只有机架旋转时间的 1/4,即获得半圈扫描数据的时间分辨率只有机架旋转时间的 1/4;而机架的旋转时间是 0.33 s,那么数据采集的时间分辨率就是 83 ms,和受检者的心率无关,在一次心跳周期内就可以完成单扇区数据的采集。

(三)图像重建

双源 CT 的基本扫描重建模式是单扇区重建,这是双源 CT 和单源 CT 最主要的区别。双源 CT 也可采用双扇区重建方法来进一步提高时间分辨率,在采用双扇区重建的方法时,每组探测器采集的 1/4 扫描扇区数据来自相邻连续的两个心跳周期,在每个心跳周期内采集的扇区数据都小于 1/4 扫描扇区数据,这和传统单源多层 CT 的双扇区重建方法相似。双源 CT 在使用双扇区重建方法时,时间分辨率是心率的函数,随着心率的变化而变化,机架旋转时间为 0.33 s 时,在某些特定心率条件下,时间分辨率可以达到 42 ms。由于心率的小变化都会引起时间分辨率的大变化,在双扇区重建的条件下,时间分辨率的平均值是 60 ms。在考虑进行高级的心功能的评估时,可以考虑使用双扇区重建扫描方式,比如在评价异常的心肌运动或者是计算射血分数的峰值时。在进行冠状动脉的检查或者进行心脏功能大体评估时,单扇区重建扫描模式就已能够在临床任何心率条件下提供足够的时间分辨率。

双源 CT 在进行常规 CT 检查时,可以只运行一套 X 线系统,方法与普通 64 层 CT 相同。特殊临床检查,如心脏扫描、心电门控血管成像、全身大范围全速扫描,以及双能量减影成像等,则需使用两套射线/探测器系统的双源组合。

两套 X 线系统由球管和一体化高压发生器组成,可以分别调节相应的 kV 和 mAs。由于每个球管的 kV 都可独立设置为 80 kV、100 kV、120 kV 和 140 kV,当两个球管的管电压不一致时,如一个球管设置为 80 kV,另一个球管设置为 140 kV,双源 CT 就可以实现双能量扫描,从而获得双能量的扫描数据。

(崔志洁)

第二节　CT 检查的适应证与禁忌症

一、适应证

CT 图像由于密度分辨率高、组织结构无重叠,有利于病变的定位、定性诊断,在临床上应用十分广泛。可用于全身各脏器的检查,对疾病的诊断、治疗方案的确定、疗效观察和预后评价等具有重要的参考价值。

1.颅脑

CT 对颅内肿瘤、脑出血、脑梗死、颅脑外伤、颅内感染及寄生虫病、脑先天性畸形、脑萎缩、脑积水和脱髓鞘疾病等具有较大的诊断价值。多层螺旋CT的脑血管三维重组可以获得精细清晰的血管三维图像,对于脑血管畸形的诊断有较大诊断价值。

2.头颈部

对眼眶和眼球良恶性肿瘤、眼肌病变、乳突及内耳病变、鼻窦及鼻腔的炎症、息肉及肿瘤,鼻咽部肿瘤尤其是鼻咽癌、喉部肿瘤、甲状腺肿瘤以及颈部肿块等均有较好的显示能力;多平面重组、容积重组等后处理技术可以从任意角度、全方位反映病变密度、形态、大小、位置及相邻组织器官的改变,对外伤、肿瘤等病变的显示可靠、清晰、逼真,可以更有效地指导手术。

3.胸部

CT对肺肿瘤性病变、炎性病变、间质性病变、先天性病变等均可较好地显示。对支气管扩张诊断清晰准确。对支气管肺癌,可以进行早期诊断,显示病灶内部结构,观察肺门和纵隔淋巴结转移;对纵隔肿瘤的准确定位具有不可取代的价值。可显示心包疾患、主动脉瘤、大血管壁和心瓣膜的钙化。冠状动脉CT血管造影可以清晰显示冠状动脉的走行、狭窄,对临床评价冠心病和进行冠脉介入治疗的筛查有重要的价值。

4.腹部和盆腔

对于肝、胆、脾、胰、肾、肾上腺、输尿管、前列腺、膀胱、睾丸、子宫及附件,腹腔及腹膜后病变的诊断具有一定优势。对于明确占位性病变的部位、大小以及与邻近组织结构的关系、淋巴结有无转移等亦有重要的作用。对于炎症性和外伤性病变能较好显示。对于胃肠道病变,CT能较好显示肠套叠等,亦可较好地显示肿瘤向胃肠腔外侵犯的情况,以及向邻近和远处转移的情况。但目前显示胃肠道腔内病变仍以胃肠道钡剂检查为首选。

5.脊柱和骨关节

对椎管狭窄,椎间盘膨出、突出,脊椎小关节退变等脊柱退行性病变,脊柱外伤、脊柱结核、脊椎肿瘤等具有较大的诊断价值。对脊髓及半月板的显示不如MRI敏感。对骨关节病变,CT可显示骨肿瘤的内部结构和肿瘤对软组织的侵犯范围,补充X线片的不足。

二、禁忌证

妊娠妇女不宜进行CT检查。急性出血病变不宜进行增强或CT造影检查。CT检查时应注意防护生殖腺和眼睛。

（阎战能）

第三节　CT 检查的技术参数

CT 图像的优劣,与扫描技术参数密切相关。不当的扫描参数,会损失诊断信息,导致误诊、漏诊。常规扫描技术参数有扫描类型、曝光条件、层厚、层距、视野、重建间隔等。

一、扫描类型

CT 扫描有非螺旋扫描和螺旋扫描,螺旋CT机亦可进行非螺旋扫描。非螺旋扫描检查时间较长,扫描数据通常不适于重建,但是图像数据无螺旋CT重建所需的插值,图像信噪比较高;螺旋扫描速度快,数据适于扫描后重建。需根据诊断需要选择非螺旋扫描或螺旋扫描。通常颅脑、椎间盘扫描选用非螺旋扫描,胸部、腹部扫描及增强扫描选用螺旋扫描。

二、曝光条件

曝光条件的大小是CT图像质量的基本保证,扫描时应视不同部位选择不同的条件:管电压(kV)、管电流(mA)和扫描时间(s)。管电压通常在 $100\sim140$ kV 之间,管电流通常在 $70\sim260$ mA,扫描时间根据设备扫描速度和扫描范围大小等确定,总曝光时间通常在 $6\sim20$ 秒之间。

X 线剂量降低时,光子数量减少,在矩阵内各体素的分布不均,穿透人体到达探测器的光子分布就不均匀,使密度相等的组织在图像上的 CT 值不等,即噪声增大,图像质量降低。因此,必须根据检查部位的组织厚度和密度来选择合适的曝光剂量,并在保证影像质量的前提下尽可能减少被检者所接受的 X 线剂量。

三、视野

视野(FOV)分扫描视野(SFOV)和显示视野(DFOV)两种,扫描视野是 X 线扫描时确定的范围,即在定位像上制订扫描计划时确定的层面视野大小。显示视野是数据重建形成图像的范围。颅脑扫描视野一般 25 cm,胸腹部扫描视野一般为 50 cm。显示野可以在扫描视野范围内根据欲观察的组织结构的大小进行调整、选择,如腰椎间盘可取 15 cm,胸部可取 36 cm。若矩阵不变,显示视野减小,则空间分辨力提高,突出病变的细节(图 1-7)。扫描结束后,也可以改变显示视野大小重建图像。

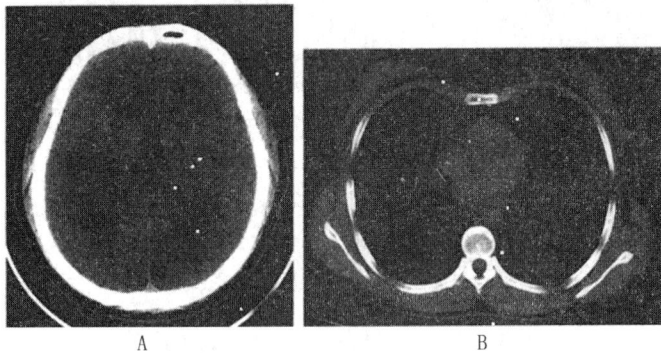

图 1-7 不同视野 CT 扫描

A.颅脑显示视野 25 cm;B.胸部显示视野 36 cm

四、矩阵

矩阵是数字图像纵横两个方向像素数目的乘积。可有 256×256,512×512,1024×1024 等,目前 CT 中应用最多的是 512×512 矩阵。显然,相同的视野情况下,矩阵越大,像素越小,构成的图像越细致、清晰,空间分辨力越高。扫描结束后,也可以改变矩阵重建图像。

五、准直

准直与采集通道:CT 机的 X 线管套窗口前方设有狭缝状的前准直器,由高密度金属制成,用以遮挡无用射线,形成扇形 X 线束。目前多数多层螺旋 CT 机还具有后准直器,位于探测器前方,它严格限制了探测器接受照射的实际宽度。

经过准直器的 X 线由探测器单元转换成电信号由采集通道输出。一个采集通道可以对应一排探测器,也可以调整为对应数排探测器,即数排探测器接收的信号共同用于重建一层图像。同时使用几个采集通道通常代表同时采集几层图像。非螺旋 CT 机和单层螺旋 CT 机只有一排探测器,相当于只有一个采集通道。多层螺旋 CT 机的"层数"往往指该 CT 机的最大通道数,而不一定是探测器的排数。

六、层厚

层厚一般指扫描后一幅图像对应的断面厚度。有时也分为扫描时的采集层厚和显示图像的层厚。它是影响图像空间分辨率的一个重要因素。螺旋 CT 扫描采集的数据可以通过重建改变图像层厚(图1-8)。

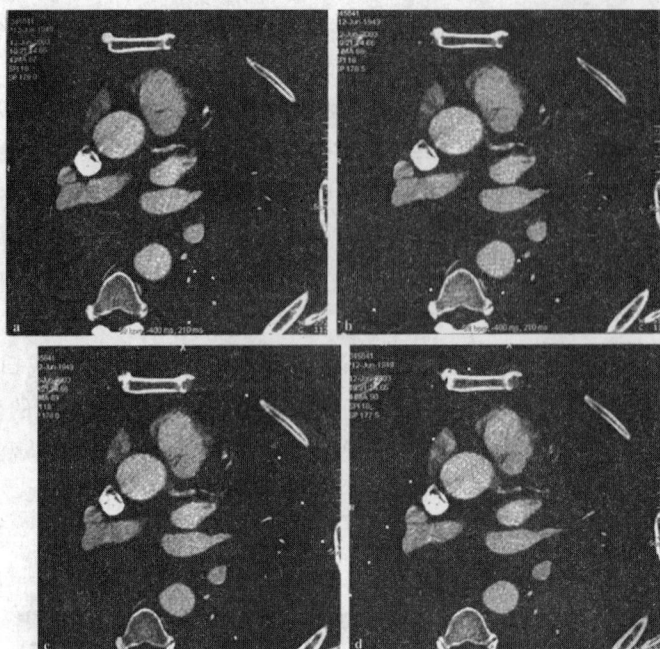

图 1-8　重建的心脏薄层图像(层厚 0.5 mm)

非螺旋 CT 机前准直的宽度即扇形 X 线束的厚度等于层厚,它通常也是探测器的宽度;单层螺旋 CT 机前准直的宽度通常也是图像的层厚。多层螺旋 CT 设有多排探测器,同时由多排探测器接收 X 线,由多个采集通道输出信号,扫描层厚是一个采集通道所对应的全部体层的厚度。

层厚小,图像纵向空间分辨力好,但在同样曝光条件下,信噪比降低。层厚大,信噪比提高,但纵向空间分辨力下降。所以要协调二者之间的关系以取得最佳效果,目前最新的 CT 机的扫描厚度可达亚毫米级 0.33 mm。扫描层厚需根据被检结构的大小和病变的大小确定。检查内耳、颞骨乳突、眼眶、椎间盘、肾上腺等须采取薄层扫描;观察软组织且范围较大时,选择较大的层厚。通常扫描层厚从 1~10 mm 不等,颅脑扫描层厚常选用 5 mm,胸、腹部扫描常选用 7.5~10 mm。

七、层距

层距的概念一般用于非螺旋扫描,是指相邻两个层面的中点之间的距离。

八、重建间隔

重建间隔指螺旋 CT 重建的相邻图像的中心在纵轴方向的距离。近似于非螺旋 CT 扫描的层距。重建间隔等于层厚时,层面显示无遗漏、无重叠;重建间隔大于层厚时,部分体层层面未显示;重建间隔小于层厚时则为重叠重建。重叠重建可减少部分容积效应,改善 3D 后处理的图像质量。重叠重建时重建间隔一般选择为层厚的 30%~50%。

九、螺距

螺距是指扫描旋转架旋转一周(360°角)检查床运行的距离与 X 线准直宽度的比值。螺距是一个无量纲的比值。当螺距为 1 时,曝光剂量、重建使用的数据量与非螺旋扫描持平。当螺距大于 1 时,重建使用数据量小于非螺旋扫描,X 线剂量减小,图像信噪比降低,但是扫描速度加快。当螺距小于 1 时,X 线剂量增加,图像质量提高,但是扫描时间延长。当在短时间(如一次屏气)需要大范围扫描时,可使用较大的螺距。

十、旋转速度

随着 CT 设备的不断进步，X 线球管旋转速度也越来越快，目前多数 CT 机旋转速度为 0.5～1.0 s/周，最快可达 0.35 s/周。

多层螺旋 CT 的使用，结合旋转速度加快，明显提高了 CT 的扫描速度。扫描速度快，减少了运动伪影，减少了因运动而产生的漏扫，缩短了被检者的检查时间；在腹部的增强扫描检查时，保证了多期扫描的时间更准确；时间分辨力提高，结合心电门控技术，更加适用于心脏、大血管、冠状动脉等动态器官的检查；在对急、重症被检者检查时，更适于多部位与大范围的快速检查。减慢扫描速度，曝光时间长，X 线剂量增加，可以增加信噪比，提高图像质量。

十一、心电门控

心电门控技术分为前瞻性心电门控和回顾性心电门控两种。前瞻性心电门控采用心电触发技术，根据心电监控预设的扫描时机，在被检者心电图 R 波的间期触发序列扫描，触发方式既可以选择 R-R 间期的百分比，也可以选择绝对毫秒值。回顾性心电门控是在记录心电监控信号的同时，采集一段时间、全部心动周期的扫描数据，采用回顾性图像重建的方法，将心电周期相同时期的数据用于图像重建。心电门控技术主要用于心脏成像。

十二、扫描架倾斜角度

当被检组织器官的扫描层面与水平面不相垂直的时候，需将扫描架倾斜一定角度进行扫描。目前多数 CT 机扫描架前后倾角可达 ±30°，许多设备设置需在扫描机架的控制面板上操作，有的设备设置也可在控制台上操作。

十三、算法

即 CT 图像重建时所采用的数学函数。CT 图像是数字化的图像，图像重建的数学演算方式有多种，根据显示图像的特点可分为标准算法、软组织算法和骨算法等。要根据检查组织的不同和诊断需要，选择合适的算法，通常 CT 设备内已预设。标准算法均衡图像的密度分辨力和空间分辨力，适用于一般 CT 图像的重建，例如颅脑、脊柱等图像重建等；软组织算法适用于需要突出密度分辨力的软组织图像重建，例如肝、脾、肾的图像重建等，图像柔和平滑，密度分辨力高；骨算法提高空间分辨力，强化组织边缘、轮廓，适用于密度差异大、且需要清晰显示细节的部位检查，例如骨质结构（尤其显示骨小梁）、内听道和弥漫性肺间质性病变的图像重建等。算法选择不当，会降低图像质量。螺旋扫描的容积数据可变换算法进行多种算法的图像重建。

在实际操作中，各参数的选择要受到 CT 机性能的限制，还会受到被检者的扫描部位、扫描范围、X 线剂量、诊断对图像的要求等因素的制约。因此，各参数的确定要结合实际需要进行综合考虑，合理选择。

（崔志洁）

第四节　CT 检查前准备与检查步骤

一、CT 检查前准备

为使 CT 检查取得较好的效果，扫描前的准备工作必不可少。检查前的主要准备有以下几个方面。

1.了解病情

扫描前应详细询问病史,了解患者携带的有关影像学资料和实验室检查,以供扫描时定位及诊断时参考。

2.作解释工作

对患者耐心做好扫描说明解释工作,以消除其顾虑和紧张情绪。

3.胃肠道准备

腹部、盆腔、腰骶部检查者,扫描前一周,不作胃肠道钡剂造影,不服含金属的药物,如铋剂等。扫描前两日少吃多渣食物。腹部检查前4小时禁饮食,扫描前口服对比剂,使胃肠道充盈。盆腔检查前晚口服甘露醇等泻剂清洁肠道,若行清洁灌肠更佳;扫描前2小时口服对比剂充盈肠道(图1-9)。

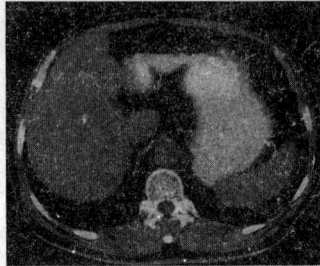

图1-9 CT扫描胃肠道内对比剂

4.制动

根据不同检查部位的需要,确保检查部位的固定,是避免漏扫及减少运动伪影的有效措施。另外,胸腹部检查前应做好呼吸训练,使患者能根据语音提示配合平静呼吸或吸气、屏气;腹部检查前可口服或肌内注射654-2注射液20 mg以减少胃肠道蠕动;喉部扫描时嘱患者不要做吞咽动作;眼部扫描时嘱患者两眼球向前凝视或闭眼不动;儿童或不合作的患者可口服催眠剂10%水合氯醛0.5 mL/kg(不超过10 mL)以制动。

5.除去金属物品

摆位时去除扫描范围内患者穿戴及携带的金属物品,如钥匙、手机、发卡、耳环、项链、金属拉链、义齿、带金属扣的皮带、硬币、带金属的纽扣等,以防伪影产生。

6.增强扫描及造影检查准备

行增强扫描及血管造影检查的患者检查前4小时禁食、水,以防发生变态反应时发生呕吐或呛咳将胃内容物误吸入肺;检查前应询问有无过敏史,并做碘过敏试验,试验阴性者请患者或家属在碘对比剂检查说明书上签名。少数低渗型非离子型对比剂变态反应发生率极低,不需做变态反应,但应在增强或造影过程中严密监控,以防意外。

7.注意监护

危重患者检查时,需请临床科室的医护人员陪同并监护。

8.防尘

患者更衣、换鞋或穿着鞋套进入扫描室,以防灰尘带入机房,进入机器内部。

9.注意患者家属防护

患者家属非特殊情况下不要滞留在扫描室内,以避免辐射线损伤。

二、CT检查步骤

1.患者的接待与登记

仔细审查CT检查申请单是否填写完整,检查部位是否明确和符合要求,并根据病情的轻、重、缓、急和本部门的工作流程合理安排患者的检查时间。给患者做好解释和说明工作以便做好配合,通知患者做好检查前准备。由专门人员进行检查项目的登记和归档。

2.输入患者的一般资料与扫描相关信息

将患者的姓名、性别、出生年月、CT 号等资料输入 CT 机。有放射科信息系统(RIS)和图像存储与传输系统(PACS)的医院,输入患者资料由工作列表完成。选择扫描方向和患者的体位;如果是增强扫描,要注明 C+,其他特殊扫描方式,必要时也注明。

3.患者体位的处置

根据检查的要求确定是仰卧还是俯卧,头先进还是足先进;根据检查的需要采用适当的辅助装置,固定检查部位;按不同检查部位调整检查床至合适位置,开启定位指示灯,将患者送入扫描孔内。

4.扫描前定位

定位就是确定扫描的范围,通常先进行定位像扫描,即球管与探测器位置不变,曝光过程中,检查床载患者匀速移动,扫描图像类似高千伏摄影平片。在该定位像上制订扫描计划,确定扫描范围、层厚、层距等。定位较明确的部位(如颅脑),也可利用定位指示灯直接从患者的体表上定出扫描的起始位置,该方法节省时间,缺点是定位不如通过定位像定位准确。

5.扫描

选择扫描条件,设计扫描程序,按下曝光按钮。在整个扫描过程中,要密切观察每次扫描的图像,必要时调整扫描的范围或作补充扫描,如肺内发现小病灶,最好加扫小病灶部位的高分辨力 CT。

6.照相和存储

根据不同的机器情况照相可自动照相或手工照相。自动拍摄是指在 CT 机上可预先设置,扫描完毕 CT 机会自动根据设置依次将所有扫描的图像拍摄完成。手工拍摄是扫描完成后,由人工手动照相。一般扫描完毕的 CT 图像都暂存于 CT 机的硬盘上,如需永久存储,可选择磁带、光盘等存储介质。

三、CT 检查注意事项

主要注意事项有以下几个方面。

(1)CT 检查必须注意放射线的防护,要正确、合理地应用 CT 检查,避免不必要的曝光。对育龄妇女及婴幼儿更应严格掌握适应证,非特殊必要,孕妇禁忌 CT 检查。CT 机及机房本身结构需达到防护标准,以减少被检者、工作人员和与 CT 机房相邻地区人员的 X 线辐射剂量。重视个人防护,减少被检者、工作人员的受照剂量。

(2)应认真了解病史、其他检查结果及既往影像检查资料,借以指导本次检查,以免检查范围或扫描参数设置不当。

(3)增强扫描使用的碘对比剂量较大,注射速度快,有引起不良反应,甚至变态反应的可能,碘过敏试验阳性者禁忌增强扫描。过敏体质的患者可选用非离子型对比剂以减少不良反应,使用过程中要严密观察,一旦出现变态反应应及时处理、抢救,否则可能危及生命。为避免迟发型变态反应的发生,检查后应让患者留 CT 室观察 30 分钟后再离开。CT 室应常备必需的急救药品、器械,以备抢救之用。注意药品的有效期,定时添补更新。

(4)危重患者,过多搬动有生命危险者,临床应先控制病情,可待病情较为稳定后再作 CT 检查。对危重患者的搬动及检查应迅速、轻柔,检查以满足诊断需要为标准,不宜苛求标准延误抢救时间。

(崔志洁)

第五节　CT 的检查方法

一、CT 普通扫描

CT 普通扫描是指不用对比剂增强或造影的 CT 扫描,又称 CT 平扫。平扫是 CT 扫描最基本的扫描方式(图 1-10)。CT 检查一般先做平扫,根据扫描结果必要时再做其他扫描方式。

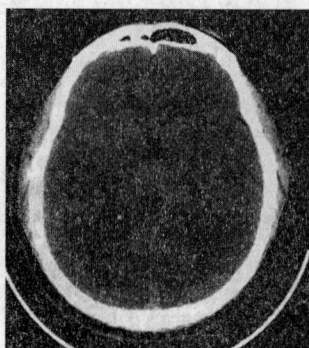

图 1-10　颅脑 CT 扫描图像

1.非螺旋 CT 扫描

非螺旋 CT 扫描常称轴位扫描或序列扫描。扫描时,检查床载被检者位置不变,球管与探测器系统在曝光的同时围绕人体旋转一圈扫描一个层面,该层面扫描结束后,检查床载被检者移动到下一层面再进行扫描。球管围绕被检者旋转的运行轨迹成一个个独立的圆形。

非螺旋 CT 扫描管电压通常为 120～140 kV,管电流 70～260 mA,扫描时间 6～20 秒,矩阵 512×512,层厚 5～10 mm,层距 5～10 mm,连续扫描。标准算法、软组织算法均可。非螺旋 CT 扫描对 CT 机没有特殊要求,在非螺旋 CT 机和螺旋 CT 机上都可实施。

·非螺旋 CT 扫描速度慢,不利于被检者制动,但是其数据没有螺旋 CT 数据的插值,图像信噪比高,质量好,因此经常在某些不需快速扫描的检查部位时使用。颅脑、椎间盘的常规扫描常选用非螺旋扫描。

2.螺旋 CT 扫描

螺旋 CT(HCT)有单层螺旋 CT 和多层螺旋 CT。螺旋 CT 扫描机采用滑环技术,球管与探测器系统在曝光的同时围绕人体单向连续旋转,同时检查床载被检者单向连续移动,球管围绕被检者旋转的运行轨迹成螺线形(图 1-11)。螺旋 CT 采集的不是一个层面的数据,而是一个器官或一个部位的纵向连续的扫描数据,因而这种扫描方法又被称为容积扫描。螺旋 CT 扫描的速度较非螺旋 CT 大幅度提高,一次屏气大多可完成规定区域的扫描任务,同时减少了呼吸伪影,避免了漏扫。对于连续容积扫描数据,可进行任意地、回顾性图像重建、重组,无层间隔大小的约束和重组次数的限制,提高了后处理技术中的多平面和三维成像图像的质量。

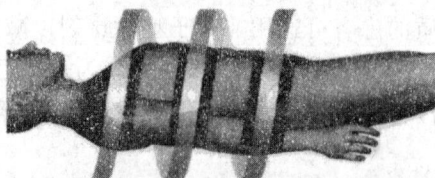

图 1-11　单层螺旋 CT 扫描示意图

SCT 扫描一般管电压为 80～140 kV,管电流为 50～450 mA,扫描时间最长可连续曝光 100 秒,层厚通常在 1～10 mm。

多层螺旋 CT(MSCT)一次采集可同时获得多层 CT 图像,包括双层、4 层、8 层、16 层、64 层、320 层等(图 1-12)。

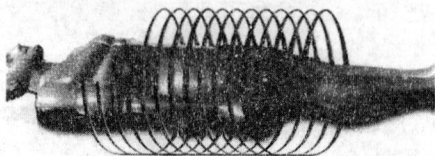

图 1-12　多层螺旋 CT 扫描示意图

多层螺旋 CT 的特点有以下几点：①宽探测器结构。MSCT 探测器排数为多排,球管旋转一周可完成更多层面的容积数据采集并重建出更多层面的图像。②具有先进的旋转方式,有电机皮带驱动、磁悬浮等。③使用大容量 X 线球管。④X 线束为锥形束,根据拟采集的层厚选择锥形束宽度,激发不同数目的探测器,实现一次采集获得多层图像。⑤采集层厚薄。MSCT 采集层厚可达亚毫米级,提高了后处理图像的质量。⑥使用大容量高速计算机处理数据。随着 MSCT 采集到的原始数据量大为增加。采用大容量计算机使处理速度相应加快,重建时间更短,图像后处理更快捷。

MSCT 的临床应用范围比单层螺旋 CT 有了进一步扩展,它除具有单层螺旋 CT 的优点外,还有以下优势：①同层厚时的扫描速度提高。有利于进行血管检查、胸腹部的检查和对急、重症被检者的检查。②检测效率提高。MSCT 将单层螺旋 CT 中纵向扫描层面两侧被浪费的 X 线用来采集数据,提高了 X 线的利用率。整个器官或一个部位一次屏息下的容积扫描,不会产生病灶的遗漏。③CT 图像质量提高。MSCT 扫描时获取的容积数据,具有较高的纵向分辨力,减少了容积效应和运动伪影。④图像后处理质量提高：MSCT 在相同扫描时间内可获得范围更长或范围相同但层面更薄的容积数据,并且可任意地、回顾性重建,获得更加清晰、直观、逼真的后处理图像。⑤同层厚时 X 线剂量减少。MSCT 对射线的利用率较高,减少了 X 线管的负荷,降低了 X 线管的损耗。

经过 20 年的发展,MSCT 无论从硬件技术,还是软件功能等方面均有了很大的提高,并在许多临床应用方面显示出优势,如心脏和冠状动脉成像、脑血管成像、CT 灌注成像、智能血管分析以及骨关节容积重组等。

3. 双源 CT 扫描

双源 CT(DSCT)是 2005 年推出的新型 CT 扫描仪,它的基本结构秉承了多层螺旋 CT 的设计,但在 X 线球管和探测器系统做了大胆的创新,由沿袭使用的一个球管、一组探测器系统,改变成了双球管和双探测器系统,两套采集系统同置于扫描机架内,成 90°角排列(图 1-13),两个球管既可同时工作,也可分别使用。当心脏成像、双能减影和全身大范围扫描时,可采用两个球管同时工作,一般的扫描可只用一组球管探测器系统工作。

双源 CT 进一步提高了扫描速度和时间分辨力,对心脏的 CT 检查具有明显的优势,减小了对心率的依赖。双源 CT 的两个球管设置不同的千伏值时,发射不同的能量,还可以进行双能量成像。

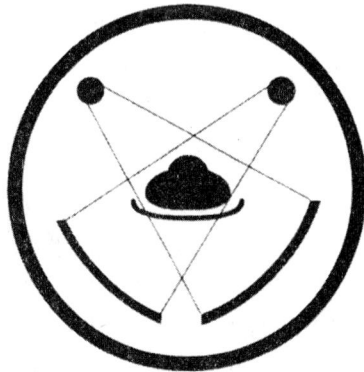

图 1-13 双源 CT 扫描示意图

4. 薄层扫描

薄层扫描是指层厚≤5 mm 的扫描方法。目前应用非常广泛,一般采用 1～5 mm。在普通 CT 机和螺旋 CT 机上都可实施,平扫和增强扫描均可,主要优点是减少部分容积效应。薄层扫描的主要用途有以下几个方面。

(1)较小组织器官如鞍区、颞骨乳突、眼眶、椎间盘等,常规用薄层平扫。

(2)检出较小病灶,如肝脏、肾脏等的小病灶,胆系和泌尿系的梗阻部位等,在普通扫描的基础上加做薄层扫描。

（3）一些较大的病变，为了观察病变的内部细节，局部可加做薄层扫描。

（4）拟进行图像后处理，最好用薄层螺旋扫描，扫描层面越薄，重组图像的质量越高。薄层扫描因层面接受 X 线光子减少，信噪比降低，图像质量有所下降。为保证符合诊断需要的图像质量，通常需增大扫描条件。目前最薄的扫描可达亚毫米扫描，即小于 1 mm 层厚的扫描。从诊断意义上讲，1 mm 以下的薄层层面信息主要用于图像后处理重组。

5. 连续扫描、重叠扫描、间隔扫描

根据层距和层厚的关系，分为连续扫描、重叠扫描、间隔扫描。若层距与层厚相等，则为连续扫描（也称序列扫描），各层之间既无间隙，也无重叠；若层距大于层厚，则为间隔扫描，部分层面组织未被扫描；若层距小于层厚，则为重叠扫描，层面相邻部分重复扫描。CT 检查常规使用连续扫描，肺高分辨扫描通常使用间隔扫描，重叠扫描通常指非螺旋 CT 而言，现已少用。

6. 靶扫描

靶扫描是指对较小的感兴趣区进行扫描的方法，又称放大扫描、目标扫描（图 1-14）。通常对检查部位先行普通扫描，利用此扫描图像确定感兴趣区，缩小扫描视野后进行的扫描。靶扫描图像增加了感兴趣区的像素数目，提高了空间分辨力。多层螺旋 CT 通常采用扫描后小视野、大矩阵重建的方式减小像素尺寸，提高空间分辨力。

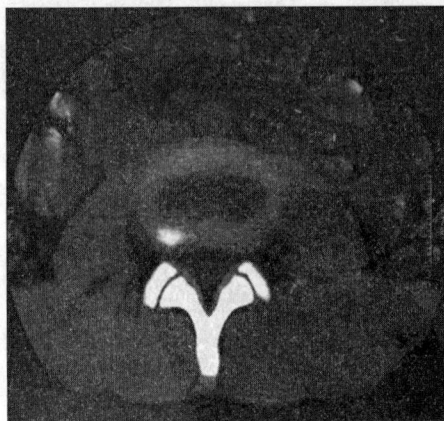

图 1-14　腰椎间盘靶扫描

靶扫描主要用于小器官和小病灶的显示，如垂体、内耳、肾上腺、肺内孤立结节的扫描。对 CT 机没有特殊要求，扫描条件与普通扫描相同。

7. 高分辨力 CT 扫描

高分辨力 CT（HRCT）是使用较高的 X 线剂量进行薄层扫描，大矩阵、骨算法重建图像，获得具有良好的空间分辨力 CT 图像的扫描方法。有时还采用小视野重建图像。管电压 120～140 kV，管电流 120～220 mA，层厚 1～2 mm，层距可视扫描范围大小决定，可无间隔或有间隔扫描，矩阵通常 512×512，选用骨算法重建。此方法突出优点是具有良好的空间分辨力，主要用于小病灶、小器官和病变细微结构的检查。如肺部 HRCT，能清晰显示以次级肺小叶为基本单位的肺内细微结构，有助于诊断和鉴别诊断支气管扩张，肺内小结节、弥漫性间质性病变等。也可用于检查内耳、颞骨乳突、肾上腺等小器官。HRCT 扫描因层厚小，需使用高的曝光条件（图1-15）。

8. 定量扫描

定量 CT（QCT）是指利用 CT 检查来测定某一感兴趣区内特殊组织的某一种化学成分含量的扫描方法。依 X 线的能级分单能定量 CT 和多能定量 CT。用于测定骨矿物质含量，监测骨质疏松或其他代谢性骨病被检者的骨矿物质密度。扫描时在被检者胸腰椎下面放置标准密度校正体模，体模内含数个已知不同密度的溶液或固体参照物。扫描后测量各感兴趣区的 CT 值，通过专用软件，与参照密度校正并计算出骨密度值。

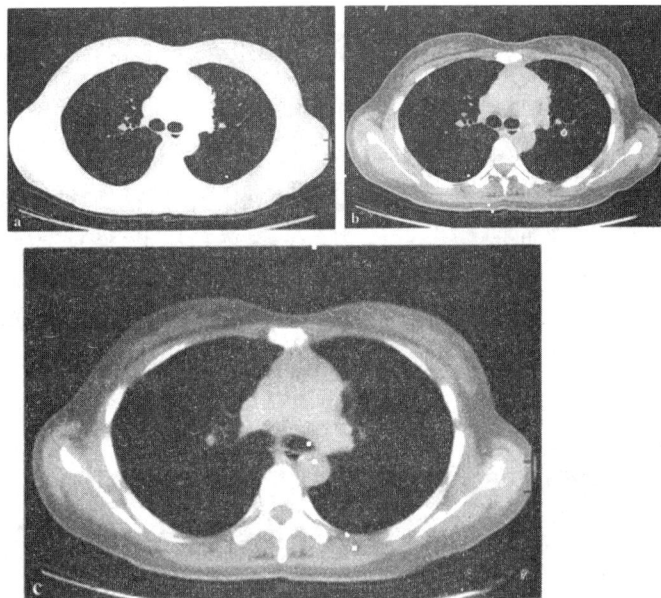

图 1-15 肺高分辨力扫描

a.肺高分辨力扫描（WL：-600，WW：1000）；

b.肺高分辨力扫描（WL：-650，WW：1600）；c.常规肺扫描（WL：-650，WW：1600）

9.低剂量 CT

（LDCT）扫描：低剂量扫描指在保证诊断要求的前提下，降低扫描 X 线剂量进行 CT 扫描的方法，可以降低被检者 X 线吸收剂量，并且减少球管损耗。随着 MSCT 技术的不断发展，LDCT 在成人胸部健康体检、肺癌普查、肺小结节病变随访、眼眶、鼻窦及儿童颅脑中的应用越来越受到重视并发挥很大的作用。

10.双能量成像

利用双源 CT 两种不同的能量采集的数据进行处理，实现组织结构的减影、识别等的 CT 技术称为 CT 双能量成像。双能量成像开辟了 CT 临床应用的新领域。双源 CT 可利用两个 X 线球管发射不同的能量（即设置不同的千伏值，如 140 kV 和 80 kV），两种不同的能量对不同的组织的衰减值不相同，如某被检者在 80 kV 时，骨骼的 CT 值为 670 HU，对比剂为 296 HU；当能量提高为 140 kV 时，骨骼的 CT 值降低为 450 HU，而对比剂降低为 144 HU。利用两种不同的能量，DSCT 可对血管增强与骨骼进行直接减影（图 1-16）；可对某些组织如肿瘤组织进行特征性识别；可对人体的体液成分进行识别；可对人体不同成分的结石进行鉴别；此外，还在四肢韧带、肌腱和软骨的显示与疾病诊断方面展现出令人满意的效果。

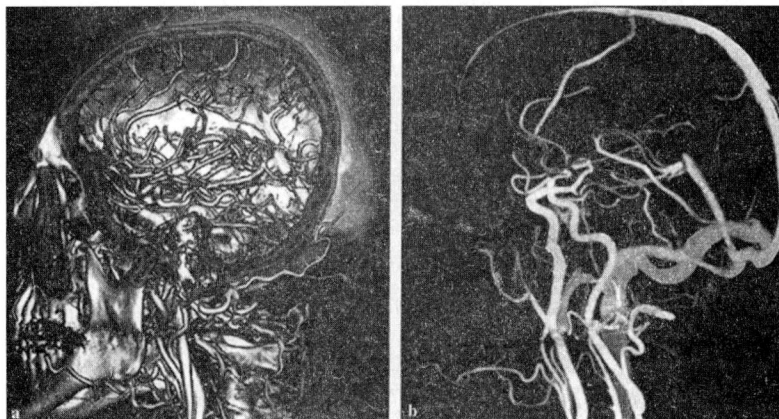

图 1-16 DSCT 对骨骼与增强血管减影

a.减影前 VR 显示骨骼及血管影；b.减影后 VR 仅余血管影

11. CT 透视及 CT 导向穿刺活检

CT 快速连续扫描的同时,进行高速图像重建和连续图像显示,可以达到近似 X 线透视的实时观察图像的效果,称为 CT 透视。CT 透视主要用于 CT 导向穿刺活检。CT 导向穿刺活检是在 CT 引导下,将穿刺针刺入病灶内,进行组织活检、抽吸、注入药物等诊断、治疗的手段。在常规 CT 扫描的基础上,确定出病灶位置,在病灶区对应的体表表面,贴上进针的体表标志,在此区域扫描数层,确定病灶中心层面所对应的体表标志的进针点、进针深度和角度(图 1-17)。在 CT 透视扫描下,进针并监视调整进针的方向位置,位置满意后进行组织活检、抽吸、注入药物等临床操作。CT 透视能在 CT 扫描的同时观察针尖的位置与病灶的关系,操作者可以实时、快速、准确地调整穿刺针的方向和深度,与一般的 CT 引导的穿刺相比,明显提高了病灶穿刺活检的准确性,同时能及时发现和处理穿刺过程中的并发症。不足之处在于术者接收 X 线辐射和被检者局部 X 线照射量较大、穿刺针的金属伪影、重建伪影和图像显示延迟等问题有待进一步解决。

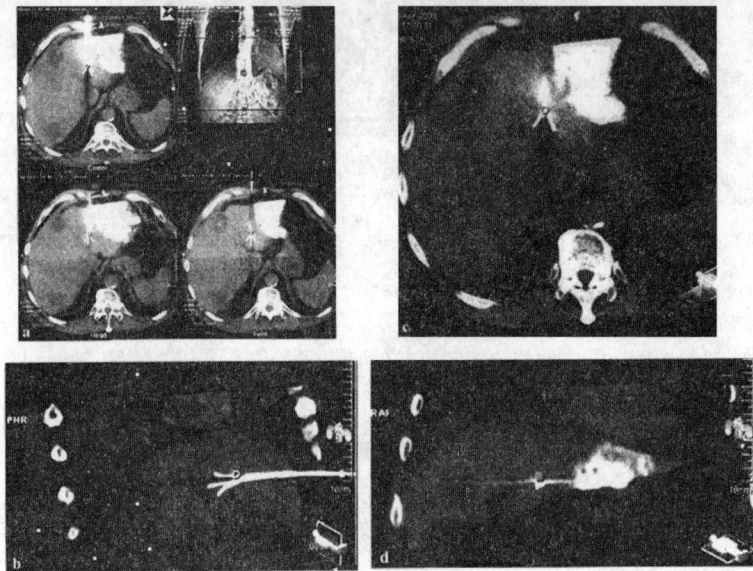

图 1-17　CT 导向穿刺活检界面
a. 三个相邻的横断面;b. 矢状面;c. 横断面;d. 冠状面

二、CT 增强扫描

静脉注射对比剂后的扫描称增强扫描(CE)。其作用是增加组织器官的对比度,临床应用普遍。注射对比剂后血液内碘浓度增高,血管和血供丰富的组织结构含碘量升高,而血供少的组织结构含碘量较低,使组织结构的密度差别增大,正常组织与病变组织之间密度差别增大,有利于病变的显示和区别。

(一)对比剂

1. 对比剂

用于增强扫描的水溶性碘对比剂与 X 线血管造影用对比剂基本相同,多为三碘苯环的衍生物,根据分子结构在溶液中以离子或分子形式存在分为两型,以离子形式存在的称为离子型对比剂,以分子形式存在的称为非离子型对比剂。两种类型均有单体和二聚体之分。离子型单体对比剂渗透压高约 1 500～1 600 mOsm/kg,非离子型单体对比剂渗透压大约 500～700 mOsm/kg 二聚体对比剂渗透压均比相应单体减半。对比剂的浓度多为 300～400 mgI/mL。

一般使用非离子型对比剂进行 CT 增强扫描。常用的药物有:碘海醇(又名碘苯六醇、欧乃派克)、碘普胺(优维显)、碘佛醇(安射力)、碘帕醇(碘必乐)、碘比醇等。

2. 对比剂毒性不良反应和变态反应

对比剂进入体内,有化学毒性、渗透压毒性、免疫反应、离子失衡、肝肾功能损害等毒性反应,部分被检者还可以发生变态反应,变态反应的临床表现及处理详见造影检查部分。

3.对比剂的注射方法及用量

对比剂用量一般按体重计算,15～20 mL/kg,儿童用量酌减。根据不同的检查部位、扫描方法、被检者的年龄、体质等,其用量、流速略有不同。

对比剂通常使用静脉团注法通过手背静脉或肘静脉注射。以 25～35 mL/s 的流速快速注入对比剂 80～100 mL,然后进行扫描。其血管增强效果明显,应用广泛。另一种注射方法是快速静脉滴注法,即以 1.5～20 mL/s 的流速将 100～120 mL 的对比剂快速滴注,当注入约一半左右时开始扫描。此方法血管内对比剂浓度维持时间较长,但强化效果不如团注法,不利于时相的选择和微小病变的显示,多用于扫描速度慢的 CT 机,现已少用。

CT 增强扫描通常使用高压注射器准确、匀速地注入对比剂。高压注射器由注射头、控制台、机架和多向移动臂组成,有单筒高压注射器和双筒高压注射器。使用双筒高压注射器时,对比剂和生理盐水分别抽入注射头上的两个针筒内。注射参数可在控制台上进行选择,通常包括注射顺序、注射速度(mL/s)、注射总量(mL)等。血管造影时,在对比剂注射后常需紧接着注射生理盐水 30～50 mL,可以减少高浓度对比剂对上肢血管的刺激、将残留在输液管内的对比剂冲入血管,以及迅速推移静脉内的高浓度的对比剂以免造成放射状伪影。

(二)增强扫描的方法

1.常规增强扫描

常规增强扫描是指静脉注射对比剂后按普通扫描的方法进行扫描。

2.动态增强扫描

动态增强扫描是指静脉注射对比剂后,在极短的时间内对感兴趣区进行快速连续扫描。对比剂通常采用团注法静脉注入。扫描方式有以下几种。

(1)进床式动态扫描,通常使用螺旋 CT,对一组层面或整个脏器连续进行数次增强扫描。

(2)同层动态扫描,可选病灶的最大层面或感兴趣层面,对该层面连续进行多次扫描。

动态增强扫描可以获得动脉早期、动脉期、静脉期、静脉晚期等不同时相的强化图像。还可以针对多次扫描的同一病灶测定 CT 值,将其制成时间密度曲线,以研究该层面病变血供的动态变化特点,借以诊断及鉴别诊断。

3.延迟增强扫描

延迟增强扫描是在常规增强扫描后延迟数分钟至数小时再行感兴趣区扫描的方法。此方法作为增强扫描的一种补充,观察组织与病变在不同时间的密度差异,可用于肝脏小病灶的检出及肝癌和肝海绵状血管瘤之间的鉴别及肾盂、膀胱病变的显示等。

4.双期和多期增强扫描

双期和多期增强扫描是指一次静脉注射对比剂后,分别于血供的不同时期,对欲检查器官进行两次或多次扫描。扫描步骤如下所述。

(1)根据平扫选择增强扫描范围,设定不同时期的开始时间,扫描条件与平扫相同。

(2)抽取对比剂 80～100 mL,生理盐水 30～50 mL,建立手背静脉通道。设定高压注射器注射参数。

(3)检查各项参数无误,同时按下注射开始键和扫描键,CT 机即按设置好的起始扫描时间对欲检查器官分别进行两次或多次扫描。

此方法可用于身体各个部位,利用螺旋 CT 机扫描速度快的优势,准确显示不同时期组织器官及病灶的血供特点,提高病灶的检出率和定性能力。各期扫描的扫描时机与脏器血液循环时间有关,另外也受年龄、体质、心肾功能、有无门静脉高压等因素影响,操作中要根据部位的不同,综合考虑各种因素,灵活选定扫描时机,才能获得最佳的增强图像(图 1-18)。

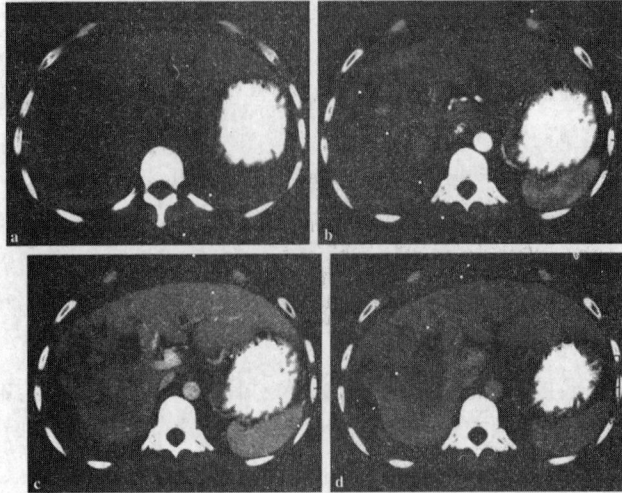

图 1-18　肝癌三期增强扫描
a. 平扫；b. 动脉期；c. 门静脉期；d. 平衡期

（三）增强扫描的应用

增强扫描增加了组织与病变间密度的差别，更清楚地显示病变与周围组织间的关系及病变的大小、形态、范围，有助于发现平扫未显示或显示不清楚的病变；不同的病变显示不同的增强特性，增强扫描可以动态观察某些脏器或病变中对比剂的分布与排泄情况，根据其特点，判断病变性质。如肝脏海绵状血管瘤和肝癌的增强扫描表现特点不同，原发性肝癌和肝脏转移性肿瘤的增强特点不同。增强扫描还可以帮助区分病变组织和水肿等继发改变；可以借以鉴别血管结构和淋巴结等其他结构；可观察血管结构及血管性病变。增强扫描得到了广泛应用，目前已成为大部分占位性病变的常规检查手段。

螺旋 CT 尤其是多层螺旋 CT 的广泛应用，提供了更快的扫描速度、更薄的扫描层面，保证了多期扫描的扫描时间更准确；提高了对比剂的利用率，对比剂用量相对减少；在心脏检查时，明显改善了冠状动脉及心脏形态学的显示；在脑、肺、肝及肾脏病变的 CT 灌注成像及功能分析方面也显示出很大的潜能。

三、CT 血管造影

CT 血管造影（CTA）实质是血管的增强扫描，经周围静脉快速注入对比剂后，在靶血管对比剂充盈的高峰期，使用多层螺旋 CT 进行快速连续的薄层扫描，并经重组得到血管的直观图像（图 1-19）。

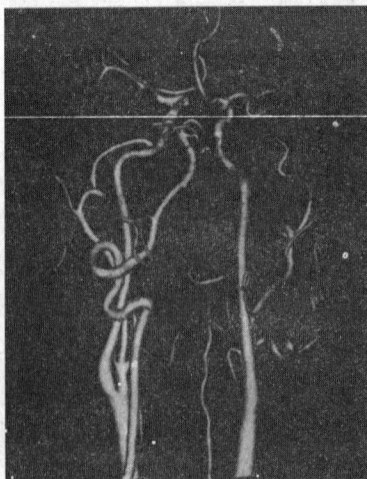

图 1-19　CTA 显示头颈部血管

CT 血管造影需要多层螺旋 CT，螺距 0.3～2，层厚 0.5～1.5 mm，重建间隔 0.5～1 mm，矩阵 512×512，对比剂为碘对比剂，浓度大于 300 mgI/mL，经手背静脉或肘静脉团注法注入，注射速度

3.5~4.5 mL/s,注射总量 80~100 mL,对比剂注射后紧接着注射 30~50 mL 生理盐水。开始注射对比剂后,经过一定的延迟时间进行快速薄层扫描。目前较多通过团注追踪智能触发技术自动触发扫描。还可以根据经验值确定延迟时间进行扫描。也可以采用小剂量对比剂预扫描实验确定延迟时间,通常使用碘对比剂 20 mL,生理盐水 20 mL,进行小剂量对比剂同层动态测试,测定靶血管的 CT 值变化,绘制时间密度曲线,根据 CT 值峰值制定出延迟时间。CTA 准确确定扫描时机非常重要,过早扫描会使靶血管的起始段不明显,过晚启动会使靶血管显影浅淡。

多层螺旋 CT 和双源 CT 的薄层、快速扫描给 CTA 提供了设备保证。扫描获得的高空间、高时间分辨率容积数据经重建、重组后可以充分显示血管形态、走形、分布、管腔狭窄与扩张等,并可通过分析软件进行多种分析。CTA 属于无创或微创检查,高质量的 CTA 图像接近血管造影,可以显示 1~4 级,甚至 5 级动脉结构。三维显示立体结构清楚,可以任意角度旋转观察,目前广泛用于全身各大血管,如主动脉、肾动脉、颈动脉、冠状动脉、脑血管等的检查,尤其是冠状动脉病变筛选、斑块评价、支架与搭桥术后随访以及主动脉病变与肺动脉栓塞等病变的检查与诊断方面越来越成为首选检查方法。CTA 的最大局限性在于部分容积效应,使相邻结构间发生密度值的传递及边缘模糊,其诊断准确率、空间和时间分辨率仍不如常规血管造影。随着 CT 扫描技术的不断提高和三维技术软件的不断更新,CTA 技术的应用将更加广泛和普及,在某些大血管病变的诊断而不需要介入治疗的情况下,CTA 有取代 DSA 的趋势。

四、CT 灌注成像

CT 灌注成像(CTP)是指用 CT 同层动态增强扫描来分析局部器官或病变的动态血流变化,并以图形和图像的形式将其显示出来的一种功能性成像技术。CT 灌注成像属于 CT 功能成像技术,原理是经静脉团注对比剂后,在对比剂首次通过受检组织的过程中对选定层面进行快速、连续扫描,而后利用灌注软件测量所获得图像像素值的密度变化,并采用灰度或色彩在图像上表示,最终得到人体器官的灌注图像。需在 MSCT 机上进行扫描,团注水溶性非离子型碘对比剂,并使用专用灌注软件进行处理和分析。CTP 可以获得扫描层面内每一像素的时间-密度曲线(TDC),根据该曲线利用不同的数学模型计算出血流量(BF)、血容量(BV)、相对组织血容量(rBV)、对比剂峰值时间(TTP)和平均通过时间(MTT)等。

BF 是指单位体积组织在单位时间内的血液供应量,与组织器官或病变的血容量、组织耗氧量、静脉引流和淋巴回流状况等因素有关;BV 指某一体积组织内血液的含量;相对组织血容量是指单位体积的相对血液含量;MTT 是指对比剂由供血动脉进入组织并到达引流静脉所需时间的平均值(图 1-20)。

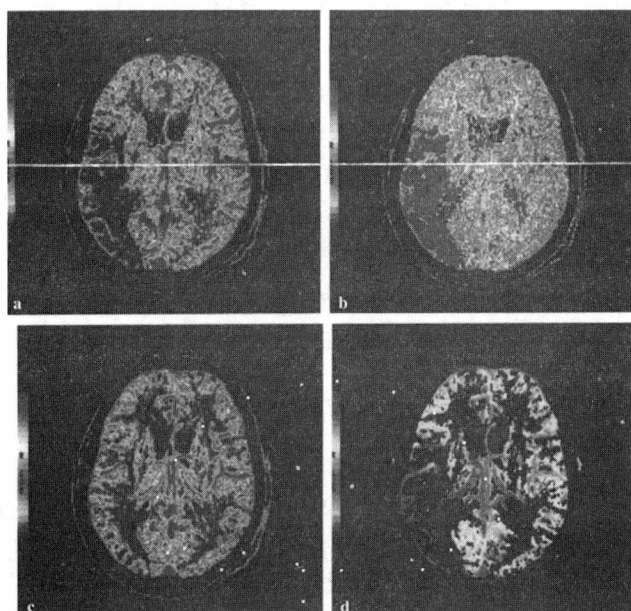

图 1-20　脑灌注成像

CTP 是一种定量的检查方法,目前应用较多的是脑血流灌注,对缺血性脑梗死的早期诊断具有明显优越性;在肿瘤病变的鉴别诊断和分级诊断以及其他方面的应用也具有较好的应用前景。

五、实时增强监视

实时增强监视是指增强扫描时对一定解剖区域的 CT 值进行监视,并根据 CT 值的变动来自动触发预定的扫描程序。实时增强监视并不是一种独立的检查方法,而是增强扫描,尤其是 CT 心脏、血管造影检查的一种辅助手段,它是通过软件来协助实施的,也称团注追踪技术。首先对检查器官进行平扫,然后设定好增强扫描的扫描程序,在靶血管内选定一个监测的感兴趣区并设定 CT 值阈值,开始注射对比剂并延迟一定时间后即对该区进行连续的快速扫描,并监视其 CT 值的变化,当对比剂到达该区时 CT 值会突然升高,达到预定阈值时则会自动触发预定的扫描程序。靶血管常选用主动脉根部或者颈内动脉,注射对比剂开始后延迟的时间常为 5 秒左右,CT 值阈值根据对比剂浓度、用量、注射速度、解剖部位不同而不同,通常在 80~100 HU。当感兴趣区放置不当等原因导致自动触发失败时,需根据情况立即手动启动扫描。

实时增强监视为增强扫描准确掌握扫描时机提供了可能。增强扫描时,从静脉开始注射对比剂到对比剂到达不同器官的动脉期和静脉期的时间不同,且被检者的年龄、性别、体质、心输出量和心率、是否伴有门静脉高压等均会影响对比剂到达各个器官的时间,而根据经验确定开始扫描时间难免产生人为的误差,扫描时机不准确,导致图像诊断信息损失。而实时增强监视则有效地解决了这一难题,可准确地确定开始扫描的最佳时间,使扫描时间与器官组织的增强同步,从而获得高质量的增强图像。

六、PET-CT

1. 工作原理

PET-CT 扫描仪是正电子发射体层摄影(PET)和 CT 有机组合的产物。它基于肿瘤组织的代谢与正常组织的代谢不同,通过正电子药物示踪剂在 PET-CT 显像上反映,是目前诊断肿瘤的强有力的检测手段。这种检测方法无痛、无创伤、能对肿瘤进行早期诊断,在临床中应用越来越普遍。目前应用得最多的 PET 显像剂是放射性核素 ^{18}F-脱氧葡萄糖(^{18}F-FDG)。它是一种正电子糖代谢显像剂,由回旋加速器产生,然后经过化学合成,其显像机制是恶性肿瘤细胞增殖活跃,对能量需求量大,显像剂在恶性肿瘤内浓聚。

检查前,一般需禁食 6 小时,测量血糖<7.0 mmol/L,静脉注射显像剂,安静休息 60 分钟,排尿后进行检查。先行 CT 扫描,然后进行 PET 2D 或 3D 扫描。扫描范围可为部分肢体、头颈躯干部或者全身,必要时可于 1~2.5 小时后行盆腔延迟显像。PET 图像可以反映病灶生化代谢功能的变化,但是图像空间分辨力低;CT 图像空间分辨力高,解剖结构显示精细;PET/CT 除了分别获得 PET 图像和 CT 图像外,还可以将二者图像融合,优势互补,大大提高了诊断价值。肿瘤的放射性摄取程度可通过图像观察,也可通过测量标准摄取值(SUV)判断。

PET-CT 中的 CT 扫描主要具有两项基本功能。

(1)采用低辐射剂量技术进行局部和全身 CT 扫描,对检查部位的病灶进行准确定位。

(2)采用 X 线对 PET 图像进行衰减校正以提高 PET 图像的分辨率、缩短检查时间。

2. 临床应用

PET-CT 目前在临床上主要应用于肿瘤、心血管系统疾病和神经系统疾病三个方面。

(1)在肿瘤疾病中的应用:肿瘤的诊断与鉴别诊断,尤其在恶性肿瘤早期发现、隐匿性转移和复发灶上有较高的临床价值;提供恶性肿瘤准确的分期和分级,为制订治疗方案提供可靠的依据;鉴别诊断治疗后肿瘤的变化,如瘢痕、放射性坏死与肿瘤复发残余,并对肿瘤治疗的疗效进行评估;为不明原因的转移性肿瘤寻找原发病灶;为恶性肿瘤放疗提供准确的定位。

(2)在心血管系统中的应用:冠心病的诊断和监测,心肌存活率测定,引导导管介入手术,心肌病的辅助诊断等。在冠心病的诊断中,PET-CT 的 CT 技术重点,在心脏冠状动脉成像、冠状动脉钙化定量分析以及心功能的计算,而 PET 成像的重点是心肌血流灌注,心肌代谢以及心室功能研究,这些信息的结合可以全面了解血管状况与心肌血流灌注之间的关系、心肌血流代谢灌注的心肌存活情况以及心室功能状况等信息。

(3)在神经系统疾病中的应用:多用来研究脑缺血和梗死时的一些参数,包括局部脑血流、局部脑氧代谢率、局部脑氧摄取分数、局部脑血流容积等。

(崔志洁)

第六节　CT 图像的特点及影响图像质量的因素

一、CT 图像的特点

CT 图像是重建图像,是由一定数目从黑到白不同灰度的像素按矩阵排列所构成。这些像素反映的是相应体素的 X 线吸收系数。像素的大小与数目因 CT 装置不同而异,其大小可以是 1.0 mm×1.0 mm、0.5 mm×0.5 mm 不等,数目可以是 256×256、512×512 不等。显然,像素越小,数目越多,构成的图像就越细致,即空间分辨力越高。CT 图像的空间分辨力不如 X 线图像高,因此目前 CT 检查尚不能完全代替 X 线检查。但是,CT 图像的密度分辨力比 X 线图像高,因此,人体软组织的密度差别虽然很小,吸收系数多接近于水,也能形成对比而成像。所以,CT 可以更好地显示由软组织构成的器官,如脑、脊髓、纵隔、肺、肝、胆、胰以及盆腔器官等,这是 CT 的最大优点。CT 图像可以用不同的灰度来表示,以反映器官和组织对 X 线的吸收程度。因此,CT 图像与 X 线图像所示的黑白影像一样,黑影表示低吸收区,即低密度区,如脑室、肺部;白影表示高吸收区,即高密度区,如骨骼。

X 线图像可反映正常与病变组织的密度,如高密度和低密度,但没有量的概念,不能量化。CT 图像不仅可以用不同灰度显示其密度的高低,还可以用组织对 X 线的吸收系数来说明其密度高低的程度,是可以量化的。X 线吸收系数即指 X 线穿过物体时,X 线被物体吸收的数值。实际工作中,不用 X 线吸收系数,而是将其换算成 CT 值,用 CT 值来说明密度,单位为 HU。

目前 CT 值是以水为基准的,水的吸收系数为 1.0,CT 值定为 0 HU;人体中密度最高的骨皮质吸收系数最高,CT 值定为 +1000 HU;空气密度最低,CT 值定为 −1000 HU。人体中密度不同的各种组织的 CT 值均介于 −1000 HU ～ +1000 HU 的 2000 个分度之间(图 1-21)。人体软组织的 CT 值虽然多与水相近,但由于 CT 的密度分辨力高,所以即使密度差别较小,也可形成对比而显影。因此,在描述具体某一组织影像的密度高低时,我们不仅可以用高密度或低密度来形容,而且还可以用它们的 CT 值来说明密度的高低程度。

CT 图像是断面图像,常用的是横断面。为了显示整个器官,需要多幅连续的断面图像,通过 CT 设备上图像重建程序的使用,还可获得重组冠状面、矢状面以及任意斜面的层面图像。

二、CT 图像质量的影响因素

影响 CT 图像的因素很多,除 CT 机的性能等固有因素外,还有许多变量因素如检查前的准备工作、算法的选择、分辨力、噪声、部分容积效应、伪影、窗宽和窗位的选择等均可直接影响 CT 图像的质量。因此,在 CT 检查中,应熟悉这些变量因素并合理加以控制,才能获得高质量的 CT 图像。

(一)CT 检查前的准备

CT 检查前要详细询问病史,向患者说明 CT 检查的注意事项;嘱患者去除扫描范围内身体表面的高密度物品,如发夹、耳环、项链、金属拉链、皮带等;了解患者近期有无做胃肠道钡剂检查或吞服含金属成分的高密度药片史,以消除这些物质对检查部位的影响;了解患者有无变态反应史,以便在增强检查前做好预防措施。

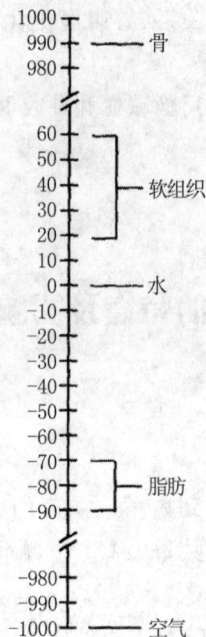

图 1-21　人体不同组织 CT 值(HU)示意图

　　患者的摆位一定要准确,被检查部位应位于扫描野的中央,同时根据患者的检查部位正确选用扫描野。患者摆位不正和扫描野选择不当均会影响 CT 的诊断质量。

(二)算法的选择

　　CT 图像是数字化图像,图像重建的数学演算方式是机内设定的,常用的有标准算法、软组织算法和骨算法等。一般应根据检查部位的组织成分和密度差异,选择合适的数学演算方式。标准算法适用于一般 CT 图像的重建,如颅脑图像重建等;软组织算法适用于需要突出密度分辨力的软组织图像重建,如腹部器官的图像重建等;骨算法适用于需要突出空间分辨力的图像重建,如骨质结构和内听道的图像重建等。算法选择不当,会降低图像的分辨力。螺旋扫描的容积数据可变换算法,进行多种算法的图像重建。

(三)分辨力

　　CT 的分辨力分为空间分辨力和密度分辨力,它们是判断 CT 机性能和图像质量的两个重要指标。CT 图像的空间分辨力不如 X 线图像高,但密度分辨力则比 X 线图像高得多,它可分辨 X 线图像所无法分辨的组织。即使两个相邻的软组织密度差别不大,仍可形成对比而显影。虽然我们希望同时提高空间分辨力和密度分辨力,以提高图像质量,但两者相互制约。若像素小、数目多,图像就细致、清楚,即空间分辨力提高,但在 X 线总量不变的条件下,每个单位容积所获得的光子数却按比例减少,致使密度分辨力下降,那些密度差微小的组织就不易显示。如果要保持原来的密度分辨力,就需要增加 X 线量。这样,就必须提高 X 线发生装置的性能,并且要考虑患者所接受的 X 线剂量的大小。

(四)部分容积效应与周围间隙现象

1.部分容积效应

　　在同一扫描层面内含有两种以上不同密度横行走行而又相互重叠的组织时,所测得的 CT 值则不能如实反映其中任何一种组织的真实 CT 值,而是这些组织的平均 CT 值,这种现象称为部分容积效应或部分容积现象。显然,部分容积效应与 CT 扫描层厚和被检组织周围的密度有明显关系。对于小于层厚的小病变 CT 虽可显影,但所测得的 CT 值并不能真实反映该病变组织的 CT 值,因此,在评价小病变的 CT 值时必须注意部分容积效应的影响。如病变组织比周围组织密度高而其厚度小于层厚时,所测得的 CT 值比实际的 CT 值小,反之,病变组织密度比周围组织密度低而其厚度小于层厚时,则所测得的 CT 值要比实际的 CT 值高。另外,由于部分容积效应的影响,层面内不同构造组织的边缘如被斜行横断,则其轮廓由于 CT 值的不准确而显示不清。如侧脑室侧壁和没有扩大的侧脑室下角轮廓的显示不清就是这种原因。眼眶横断面图像中,视神经的 CT 值不真实也是这一原因。

2.周围间隙现象

在同一扫描层面内,与层面垂直的两个相邻但密度不同的组织,其边缘部的 CT 值不能准确测得,结果在 CT 图像上,其交界处的影像不能清楚分辨,这种现象即为周围间隙现象。这是因为扫描 X 线束宽、透过 X 线测量的间隙间隔和像素大小之间不一致的缘故。这种扫描线束在两种组织的邻接处其测量值相互重叠造成的物理现象,实质上也是一种容积效应。周围间隙现象的存在,使密度不同的组织交界处,在密度高的组织边缘,其 CT 值小,而在密度低的组织边缘,其 CT 值大。对于密度差别小的组织相邻时,交界处影像不清,图像上可辨别不出密度上的差别。

基于上述原因,CT 图像上显示的结构或病变的形状、大小和 CT 值并不一定同它本身的真实情况相一致。各个像素所示的 CT 值也不一定能准确代表相应组织容积的 CT 值。

(五)伪影

CT 图像中出现与被扫描组织结构无关的异常影像,称为伪影。CT 图像上可出现各种各样的伪影,应正确认识。以免造成误诊或解释上的困难。伪影发生的原因较多,大致包括以下几个方面。

1.设备原因所致的伪影

探测器、数据转换器损坏或传输电缆工作状态不稳定、接口松脱、CT 机使用前未做校准、球管不在中心位置、球管极度老化、探测器的敏感性漂移等均可产生伪影,常见的伪影形态有环状、条状、点状和同心圆状等。

2.患者原因所致的伪影

患者原因所致的伪影可以分为以下几种。

(1)运动伪影:因扫描部位不固定产生,如患者移动或扫描器官自身的运动。常见的伪影形态为与扫描方向一致的条状低密度影。

(2)线束硬化伪影:因扫描范围内组织间密度差异较大产生,如扫描范围内的金属异物、钡剂、碘油等均可产生条状或星状伪影,颅底、扫描野外的肢体、骨嵴、钙化以及胃肠道内的气体等亦可产生伪影。

3.扫描条件不当所致的伪影

CT 检查时,选用的扫描参数不当,例如选的扫描野和显示野与扫描部位大小不匹配或扫描参数设定过低时亦可产生伪影。

伪影的出现势必降低图像质量,甚至影响对病变的分析诊断。因此,应当正确认识伪影,分析产生伪影的原因,做好扫描前的准备工作,及时去除造成伪影的因素,尽量避免或减少伪影的出现。对于在扫描中患者的自主或不自主运动如呼吸、肠蠕动、心脏搏动等所引起的伪影,可以通过训练患者和缩短扫描时间加以克服;正常结构如骨嵴、钙化与异物造成的伪影,可通过调整扫描基线角度再行扫描加以克服;调整窗位与窗宽也有可能减少伪影的干扰。为了保证诊断的正确性,对伪影较多的图像,应在去除产生伪影的原因后重新扫描,切忌在伪影较多的图像上进行诊断。

(六)噪声

噪声有扫描噪声和组织噪声之分,两者均可影响图像的质量。扫描噪声是因为 X 线穿透人体到达探测器的光子数量有限,致使光子在矩阵内各像素的分布不均,导致密度相等的组织或水在图像上的各点的 CT 值不相等。扫描噪声主要与球管电流和扫描时间有关,即与 X 线剂量有关,必须根据检查部位的组织厚度和密度选择毫安量。增加毫安量则增加了图像的信息量,同时也降低了图像的噪声,从而提高了图像的密度分辨率;若毫安量偏低,可能会导致曝光量不足。使到达探测器的光子量不足,从而降低了图像的密度分辨力。因此,当检查部位较厚或组织结构重叠较多时,应选择较高的毫安量并适当延长扫描时间;对于检查部位较薄或较小的病变,在采用薄层扫描的同时,亦应提高 mAs。一般来说,噪声与 X 线剂量的关系是,增加 4 倍的 X 线量,可使图像的扫描噪声减半。另外,扫描时间延长 1 倍,可使信息量增加 1 倍,这种方法较适用于密度差别较小的组织或两密度差别较大的组织的交界部,使其图像的对比加强,有利于细小病变的显示。但是,无论是增加 X 线量还是延长扫描时间,均会加大患者的 X 线辐射量,同时,扫描时间的延长又会增加产生运动伪影的机会,因而必须合理地加以选择。原则上,在使探测器获得适量的X 线量以保证图像质量的前提下,CT 机所能达到的最快扫描速度即为合理的扫描时间。

组织噪声是由各种组织平均 CT 值差异所造成,即同一组织的 CT 值常在一定范围内变化,而不同组织亦可具有同一 CT 值。另外,电压的变化亦可影响 CT 值的测定。

(七)窗宽和窗位

窗技术是 CT 检查中用以观察不同密度的正常组织结构或病变组织的一种显示技术,包括窗宽和窗位。由于各种组织结构或病变的 CT 值各不相同,因此,欲显示某一组织结构细节时,应当选择合适的窗宽和窗位来显示该组织结构或病变,以获得最佳的图像。人体内不同密度的组织 CT 值均介于 2 000 个分度之间,如果 CT 图像用 2 000 个灰阶来表示,其图像层次将非常丰富。但人眼一般仅能分辨出 16 个灰阶,若将 2 000 个分度划分为 16 个灰阶,则每个灰阶的 CT 值为 125(2 000/16)HU,即相邻两个组织间CT 值相差 125 HU 时,人眼才能分辨。为了能观察到 CT 机所具有的较高的密度分辨力,引进了窗宽和窗位。

窗宽是指 CT 图像上所能显示的 CT 值范围。在此 CT 值范围内的组织或病变均以不同的灰度显示。CT 值高于此范围的组织和病变,无论高出程度有多少,均以白影显示,不再有灰度差异;反之,低于此范围的组织结构,不论低多少,均以黑影显示,也无灰度差别。加大窗宽,则图像所示 CT 值范围加大。显示具有不同密度的组织结构增多,但各结构之间的灰度差别也就相应减少;反之,缩小窗宽,则显示的组织结构减少,各结构之间的灰度差别就增加。如观察脑实质的窗宽常为 -10～+90 HU,即密度在-10～+90 HU范围内的各种结构如脑实质和脑室系统等均以不同的灰度显示;而高于+90 HU 的组织结构如骨组织及颅内钙化等均以白影显示,无灰度差别;而低于-10 HU 的组织结构如皮下脂肪、乳突气房及颅内积气等均以黑影显示,其间也无灰度差别。

窗位通常是以欲观察组织的 CT 值为中心,又称窗中心。同样的窗宽,由于窗位不同,其所包括的 CT 范围也不同。例如窗宽保持 100 HU 不变时,若窗位为 0 HU 时,其 CT 值范围为-50～+50 HU;若窗位改为 50 HU,则其 CT 值范围为 0～+100 HU。

窗宽和窗位的选择,关系到组织结构细节的显示,一般根据欲显示结构的 CT 值的变化范围来确定合适的窗宽和窗位,尤其当正常组织与病变组织间密度差别较小时,必须使用窄窗宽才能显示病变。加大窗宽,图像层次增多,组织对比减少,细节显示差;缩小窗宽,图像层次减少,组织对比增加。因此,必须选择合适的窗宽和窗位,相互协调,才能获得既有一定层次,又有良好对比的图像。另外,在同一 CT 扫描层面,可根据欲观察组织结构的不同,选择不同的窗宽和窗位,如胸部 CT 检查时的肺窗和纵隔窗,颅脑 CT检查时的脑窗(软组织窗)和骨窗等。

必须指出,不同的 CT 机型,因性能差异,窗值并不完全一致,即使同一台机器。随着时间的变化,窗值也会有所变化。另外,电流、电压、温度、湿度的变化也会使数据采集系统发生误差,使 CT 值在一定范围内波动,从而影响窗宽和窗位的选择。

(崔志洁)

第七节　CT 图像的后处理

CT 图像后处理技术主要是指利用容积数据进行 2D 或 3D 的图像重组处理,此外,还包括图像数据的分割与融合等。目前,较为成熟和常用的后处理重组技术有:多平面重组(MPR)、曲面重组(CPR)、多层面容积再现(MPVR)、表面遮盖显示(SSD)、容积再现(VR)、CT 仿真内镜(CTVE)和血管探针技术

(VP)。其中 MPR 和 CPR 属 2D 重组技术,其余均属 3D 重组技术。

一、2D 图像后处理技术

1. 多平面重组

MPR 是在横断层面图像上按需要任意确定一个剖面位置,计算机将一系列横断层面重组,获得该剖面断层层面的 2D 重组图像,包括冠状层面、矢状层面和任意角度斜位层面的 2D 图像。MPR 图像的 CT 值属性不变,因此在 MPR 上还可以进行 CT 值测量。螺旋扫描时的层厚和螺距对 MPR 图像质量有明显的影响,层厚越薄,重组图像越清晰;层厚太厚,可造成阶梯状伪影;螺距过大,则影像不清晰。MPR 可较好地显示组织器官内复杂解剖关系,有利于病变的准确定位(图 1-22)。

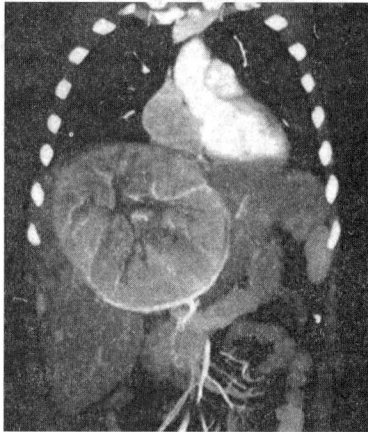

图 1-22 腹部 MPR 图像
清晰显示肿瘤与周围组织的关系

2. 曲面重组

CPR 是指在容积数据的基础上,在横断层面图像上沿感兴趣器官或结构的走向画一条曲线,并沿该曲线作曲面图像重组,把走向弯曲的器官或结构拉直、展开,显示在一个平面上,从而能够观察某个器官或结构的全貌,实质是 MPR 的延伸和发展。多应用在走形扭曲的血管、颌面骨等图像的后处理(图 1-23)。

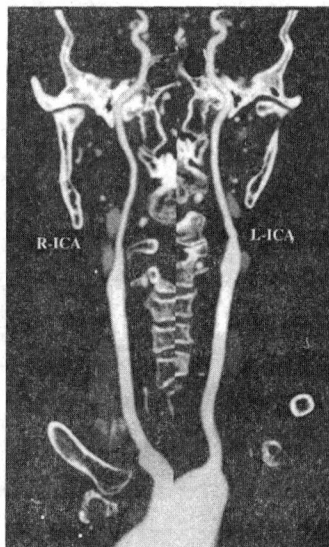

图 1-23 颈动脉 CPR 图像
颈总动脉及颈内动脉清楚显示

二、3D 图像后处理技术

1. 多层面容积再现

MPVR 是将一组层面或称为一个厚片的容积资料,采用最大密度投影(MIP)、最小密度投影(MinIP)或平均密度投影(AIP)进行运算,得到重组 2D 图像,这些 2D 图像可从不同角度(3D)观察和显示。

(1)最大密度投影:MIP 是通过计算机处理,从不同方向对被观察的容积数据进行数学线束透视投影,仅将每一线束所遇密度值高于所选阈值的体素或密度最高的体素投影在与线束垂直的平面上,并可从任意投影方向进行观察。MIP 在临床上常用于显示具有相对较高密度的组织结构,例如注射对比剂后显影的血管、明显强化的软组织肿块、骨骼等(图 1-24)。当组织结构的密度差异较小时,MIP 的效果不佳。

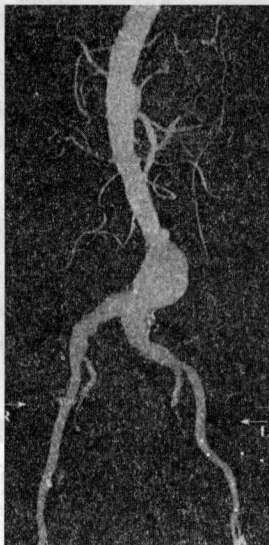

图 1-24　腹部动脉 CTA
MIP 重组清楚显示腹主动脉瘤位置及大小

(2)最小密度投影:MinIP 是仅将每一投影线束所遇密度值低于所选阈值的像素或密度最低的体素投影到与线束垂直的平面上。主要用于显示密度明显低的含气器官,如胃肠道、支气管等(图 1-25)。

(3)平均密度投影:AIP 是将每一投影线束所遇全部体素密度值平均后投影到与线束垂直的平面上。此法因组织密度分辨力较低,临床上很少应用。

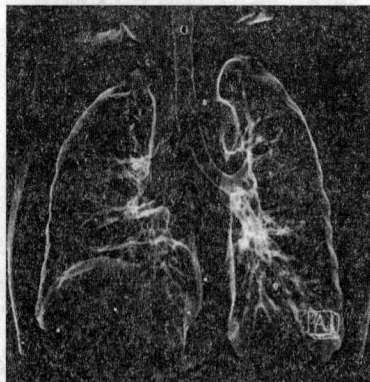

图 1-25　MinIp 口支气管树图
图中清晰显示支气管走向

2. 容积再现技术

VR 是利用螺旋 CT 容积扫描的所有体素数据,根据每个体素的 CT 值及其表面特征,使成像容积内所有体素均被赋予不同颜色和不同的透明度,通过图像重组和模拟光源照射,从而显示出具有立体视觉效果的器官或组织结构的全貌。VR 图像不仅可以显示被观察物的表面形态,而且可根据观察者的需要,显示被观察者内部任意层次的形态,帮助确定病灶与周围重要结构间的位置关系。VR 图像的主要特点是分辨力高,可以分别显示软组织及血管和骨骼,3D 空间解剖关系清晰,色彩逼真,可任意角度旋转,操作简便和适用范围广,是目前 MSCT 3D 图像后处理最常用的技术之一。VR 图像适于显示骨骼系统、血管系统、泌尿系统、胆管系统和肿瘤等。缺点是数据计算量大,不能显示内部细微结构和微小的病变。目前,MSCT 的 VR 应用比较广泛。多用于观察头颅和脊柱、四肢骨关节外伤、畸形性疾病、脑血管、冠状动脉、颈部血管、内脏大血管、四肢血管等血管性病变(图 1-26),胆管病变,尿路病变,以及肿瘤性病变。采集容积数据时,薄层扫描、良好的血管增强效果是获得优质的 VR 图像的基础;在后处理操作中,准确选择预设的 CT 值上下限十分重要,过高或过低的阈值都可能影响图像的清晰度和真实性。

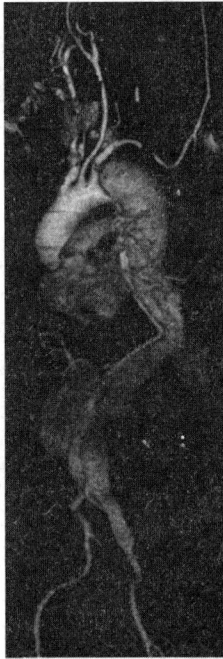

图 1-26　主动脉夹层 CTA
VR 重组清晰显示左锁骨下动脉至腹主动脉真假腔,假腔大,真腔小

3.表面遮盖显示

SSD 是通过计算被观察物体的表面所有相关体素的最高和最低 CT 值,保留所选 CT 阈值范围内体素的影像,但超出限定 CT 阈值的体素被透明处理。由于同样应用于模拟光源照射,使重组出的图像具有立体视觉效果(3D)。此技术适用于骨骼系统(颅面骨、骨盆、脊柱等)、空腔结构(支气管、血管、胆囊等)、腹腔脏器(肝脏、肾脏等)和肿瘤的表面形态的显示,其空间立体感强,表面解剖关系清晰,有利于病灶的定位和判断侵犯范围(图 1-27)。由于受 CT 值阈值选择的影响较大,容积资料丢失较多,常失去利于定性诊断的 CT 密度,使细节显示不佳。阈值高时易造成管腔狭窄的假象,分支结构显示少或不能显示;阈值低则边缘模糊。重组的操作中,如果阈值选择不当,可能造成一定的假象。此外,SSD 也不能显示被观察物内部结构的形态。

4.CT 仿真内镜

CTVE 是利用计算机软件功能,将螺旋 CT 容积扫描获得的图像数据进行后处理,并应用模拟光源照射,重组出空腔器官内表面的直观立体视觉效果的图像,类似纤维内镜所见(图1-28)。可调整 CT 值阈值及透明度,使不需要观察的组织 100% 变为透明,从而消除其影像;而需要观察的组织透明度变为 0,从而保留其影像(例如充气管腔 CT 阈值选择在 $-700 \sim -200$ HU,其透明度为 0)。再调节人工伪彩,即可获得类似纤维内镜观察效果。利用计算机远景投影软件功能调整视屏距、视角、透视方向及灯光,以管道内腔为中心,不断缩短物屏距(调整 Z 轴),产生目标物体不断靠近观察者和逐渐放大的多幅图像。随后以每秒 15 帧连续重显这些图像,达到电影回放速度,即可产生类似纤维内镜进出和转向的动态观察效果。CTVE 目前多用于观察气管、支气管、大肠、胃、鼻腔、鼻窦、鼻咽、喉、膀胱和主动脉等管道窦腔。CTVE 为非侵入性检查,安全且无痛苦,尤其适用于不能承受纤维内镜检查的患者。CTVE 与纤维内镜比较,具有以下优点。

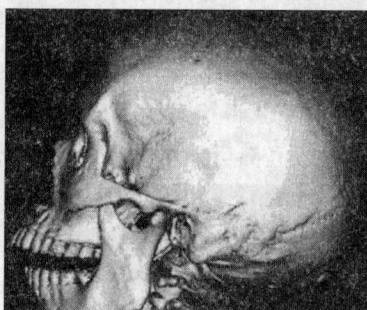

图 1-27　颅面骨表面三维重组图像
外观与骨骼标本极为相似

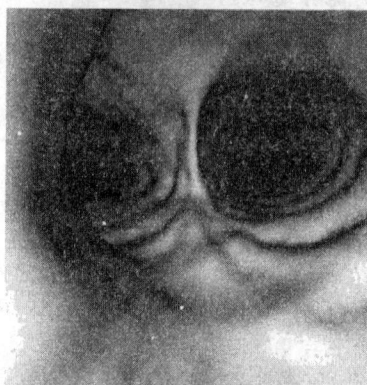

图 1-28　气管和支气管 CTVE
显示气管腔内分叉处,类似纤维内镜所见

　　(1)能从狭窄或阻塞的远端观察病灶,这对于喉部检查尤为重要,此时纤维内镜不能观察声门以下结构。

　　(2)可观察纤维内镜无法到达的管腔,如血管、鼻窦内腔等。

　　(3)帮助引导纤维内镜活检及治疗。

　　(4)可改变透明度,透过管腔观察腔外靶器官外观形态的变化及其与周围组织器官的 3D 空间关系。

　　但 CTVE 亦有其局限性:首先,CTVE 观察到的只是病变的影像,缺乏组织特异性,且不能活检;其次,对扁平病灶的检测敏感性较低。另外 CTVE 不能对管腔内膜的真实颜色变化及细节进行观察,对结肠内残留的粪块无法与息肉和肿块区分,肠腔充气不足也造成观察困难。

　　5.血管探针技术

　　VP 是在 VR 成像图上,由计算机自动沿着血管走向重组出靶血管的连续横断面图像,并从两个垂直的方向重组出 CPR 图像,显示血管管壁及血管内腔情况。适用于显示走行迂曲的小血管,如冠状动脉等,能清楚显示血管壁的软、硬粥样硬化斑和血管的狭窄程度(图 1-29)。

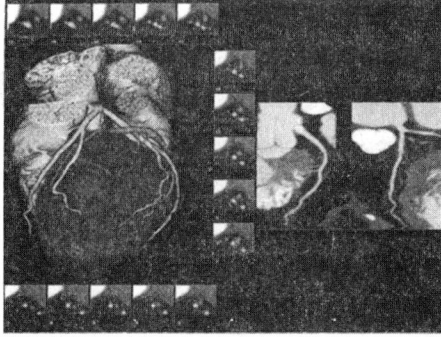

图 1-29　冠状动脉 VP 图像

血管探针位于冠状动脉前降支(↑),周围图像是探针附近前降支血管轴位图像。
右侧两幅图像是旋转角互相垂直的曲面组图,显示前降支走形全程管腔

三、重组技术的容积扫描参数

螺旋 CT 连续扫描获得的容积数据是 3D 重组技术的基础,为了获得理想的容积数据,扫描时要求层厚尽可能薄、小螺距、小扫描野、高 X 线管电压和 X 线管电流,同时在一次屏气内完成靶器官的扫描。

1.单层螺旋 CT

一般采用的扫描参数为 X 线管电压 120～135 kV,X 线管电流 200～240 mA,扫描野 180～300 mm,检查床移动速度 2～6 mm/s,层厚 1～3 mm,扫描范围 50～240 mm,根据扫描范围选择螺距 1～2;扫描时间 25～40 秒。胸腹扫描时患者需屏气,如果扫描时间较长,超过 25 秒,则需分设两处相连或相互重叠 5 mm 的螺旋扫描程序,在两处扫描程序间隔 10 秒让患者呼吸。分段扫描获得的容积数据彼此之间容易出现错位。

2.MSCT

常用的扫描参数为 X 线管电压 120～140 kV,X 线管电流 250～600 mA,扫描野 250～500 mm,检查床移动速度 120～200 mm/s,层厚 0.5～2 mm,螺距一般不大于层厚。根据检查目的一次完成靶器官或全身各部位扫描。64 层或以上螺旋 CT 完成全身 1 750 mm 范围扫描仅需 10 秒或更短,且不会出现容积数据错位。

因 CT 各种机型探测器排数不同,扫描选择的参数也有所不同,可根据实际情况选择扫描参数。

扫描结束后可将容积扫描获得的原始数据重建出有部分重叠的多幅横断层面图像。重建后显示的图像在 Z 轴方向的每层厚度称为重建层厚。重建层厚可等于或大于采集层厚,最大可大于采集层厚多倍,最小等于最小探测器宽度。例如某一型号的 64 层螺旋 CT 采集层厚为 0.625 mm×64,重建层厚则介于 0.625～5 mm 之间。MSCT 扫描横断层面图像一般选择薄的采集层厚和厚层重建以提高图像的 SNR,减少显示图像数量。但以往受设备条件所限,体素 Z 轴方向的边长(即图像的层厚)总是大于 X、Y 方向的边长(即横断图像像素边长),使 MPR 和其他后处理获得的图像空间分辨力总是低于横断层面图像。随着设备的改进和探测器体积的缩小,重建层厚减薄,使体素的 Z 轴方向的边长与 X、Y 轴边长接近一致,基本实现了各向同性,Z 轴空间分辨力与横断层面图像空间分辨力相近,后处理图像质量与横断层面图像基本一致。颅脑和五官检查,可用 MPR 图像替代直接冠状扫描图像,免除特殊体位的不适;在体部,可用不同方位的 MPR 图像弥补横断层面图像的不足,提高对正常解剖和病理改变的显示能力。MSCT 的优势不仅是检查速度的提高,更主要的是后处理功能和图像质量的提高。

（崔志洁）

第八节 螺旋 CT 的特殊应用

一、实时增强监测技术

实时增强监测技术也称智能血管追踪扫描技术,是指增强扫描时利用专用软件对靶器官的 CT 值进行监视,根据 CT 值的变动来自动触发预定的扫描程序。具体方法是先对被检查器官进行平扫,然后设定好增强的扫描程序,在平扫图像上选一个监测的感兴趣区并设定触发增强扫描的 CT 值阈值,开始注射对比剂后相关软件与设备即对该区的 CT 值进行监视,当对比剂到达该区时 CT 值会突然升高,达到预设阈值时将自动触发预定的扫描程序启动扫描。

增强扫描时,对比剂到达不同器官的动脉和静脉时间不同,同时,患者心输出量和心率亦会影响对比剂到达各个器官的时间,操作者难以捕捉到理想的扫描时机进行准确的动脉期和静脉期扫描,只能根据经验来确定开始扫描时间,而实时增强监视功能可准确地确定开始扫描的最佳时机,使各期相的增强扫描时机更加精确,CTA 的强化质量明显提高。

二、双期和多期增强扫描技术

利用螺旋 CT 扫描速度快的优点,在一次静脉注射对比剂后根据被检查器官的血供特点,分别于强化的不同时期对被检查器官进行两次或多次完整的螺旋扫描。即对比剂注入后经血液循环到达扫描靶器官,首先是动脉灌注,进一步在器官的实质进入微循环,最后经静脉循环流出靶器官。选择合适的时间点进行扫描,获得靶器官的动脉期、实质期、静脉期图像,即为多期增强扫描。可根据需要选择其中双期或不同的延长时间进行扫描。多期扫描的图像,能够明确反映该器官或病变的动脉期、实质期及静脉期的血供状态,能更有效地发现小病灶并了解被检查器官及病灶的强化特点,提高病灶的检出率和定性能力。

多期扫描检查方法是患者先平扫,然后设定增强扫描的范围以及两次或多次扫描的开始时间,首次扫描也可采用实时增强监测技术触发,扫描层厚和层距与平扫相同。设置完成后用 18～20 号针经肘前静脉用压力注射器以 3～5 mL/s 的速度静脉团注 300～370 mgI/mL 浓度非离子型的水溶性有机碘对比剂,用量为 1.5～2 mL/kg,注射开始后即按设置好的起始扫描时间在短时间内对被检查器官分别进行两次或多次屏气扫描,此法可用于身体各部位的检查。下面对一些常用部位的检查进行介绍。

(一)肝脏双期和多期增强扫描

注射对比剂开始后 25～30 秒(64 层及以上 CT 为 30～35 秒)行全肝连续螺旋扫描,为肝脏动脉期;于对比剂注射开始后 60 秒行全肝第 2 次连续螺旋扫描,为门静脉期。此时肝脏双期增强扫描检查已完成。如还需作多期增强扫描,则于对比剂注射开始后 2 分钟,做肝实质平衡期扫描(图 1-30)。此后还可根据需要做不同时相的延迟增强扫描。肝脏动脉期扫描时肝实质尚未明显强化,而此时以肝动脉供血为主的病灶则明显强化呈高密度,两者的密度差增大;门静脉期扫描时肝实质明显强化,密度增高,而此时主要由肝动脉供血的病灶密度明显下降,例如肝细胞癌,两者的密度差亦增大,因而肝脏的多期增强扫描,可提高肝内病灶的检出率和了解病变血供情况,有助于鉴别诊断。

(二)胰腺双期增强扫描

时间与肝脏多期增强扫描相同,一般只行动脉期和实质期扫描。动脉期正常胰腺的强化程度明显高于实质期,有利于发现胰腺小病变、明确病灶的血供和观察胰腺周围血管和淋巴结的情况。胰腺富血供的病变,动脉期明显强化,密度高于胰腺实质,如胰岛细胞瘤;而胰腺少血供的病变,动脉期无明显强化,密度低于胰腺实质,如胰腺癌。

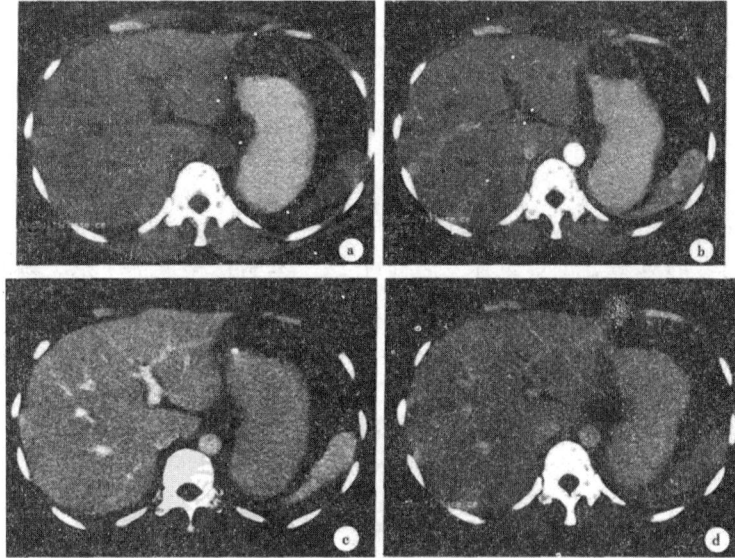

图 1-30　肝脏多期增强扫描图

a.平扫；b.动脉期，腹主动脉及肝动脉清楚显示，肝实质尚未见明显强化；c.门静脉
期，门静脉清晰显示，肝实质明显强化；d.平衡期，肝实质及门静脉仍见强化

（三）肾脏双期和多期增强扫描

对比剂注射开始后 25～30 秒行第 1 次扫描，为肾皮质期；于对比剂注射开始后 70～120 秒行第 2 次扫描，为肾实质期。肾皮质期对显示肾血管及肾肿瘤的动脉血供情况优于肾实质期。而肾实质期皮髓质均已强化，使强化程度低的病灶与肾实质有良好对比，因此强化不明显的小病灶发现率高于肾皮质期。还可于注射对比剂后 5～10 分钟行第 3 次扫描，为肾排泄期或肾盂期，对了解肾排泄功能和肾盂、肾盏病变的诊断有较大帮助。

三、CT 灌注成像

CT 灌注成像（CTPI）实际上是一种特殊形式的动态扫描，是指在静脉注射对比剂的同时对选定的层面行连续多次动态扫描，以获得该层面内每一体素的时间密度曲线（TDC），然后根据曲线利用不同的数学模型计算出组织血流灌注的各项参数，并可通过色阶赋值形成灌注图像，以此来评价组织器官的灌注状态。CTPI 能反映组织的血管化程度及血流灌注情况，提供常规 CT 增强扫描不能获得的血流动力学信息，反映的是生理功能的变化，属于功能成像范畴。

CTPI 的基本原理是静脉团注对比剂后，在对比剂首次通过受检组织时，对选定的感兴趣层面进行连续快速扫描和信息采集，得到一系列动态图像，然后利用工作站专用的 CTPI 软件分析每个像素对应的体素密度变化，获得每一像素的时间-密度曲线，并利用此曲线计算出反映组织血流灌注状态的多个参数，如血流量（BF）、血容量（BV）、峰值时间（TTP）、平均通过时间（MTT）、表面通透性（PS）等，并组成新的数字矩阵，最后通过数/模（D/A）转换获得灌注图像，不同的灰度以伪彩色显示，获得直观、清楚的各参数彩色图像。被检组织的灌注情况与其血管化程度、血管壁的通透性和细胞外液量有关，组织的血管化程度与早期强化相关，而血管壁的通透性和细胞外液量与后期强化相关。CT 灌注成像具有较高的时间分辨力，可以较准确反映组织的血管化和血流灌注情况。

CTPI 检查方法在不同的部位略有差别。一般先行平扫，选择感兴趣层面区进行灌注扫描。原则是尽量取病灶最大平面，层面内尽量包含病变的各种成分和至少一条较大的血管，如胸腹部的主动脉、颅脑的上矢状窦等，以利于参数计算。确定扫描区后，团注对比剂的同时启动快速动态扫描程序，对比剂用量一般在 40 mL 左右，注射速度通常在 5 mL/s 以上，时间分辨力需在 1 秒以内。64 层及以上 MSCT 的扫描覆盖范围可以达到 40～160 mm，可进行全器官灌注成像。

CTPI 早期主要用于脑的灌注,用来诊断常规扫描无法显示的超早期脑梗死以及脑肿瘤的鉴别诊断,近年来开始应用于心、肝、肾和胰腺等器官,取得较好的效果。

(一)脑

扫描层面通常取基底节层面或病变层面,包含上矢状窦。正常脑白质的血管化程度和血流灌注量均小于脑灰质,在脑血流图和脑血容量图上表现的亮度低于灰质区,而在 MTT 图像上则亮度高于灰质区。CT 灌注成像最先应用于脑梗死的诊断,可在血管闭塞后 1～2 小时内发现缺血区域,为实施溶栓治疗赢得宝贵的时间。利用 CTPI 对缺血的严重程度进行量化评分,可用于评价梗死区和可复性的缺血半暗带,给临床治疗和判断预后提供指导。CTPI 还可用于评价颅内血管狭窄后脑血流储备和脑肿瘤的血供情况,为定性诊断提供依据(图 1-31,图 1-32)。也可用于脑肿瘤放化疗疗效观察及探查存活的肿瘤成分。

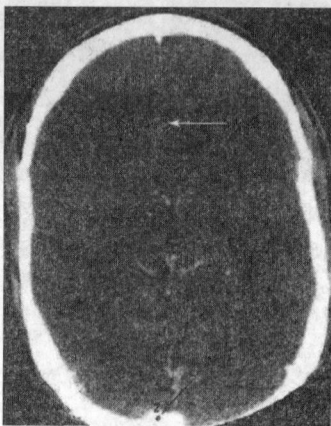

图 1-31　正常脑轴位 CT 灌注成像
以大脑前动脉(白箭)为流入血管,窦汇为流出静脉(黑箭)

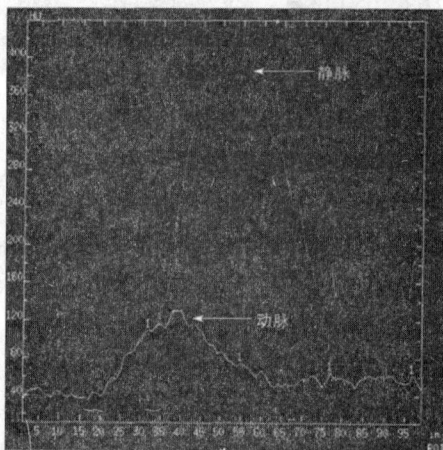

图 1-32　正常人脑动脉和静脉时间－密度曲线

(二)心肌

心肌灌注是指流经心肌组织内冠状动脉血管网的血流,即从小动脉流入,经毛细血管到小静脉流出的血流。团注碘对比剂后,快速同层动态扫描考察这三者动态强化关系,得到时间密度曲线,从而定量评价组织灌注。采用横轴位,扫描时屏气 30～40 秒,心电门控收缩末期采集,主要用于心肌梗死的早期诊断,定性和定量分析冠状动脉不同病理改变对心肌微循环功能的影响,以及心肌活性的评价。受成像方位的限制,螺旋 CT 无法采用短轴位灌注成像。

(三)肝脏

肝脏为双重供血,因此其灌注计算较其他器官复杂,在注入对比剂后,肝脏 CT 增加值首先来自肝动脉血中的对比剂,然后是门静脉,此时还有肝动脉循环后的注入及进入血管外间隙的对比剂。肝脏灌注参数的计算方法常见的有斜率法和去卷积法,前者方法是迄今为止使用最广泛的一种数学模型,斜率法常用的肝脏灌注参数为肝动脉灌注量(HAP)、门静脉灌注量(PVP)、总肝灌注量(TLP)、肝动脉灌注指数(HPI)、TTP。前三者的单位为 mL/(100 mL·min);HPI 的单位是百分率,表示肝动脉灌注量在总肝灌注量中所占的百分比,即 HPI＝HAP/TLP;TTP 为秒,表示组织器官达到强化峰值所需要的时间。

扫描层面区应同时包含主动脉、门静脉、肝脏和脾或取病灶最大层面。扫描时嘱患者尽量屏气或平静呼吸。正常肝脏灌注图像表现为均匀灰度。肝脏 CTPI 能反映肝硬化时肝实质的血流动力学变化(图1-33),评价血管活性药物及介入方法治疗门静脉高压时门静脉血流动力学的变化、肝脏肿瘤的血流灌注、肝移植术后血流量变化及移植器官的存活情况。

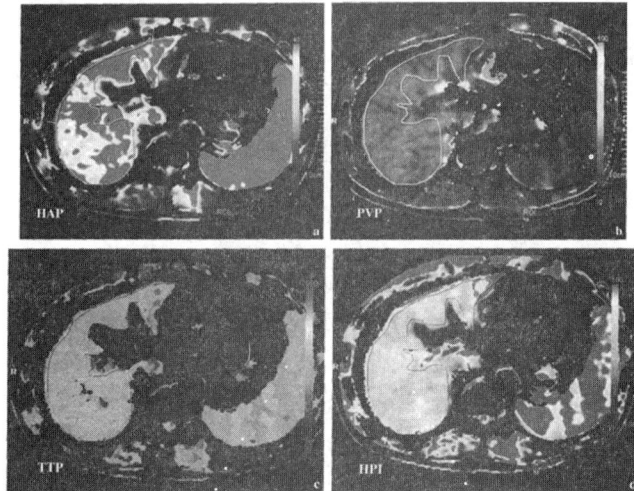

图 1-33　肝硬化 CT 灌注成像
a. HAP 伪彩图;b. PVP 伪彩图;c. TLP 伪彩图;d. HPI 伪彩图

（四）胰腺

胰腺是一个血供较丰富的脏器,其功能学的改变早于形态学改变,各种胰腺疾病均会影响胰腺实质的血流灌注。胰腺主要由胰十二指肠动脉和脾动脉供血,其 TDC 与腹主动脉一致。在胰腺 CT 灌注检查时,腹主动脉为输入动脉,以下腔静脉、门静脉或肠系膜上静脉为输出静脉。胰腺 CT 灌注成像首先进行胰腺常规扫描,确定灌注层面后,经静脉团注对比剂后延迟 5~10 秒对选定的层面区(应包括胰体和病灶层面)进行动态增强扫描,获得该区域的 TDC,并根据不同的数学模型得到胰腺的各灌注参数值。用于评价胰腺的血供及鉴别胰腺肿瘤的性质。

（五）肾脏

扫描方式及灌注参数值与胰腺基本相同。扫描层面区应包括肾门和病灶层面。用于分析肾脏肿瘤及肾动脉狭窄时的肾脏血管灌注及评价移植肾血流灌注情况。

四、CT 血管造影术

CTA 是经周围静脉快速注入水溶性有机碘对比剂,在靶血管对比剂充盈的高峰期,用螺旋 CT 对其进行快速容积数据采集,由此获得的容积数据再经计算机后处理,即利用 3D 成像技术对血管进行重组,通常采用 MIP、SSD 和 VR,重组成 3D 血管影像,为血管性疾病的诊断提供依据。CTA 实质也是一种增强扫描,主要不同点是在靶血管对比剂充盈的高峰期扫描并采用了 3D 成像技术。CTA 是一种微创性血管造影术,可清楚显示较大血管的主干和分支的形态;清晰地显示血管与肿瘤的关系;从不同角度观察动脉瘤的形态、大小、位置、蒂部和血栓等情况,血管的 3D 重组图像立体结构清楚(图 1-34)。

MIP 对血管的形态、走行和管壁钙化显示较好,但无法区分重叠的骨骼、钙化和强化的动脉和静脉(图1-35)。因此,必须预先用人工或自动、半自动的方法去除容积数据中有可能与被观察血管相重叠且密度等于或高于它的结构,这样的 MIP 图像就非常清晰。但此过程较费时,同时会造成部分解剖信息的丢失。由于部分容积效应,横断层面图像上水平走行的血管在 MIP 图像上比相同大小垂直走行的血管密度低。

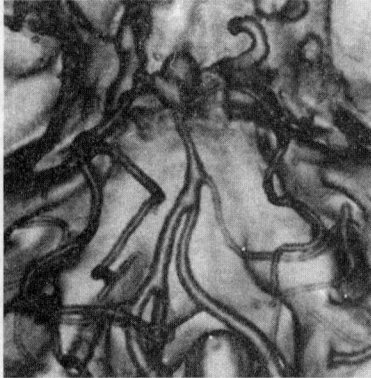

图 1-34　头颅 CTA 图像

VR 重组清晰显示动脉瘤起自大脑后动脉基底部

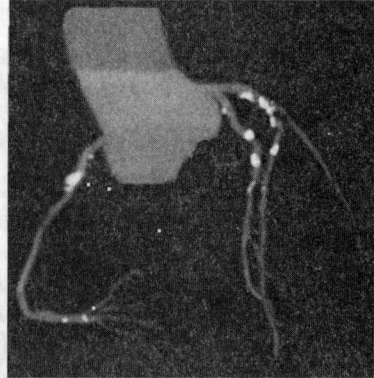

图 1-35　MIP 法 CTA 图像

清晰显示血管壁钙化

　　SSD 与 VR 均是 3D 后处理技术,可以较直观地显示血管形态。前者仅能显示出结构的表面形态,显示精度较高,对显示血管壁表面、血管的立体走行及与邻近结构的表面空间关系比较直观(图 1-36),但所显示的灰阶并不完全反映 X 线衰减值,因此难以区分血管壁钙化和显影的管腔。由于部分容积效应,横断层面图像上水平走行的血管在 SSD 图像上显示的比相同大小垂直走行的血管要小。而后者可任意角度显示高密度血管或较低密度肿瘤病灶和小血管等,所获 CTA 图像提供了正常组织、肿瘤和血管较全面的 3D 空间关系,解剖关系清晰,并且可以任意方向和角度切割立体图像,有助于疾病的诊断,同时可利用 CT 工作站进行模拟手术。这是目前临床较常用的 3D 重组方法(图 1-37)。需要注意的是动脉瘤内常有附壁血栓,增强扫描时血栓处无对比剂充盈,使 VR 重组的动脉瘤可能比实际要小。此外,VR 显示结构表面形态的精度不如 SSD。无论使用上述何种后处理技术重组 CTA 图像,诊断时均应结合横断层面图像观察,才能使诊断更准确。

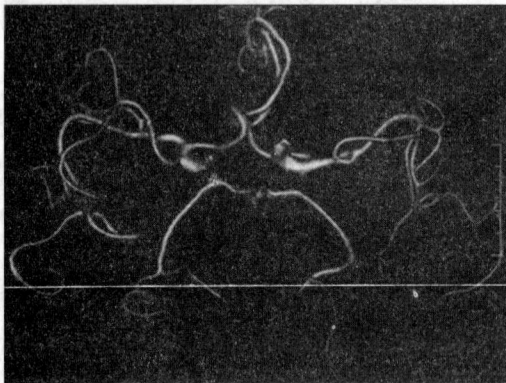

图 1-36　SSD 法 CTA 图像

脑血管的显示立体感较强

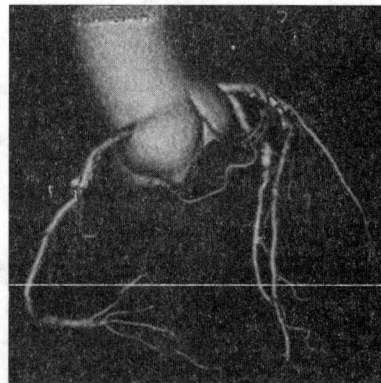

图 1-37　VR 法 CTA 图像

清楚显示冠状动脉分支及壁上钙化影,立体感强

　　CTA 具有操作方便、经济、有效、微创等优点,但单层螺旋 CT 因受扫描速度和扫描覆盖范围的限制,一次注射对比剂只能进行局部的大血管 CTA 检查,例如胸主动脉、腹主动脉等。MSCT 尤其是 64 层及以上螺旋 CT 设备,Z 轴空间分辨力明显提高,图像后处理功能更强大,扫描速度明显加快,使 CTA 图像质量更好,血管的立体观察效果更逼真,临床应用范围得到进一步扩大,优势更明显,并可进行大范围的 CTA 检查。例如,一次注射对比剂就可完成胸腹部、盆腔和下肢的 CTA。另外,细小动脉的显影更佳,可用于手和足动脉的检查。下面介绍一些常用部位的 CTA。

（一）头颈部动脉常规方法

扫描范围从主动脉弓下缘至颅顶，先常规平扫，然后，注射对比剂后 15～18 秒开始连续螺旋扫描数据采集，或采用智能血管追踪技术，即在主动脉弓设置 CT 值预值（100～150 HU），当静脉注入对比剂到达主动脉，其 CT 值达到预值时，自动触发预定的增强扫描程序，直至完成整个扫描过程。

减影法：扫描范围也是从主动脉弓下缘至颅顶。首先扫描正位定位像和侧位定位像，第二步进行 TTP 测量扫描，监测点定于第三或第四颈椎水平的颈内或颈外动脉上，选择单层低剂量（20～40 mA）扫描方式，测量扫描，监测点定于第三或第四颈椎水平的颈内或颈外动脉上经静脉以 5 mL/s 速率注射对比剂 15 mL，注射完毕后约 8～10 秒开始扫描，每隔 1 秒扫描一次，直至血管内密度下降为止，测得 TTP。第三步增强减影扫描，行两期扫描，第一期为平扫，于静脉注入对比剂同时进行；第二期增强扫描，延迟时间为测得的 TTP 减去完成平扫的时间。双期扫描获得的数据经计算机进行图像减影，即可得到与 DSA 相类似的图像（图 1-38）。两期的各项扫描参数应一致，在同一扫描序列中完成平扫和增强扫描。

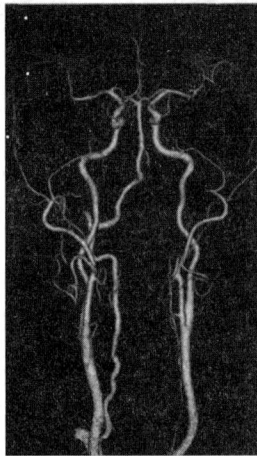

图 1-38　头颈动脉 CTA 减影图像
左侧椎动脉狭窄

头颈部的主要血管有颈动脉、椎动脉、基底动脉、Willis 环及大脑前、中、后动脉。CTA 可清晰显示头颈部各血管的形态、位置及与邻近组织的关系；可较好地判断颈动脉和椎动脉狭窄的部位、程度；清晰显示颈动脉体瘤与颈内、外动脉的关系；同时可清晰显示 Willis 环的结构，可发现小至 2 mm 的动脉瘤，亦能显示已破裂的动脉瘤，并明确动脉瘤蒂、载瘤动脉、附壁血栓和钙化情况，了解脑底动脉环的类型，以及清楚显示大脑各动脉分支有无狭窄或闭塞、有无异常血管团等。CTA 检查速度快，创伤小，图像质量优良，为头颈血管疾病的介入治疗或手术治疗计划的制订提供可靠的依据。目前用于脑血管疾病的诊断基本可以替代 DSA。

（二）肺动脉

又称 CT 肺动脉造影（CTPA）。扫描范围从主动脉弓水平至膈上 2 cm，注射对比剂速率一般为 2.5～4 mL/s，开始注药后 25～30 秒开始连续螺旋扫描数据采集，或采用智能血管追踪技术。MSCT 可显示肺动脉主干及肺动脉的 4～5 级分支，可清晰显示肺动脉形态和肺动脉栓塞。对于肺动静脉畸形可确定病灶的位置、大小及供血动脉的数目和直径，有助于治疗方案的制订。MIP 图像显示单发肺动静脉畸形较直观、清晰，但复杂的肺动静脉畸形由于血管的重叠，空间关系显示欠佳。VR 图像显示血管清晰、真实，可清晰显示血管之间的空间关系（图 1-39）。

（三）冠状动脉

CT 冠状动脉造影是对设备硬件、软件及患者情况（呼吸、心率）要求最高的一种 CTA 检查。由于心脏不停地跳动，CT 扫描不容易获得冠状动脉清晰的 CT 图像，一直以来限制了心脏 CT 成像的临床应用。而心电门控技术的应用，以及 MSCT 和双源 CT 时间分辨力的提高，使获得冠状动脉 CTA 成为可能。通过外周静脉注射对比剂后，借助心电门控装置短时间内对整个心脏进行扫描采集，然后应用图像后处理软件做 2D 和 3D 的图像重组,可以清楚显示冠状动脉。心电门控技术目前可分为前瞻性 ECG 触发和回顾性 ECG 门控两种。前者是根据连续测定患者心电图 R-R 间期后预设一个期相曝光扫描,心脏容积数据的采集是用序列扫描的"步进曝光"技术,此方法可以减少 X 线的辐射剂量,但不能进行心脏功能的测定;后者是在连续曝光采集心脏容积数据的同时记录患者心电图,扫描完成后结合心电图进行回顾性重组,此方法同时可以进行心脏功能测定,但 X 线辐射剂量较大。

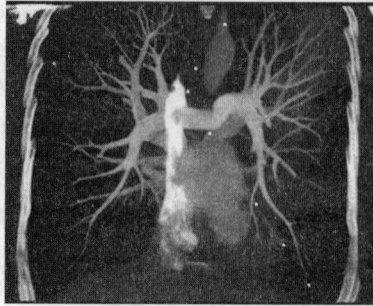

图 1-39　肺动脉 CTA 图像
清晰显示正常肺动脉

冠状动脉扫描范围从气管隆嵴下至膈顶,注射对比剂速率一般为 4～5 mL/s,开始注药后 20～25 秒开始数据采集或采用智能血管追踪技术启动扫描。冠状动脉 CTA 能清晰显示冠状动脉主干及其主要分支,是微创性检查冠状动脉病变的理想方法(图 1-40)。可显示冠状动脉发育异常,冠状动脉及其主要分支有无狭窄、闭塞,同时能分析狭窄和闭塞的原因是钙化斑块或非钙化性斑块,评价冠状动脉的血管通过情况,也能评价冠状动脉搭桥术后或支架术后血管通畅情况。MIP 和 VR 能显示冠状动脉树及其发育类型,CPR 图像能够展开显示具体某一支冠状动脉的全程。

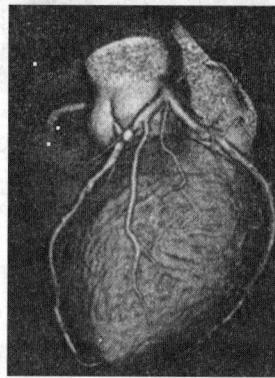

图 1-40　冠状动脉 CTA 图像
清晰显示冠状动脉与心脏表面的关系

(四)胸、腹、盆动脉

扫描范围从主动脉弓上水平至盆底,注射对比剂速率一般为 3～4 mL/s,开始注药后 20～25 秒开始连续螺旋扫描采集数据或采用智能血管追踪技术启动扫描。可显示升主动脉、主动脉弓、胸主动脉、腹主动脉、髂总动脉和髂内外动脉、腹腔动脉、肠系膜上动脉、肾动脉等血管及其分支(图 1-41),清楚显示血管的大体解剖形态,对血管畸形、狭窄、闭塞和动脉瘤可得到与 DSA 类似的图像,对主动脉夹层的显示优于DSA。腹主动脉 CTA 能够精确测量腹主动脉瘤的大小及与肾动脉开口间的距离,有利于制订手术计划。因为 CTA 检查时间短,即使是急性破裂或接近破裂的不稳定动脉瘤和急性动脉夹层的患者也能检查。肾动脉 CTA 虽然不能显示肾动脉小分支和肾段动脉,但可显示肾动脉小分支和肾段动脉供血区的肾实质,明确有无肾梗死。CTA 用于诊断肾动脉狭窄,微创、简便、较 DSA 价廉,敏感性较高。应作为首选检查方法,但应注意如使用的窗宽过窄,会造成夸大肾动脉狭窄的假象。

（五）四肢动脉

扫描范围根据检查部位决定，注射对比剂速率一般为 3～4 mL/s，开始注药后 25～30 秒开始连续螺旋扫描采集数据或采用智能血管追踪技术启动扫描。四肢动脉 CTA 可较好地显示上下肢动脉，判断动脉的钙化、狭窄、迂曲、阻塞、侧支循环、动脉瘤等情况，以及了解四肢肿瘤的血供情况。MSCT 一次可获得腹部至足部完整的 CTA 图像（图 1-42），也可进行足和手的血管检查。

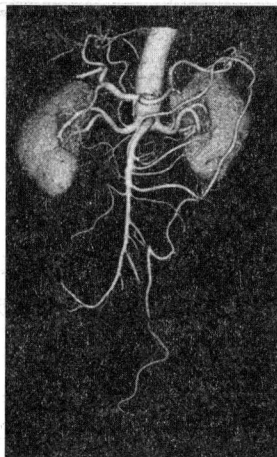

图 1-41 腹部动脉 CTA 图像

清楚显示肝、脾、肾及肠系膜上动脉，其下段腹主动脉完全闭塞

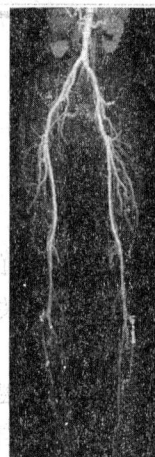

图 1-42 盆腔至下肢动脉 CTA 图像

小腿动脉远端部分闭塞

（柴小康）

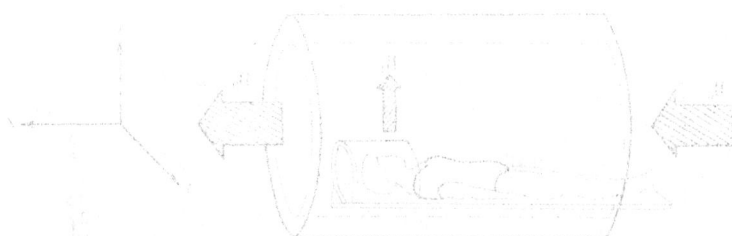

第二章 MRI 成像基础

第一节 MRI 的基本原理

生物体组织能被电磁波谱中的短波成分（如 X 线）穿透,但能阻挡中波成分如紫外线、红外线及微波。令人惊异的是,人体组织允许磁共振产生的长波成分如无线电波穿过,这是磁共振能用于临床的基本条件之一。

磁共振（MR）实际上是指核磁共振（NMR）。由于害怕"核"字引起某些人的误解与疑惧,目前通称为磁共振（MR）。核子自旋运动是自然界的普遍现象,也是核磁共振的基础。1946 年美国科学家 Bloch 与 PurCEll 几乎同时独立地完成了核磁共振试验,这一科研成果获得了 1952 年诺贝尔物理学奖。自从揭示了"化学位移"现象以来,磁共振学迅速发展起来。1967 年 Jasper Jackson 在活的动物身上首次获得 MR 信号,1972 年 Lautebru 利用水模成功地获得了氢质子二维的 MR 图像,从八十年代开始 MR 进入了医学临床应用阶段。

根据 19 世纪的 Gauss 学说,电与磁是一回事,可统称为电磁。电荷沿一导线运动或质子沿轴自旋即可产生磁场,而导线切割磁力线又可产生电流。自然界任何原子核的内部均含有质子与中子,统称核子,都带正电荷。核子像地球一样具有自旋性,并由此产生自旋磁场。具有偶数核子的许多原子核其自旋磁场相互抵消,不能产生核磁共振现象。只有那些具有奇数核子的原子核在自旋中才能产生磁矩或磁场,如 ^1H（氢）、^{13}C（碳）、^{19}F（氟）、^{31}P（磷）等。因此,可被选用为核磁共振成像术中的靶子,而氢原子更是其中的佼佼者。氢原子是人体内数量最多的物质,原子核中只含 1 个质子而不含中子,最不稳定,最易受外加磁场的影响而发生核磁共振现象,所以现阶段临床应用的磁共振成像主要涉及氢质子。氢质子带 1 个正电荷,又能自旋,其周围自然形成一个小磁场,整个氢原子核实际上是一个自旋的小磁体。"核"的意思是指核磁共振成像主要涉及原子核（尤其是氢原子核）,与核周围的电子层关系不大。"磁"有两个含义：①磁共振过程发生在一个巨大外磁体的孔腔内,它能产生一个恒定不变的强大的静磁场（B_0）；②在静磁场上按时叠加另外一个小的射频磁场以进行核激励并诱发核磁共振（B_1）；还要叠加一个小的梯度磁场以进行空间描记并控制成像。"共振"是借助宏观世界常见的自然现象来解释微观世界的物理学原理。例如一个静止的音叉在另一个振动音叉的不断作用下即可能引起同步振动,先决条件是两个音叉固有的振动频率相同。核子间能量的吸收与释放亦可引起共振,处于低能级的氢质子吸收的能量恰好等于能级差即跃迁到高能级水平,释放的能量恰好等于能级差又可跌落回低能级水平,核子这种升降波动是在一个磁场中进行的,故称之为"核－磁共振"（图 2-1）。

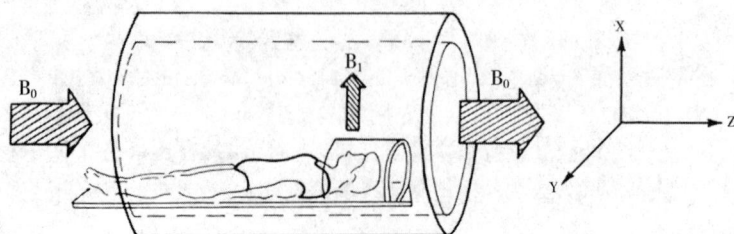

图 2-1 磁共振示意图

从人体进入强大的外磁场（B_0），到获得清晰的 MR 图像，人体组织与受检部位内的每一个氢质子都经历了一系列复杂的变化。①氢质子群体的平时状态：在无外磁场 B_0 的作用下，平常人体内的氢质子杂乱无章地排列着，磁矩方向不一，相互抵消；②在外加磁场中的氢质子状态：人体进入强大均匀的外加磁场 B_0 中，体内所有自旋的混乱的氢质子，其磁矩将重新定向，按量子力学规律纷纷从杂乱无章状态变成顺着外磁场磁力线的方向排列，其中多数与 B_0 磁力线同向（处于低能级），少数与 B_0 磁力线逆向（处于高能级），最后达到动态平衡；③通过表面线圈从与 B_0 磁力线垂直的方向上施加射频磁场（RF 脉冲），受检部位的氢质子从中吸收了能量并向 XY 平面上偏转；④射频磁场（RF 脉冲）中断后氢质子放出它们吸收的能量并回到 Z 轴的自旋方向上；⑤释出的电磁能转化为 MR 信号；⑥在梯度磁场（由梯度线圈发出）辅助下 MR 信号形成 MR 图像。

一、氢质子群体的平时状态

某些原子核（如氢原子核）可以看成是一个具有自旋能力的小星球，因为它带有电荷，自旋进动必然产生磁矩声，$\vec{U}$ 代表着该原子核周围小磁场的大小与方向。由这种磁偶极产生的小磁场颇似一个旋转着的小磁棒（图 2-2）。平时人体内的氢原子核处于无规律的进动状态，无数的氢原子核杂乱无章地进动着，漫无方向地排列着，其磁矩与角动量相互抵消，整个人体不显磁性（图 2-3，A）。

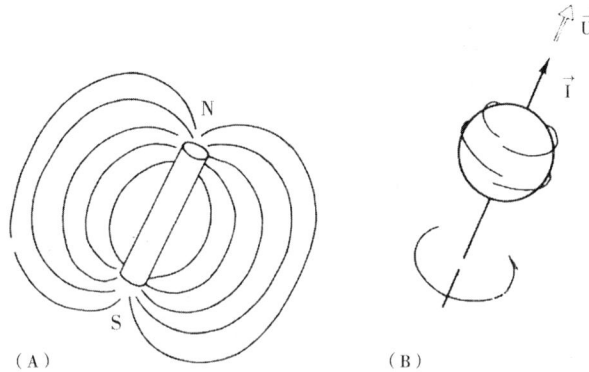

（A）   （B）

图 2-2 磁偶极产生的小磁场示意图

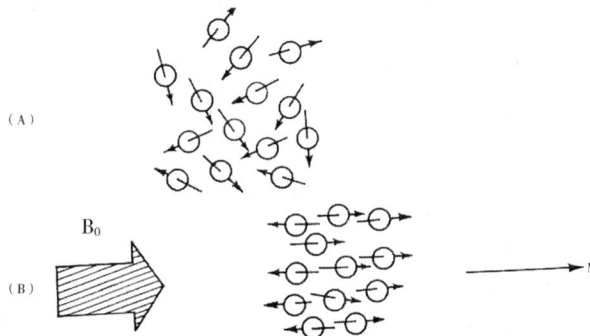

图 2-3 原子活动示意图

二、在外加静磁场中的氢质子状态

人体进入强大均匀的磁体空腔内，在外加静磁场 B_0 的作用下，原来杂乱无章的氢原子核一齐按外磁场方向排列并继续进动，整个人体组织处于轻度磁化状态（图 2-3，B）。由于氢质子的自旋量子数 $I=1/2$，只有两种基本的排列方向，一是顺向排列（向上自旋），二是逆向排列（向下自旋），前者与静磁场磁力线方向相同，相应的磁化量子数 $m=+1/2$，处于低能级状态；后者与静磁场磁力线方向相反，相应的量子数

$m=-1/2$，处于高能级状态。在静磁场中氢质子自旋矢量的方位角 $\theta=\text{arc Cos m}\sqrt{I(I+1)}$。

在静磁场中自旋（磁动量）矢量有一个转矩或电偶，它们环绕静磁场的纵轴进动，其速率可用 Larmor 公式算出：

$$f=\omega/2\pi=\gamma B_0/2\pi$$

其中 f 为共振频率（Hz），ω 为每秒的角频率（弧度），γ 为旋磁比，B_0 为静磁场。对每一种原子核来说 γ 是一个常数。

一大群原子核在静磁场中进动，每一个原子核的磁矩其位相是杂乱无章的。也就是说，它们在进动的圆环中其磁化矢量的顶端处于不同的位置，但联合起来可形成一个总的磁矩 $\vec{M}$。这个净磁矩 $\vec{M}$ 是接收线圈产生 MR 信号的根据。

对 MR 成像作用最大的核子是质子，尤其是氢质子。因为它在人体内数量最大，其重量小而磁动量大，在水溶液中氢原子核的数量级为 $10^{23}/cm^3$，其中半数以上与静磁场 B_0 的磁力线方向相同，处于低能级状态。每个氢原子核磁矩的总矢量（Σ）可用以下公式计算：

$$\vec{M}=\Sigma Pi\mu i$$

公式中 $\vec{M}$ 为净磁矩，μi 为氢原子核的磁矩，Pi 为氢原子核的数量。由于能量差极小，因此在两个能级状态中自旋$=1/2$ 的氢原子核数目基本相等。例如在 1.5T 的静磁场中处于同向低能级状态的氢原子核比处于逆向高能级状态者仅多 1×10^{-5}。

在低能级与高能级状态之间根据静磁场场强大小与当时的温度，势必要达到动态平衡，称为"热平衡"状态。此时从低能级转入高能级的氢原子数恰好等于从高能级转入低能级的氢原子数，最后的磁化状态 M。称为"平衡"状态或"静息"状态。

三、施加射频（RF）脉冲后的氢质子状态

MR 信号的产生分两个步骤，一是磁共振的激励过程，二是磁共振的弛豫过程。如前文所述，氢质子是一群处于一定能量级与方向上不断自旋进动的微粒，它们类似于一般磁体，具有磁性、角动量与旋转性。在 MR 扫描机的孔腔内，人体内所有的氢质子小磁体都将顺着强大静磁场 B_0 的方向排列，其中较多的氢质子其磁矩方向与静磁场 B_0 相同（处于低能级），较少的氢质子其磁矩方向与静磁场 B_0 相反（处于高能级）。人体内大量氢质子的小磁极相加，形成一个微弱的小磁场，其总磁化矢量 M（图 2-3）仅为静磁场 B_0 的几百万分之一，但方向相同。在常温的"热平衡"状态下顺静磁场 B_0 排列的氢质子数毕竟比逆向排列者多 10^6 倍，因此人体磁化矢量 M 与静磁场 B_0 方向一致。

通过射频（RF）线圈中的电流对 MR 孔腔中的人体组织施加一个垂直方向的交变磁场 B_1，诱发氢质子产生核磁共振，这就是磁共振的激励过程。交变磁场 B_1 是由射频线圈发出的，所以 B_1 又称为射频磁场。B_1 交变地发出与中断，按磁共振所需要的频率工作，所以又称为射频脉冲。射频磁场 B_1 与静磁场 B_0 有两点不同：①B_1 十分微弱，为 B_0 的万分之一，例如 B_0 的场强是 1.0T，而 B_1 仅为 0.0001T 即足以诱发核磁共振；②静磁场 B_0 不仅强大，而且恒定，其磁力线方向与 MR 扫描机的孔腔平行。B_1 磁场迅速交变，其磁力线方向总是与静磁场方向垂直。

B_1 磁场的交变振动频率具有严格的选择性，必须准确地选择 B_1 磁场的频率，使之相当于 Larmor 共振频率，才能诱发受检组织内氢质子的磁共振现象。Rabi 发现，在静磁场 B_0 的垂直方向上施加一个交变磁场 B_1，只有在 Larmor 频率时，交变磁场的能量才会突然大量地被吸收，这种现象称为共振吸收现象。按照量子力学理论，氢质子在磁场中只能采取两种能级状态：高能级与低能级（图 2-4）。通过原子间的热运动相互碰撞，能量相互传递，氢质子可在 2 个能级间跃迁；通过吸收电磁场的光子氢质子也能从低能级跃迁到高能级，因为光子只能整个地被吸收，所以在一定的场强下能级差也是一定的，射频磁场 B_1 发射的电磁能（射频能量）必须恰好等于能级差才会被处于低能级状态的氢质子吸收，并借助于这个射频能量跃迁到高能级状态。在一定的场强条件下射频磁场的交变频率必须符合 Larmor 频率，它所发出的射频电磁能才恰好等于能级差。

所谓核磁共振就是指氢质子在两种能级上相互转换，当按照 Larmor 频率施加射频能量时，迫使氢质

子的磁矩从 m＝＋1/2 低能级跃迁到 m＝－1/2 高能级状态。二者的能级差 E1/2－E－1/2＝rhB$_0$，rhB$_0$（＝h/2π）是一个常数。

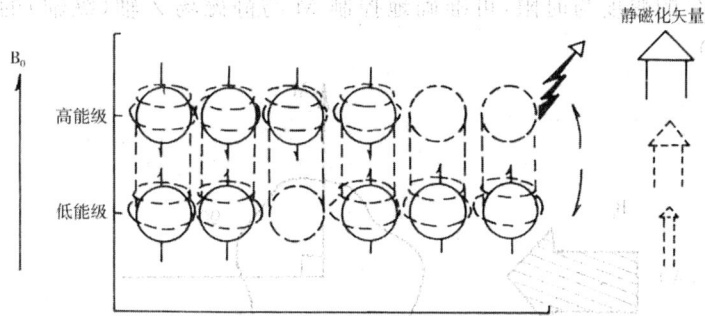

图 2-4　高能级与低能级示意图

磁共振的能量吸收只能在垂直于静磁场 B$_0$ 的横向上查出来。因为横向上的磁化矢量 M$_{XY}$ 具有时间依赖性，按照法拉第感应定律，M$_{XY}$ 在进动过程中切割静磁场 B$_0$ 的磁力线，可在接收线圈上感应出相应的电压。与此相反，在热运动平衡状态下的纵向磁化矢量是静止的，它不切割磁力线，因而不产生感应电流。当施加射频（RF）磁场 B$_1$ 时，随着氢质子自旋进动的同步旋转，即会产生横向磁化矢量（图 2-5）。射频磁场 B$_1$ 垂直于静磁场 B$_0$，其作用是旋转磁化矢量 M 偏离静息状态，M 在纵向上逐渐缩短，在横向上逐渐延长。如果射频磁场 B$_1$ 施加的时间足够长，净磁化矢量 M 可俯垂 90°，在横向上垂直于静磁场 B$_0$ 而不断转动。旋转角度 θ 称为 RF 偏转角，θ＝γB$_1$T，该公式中 B$_1$ 是射频磁场的大小，T 是施加的时间。由此可见，RF 偏转角度可通过 B$_1$ 磁场的强弱与施加时间加以控制。

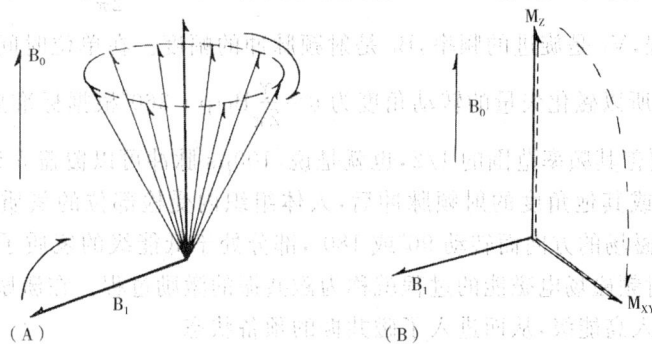

图 2-5　磁化矢量示意图

从图 2-5（B）可以看出，在射频磁场 B$_1$ 的作用下，磁化矢量 M 开始转动，随着时间的延长 M 在横向上逐渐增大，从原来的 Z 轴上向 XY 平面贴近（图 2-6）。

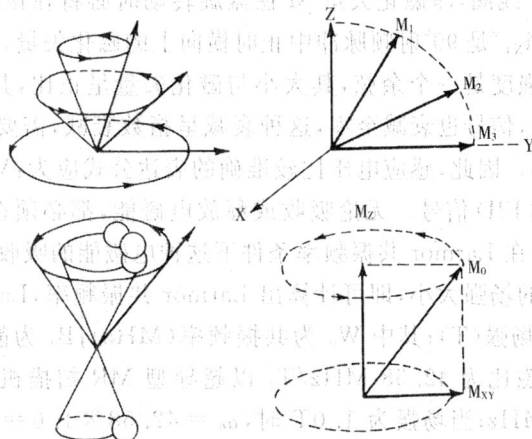

图 2-6　磁场形成示意图

(1)射频磁场 B_1 是以无线电波的频率提供的,所以又称为射频脉冲。施加射频脉冲会使氢质子旋转在同一相位上,称为同步。同步化可以看做净磁化矢量 M 在静磁场 B_0 中的相对性同步转动。

(2)控制射频磁场 B_1 的幅度与时限,可准确地控制 M 与静磁场 Z 轴(纵轴)的夹角,使之转至 90°、180°或其他角度(图 2-7)。

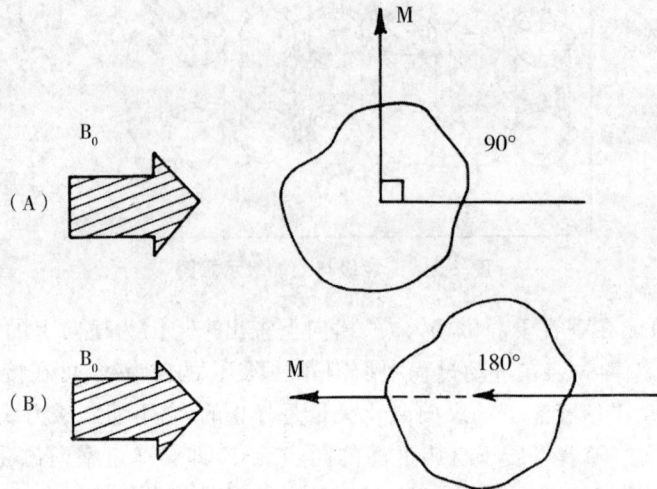

图 2-7 磁场形成示意图

(3)使磁化矢量 M 产生 90°或 180°转动的射频脉冲分别称为 90°脉冲或 180°脉冲。

(4)磁化矢量的转动角度可以通过 Larmot 公式加以计算,即 $V_1 = \frac{1}{2\pi}\gamma \cdot B_1$。这个公式说明在激发脉冲后磁化矢量的进动过程,$V_1$ 是旋进的频率,B_1 是射频脉冲的幅度。在单位时间内(tp)磁化矢量转动的周数为 rB_1tp,每周 360°,所以磁化矢量的转动角度为 $\theta = \frac{\gamma}{2\pi}B_1tp \cdot 360°$ 根据标准射频频率的理论,一个长度为 t 的射频脉冲可以覆盖其频率范围的 1/2,也就是说,100 μs 脉冲可以覆盖 5 kHz。

总之,施加 90°、180°或其他角度的射频脉冲后,人体组织内受检部位的氢质子因接收了额外的电磁能,其磁化矢量偏离了静磁场的方向而转动 90°或 180°,部分处于低能级的氢质子因吸收了能量而跃迁到高能级状态。这一接收射频磁场电磁能的过程就称为磁共振的激励过程。在激励过程中氢质子吸收了额外的电磁能,由低能级升入高能级,从而进入了磁共振的预备状态。

四、射频脉冲停止后的氢质子状态

一旦射频(RF)磁场 B_1 停止,净磁化矢量 M 就仅受静磁场 B_0 的作用,并环绕着 B_0 进动。如果在静磁场 Y 轴方向上安置一个线圈,净磁化矢量 M 在盘旋转动时必将在该线圈中感应出一个 AC 电压,$V = M_{XY}°Cos\omega T_2$ 该公式中 M_{XY} 是 90°射频脉冲中止时横向上的磁化矢量,T 是从 90°盘旋转动至电压测量时的间隔,由此引起的信号强度是一个余弦,其大小与磁化矢量呈正比,其频率相当于 Larmor 频率。当横向磁化矢量从缩短至消失,信号也衰减至零,这种衰减呈指数衰减,需要恒定的时间 T_2*,与此同时线圈上测出的电压也递减至零。因此,感应电压比较准确的表达公式应为:$V = M_{XY}°e^{-T/T_2}*Cos\omega T_2$ 上述现象称为"自由感应衰减"或称 FID 信号。无论吸收或释放电磁能,都必须在 Larrook。共振频率的特殊条件下才能进行。氢原子核等在 Larmor 共振频率条件下这种电磁能的吸收与发射过程,就是核磁共振。

如果知道静磁场 B_0 的场强大小,即可计算出 Larmor 共振频率,Larmor 方程式为 $\omega_0 = \gamma B_0$,即:共振频率(MHz)$= \gamma \cdot$静磁场场强(T);其中 W_0 为共振频率(MHz);B_0 为静磁场场强(T);γ 为一个常数,称为旋磁比,氢原子核的旋磁比为 42.58 MHz/T_2 以超导型 MR 扫描机为例,当静磁场场强为 0.5T 时,$\omega_0 = 42.58 \times 0.5 = 21.3$ MHz;当场强为 1.0T 时,$\omega_0 = 42.58 \times 1.0 = 42.58$ MHz;当场强为 1.5T 时,$\omega_0 = 42.58 \times 1.5 = 63.9$ MHz。上述频率非常接近于自动电话机与民用无线电收音机的波频,因此通常

称 B_1 磁场为射频磁场,称产生这一波频的线圈为射频(RF)线圈。

对 MRI 来说,Larmor 方程有以下实用价值。

(1)静磁场场强的大小决定了 MR 扫描机工作时所需要的射频频率,静磁场场强与共振频率之间呈线性关系(表 2-1)。

(2)除氢核子以外还有某些核子亦可产生核磁共振,但其旋磁比有所不同(表 2-2)。

(3)静磁场的微小变化将使共振频率发生相应的微小变化,梯度线圈产生的微小磁场叠加在静磁场上,会引起频率与时相的微小变化,通过频率编码与相位编码,可以确定每一个像素的空间位置,这是 MR 成像的基础。

表 2-1　氢原子核在不同静磁场中的共振频率

MR 扫描机的场强(T)	共振频率(MHz)
0.15	6.4
0.3	12.8
0.5	21.3
0.6	25.5
1.0	42.6
1.5	63.9
2.0	85.3

表 2-2　某些顺磁性物质的旋磁比

原子核	旋磁比 γ(MHz/T)
^{1}H	42.58
19F	40.05
^{31}P	17.23
^{23}Na	11.26
13C	10.76

当射频磁场 B_1 中断时,激励过程即告完成,弛豫过程随之开始,受激励的氢质子将释放出它们吸收的能量,重新回到静磁场原先排列的平衡位置上。在回返过程中转动的净磁化矢量 M 将感应出一个电磁波,通过接收线圈检测出来,就是呈指数衰减的 MR 信号。

总而言之,激励的氢质子释放能量并回返原先排列方位的过程就称为弛豫。释放的能量以无线电磁波的形式发射出来,是 MR 成像的基础(图 2-8)。

弛豫过程伴随着能量释放,只有在发射频率与吸收频率相同的条件下,即在 Larmor 共振频率时吸收的能量才能释放出去。能量释放会伴发下列情况:①射频线圈可兼做天线接收器(接收线圈),释放的能量以无线电波的形式发射,被接收线圈接收并记录成 MR 信号;②能量不可逆性地散布于人体周围组织"晶格"中,化为热量或诱发分子运动(T_1 弛豫);③能量可逆性地转移到其他正在共振的氢质子上,使其相位的一致性丧失(T_2 弛豫)。

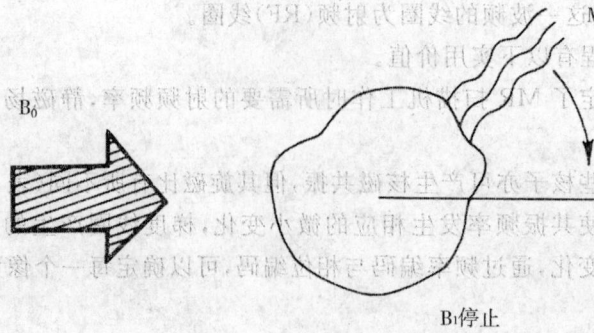

图 2-8　MR 成像的基础

射频线圈（接收线圈）只能记录与静磁场 B_0 方向垂直的能量成分；与静磁场 B_0 平行的能量成分因变化太慢，不能在 RF 线圈内诱发出有意义的 MR 信号。受检部位每个小的组织体素（容积）所发出的 MR 信号均有细微的差异，利用梯度磁场的频率编码与相位编码方法，足以破译出 MR 信号的细微差异，通过傅立叶转换，可将组织内每个 MR 信号的位置及强度计算出来，并重建成电视屏幕上的亮点，信号越强则亮点越白。

净磁化矢量 M 回返的过程由两个时间常数所决定，分别称为 T_1 弛豫时间与 T_2 弛豫时间。净磁化矢量先从静磁场 B_0 的垂直面上开始衰减，称为横向弛豫（T_2 弛豫）；继之逐步返回静磁场 B_0 的方向，称为纵向弛豫（T_1 弛豫）。

净磁化矢量 M 在弛豫过程中是不断转动的，在垂直于静磁场 B_0 的 XY 平面上转动的半径越来越短（T_2 弛豫），在平行于静磁场 B_0 的 Z 轴上逐渐延长（T_1 弛豫）。

在 MR 技术中仍然沿用横断面（轴面）、冠状面及矢状面代表人体的三维空间。Z 轴代表静磁场 B_0 的磁力线方向，人体进入磁体圆孔腔内，组织形成的净磁化矢量 M_0 与 Z 轴平行，这一过程需时几秒钟。施加 90°射频脉冲后，净磁化矢量 M 偏转 90°，在 XY 平面上转动（M_0）。90°脉冲中断后弛豫开始，此后随着弛豫时间的延长 M_{XY} 缩短，而 M_Z 延长，如图 2-9，图 2-10。

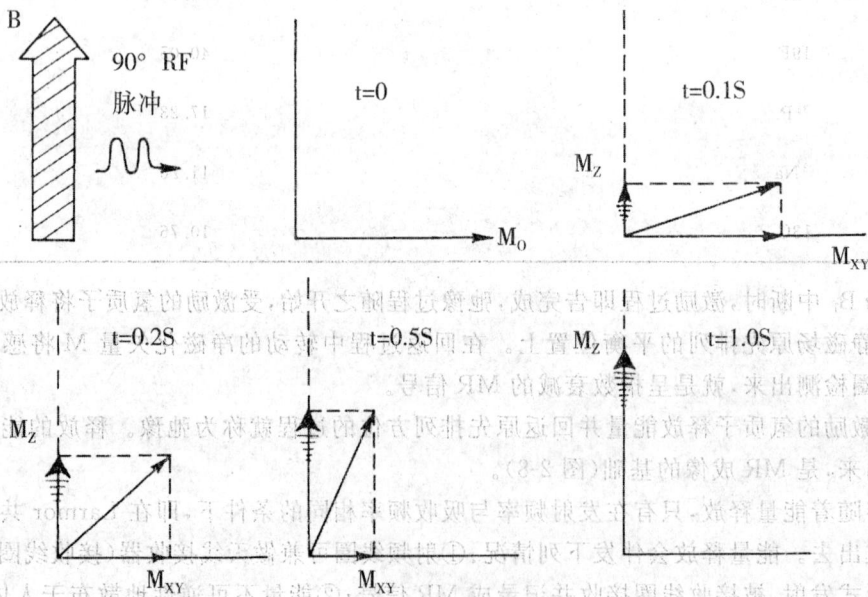

图 2-9　弛豫过程中 M_{XY}、M_Z 与时间的关系

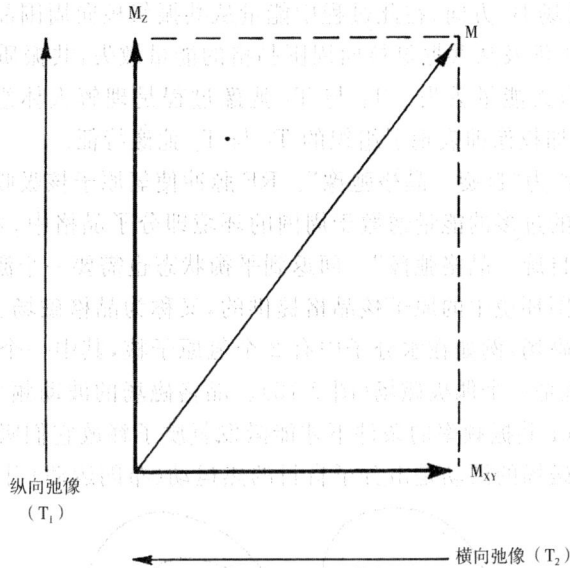

图 2-10 T_1 弛豫与 T_2 弛豫的方向

弛豫过程中纵向磁化矢量的增长（T_1 延长）与横向磁化矢量的缩短（T_2 缩短）均呈指数函数关系，在一定的静磁场中 T_1 与 T_2 是两个时间常数。

$$T_1（纵向弛豫）\cdots\cdots M_z = M_0(1-e\frac{t}{t_1})$$

$$T_2（横向弛豫）\cdots\cdots M_{XY} = M_0 e\frac{t}{t_2}$$

90°脉冲后净磁化矢量 M 与静磁场 B_0 呈 90°角，此时 $M_1(M_z)$ 成分为 0；纵向弛豫开始后 M 矢量偏转，并回返至平衡状态，此时 $M_1(M_z)$ 最长并与静磁场 B_0 的方向平行。$M_1(M_z)$ 方向上的纵向弛豫过程呈指数增长曲线，其特征性的时间常数 T_1 在磁共振学上被定义为从零增长到 $1-1/e$ 所需要的时间，即从零到达其最终最大值 63% 所需要的时间。

T_2 弛豫代表 90°脉冲之后在均一静磁场 B_0 中共振氢质子脱离相位（丧失相位一致性）所需要的时间。90°脉冲中断的瞬间，M 矢量的 $M_z(M_{XY})$ 成分最大，弛豫开始后横向上的 $M_z(M_{XY})$ 成分向零递减，达到平衡状态时横向磁化矢量 $M_z(M_{XY})$ 不复存在，此刻共振质子间的相位一致性丧失殆尽。$M_z(M_{XY})$ 递减过程也是一个指数递减曲线，其特征性的时间常数 T_2 在磁共振学上被定义为最大值递减至 $1/e$ 所需要的时间，即从最初最大值到达 37% 所需要的时间（图 2-11）。

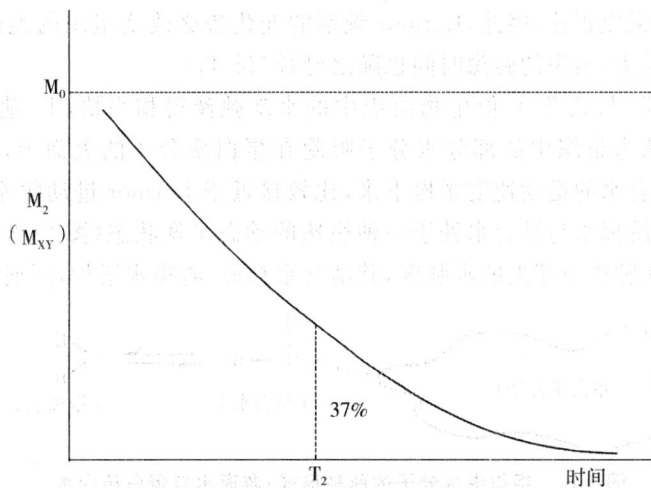

图 2-11 T_2 弛豫曲线

T_1 弛豫方向平行于外磁场 B_0 方向,在此过程中能量从共振氢核向周围晶格中散失。T_2 弛豫方向垂直于外磁场 B_0,在此过程中不涉及从共振氢核向周围晶格的能量散失,共振质子失去相位的一致性,共振核之间有彼此的能量交换,但无能量丢失。T_1 与 T_2 弛豫过程是理解人体组织 MR 成像的关键。目前MR 成像中常见的 T_1 与 T_2 加权像即表现了组织的 T_1 与 T_2 弛豫特征。

T_1 弛豫即纵向弛豫,又称为"自旋—晶格弛豫"。RF 脉冲使氢原子核吸收能量而处于激励状态;激励的氢原子核必须将它们吸收的过多的能量逸散到周围的环境即分子晶格中,才能重新回返原来的平衡状态,所以这一弛豫过程称为"自旋—晶格弛豫"。回返到平衡状态也需要一个激发的射频磁场,引起自旋—晶格弛豫的射频磁场是由周围环境中的原子核晶格提供的,又称为晶格磁场。晶格磁场最常见的来源是周围组织中磁核产生的偶极磁场,例如在水分子中有 2 个氢原子核,其中一个氢核产生一个小磁场,并影响邻近的另一个氢质子,这就是一个偶极磁场(图 2-12)。晶格磁场的波动频率必须与激励氢质子的进动频率相一致,也就是在 Larmor 共振频率的条件下才能激发氢质子释放它们吸收的能量,从而回返到原来的平衡状态。在液体中晶格磁场的波动是由分子盲目的热运动(布朗运动)引起的。

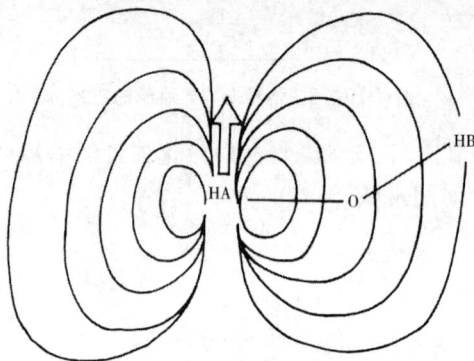

图 2-12　偶极磁场示意图

分子重新定向的平均速率与分子的大小有关。小分子(如水)比大分子(如脂质)重新定向要快得多,巨大分子(如蛋白质或 DNA)重新定向则十分缓慢。在适当的 MR 场强中,中等大小的分子如脂肪分子,其转动频率最接近于 Larmor 进动频率,因此脂肪质子的弛豫比水分子要弛豫得快;而水分子的平均转动频率远远大于氢质子的进动频率,所以水分子弛豫相当缓慢。巨大分子如蛋白质的转动频率比氢质子的进动频率缓慢得多,所以蛋白分子弛豫得相当缓慢。进动频率与外加静磁场的场强成正比,所以 T_1 弛豫时间还具有场强依赖性。

分子弛豫快其 T_1 弛豫时间就短,例如脂肪的 T_1 为几百毫秒,而纯水的 T_1 为 3 秒。在共振频率(ω_0)中弛豫率与晶格磁场的场强成正比,因此,Larmor 频率的变化势必改变组织的弛豫时间。外加静磁场场强增大会使共振频率 ω_0 增大,组织的弛豫时间也随之延长(长 T_1)。

游离水弛豫缓慢(长 T_1 与长 T_2),但生物组织中的水却弛豫得相当快,T_1 弛豫时间仅为几百毫秒。为了解释这一现象,有人认为组织中的部分水分子吸附在蛋白质分子的表面上,形成结合水(图 2-13)。由于蛋白大分子的牵扯结合水的运动速度缓慢下来,比较接近于 Larmor 进动频率,因而弛豫增快,T_1 值得以缩短。正常组织中的游离水与结合水处于一种快速的动态平衡状态(图 2-13),在病理情况下这种快速动态平衡发生紊乱,例如肿瘤及邻近的水肿区,其结合水释放,游离水增加,因而呈长 T_1 与长 T_2 信号。

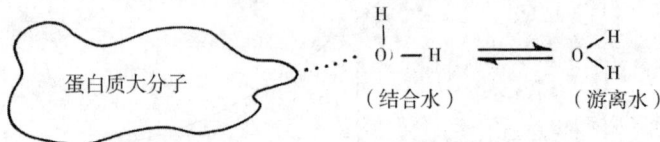

图 2-13　组织中水分子的两种形式:游离水与蛋白结合水

表 2-3 列出了在 1.4T 场强中各种组织的弛豫时间,从中可见胼胝体白质的 T_1 值明显短于脑灰质;因为白质中的含水量明显低于灰质。

表 2-3　场强为 1.4T 时各种脑组织的弛豫时间

脑组织	T_1 值(ms)	T_2 值(ms)
壳核	747 ± 33	71 ± 4
尾状核	822 ± 16	76 ± 4
丘脑	703 ± 34	75 ± 4
皮层灰质	871 ± 73	87 ± 2
胼胝体	509 ± 39	69 ± 8
半卵圆中心白质	515 ± 27	74 ± 5
内囊	559 ± 18	67 ± 7
脑脊液(侧脑室)	190 ± 353	250 ± 3

T_2 弛豫即横向弛豫,在此过程中不存在能量从氢原子核向周围晶格中的转移,但激励氢核与静息氢核之间彼此交换能量,也就是说,处于静息状态的氢核吸收了激励氢核释放的能量。横向磁化矢量丧失的速率决定着 T_2 弛豫时间的长短。横向磁化矢量之所以丧失,是由于氢核之间相互作用使其磁动量丧失了位相上的一致性。在一个理想的均匀磁场中,所有氢核的进动频率应当相同并保持位相的一致性。但外加静磁场都不够均匀,人体组织的固有晶格小磁场也不够均一,这就导致了磁场的不均匀性,后者使氢核以略有差异的速率进动,共振频率的差异会越来越大,必然引起位相一致性的丧失及横向磁化矢量的丧失。T_2 弛豫时间就是指人体局部小磁场横向磁化矢量丧失所需要的时间,它主要与人体组织的固有小磁场有关。大分子比小分子的 T_2 弛豫快,因为大分子重新定向比较缓慢。结合水(与巨大分子如蛋白质紧密结合)的进动速度接近 Larmor 共振频率,所以 T_2 弛豫快,但比 Larmor 共振频率慢得多的巨大分子其 T_1 弛豫慢。与 T_1 相比 T_2 对外磁场的大小不那么敏感。在生物组织中 T_2 的波动范围为 $50\sim100$ ms。游离水的 T_2 值比结合水长得多,病灶处 T_2 值延长显然与游离水/结合水比率增大有关,肿瘤、梗塞、炎症及其水肿区内游离水比例高,所以呈长 T_2 高信号。

如果不检测自由感应衰减,可以另外观测“自旋回波”。众所周知,在一个 90°脉冲之后一定的时间(T_2)内,MR 信号应衰减殆尽,这段时间即所谓自旋—自旋弛豫时间,或称为横向弛豫时间。但实际上横向磁化矢量的衰减速度比自由感应衰减速度快得多,即 T_2^* 值比 T_2 值短得多,T_2^* 就是所谓的实际横向弛豫时间。造成横向弛豫速度加快的主要原因是外加静磁场的空间不均匀性。由于静磁场场强在空间上不太均匀,人体不同部位的氢质子实际上是在略有差异的不同的场强条件下自旋,其进动频率自然也会略有差异。这样一来,必然加速自旋氢质子丧失其位相上的一致性,因而横向磁化矢量的实际缩短速度比单纯的 T_2 弛豫速度要快。世界上迄今尚未制造出理想的完全均匀的静磁场,为了克服磁场空间不均匀性带来的弊端,物理学家在 MR 技术中创用了 180°射频脉冲。在 90°脉冲后一定时间内(T),再施加一个 180°射频脉冲,在 T ms 后(即所需时间 t=90°脉冲后 2T)可以重建位相的一致性(重聚焦),这样一来,因静磁场空间不均匀而失去位相一致性的核,又回到彼此一致的位相上,并能从这一过程中记录下 MR 信号,故称为回波。2T 也称为回波延迟时间(TE)。

为了更好地理解这一物理过程,可以参看图 2-14。a 代表 90°脉冲后即刻的横向磁化矢量(t=0),b 代表 t=T 时的横向磁化矢量。此时该矢量已进动了许多圈,并呈扇形散开于不同的方位上,有的进动快(F),有的进动慢(S),此时围绕着 Y 轴施加一个 180°射频脉冲,企图将脱离位相一致性的各个横向磁化矢量驱赶到镜面像的位置上,这样一来进动快的横向磁化矢量 F 又回过头去尾随进动慢的横向磁化矢量 S,向相反的方向进动。显然,再经过 T ms 那些自旋进动快的氢质子(F)会追上那些自旋进动慢的氢质子,同时回返到 90°脉冲后一致的位相上(C),这是人为创造的一个“自旋回波”(SE)。从 90°脉冲开始至回波完成之间的时间间隔就是所谓"回波时间"(TE)。

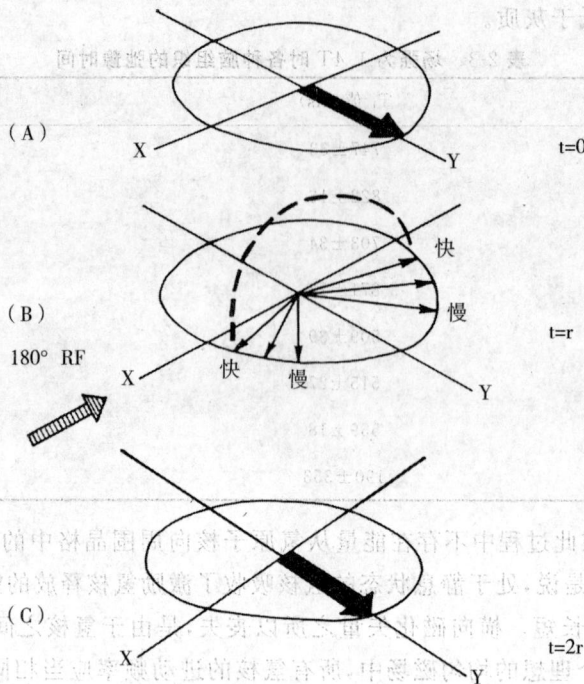

图 2-14 自旋回波形成的原理

自旋回波形成的过程像一场独出心裁的赛马。t=0 相当于比赛开始,所有的参赛马都排列在起跑线上。比赛开始后 t=T,每匹马按自己的速度拉开了距离,快马(F)跑得远,慢马(S)跑得近。此时一声回跑令,马匹均按原速回返,t=2T 时快马慢马几乎同时回到起跑线。

(谭平政)

第二节　MRI 的基本设备

磁共振成像设备相当复杂,各厂家的产品有所差异,但基本设备均由两大部分组成,一是 MR 信号发生与采集部分,二是数据处理及图像显示部分。本节重点介绍磁共振设备的主要部件,以便使用户有选择的余地。

一、磁场

1. 磁场的产生

磁场由运动的电荷产生,运动电流(D)与导线长度(dB)的乘积即产生一个小的磁场(dB)。导线总长度产生的磁场总和即为总磁场。复杂形状的导线与多个导线会产生相当复杂的磁场。

2. 场强

稳定的外磁场(B_0)是磁共振的基本条件,但究竟采用多大的场强才能产生最好的 MR 图像迄今仍有争议。在一般情况下 FID 的信噪比(SNR)越高 MR 图像质量越好,但有一些因素会影响信噪比的提高。T_1 弛豫时间在一般情况下随着场强的增加而相应延长,从($B_0^{1/4}$ 至 $B_0^{1/2}$)。在成像过程中信噪比取决于 T_1 与 TR 之比,也就是说 SNR 取决于 $90°$脉冲间纵向弛豫量。如果 TR 值固定,T_1 增加会使 SNR 丢失,但这种丢失比场强增加获得的 SNR 增加要小得多。

T_1 值变异引起的对比度噪声比(CNR)更为复杂,因为必须同时考虑两个因素,一是 T_1 改变所致的对比度变化,二是场强增加对 SNR 的作用。因此,CNR 将取决于两种特定组织的 T_1 值相对变化。T_2 弛像时间与场强的关系不大,无需考虑 T_2 的影响。

在高场强条件下射频脉冲(RF)不均匀比较明显,在观察野会形成不确定的倾斜角,并引起 SNR 丢失。其他一些因素不影响 SNR,但可影响成像质量,也必须予以考虑。①在高场强中化学位移伪影比较明显,在水/脂肪交界线上由于两种成分的共振频率不同,会引起一道薄线影;②在高场强中运动伪影加重,其原因尚不清楚;③RF 储热效应随场强的平方而增加,但与成像质量无关。

二、磁体

1. 磁体的种类

全身 MR 成像所用的磁体分为 3 种:①阻抗型(常导型);②超导型;③永磁型。

阻抗型(常导型)磁体由电流产生磁场(图 2-15),导线由铝或铜制成,线圈分为几组,缠绕成圆桶状,它们均有明显的电阻,故为阻抗型电磁体。电阻会消耗电能并使磁体产热。电能消耗量与场强的平方成正比。场强过高冷却系统将无法承受。全身阻抗型 MR 扫描仪的场强只能达到 0.02T~0.4T。老式阻抗型 MR 扫描机当场强为 0.15 T 时,耗电量为 30 KW 量级。新式 0.5 T 阻抗型 MR 扫描仪耗电量为 45 KW 量级。阻抗型磁体的磁力线与磁体圆桶平行,也就是说与受检患者身体的长轴平行,但也有与之垂直者。总而言之,阻抗型磁体的优点是:①空气芯阻抗磁体造价低,工艺不复杂,可现场安装;②磁体重量轻,仅 5 吨左右;③磁场可关闭,切断电源即可。阻抗型磁体的缺点为:①耗电量大,0.2T 磁体耗电达 60 KW 以上;②产热量大,需大量循环水加以冷却;③场强低,因提高场强冷却系统不能承受;④磁场均匀性受室温的干扰较大。

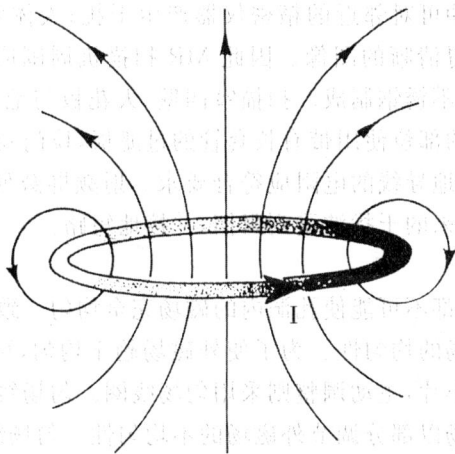

图 2-15 环状带电导线产生的磁场

超导型磁体也由导线的电流产生磁场,它与阻抗型的主要差别在于导线由超导材料制成,后者没有电阻,因而没有电能损耗,从理论上说其电流将长流不息,但实际上电流随着时间延长会有极小量的损耗。为了保持超导状态,导线必须浸泡在液氦中(温度为 4.2 K)。液氦容器以外包绕着真空层,其外又包绕着液氮(温度为 77 K)及又一个真空层。液氮的作用是减慢贵重液氦的挥发。这两种冷冻剂的蒸发率与外磁场场强的大小关系不大。液氦与液氦容器称为冷冻剂低温控制器。如果不用液氮制冷,也可换用外屏蔽式机械制冷器,如果屏蔽制冷的温度低于液氮制冷,可使液氦的挥发率进一步降低。超导型磁体可获得较高的磁场强度,全身 MR 扫描的场强可达 2.0T,但与阻抗型磁体相比耗费也相应增加,而且需定时补充挥发的液氦与液氮。所有超导型磁体的磁力线均与孔洞的长轴及患者身体的长轴平行。超导磁体的导线线圈用铌钛合金镀在铜线表面上绕制而成,密封在杜瓦容器内,其外还有一层循环的冷却水。总而言之,超导型磁体的优点为:①场强高,试验用 MR 扫描机已有 4.7T 的产品,用于人体者多为 0.35T~2.0T;②磁场稳定而均匀,不受外界温度的影响,可用于磁共振波谱分析等研究项目,亦可进行磁共振血管造影(MRA);③磁场亦可关闭,极特殊情况下可使磁体升温,线圈失超,场强下降,但液氦液氮会大量挥发,场强急速下降会使人体产生感应电流,有一定危险性;④磁场强度可以调节,做到一机多用。超导型磁体的缺点是:①需要昂贵的冷冻剂,尤其是液氦,使日常维持费用增高;②工艺复杂使造价较高。

永磁型磁体由铁磁物质组成,制造时诱发出较强的磁场。全身 MR 永磁体的场强可达0.3T,其重量甚重,可达 100 吨。近年改用稀土合金如钐钴与钕铁,产生的场强提高而重量减轻。用钕生产的一台永磁型磁体其稳定场强为 0.2T,仅重 9 000 磅,但造价比铁磁物质昂贵得多。永磁型磁体的磁力线垂直于孔洞与患者的身体长轴。总而言之,永久磁体的优点是:①造价与维持费用低,不耗电,不耗冷冻剂;②边缘磁场小,磁铁本身为磁力线提供了反转通路,磁场发射程度小,对周围环境影响小;③磁力线垂直于孔洞,可使用螺线管射频线圈,有助于提高信噪比。永久磁体的缺点是:①场强低,只能达到 0.3~0.35 T;②重量过大;③磁场稳定性较差,要求室温波动<1℃,因此均匀性也较差;④磁场不能关闭,一旦有金属吸附其上就会影响磁场均匀度。

2.磁屏蔽

如果固定磁场的场强足够大,明显影响周围环境,就必须有适当的屏蔽对磁体及磁场加以保护。否则对附近的设备如 CT 机、X 光机、影像增强器、电视显示器、心电图仪、脑电图机均会产生不良作用。还会对带有心脏起搏器及神经刺激器的患者造成危险。另外,较大的铁磁性物体如汽车、钢瓶等从附近经过,也会影响磁体的均匀性,造成 MR 图像质量下降。一般的磁屏蔽是由大量的铁组成,放在磁体间的墙壁内,或直接安在磁体上面。近年采用超导线圈以抵消磁体远处的磁场。铁本身能像海绵吸水那样吸收磁力线,所以目前仍以廉价的铁制造磁屏蔽。

3.射频屏蔽

磁共振扫描机使用的射频脉冲可对邻近的精密仪器产生干扰;人体发出的 MR 信号十分微弱,必须避免外界射频信号的干扰才能获得清晰的图像。因此 MR 扫描机周围应当安装射频屏蔽。射频屏蔽一般安装在扫描室内,由铜铝合金或不锈钢制成。扫描室四壁、天花板与地板等六个面均需密封,接缝处应当叠压,窗用金属丝网,接管线的部位使用带有长套管的过滤板,拉门及接缝处均应贴合,整个屏蔽间与建筑物绝缘,只通过一点接地。接地导线的电阻应符合要求。射频屏蔽使外界射频信号如电视、广播、计算机噪声、步话机与汽车发动机等来的干扰波受到阻挡,并接地短路。

4.匀场线圈

无论何种磁体,在制造过程中都不可能使孔洞内的磁场完全均匀一致。另外,磁体周围环境中的铁磁性物体如钢梁也会进一步降低磁场的均匀性。为了使外磁场趋于均匀,可进行被动调整与主动调整。被动调整是在磁体孔洞内贴补金属小片,主动调整则采用匀场线圈。匀场线圈是带电流的线圈,外形相当复杂,位于磁体孔洞内,产生小的磁场以部分调节外磁场的不均匀性。匀场线圈可为常导型,亦可为超导型,在常导型中电流由匀场电源供应。

MR 成像所需的磁场均匀度随时间而有些飘移,患者身体也会使其均匀性有些减低,因此匀场线圈的电流应不定期地加以调整。磁共振波谱分析要求的均匀度较高,在实验之前应对感兴趣区的匀场状况加以调节。

一般磁体孔径范围内的磁场均匀度应小于 50 ppm,当然 ppm 值越低磁场均匀度越好。匀场线圈既可调整磁场均匀性,又可控制磁场形状。一般在磁体安装完成后即调节均匀度,应使孔洞范围内的均匀度小于 50 ppm,受测标本内每立方厘米内的均匀度小于 0.01 ppm。以西门子超导型 MR 扫描机为例,1987年其出厂均匀度标准为<25ppm,但可调至 18 ppm 左右。1988 年出厂的均匀度标准为 15 ppm,但可调至 6.7 ppm。1989 年出厂的均匀度标准为 10 ppm,但可调至 8 ppm。目前安装的医用 MR 扫描机多用小铁片做被动调整,有的已不用匀场线圈,因后者既耗电又受电流稳定性的影响。

三、磁场梯度

梯度线圈为带电线圈,位于磁体圆桶内部,套在 1 米孔径的低温控制器内,从而使 RF 线圈与患者所能使用的孔洞内径更小。目前设计的梯度线圈有 2 种，一种产生的梯度与外磁场 B_0 平行(图 2-16A)，一种产生的梯度与外磁场 B_0 垂直(图 2-16B)。第二套梯度线圈与 B 相同，其长轴旋转 90°，提供的梯度位于同一层面上，但与外磁场 B_0 平行。梯度典型数值为 $1\sim10$ mT/m 量级，即 $0.1\sim1$ GaUSs/cm。梯度场的目的是提供成像的位置信息。目前设计的特殊磁场梯度有 3 种，一是层面选择梯度，二是频率编码梯度，三是相位编码梯度。这 3 种磁场梯度的设计不仅取决于任何一种的物理差异，也取决于采用的特定脉冲序列。3 种磁场梯度的任何一种均可用以完成这 3 项作用之一。

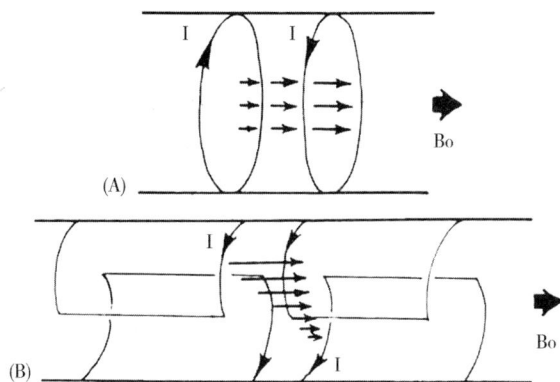

图 2-16　梯度线圈示意图
(A)梯度场与外磁场 B_0 平行;(B)梯度场与外磁场 B_0 垂直

磁场梯度的方向均按 3 个基本轴线(X、Y、Z 轴)的方向。但联合使用梯度场亦可获得任意斜轴的图像。与匀场线圈不同，磁场梯度可随时开关，在整个脉冲序列中可有不同的幅度。梯度改变的幅度与速率必须精确调节，需在计算机直接控制下供应适当的电流，与多层面常规自旋回波成像相比，多数迅速采集数据的方法均需要梯度场迅速变化。也就是说，对梯度场及其供电系统有很高的技术要求。

与外磁场 B_0 相比梯度磁场相当微弱，但它却提供了扫描物体的空间分辨力。在 Larmor 方程上，$\omega_0 = \gamma B_0$，即质子的共振频率等于其旋磁比与外磁场强度的乘积。外磁场的轻微变化必然使受检组织的共振频率发生相应的变化。在固定的外磁场上附加一个线性的梯度场，就会在受检物体上形成不同共振频率的空间坐标。以 1.0T 的磁场为例，采用两组线圈通以不同方向的电流，在磁体两侧即形成 0.0025T 的磁场差(梯度)，一端为 1.0025T，另一端为 0.9975T，中心为 $1.0T_2$ 位于 1.0T 处氢质子的共振频率为 42.5771 MHz，位于较高场强端氢质子共振频率为 42.6835 MHz，位于较低场强端者为 42.4706 MHz。选用不同频率的射频脉冲去激励相应位置的氢质子，就可以选择层面。控制梯度场的大小及 RF 脉冲的带宽就可以选择层厚。

在 X、Y、Z 三个方向上施加的梯度磁场可以对冠状、矢状与轴面进行层面选择。三个梯度场中之一作为层面选择梯度，另外两个分别做频率编码与相位编码。例如将 X 方向上的梯度场 Gx 用于层面选择，在施加 RF 脉冲与 Gx 脉冲后 X、Y 层面上的氢质子产生共振。此时立即施加频率编码梯度 GY，沿 Y 轴进行频率编码，由于处在磁场不同位置的质子共振频率不同，从而可以确定它们在 Y 轴上的位置。在 Z 轴方向上进行相位编码，处在较强磁场端的质子进动快，处在较弱磁场端的质子进动慢，根据相位编码可以确定不同进动速度的质子的位置。频率编码与相位编码可对每个体素进行空间定位，而在施加梯度场后每个体素与成像的像素是对应的，它们发出的 MR 信号幅度就是图像上的黑白灰度。

磁场梯度系统是磁共振的核心之一，其性能直接关系到成像质量，下列几点应特别注意。①均匀容积:标准鞍形线圈的容积内仅 60% 能达到磁场均匀度的要求，该容积位于孔洞的中轴区。线圈的均匀容积区越大，成像区的限制越小。②线性:是衡量梯度场平稳度的指标。非线性百分比越高磁场准确性越差，图像边缘区产生的暗影与解剖变异越明显。一般梯度场的非线性不应>2%。③梯度场强度与变化幅度:与图像层厚和扫描野有关。梯度场强可变就能选择不同的扫描野，并可选择不同的空间分辨率，还可影响扫描时间。梯度放大器的性能主要取决于梯度场强与变化幅度。梯度场强度一般为 1 Guass/1 cm。

④梯度场启动时间：快速扫描要求从启动至达到额定值的时间越短越好。一般梯度场启动时间为 1 ms。

四、射频线圈及其电子学

射频系统用来发射射频脉冲，使磁化的氢质子吸收能量产生共振（激励）；在弛豫过程中氢质子释放能量并发出 MR 信号，后者为检测系统所接受。由此可见，射频系统主要由发射与接收两部分组成，其部件包括发射器、功率放大器、发射线圈、接收线圈及低噪声信号放大器等。

1. 发射器

射频脉冲是诱发磁共振现象的主导因素，它由能产生宽带频率的频率合成器发出，既需要发射波有精确的时相性，又需要复杂而准确的波形，整个过程需要由计算机控制。应当指出的是，它产生的频带围绕着 Larmor 频率左右，并非恰好等于 Larmor 频率。这些发射波由射频（RF）线圈放大并发射出去。发射线圈也可作为接收器，接收进动原子核发出的放射波，当然也可采用第二个线圈担任接收功能。一般发射器的功率为 0.5～10 KW，合格的发射功率应能激励所选层面内的全部质子，以取得最大的信号强度。由于人体外形、重量与组织类型不同，对射频功率的要求也有所不同，因此高场强磁共振机通常需要先测定患者的体重，以供计算机选用不同的发射功率。

每种原子核的共振频率 $\omega_0 = \gamma B_0$（旋磁比×外磁场强度），不同原子核的旋磁比不同，在相同外磁场条件下彼此的共振频率必然不同。例如在 1.0T 条件下氢核的共振频率为 42.58 MHz，钠核为 11.26 MHz，要想做多种原子核的共振波谱，发射器与接受器的频率范围必须较宽。

2. 全容积线圈

MRI 主要有 2 类线圈，一是全容积线圈，二是局部或表面线圈。全容积线圈激励与接受很大容积组织的信号，如头部线圈与体部线圈。表面线圈仅激励与接受小容积组织内的信号，但信噪比相当高，如眶部线圈、膝关节线圈等。

全容积线圈有 2 种常用的形状，一为螺旋管形（图 2-17），一为马鞍形（图 2-18）。近年来又设计出轨迹圆筒形与鸟笼形线圈。在选择线圈时应当记住，线圈产生的发射波的 B_1 成分（射频成分）必须与外磁场 B_0 垂直。螺旋形线圈用于外磁场与患者身体长轴垂直的磁体，如永久型磁体。马鞍形线圈用于外磁场与患者身体长轴平行的磁体，如超导型磁体。

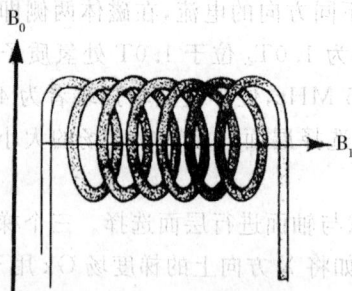

图 2-17 螺旋形线圈

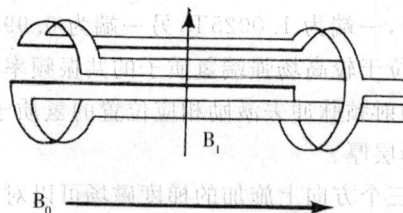

图 2-18 马鞍形线圈

3. 正交线圈

正交线圈可产生环状极性发射波。它的两个相等的线圈转动时彼此相差 90°。单一线圈产生的线性发射波与环形极性发射波不同。环形极性线圈有几个优点，一是信噪比增加，二是 RF 产热减少，三是改善了体部 RF 场的均匀性。

4. 表面线圈

局部或表面线圈仅能显示小容积的解剖结构，但信噪比极高，能在较短时间内得到与体部线圈相同的分辨率，或在同样时间内提高局部的分辨率。

为了理解表面线圈的功能，必须首先了解噪声的来源。在场强＞0.3T 的磁场中主要来自两方面：①体内电解质的盲目运动；②体内带电荷分子的盲目运动。这些盲目运动在线圈内诱发出电压，叠加在进动原子核诱发的电压(信号)上,即引起所谓"噪声"。从整个容积中接收信号的线圈,也从该容积中接收噪声,并将后者叠加在 MR 图像上。因此,任何小的感兴趣区都含有整个容积的噪声。如果仅仅接收一个小区域的信号与噪声,信号衰减量仅为该局限区者而非减去整个容积的噪声。噪声的其他来源还有:①带双极电动量分子的盲目的布朗运动;②线圈本身的电阻。如果采用良好的线圈这两种噪声与电解质运动产生的噪声相比可以减少到最小限度。

发射/接收线圈与单纯接受线圈所有局部(或表面)线圈不外乎两种类型,一是发射与接收并用的线圈,二是单纯的接收线圈。局部线圈一般均有相对不均匀接收野,但例外者也有。发射/接受线圈还有相对不均匀发射野。因此,仅有一个小区域可发射精确的 90°与 180°脉冲,这就缩小了敏感区。单纯接收线圈与发射的 RF 偶尔。全容积发射线圈有良好的均匀性,但接受线圈与发射波之间的相互作用也能引起以下 2 个问题:①损伤接收线圈本身,因它的原设计仅能从人体中接收较少的信号;②使 RF 发射野变形,因而向感兴趣区发射的倾斜角不准确。对线形激励线圈来说,这个问题尚可解决,通过调整接收线圈的放置方向,使其 B_1 场与发射线圈的 B_1 场垂直。环形极性线圈及特殊解剖处,目前也有了相应的解决办法。为了提高表面线圈的功能,近来推出了许多种新产品。如果两个表面线圈无相互作用,其信噪比相同,可同时采集成像,那么就能用于检查对称的解剖部位,如双侧颞颌关节、双侧膝关节半月板,这种线圈已经问世。

在选用表面线圈时应尽量贴近感兴趣区,才能提高信噪比,获得高质量的 MR 局部图像。直径小的线圈比直径大的线圈信噪比高。对距离表面线圈较远的部位,大口径线圈的信噪比略高于小口径线圈。例如检查距离表面仅 2～3 cm 的颞颌关节,采用 5 cm 口径的表面线圈比采用 10 cm 口径的表面线圈效果好。检查整个膝关节可采用能包裹全膝的小型鸟笼样表面线圈。如果仅检查一侧半月板,应采用小型圈状表面线圈,贴近在半月板表面即可。增大表面线圈的口径并不能改善对深层组织的分辨力,因而限制了表面线圈在内脏的应用。

5.接收器

信号从接收线圈传到预放大器,旨在增加信号强度,以免后处理过程减弱了信噪比。信号从预放大器传至相位敏感检测器,发生解调作用,从信号中减去接近 Larmor 频率的无关波形,使信号呈千赫范围,然后经计算机处理并转化为 MR 图像。

五、计算机及数字处理

计算机系统是仅次于磁体的昂贵部件,性能要求大大高于 CT 所用的计算机。目前 MR 扫描机多采用小型计算机,如 VAXll/750、Eclips140 等型号,内存能力在 1 兆字节以上。计算机主要外部设备包括:①阵列处理机,用于数据处理及二维傅立叶转换;②磁盘,存储 500 兆字节以上,数据传输速度为 1.2 兆字节/秒以上;③磁带机,用于存储图像及原始数据;④MR 处理器,包括表格存储器、时控板及海量存储器;⑤图像存储显示器,MR 图像与原始数据存在磁盘、软盘与磁带里,通过显示屏可随时显示;⑥操作台,分主诊断台与卫星诊断台两种,前者控制扫描,后者评价图像,部分功能可在两个诊断台上同时进行。

计算机不能直接运算 MR 信号,信号必须首先转换成具体的数字,这一任务由模拟一数字转换器(ADC)完成,它采集自旋回波等信号,按具体的间隔,并给予每一个采集间隔以数据。采集的标准时间间隔为 5～20 μs。采集一个自旋回波的处理时间,称为采样时间或窗。采样窗的间期(ms)等于采样间隔(μs)×采集次数(一般为 256)。在一定梯度场中,观察野的大小取决于采集间隔期限。在一定的观察野中,空间分辨率取决于窗的长度。如果采集窗长,T_2 弛豫作用也影响分辨率。

计算机控制系统称为中心处理单位(CPU)。图像重建在第二个相连的计算机上进行,称为阵列处理机(AP)。它能同时处理大量数据并迅速进行傅立叶转换。计算机运算的最后结果是一个数字阵列,然后按灰阶的数值排列组合成 MR 图像,并显示在屏幕上。多数 MR 扫描机在电视屏显像前还对数字资料进行了一定程度的调整,以提高图像的质量。

一旦重建成 MR 图像，数据即进入磁盘以短期保存。从磁盘中可提取数据进入磁带以长期保存。用数字光盘存储量更大，也更易于提取图像。

（谭平政）

第三节　MRI 的适应证与禁忌证

磁共振扫描主要使用强磁场与射频脉冲，目前使用的磁场强度为 0.15～2.0 T，相当于 1 500～20 000 GaUSs。使用强磁场的目的是使人体组织内的原子核磁化。使用射频脉冲的目的是给予磁化的原子核一定的电磁能。人体原子核接受了电磁能在弛豫过程中又释放出来，并形成磁共振信号，电子计算机将 MR 信号收集起来，按强度转换成黑白灰阶，按位置组成二维或三维的形状，灰阶与形状最终组成 MR 图像，供临床诊断与分析。由此可见，磁共振检查不像 CT 扫描那样要受到 X 线的辐射损伤，它是一种崭新的无创性的影像学检查手段，对患者既安全又可靠，不会造成任何损害。

一、患者受检前的准备

在进入强磁场检查室之前，医生应对患者做适当的解释工作，以消除其思想顾虑。

（1）详细询问现病史与既往史，结合申请单上临床医师查出的症状、体征、实验室检查及拟诊，确定扫描部位及层面选择，以便有的放矢地查出病变的部位、范围与性质。

（2）询问并检查患者是否有心脏起搏器、神经刺激器、人工心脏瓣膜、眼球异物及动脉瘤夹，发现这些物品者不要进行检查。

（3）进入检查室以前取下患者身上的一切金属物品，如假牙、发卡、戒指、耳环、钥匙、钢笔、手表、硬币等，这些物体会造成金属伪影，影响成像质量。信用卡、磁盘、磁带也应取下，否则会发生去磁损坏。检查眼部前应洗掉眼影等化妆品，检查盆腔应取出妇女卫生巾及避孕环，否则也会因伪影而影响诊断。

（4）幼儿、烦躁不安与幽闭恐惧症患者应给予适量镇静剂，如水合氯醛、安定等。

（5）使患者尽量舒适地平卧在检查台上，盖上棉毯以保持温暖。

（6）预先向患者解释检查过程中的一些现象，如梯度场启动会有噪声，使患者能安心静卧，平稳呼吸，如有不适可用话机与医生交谈。

（7）中风脑瘤伴颅高压者应先采取降颅压措施，否则患者仰卧会因喷射性呕吐而造成窒息与吸入性肺炎。由于检查时间较长，为预防意外，可侧卧位扫描。

二、安全性问题

由于磁共振采用强磁场，在使用过程中需特别注意以下几个问题。

（1）医用磁共振扫描仪的场强均在 2.0 T 以下，对人体并无有害的生物学效应。虽然梯度磁场引起的场强变化可使受激励组织发生生物电流感应，但电流强度十分微弱，远远低于能够刺激心脏、神经细胞与肌肉纤维所需的强度。目前认为，外磁场强度应限制在 2.0 T 以下，启动梯度磁场应限制在 3.0 T/s 以下，射频脉冲的功率应限制在 0.4 W/kg 以下。

（2）即使微弱的磁场也足以造成心脏起搏器及神经刺激器失灵，因此带有上述装置者禁止进入磁共振室。

（3）在强磁场内的射频脉冲可使受检组织与植入体内的金属物体温度轻微上升。较大的金属物，如人工髋关节与哈氏棒，具有导电性，温度可上升 1 ℃～2 ℃。

（4）动脉瘤夹含镍量较高，在强磁场中会产生较大的扭矩，有导致动脉瘤破裂的危险。

（5）迄今尚未发现医用磁共振设备引起人体基因的变异或婴儿发育障碍，但检查妊娠期妇女应十分慎重,一定要做磁共振者应尽量减少射频次数及发射时间。

(6)心电监护仪、人工呼吸机、心脏起搏器等抢救设备不能进入强磁场的检查室,因此危重患者应避免在抢救期受检。

(7)超导型 MR 扫描仪采用液氦与液氮制冷,密封管道一旦漏气,氦气上升,氮气下沉,使正常空气层逐渐变窄,影响患者的氧供,应随时注意检查。

三、中枢神经系统磁共振检查的适应证

中枢神经系统位置固定,不受呼吸、心跳、胃肠蠕动及大血管搏动的影响,运动伪影很少,而磁共振又无骨质伪影的干扰,所以 MR 对脑与脊髓病变的效果最佳。总起来说,中枢神经系统的器质性病变往往都有相应的磁共振特征,有的表现为形态学改变,有的表现为信号异常,有的形态与信号均有改变,结合病史、临床改变与化验检查,大多数病例可以做出定位与定性诊断。

1.脑血管病变

(1)缺血性中风如动脉粥样硬化性脑梗死、腔隙性脑梗死、分水岭脑梗死等,MR 均比 CT 敏感而特异。MR 对显示出血性梗塞有独特的价值。

(2)出血性中风如大灶性脑出血、小灶性脑出血、脑叶出血、蛛网膜下腔出血、硬膜外血肿、硬膜下血肿等,MR 均可显示。在高场强条件下 MR 能显示血肿内含氧血红蛋白、脱氧血红蛋白、正铁血红蛋白、含铁血黄素等生化改变,能将血肿进行准确的分期诊断。

(3)双重性中风,既有脑出血又有脑梗死,在 MR 上显示得最清楚。

(4)脑动脉瘤、动静脉畸形均表现为流空血管影。MR 能显示 DSA 与 CT 均不显影的隐性血管畸形,尤其是海绵状血管瘤。

(5)静脉窦血栓形成在 MR 上可以确诊。

2.感染与炎症

各种细菌、病毒、真菌性脑炎与脑膜炎,结核性脑膜炎与肉芽肿在 MR 上均可显示,注射顺磁性对比剂 Gd-DTPA 对定性诊断更有价值。对弓形体脑炎、脑囊虫病、脑包虫病可做定性诊断,并能分期分型。

3.脑部退行性病变

MR 显示皮质性、髓质性、弥漫性脑萎缩优于 CT。MR 能诊断原发性小脑萎缩与橄榄桥脑小脑萎缩。MR 能显示动脉硬化性皮层下脑病、Alzheimer 与 PiCK 氏病、Huntington 氏舞蹈病、WIlson 氏病、Leigh 氏病、CO 中毒、霉变甘蔗中毒、甲旁低及 Fahr 氏病。MR 能显示帕金森氏综合征、Shy-Dmger 综合征、运动神经元病的异常铁沉积。

4.脑白质病变

MR 对诊断多发性硬化、视神经脊髓炎、Balo 氏同心圆性硬化、弥漫性硬化有重要价值。MR 可确诊异染性白质营养不良、肾上腺白质营养不良等髓鞘发育障碍。

5.颅脑肿瘤

脑瘤在 MR 上有形态学与异常信号两种改变,除占位效应外多数脑瘤呈长 T_1 与长 T_2 信号。脂肪瘤与含三酸甘油酯的胆脂瘤、畸胎瘤内有特征性的短 T_1 高信号。恶性黑色素瘤有特征性的短 T_1 短 T_2 信号。MR 显示肿瘤内出血尤为敏感。注射 Gd-DTPA 可分辨胶质瘤的恶性程度,并能分辨瘤组织与水肿区。

6.颅脑外伤

脑挫裂伤内的软化坏死与出血灶在 MR 上泾渭分明。外伤性脑内血肿、蛛网膜下腔出血、硬膜外或硬膜下血肿在 MR 上显影清晰且持时长久。

7.脑室与蛛网膜下腔病变

MR 能显示室间孔与中脑导水管,因而易于分辨梗阻性或交通性脑积水。MR 显示蛛网膜囊肿、室管膜囊肿、脑室内肿瘤、脑室内囊虫、蛛网膜下腔囊虫等均很敏感。

8.颅脑先天性发育畸形

MR 是显示发育畸形最敏感而准确的方法,如大脑或小脑发育不良、脑灰质异位症、胼胝体发育不良、神经管闭合障碍、Dandy-walker 综合征、Chiari 畸形、结节性硬化、神经纤维瘤病等。

9.脊髓与脊椎病变

从矢状面、轴面与冠状面上直接显示脊髓与脊椎(包括间盘)是 MR 的突出贡献。脊椎骨折、间盘损伤与脊髓受累的关系在 MR 上一目了然。MR 能对颈椎病进行分期与分型诊断。MR 显示椎管狭窄、腰椎间盘病变、脊髓结核与转移瘤相当清楚。MR 直接显示脊髓空洞、脊髓动静脉畸形、髓内出血、硬膜下或硬膜外血肿、蛛网膜囊肿均很清晰。MR 显示髓内与髓外肿瘤均优于 CT,还可显示肿瘤性脊髓空洞、瘤内出血与囊变,增强 MR 可勾画出肿瘤侵犯的具体范围。

四、体部磁共振检查的适应证

磁共振对软组织的分辨力明显优于 CT,能直接显示血管结构,能显示铁质等顺磁性物质,能分辨脂质与含水组织,这是它在体部脏器与骨骼关节肌肉系统得以推广应用的基本优势。附加呼吸门控与心脏门控技术使磁共振可以检查肺脏与心脏,并提高腹部脏器的分辨力。但磁共振扫描时间长,检查腹部脏器时胃肠运动伪影造成的干扰较大。为提高肺脏与心脏的分辨率需加用较为复杂的门控技术以抑制运动伪影。因而腹部 MR 扫描在某些方面并不比 CT 扫描优越。

1.五官与颈部病变

由于 MR 的软组织分辨力高,可进行矢、冠、轴多方位扫描,又无骨质伪影的干扰,在检查眼部、鼻窦、内耳、鼻咽、喉与颈部病变方面比 CT 优越;但在显示上述部位的骨质受累方面不如 CT。

2.肺与纵隔病变

肺与纵隔的磁共振检查需加呼吸与心脏门控。由于 MR 可行冠状与矢状面扫描,因而具备了常规 X 线的优点。由于 MR 可行轴面扫描,因而具备了 CT 扫描的优点。象 CT 一样,MR 善于显示肺与纵隔内的肿瘤与淋巴结肿大,MR 还可直接分辨纵隔内的大血管与淋巴结。肺内炎症、结核、纤维化、肺大疱、胸腔积液、支气管扩张等病变,在 MR 上均可显示。

3.心脏与大血管病变

心脏与大血管磁共振检查需加心电门控。由于快速流空效应,心腔与大血管均呈无信号黑影,其内的肿瘤呈软组织影,其内的血栓呈正铁血红蛋白独特的高信号。MR 可直接显示主动脉瘤、主动脉夹层动脉瘤等大血管病变。MR 能直接显示肥厚性心肌病、充血性心肌病、缩窄性心肌病、心包积液及室壁瘤。急性与慢性心肌梗死区呈长 T_1 与长 T_2 异常信号。MR 能显示风心病瓣膜改变,并能显示前负荷与后负荷增加所致的继发性改变。对各种先天性心脏病变如室间隔或房间隔缺缺损、法鲁氏四联症、马凡氏综合征等病理改变在 MR 上必须选择适当的层面才能显示。

4.肝胆系统病变

MR 能诊断肝囊肿、肝海绵状血管瘤、肝癌、肝转移癌。MR 对鉴别海绵状血管与肝癌(包括转移癌)有特别重要的价值,少数 CT 增强动态扫描难以确诊的海绵状血管瘤在 MR 重度 T_2 加权像上可以与肝癌明确地加以鉴别。MR 诊断肝硬化可以借用 CT 的所有标准,但 MR 可以直接显示食道与胃的静脉曲张。MR 在显示急性肝炎方面优于 CT,但诊断脂肪肝却不如 CT,因为脂肪肝内脂肪成分与含水成分的化学位移信号相互抵消,使信号变化反而减弱。

MR 诊断急慢性胆囊炎可以借用 CT 的诊断标准,T_1 加权像与 CT 所见雷同。MR 可鉴定胆囊浓缩胆汁的能力,有助于鉴别急性与慢性胆囊炎。MR 显示胆囊癌与 CT 类似。MR 诊断胆石症似不如 CT 敏感,CT 上胆石呈高密度,而 MR 上胆石呈低信号。

MR 显示梗阻性黄疸的作用与 CT 相同,也能区分梗阻的部位,从而区分出低位梗阻性黄疸与高位梗阻性黄疸。胆道扩张在 CT 上呈低密度,在 MR 上呈长 T_1 长 T_2 异常信号。对肝内胆管扩张 MR 优于 CT,因为 CT 上扩张的胆管与肝内静脉皆呈低密度,而在 MR 上肝内静脉呈流空低信号,而淤滞的胆管呈

长 T_1 长 T_2 信号。

5.胰脏病变

胰脏是 MR 检查中比较薄弱的环节,由于 MR 扫描时间长,胃肠蠕动伪影的干扰较大。胰脏周围为脂肪,其后有大血管,其前有含气肠腔,因而化学位移伪影的干扰也比较大。MR 可以沿袭 CT 的标准显示胰腺癌、胰岛细胞瘤、急性胰腺炎、慢性胰腺炎与假囊肿形成,但并不比 CT 的影像清晰。

6.肾脏与泌尿系统病变

肾脏周围为脂肪,后者呈短 T_1 高信号。肾脏为含水脏器,在与脂肪的交界面上因化学位移伪影,可勾画出肾脏的轮廓,在冠状面上尤其清晰。MR 可以显示肾脏的肿瘤、囊肿、肾盂积水等 CT 可以显示的病变。MR 显示输尿管与膀胱病变与 CT 雷同,但显示结石并不优于 CT。

7.盆腔病变

MR 显示男性盆腔与女性盆腔病变均略优于 CT,因盆腔脏器不受运动伪影的干扰,MR 又能直接区分流空的血管与肿大的淋巴结,因而盆腔肿瘤、炎症均显影清晰。

8.关节肌肉病变

MR 显示关节肌肉系统的病变明显优于 CT,对关节软骨与韧带损伤的显示更为其他影像学检查所无法比拟,因此关节肌肉病变的 MR 检查日益普及。

五、磁共振检查的禁忌证

磁共振采用高场强扫描成像,为防止发生意外,下列情况应视为禁忌证:①带有心脏起搏器及神经刺激器者;②曾做过动脉瘤手术及颅内带有动脉瘤夹者;③曾做过心脏手术,并带有人工心脏瓣膜者;④有眼球内金属异物或内耳植入金属假体者。

下述情况检查时应慎重对待:①体内有各种金属植入物的患者;②妊娠期妇女;③危重患者需要使用生命支持系统者;④癫痫患者;⑤幽闭恐惧症患者。

(谭平政)

第四节　MRI 中的流体成像

MR 的解剖图像与 CT 类似,但血流与脑脊液图像却不同于 CT 所见。大致说来,血流呈白信号或黑信号主要取决于流速。快速流动的血液(动脉)因流空效应而呈黑色低信号,慢速流动的血液(静脉)可呈白色高信号,但信号强度受成像序列与 MR 扫描仪本身性能等因素的很大影响,因而黑白变化相当复杂。

血流的信号取决于:①含血管层面与多层面成像容积的相对位置;②重复时间(TR);③回波延迟时间(TE);④回波数;⑤层厚。

在快速扫描技术中(FLASH 与 GRASS),①重复时间(TR)短;②有梯度回波;③倾斜角<90°;因此血流信号与标准 SE 序列(90°~180°)有所不同。最后,血流信号还取决于:①主磁场场强;②梯度场场强;③固有软件性能;④厂家提供技术细节的多少,如速度代偿梯度及其他运动伪影抑制技术是否采用。

一、血流的正常影像

血流信号降低有 3 个独立的影响因素:①高速;②涡流;③奇数回波失相。三者均可因快速流空而造成信号丢失,动脉瘤与动静脉畸形就根据这一现象而得以显影。

血流信号增加也有 3 个独立的影响因素:①流动相关增强;②偶数回波复相;③舒张期假门控。这 3 个因素往往并存,使获得的信号易于误诊。

1. 高速信号丢失

为了发出自旋回波信号,必须有一群氢质子暴露于 90°与 180°射频脉冲之中。在目前通用的多层面扫描技术中,这些脉冲具有层面选择性,仅选定层面内的氢质子才能接受到 RF 脉冲。当氢质子离开了选定层面,接受不到 90°脉冲与其后的 180°脉冲时,因而不能产生自旋回波信号,即发生高速信号丢失(图 2-19)或时间飞越丢失。后来的回波丢失的信号更多。

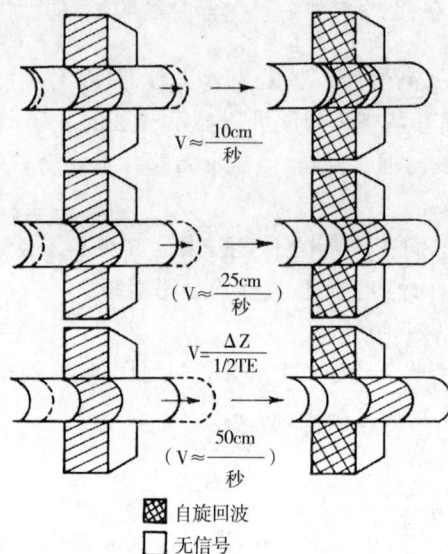

図 自旋回波
□ 无信号

图 2-19 高速信号丢失

高速信号丢失的多少是流速(V)的线性函数,反映两群氢质子数的相对比率:一部分为层面内接受了 90°与 180°RF 脉冲者,另一部分为未接受 2 种 RF 脉冲者。

另外,MR 信号还与层厚内的氢质子数呈正比。因流速大于 TE/(2dz),信号强度为零。离开选定层厚但已接受 180°脉冲的氢质子,如果在自旋回波时间仍在层厚内,还会发出 MR 信号(除非又接受了一次层面选择梯度激励脉冲)。理论上的 MR 信号强度 $I = \dfrac{1 - V \cdot TE}{2 \triangle z} 100$。本公式内 I 代表选定层面内的 MR 信号强度,它是血流速度的函数。信号强度与流速呈线性关系,与层厚 dz($\triangle z$)及回波延迟时间(TE)也呈线性关系。

2. 涡流

"高速"与"涡流"的概念不同,在直径小的管道内层流仍能维持高速,但在直径大的管道内低速也可产生涡流。在血管流向轴线与非轴线方向上流速盲目波动即产生涡流。这种盲目运动引起失相性信号丢失。在一个管道内可分为几个流区(图 2-20),核心部分可见充分发展的涡流,管道边缘为薄的层流,其间为缓冲流层,其中以涡流成分为主。

涡流的发生可用 Reynolds 数(Re)加以推算,公式是:

$$Re = \frac{密度 \times 速度 \times 管道直径}{黏稠度}$$

Re<2 100 一般产生层流,Re>2 100 即出现涡流。对水与血液来说,涡流产生的最低速度是血管直径的函数。这种估算仅实用于无分支光滑血管的稳定血流中。动脉粥样硬化致血管内膜粗糙、血管分叉、脉搏加速与减慢,均可在低速的动脉内引起涡流。

在有涡流时仍可见层流区,在部分性血管阻塞处的下游,在较大的血管再通区可见层流现象。如果采用二次回波技术,在二次回波成像中血管再通区可见高信号,可参看偶数回波复相的有关章节(图3-21)。

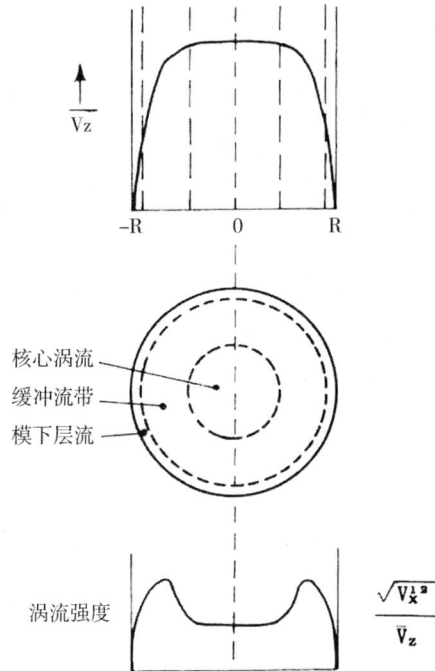

图 2-20　管道内的流层分布

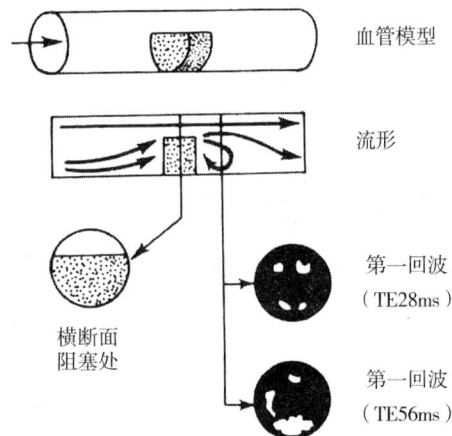

图 2-21　涡流中的偶数回波复相呈高信号

3.奇数回波失相

层流进入磁场梯度后产生失相,在第一与其他奇数回波上引起信号丢失。当所有氢质子通过一个磁场梯度时不能按相同速度运动,因而以不同的频率进动并积累了不同量的相位时,就会发生失相。自旋回波时它们均离开了相位,自然会使信号丢失。流经血管时速度差越大、梯度场越大,失相的氢质子数就越多。因为用于层面选择的梯度场较弱,垂直于层面的血流比层面内平行的血流失相较少。如果层流稳而连续并一直持续到第二回波采集信号时为止,那么第一回波所见的失相在第二回波上可以重建,即所谓偶数回波复相。做多回波采集时,所有奇数回波均信号降低(因为失相),而所有偶数回波信号均增加(因为复相)。为了理解层流中的失相复相现象,必须认真复习一下自旋回波形成的机制。

Singer 介绍的自旋相位图也可以说明这一现象(图 2-22)。该相位图可借以研究不同类型的血流。横跨血流的 2 种梯度决定着失相的程度,一是磁场梯度,二是速度梯度。血流遇到的磁场梯度的场强取决于血流的方向。进入较弱的层面选择梯度的血流,失相较少;进入较强的读出梯度的血流失相较多。在不流动与阻塞的血管处速度梯度为零;在层流中横断血管处有速度梯度,流速越快梯度越大。

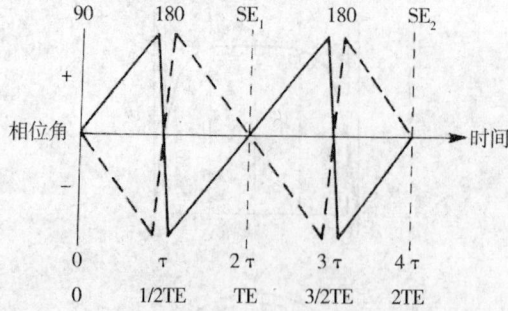

图 2-22　自旋相位图微磁场处氢质子进动频率低于平均值而失相，
强磁场处氢质子进动频率高于平均值又复相

图 2-23 显示沿前缘（较强磁场）与后缘（较弱磁场）相位角的变化。存在梯度磁场但无血液流动时复相及失相与时间呈线性关系（A）。血流进入梯度场后复相加快（B）。血流越快，复相越多。

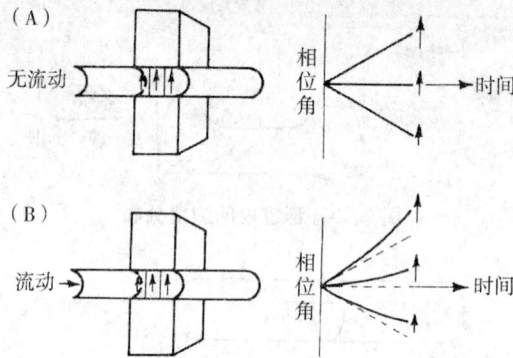

图 2-23　血流复相加速

层流与血流阻滞处不同。自旋相位图分几组曲线。在第一回波时相位曲线散开而没有聚在一点上（0.030 秒），代表失相或失同步，因而引起信号丢失。在每一组同步的氢质子中前缘区复相快，因前缘区磁场强。核心区因血流最快，故复相也快。血管周边处血流较慢，故复相也较慢。

4.偶数回波复相

流动血流第二回波时发生复相，并获得了第一回波时丢失的信号。偶数回波复相产生较高的信号，往往显示增强的重叠影。这种信号增强仅见于对称回波中，即第二回波的 TE 为第一回波 TE 的 2 倍（例如 SE2 000/56 与 SE2 000/28）。不对称的回波会使偶数回波增强大为减弱或完全缺如（例如 SE2 000/15 与 SE2 000/90）。运动伪影抑制技术（如速度代偿梯度脉冲）也会减弱偶数回波增强。涡流中偶数回波复相很弱，层流中相当明显。偶数回波增强对诊断颅内静脉窦血栓形成很有价值，还可显示肾静脉等腹腔血管。

横窦可显示偶数回波复相，横窦与颈静脉不规则，呼吸变化与屏气可影响其中的血流。静脉与横窦的影像反映了血流对数百次自旋回波的复合影响。例如，一个 256×256 二次激励采集，需要附加 512 个单独的自旋回波，如果多数回波取自较快血流，由于失相其第一回波的信号会减弱。在第二回波中可见偶数回波复相。呼气或屏气时血流变慢，流速较稳，偶数回波复相即增加。

当血流变慢接近阻滞时第一回波的信号强度即增加，呈相对短 T1 与长 T2 高信号，此乃未凝血流的信号。当过度屏气时，尤其是幽闭恐惧症患者，在多数自旋回波采集中血流可能淤滞，受累血管如头、颈、腹部静脉的信号会明显增强。

头进入 RF 头部线圈时颈静脉血流可明显变慢，有可能使左侧颈静脉在第一回波中即呈高信号，此乃引流速度变慢之故，同时做 CT 或血管造影并无异常。血管造影时患者取 Towne 氏位也可见左颈静脉回流变慢。在 RF 头部线圈内行 MR 检查时患者恰好处于 Towne 氏位，因而可使左侧颈静脉血流变慢并呈高信号。此时第二回波仍呈高信号，但两次回波的信号差别变小，说明偶数回波复相减弱。

应当注意的是,虽然第二回波的强度相对高于第一回波,但即使未有第一回波失相在第二回波中也呈高信号。因此,如果发现偶数回波复相的信号特别强,其中可能包含着使信号增强的其他原因,例如流动相关增强作用。

第一回波与第二回波上所见的失相/复相,仅仅由流动的同步氢质子引起。因此,如果发现偶数回波复相,就能证明血液仍在流动。一般情况下第二回波信号相对增加比较明显,肉眼对比两个图像即可做出判断。但在可疑的病例中非常缓慢的血流必须与血栓形成加以鉴别,需要用计算机游标比较信号强度,从而确定受累的范围。在这种情况下,有人主张计算 T_2 弛像时间,缓慢血流 T_2 呈负值。负值 T_2 是血液流动的证据。随着血流淤滞增加,MR 采集到的淤滞信号比例增大,偶数回波复相越来越少,非常缓慢的血流与早期血栓的鉴别也越来越困难。

5. 舒张期假门控

在某些情况下动脉血流淤滞也可见高信号。在呼吸与间断屏气时静脉血流会不规则,但动脉血流却随心搏而规则地运动。在一个心动周期中,动脉血流快慢交替,收缩期加快而舒张期变慢或停滞。当 MRI 采集人为地控制在心电图 R 波峰上,舒张期动脉管腔的信号高于收缩期。在收缩期升主动脉、降主动脉、肺动脉流出道呈流空低信号,而在舒张期由于血流变慢而呈高信号。

即使不用人为的心脏门控,心动周期也可能与 MR 扫描周期同步。例如,心率为 60 次/分,心动周期为每秒一次,如果 TR 定为 1 秒(1 000 ms),心动周期与 MR 扫描周期在采集的 2~8 分钟内保持同步。若用双回波技术,1 秒内可获得 10 个左右层面的图像(TR 为 1 000 ms),在心率为 60 次/分时,70% 的心动周期在舒张期,30% 在收缩期。因此,在这 10 个层面图像上有 3 个因快速流空呈低信号,有 7 个因血流相对缓慢而呈高信号。心率为 40 次/分,每个心动周期为 1.5 秒,TR 也为 1.5 秒(TR=1 500 ms),1 秒可获得 15 层图像。信号强度图显示,开始为高信号(流动相关增强),中心高波峰为舒张期高信号。如果这种情况出现,即称为舒张期假门控。

当心电图 RR 间期为 TR 时间的一半时,可获得 2 个高信号波峰(相当于舒张期慢流)。例如,心率为 80 次/分,TR 仍为 1.5 秒(1 500 ms),就会出现 2 个高信号波峰。

单纯舒张期假门控引起的最大高信号也不会超过血流淤滞性高信号。如果显示的信号高于一般舒张期假门控高信号,说明其中含有其他血流现象,如开始时的流动相关增强。每当在动脉内发现舒张期假门控现象,异常高信号易误诊为血栓或肿瘤。此时应改变体位反复做门控检查,以便鉴别诊断。如果在收缩期采集的层面上仍见高信号,则可肯定为病理改变。

6. 流动相关增强

在评价血流效应时必须牢记下述事实,即磁体孔洞内任何一处的血液均被磁化了,而仅对磁体中心的均匀区进行 MR 成像,即 RF 线圈选择性地激励一薄层氢质子,然后从中检查自旋回波信号。当缓慢流动的血液进入多层面成像容积的第一层时,前一脉冲序列残留下的部分饱和(去磁化)血液被完全未饱和的血液替代(图 2-24)。从未饱和血液中引出来的强信号反映其完全磁化程度,而邻近的静息组织仍处于部分饱和状态,其程度取决于本身的 T_1 与 TR。由此造成的血管信号增强称为"流动相关增强"(FRE)或"进入现象"。

从进入层血管引出的信号来自 2 群氢质子:①强信号来自未饱和的充分磁化的上游氢质子(流入端);②弱信号来自扫描层下游受过前一次激励的氢质子(仍部分饱和)。当血流速度(V)等于层厚(dz)/重复时间(TR)时血管腔内的信号最强。即流动相关增强的 MR 信号最强时,V=dz/TR。例如,层厚(dz)为 1 cm,TR 为 1 秒(1 000 ms),流速为 1 cm/秒,恰好相当于静脉血流。

流动相关增强在临床 MR 成像中很常见,例如缓慢流动的股静脉呈增强的高信号,而快速流动的股动脉呈流空的低信号。在多层面成像的容积内,最底层面是股静脉流入的第一个层面,流入的氢质子一旦接受第一个 90°RF 脉冲,随即发出高信号。这些氢质子随后接受 RF 脉冲,发出的信号将逐渐变弱。最大 FRE 信号增强见于一定成像系统的进入层面。因为管腔内信号的绝对值反映血流进入成像层厚前的磁化程度,而后者取决于主磁场的场强。因此 FRE 在高场强条件下比较明显。在一定的场强下,流入血液的相对增强程度也反映邻近静止组织的纵向弛豫程度。因此 FRE 在短 TR 系列中比较明显。静止组织 T_1 值较长,其 FRE 作用也较大(图 2-25)。如果流入的血液能够避开在最初层面内的 90°RF 脉冲,它们就会在进入层厚中层才产生 FRE 增强效应。

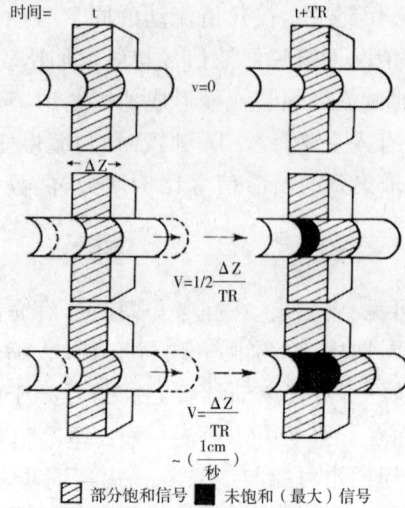

图 2-24　流动相关增强

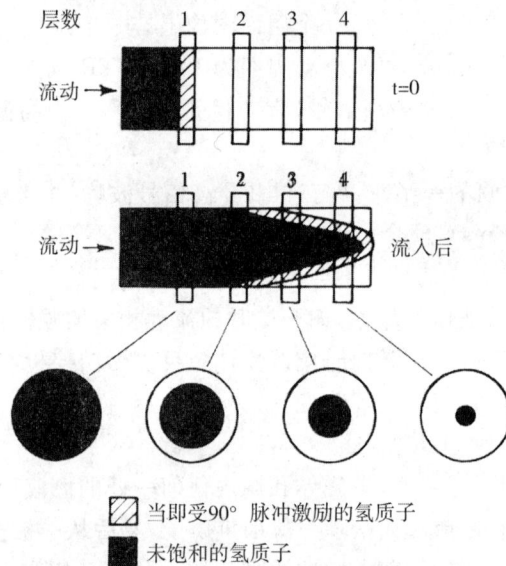

图 2-25　多层面流动相关增强

二、联合流动现象

上述的流动现象常合并发生,在一次自旋回波采集中,这些作用可产生相加或相减的结果。如果在多次自旋回波的采集中血流稳定,上述联合作用将反映在血管的信号强度上。如果血流不规则,最终信号将反映在不同血流情况下多次采集的总和。

一般来说,采自慢流的自旋回波比例增加,最终信号强度将增加。如果采自快流的自旋回波数增加,最终信号将减弱。虽有上述规律,但它们的作用并不呈线性关系,在不同流速的条件下,每个自旋回波对最终信号的影响并不相同。而且产生高信号的因素对最终信号强度的影响大于产生低信号的因素。例如,偶尔一次屏气致静脉回流变慢,可能对增强 MR 信号起到很大的影响。

当流速从零增加时,FRE 先出现于进入层面上。在 V=dz/TR 时 FRE 作用最大。当流速继续增加时,FRE 将出现于深部层面,但由于时间飞越丢失与失相作用,最初进入层面可能出现信号减弱。流速增加时第一回波失相即增加,如果对称的第二回波与等速层流持续到第二个 TE,偶数回波复相将会重建第一回波失相丢失的信号,但在第二回波上快速流空效应会加强。在第二回波的信号中将反映抵消性影响,即偶数回波复相使信号增强,而快速流空效应增加会使信号丢失。随着血管口径缩小,在一定流速下失相一复相作用即相应增加。

当静脉或静脉窦在第二回波像上特别明显时,即可能伴有 FRE 效应。因为偶数回波复相仅能恢复第一回波失相丢失的信号,不会增加信号强度。在第一回波上失相会掩盖 FRE,所以 FRE 效应只能在第二回波上评价。

动脉中出现高信号,说明可能存在舒张期假门控。心动周期与 MR 周期完全同步并产生完全的舒张期假门控,实际上是不可能的。临床上必须注意鉴别动脉流动相关的信号增强与肿瘤或血栓。舒张期假门控引起的慢流只能出现于动脉内,而且只能出现于舒张期采集的部分图像上。为了与肿瘤或血栓鉴别,应当重复心脏门控。如果高信号见于心脏收缩期的下部层面上,可以排除流动相关增强。

三、脑脊液流动

脑脊液循环很慢,心搏时才会加快。脑脊液由脑室内面的脉络丛产生,每天约 500 mL。在缓慢稳定的流动过程中,随着每次心搏,脑脊液会产生局部性快速往复运动。收缩期大脑半球膨胀、脉络丛也膨胀。脑底动脉的搏动,也会促进脑脊液往复运动。这种往复运动在脑室与基底池均有,但以中脑导水管最明显。脊髓蛛网膜下腔也可见这种往复运动,以枕大孔以下的颈段较明显,腰段最微弱。脑脊液的这种往复运动像血流一样也会引起流动效应,但以慢流效应为主。

大脑导水管可因流空效应而产生信号丢失,以薄层扫描与 T_2 加权像较明显。第四脑室上端的信号丢失乃涡流所致。侧室与第三脑室孟氏孔附近偶尔亦可见信号丢失。大脑导水管狭窄或梗阻,会减弱信号丢失。

增加大脑导水管流速会加重信号丢失,以慢性交通性脑积水(包括正常压力脑积水)最明显,脑脊液流经大脑导水管的速度为正常人的 6～8 倍。在轻度 T_2 加权像上正常压力脑积水引起的信号丢失最明显,急性交通性脑积水与脑萎缩引起的信号丢失最轻。

脑室僵硬如周围胶质增生或皮层动脉硬化可使脑室顺应性降低,可使大脑导水管信号丢失加重。

基底动脉周围的脑脊液往复运动也可引起信号丢失,在薄的 T_2 加权像上最明显,不要误诊为基底支脉的动脉瘤。例如在 2.5 mm 层厚的 T_2 加权像上(SE 2 000/50)基底动脉前方可显示明显的流空黑影,形成所谓"假性动脉瘤影",但改用 1 cm 层厚轻度 T_2 加权像(SE 2 000/30)即可显示正常直径的基底动脉。

基底池与脑室内由于流动相关增强可见高信号,尤其是成像容积的流入层面,按信号不同可误诊为蛛网膜囊肿、肿瘤、脂肪瘤、甚至亚急性出血。当进入层面出现高信号影像时,应重复检查,重新摆位,使可疑层面进入成像容积的中央部位。当采用对称性双回波时,可见偶数回波复相,尤其是脑脊液流入层面。

例如小脑延髓池假瘤,在第一回波像上(SE 2 000/40)一侧小脑延髓池显示边界清楚的中等信号"肿瘤",很易误诊为蛛网膜囊肿。在第二回波像上(SE 2 000/80)"肿瘤"呈脑脊液信号。CT 造影未见任何"肿瘤"征象。MR 高信号乃脑脊液往复运动所致的流动相关增强。当未饱和氢质子进入成像容积最低层面时引起信号增加。

又如第四脑室假肿瘤,在第一回波像上(SE 2 000/40)第四脑室显示高信号影,易于误诊为脂肪瘤、皮样囊肿或其他含脂肪的肿瘤,此处乃成像容积的最底层面,由于流入现象而引起高信号。在第二回波像上(SE 2 000/80)偶数回波复相使信号进一步增强。在进入层面处反复采集,高信号消失,证实乃脑脊液流动伪影。

再如假性亚急性出血也可由流动相关增强引起。在中脑导水管周边可见高信号,颇似亚急性出血。重复扫描高信号影可消失。高信号伪影位于成像容积的最底层面,通过中脑导水管的搏动性往复运动可引起 FRE 效应。

舒张期假门控在舒张期采集成像中可引起第三脑室高信号,在收缩期采集成像中则呈流空黑影。说明心动周期与 MR 周期同步时偶尔会在第三脑室引起高信号"假肿瘤"征象。

四、梯度回波成像中的流动现象

采用梯度反转可产生一个"梯度"或"磁场"回波。与常规自旋回波相比,梯度回波技术不用 180°脉冲。自旋回波成像中,由于下列原因在垂直于成像层面的血流中可引起信号丢失:①时间飞越效应(在90°脉冲与180°脉冲的间隔期);②失相,因血流通过层面选择梯度,后者施加在 90°与 180°脉冲之间。

FLASH 与 GRASS 等梯度回波快速扫描技术,由于没有 180°脉冲,时间飞越效应引起的信号丢失明显减弱。另外,没有第一回波失相与第二回波复相,在 90°脉冲后检查第一回波之前层面选择梯度已经反转。因此,即使以动脉流速进入的新鲜氢质子也会引起流动相关增强,这种增强不会被常规 SE 序列中那些使信号减低的因素对抗。因此,在 FLASH 与 GRASS 等快速扫描成像中流动相关增强(FRE)特别明显。

另外,快速扫描技术采用小倾斜角与短 TR。短 TR 仅能采集一层的信号,使每个层面均是"进入层面",均可产生 FRE 效应。短 TR 还限制了邻近静止组织的恢复,更增加了流动相关增强。

当 TR 缩短至 100ms 左右,如此短的 TR 时间使横向磁化矢量不能完全衰减,必然增加 T_2 的对比度,在倾斜角<30°时,T_2 加权成分特别明显。因此,小角度与短 TR 使 T_2 加权增加、静止组织信号增强,从而可减弱 FRE 的相对效应。采用 90°倾斜角梯度回波,短 TR 仍在 100 ms 以上,其流动相关增强最大。

五、MR 流体测定技术

流体定量与显像包括 2 种 MR 技术;一是时间飞越效应,二是相位敏感性。最简单的 MR 流体测定时间飞越法是采用二脉冲附加检查序列,该方法用选择性 90°或 180°脉冲附加或标记一个冲击量的氢质子,用特定间隔与第二个 90°检查脉冲分开。在饱和(90°)"附加"脉冲后,施加一个破坏性梯度分散任何能为第二个 90°脉冲查出的残余横向磁化矢量。该方法的优点是能缩短脉冲间隔至几毫秒,增加了检查的速度范围。

多数成像系统都有用以粗略测定流速的软件,或者采用流动相关效应测定流速。FRE 在第一层面内为 V=dz/TR。因此,在一系列单层采集中每一个层面都是进入层面,改变层厚(dz)与 TR,可使 FRE 达到最大值,从而可以据此测定流速(V)。

相位敏感流体定量技术的根据是通过流入磁场梯度内的自旋质子以积累相位。只要梯度"平衡",静止组织即没有净相位积聚。运动自旋质子,改变施加正梯度与负梯度的位置,在自旋回波时即可积累不同数量的相位。相位积累的多少取决于自旋质子的流速、梯度场的场强与时限。

多数 MR 成像技术对相位不敏感。虽然原始资料中有相位信息,但极少用于 MR 成像。为了消除含糊不清的信息,在积累流体状况的原始数据时必须排除大于 360。的相位信息。减弱梯度场或缩短时限可以达到这一目的,但同时也降低了测定较慢流体的敏感性。为了获得一定的特异性必须部分牺牲敏感性。

六、MR 血管造影技术

MRA 的基本原理与流体定量技术相同,一是时间飞越效应,二是相位敏感性。无论血流成像采用什么特异技术,必须分开血管与静止组织。一种方法是将选择性饱和测定与第一 90°脉冲非选择性测定结合起来。在脉冲间隔内进入的新鲜自旋质子是饱和的,仅发出低信号。而静止的自旋质子不能分辨选择性脉冲与非选择性脉冲,所以在这两种脉冲测定法中信号相同。因此,若将两种测定法的图像相减,消灭了静止组织的信号,仅留下血管的图像。用这种方法可以形成血流图像,但仅限于缓慢的静脉与舒张期的动脉成像。

快速血流与慢速血流信号增强不同,是动脉成像技术的基础。通过门控系集心电图 R 波上的自旋回波,并调整 R 延迟时间(即 R 波与 90°脉冲之间的时间),可以获得收缩期与舒张期的血流图像。

偶数回波复相现象是扫描层面内选择性血管成像的基础。由于频率编码梯度总是大于相位编码梯度,因而平行于频率编码轴线方向上的失相——复相现象比较明显。当奇数与偶数回波在慢流中采自频率编码轴时,将两种图像相减后余下的信号主要是复相血管来的信号。采用该方法在采集回波时血流必须慢而稳。为了观察动脉必须选择舒张期采集信号。

（谭平政）

第五节　磁共振对比剂 Gd－DTPA

在磁共振中使用化学制剂以增加组织对比度起始于本世纪 40 年代,70 年代做了大量动物实验,1980年始有临床应用的报道。1983 年末注射用的二乙二胺五醋酸钆(Gd-DTPA)首次用于志愿者,1984 年开始了临床研究。

对比增强剂包括顺磁性、容积敏感性及其他类型,目前以顺磁性增强剂 Gd-DTPA 应用得最为广泛。Gd-DTPA 的分子量与 X 线 CT 常用碘对比剂近似,二者的一般药理学特性也类似,在生理与病理情况下,凡 X 线 CT 显示对比增强者,在 MRI 增强扫描中也应出现类似的增强反应。实际情况也确乎如此,主要差别在于 MRI 增强反应取决于采用的脉冲序列。在高度 T_1 加权序列上 MRI 对比增强显示得最明显,而在高度 T_2 加权像上 MRI 对比增强显示得最弱。

一、Gd-DTPA 的正常与异常分布及排泄

静脉注射后 Gd-DTPA 循环于血管与细胞外液中,经肾脏浓缩后原封不动地从尿液中排出,仅少量Gd-DTPA 经胃肠道排出。

Gd-DTPA 不能穿透正常的血脑屏障,但脑灰质中的浓度比脑白质高,这是由于灰质血管结构与血供比白质丰富。没有血脑屏障的脑区如脉络丛在注射 Gd-DTPA 后会明显增强,而其他组织如大脑镰则无强化。事实上,无论是否注射 Gd-DTPA,正常成年人的大脑镰在 MRI 上是不显影的。正常人 C_1 与 C_2 正后方的硬脑膜可见不同程度的增强,这可能是该区静脉丛的反映。

除中枢神经系统外的人体软组织中,Gd-DTPA 也分布于血管及细胞外间隙。①在病理情况下,血管性改变对 Gd-DTPA 的分布影响最大,例如血管阻塞时 Gd-DTPA 不能到达依附组织;②血管通透性是影响 Gd-DTPA 分布的另一重要因素。正常血脑屏障不允许 Gd-DTPA 透入,但在各种病理情况下如肿瘤、感染及脱髓鞘病变时,血脑屏障的通透性增加,Gd-DTPA 即可在血管外积聚,这是病变区强化的病理学基础。在中枢神经系统之外的毛细血管也会使 Gd-DTPA 透出而积聚血管之外。肾脏是浓缩 Gd-DTPA唯一的器官系统,只有在肾功能衰竭时才会丧失浓缩 Gd-DTPA 的作用。

Gd-DTPA 不象常规放射与 X 线 CT 所用的碘剂,它的浓度与信号强度之间不存在直接关系。为了理解 Gd-DTPA 对 MRI 信号强度的作用,首先需要了解 Gd-DTPA 对改变组织 T_1 与 T_2 值的作用,然后再了解在不同脉冲序列中 T_1 与 T_2 值改变对信号强度的作用。

二、Gd-DTPA 对组织 T_1 值与 T_2 值的作用

溶液中 Gd-DTPA 引起的弛豫率变化与其浓度呈正比。弛豫率是 T_1 弛豫时间或 T_2 弛豫时间的倒数,即 $\frac{1}{T_1} \propto C(\text{Gd-DTPA})$,而 $\frac{1}{T_2} \propto C(\text{Gd-DTPA})$

因此,增加 Gd-DTPA 的浓度会使 T_1 值与 T_2 值均减少。从以上 2 个公式看,T_1 值或 T_2 值较长的液体比 T_1 值与 T_2 值较短的液体,其 T_1 值减少的绝对值比较大。一般来说,这一结论适用于软组织与液体,它们的 T_1 值总比 T_2 值长,因而其 T_1 减少的绝对值总是大于 T_2 减少的绝对值。脂肪中的氢质子与 Gd-DTPA接近比较难,而水中的氢质子与 Gd-DTPA 接近比较容易,所以脂肪中的氢质子变化较小,而水中的氢质子变化较大(图 2-26)。弛豫时间的减少取决于 2 个因素:①T_1 与 T_2 的初始值;②Gd-DTPA 的组织浓度。

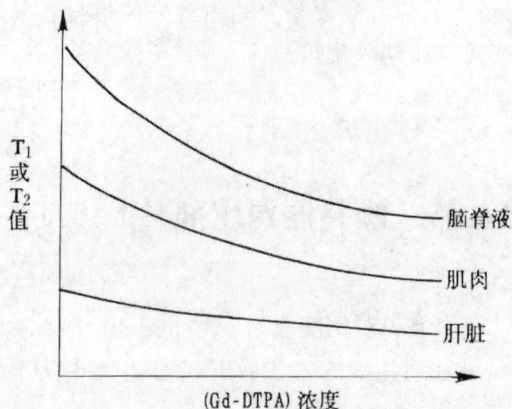

图 2-26　增强与组织固有 T_1、T_2 值的关系 Gd-DTPA 浓度加大,T_1 与 T_2 值缩短更明显

三、在不同脉冲序列中 T_1 与 T_2 值变化对组织信号强度的作用

如上所述,Gd-DTPA 会使 T_1 与 T_2 值同时减少,但 T_1 减少的绝对值远远大于 T_2 减少的绝对值。对常用的梯度回波、反转回复(IR)与自旋回波(SE)序列而言,①T_1 值减少会使净信号强度增加;②T_2 值减少会使净信号强度减弱。因此,这两种作用会相互对抗。但在高度 T_1 加权序列中(如 IR 序列),第一种作用占优势;在高度 T_2 加权序列中(如 SE 序列 T_2 加权像),则第二种作用占优势。另外,减少 T_1 值使信号强度增加是有限度的,超过了这个限度继续增加 Gd-DTPA 的浓度反而会使信号强度减弱。所谓"负增强"就是指应用对比剂后组织的信号强度反而减弱。

最重的 T_1 加权序列是 IR 序列,当 T_1 介于 Gd-DTPA 增强前后组织 T_1 值之间时,对比增强效果最为明显。SE 序列 T_1 加权像与梯度回波序列的准 T_1 加权像显示中度对比增强,当 IR 序列对比增强最大,次为 SE 序列 T_1 加权像(SEl),SE 序列 T_2 加权像对比增强最小 TR 值介于 Gd-DTPA 增强前后组织 T_1 值之间时,其强化效果最显著。SE 序列 T_2 加权像的对比增强甚不敏感(图 2-27)。所以,MRI 增强扫描目前仅采用各种序列的重度 T_1 加权像,临床上通常用于 SE 序列的重度 T_1 加权像。

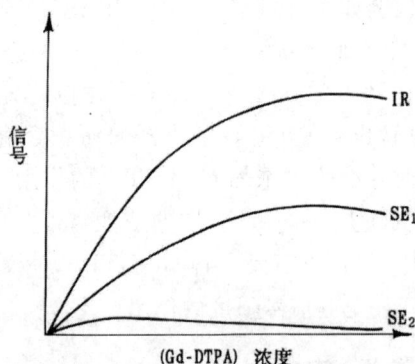

图 2-27　Gd-DTPA 浓度与信号增强关系

四、Gd-DTPA 的净作用

Gd-DTPA 的作用首先取决于对比剂的剂量,目前常用 0.1～0.2 mmol/kg。另一重要因素是用药时间及注射后至扫描的时间。例如,Gd-DTPA 穿过血脑屏障需要一定的时间,延迟扫描的增强效果优于即刻扫描。而血供非常丰富的病灶即刻扫描的效果反而优于延迟扫描。第三,Gd-DTPA 在病灶内的浓度以及选择序列的时间参数对增强效果也十分重要。

必须了解正常组织与异常组织注射 Gd-DTPA 前后的信号强度,以及不同扫描序列的差异。例如,恶性肿瘤在 IR 序列中的对比增强效果最好,而重度 T_2 加权序列显示的病变范围最大。

许多病理改变均使 T_1 与 T_2 值增加,而 Gd-DTPA 却使 T_1 与 T_2 值缩短。这势必会引起"等信号"的情况,因为 Gd-DTPA 可使 T_1 与 T_2 值降低到接近正常组织的水平,结果会使正常与病变组织的对比度丧失。另一方面,在血脑屏障完整、血管丰富的肿瘤中注射 Gd-DTPA 还会获得一些常规扫描得不到的信息。除考虑 Gd-DTPA 缩短 T_1 与 T_2 值的作用之外,还要考虑其他重要参数的作用,例如血流效应、化学位移效应、敏感性改变等,均会影响组织的信号强度。

Gd-DTPA 引起的血液影像的改变主要取决于 T_1 与 T_2 值的改变。未饱和血液进入扫描层面时,其 T_1 值对信号强度的影响不大。快速血流会迅速引起失相,注射 Gd-DTPA 后信号强度的变化也不明显。但慢速血流注射 Gd-DTPA 引起的 T_1 缩短效应会使信号明显增强。分析这种增强现象必须考虑到脉冲序列的作用、血流速度与方向的作用、心动周期的时相、以及其他因素。

在不对称自旋回波或梯度回波序列中由于采用 Dixon 型质子相位对比技术,很容易发生化学位移效应。由于 Gd-DTPA 对水中氢质子的作用大于脂肪中的氢质子,水成分的弛豫时间缩短得更明显,从而改变了水与脂肪成分二者之间的平衡,实验中业已观察到这种机制的作用,但临床意义不大。

顺磁性对比剂也可改变组织的敏感性,这种作用在血肿中的顺磁性成分中显示得最明显,如脱氧血红蛋白、正铁血红蛋白、游离的 Fe^{2+} 及含铁血黄素等,使用 Gd-DTPA 也可见这种作用。

近年采用的小角度梯度回波成像在数秒钟内即可获得良好的图像,因此可以象 CT 的动态扫描那样在增强过程中进行 MRI 动态扫描。这种技术采用场回波(梯度回波),由 Aberdeen 首倡,后来发展成 FLASH 与 GRASS 等不同名目的扫描序列。

解释对比剂增强的理论已为人们所熟知,但仍有些例外情况较难理解。有些病例在 T_2 加权像上出现增强,而在 T_1 加权像上并不出现强化,其原因尚未阐明。

五、Gd-DTPA 的增强机制

原子核外层中的不成对电子重量很轻但磁动性很强,可使局部磁场的波动增强,促使氢质子弛豫加快,称为"质子——电子——电子偶极质子增强效应"(PEDI PRE),使 T_1 与 T_2 值平行缩短。能引起 PEDDPRE 效应的离子或小分子称为顺磁性物质,后者本身并无磁性,但在外磁场中可使局部场强放大,形成一个附加小磁场并引起 T_1 与 T_2 缩短。T_2 值缩短无临床意义,T_1 缩短可在 T_1 加权像上显示高信号强化反应。Gd-DTPA 是稀土元素,其中的钆离子(Ga^{+3})含 7 个不成对外层电子,具有很强的顺磁性,它不能进入完整细胞,也不能穿透完整无损的血脑屏障,其对比增强效应主要见于:①血脑屏障遭到破坏的区域,如脑实质内肿瘤或脓肿等;②缺乏血脑屏障的脑实质外肿瘤,如脑膜瘤、神经纤维瘤、脊索瘤等;③炎性肉芽增生及血运增多处,如结脑、化脑的基底池及蛛网膜下腔;④部分正常颅脑结构如鼻窦黏膜、海绵窦、漏斗、脉络丛,以及垂体腺、松果体、天幕、脑镰及硬膜等。

静脉注射 Gd-DTPA 之前应先做 T_1 加权像,质子密度加权像与 T_2 加权像;注药后仅做 T_1 加权像即足以解决诊断问题。①T_1 与 T_2 缩短程度与药液浓度呈正相关,但有一定限度,因为随着浓度增加 T_2 值也越来越短,从而抵消 T_1 缩短引起的信号增强;②病灶原来的 T_1 与 T_2 值越长,Gd-DTPA 使之缩短的效应越明显,这一点有助于判断肿瘤的良恶性程度;③增强效应与采用的脉冲序列有关,1R 序列>sE 序列 T_1 加权像>sE 序列 T_2 加权像。由于 sE 序列最常用又最方便,其 T_1 加权像为 Gd-DTPA 增强扫描的首选方法;④在 0.14T 至 1.5T 范围内 Gd-DTPA 的增强效果与场强关系不大。

六、Gd-DTPA 的临床应用

马根维显是目前应用最广的 MRI 对比增强剂,其作用主要有以下几点:①鉴别瘤体与水肿区;②鉴别瘤实体与囊变部;③鉴别胶质瘤的良恶性程度;④鉴别肿瘤与梗塞、胶质增生;⑤鉴定术后瘤体残余与复发;⑥确定转移瘤范围及子灶;⑦对脑实质外肿瘤有重要确诊价值;⑧显示脑膜炎、肉芽肿及脑脓肿;⑨鉴别 Ms 斑活动期与非活动期;⑩亚急性脑梗塞显示脑回状强化。除此之外,还对眶部、鼻咽部、颈部、胸腹盆腔及骨骼肌肉病变有作用。

(一)鉴别肿瘤实质部、囊变区与水肿带

据统计,除Ⅰ级星形细胞瘤与部分Ⅱ级星形细胞瘤之外,大多数脑与脊髓肿瘤组织在注射Gd-DTPA后均明显增强,而周围的水肿区不增强,二者界限分明。肿瘤仅实质部分强化,而囊变区一般不强化。

(二)Gd-DTPA鉴别胶质瘤的良恶性程度

研究表明 Gd-DTPA 的增强效应与瘤灶固有的 T_1 值与 T_2 值有关,即 T_1 与 T_2 值越长,注射药物后 T_1 值与 T_2 值缩短得越明显,强化反应也越明显。另外,强化反应是血脑屏障破坏程度的标志,血脑屏障破坏越重强化反应也越明显,血脑屏障没有破坏或轻微破坏则无强化反应或仅有轻微强化反应。这两点就成为 Gd-DTPA 增强扫描判定肿瘤良恶性程度的重要依据。MRI 与 CT 增强扫描的对照研究表明,Gd-DTPA 的强化反应程度与泛影葡胺 CT 的强化程度基本一致,表现为:①Ⅰ级星形细胞瘤与大部分Ⅱ级星形细胞瘤由于血脑屏障破坏轻微或无破坏,注射 Gd-DTPA 后往往无强化或仅有轻微的强化;②Ⅲ—Ⅳ级星形细胞瘤因血脑屏障受损明显,均呈明显强化;③其他类型胶质瘤的增强反应也基本符合上述规律,但血脑屏障缺失区的胶质瘤可明显强化。Kernohan 的分级与 Cushing 的改良分类对照如表2-4。

表 2-4　Bailey 与 Kernoham 胶质瘤分类

星形细胞瘤（Ⅰ～Ⅳ级）	室管膜瘤（Ⅰ～Ⅳ级）	神经—星形细胞瘤（Ⅰ～Ⅳ级）	少支胶质细胞瘤（Ⅰ～Ⅳ级）	成髓细胞瘤
星形细胞瘤（Ⅰ级）	室管膜瘤（Ⅰ级）	神经细胞瘤 神经节细胞瘤（Ⅰ级）	少支胶质细胞瘤 i（Ⅰ级）	
成星形细胞瘤（Ⅱ级）	成室管膜细胞瘤（Ⅱ～Ⅳ级）	成神经细胞瘤 成胶质神经细胞瘤	成少支胶质细胞瘤	
多形性成胶质细胞瘤（Ⅲ～Ⅳ级）	神经胶质成神经髓上皮瘤（Ⅳ级）	神经胶质成神经细胞瘤（Ⅱ～Ⅳ级）		

(三)Gd-DTPA 鉴别脑瘤与脑梗塞

如上所述,除Ⅰ级星形细胞瘤与部分Ⅱ级星形细胞瘤之外,大多数肿瘤组织在注射 Gd-DTPA 后行增强扫描均有比较明显的强化,而脑梗塞除发病最初1～2个月外均不强化,而且后者即使强化也呈比较典型的脑回状强化。因此,Gd-DTPA 增强扫描有助于鉴别脑瘤与脑梗塞,但鉴别诊断必须密切结合临床资料,不能以影论瘤。鉴别要点为:①肿瘤呈慢性生长过程,一般无中风发作史,年龄分布较宽,部位分布也较广,各处肿瘤均有一定的形态特征,多数脑瘤均有较长的病史;②脑梗塞呈急性过程,均呈中风发作,多见于患动脉粥样硬化或高血压的老年人,梗塞区呈扇形并与脑动脉供血区一致,此乃缺血性中风;③肿瘤除囊变区外,实质部分在任何时期均呈比较明显的强化反应,强化程度与瘤组织的良恶性程度有密切关系,即Ⅰ级与部分Ⅱ级星形细胞瘤不强化,Ⅲ级以上星形细胞瘤均有强化;④脑梗塞仅急性期与亚急性期呈脑回状强化,以中风后1月内较明显,此后逐渐减弱;⑤肿瘤的症状与体征进行性加重,伴头痛、呕吐、视乳头水肿等颅高压的征象,为其特征;⑥脑梗塞渡过急性期之后逐渐恢复,病情趋向稳定与缓解,一般不伴有颅高压征象。

(四)CT 增强扫描

增强扫描显示转移瘤与子灶大多数晚期脑转移瘤侵犯的范围广泛,并常见多处子灶,脑水肿程度也比原发性肿瘤严重,在 T_1 加权像上呈长 T_1 低信号,在 T_2 加权像上呈长 T_2 高信号,T_2 加权像比 T_1 加权像更为敏感,显示脑水肿范围及多发子灶更加准确。注射 Gd-DTPA 后较大的转移灶与多发散在的小子灶均明显增强,能与原发性脑内肿瘤加以鉴别,从而有助于转移瘤的定性诊断。转移瘤可呈明显均一强化,也可呈不规则环状强化,室管膜瘤可呈种植性转移。

（五）Gd-DTPA 使脑脓肿环状强化

多数细菌性脑脓肿在局部化脓与脓肿形成期因脓肿壁尚不巩固，注射 Gd-DTPA 后仅见完整而浅淡不均的环状强化。脓肿壁形成后即呈均匀而明显的环状强化，壁厚 6 mm 左右，厚薄基本一致，有些近皮层侧因血运丰富而略厚些，脓腔本身不强化，呈长 T_1 低信号。小脓肿壁相对较厚可因容积效应而呈结节状强化。多腔性脑脓肿呈多腔状强化，具诊断特异性。活动期感染灶可见强化。

（六）Gd-DTPA 使亚急性脑梗塞脑回状强化

单纯从 MRI 增强扫描上看，脑梗塞后 6～24 小时血脑屏障即开始破坏，注射 Gd-DTPA 即可见梗塞区脑回状强化，以 24～72 小时对比增强最明显；7 天后略为减轻；8～14 天血脑屏障通透性最大，仍呈明显的脑回状强化，但已不如 24～72 小时那么明显；15 天以后强化反应逐渐减退，但轻度增强现象可持续 2～3 个月。

脑血管疾病很少进行 CT 增强扫描，但 MRI 增强扫描却发现了一些很有意义的征象。脑梗塞急性与亚急性期由于侧支循环的代偿作用，病变区出现所谓过度灌注现象，MRI 增强扫描表现为脑回状强化，这种强化反应比 CT 增强出现得早，持时也较长。动静脉畸形在 MRI 增强扫描中可出现不同的图像，瘤巢内缓慢流动的血液可见对比增强，而快速流动的血液则无强化征象。硬膜下血肿的双层膜在注射 Gd-DTPA 后可见明显增强，其外侧血肿壁的 MRI 强化比 CT 强化明显，但因 MRI 诊断各期硬膜下血肿相当敏感，一般无需进行增强扫描。巨大脑动脉瘤在注射 Gd-DTPA 后呈环状强化，此乃血管滋养管增生的表现。

（七）鉴别多发性硬化斑属活动期或非活动期

MS 斑多数位于脑室周围、半卵圆中心、胼胝体、脑干、小脑及上颈髓，类圆形，多发性，有些双侧对称，呈长 T_1 与长 T_2 信号。研究证实，急性活动期病灶往往在注射 Gd-DTPA 后明显强化，慢性陈旧性 MS 斑不强化。通常在同一患者身上，有些 MS 斑不强化，仅部分活动性 MS 斑强化。

MRI 诊断多发性硬化明显优于 CT。CT 增强扫描时将泛影葡胺的剂量加倍，在注射后 1 小时行延迟扫描将大大改善 CT 诊断 MS 的敏感性与特异性。如果采用 Gd-DTPA 静脉注射行 MRI 延迟性增强扫描，MRI 诊断 MS 的敏感性会大为提高，而且其准确性也超过 CT 增强扫描。

（八）脑膜瘤与听神经纤维瘤

均属于脑实质外肿瘤。在 CT 碘剂增强扫描中脑膜瘤明显强化。脑膜瘤有以下 CT 征象：①位于脑实质外；②有特殊的发病部位，常广基地与硬脑膜结合；③密度均匀；④明显强化；⑤偶有钙化与骨质浸润。因此，CT 诊断脑膜瘤的敏感性与特异性均很高。MRI 诊断脑膜瘤似乎不如 CT：①虽然许多脑膜瘤呈长 T_1 与长 T_2 异常信号，但有相当数量的脑膜瘤与脑白质相比仅呈略长 T_1 信号，而 T_2 值却在正常范围内。②在重度 T_2 加权像上脑膜瘤仅显示一些间接征象，如占位效应、邻近脑组织水肿等。所以，平扫 MRI 的敏感性与特异性均不够高。③加做 IR 或 SE 序列 T_1 加权像增强扫描，脑膜瘤可明显强化，只是延长了扫描时间并增加了患者的经济负担。IR 序列的增强效果最好，其次为 SE 序列 T_1 加权像。④IR 或 T_1 加权像（SE）增强扫描可显示脑膜瘤以及邻近的硬脑膜强化，还可显示额窦等邻近副鼻窦呈线状强化，此乃血管增殖反应而并非肿瘤浸润。如果 MRI 增强扫描显示硬脑膜受累，对制定手术方案有重要参考价值，尤其是贴近上矢状窦的脑膜瘤。⑤斑块状脑膜瘤与邻近脑组织（包括水肿带）较难分辨，注射 Gd-DTPA 后仅斑块状瘤体强化而水肿区不强化，MRI 诊断这种变异型脑膜瘤优于 CT。

听神经瘤与脑膜瘤一样，虽然多数病例呈长 T_1 与长 T_2 异常信号，但确乎有一些变异型听神经瘤的 T_1 值与 T_2 值在正常范围。听神经瘤常见于以下 3 个特定部位：①在内听道内；②在桥脑小脑角；③完全位于后颅窝。位于内听道及桥脑小脑角者注射 Gd-DTPA 后可见肿瘤明显强化，而脑脊液与髓质骨不强化。后颅窝内较大的脑膜瘤呈明显强化，而脑水肿区不强化。增强扫描曾采用过不同程度的 T_1 与 T_2 加权像，T_2 加权像对显示耳蜗与半规管方面很有价值，但长 T_2 不明显的肿瘤易于被掩盖。T_1 加权像增强后可见肿瘤明显强化。从严格的意义上讲，Gd-DTPA 增强扫描在下列 2 种情况下效果最佳：①听神经瘤很小，与伪影难以区分，注射 Gd-DTPA 后微听神经瘤明显强化，而伪影不会强化；②术后改变，组织的层面结构欠清,难以分辨是否有残存肿瘤或复发,注射 Gd-DTPA 后残存或复发的听神经瘤明显强化。

(九)其他良性肿瘤

垂体瘤、脊索瘤、颈静脉球瘤与上皮样囊肿在注射 Gd-DTPA 后均有不同程度的强化。这些脑实质外良性肿瘤的增强机制及强化反应原则上与脑膜瘤、听神经瘤类似。其中有些良性瘤的 T_2 值仅略长于正常脑组织,但注射 Gd-DTPA 后却呈明显强化,对定位与定性诊断颇有帮助。

(十)恶性肿瘤

恶性肿瘤的增强反应符合以下 2 条规律:①恶性程度越高其强化程度越明显,强化的形状可变化不一,如斑片状强化、线状强化、环状强化或中心性强化;②强化程度随 Gd-DTPA 浓度的增加而相应增加(至少在 0.2 mmol/kg 以下是如此),许多病例至少在注射后 1 小时内出现强化反应。

转移瘤在 IR 序列与 SE 序列 T_1 加权像上均呈明显强化,在 SE 序列 T_2 加权像上仅呈轻微强化(使 T_2 值缩短)。如果在水肿区内显示蟹足状强化,则为肿瘤向外浸润的佐证。

一般说来脑实质内Ⅰ级星形细胞瘤与部分Ⅱ级星形细胞瘤注射 Gd-DTPA 后不强化,但亦有例外情况,脑干、脊髓内的Ⅰ级星形细胞瘤往往显示轻度增强,这可能由于这些区域的血脑屏障比较薄弱。鼻黏膜、上下矢状窦、C_2 后部的硬脊膜在注射 Gd-DTPA 后往往可以显影,接受放疗者尤为明显。上述部位的低度星形细胞瘤在 CT 增强扫描中不强化,而在 MRI 增强扫描中轻度强化,这对活检与手术很有指导意义。

(十一)眶部疾病

CT 增强扫描在眶部疾病中很少应用,而 MRI 增强扫描却日益受到重视。眶内肿瘤在注射Gd-DTPA 后可有增强反应,这有助于确定肿瘤浸润的范围。MRI 的优点为:①对晶体没有放射损伤;②软组织对比度高;③可显示视神经管内的视神经;④MRI 增强扫描可显示 CT、平扫 MRI 未能显示的病变。

(十二)鼻咽部与颈部软组织病变

注射 Gd-DTPA 后正常鼻黏膜呈中度增强,因为鼻黏膜与鼻窦黏膜血供丰富、含水量大,又无血脑屏障。当发现鼻咽部肿瘤及其他病变时,必须注意区分病灶增强与正常黏膜增强,一要根据病灶的形态学改变,二要分析病灶的良恶性程度。

颈部软组织内肿瘤与其他病变在注射 Gd-DTPA 后可见不同程度的强化,这方面的经验尚待积累更多的经验。

(十三)脊髓内病变

MRI 可以直接显示脊髓结构及其病变,无需鞘内注射造影剂。脊髓的 MRI 扫描技术与脑部 MRI 扫描大同小异,MRI 增强扫描也是如此,主要作用包括:①确定髓外病灶,例如脑膜瘤,平扫 MRI 即可分辨清它位于髓外,注射 Gd-DTPA 后可见脑膜瘤强化,边界更为清晰;②Gd-DTPA 可分辨脊髓肿瘤与水肿区,瘤组织强化,而水肿区不强化;③Gd-DTPA 可确定转移瘤扩散的范围,还可显示种植性转移灶;④MRI 可辨别术后疤痕与复发性椎间盘突出;⑤平扫 MRI 有时较难鉴别脊髓空洞与脊髓肿瘤囊变或伴发空洞,注射 Gd-DTPA 后肿瘤强化而单纯脊髓空洞症并不强化。总之,脊髓病变是 Gd-DTPA 增强扫描最适当的部位之一。

(十四)胸腔疾病

变体部 MRI 增强扫描远比中枢神经系统应用得少,这与 CT 增强扫描的情况一致。另外,MRI 可以明确分辨肿块、淋巴结肿大与血管结构,无需象 CT 一样借助对比剂,因此 MRI 增强扫描的适应证少于 CT 增强扫描。

注射 Gd-DTPA 后纵隔内肿块与淋巴结转移可见强化,同时又能显示邻近肺血管结构的流空影。心肌梗塞的边缘区注射 Gd-DTPA 后可见强化反应,但并非每个病例均能显示这一征象,这主要取决于:①心肌梗塞后的时间;②心肌梗塞区周围的灌注状态;③受累心肌的功能。动物实验的结果表明,心肌梗塞的 MRI 表现及演变过程与[201]铊的表现相似。

Gd-DTPA 可鉴别乳腺肿瘤与纤维增殖,但难以分辨良性肿瘤与恶性肿瘤。

（十五）腹腔病变

肝脏是 MRI 增强扫描的主要目标，正常肝实质在注射 Gd-DTPA 后立即明显强化，随着 Gd-DTPA 的广泛分布与排泄，其信号强度逐渐减弱。肝脏肿瘤在注射 Gd-DTPA 后有不同程度的强化，也可比肝脏强化得更明显，结果可使正常肝脏与病变区的对比度变弱，例如肝脏转移癌在 IR 序列（IR 1400/400/13）与 SE 序列 T_1 加权像上呈长 T_1 低信号，注射 Gd-DTPA 后部分瘤组织强化而与正常肝脏呈等信号。另外，有些肝转移癌伴有小子灶，IR 序列（IR 1400/400/13）与 SE 序列 T，加权像上大灶呈长 T_1 低信号，小灶可能显示不清。注射 Gd-DTPA 后正常肝组织强化，而小癌灶强化不明显，反而显示得更清晰。注射 Gd-DTPA 后肿瘤强化，甚至可与周围组织呈等信号，但坏死囊变区不强化。另外，MRI 增强扫描有助于区分门静脉与扩张的胆管。

腹膜后病灶注射 Gd-DTPA 后可见强化，使病变的范围更加清楚，例如肾上腺肿瘤，在 IR 序列上呈长 T_1 低信号，注射 Gd-DTPA 后肿瘤实质部分强化，瘤内囊变区不强化，肿瘤的边界勾画得更加清楚。

Gd-DTPA 在肾脏内浓缩，从而可分辨出肾皮质与肾髓质。Gd-DTPA 在尿路系统中的浓度如果足够高，尿液 T_2 减少的程度会超过 T_1 减少的程度，采用常规剂量时所有序列上的 MRI 信号均可消失。若用小剂量 Gd-DTPA，并且注射后迅速扫描，尿路系统可呈高信号。

（十六）盆腔

盆腔肿瘤在注射 Gd-DTPA 后可以强化，其他病理改变亦可强化。膀胱内可见 Gd-D1"PA 浓缩现象，它集中于膀胱下部，不含 Gd-DTPA 的尿液浮于上部，若采用 SE 1500/22 序列进行增强扫描，中间一层可呈高信号。改变扫描的时间参数，这条高信号带可以相应变窄或增宽，或者使 MRI 信号减弱。

（十七）肌肉骨骼系统

成骨肉瘤在注射 Gd-DTPA 后会强化，一般为瘤实质区明显强化，坏死囊变区不强化。Gd-DTPA 增强扫描可显示感染区的范围，但必须选用合适的扫描序列。

七、Gd-DTPA 的毒性

Gd-DTPA 未见明显的短时性不良反应，注射后患者的血压相当稳定，心率也相当稳定，迄今未见严重的血液学毒副作用。$15 \sim 30\%$ 的患者在注射 Gd-DTPA 后血浆内铁浓度短暂性升高，持续时间不到 24 小时，然后恢复正常。少数病例血清胆红素也出现短暂性升高，但并不引起临床症状。总之，Gd-DTPA 纵然存在一些不良反应，但均无重要的临床意义。

（谭平政）

第三章　超声诊断

第一节　超声波的基本概念

一、超声波的定义

声波是一种机械波。当振动源产生频率在20~20 000 Hz之间的振动,可在弹性介质中形成疏密波,当传播至人的听觉器官(耳)时,可以产生声音的感觉。这种可以听到的频率范围内的振动称为声振动,由声振动形成的疏密波即为声波。3.75~7 MHz。腹部及妇产科探头常用2~5 MHz,浅表器官与外周血管探头常用7~10 MHz,而冠状动脉内超声的探头频率可高达20~30 MHz。

二、超声的发射与接收

(一)压电晶体与压电效应

自然界有一种晶体如石英等具有特殊的性能,当在它的一定方向上施加压力或拉力时,晶体的两侧表面上即出现异名电荷。反之,如将此晶体置于交变电场之中,并使电场方向与晶体压电轴的方向一致,则可发现晶体厚度有所改变,出现强烈的压缩或扩张。这种压力与电荷互相转换的物理现象称压电效应(piezoelectric effect)。前者由压力(机械能)而产生电荷(电能)为正压电效应,后者由电荷(电能)产生压力(机械能)为逆压电效应。具有此种物理性能的晶体即为压电晶体(piezoelectric crystal),通常称超声换能器(transducer)。

超声波与声波的物理性能相似,亦为疏密波。不同之处在于频率极高,在20 000 Hz以上,超过人的听觉感受范围,故称超声波(ultrasound)。目前超声诊断常用的频率一般为1~30MHz,超声心动图常用2.25~3.5 MHz,为婴幼儿检查时,可使用5MHz,经食管超声心动图的使用频率为

(二)逆压电效应与超声波的发生

诊断用超声波的发生,系将仪器产生的高频脉冲,即高频交流电压信号加在压电晶体上,利用逆压电效应,使晶体片发生机械性的体积胀缩,推动周围介质使之振动,形成疏密波。如输入之电振荡频率在1~15 MHz之间,则产生1~15 MHz的超声波。

(三)正压电效应与超声波的接收

当超声波在介质中传播时,遇有声阻不同之界面即发生反射,这些反射回来的反射波是一种疏密相间的有规律之机械振动。当其作用于压电晶体时,由于正压电效应使晶体片两侧产生异名电荷,通常把这个高频变化的微弱电信号经仪器接收线路放大后,显示在示波屏上,形成代表界面反射强弱的光点与波幅。

三、有关声波的几个物理量

(一)频率

频率(f)为单位时间内通过介质中某点的完整疏密波的数目,通常以赫兹(Hertz,简称赫或Hz)表示,1 Hz即每秒振动1周(c/s)。

(二)声速

此指声波(包括超声波)在介质中单位时间内传播的距离,其快慢与介质的密度及弹性有关,而与声波

的频率无关。一般来说,声波的传播速度在气体中较小,液体中较大,固体中最大。例如:空气中声速为360 m/s左右,水中为1500 m/s左右,而在金属中则为4500 m/s左右。人体软组织中之声速与水中相近,亦为1500 m/s左右。

(三)波长

声波在传播中,两个相邻的相位相同的质点之间的长度,即声波在一完整周期内所通过之距离,称为波长(wavelength,λ)(图3-1)。

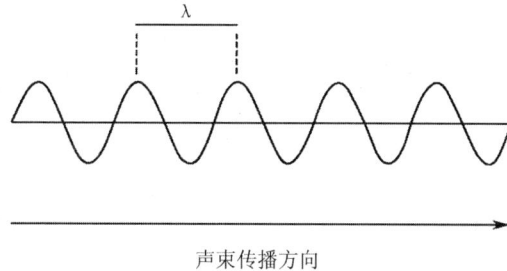

声束传播方向

图3-1　声波的传播与波长

波长、声速与频率之间有密切的关系,可用公式表示如下:波长=声速/频率。

(四)周期

声波在传播中两个相邻的相位相同的质点(即一完整波长)之间所经历的时间即为周期,频率愈高者周期愈短。以公式表示:周期=1/频率。

(蔡彬彬)

第二节　超声波的物理性能

一、方向性

超声波与一般的声波不同,由于频率极高,波长很短,远远小于换能器(探头压电晶体片)的直径,在传播时发射的超声波集中于一个方向,类似平面波,声场分布呈狭窄的圆柱状,声场宽度与换能器压电晶体片之大小相接近,因而有明显的方向性,故称为超声束。

一般来说在近场(接近探头处)声束可能较换能器直径小。近场范围可用以下公式计算:

L=(r²·f)/C

其中L为近场长度,r为振动源的半径,f为发射频率,C为声速。

在远场(即距探头稍远处)则因声束有扩散而逐渐增宽。扩散角的大小可用以下公式计算:

Sinθ=1.2λ/D

θ为扩散角,λ为超声波之波长,其值愈小,扩散角愈小;D为压电晶体片之直径,其值愈大,扩散角愈小。不同超声频率的扩散角见表3-1。

表 3-1　各种超声频率的扩散角(设换能器直径为 12 mm)

频率(MHz)	1	2.5	5	10	15
扩散角(°)	8.6	3.35	1.75	0.86	0.57

二、反射与透射

超声在传播中,经过两种不同介质的界面时,由于界面前后介质声速的不同,超声传播的方向将发生变化。一部分能量由界面处返回第一介质,此即反射(reflection),其方向与声束和界面间的夹角有关,反射角和入射角相等。如声束与界面相垂直,即沿原入射声束的途径返回。另一部分能量能穿过界面,进入第二介质,此即透射(transmission),此时声束方向可能改变,其角度大小依折射率而定。声能在界面处反射与透射之总值不变,与入射的能量相等,但反射之多少则随界面前后介质的声阻差异而有所不同。

超声波发射之后,沿探头方向前进,遇有声阻抗差异的界面时,可发生反射。其量的大小与界面前后声阻抗之差及声束与法线间的夹角有关。

所谓声阻(acoustic impedance)即声阻抗率,等于介质的密度与超声在该介质中传播速度的乘积。设 Z 为声阻,P 为密度,C 为声速,则:$Z = P \times C$。

两介质声阻相差之大小决定其界面处之反射系数。

声压反射系数 $RA = (Z_1 - Z_2)/(Z_1 + Z_2)$

声强反射系数 $RI = (RA)_2$

Z_1 为第一介质之声阻,Z_2 为第二介质之声阻。

由式中可以看出:两介质声阻相差愈小,则界面处反射愈少,透入第二介质愈多;反之,声阻相差愈大,则界面处反射愈强,透入第二介质愈少。

三、吸收与衰减

声波的衰减分为两种:距离衰减和吸收衰减。声波在前向传播过程中因发生反射、折射及散射等现象使声能随着距离的增加而逐渐减弱,此种现象称之为距离衰减。声波在介质中传播时,使分子产生振动,振动的分子将声能传播给其他分子,当声波穿过介质时,由于"内摩擦"或所谓"黏滞性"而使声能逐渐减小,声波的振幅逐渐减低,介质对声能的此种作用即为吸收,这种在介质中传播时出现的衰减称之为吸收衰减。

吸收与衰减的程度与超声的频率、介质的黏滞性、导热性、温度及传播的距离等因素有密切关系。

超声波在生物介质中的吸收程度主要依赖于介质的特性和超声的频率。总的来说,介质中水的含量越大,超声波吸收越少;超声频率越高,吸收越大。

人体不同组织的密度、传导速度和吸收系数见表 3-2。

表 3-2　人体不同组织的密度、传导速度和吸收系数

组织	密度(g/cm^3)	传导速度(m/s)	吸收系数(cm^{-1})($f=1\ MHz$)
肝素化鲜血	1.055	1580	0.034
颅骨	1.738	2770	1.5
脑	1.030	1460	0.06
鲜脂肪	0.937	1479	0.07
心肌(牛)	1.048	1546	0.185
肾(牛)	1.040	1572	0.09
鲜肝	1.064	1569	0.149
鲜肺(狗)	0.400	658	4.3
肌肉	1.070	1566	0.15
水	1.000	1500	

声能吸收之后,能量减小,显示的反射亦较弱,然而经电路补偿之后,仍能清晰观察。

四、Doppler 效应

多普勒效应是奥地利物理学家 Doppler 在观察星球运动时发现的,即当星球与地球之间存在相对运

动时,所接收到的光波的频率会与发射的固有频率出现差异。后经众多学者研究,对静止或活动的目标发射超声时,根据发射声波与反射声波之间的频率差异(频移)可推算目标的活动状态、方向和速度(图 3-2)。当超声用于血流测定时,血细胞的后散射能量虽小,但亦可产生多普勒效应。多普勒诊断仪可以截取这些信号,并分析血细胞运动的速度。用于诊断的超声频率为 $2\sim10$ MHz,由细胞运动而产生的多普勒频移一般为 $0.5\sim10$ kHz。根据血细胞的频移大小即可计算出血液流速和血流量。

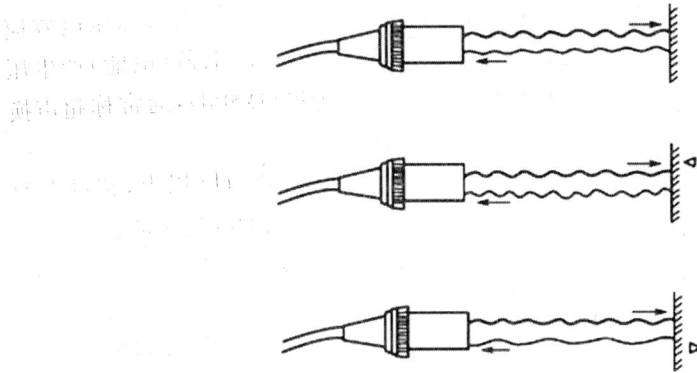

图 3-2　Doppler 效应示意图

A. 反射界面不动,返回声频与发射声频无差异;B. 反射界面向
声源靠近,返回声频升高;C.反射界面远离声源,返回声频降低

利用多普勒效应进行超声检测,将多普勒频移大小在零线上下显示为波幅高低的曲线,此即频谱多普勒(Spectral Doppler),其中包括脉冲型和连续型两种类型。在进行超声脉冲多普勒检测时,将扫描线上各点的频移方向、大小,均以伪彩色编码红、蓝、绿等颜色显示,此即彩色多普勒(Color Doppler)。频谱多普勒在观察血流方向与速度上有重要意义,而彩色多普勒检测则能显示出血流的方向、速度、动态、有无反流与分流等多种信息。超声多普勒技术的临床应用,为心血管疾病的无创检测带来了革命性变化。

近年来研制出组织多普勒成像技术(Doppler tissue imaging,DTI)。DTI 是采用特殊滤波装置删掉高速心内血流而专门显示并分析相对低速室壁运动的一种技术。根据多普勒原理,任何产生频移的现象均产生多普勒效应。如果把人体心脏作为超声靶器官,那么由此产生的二次声源的多普勒信号应该有两种成分:血液流动的红细胞和心壁运动的心肌,正常血流的速度范围为 $10\sim150$ cm/s,而心肌的速度范围一般不超过 10 cm/s,血液运动振幅为 40 Db,比心肌振幅低。因此,血流为高频移低振幅,而运动的心肌则为低频移高振幅,通过改变多普勒滤波系统的阈值,可分别获得血流或心肌的频移信号。通过高通滤波器同时提高增益可检测血流反射回来的频移信号,用低通滤波器并降低增益则检测心肌反射回来的频移信号。此技术可用于观察心肌各节段、部位、时相和正常或异常的室壁运动速度。在此基础上目前衍生出许多新的组织运动分析技术,如应变、应变率、组织同步追踪分析,在室壁运动分析、心肌同步化评估等方面具有重要的临床价值。

五、散射与背向散射

当超声波束遇到大于波长的、声阻不同的组织界面(即大截面)时,仪器通过接收反射波来显示图像。但如超声波束遇到远远小于声波波长且声阻不同的界面(即小界面)时,一般不产生反射,而产生向各个方向传播的杂乱的散射,其中仅仅朝向探头方向(即与入射角呈 180°)的散射波可被仪器接收,进行检测,此即所谓背向散射或后散射(Backscatter)。

目前,检测背向散射的信号是提取相关区域射频信号的功率谱(不同频率情况下散射波强度的平方值)进行积分,此积分可以曲线方式或二维方式实时显示。根据背向散射积分计算背向散射积分指数、背向散射心动周期变化幅度和跨壁背向散射积分梯度等,可以评价人体组织特征。利用背向散射信号进行组织定征将是一种特异、敏感和准确的方法。

在超声信号进入视频检测器前,采用数字强化边缘检测技术,将原始的超声信号分为组织和血液两部分,从而较准确地将血液和组织区分开来。通过分析心肌和血液的背向散射积分实时描绘并显示心内膜,继而定量分析和显示心腔面积,动态显示心脏功能的一些指标,此即声学定量(acoustic quantification,AQ)技术。

彩色室壁动态技术(color kinesis,CK)是以声学定量方法为基础,将心内膜位移进行彩色编码从而建立起反映室壁运动彩色图像的一种方法。它采用 ABD 的原理,将声学定量技术加以延伸,由计算机自动对比和分析来自组织和血液的不同回声强度,并以此确定二者界面。在这种图像显示中,同一色彩表示收缩期同一时相位移,而这种位移的宽度则代表该时相心内膜的运动幅度。一般情况下,当心室收缩,心腔内由血液的信号转变为心肌组织时,彩色编码顺序为红—黄—蓝—绿,而心室舒张,心腔由心肌组织信号变为血液信号时,彩色编码顺序为红—蓝—绿—黄。由于心脏收缩和舒张期时相长短不一,心室壁各部位动力不同,心内膜彩色位移有一定的差别,对其进行分析能更完整直观地观察室壁整体与局部运动状态。它不仅可以评价心室的收缩和舒张功能,而且由于它可节段分析室壁运动的幅度和时间,从而可提高负荷超声的敏感性,对评价心肌存活性具有重要的临床意义。

六、非线性传播

声波的传播过程实际上是非线性过程,但为了简化问题,通常假定其为线性传播。声源所发射的声波在介质中传播遇到界面时,可发生反射和折射,此即声波在介质中的线性传播。当声波遇到不规则界面时,声波在组织中传播时可发生波形畸变、谐波成分增多和声衰减系数增大,声波的这种传播方式称为非线性传播。在传统的超声信号处理中,声波的非线性信号往往被忽略。近年来,随着对声波非线性信号的研究,人们发现超声主声束与旁瓣的非线性信号具有显著差异,如果采用以某一频率发射而以两倍于前者的频率接收由组织产生的背向散射二次谐波信号而生成灰阶图像,即二次谐波成像技术(second harmonic imaging),可明显减少伪像,显著提高成像信噪比,目前大多数超声诊断仪都采用这类技术。

声学造影剂具有较强的非线性信号的特点,声波通过声学造影剂时产生非线性传播,波形畸变,谐波成分明显增多,而其他组织发出的谐波成分与声学造影剂相比较少,利用声学造影剂这种声学特征,通过二次、甚至更高的多次谐波成像技术,可大大提高声学造影的成像质量。目前左心造影技术已经逐渐成熟,左心腔造影剂和造影技术已经获得认可,而实验证明:分析心肌组织内造影剂时间—声强度曲线变化,可对心肌的血流状态进行定性和定量评估,这将会具有广泛而重要的临床应用价值。

(蔡彬彬)

第三节　人体组织的组成成分与结构特征

一、人体组织的主要组成成分

1. 水

人体总含水量占体重的 $60\%\sim70\%$,细胞内液约占 $40\%\sim45\%$,细胞外液占 $20\%\sim25\%$。水占细胞成分的 80%,各种组织的含水量有较大差别,血液含水达 90% 以上,骨骼肌、脑等含水量约 70%,骨组织含水约 20%。含水量与年龄有关,胚胎及婴幼儿组织中含水量较高,随着年龄的增长细胞含水量逐渐减少。含水量高的组织,声速低,声阻抗小,声吸收低,衰减系数小。

2. 蛋白质

蛋白质是人体组织的重要组成成分,存在于细胞内外,细胞核、细胞质、酶都含有蛋白质;蛋白质是构成细胞原生质的最重要成分,分为两大类,一类为单纯蛋白质如清蛋白、球蛋白、鱼精蛋白等,另一类为结合蛋白如糖蛋白、核蛋白、脂蛋白等,几乎参与细胞的一切活动。超声在组织中传播,声速与蛋白含量成正比。活体组织蛋白质的黏滞性大,超声在其中传播时,声速快,声阻抗大,能量被吸收多,衰减高。

3.纤维组织

(1)胶原纤维:主要含胶原蛋白,约占人体总蛋白的 30%,胶原纤维成束排列,存在于腱、骨及软骨、皮肤、结缔组织中。组织损伤时,胶原纤维增生,修复,形成瘢痕。

(2)弹性纤维:主要成分为弹性蛋白,弹性很强,直径 $0.2\sim1.0\ \mu m$,受损后难以再生。存在于大动脉及中动脉壁的弹性层中,项韧带中弹性纤维多粗大,排列整齐。

4.脂肪

约占体重的 10%,脂肪组织含水量约为 $10\%\sim35\%$,低于其他软组织,但声速比其他软组织低,因为脂肪中含有较多声速低的类脂化合物。

5.软骨

由细胞、软骨基质及其周围的软骨膜构成。

(1)透明软骨:有较强的抗压性,构成肋软骨、关节软骨纤维成分主要为交织排列的胶原纤维。

(2)纤维软骨:分布于椎间盘、关节盘及耻骨联合等处,结构特点是大量平行的和交织的胶原纤维束,软骨细胞较少。

(3)弹性软骨:分布在耳郭、咽喉等部位,结构特点是大量交织分布的弹性纤维,有较强弹性。软骨含蛋白较高,声速快、声阻抗大、声衰减大,超声诊断时通常加大增益后可以穿透。

6.骨

由骨质、骨膜与骨髓组成,是体内坚硬的结缔组织。骨质的结构为排列规则的多层板状,称骨板,为密质骨;在骨板的深部有数层骨小梁,交错成蜂窝状结构,为松质骨。骨组织是全身钙、磷的贮存库,钙 99% 沉积在骨内。

二、人体组织的结构特征

人体组织的结构,由细胞→细胞群→组织→器官。成人约有 1×10^{15} 个细胞,每个细胞有细胞膜,细胞群有纤维组织包膜,大量细胞群构成组织。人体组织可归纳为 4 大类,即上皮组织、结缔组织、肌组织、神经组织。四大基本组织以不同数量、种类和形式组合成器官,各具其解剖结构特征。以肌组织为例,肌细胞外有肌内膜包裹,肌细胞之间有少量结缔组织、血管、神经、淋巴管,肌细胞群外分别有肌膜及肌束膜、肌外膜等分隔(见图 3-3);正常各实质性脏器表面均有致密的含有大量结缔组织的被膜,并伸入实质,将脏器分隔成结构基本相同的许多小单元。肝脏,肝细胞直径15~30 μm,占肝内细胞的 80%,肝细胞群组成肝小叶,为肝的基本结构,每个肝小叶长约 2 mm,宽1 mm,成人肝内约有 50 万~100 万个肝小叶,肝小叶之间有结缔组织、胆管、血管、门管区相互分隔(见图 3-4),汇合成各级肝动脉、静脉及胆道系统。肾脏,每个肾有 100 万个肾单位(肾小体和肾小管),肾小球直径约 $200\ \mu m$。肾小球与肾小管之间有结缔组织、血管、淋巴管、神经等。空腔脏器如胃、肠,含液脏器如胆囊、膀胱,其壁由内向外依次为黏膜或内膜、黏膜肌层、黏膜下肌层、肌层、浆膜层。动脉管壁结构为内膜下有内弹性膜,中膜由环形平滑肌纤维、胶原纤维及弹性纤维组成,大动脉中膜厚,中、小动脉的中膜依次减薄,外膜为疏松结缔组织。

在软组织中,胶原纤维是主要弹性成分,大量存在于结缔组织及病理组织中,广泛分布于全身各组织与脏器中,组织的弹性与密度的不均匀性导致反射与散射;弹性起伏引起的散射比密度变化所引起的散射强,是主要的超声散射源。对心肌梗死犬进行超声与病理学研究表明,梗死部位胶原蛋白含量增多,背向散射增强,衰减增多。

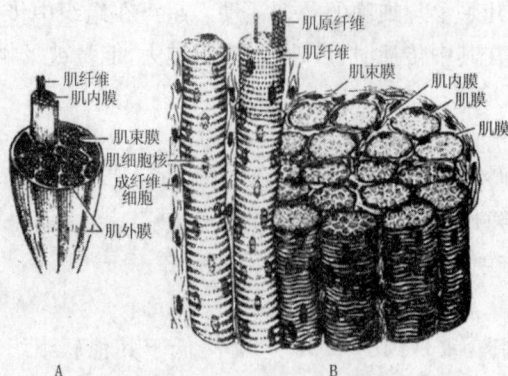

图 3-3　骨骼肌的组织结构图

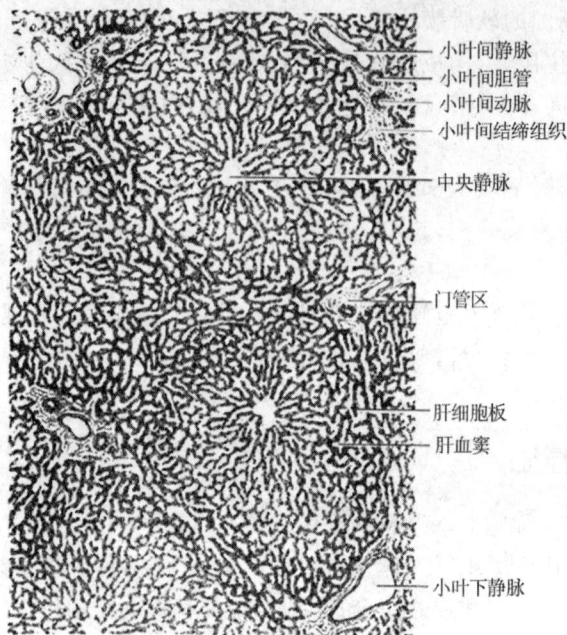

图 3-4　肝小叶组织结构图

三、人体器官的运动功能特征

1. 心脏运动

心脏运动为节律性的搏动。收缩期心室收缩,房室瓣关闭,半月瓣开放,射血至大动脉,舒张期心室舒张,半月瓣关闭,房室瓣开放,血流由大静脉回心。心脏的运动导致全身动脉血管有节律、规则地搏动,收缩期血流快,舒张期慢。

2. 肺呼吸运动

呼吸运动时,肺体积有规律地缩小与增大交替,进行气体交换导致膈肌及上腹部脏器肝、脾、肾随之上下运动,心脏整体位移及(或)被肺覆盖等。

3. 胃肠蠕动

帮助食物消化及排泄。胃肠为空腔脏器,壁薄仅 3～5 mm;空腹时腔内仅少量气体及液体,饮水或进食后胃肠腔充盈。胃肠蠕动时,腔内气、液及内容物随之移动。

四、人体组织的衰减与组成成分及结构有关

人活体组织含大量蛋白质,黏滞性大,耗能多,人体各种组织对超声的衰减(系数)各不相同(表3-3)。

衰减还与组织结构有关,如超声束垂直于肌纤维时衰减大,平行于肌纤维时衰减小。半值层是超声在某组织中传播,声能衰减一半时的传播距离(表3-4)。

表 3-3　动物组织的主要组成成分含量表

组织名称	水(%)	总蛋白(%)	胶原(%)	脂肪(%)
水	100	0	0	0
血清	90～95	5.4～8.0	18.6～27.5	0.9～2.0
脂肪	10～35	3.2～7.0		50～86
脑	72～85	(6～11)	(0.03～0.34)	8.6
肝	66.9～80.3	16.5～21.2	(0.18～1.1)	3.7～10
肾	75.9～82.7	15.4～16.8	0.39～1.47	3.3～6.7
心	63～79.2	15～19	(0.4～2.6)	3.6～21
横纹肌	63～75.7	17.3～21.8	0.4～3.1	4.0～13.3
皮肤	72	(17～28)	(0.5～1.2)	
腱	62.9	(22～35)	30.0～31.6	
软骨	70～73	20～25	10～20	
骨	22～34	(13～20)	(13～20)	0
肺	66.9～80.3	16.5～21.2	(0.18～1.1)	3.3～3.8

表 3-4　人体组织中的半值层

介质	半值层(cm)	超声频率(MHz)
血液	35	1.0
脂肪	6.9	0.8
肌肉	3.6	0.8
脑(固定标本)	2.5	0.87
肝(死后20 h)	2.4	1.0
肾	1.3	2.4
颅骨	0.23	0.8

研究证明,人体组织凡含水量越多,声速越慢,衰减越小。含蛋白越多,声速越快、衰减越大。人体组织中水、血液等属很低衰减;脂肪、神经组织、肝属低衰减;心、肾及肌肉为中等衰减;皮肤、腱、软骨为高衰减;骨、肺则属很高衰减。

(蔡彬彬)

第四节　人体组织超声成像

超声在人体组织中的传播,回声的强弱取决于两种介质的声阻之差、入射超声与界面的角度,并与组织成分有关。

现代超声诊断仪显示实时动态图像,二维超声显示动态切面图、M型显示实时幅度-时间曲线、频谱多普勒显示实时频移-时间曲线。

一、二维超声成像

二维超声包括线阵、凸阵或相控阵（扇形）等为电子扫描，每秒成像 30 帧以上。探头发射多数扫描线，入射人体,快速扫描被检部位,每条扫描线遇不同声阻的组织界面产生反射、散射回声,由浅入深的回声按序显示在监视器上即成二维图像（见图 3-5）。

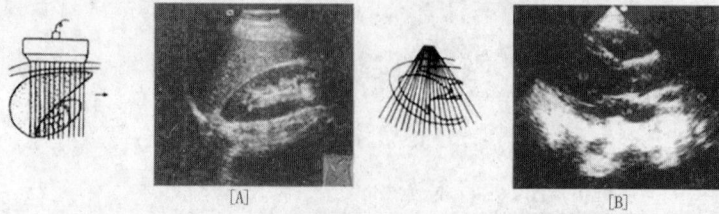

图 3-5　二维超声成像示意图

（一）正常人体组织及脏器的结构与回声规律性

正常人体组织从声学特性上分为 3 类:①人体软组织的声学特性（声速、声衰减等）与水近似属一类；②骨骼；③空气。

1.皮肤及皮下组织的回声规律

均为实性软组织,皮肤深部依次为皮下脂肪、肌肉、胸、腹部深层为胸、腹膜壁层及胸腹腔间隙;四肢及外周则深部为骨膜及骨骼。超声束在经过皮肤-皮下脂肪-肌肉-胸、腹膜壁层-胸、腹腔间隙等上述两种组织间的界面时,产生强弱不等的反射与散射,在声像图上显示界面回声,在一种组织内部根据组织声阻均匀性,决定回声的强弱。

2.实质性组织或脏器的回声规律

实质性脏器如肝、脾、肾、甲状腺、子宫、脑等脏器,表面均有致密的结缔组织包膜,内部结构均匀一致的组织回声弱,如脑及神经组织、淋巴结等;内部结构不均匀的各有一定结构特点,如肝脏呈楔形,外有包膜,内以肝细胞为主,有汇管区、门静脉、肝静脉、肝动脉、胆道各自成树枝状有序分布;超声束经腹腔间隙-肝包膜-肝实质-肝内管道之间的各个界面反射,肝内细小结构间有散射,显示肝声像图。肾脏声像图显示低回声的肾脂肪囊,较强回声的细线状肾包膜,低回声的肾皮质、锥体,较强回声的肾盏及肾盂与肾门。横纹肌由肌纤维、肌束组成,肌束外均有肌膜包裹,形成无数声阻不同的界面,回声明显不均匀。

3.含液体脏器的回声规律

含液脏器如眼球、胆囊、膀胱、心脏、血管等,结构特点为有实性组织为壁,壁厚薄不一,正常脏器壁整齐,腔内液体各脏器密度不一,尿液密度小,依次为胆汁、眼玻璃体（1.010 g/cm^3）、血液（1.055 g/cm^3）。胆囊、膀胱壁,由外向内为浆膜、肌层及黏膜层,腔内为声阻均匀的胆汁、尿液。经腹超声束先经腹壁各层-肝脏前-肝后缘-胆囊前壁-胆汁-胆囊后壁,声像图上分别显示各界面回声,腔内为无回声区（见图 3-6）。心脏壁较厚,有特定的结构,腔内血液为较黏稠液体。超声束经前胸壁-胸腔间隙-右室前壁（心外膜-心肌-心内膜）-血液-室间隔-血液-心后壁,各界面均有回声,血液通常为无回声,灵敏度高的仪器可显示血液中的极低回声。

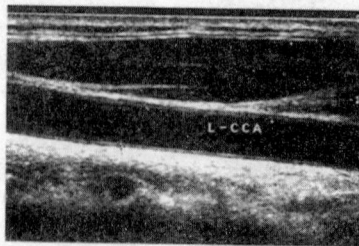

图 3-6　含液脏器声像图

正常左颈总动脉（L-CCA）显示动脉壁及腔内无回声区

4.含气脏器的回声规律

含气脏器如肺,肺表面有包膜、肺泡壁,肺泡内充气,超声束经胸壁、胸膜到达肺泡壁与气体交界处,因声阻相差悬殊,两者的声强反射系数为0.9989,即99.89%的能量被反射,几乎无能量进入肺内。回声能量在探头—空气之间往返反射多次,反射波在组织中传播能量逐渐衰减,声像图中显示距离相等(胸壁)的多次反射,回声强度逐渐减弱(见图3-7)。即超声不能穿透肺内气体,不能显示正常肺内结构及被正常肺遮盖的深部结构与病变。同理,胃、肠胀气时,超声亦无法显示胃肠深部组织。

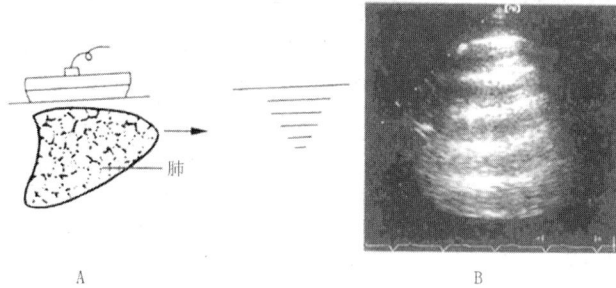

图 3-7　含气脏器的超声成像
图 A 为正常肺的多次反射示意图;图 B 为声像图

5.正常骨骼回声规律

正常骨由骨密质构成骨板,含钙质多,与周围肌肉声阻相差数倍,超声束经软组织—颅骨界面声强反射系数为0.32,即32%的能量被反射,二维图上显示强回声。骨板下为骨松质,由骨小梁交织排列成海绵状,超声进入骨松质后在海绵状结构中来回反射、折射,能量被吸收衰减,不能穿透骨骼(除头颅颞侧骨板最薄处外),骨骼后方无超声,称声影(见图3-8)。即超声不能显示骨组织的内部结构及骨髓腔,也不能显示骨骼后方的组织或脏器。

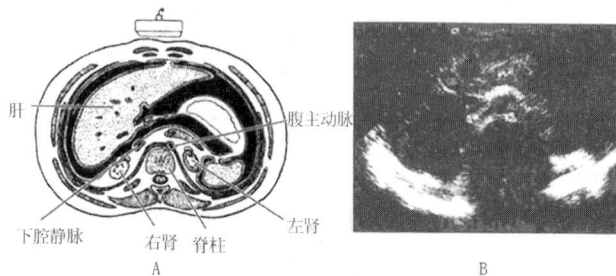

图 3-8　骨骼超声成像示意图
图 A 为骨组织结构示意图;图 B 为骨回声及声影的声像图。GB:胆囊;P:胰腺;AO:主动脉;PV:门静脉;S:声影

(二)病理组织的声学特性与回声规律

病理组织的声学特性可分为液性、实质性、钙化、气体。同一疾病在病程中不同时期的声学特性可不同,回声亦不相同,但不同疾病在病程中某一时期可能出现声学特性类似的病变,如肝脓肿早期炎症为实质性占位病变表现,声像图相似,肝脓肿化脓期为肝内液性占位病变,肝癌巨块型中心可液化、坏死、出血,超声图显示亦为肝内液性占位病变。

1.液性病变

液性病变包括囊肿、积液、脓肿、液化等。单纯囊肿通常液体稀,壁薄、光滑,二维超声显示清晰无回声区,边界清楚,伴有光滑、较强线状回声,呈圆形或椭圆形(见图3-9)。积液可为浆液、黏液、血性液或脓液,为清晰或不清晰的无回声区,形状与所在部位有关。脓液与坏死液化如坏死完全为无回声区,坏死不完全则无回声区内常有多少不等的低回声,边界多不整齐,形态不规则。

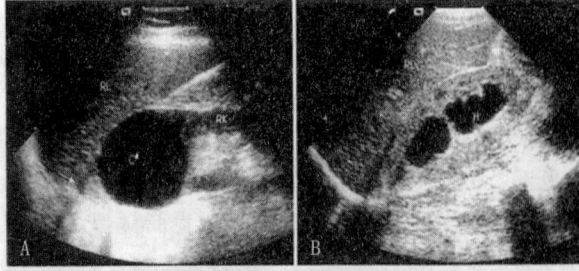

图 3-9　肾液性病变图

图 A 为肾上极囊肿；图 B 为中量肾积水。

RL：肝右叶；RK：右肾；H：肾积水；C：囊肿；箭头示侧壁声影

2.实质性病变

实质性病变,病理上可有水肿、炎性浸润、纤维化、瘢痕、肿瘤、结石、钙化、血栓、斑块等,可以发生在各种组织或脏器内。

(1)水肿:局部组织或脏器水肿,声像图显示局部组织增厚或脏器各径增大,内部回声较正常部位低。

(2)炎性浸润:轻度或慢性炎症超声图像可无异常,急性炎症常局部肿大,炎症局限时如脓肿早期,局部回声增多、增强伴分布不均匀。

(3)纤维化:纤维组织较致密,含胶原较多,声阻较大,在其他组织中有纤维组织增生或局部纤维化,声像图显示局部回声增强,但无声影。

(4)瘢痕:为胶原纤维组织收缩成瘢痕,超声显示局部斑块状强回声。大的瘢痕后方可有声影。

(5)肿瘤:占位性病变,有良性、恶性之分,多呈圆形。良性肿瘤多有包膜,内部结构多较均匀。超声显示有线状包膜回声,表面规则,内部回声多均匀。恶性肿瘤生长快,多无包膜,向周边浸润生长,小肿瘤多为瘤细胞,稍大肿瘤内部有坏死、出血,超声显示肿瘤边界不平或有伪足样伸展,小肿瘤内部多为低回声,稍大者内部回声强弱不一。含液脏器如胆囊、膀胱壁发生肿瘤,多突向腔内(见图 3-10)。

(6)结石:结石以胆道系统及泌尿系统多见,多含钙盐,超声显示强回声伴后方声影(见图 3-11)。

(7)钙化:钙盐沉积常可见于结核病灶、风湿性瓣膜病、肿瘤内、动脉粥样硬化斑块中。声像图表现局部回声明显增强并伴后方明显声影。

(8)血栓:可发生在心腔及血管内,由于血栓发生时间不同,内部组成成分不一,声像图显示早期新鲜血栓为很低回声,不易发现,陈旧血栓内有纤维增生或机化,回声明显增强。

(9)斑块:发生于动脉粥样硬化的血管壁,声像图显示斑块回声强弱不一(与组成成分有关),并向腔内突起(见图 3-12)。

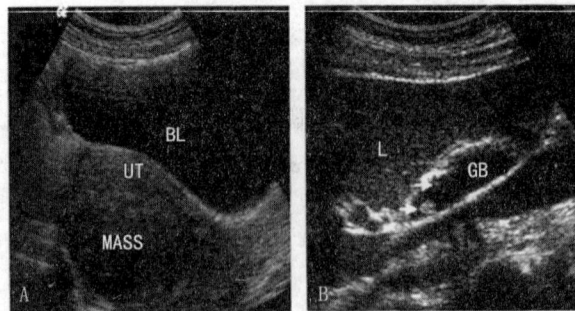

图 3-10　实性肿物声像图

图 A 为子宫内圆形实性肿物,内部回声均匀,图中 BL 为膀胱,UT 为子宫,Mass 为肿物;图 B 为胆囊内实性小突起(箭头所示),分别来自前、后壁,表面光滑。图中 L 为肝,GB 为胆囊

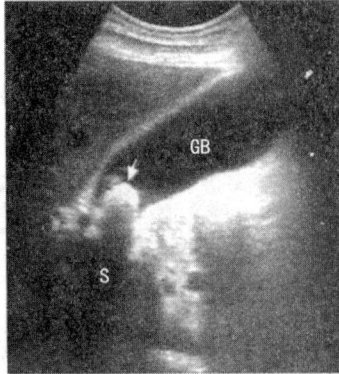

图 3-11　胆囊结石声像图
胆囊(GB)颈部有一强回声团(↓),边界清楚,其旁有数个小团,伴后方声影(S)

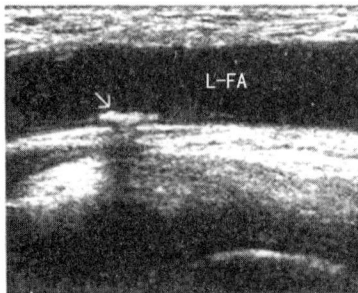

图 3-12　动脉斑块声像图
左股动脉(L-FA)后壁强回声为钙化斑块,伴后方声影

3.含气病变

(1)含气脏器内病变:肺内任何病变,位于肺边缘,表面无正常肺遮盖者超声均能显示,如肺脓肿、肿瘤等。肺外病变如大量胸水将肺压缩萎陷,超声可穿过少气或无气(实变)的肺组织检查病变。胃内空腹时有气体影响检查,可饮水充盈胃腔后检查观察全胃,肠管亦可充液驱气后检查,不仅可显示胃、肠壁病变,还可显示胃肠后方的胰腺、腹膜后组织及输尿管等病变。

(2)含气脏器穿孔、破裂:胃肠穿孔,胃肠内气体逸出至腹腔,积存在腹腔的高位处,仰卧位可进入肝前间隙,左侧卧位进入肝右间隙,超声检查局部各肋间均显示气体,无肝脏回声,但在低位或改变体位后检查,肝位置正常,表明腹腔有游离气体,超声十分敏感。肺泡破裂,气体进入胸膜腔,超声无法与肺内气体回声区分。含气病变如巨结肠,肠管内充满气体,压力大,触诊似实性肿块,超声从前方(高位)或侧方检查均为强烈气体回声。

4.骨骼病变

骨骼(除颅骨颞侧外)诊断超声无法穿透。骨折即骨组织折断即使是裂缝超声即可从裂缝中穿过,显示骨折线。骨质因病变被破坏如化脓性骨髓炎、骨肿图瘤等,超声可显示病变的大小及声学性质及周围软组织受侵犯情况。

二、M 型成像

1.M 型超声

以单声束经皮肤—皮下组织—胸膜腔—心包—心室壁—血液—室间隔—血液—二尖瓣—血液—心脏后壁,在两种结构界面处产生反射,自前向后形成一纵列回声点,随心脏的收缩、舒张而前后运动,此列在监视器上自左向右等速移动,使这列回声随时间展开成为曲线。

2.正常 M 型曲线

正常心脏各部位结构如主动脉、心房壁、心室壁、室间隔、二/三尖瓣、主/肺动脉瓣等运动曲线各有其特点,形态、幅度、速度不同,各曲线间的距离随心脏运动时相而变化。心脏收缩期右室前壁及室间隔向后运动,左室后壁向前运动,上述各曲线间距离变小,舒张期则相反。正常二、三尖瓣前叶呈细线样曲线,舒张早期开放最大,形成尖峰,随心室充盈迅速后退至半关闭状态,心房收缩又略开放并迅即关闭,形成第二峰(见图3-13A)。

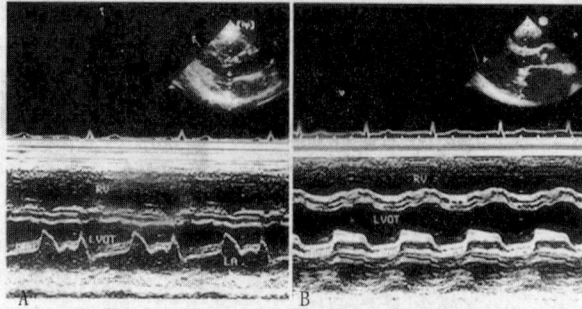

图3-13 正常与异常M型超声心动图

图A为二尖瓣平面取样,正常M型曲线;图B为二尖瓣狭窄M型曲线。RV:右室;IVS:室间隔;LVOT:左室流出道;LA:左房

3.病理性曲线

各种心脏疾病受累的部位不同,风湿性心脏病常使瓣膜受损,增厚,纤维化,弹性明显减退,活动僵硬等。M型超声显示二尖瓣曲线增粗,舒张期尖峰消失呈平顶、城墙样改变(见图3-13B)。心肌缺血时心室壁回声曲线幅度降低,速度下降。心脏扩大时室间隔与室壁间距离增大等。

三、超声多普勒成像

超声多普勒接收血流中细胞的散射信号频率,减去发射波频率,获得差频(频移),显示血流(血细胞)运动速度(由频移转换成的),称速度显示,以频谱曲线(PWD、CWD,一维)或彩色多普勒血流成像(CDFI,二维)方式显示。接收血细胞散射的能量成像,显示能量多普勒成像(PDI,二维)。

1.正常血流显示

(1)速度显示:正常心脏及动、静脉内各部位血流速度有一定测值范围。超声多普勒可显示心脏、血管内血流速度、血流方向(动脉系统为离心性、静脉系统为向心性)、血流性质(层流)。血流速度频谱曲线分析,心动周期中瞬间血流速度、加速度、减速度、血流持续时间等参数。

(2)能量显示:低速血流敏感性高,主要用于显示小血管、迂曲血管、正常脏器血管树及末梢微小血管,不能显示血流方向。

2.病理性血流显示

(1)血流方向异常:各瓣膜口反流、先天性心内外分流及动静脉瘘、窃血(为血管闭塞致远侧血流逆向)。

(2)血流性质异常:湍流产生于血流通过异常狭窄口,如瓣口狭窄、反流、分流、血管腔狭窄,PWD频谱曲线呈充填型,CDFI呈多彩镶嵌。涡流产生于血管腔突然膨大的部位,如动脉瘤及假性动脉瘤等,局部血流呈漩涡状。

(3)血流速度异常:频谱多普勒可显示在上述反流、分流及重度狭窄部位远侧血流速显著加快。在狭窄部位近侧血流速度缓慢,静脉血栓形成的远侧血流速度极慢。

(4)能量显示:可显示肿瘤内微小血管。

(丁华杰)

第五节 超声伪像

一、二维超声伪像

(一)混响

1.多重反射

发射的超声波遇到垂直于声束的高反射界面,反射回来的声波再次遇到探头表面,再由探头表面反射回高反射界面,如此来回反射直至超声波完全衰竭(图 3-14、图 3-15)。

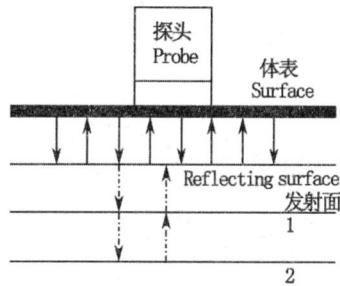

图 3-14 多重反射示意图

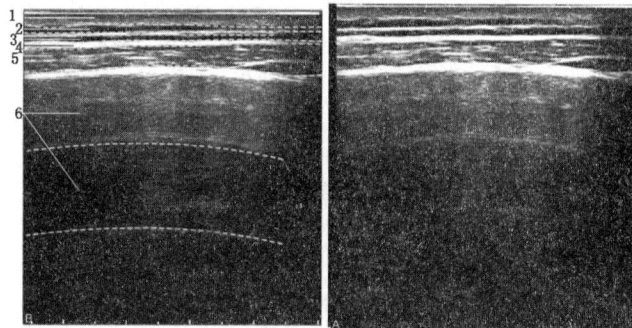

图 3-15 胸壁多重反射
1.皮肤;2、3.皮下脂肪;4.筋膜;5.肌肉;6.多重反射

2.内部多次混响

超声波声束在某些特殊物体内部(如节育器等)来回反射或在混有液体的微气泡间来回反射,可产生较短的"彗星尾征"(图 3-16)。

另外,如果声束传播途中遇到非常薄的液层且液层下为极强的反射界面,则绝大部分声波会反射回来,在液层间反复反射,称为"振铃效应"(ring-down artifact)(图 3-17)。

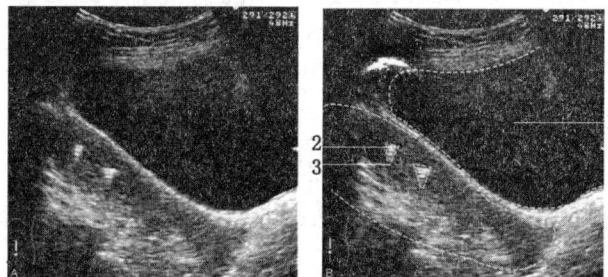

图 3-16 宫内节育器引起的"彗星尾征"
1.膀胱;2.宫内节育器;3."彗星尾征"

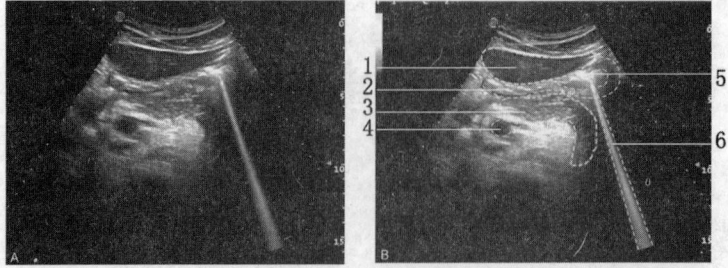

图 3-17 气体引起的"振铃效应"
1.肝脏;2.胃;3.胰腺;4.肠系膜上静脉;5.胃腔内气体;6.振铃效应

（二）部分容积效应

超声探头发射的超声束是具有一定厚度的,所以显示的超声图像包含声束厚度空间内回声信息的叠加图像。当病灶小于声束厚度,或大于声束厚度但部分位于声束内则回声会与正常组织重叠,称为部分容积效应(也称为声束厚度伪像,slide artifact)(图 3-18)。

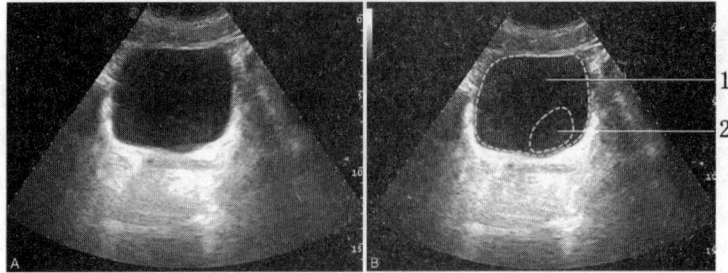

图 3-18 部分容积效应伪像
1.膀胱;2.部分容积效应伪像

（三）旁瓣伪像

超声探头发射的声束由主瓣和旁瓣两部分组成,主瓣位于中央,外侧有多个旁瓣存在,呈放射状分布,旁瓣声能一般明显弱于主瓣,但遇到组织界面时,主瓣和旁瓣均会成像,旁瓣像会叠加在主瓣图像上,形成旁瓣伪像,如眼内异物的"蝶翼"状伪像(图 3-19)。

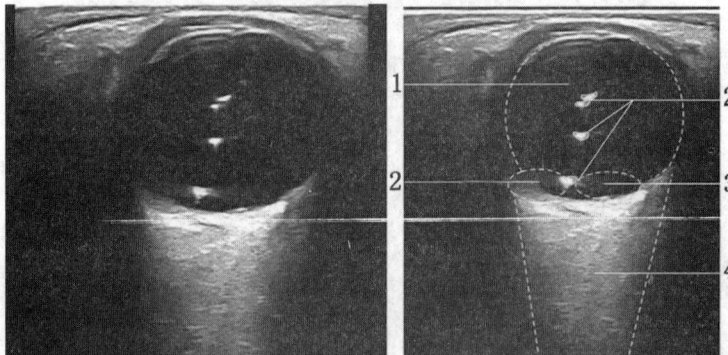

图 3-19 旁瓣伪像
眼球内异物两侧"蝶翼"状伪像。1.玻璃体;2.异物;3.旁瓣伪像;4.球后脂肪

（四）侧方回声失落

超声波声束遇到弧形界面时,超声波的反射和折射遵循斯奈尔(Snell)定律;当入射超声波角度过大时,反射回波射向其他方向,超声探头接收不到,产生回声失落现象(图 3-20)。

（五）折射伪像

当超声波声束遇到声速不同的相邻组织所构成的倾斜界面时(如棱形或圆形界面),会产生折射现象,透射的超声波束传播方向发生偏转,产生折射伪像,亦称棱镜效应。由于折射和正常图像同时存在,致使同时形成两个同样的图像(图3-21)。

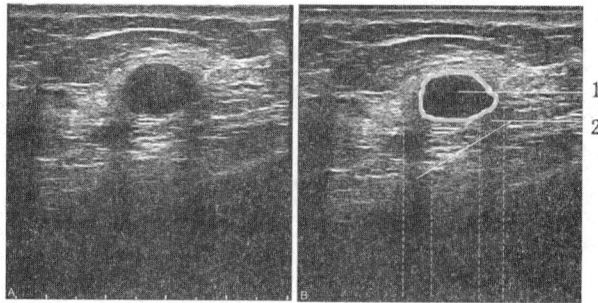

图 3-20 侧方回声失落

1.乳腺肿块;2.侧方回声失落

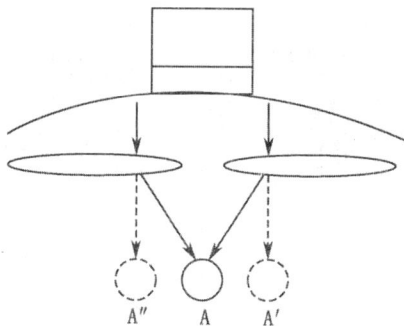

图 3-21 折射伪像(棱镜效应)

(六)后方回声增强

超声波在传播过程中随深度增加会出现衰减,当所遇到的病灶或组织介质较均匀、衰减很小时,在同等的 TGC 条件下,其后方的回声强于同等深度的周围组织回声,此现象称为后方回声增强效应。此种效应经常出现在囊肿、脓肿及某些液性病变后方,可利用此效应进行鉴别诊断(图3-22)。

(七)声影

超声波在传播过程中,如果遇到强反射界面或声衰减强的目标时,超声能量急剧减弱甚至消失,则目标后方没有超声波到达,因此检测不到回波信号,形成声影。气体、结石、骨骼及瘢痕等组织后方可产生声影效应,可作为诊断的依据(图3-23、图3-24)。

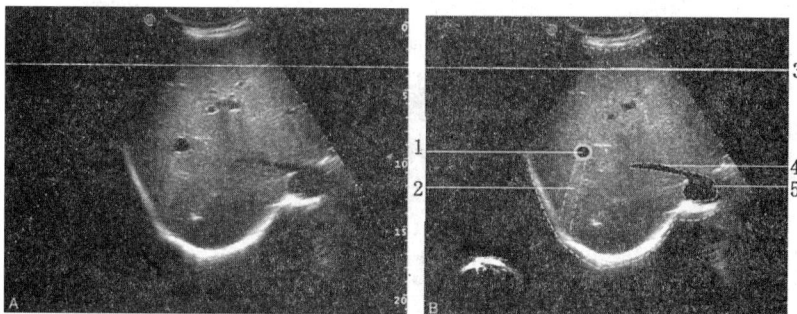

图 3-22 肝囊肿后方回声增强效应

1.囊肿;2.后方回声增强;3.肝脏;4.肝静脉;5.下腔静脉

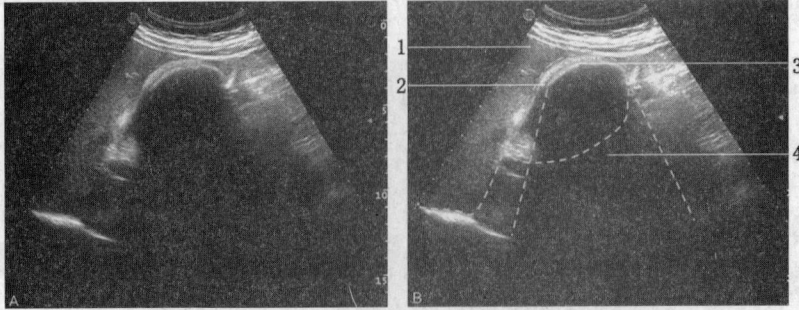

图 3-23　胆囊结石后方明显的声影
1.肝脏;2.胆囊;3.结石;4.声影

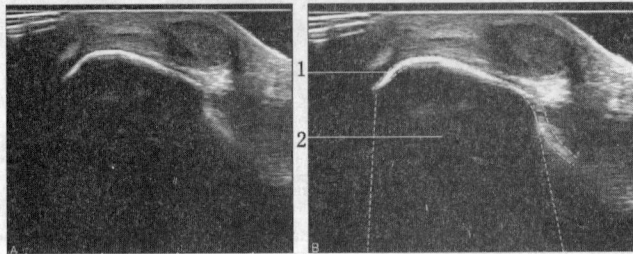

图 3-24　骨骼后方的宽大声影
1.骨骼;2.后方宽大声影

（八）镜面伪像

超声波产生镜面伪像的原理与光学镜像的生成原理相同。当超声波在传播过程中遇到平整光滑的高反射界面时,声像图会在界面的后方出现对称的"虚像",此种现象称为镜面伪像。例如在膈顶部,声束遇到膈胸膜和含气肺组织界面时,声波在此界面如遇到反光镜一样反射回探头,产生镜面虚像。超声在膈肌附近比较容易产生此种伪像。另外,彩色多普勒血流图也会产生镜面伪像(图3-25、图3-26)。

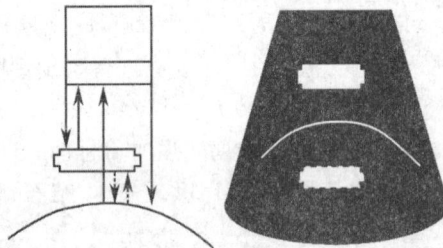

图 3-25　镜面伪像示意图

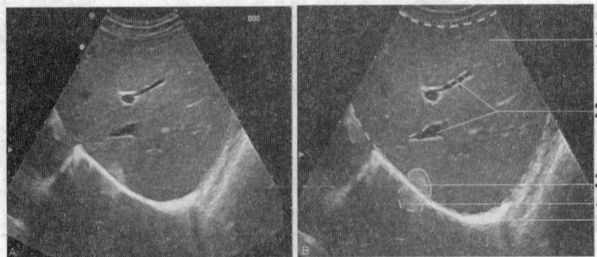

图 3-26　肝血管瘤镜面伪像
1.肝脏;2.肝脏血管;3.肝血管瘤;4.镜面伪像;5.膈肌

（九）声速失真

人体组织是不均质的各向异性的超声波传播介质,因此声束在不同组织中的传播速度是不相同的。但常规彩超的声速测量标准是统一的(1540 m/s),是按人体软组织平均声波传播速度设定的。通常对于肝、脾、胆、子宫附件、囊肿、脓肿等的检测,测量误差不大;但对于声速过低的组织,如巨大的脂肪瘤等,测量值会过大;而对于声速很高的组织,如骨组织等测量值会减小,因此需要注意正确的超声测量方法(图 3-27)。

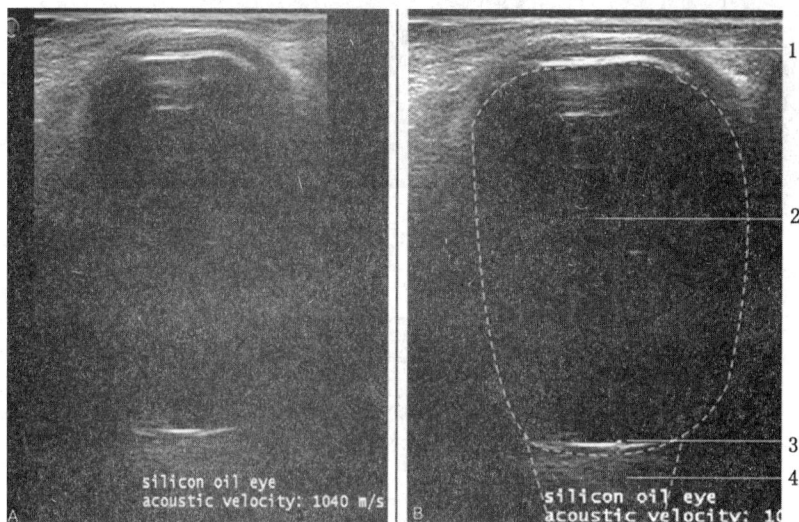

图 3-27　超声显示硅油眼的眼轴明显变长
1.前房;2.硅油;3.眼球后壁;4.球后脂肪

(十)近场盲区伪像

超声波声场的近场区域靠近压电晶片附近,此区域声压和能量分布极不均匀,这是由于此区域内声波干涉现象最为严重,因此近场区也称为干涉区。由于此区域声场能量分布不均,故会引起图像模糊不清,且分辨率很低。通常,相控阵探头和单晶片探头影响较大,线阵和凸阵探头影响较小(图 3-28)。

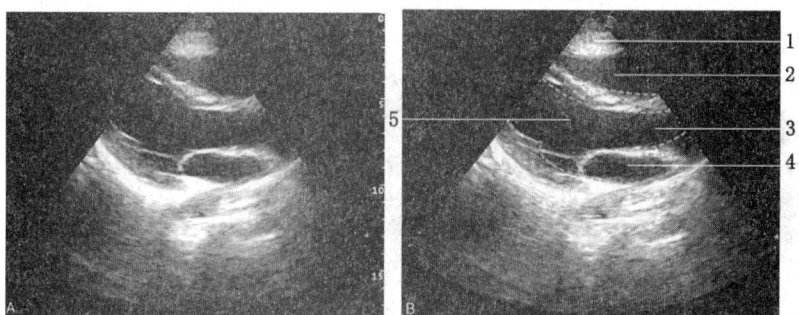

图 3-28　相控阵探头的近场盲区
1.近场盲区;2.右心室;3.主动脉;4.左心房;5.左心室

二、多普勒超声伪像

(一)衰减伪像

彩色多普勒信号分布不均匀,浅表组织彩色血流信号显示丰富,而深部组织彩色血流信号较少,甚至不显示。这是因为彩色多普勒血流信号来源于微弱的红细胞背向散射,而多普勒超声频率越高,其通过组织时衰减越严重。因此,容易产生近场血供多,远场血供少的多普勒衰减伪像(图 3-29)。

(二)多普勒混叠伪像

无论是彩色多普勒血流显像(CDFI)还是多普勒频谱(PW 或 CW)均会受到 Nyquist 取样极限的限制,当所检测的血流速度超过检查的范围时,彩色多普勒血流的方向会发生倒错,而多普勒频谱也会显示在基线的另一侧,此种现象称为混叠伪像。操作中可通过改变速度标尺的范围(脉冲重复频率 PRF)、零位移动(速度标尺的基线)以及使用较低的探头频率,可减少混叠伪像的影响(图 3-30)。

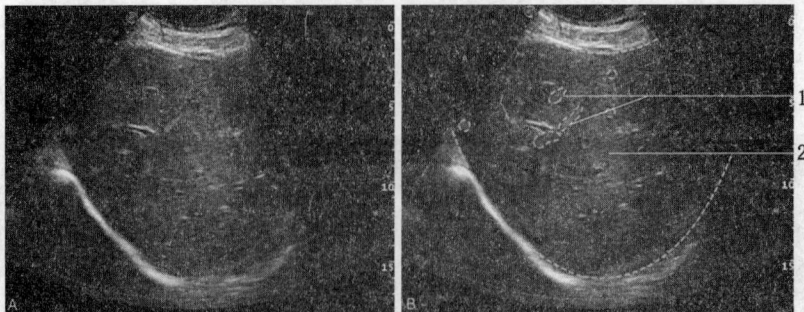

图 3-29　彩色衰减伪像
1.肝静脉和门静脉；2.肝脏

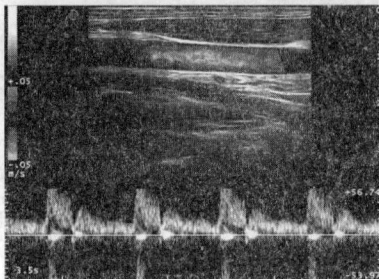

图 3-30　混叠伪像

（三）彩色"外溢"伪像

彩色多普勒血流信号显示超出血管腔，"渗出"血管壁进入邻近组织区域内，称为彩色外溢伪像。彩色外溢产生的原因是由于彩色增益设置过高或速度标尺范围设置过低造成的。因此通过降低增益或适当设定脉冲重复频率（速度标尺）可以减少彩色外溢的影响。由于彩色外溢的存在，因此血管径线的测量应以灰阶超声图像为主（图 3-31）。

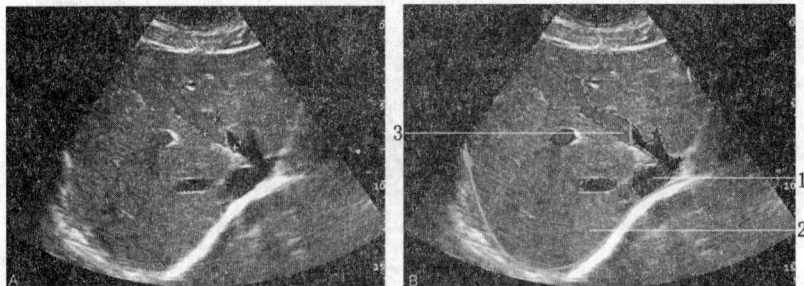

图 3-31　彩色"外溢"伪像
1.下腔静脉；2.肝脏；3.肝静脉（血流外溢）

（四）角度依赖伪像

无论是多普勒频谱还是彩色多普勒血流显像，均与多普勒的取样角度即超声束与血流方向（血管）入射角度相关，此现象称为角度依赖。当入射角与血流方向成 90°时，频谱和彩色多普勒均无多普勒信号显示，即频谱为零，而血管内没有彩色血流信号。通过手动操控探头调整探头的角度可以减小角度依赖的影响（图 3-32、图 3-33）。

（五）闪烁伪像

彩色多普勒信号来自于运动产生的多普勒效应，因此运动的心脏、大血管或呼吸运动会导致相邻区域图像上产生杂乱的、搏动性的、大片状或宽带状彩色干扰信号，称为闪烁伪像。该伪像与被检测器官的活动密切相关，会影响某些正常血管内的血流显示。闪烁伪像由于与人体组织器官自身运动相关，因此消除此类伪像比较困难（图 3-34）。

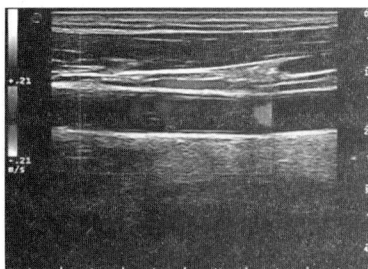

图 3-32　角度依赖伪像

入射角与血流方向成 90°时,几无血流信号显示

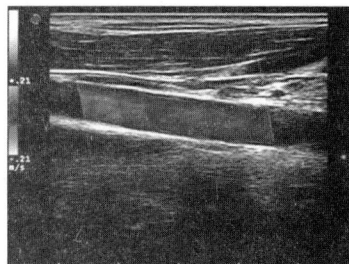

图 3-33　角度依赖伪像

调整角度后血流充盈良好

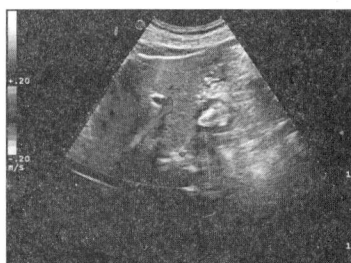

图 3-34　闪烁伪像

（六）彩色多普勒快闪伪像

主要见于表面不光滑的尿路结石和前列腺结石的后方。彩色多普勒超声仪采用相差分析法来计算多普勒频移,是通过测量相邻两个脉冲回声信号的相位差来实现的。当超声波在传播过程中遇到强散射体（如结石、粗糙的钙化等）时,相位检测器首先检测的是强散射体相位的变化,当散射体数目较少,相邻两个脉冲到达这些散射体时,声束与界面间会出现轻微的位移,从而产生不确定的、假的多普勒频移现象。强回声体表面光滑与否与快闪伪像程度密切相关。物体越硬、表面越粗糙、超声散射体越多,快闪伪像越明显。快闪伪像对识别不典型的尿路结石非常有帮助（图 3-35）。

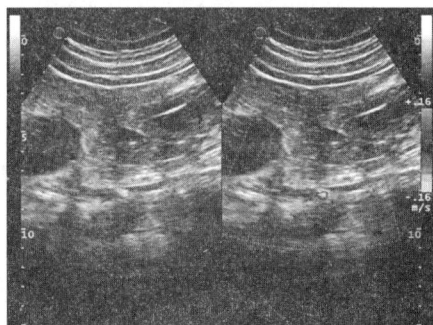

图 3-35　输尿管结石后方快闪伪像

（丁华杰）

第六节　诊断超声的分辨力

诊断超声的分辨力是指在超声图像上能分辨两个被检测目标的最小距离。超声显像的分辨力分为纵向、横向及侧向分辨力。

一、纵向分辨力(longitudinal resolution)

纵向分辨力又称轴向分辨力(axial resolution),是指区分在超声束传播方向上两个目标的最短距离。反射式超声的纵向分辨力与超声频率成正比,理论计算最大纵向分辨力为 $\lambda/2$。但由于受仪器发射的脉冲宽度等影响,实际的纵向分辨力约为理论分辨力的 5~8 倍(相当于 2.5~4 个波长)。如发射频率为 3.5 MHz,在人体软组织中传播,波长为 0.44 mm,其理论纵向分辨力为 0.22 mm,实际分辨力 1.1~1.76 mm;人体细胞中最小的红细胞直径约 7.0 μm,最大的肝细胞直径 15~30 μm,使用 7.5 MHz 频率的仪器,实际分辨力 500~800 μm(表 3-5),远大于细胞直径。目前常用的超声仪,所检测的是成群细胞的结构变化,不是单细胞的变化,更不是细胞内的改变。因此,超声不可能做出如肝细胞性肝癌、视网膜母细胞瘤、结核性腹膜炎等细胞病理学诊断。

表 3-5 超声在人体软组织中传播频率、波长与纵向分辨力的关系

频率(MHz)	波长(mm)	理论分辨力(mm)	实际分辨力(mm)
1.25	1.23	0.6	3~4.8
2.5	0.6	0.3	1.5~2.4
3.0	0.5	0.25	1.25~2.0
3.5	0.44	0.22	1.1~1.76
5.0	0.3	0.15	0.75~1.2
7.5	0.2	0.1	0.5~0.8
10	0.15	0.075	0.375~0.6

二、横向分辨力(transverse resolution)

横向分辨力等于声束宽度,用聚焦的方法使声束变窄,可提高横向分辨力。在圆形声束探头横向分辨力又称侧向分辨力。但在线阵或凸阵探头,声束成矩形,将探头的短轴方向称为横向,其分辨力为横向分辨力(亦有称厚度分辨力)。

三、侧向分辨力

侧向分辨力指等于声束的宽度。可用各种电子聚焦或电子波束形成等方法使波束变细,提高分辨力。

上述三种分辨力,纵向分辨力取决于发射超声频率,横向或侧向分辨力取决于声束宽度。不论何种探头,随着与探头距离的增加而声束的宽度增加,在不同深度上分辨力不同。在焦区内声束细,分辨力高,在焦区外,分辨力低,检查时应使被测目标在焦区内。

此外,超声分辨力还与目标所在的介质有关,液体内有细线状结构,厚仅 0.1 mm 也能产生反射及显示回声。在实性组织中有囊性病变,直径 2~3 mm 即能辨别;肝组织中有实性病变,若回声低于或高于周围组织,直径 1 cm 才能辨认,回声与正常肝组织相似(等回声)则需更大或借助造影等其他方法才能分辨。

(蔡彬彬)

第七节 实时二维超声

实时二维超声仪通称 B 型超声仪,是当前超声成像检查的主体部分,应用极为广泛和深入。自 50 年代初 Howry 和 Bliss 首次报道应用这一新的超声成像技术以来,随着科技的进步,在技术上有三次重大的突破,第一次为 B 型超声双稳态显示到"灰阶"(Gray Scale)显示,使图像具有更丰富的层次,提高了对病变的分辨力。第二次为"实时"(Real time)技术的出现,使图像由静态到动态,不仅能显示动态结构,而且

使成像检查更加方便和快捷,扩大了超声的应用范围。第三次突破即是微型电子计算机更广泛地与超声技术相结合,使超声设备的全数字化和多功能超声仪的成功应用,促使超声诊断技术向更高水平发展。

一、实时二维超声的工作原理

实时二维超声仪实属亮度调制型(Brightness mode),系将回声信号以光点亮度或辉度形式加以显示,故名 B 型超声(B mode ultrasonography)。

(一)实时二维超声仪的结构与工作原理

B 型超声仪主要由超声换能器即探头和主机(包括脉冲信号发射和接收系统、显示与记录)以及电源等部分组成。将仪器发射系统产生的短促高频电脉冲信号转化成高频机械振动,即由逆压电效应产生超声信号,并通过体表向人体组织器官内发射。探头随即接收体内多种不同界面反射回来的强弱不同的信号(机械振动),即由正压电效应转换成高频电信号。超声仪的接收系统将高频电信号加以接收和放大,通过对数放大器压缩动态范围,经过时间增益补偿(TGC)、灰阶变换等前处理和后处理,并经过数字扫描转换器(DSC),将探头扫描获得的系列回声信号变成视频信号,同时在荧光屏上显示出来。这种人体内部组织器官系列回声通过超声扫描构成反映人体局部断层切面图,即声像图(Ultrasonography)。

实时二维超声仪的基本电路结构如左图所示(图 3-36)。

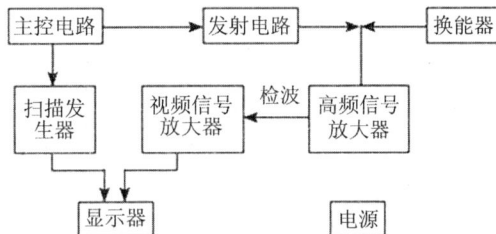

图 3-36　B 型超声仪工作原理示意图

1. 主控电路

主控电路即同步触发信号发生器,由它周期性地产生同步触发脉冲信号,分别去触发发射电路与扫描发生器中的时基扫描电路。其触发脉冲的重复频率即决定其超声脉冲发射的重复频率。

2. 发射电路

当受主控电路触发后,便产生高频电脉冲去激发换能器(探头),换能器受到激发后,即发射一定频率和宽度的脉冲超声波。发射频率通常由压电晶片的材料特性和厚度决定,而频宽则取决于探头的结构及发射电路的阻力。

3. 高频信号放大电路

当换能器向人体发射出脉冲超声波之后,即接收其来自人体内的超声回波并将其转换为高频电信号,继而通过高频信号放大电路放大。高频信号放大电路一般具有 120 dB 以上的增益和足够大的带宽。在该电路中设有时间增益补偿(TGC)电路等。

4. 视频信号放大

B 型超声成像的主要原理是将单条声束传播途径中遇到各个界面所产生的一系列散射和反射信号,在示波屏时间轴上以光点辉度(灰度)表达。声束顺序扫切脏器时,每一单条声束线上的光点群按次分布连成一切面声像图。

B 型超声仪器的工作过程:首先由探头内的压电晶体,回波电信号经高频信号放大器放大后,再由检波器进行检波。回波信号中含有返回目标的多种信息,包括幅度、频率、相位等。一般多采用幅度检波,但随着电子技术的发展采用多声束形成技术,即利用接收声束间的相位信息等,从而提高成像质量。检波后的视频包括信号,频率较低,需经过视频信号放大器作适当放大,然后加至显示器的极上进行图像的亮度调制(DSC),即在其信号合成及 A/D 转换后,经视频放大调节显示器的亮度。

5.扫描发生器

扫描发生器产生的扫描电压加至显示器的偏转系统上,使电子束按一定的规律扫描。

6.显示器

通常采用的为阴极射管(CRT),或液晶显示器,从人体反射回来的超声信息最终从显示器荧光屏幕上展示为图像,高分辨力的彩色显示器,一般采用逐行扫描,无闪烁,图像稳定,清晰。

根据成像和显示方式不同,分为静态成像和动态或实时成像以及灰阶或双稳态(Bistable)显示。静态成像图像展示范围较广,图像较清晰,但成像速度慢,检查时间长,现已很少使用。目前应用最为广泛者为实时(帧频大于 30 f/s)及灰阶(灰阶数大于 64)仪器。

(二)超声换能器

关于超声换能器根据晶片的个数,分为单晶片和多晶片,前者用于 A 超、M 超及机械的扇扫 B 超仪中,但目前已很少应用,后者即用于线阵、凸阵、相控阵和环阵等电子扫描换能器中。

线阵探头:将多个晶体片组成若干个阵元沿一直线排列,并用电子开关按一定时序将激励电压加至某些阵元上,发射出一束超声,同时由电子开头按一定时序去接通某些阵元接收反射回的超声信息,由此形成声束扫描。高频的线阵探头主要适用于浅表小器官的检查。

凸阵探头:晶片是沿圆弧排列并按一定组合和顺序工作,向外发射并按超声脉冲的换能器阵,其内部结构类似线阵,只是各窄条晶片均匀分布在凸形圆弧上,其振动面的法线是呈扇形辐射状的,其波束以扇面扫描故呈扇面显示图像。凸阵扫描介于线阵扫描和相控阵扫描之间,故应用范围较广。

相控阵探头(扇形探头):利用雷达天线的相控阵扫描原理,通过适当调整,控制各单元激励信号的时相,以实现声束偏转的换能器阵为主体的超声探头。其扫描声束呈扇面,接触面小,远区视野广阔,故适于心脏的超声检查。

还有根据不同需要设计的各种专用探头如经食管、经直肠、经阴道等特殊的腔内探头以及为了借助声像图指导穿刺用的穿刺和术中探头,尤其是超高频探头的应用(20～40 MHz)。采用 20 MHz 频率的体表探头,可以进行皮肤的厚度、层次及弹性的测定。导管式的腔内微型探头,外径仅 2 mm 可作心脏冠状动脉、胆管和胰管内成像。有的甚至不用机械传动方式,而在人体外用磁场控制其旋转,从而进行管腔内无线超声成像。

(三)二维图像的分辨力与二次谐波成像

近年来随着高新超声工程技术的发展,诸如全数字化声束形成技术和信息处理技术以及二次谐波成像等新技术的应用,大大地提高了图像的分辨力与清晰度。

二维图像的分辨力包括如下。

1.空间分辨力

空间分辨力即细微分辨力,它与声束特性和像素的数量有关,纵向半波长愈短发射频率愈高,其轴向分辨力愈好;侧向声束(长轴,短轴)愈窄或愈细,其侧向分辨力愈好,亦即细微分辨愈高。

2.对比分辨力

对比分辨力指能显示器官组织回声信号间微小差别的能力,其与灰阶级数有关,灰阶级数愈多,其对比分辨力愈好。常用的有 64 级,128 级和 256 级灰阶等。

3.时间分辨力

时间分辨力即单位时间成像的帧速率,其帧速率愈高(一般为 30 帧/秒),时间分辨力愈好,愈能真实地反映活动脏器的瞬间变化情况。

二次谐波成像技术即利用超声波在人体组织中传播、反射(和散射)均具有非线性效应,使发射的基波 f_0 会出现谐波频率。当接收时提取 $2f_0$ 的谐波回声信号,包括自然组织谐波与造影剂的谐波信号。在实际的谐波接收过程中,采取多种技术措施使二次谐波与基波相分离,而提取纯净的谐波成分。

谐波成像在成像困难的患者中,可提高信/噪比改善组织的对比分辨力、空间分辨力、消除近场伪像提高图像的清晰度。

二、检查方法

（一）检查前的准备

一般的超声检查不需特殊准备，但在腹部检查时为了避免胃肠内容物或气体的干扰，一般应在空腹时进行。必要时需饮用温开水充盈胃腔，以此作"透声窗"进行检查。在经腹妇产科或盆腔部位检查时亦同样适度充盈膀胱，以避免气体干扰。

（二）检查时的体位以及常用的扫查切面

超声探测时常规采取仰卧位，也可根据需要取侧卧位或俯卧位、半卧位或站立位。露出皮肤，涂布耦合剂，探头紧贴皮肤进行扫查，常用的扫查切面如下。

（1）矢状面扫查（sagital scan）（纵切面的一种）以扫查面由前向后并与人体的长轴平行。

（2）横向扫查（transverse scan）（横切面，水平切面）即扫查面与人体的长轴垂直。

（3）斜向扫查（oblique scan）即扫查面与人体的长轴成一定角度。

（4）冠状扫查（coronary scan）（冠状切面或额状切面，属纵切面的一种）即扫查面与腹壁和背部平行或与人体额状面平行。

（三）扫查的手法

在操作过程中，使用探头常采用以下四种手法。

1.顺序连续平行断面法

顺序连续平行断面法即"编织"式扫查法，在选定某一成像平面后，依次将探头沿该平面平行移动作多个平行的断面图像，可从各个连续的图像中，观察分析脏器轮廓、内部结构及病灶的整体情况。

2.立体扇形断面法

立体扇形断面法即定点摆动扫查法，在选定某一成像平面后，不移动探头在体表的位置，而以顺序改变探头与体表之间的角度时，可在一个立体的扇形范围内，观察分析脏器及病灶的整体情况。

3.十字交叉法

十字交叉法即纵横平面相交扫查法。对某一切面为圆形的图像为了鉴别是圆球形还是管状，可采用十字交叉法的纵横切面相交予以鉴别。此外，在对病灶中心定位穿刺引导时，亦可采用此法即十字交叉中心定位法。

4.对比加压扫查法

对比加压扫查法即利用探头加压腹部观察回声有无变化，并对两侧腹部对应部位进行对比以鉴别真假肿块。各种特制的腔内探头使用时，除应严格选择适应证外，须按一定的操作规程进行（图3-37）。

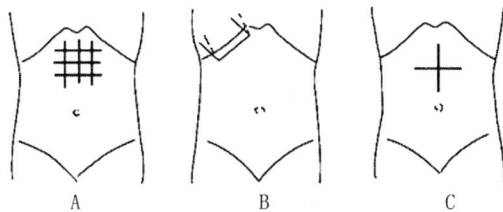

图 3-37　各种扫查手法示意图

A.顺序连续平行断面法；B.立体扇形断面法；C.十字交叉法

（四）回声的描述与命名

超声图像是由许多像素所构成，像素的亮暗反映了回声的强弱。反映在荧光屏上从最亮到最暗的像素变化过程即从白到灰再到黑的过程称为灰度（gray）。将灰度分为若干等级，即为灰阶（grey scale）。在荧光屏上一侧用格数表示灰阶的标志称为灰标（mark of grey scale）。人体被测脏器与病灶的断面图像即是根据各种不同界面的灰阶强度，回声的空间范围和几何形状来加以描述。

1.回声强弱的命名

根据图像中不同灰阶强度将其回声信号如下。

(1)强回声(strong echo):强回声反射系数大于50%以上,灰度明亮,后方常伴声影,如结石和各种钙化灶等即是(图3-38)。

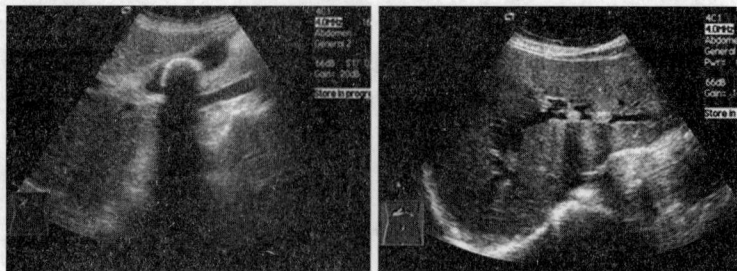

图3-38 强回声光团伴后方声影图像
左图示胆囊内结石,右图示肝内胆管结石

(2)高回声(hyper echo,high level echo):高回声反射系数大于20%左右,灰度较明亮,后方不伴声影,如肾窦和纤维组织等为此类回声。

(3)等回声(iso-echo,medium echo):等回声灰阶强度呈中等水平,如正常肝、脾等实质脏器的回声即是。

(4)低回声(hypo echo,low level echo):低回声呈灰暗水平的回声,如肾皮质等均质结构即表现为此类回声。

(5)弱回声(poor echo):弱回声表现为透声性较好的暗区,如肾锥体和正常淋巴结的回声即属此类。

(6)无回声(echofree):均匀的液体内无声阻差异的界面,即呈无回声暗区,正常充盈的胆囊、膀胱和肝肾囊肿等即呈典型的无回声区(图3-39)。

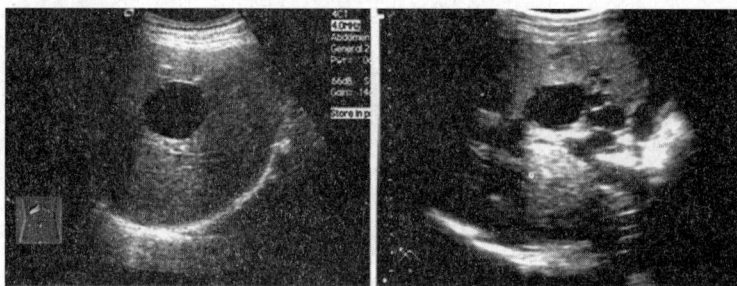

图3-39 无回声暗区图像
左图示肝内单个囊肿,右图示肝内多发性囊肿

2.回声分布的描述

按其图像中光点的分布情况分为均匀或不均匀,不均匀者有:①随机性不均,包括点状、线状和小区性分布不均;②规律性的深度递减。此外,在病灶内部的回声分布可用均质或非均质表述。

3.回声形态的命名

(1)点状回声(echogenic dots)回声呈细小亮点状。

(2)斑片状回声(echogenic spot)回声聚积呈明亮的小片状,其大小在0.5 cm以下,有清晰的边界。

(3)团状回声(echogenic area)回声光点聚集呈明亮的光团,有一定的边界。

(4)环状回声(echogenic ring)回声光点排列呈圆环状。

(5)带状或线状回声(enhogenic band)回声光点排列呈明亮的带状或线状。

4.某些特殊征象的描述

某些病变呈现某种特殊征象,即形象化的命名为某征,用以突出或强调这些征象的特点,常用的有"靶环征"(target sign)及"牛眼征"(bull's eye configuration)。即在某些病灶中心呈强回声区而其周围形成圆环状低回声,称晕圈或声晕(acoustic halo)。在结节外周呈1~2 mm无回声环形围绕者称"暗环"(dark ring)(图3-40)。肝脏肿瘤自肝表面隆起者,称"驼峰"征(hump sign);肝门部肝外胆管因阻塞扩张后在声像图上形成与肝门部门静脉平行,且管径相近或略宽,即所谓"双筒枪"征(shotgun sign)。肝内胆管扩张与相应的门静脉构成平行"管道"征(parallel channel sign)。又如,胃肠肿瘤时壁增厚与残腔形成的"假肾"征(pseudo-kidney sign)。宫内避孕环强回声后方出现狭长带状强回声即"彗星尾"征(comet-tail sign)。乳房内或肝内小囊肿无回声区后方回声增强所出现的"蝌蚪尾"征(tadpole tail sign)等。

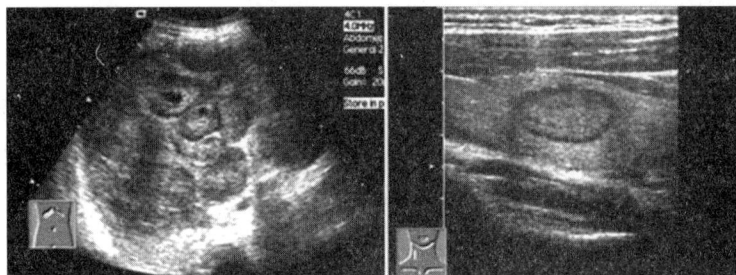

图 3-40 "靶环征"声晕图像
左图示转移性肝癌,右图示甲状腺实质性结节(腺瘤)

5.病灶后方回声的描述

在某些圆球形病灶声像图后方出现的回声,即回声增强效应(echo enhancement effect)和侧后声影(posterior lateral acoustic shadow)、中心声影(central acoustic shadow)等。

在超声图像命名时,既要反映回声的差异,又要具有形态学特点并与大体病理改变相联系。

(五)超声图像分析的内容

观察分析声像图时,首先应了解切面方位,以便于认清所包的解剖结构,并注意分析以下内容。

1.外形

脏器的形态轮廓是否正常,有否肿大或缩小。如系肿块,则其外形为圆形、椭圆形或不规则形,呈分叶状或条索形等。

2.边界和边缘回声

肿块有边界回声且显示光滑完整者为有包膜的证据,无边界回声和模糊粗糙,形态不规则者多为无包膜的浸润性病变。除观察边缘回声光滑或粗糙、完整或有中断等征象外,边缘回声强度也有重要区别,某些结节状或团块状肿块周边环绕一圈低回声暗圈,即"暗环"征(dark ring)或周边为高回声的边缘,即"光轮"征(echogenic ring)等。仔细地观察病变的形态和边缘,在病变性质的鉴别以及了解肿瘤的生物学活性等均有一定意义。

3.内部结构特征

内部结构特征可分为结构如常、正常结构消失、界面增多或减少、界面散射点的大小与均匀度以及其他各种不同类型的异常回声等。

4.后壁及后方回声

由于人体各种正常组织和病变组织对声能吸收衰减不同,则表现后壁与后方回声的增强效应(enhancement effect)或减弱乃至形成后方"声影"(acoustic shadow),如衰减系数低的含液性的囊肿或脓肿,则出现后方回声增强,而衰减系数高的纤维组织、钙化、结石、气体等则其后方形成"声影"。另外,某些质地均匀,衰减较大的实质性病灶,内部可完全表现为低回声,在声像图上酷似液性病灶,但无后壁及后方回声增强效应可作区别。

5.周围回声强度

当实质性脏器内有占位性病变时,可致病灶周围回声的改变,如系膨胀性生长的病变,则其周围回声呈现较均匀性增强或有血管挤压移位;如系浸润性生长病变,则其周围回声强弱不均或血管走行中断。肝脓肿则在其边缘与正常组织之间出现从高回声向正常回声过渡的"灰阶梯度递减区"。

6.邻近关系

根据局部解剖关系判断病变与邻近脏器的连续性,有无压迫、粘连或浸润。如胰头癌时可压迫胆总管致肝内外胆管扩张、胆囊肿大以及周围血管的挤压移位,淋巴结或远隔脏器转移灶等。

7. 量化分析

量化分析包括测量病变所在位置、数目、范围、大小等,即应用电子游标测量其径线、面积、体积(或容量)和时距四种基本时空度量。另外,还有谱分析,包括灰阶直方图、视频密度分析以及超声多普勒频差分析,对有关血流动力学参数的定量检测等。

8. 功能性检测

根据声像图上的形态改变、活动、搏动等进行生理学上的功能检测分析,如应用脂餐试验观察胆囊的收缩功能,空腹饮水后测定胃的排空功能及收缩和蠕动状态以及心脏的各种复杂功能等。

通过以上内容的观察分析,以达到对病变进行定位、定量和定性诊断的目的。但在诊断分析中需要注意以下事项。

(1)对超声成像过程中某些伪回声或伪像要注意识别和避免,如多次反射或旁瓣效应所致的假界面等。

(2)注意临床思维,不能单纯地"看图论病"。因在影像检查中常有"同图异病"或"异图同病"的表现。故必须结合有关临床资料,综合分析。

(3)注意动态观察,以了解其不同病理阶段的变化,同时注意各项影像技术的互补作用,以达到正确诊断的目的。

三、应用的范围与局限性

实时二维超声系超声成像检查的主体和基础。它可提供人体各部位软组织器官和病变及管腔结构高清晰度断层图像,准确地反映其解剖结构和病变的形态学变化。由于成像速度快,对心血管等活动器官,能实时地观察其活动状态,反映其生理功能。在高清晰度断层图像上,叠加显示彩色血流信息,便可无创地检测有关血流动力学参数以及观察组织器官血流灌注状态等。因此,实时二维超声已广泛应用于内科、外科、妇产科、儿科和眼科等临床各科。它已成为许多内脏、软组织器官首选的影像学检查方法。尤其对肝、肾等实质性脏器内局限性病变的诊断以及胆囊内微小的隆起性病变和结石的诊断均有很高的敏感性。在妇产科领域对早期妊娠的诊断和围产医学中的应用均有一定价值。在计划生育、健康体检或防癌普查工作中超声亦已成为重要检查方法。

借助于多种腔内探头、术中探头,对某些微小病变的早期发现,肿瘤侵犯范围的精确定位,有无周围淋巴结的转移等,用以进行肿瘤的分期和制定合理的治疗方案。

超声引导定位穿刺技术即介入性超声诊断与治疗,进一步提高临床诊断与治疗水平。

应当指出,超声诊断也有其局限性,由于超声的物理性质,使其对骨骼、肺和肠道的检查易受到气体的干扰使图像显示不清楚,在应用上受到一定限制。另外,声像图表现所反映的器官和组织声阻抗差的改变只有一定的规律性而缺乏病原学上的特异性,需注意结合其他资料综合分析。此外,超声成像中的伪像亦较多,需注意识别。超声每一切面所显示范围较小,图像的整体性不如 CT 和 MRI。因此,有选择地联合应用或有针对性地选择 CT、MRI 等其他影像技术相互补充也是十分必要的。

(杜新兴)

第八节　频谱多普勒

1842 年奥地利数学和物理学家 Christian Johann Doppler 在观察来自星球的光色变化时发现,当星球迎向地球运动时,光波频率升高并向光谱的紫色端移动;当星球背离地球运动时,光波频率降低并向光谱的红色端移动。这种因光波和接收器之间的相对运动而引起的接收频率与发射频率之间的差别称为多普勒频移(Doppler shift),这种光波频率变化的物理学效应称为多普勒效应(Doppler effect)。

日常生活中经常可以观察到波源和接收器之间产生的多普勒效应,例如当火车鸣笛(波源)由远而近驶来时,笛声本身的频率并未变化,但人耳(接收器)却听到笛声变尖即声波频率升高;反之,当火车鸣笛由近而远驶去时,人耳可听到频率固定的笛声变粗即声波频率降低。这种效应同样见于临床多普勒超声心动图的检查过程中。

频谱多普勒(spectral Doppler)是利用超声波的多普勒效应来研究心脏和大血管中血流动力学变化的一种技术,频谱多普勒主要包括频谱型脉冲多普勒(spectral pulse Doppler)、高脉冲重复频率式多普勒(high pulse repetition frequency Doppler)和连续多普勒(continuous Doppler)。频谱多普勒是血流动力学定量分析中的首选手段。因此,本章将就常用的频谱型脉冲多普勒和连续多普勒测量血流速度的基本原理和分析方法作一介绍。

一、频谱多普勒的工作原理

(一)脉冲型频谱多普勒

假如组织中的声速为 C,探头的声束方向与血细胞流动的方向之间存在夹角 θ,血细胞的运动速度为 V,探头发射频率为 f_0,则多普勒频移 f_d 可由下列公式得出。

$$f_d = 2f_0(V\cos\theta)/C$$

脉冲式多普勒在很多方面相似于 M 型和二维超声心动图技术。超声换能器作为发射声源发射出一组超声脉冲后,即作为接收器接收反射的回声。接受回声的过程与 M 型和二维超声心动图不同,脉冲式多普勒的接收器并不接受反射的所有回声信号,而是在一时间延迟(T_d)后,才接受反射的回声。已知组织中的声速为 C,那么在时间 T_d 内,脉冲波从探头到达声靶,然后从声靶返回探头的总距离应为 $C \cdot T_d$,而探头与声靶间的距离(R)则为总距离的一半,即:$R = C \cdot T_d/2$。

上式中,R 为产生回声信号的深度。由于声速 C 为常数,因此人为地改变时间延迟 T_d,就可得到来自不同深度的超声反射信号。这种沿超声束的不同深度对某一区域的多普勒信号进行定位扫查的能力称为距离选通(range gating)或距离分辨力(range resolution)。此区域称为取样容积(sample volume)。取样容积是一个三维的体积,其宽度和高度等于扫查区域处超声束截面的宽度和高度,其长度等于脉冲群(pulse packet)的长度即脉冲波的波长和脉冲波数目的乘积。在大多数仪器中,取样容积的宽度和高度是不可调节的,但通过调节发射脉冲波的数目,可达到调节取样容积长度的目的。这就使脉冲式多普勒技术可沿二维超声切面内的不同扫描线,每条扫描线的不同深度以及在每个深度上的不同取样长度进行定位调节,从而可适应对不同区域的血流进行定位扫查的需要。脉冲式多普勒技术的距离选通功能,对于心脏疾病的定位诊断和体积血流的定量分析,是一个十分重要的优点。

脉冲式多普勒技术的主要缺点是所测流速的大小受到脉冲重复频率的限制。所谓脉冲重复频率是指每秒钟超声脉冲群发射的次数,因此亦称为取样频率(sampling frequency)。脉冲重复频率不同于脉冲频率,后者是指每秒钟内脉冲波的个数,即探头的频率。在脉冲式多普勒技术中,脉冲频率一般为几兆赫兹(MHz),而脉冲重复频率一般只有几千赫兹(kHz)。

如前所述,脉冲式多普勒的换能器在发出一组超声脉冲波之后,需经过时间延迟 Td 后才发出下一组超声脉冲,因此,脉冲式多普勒的脉冲重复频率(PRF)为:PRF=1/Td。

根据取样定理,脉冲重复频率必须大于多普勒频移的两倍,才能准确地显示频移的方向和大小,即:fd<(1/2)PFR。

脉冲重复频率的 1/2 称为 Nyquist 频率极限(Nyquist frequency limit)。如果多普勒频移值超过这一极限,脉冲式多普勒所检出的频率改变就会出现大小和方向的伪差,称为频率失真(frequency aliasing)。在脉冲式多普勒的频谱显示中,如果 fd<(1/2)PRF,频移的大小和方向均可得到准确的显示。如果 PRF>fd>(1/2)PRF,则频谱充填(1/2)PRF 的范围后又折叠到-(1/2)PRF 的部分,表现为正负双向的单次折叠,称为单纯性频率失真(simple aliasing)(图 3-41)。

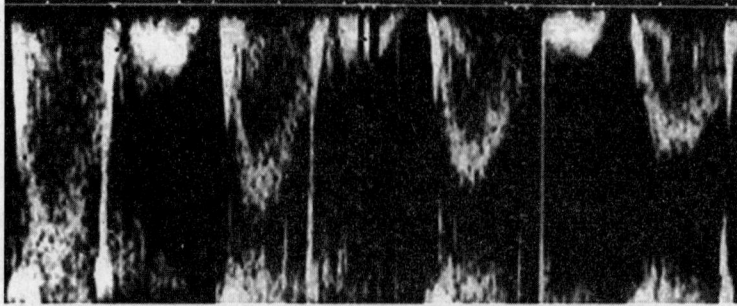

图 3-41　脉冲多普勒单纯性频率失真

在单纯性频率倒错时,只有频率的方向倒错,将正负方向的绝对频移值相加,仍可得出真实的频率。如果 $f_d > PRF$,则频谱在充填 $(1/2)PRF$ 和 $-(1/2)PRF$ 之后,再次折叠到 $(1/2)PRF$ 的部分,表现为正负方向上的多次折叠,称为复合性频率失真(complex aliasing)。在复合性频率倒错时,频率的大小和方向都发生倒错,此时,依靠脉冲式多普勒技术已无法确定真实的多普勒频移。脉冲式多普勒的频率失真曾在文献中造成概念的混淆。例如,高速射流本身是一种单向的层流,但利用脉冲式多普勒扫查时,由于频率失真的技术限制,频谱显示为双向的频谱填充,因此这些信号曾被解释为"双向湍流",甚至据此建立了诊断"湍流"的指标,而事实上这些指标只是反映频率失真的程度而已。我们得到脉冲重复频率 PRF 和取样深度 R 之间的下列关系式:$PRF = C/2R$。

由 Nyquist 频率极限,避免发生频率倒错的最小 PRF 为:$PRF = 2f_d$ 合并上两式得:$f_d = C/4R$ 消去 f_d,设 θ 角为 0°,得:$RV = C^2/8f_0$。

上式给出了脉冲式多普勒技术的深度-速度乘积公式。这一公式说明,对于给定的探头频率 f_0,脉冲式多普勒的取样深度和测量速度的乘积是一个常数,增大取样深度就会降低流速测值;反之,减小取样深度就会增加流速测值。这是因为,取样深度增大时,脉冲波从探头到达声靶,再从声靶返回探头的时间就要延长,从而降低了脉冲重复频率和流速测值;反之,取样深度减小时,脉冲波往返时间缩短,从而增加了脉冲重复频率的流速测值。扫查深度和流速测值的这种反比关系也是脉冲式多普勒技术的一个重要局限性。

由于脉冲重复频率与取样深度成反比,因此在超声近场取样时,脉冲重复频率较高,探头发射的脉冲群在到达取样部位以后,还要向超声的远场传播,如果在远场有较强的频移信号,这一信号除可在远场检出以外,还可反射回近场,在近场的取样部位再次检出,脉冲式多普勒的这一缺点称为距离不定(range ambiguity)。例如,在严重二尖瓣反流伴左房扩大的患者,取胸骨左缘左室长轴切面扫查时,将取样容积置于左房内可探及一收缩期射流信号,在同一声束方向将取样容积逐渐移向近场时,可在右室流出道再次探及这一信号,可误诊为右室流出道梗阻。然而,在某些情况下,脉冲式多普勒的距离不定可有助于高速血流的测量。例如,当在远场存在高速血流信号时,由于取样深度大,脉冲重复频率低,脉冲式多普勒扫查时可出现频率失真。如果在同一声束方向将取样容积移至近场,上述信号可再次出现,此时由于取样深度小,脉冲重复频率高,可测得血流信号的最大流速而不发生频率失真。

(二)连续型频谱多普勒

与脉冲式多普勒的单晶片探头不同,连续式多普勒技术使用的是双晶片探头。一个晶片连续地发射高频脉冲波,另一个晶片则连续地接收反射的回声。由于脉冲波的发射无时间延迟,因而在理论上连续式多普勒的脉冲重复频率为无穷大,接收频率与发射频率之差即为多普勒频移,流速测值只取决于多普勒频移值,而不受脉冲重复频率的限制。但实际上,连续式多普勒所测流速值要受到仪器中模数转换器工作速度的限制。尽管如此,在大多数仪器中连续式多普勒可测量大于 7 m/s 的流速,这一测值已可满足临床的需要。连续式多普勒测量高速血流能力,对于心血管疾病的定量诊断,是一个非常突出的优点(图 3-42)。

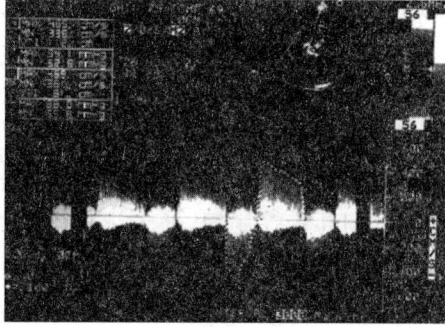

图 3-42　连续多普勒测高速血流

图为主动脉瓣重度狭窄患者的连续多普勒频谱,取样线通过心尖五腔心切面的主动脉瓣环处,记录到主动脉前向加速血流及反流的连续多普勒频谱

由于连续多普勒连续地发射和接收脉冲波,多普勒超声束内的所有回声信号均被记录下来,因此当声束与血流方向平行时,声束内包含的红细胞数量最多,因而出现特征性的音频信号和频谱形态。反之,当声束与血流方向之间出现夹角时,声束内的红细胞数量将锐减,音频信号和频谱形态出现明显的改变。与连续多普勒的声束相比,脉冲式多普勒的取样容积内只包含少量的红细胞,声束和血流之间的夹角并不造成音频信号和频谱形态的显著变化。因此,对于指导声束的方向,寻找理想方向的高速射流,连续多普勒明显优于脉冲式多普勒。

连续多普勒的主要缺点是无距离选通的能力。由于无法确定声束内回声信号的深度,故这一技术不能用于定位诊断。例如,在主动脉缩窄的患者,应用连续多普勒探测降主动脉血流时,可同时测得声束中混合的三种收缩期血流成分:左锁骨下动脉的血流,降主动脉缩窄段上游的血流以及缩窄段下游的血流。连续多普勒的这一缺点称为距离不定(range ambiguity)。但如果我们所要了解的是声束内的最大血流速度,如上例中的主动脉缩窄段的最大射流速度,则必须应用连续式多普勒技术。而异常血流的定位诊断需借助于脉冲多普勒或二维超声加以弥补。因此将脉冲与连续式多普勒技术相互结合,不仅可测量高速血流,而且可确定异常血流的来源,从而达到定位和定量诊断的目的。

连续式多普勒的另一个缺点是探头的敏感性较低,主要由于双晶片探头的直径较小,超声束在体内发生较多的衍射所致。

二、频谱多普勒的频率分析和显示

超声脉冲波进入人体后,将产生一系列复杂的频移信号。这些信号被接收器接收并处理之后,还必须经过适当的频率分析和显示方能转变为有用的血流信息。因此,频率的分析和显示技术是频谱多普勒超声技术的重要组成部分。

(一)频率分析技术

脉冲波多普勒的取样容积和连续波多普勒的声束均是具有一定几何大小的立方体,其内众多的血细胞的流动速度和由此产生的多普勒频移值不尽一致,每一时刻多普勒声束内的回声信号将具有多个频率。同时,具有相同流速的血细胞的数量和由此产生的振幅信号也不尽一致,多普勒声束内的回声信号在每一时刻将具有多个振幅。此外,由于血流脉动的影响,信号的频率和振幅将随时间而变化。因而,多普勒接收器所接收的必然是由多种频率和振幅所组成的随时间而变化的复杂信号。显然,为了获得多普勒信号的全部信息,必须实时地分析每一信号的频率、振幅及其随时间而变化的过程。在频谱多普勒超声技术中,频率分析技术主要有以下两种。

1.实时频谱分析

实时频谱分析(Real-time spectral analysis)是应用数学的方法对多普勒信号的频率、振幅及其随时间而变化的过程进行实时分析的一种技术。把组成复杂振动的各个简谐振动的频率和振幅分析出来而列成频谱称为频谱分析,在频谱中横坐标代表频率,纵坐标代表振幅。由于频率与振幅的乘积即频谱曲线下的面积等于信号的功率,因此,这种频谱又称为功率谱(power spectrum)。在频谱多普勒超声心动图中,频率代表的是血细胞的流速,振幅代表的是具有该流速的血细胞的数目。因此,功率谱可看作是取样容积或扫查声束内血细胞流速与血细胞数目之间的关系曲线。实时频谱分析包括以下三种。

(1)带通滤波:带通滤波(band-pass filtering)是利用一组带通滤波器进行频谱分析的方法。带通滤波器的作用相当于立体声放大器中的低音和高音控制钮,通过选择性增加低频成分,人耳可听到低音的音乐,若选择性增加高频成分,人耳可感受到高音的音乐。带通滤波器的输出信号转变为电压,电压的高低取决于每一时刻频带中通过信号的振幅的高低,振幅越高,电压就越高,这些电压通过条幅记录器记录为频谱,带通滤波技术可以同时分析和显示每一时刻的多种频率。该技术的主要缺点是频率分辨力较低,不能显示所有的频率成分。随着电子计算机技术的应用,带通滤波技术已被快速傅立叶转换技术所取代。

(2)快速傅立叶转换:任何一个复杂的振动过程均可分解为若干简单的连续性简谐振动,这种复杂的振动过程可以若干个正弦函数和余弦函数之和来表示。同理,任何一个复杂波形均可分解为一系列基本和简单的正弦曲线。这种利用电子计算机技术将复杂信号分解为多个基本信号之和,并加以快速处理的数学方法称为快速傅立叶转换(fast Fourier transform)。随着电子计算机技术的进步,现代多普勒超声仪器中的模数转换器的二进位制数字形式输入到快速傅立叶转换后,分解为频率和振幅两个分量,最后组成实时显示的血流频谱。

(3)射频 Z 转换:射频 Z 转换(Chirp-Z transform)是采用模拟计算机方法进行频谱分析的一种技术。与数字化处理的快速傅立叶转换不同,射频 Z 转换应用模拟斗链式器件进行分析计算,其计算精度与快速傅立叶转换相似,但计算时间更短,可短至 1 毫秒。这种快速的计算对于高速射流的频谱分析是十分必要的。由于采用了模拟计算法,射频 Z 转换对于信号处理的动态范围大于快速傅立叶转换,降低了仪器损耗、体积和造价,已开始应用于某些现代超声仪中。

2.过零检测技术

过零检测技术(zero-crossing technique)是较为简单的频率分析方法,是指测量频谱多普勒频移信号与零线交叉的时间间隔。过零检测技术的输出方式是时间间期直方图(time interval histogram),其横坐标代表时间,纵坐标代表频率,多普勒频移信号每产生一个过零脉冲,直方图中就出现一个数值点,点与零线的距离代表信号频率的大小。过零脉冲时间间隔越长,直方图中的数值点距离零线就越远,表明频率降低;反之,过零脉冲时间间隔越短,直方图中的数值点距离零线就越短,表明频率升高。因而利用这种方法可估测出每一时刻多普勒信号的频移大小及其随时间的变化。过零检测技术的限制性是:①不能给出每一时刻频率的确切分布范围,因而不能显示取样容积内瞬时流速的分布;②不能给出每一时刻的最大频率,所显示的平均频率明显小于最大频率,因此在利用最大流速计算压力阶差时可导致后者的严重低估;③不能显示频移信号的振幅,无法了解具有相同流速的血细胞数量的多少。由于这些限制性使得过零检测技术只能用于血流的定性判断,而不能用于血流动力学的定量分析,该技术已被前述的实时频谱分析所取代。

(二)频谱多普勒的显示

超声脉冲波进入人体后,将产生复杂的多普勒频移信号,因此,多普勒接收器所接收的必然是具有多种频率和振幅的复杂信号。为了正确显示这种复杂的频率变化,必须进行适当的频率分析和显示,才能转变为有用的血流信息。在现代的多普勒超声仪中,频谱分析一般采用快速傅立叶转换(FFT)的数学方法,最后形成实时显示的血流频谱。多普勒频移信号经过频谱分析之后,通过两种方式输出,一种是音频输出,另一种是图像输出。

1.音频显示

多普勒超声探头的发射频率和接收频率均在百万赫兹以上,因而超出了人耳的可听范围。但接收频率与发射频率之差即多普勒频移的范围一般为 1000～20 000 Hz 之间,恰在人耳的可听范围之内。在多普勒超声仪中,这些信号被放大后输入扬声器,变为音频信号(audio signal)。音频信号在多普勒超声检查中具有十分重要的作用,因为音频信号的变化可以反映血流的性质。音调的高低反映频率的高低,而声音响度反映频移振幅的大小。高速血流产生高调尖锐的声音,而低速血流产生低调沉闷的声音。瓣膜、管壁和室壁运动产生的频移信号振幅高但频率低,因而音频信号的响度大但音调低,与血流的音频信号截然不同。管腔中不同的流速分布亦产生不同的声音特征,这如同我们能从管弦乐队的合奏中听出不同乐器的声音一样。取样容积或扫查声束内的流速分布较均匀时,频率分布窄,产生单调的乐音。血流在流经心脏和大血管的不同部位时,由于血流动力学状态的不同,亦会产生不同的音频信号。对音频信号的正确识别可有助于判断血流的性质和声束的方向。因此,听取音频信号是多普勒超声检查的一个重要组成部分。如同心脏听诊一样,一个有经验的多普勒超声心动图工作者应该能够通过音频信号判断出血流的性质和频谱的形态,也应该能够从血流的性质和频谱形态推断出音频信号的类型。

2. 频谱显示

频谱显示是脉冲式和连续式多普勒图像输出的主要形式。通过这种显示可以得到以下五种信息。

(1)频移时间:以横坐标的数值表示,代表血流的持续时间,单位为秒。在不同的仪器中,横坐标相邻两个光点或两条竖线之间距离代表 0.5 秒或 1.0 秒。

(2)频移大小:以纵坐标的数值表示,代表血流速度的大小。单位有两种,一种是以频移的单位——千赫兹(kHz)表示,另一种是以速度的单位——米/秒(m/s)表示。

(3)频移方向:以频谱图中央的零位基线加以区分,基线以上的频移信号为正值,表示血流方向朝向探头;基线以下的频移信号为负值,表示血流方向背离探头。当基线位置调至图像的上限或下限时,流速的测值范围可增大。

(4)频谱辉度:以频谱的亮度表示,反映取样容积或扫查声束内具有相同流速的红细胞相对数量的多少。速度相同的红细胞的数量越多,后散射的信号强度越大,频谱的灰阶也就越深。反之,速度相同的红细胞数量越少,后散射的信号强度就越低,频谱的灰阶就越浅。假设在心动周期的某一瞬间,取样容积中30% 的红细胞以 0.8 m/s 的速度流动,50% 的红细胞以 0.7 m/s 的速度流动,20% 的红细胞以 0.6 m/s 的速度流动,那么在该瞬间,频谱中 0.7 m/s 处的灰阶最深,0.8 m/s 处的灰阶较浅,0.6 m/s 处灰阶最浅。

(5)频率离散度:以频谱在垂直距离上的宽度加以表示,代表某一瞬间取样容积或扫查声束内红细胞速度分布范围的大小。如速度分布范围大,频谱则增宽;反之,如速度分布范围小,则频谱变窄。在层流状态时,平坦形速度分布的速度梯度小,因此频谱较窄;抛物线形速度分布的速度梯度大,因此频谱较宽。在湍流状态时,速度梯度更大,频谱进一步增宽。当频谱增宽至整个频谱高度时,称为频谱充填。

由以上信息可以看出,频谱显示实际上是多普勒信号的三维显示,频谱的 X 轴(横坐标)代表时间,Y 轴(纵坐标)代表频率,Z 轴(灰阶)代表振幅,因此表达了多普勒信号的振幅、频率和时间三者之间的相互关系,准确明了地显示了多普勒信号的全部信息。这种显示方法对于反映取样部位的血流动力学变化,是一种较为理想的方法。

(三)频谱分析和显示的限制性

1. 通过时间效应引起的频谱增宽和振幅失真

虽然利用快速傅立叶转换的数学方法,可实时地分析取样部位或扫查声束内的速度分布,但这一方法也有误差。

Tt 为散射体,即红细胞通过多普勒取样部位的时间,称为通过时间(transit time)。显然,通过时间越长,主波宽度越窄。当 Tt 为无穷大时,主波宽度等于零。此时主波频率即等于多普勒频移值 fd。反之,Tt 越小,主波宽度越宽主波频率就越确定。在实际情况下,红细胞通过多普勒取样部位的时间不可能无限长,因此 Tt 不可能为无穷大,主波必然保持一定的宽度。这意味着,实际多普勒频移值和多普勒频谱显示的频移值之间并无严格的一一对应关系,一个多普勒频移值在频谱中将显示为一组频移值。这种由于散射体通过多普勒取样部位的时间短暂所引起的频谱增宽,称为时间效应(transit time effect),有时也称为通过时间增宽(transit time broadening)或通过时间误差(transit time inaccuracy)。通过时间效应除引起频谱增宽以外,还引起振幅失真。在频谱中每一频率都有其相应的振幅。由于通过时间效应引起频谱增宽,使频率的分布发生变化,从而间接地引起振幅信号的失真,表现为频谱增宽部分的多余灰阶。通过时间的长短主要受两个因素影响:多普勒取样区域的长度和散射体的流动速度。假设取样区域的长度不变,当散射体的流动速度增加时,通过时间 Tt 将缩短,傅立叶转换后的主波宽度因而增加;反之,当散射体的流动速度减低时,通过时间 Tt 将延长,傅立叶转换后的主波宽度因而减少。这说明,在频谱显示中,当流速从零逐渐增加时,频谱的宽度也逐渐增加;在流速的峰值,频谱宽度达到最大;当流速从峰值逐渐减低时,频谱的宽度也逐渐减少。脉冲式多普勒技术具有距离分辨力如果使声束平行于血流方向,散射体的通过长度主要由取样容积的长度所决定,如果取样容积短,则通过时间 Tt 亦短,主波宽度和相对增宽率都将增加。脉冲式多普勒的频谱增宽,以至于将层流误认为湍流。因此,在进行脉冲式多普勒检查时,必须注意取样容积过小所导致的频谱增宽现象。连续式多普勒技术无距离分辨力,散射体的通过长度主要由散射体通过连续式多普勒声束的距离所决定。如果声束—血流夹角很小,则通过长度内可包括 20 个以上的振动波。此时,通过时间效应所引起的频谱相对增宽率小于 5%。

2.取样时间短暂引起的频率误差和振幅失真

在进行频谱分析时,取样区域内不同的流速分布产生不同的功率谱。为了确定取样区域内的频率分布和功率谱,必须假定在信号取样时间内流速不变。但实际上,由于心脏的搏动,血流速度每时每刻都在发生变化。因此,用于信号取样的时间必须足够短暂以减少血流速度波动对频谱分析的影响,一般取样时间不大于 10 毫秒。这一短暂的取样时间将造成频率分析误差,类似于通过时间效应导致的频谱增宽,取样时间越短,频率分析误差越大,但取样时间过长,血流速度的变化又将影响频谱分析的准确性。

3.通过时间效应和取样时间短暂造成频率分辨率降低

如前所述,由于通过时间效应的存在,对于实际的单一频率,频谱分析将给出一组频率,这将降低多普勒超声的频率分辨率。取样时间短暂同样引起频率分辨率的降低。对于具有临床意义的大多数多普勒频移信号,通过时间效应所限制的频率分辨率大于取样时间短暂所限制的频率分辨率。由于通过时间效应是不可避免的,因此一般使后者的频率分辨率等于前者的频率分辨率,在 10 毫秒的取样时间里,进行几次频谱分析,然后将其振幅信号加以平均,以减少取样时间短暂所引起的振幅信号的随机波动。

三、频谱多普勒的检查方法

频谱多普勒超声心动图的正确诊断有赖于对多普勒频谱和图像的正确识别,而高质量的频谱和图像的获得取决于正确的操作方法。本节主要介绍脉冲波和连续波多普勒的检查方法。

(一)检查的指征

1.心脏和大血管疾病的定性诊断

频谱多普勒超声在许多心血管疾病中具有重要的定性诊断价值,这些疾病主要包括:瓣膜性心脏病、先天性心脏病、心肌疾病、冠心病、主动脉疾病和心脏杂音等。

2.心血管血流动力学的定量诊断

频谱多普勒已广泛用于多种心血管疾病的血流动力学定量分析,例如:狭窄性病变压力阶差的测量、狭窄口面积的测量、反流程度的测量、分流量的测量、心脏和大血管内压力的测量、心室收缩和舒张功能的测量以及心脏负荷试验等。

上述方面的应用构成了频谱多普勒检查的主要指征。但是,心脏疾病的正确诊断有赖于心脏解剖结构和血流动力学的综合资料。频谱多普勒不应成为一项孤立的检查方法,而应与影像超声和彩色多普勒血流成像结合起来,成为临床超声心动图检查的一个组成部分。

(二)仪器的使用

下面以彩色多普勒超声仪中有关频谱多普勒的使用加以介绍。大多数超声仪均备有以下调节按钮,各自的调节方法分述如下。

1.频率选择(frequency selector)

频率选择用于选择发射脉冲的频率。二维超声和频谱多普勒超声所要求的最佳发射频率之间存在着差别。为获得满意的二维超声图像,应尽可能选择高频率探头,而为获得满意的多普勒频谱,则应尽可能选择低频率探头。

2.多普勒增益(Doppler gain)

多普勒增益用于调整频谱分析电路中输入信号的强弱。若增益太低,输入信号的振幅变小,部分血流信号丧失,频谱图上仅出现高幅低频的频率成分,而不能显示频谱的完整轮廓;若增益太高,输入信号振幅过大,频谱分析电路饱和,在频谱图上出现同一信号的正负双相的镜像显示以及斑点状噪声信号。增益调整的原则是:在频谱图像显示清楚的前提下尽可能地减少噪声信号。

3.范围压缩(range compression)

范围压缩用于压缩脉冲波多普勒和连续波多普勒的信号振幅范围,使多普勒最强和最弱信号之间的频谱灰阶差距变小。多用于高速射流存在下的最大血流的清楚显示。

4.壁滤波器(Wall filter)

壁滤波器用于调整低频信号滤过频率的阈值。壁滤波器阈值的选择取决于检查目的,若扫查低速血流,则应在足以抑制壁运动信号的前提下尽可能地保持低阈值;在扫查高速血流时,滤过频率可适当提高以便清楚显示最大射流速度。

5.信号抑制(signal reject)

信号抑制用于除去脉冲波和连续波多普勒频谱显示中的低振幅的噪声。在正常情况下应尽可能增大信号抑制程度以获得清晰的频谱;在高速射流存在时,抑制功能应尽可能地调低以使频谱上仅出现少许斑点状噪声但又不至于干扰图形的分析。

6.取样大小(sample size)

取样大小用于调整脉冲波多普勒取样容积的长度。增大取样容积的长度有利于增加信噪比值,减小通过时间效应所致的频谱增宽。调整取样容积大小的原则是:在不影响流速定位的前提下尽可能地增大取样容积的长度。

7.零线位移(zero-shift)

零线位移用于增大脉冲波多普勒流速的测量范围。当正向频移信号超过尼奎斯特频率极限时,可将零线向下移位以增大正向流速测量范围;反之,当负向频移信号超过尼奎斯特频率极限时,可将零线向上移位以增大负向流速测量范围。

8.脉冲重复频率(PRF)

脉冲重复频率用于调整脉冲波多普勒的探测深度与最大可测流速之间的关系。PRF 增加使最大可测流速值增加,但扫查深度减小;反之,PRF 减小使扫查深度增加,但所测最大流速值减低。其调整的原则是:在考虑到检查深度的同时应尽可能地应用较高的脉冲重复频率。

9.角度矫正(angle correction)

角度矫正用于测量声束方向与血流方向之间的角度,并将此角度代入多普勒方程求出血流速度。尽管大多数仪器目前仍保持角度矫正功能,但一般情况下不应进行角度矫正。

(三)检查的步骤

1.影像超声心动图检查

无论应用何种多普勒超声仪,在进行频谱多普勒检查前均应首先进行 M 型和二维超声心动图检查。其目的如下。

(1)明确心血管的解剖结构和功能状态:当二维超声心动图检查已作出疾病的主要诊断时,频谱多普勒超声检查的目的在于对疾病的血流动力学进行定量分析以及检出可能存在的并发疾病。在二维超声心动图的诊断并不肯定时,频谱多普勒检查的目的在于进一步肯定或排除这种诊断。

(2)确定最佳透声窗的位置:在心脏畸形、扩大或肺部疾病的患者,心脏的透声窗口位置可发生明显改变。利用 M 型和二维超声心动图检查确定最佳透声窗口,可便于频谱多普勒超声检查时迅速获得血流信号。

(3)初步判断血流方向:根据二维超声心动图所显示的解剖结构可大致判断血流方向,便于频谱多普勒检查时较快地达到声束与血流方向的平行。

2.扫查步骤

(1)显示二维切面:利用二维超声心动图顺序显示各个标准切面,并在二维图像的引导下将脉冲波多普勒取样容积置于心腔和大血管中的各个解剖结构进行多点扫查。

(2)扫查湍流信号:利用脉冲波多普勒进行多点扫查中若发现湍流存在,应移动取样容积在湍流区域进行更细微的血流标测,以明确湍流的来源、途径和分布。

(3)扫查高速射流:脉冲波多普勒检查时若在局限性部位记录到双向充填的血流频谱,应改用连续波多普勒明确是否存在高速血流,进而测量最大射流速度。

(4)测量体积血流:利用二维超声和脉冲波多普勒测量经心腔和大血管的血流速度和血流量,以进行血流动力学的定量分析。

3.各标准切面内扫查的主要血流

为了获得血流速度的准确测量,应正确选择扫查切面、取样部位和声束方向。目前的多普勒超声仪,将二维超声与脉冲多普勒技术相结合,使操作者能以在二维图像所显示的解剖结构内确定取样容积的位置。然而,即使对于同一血流,在不同的二维切面内所测得的流速可能并不一致,因此应从多个位置扫查并选择流速测值最高的扫查切面。由于心腔或管腔横截面积的变化以及流速分布的差异,在不同的取样部位所测得的流速亦可不同。为了保证测量的重复性,应使取样部位标准化。此外,二维图像中所显示的解剖结构的走向与声束之间的平面角并不能代替血流方向与声束之间的空间角,因此在测量流速时,以二维超声所显示的解剖结构的走向指引声束的方向也可导致测量误差。另一方面,当声束与血流方向达到平行时,音频信号出现尖锐单纯的哨音,频谱中的高频成分,流速测值较夹角大者为高。经验表明,上述的音频信号和频谱形态的变化,目前仍是判断声束—血流夹角和指引声束方向的最佳方法。

(四)检查内容

1.异常血流的定性分析

利用多普勒超声技术诊断心血管疾病,有赖于对心腔和大血管中异常血流的检出。在多普勒超声检查中,血流的异常主要表现在以下四个方面。

(1)血流速度的异常:血流速度异常是指所测流速高于或低于正常范围。大多数心脏疾病会产生血流速度异常。例如,二尖瓣狭窄患者舒张期二尖瓣口的血流速度明显升高,扩张型心肌病患者心功能的减退使各个瓣口的流速明显减低。在脉冲多普勒的频谱图中通过直接测量流速的大小,即可识别流速的异常升高或减低。

(2)血流时相的异常:血流时相异常是指血流的持续时间长于或短于正常,或者出现于正常情况下不应出现的时相。例如,主动脉瓣狭窄使主动脉血流持续时间延长,充血性心力衰竭使主动脉血流持续时间缩短。在正常情况下,舒张期左室流出道内无血流信号,但主动脉瓣反流可产生左室流出道内的占据整个舒张期的异常血流。在脉冲多普勒的频谱图中,通过观察血流频谱与心动周期之间的关系,即可明确有无血流时相的异常。

(3)血流性质的异常:血流性质的异常是指血流失去正常的层流状态而变为湍流状态。例如,二尖瓣反流的血液在左房内产生血流紊乱,形成湍流。主动脉窦瘤破裂的分流在右室内形成湍流等。在多普勒超声检查时,湍流的诊断有赖于脉冲式多普勒和彩色多普勒血流成像。在脉冲式多普勒技术中,湍流表现为多个粗糙的音频信号和高频双向的充填频谱。但利用上述表现诊断湍流时,必须排除频谱倒错、低滤波阈值和增益过强等技术因素造成的伪像。由于湍流中的红细胞向各个方向流动,湍流的检查并不需要声束与血流方向的平行。相反,只要将脉冲式多普勒的取样容积置于湍流区,无论声束与血流方向间的夹角有多大,总是可以检出湍流信号。因此,湍流的定性诊断并不困难,重要的是进一步发现湍流的来源。因为一个部位的湍流可以通过连续和诱导效应导致其他部位的湍流,亦可通过掩盖效应掩盖其他部位的湍流。

(4)血流途径的异常:血流途径的异常是指血流流经正常心脏中不存在的血流通道。例如,左房的血流经过房间隔缺损流入右房,左室的血流经过室间隔缺损流入右室。在脉冲式多普勒超声技术中,血流途径的异常表现为在正常情况下无血流信号的部位测得明显的湍流或射流信号。

(5)关于双向血流信号的鉴别:在判断血流途径异常时,应特别注意双向血流信号的鉴别。在多普勒超声检查时,双向血流可见于以下四种情况。①应用连续式多普勒检查时,由于声束内存在着方向相反的血流,因此记录到双向血流的频谱。例如,在隔瓣后型室间隔缺损合并三尖瓣反流的患者,从心尖部扫查时,可同时记录到正向的室间隔缺损的分流频谱和负向的三尖瓣反流的频谱。此时,改用脉冲式多普勒技术即可显示不同深度的血流信号。②当声束与血流方向近于垂直时,血流中不同的流速成分可产生双向的血流频谱。例如,在胸骨旁左室长轴切面扫查左室流出道血流时,由于声束和血流的方向近于垂直,可同时记录到正负双向的血流频谱。此时,减小声束—血流夹角即可显示单向血流。③当血流速度超过脉冲式多普勒的 Nyquist 频率极限时,产生频率失真,可记录到双向充填的血流频谱,例如,在室间隔缺损时,脉冲式多普勒可记录到充填正向显示范围的双向分流频谱,但实际上分流是单向的。此时,改用连续式多普勒即可显示单向血流。④当多普勒增益过高时,频谱中可出现正负双向的镜像显示。减低多普勒增益即可显示实际的单向血流。

综上所述,利用多普勒超声技术诊断异常血流时,应对血流的速度、时相、性质和途径进行全面的分析。多数心脏疾病可出现多种血流异常,但某些心脏疾病可只出现一种或两种异常,因此不能只强调其中一种异常而忽视其他异常。文献中某些学者曾过分强调湍流的意义,认为多普勒超声的定性诊断就是检出湍流。实际上这种看法是不全面的。首先,多普勒超声心动图学中的湍流并不像血流动力学中的湍流那样严格。如前所述,脉冲式多普勒技术中的湍流是指多个粗糙的音频信号和低频充填的血流频谱。但这些定义都是人为的,且受到频谱倒错、滤波阈值和多普勒增益等多种技术因素的影响。在早期文献中,脉冲式多普勒扫查高速射流时出现的频谱倒错曾被描述为湍流,但高速射流本身实际上是一种层流。其次,虽然多数心脏疾病时出现湍流,某些心脏疾病却无血流性质的改变。例如,在原发性肺动脉高压的患者,多普勒超声检查的唯一发现可能就是肺动脉血流速度和时相的异常,而肺动脉血流仍为层流。在巨大室间隔缺损的患者,通过缺损处的分流为窄带的层流频谱。这说明,血流性质的异常只是血流动力学异常的表现之一。再者,尽管正常心脏和大血管中的血流基本上为层流状态,但在心血管系统的某些部位和心动周期的某些时相,血流性质可变为湍流。基于以上理由,说明湍流的检出虽然是多普勒定性诊断的重要方面,但不是唯一的方面。在诊断湍流时,必须注意排除技术因素导致的误差,在检出湍流后,也必须结合血流异常的其他表现,对其临床意义进行综合判断。

2.血流动力学的定量分析

多普勒超声技术,为无创性血流动力学的定量分析提供了可靠的方法。目前,多普勒超声的定量诊断主要有以下四方面的内容。

1)血流容积的测量:血流容积(volumetric flow)是指在单位时间里流经心脏瓣口或大血管某一截面的血流量。在多普勒超声技术中,血流容积的测量是定量分析心搏量、心排出量、分流量和反流量等多种血流动力学指标的基础。

(1)基本原理:利用多普勒超声技术测量血流容积基于如下原理:假设血流以均匀的流速 V 流经横截面积为 A 的圆形管道,那么在时间 t 内,血流在管道中流过的距离为 V·t,而通过管道和血流量 Q 可看作一圆柱体,其容积为:$Q = A·V·t$。

由上式可见,只要测量出瓣口或管腔的横截面积、血流速度和血流时间,即可计算出血流容积。然而,人体心脏瓣口和血管管腔并非规则的圆形管道,其横截面积和血流速度将随心动周期而变化,因此,上述原理的应用必须满足如下的前提。

瓣口或管腔的横截面积不随时间而变化:对于心血管的许多部位,如房室瓣口、升主动脉、降主动脉和主肺动脉等,这一前提不能满足。但如果横截面积变化较小如主动脉瓣环和肺动脉瓣环,或者这一变化能加以矫正,例如计算心动周期中的平均面积,则横截面积可视为一常数。为了减小面积的测量误差,应尽可能地直接测量瓣口或管腔的横截面积。但在许多情况下,这种直接测量很困难甚至不可能。如果瓣口或管腔面积接近于规则的几何图形,横截面积可由直径加以推算。

空间流速分布基本一致:这要求在所测量的横截面积上,血流速度比较均匀,即流速分布为平坦形。只有在这种情况下,脉冲式多普勒取样容积所测量的局部流速才能代表整个横截面积上的平均流速。实际上在人体心血管系统的多个部位如房室瓣下、升主动脉、降主动脉和主肺动脉等,空间流速分布并不一致。但对于某些部位如房室瓣环和半月瓣环等,流速分布基本上为平坦形。此时,脉冲式多普勒取样容积中的空间平均流速可以认为代表了血流横截面积上的空间平均流速。即使在这种情况下,由于血流的脉动,空间平均流速仍随时间而变化,因此需要将每瞬时的流速对时间加以积分,上式变为:Q=A·VI,式中 VI 为取样容积中的空间平均流速积分。一般将脉冲式多普勒频谱中灰阶最深的轮廓线作为取样容积的空间平均流速。这一流速又称为模式速度(model velocity),利用计算机或求积仪将频谱的上述轮廓线积分,即可求出空间平均流速积分。由于积分得出的面积的单位为 cm^2,而频谱中的纵坐标单位为 cm/sec,横坐标单位为 sec,因此必须对积分后的面积进行单位换算方能得到流速积分的单位 cm。换算时,首先按下式求出定标系数 C。C=t·V/L·H,式中 t 为频谱曲线的时间,单位为秒,V 为频谱曲线的峰值,单位为 cm/s,L 为频谱曲线在横坐标上的长度,单位为 cm,H 为频谱曲线峰值在纵坐标上的高度,单位为 cm。由上式可见,定标系数的单位为 cm^{-1}。因此将这一系数乘以频谱曲线积分后的面积即可得出流速积分的单位。

多普勒声束与血流方向的夹角为零,且不随时间而变化:这一前提要求操作者记录到与血流方向平行的最大流速,以避免低估流速。在心脏的多个取样部位,如房室瓣、半月瓣、升主动脉和降主动脉等,可以使声束与血流方向基本平行。为此,必须根据音频信号和频谱显示,而不单纯依据二维图像所显示的解剖结构,仔细调整探头的方向,力求记录到血流的最大频移。虽然在心动周期中,由于心脏的搏动,难以使声束与血流方向始终保持平行,但由此引起的声束-血流夹角很小,若夹角小于 10°,速度测量误差只有 2%,故可忽略不计。

根据公式可计算心搏量,流速积分的含义是每次心搏中横截面积为 A 的血流柱所通过的距离。因此,流速积分又称为每搏距离(stroke distance)。

(2)测量方法:主动脉血流量的测量,利用多普勒超声技术测量主动脉血流量的部位尚不统一。文献中报告的测量部位有:主动脉瓣环、主动脉窦、升主动脉近端、升主动脉远端和降主动脉等。但根据体积血流测量的三个前提,目前多数学者认为,主动脉瓣环是测量主动脉血流量的较为理想的部位。

在大多数成人中,利用二维超声心动图直接测量主动脉的横截面积常较困难。由于主动脉的横截面积近于规则的圆形,因此通常测量其直径并由公式求出横截面积(A):A=$(\pi/4)D^2$。

在文献中,曾利用 M 型和二维超声心动图测量主动脉直径。然而,M 型超声束常不易与主动脉的长轴相垂直,因而有可能高估主动脉的直径。此外,由于升主动脉走行过程中直径有所变化。为此,多采用二维超声心动图测量主动脉直径。

利用二维超声心动图测量主动脉直径时,受试者取左侧卧位,将探头置于胸骨左缘第 2~3 肋间,取左室长轴切面,充分显示左室流出道和主动脉根部。为了避免斜切,应仔细调整探头的角度,力求显示最大直径。在这一切面,超声束与主动脉壁近于垂直,因而可利用超声束的纵向分辨力较为准确地测量直径。如果测量升主动脉直径,则首先冻结收缩期图像,采用电子游标测量主动脉前后壁之间的垂直距离。如果测量主动脉瓣环的直径,则同样冻结收缩期图像,利用电子游标在主动脉瓣叶附着点的水平,测量从主动脉瓣环前壁回声前缘至主动脉瓣环后壁回声前缘之间的垂直距离。我们通常采用后一种方法。为了减少呼吸的影响,应测量至少五个心动周期的直径并加以平均。

主动脉血流速度的测量一般采用脉冲式多普勒超声技术。取胸骨上窝升主动脉长轴切面,将取样容积置于所选择的测量部位,借助于音频信号和频谱显示,调整探头的角度。当听到单纯尖锐的哨音并记录到窄带高速的血流频谱时,表明声束与血流方向相平行。当扫查主动脉瓣环水平的流速时,为避免主动脉瓣的活动对血流信号的干扰,常需将取样容积置于主动脉瓣上水平。同时,取样容积应避开主动脉窦,因为收缩晚期主动脉窦内的湍流常可导致主动脉血流的负向频移。尽管大多数人于胸骨上窝可获得满意的主动脉血流信号,但在少数颈部短粗的患者以及当超声探头的直径较大时,于这一部位扫查常较困难。根据我们的经验,对于扫查的主动脉瓣环水平的流速,心尖区是更为理想的位置。在这一位置取心尖五腔心切面,将取样容积置于主动脉瓣下,首先使声束与左室流出道的方向相平行,然后借助于音频信号与频谱形态,仔细调整探头的方向,常可获得较胸骨上窝更高的流速。由于在瓣下取样,不受主动脉窦内湍流的影响,所获频谱更为清晰。此外,在心尖部扫查时,亦可使用较大直径的探头。在记录到主动脉血流频谱后,应用电子计算机或求积仪将收缩期频谱曲线下的面积加以积分,即可得出收缩期主动脉流速积分。

肺动脉血流量的测量:肺动脉血流量的测量部位尚不统一,文献中报告的测量部位有两个:肺动脉瓣环和主肺动脉近端。然而,根据体积血流测量的三个前提,肺动脉瓣环是较为可取的测量部位。

利用二维超声技术无法直接获得肺动脉瓣环和主肺动脉的短轴切面,因此通常利用二维超声测量的直径推算横截面积。取胸骨左缘心底短轴切面充分显示右室流出道和主肺动脉。如果成像仍不清晰,可让患者深吸气后深呼气,在呼气末记录二维图像。由于这些结构的成像利用的是超声束的侧向分辨力,在测量直径时,应测量两侧管壁回声中线间的距离,以避免直径的低估。如果测量肺动脉直径,应选择冻结早、中、晚期的肺动脉图像,测量肺动脉内径并加以平均,以减小横截面积的变化对流量测量所造成的误差。如果测量肺动脉瓣环的直径,则首先冻结收缩期图像,在肺动脉瓣叶附着点的水平测量瓣环两侧回声之间的距离。

在测量肺动脉血流速度时,一般采用脉冲多普勒技术。取心底短轴切面,将取样容积置于所选择的测量部位,借助于音频信号和频谱形态,指导声束的方向。当测量部位选在肺动脉瓣环时,应将取样容积置于肺动脉瓣下。但若有明显的声束-血流夹角,亦可将取样容积置于肺动脉瓣上,因为在理论上,肺动脉瓣上血流中心的空间最大流速应等于肺动瓣环水平的空间平均流速。如果测量部位选在主肺动脉,则应将取样容积置于管腔中央。由于主肺动脉中流速分布的扭曲,假如取样容积靠近管壁,则可记录到异常形态的频谱。利用上述方法记录到肺动脉血流频谱之后,即可利用计算机或求积仪将收缩期的频谱曲线积分而得出收缩期流速积分。

二尖瓣血流量的测量:二尖瓣血流量的测量较为困难,目前已提出两个测量部位:二尖瓣环和二尖瓣口。

在正常情况下,二尖瓣环平面与左室短轴切面之间存在一倾角,利用二维超声心动图无法直接显示二尖瓣环的短轴切面,因此只有测量二尖瓣环直径并按公式推算面积。通常采用心尖四腔心切面,冻结舒张中期图像,在二尖瓣叶附着点的水平测量瓣环两侧回声之间的距离。假设二尖瓣环为圆形,即可由直径推算出面积。然而,二尖瓣环的形态实际上为椭圆形,在心动周期中,瓣环的形态和面积都有较大的变化,因此利用这一方法测量瓣环面积有可能出现误差。

在绝大多数人,二尖瓣口平面平行于二维超声束的方向,因此可直接显示舒张期二尖瓣口的短轴切面。由于这一面积在舒张期中变化较大,因此必须加以矫正,求算出舒张期二尖瓣口的平均面积。以往的研究表明,舒张期二尖瓣口的形态近似于一椭圆形,其面积变化主要由于前后径的变化所致。因此,由前后径的变化即可测出舒张期面积的变化。测量时取二尖瓣口水平的左室短轴切面,冻结舒张早期二尖瓣口图像,测量二尖瓣口最大面积,然后将 M 型超声游标置于瓣口中央,记录二尖瓣的 M 型曲线。在 M 型超声心动图中,测量舒张期二尖瓣平均开放直径与最大开放直径的比值。此即为二尖瓣平均面积与最大面积的比值。将这一比值乘以短轴切面中测量的最大二尖瓣口面积即得出舒张期二尖瓣口的平均面积。

测量二尖瓣血流速度时,一般取心尖四腔心或二腔心切面,将脉冲式多普勒的取样容积置于二尖瓣环或二尖瓣口,借助于音频信号和频谱形态,调整探头的方向,力求记录到最大流速。需要注意的是,二尖瓣环和二尖瓣口的流速有明显的差别,因此在测量流量时,面积和流速的测量应选在同一水平。此外,为了减小呼吸的影响,应记录至少一个呼吸周期的血流频谱。利用计算机或求积仪将舒张期二尖瓣血流频谱曲线下的面积加以积分,即可得出舒张期流速积分。

三尖瓣血流量的测量:利用二维超声技术只能测量三尖瓣环的直径,因此目前提出的测量三尖瓣血流量的部位只有三尖瓣环。

三尖瓣环直径的测量方法类似于二尖瓣环。一般取心尖四腔切面,在清楚显示三尖瓣环的最大直径之后,冻结舒张中期三尖瓣环的图像。在三尖瓣前叶和隔叶附着点的水平测量瓣环回声内缘间的距离。假设三尖瓣环为圆形,即可由直径推算出面积。然而,由于三尖瓣环为椭圆形,其面积和形态都有较大的变化,这一测量方法有一定的误差。

三尖瓣流速的测量采用脉冲式多普勒技术。取心尖四腔切面,将取样容积置于三尖瓣环水平,借助于音频信号和频谱形态,仔细调整探头的角度,记录最大流速。由于三尖瓣流速受呼吸影响较大,因此应至少测量一个呼吸周期的流速并加以平均。利用计算机或求积仪沿频谱中灰阶最深的部分描绘,即可求出舒张期流速积分。

(3)计算方法:按照上述方法测量出心脏瓣口或管腔的横截面积(A)和流速积分(VI)后,即可按下式求出心搏量(SV):SV=A·VI。

对半月瓣和大动脉的血流而言,上式中的 VI 为收缩期流速积分,对于房室瓣的血流而言,上式中的 VI 为舒张期流速积分。

心排出量(CO)可由心搏量与心率(HR)的乘积得出:CO=SV·HR=A·VI·HR。

在某些仪器中,利用电子游标描绘频谱曲线后,计算机软件测出的数值是平均流速而非流速积分。计算平均流速的方法有两种,一种是将频谱曲线下的面积即收缩期或舒张期流速积分除以频谱时间(T)得出收缩期或舒张期平均流速(Vm),此时心搏量可由下式求出:

SV=A·Vm·T

心排出量仍由心搏量和心率的乘积求出:CO=SV·HR=A·Vm·T·HR。

另一种方法是将收缩期或舒张期的流速积分除以整个心动周期的时间(T),得出心动周期的平均流速(Vm),此时心搏量由下式求出:SV=A·Vm·T=A·Vm·(60/HR)。

心排出量由下式求出:CO=SV·HR=60·A·Vm

由此可见,当利用平均流速计算心搏量和心排出量时,应首先明确计算机所报告的数值是射血期内频谱曲线的平均流速还是整个心动周期的平均流速。

2)压力阶差的测量:在各种先天性和后天性心脏疾病所致的狭窄病变时,压力阶差是定量狭窄程度的重要指标。利用连续式多普勒技术,可十分准确地测量出这些狭窄病变的压力阶差,从而可取代创伤性的心导管检查。

(1)基本原理:在人体心血管系统中,狭窄病变两端的压力阶差可由流体力学中 Bernoulli 方程计算出来。假设 ΔP 为压差,ρ 为血液密度,V_1 为狭窄口上游的流速,V_2 为狭窄口下游的流速,dv/dt 为血流流经狭窄口时的加速度,ds 为加速距离,R 为血液的黏性摩擦阻力,则一个完整的 Bernoulli 方程为:$\Delta P=1/2 \cdot \rho(V_2{}^2-V_1{}^2)+\rho \cdot \int(dv/dt)ds+R$。

由上式可见,压差由三部分构成,其中方程式右边第一项为血流的迁移加速度(convective acceleration)造成的压差,第二项为血流的局部加速度(local acceleration)造成的压差,第三项为黏性摩擦(Viscous friction)造成的压差。

理论和实验研究表明,在膜性狭窄病变时,若血流的雷诺数足够大,则由血流的局部加速度和黏性摩擦力造成的压差部分可忽略不计,上式可简化为:$\Delta P=1/2 \cdot \rho(V_2{}^2-V_1{}^2)$。

在大多数狭窄病变中,狭窄口下游的流速 V_2 远大于上游流速 V_1,因此,$V_2{}^2>V_1{}^2$,略去 $V_1{}^2$,将 ρ 的数值代入,V_2 的单位以 m/s 表示,ΔP 以 mmHg 表示,进一步简化为:$\Delta P=3.97V_2{}^2\approx 4V_2{}^2$,上式称为简化的 Bernoulli 方程,它说明:狭窄病变两端的压差等于狭窄病变下游最大射流速度的平方的四倍。必须注意,式中的 ΔP 和 V_2 为同一瞬间的压差和流速。

(2)测量方法:二尖瓣狭窄跨瓣压差的测量,在大多数二尖瓣狭窄患者中,舒张期二尖瓣血流速度超过了脉冲式多普勒的流速测量范围,因此需采用连续式多普勒技术。测量时患者取左侧卧位,将探头置于心尖部,取心尖二腔心或四腔心切面,首先使声束平行于二维超声显示的左室流入道或彩色多普勒显示的五彩射流束,然后根据音频信号和频谱形态的变化,仔细调整探头的方向。当听到单纯尖锐的哨音,同时记录到包绕轮廓呈最深灰阶的完整频谱曲线时,表明声束与射流方向相平行。从二尖瓣狭窄的射流频谱中,以测量出以下三种压差。

最大瞬时压差(peak instantaneous pressure gradient):此压差是指舒张期二尖瓣口两端压力阶差的最大值。在频谱中最大瞬时压差点相当于最大流速点,此点常位于舒张早期的 E 波。在轻度狭窄的患者,最大流速点有时位于舒张晚期的 A 波。将最大流速值代入公式,即可求出最大瞬时压差。例如,在某二尖瓣狭窄患者,测得最大流速为 2 m/s,则最大瞬时压差为 $4 \times 2^2 = 16$ mmHg。这一指标的优点是测量简便,但它只是某一瞬间的压差,不能反映舒张期二尖瓣口两端的压差变化,因此难以准确定量狭窄程度。

舒张末期瞬时压差(end-diastolic instantaneous pressure gradient):此压差是指舒张末期二尖瓣口两端的瞬时压差。将心电图与二尖瓣狭窄的射流频谱同步记录,在频谱中测量相当于心电图 R 波顶峰时的流速,并将这一流速值代入简化的 Bernoulli 方程,即可求出舒张末期瞬时压差。这一指标测量简便,但只是某一瞬间的压差,不能反映整个舒张期的压差变化及瓣口面积的大小,因此未得到广泛应用。

平均压差(mean pressure gradient):此压差是指舒张期二尖瓣口两端所有瞬时压差的平均值。由于瞬时流速和瞬时压差的平方关系,计算平均压差时必须将二尖瓣狭窄频谱中的每一瞬时速度都按照公式转化为瞬时压差,然后求其平均值。

三尖瓣狭窄跨瓣压差的测量:三尖瓣狭窄和二尖瓣狭窄具有相似的血流动力学,二尖瓣狭窄的定量诊断方法同样也适用于三尖瓣狭窄。取右室流入道切面或心尖四腔心切面,首先使声束平行于右室流入道或彩色射流束,然后根据音频信号和频谱形态,仔细调整声束的方向,力求记录到最大流速。在记录到三尖瓣狭窄的射流频谱之后,可采取与二尖瓣狭窄时相同的方法测量出最大瞬时压差、舒张末期瞬时压差和平均压差。在这三种压差中,平均压差同样是定量三尖瓣狭窄跨瓣压差的最佳指标。

主动脉瓣狭窄跨瓣压差的测量:在绝大多数主动脉瓣狭窄患者中,主动脉瓣口的收缩期射流速度超过了脉冲式多普勒的测量范围,因此在测量跨瓣压差时,需采用连续式多普勒技术。最佳扫查位置随年龄而异。在小儿和青少年中,探头置于胸骨上窝和胸骨右缘第 1~2 肋间常可获得满意的频谱记录;在老年人,心尖区和胸骨右缘第 1~2 肋间是较为理想的扫查位置。由于主动脉射流的方向难以预测,因此应注意从各个超声窗口进行扫查,包括胸骨上窝、肩胛上窝、胸骨左缘低位肋间、心尖区、胸骨右缘高位肋间和剑突下等。在上述扫查位置,首先使声束平行于左室流出道或彩色射流束,然后根据音频信号和频谱形态的变化,调整探头角度,以记录最大射流速度。从主动脉瓣狭窄的射流频谱中,可测量出下列三种跨瓣压差。

最大瞬时压差:此压差是指收缩期主动脉瓣口两端压力阶差的最大值。在频谱中,最大瞬时压差点相当于最大流速点。将最大流速代入简化的 Bernoulli 方程,即可计算出收缩期该瞬间的最大压差。这一指标的优点是测量简便,但它只是某一瞬间的压差,不能反映收缩期压差的变化,因而难以准确地定量狭窄程度。

峰间压差(peak-to-peak pressure gradient):此压差是心导管技术测量主动脉瓣狭窄跨瓣压差间的常用指标。在心导管压力曲线中,峰间压差是指收缩期左室压力曲线峰值与主动脉压力曲线峰值之间的差值。因此,峰间压差不同于多普勒测量的最大瞬时压差。文献中有些作者曾将两种压差等同起来,但我们和其他作者的研究都表明,在主动脉瓣狭窄时,最大瞬时压差总是高于峰间压差,若以前者代替后者,可造成高估。我们的研究发现,若将主动脉射流频谱等分为收缩早期、中期和晚期三部分,则最大瞬时压差与收缩中晚期交点处测量的瞬时压差之间的均值与峰间压差极为接近,可用以代替心导管测量的峰间压差,我们将此压差称为均值压差(averaged pressure gradient)。

平均压差:此压差是指收缩期主动脉瓣口两端所有瞬时压差的平均值。多普勒超声仪配备有计算平均压差的软件,测量时只需将主动脉射流频谱的轮廓描绘出来,计算机即可自动算出平均压差。

在上述三种压差中,平均压差对于反映主动脉瓣狭窄的严重程度,具有最高的准确性,因而已成为多普勒超声技术测量主动脉瓣狭窄跨瓣压差的首选指标。

肺动脉瓣狭窄跨瓣压差的测量:常用检查位置是胸骨左缘第 2~3 肋间,取心底短轴切面。为了充分显示右室流出道和主肺动脉,患者常需向左侧卧位90°以上,甚至取左侧俯卧位。首先使连续式多普勒的声束平行于右室流出道或彩色射流束,然后根据音频信号和频谱形态的变化,仔细调整探头的方向,力求记录到最大流速。在儿童患者中,于剑突下右室流出道长轴切面可能获得较心底短轴切面更高的流速。在肺动脉瓣狭窄的射流频谱中,采取与主动脉瓣狭窄时相同的方法,可测量出最大的瞬时压差和平均压差。

3)瓣口面积的测量:在各种瓣膜狭窄病变时,瓣口面积是决定血流动力学改变的基本因素,也是定量狭窄程度的最可靠的指标。利用脉冲式和连续式多普勒技术,可以测量出狭窄瓣膜的瓣口面积。近年的研究表明,这些测值与心导管技术测量的瓣口面积之间存在着高度的一致关系。

(1)基本原理:多普勒超声技术测量狭窄瓣口面积的方法,主要是基于流体力学中的连续方程的原理。设有流体沿流管作连续流动,在流体中任意取两截面,其面积为 A_1 和 A_2,瞬时流速各为 V_1 和 V_2,流体密度各为 ρ_1 和 ρ_2,那么在单位时间里,通过截面 A_1 的流体体积为 A_1V_1,流体质量为 $A_1V_1\rho_1$,通过截面 A_2 的流体体积为 A_2V_2,流体质量为 $A_2V_2\rho_2$,由质量守恒定律,通过两截面的流体质量应相等,即: $A_1V_1\rho_1 = A_2V_2\rho_2$。

由于液体是不可压缩的流体,因此流体密度不变,即 $\rho_1 = \rho_2$,代入公式得, $A_1V_1 = A_2V_2$。

上式即为连续方程。由于 A_1 和 A_2 是两个任意截取的截面,故这一方程适用于流体中的任意两个截面。根据这一原理,当血液流经不同直径的血管时,由于流量不变,截面积的缩小必然使流速增大,反之,截面积的增大必然使流速减小。

在式中,如果 A_1 和 A_2 不随时间而变化,而 V_1 和 V_2 随时间而变化,则我们可将一次心动周期中通过两个截面的流速积分,连续方程变为的形式: $A_1 \cdot VI_1 = A_2 \cdot VI_2 = SV$。

式中 VI_1 和 VI_2 是一次心动周期中通过截面 A_1 和 A_2 的流速积分,即心搏量(SV)。若以 A_1 代表狭窄瓣口的面积, VI_1 代表通过狭窄瓣口的流速积分, A_2 代表正常瓣口的面积, VI_2 代表通过正常瓣口的流速积分,则 $A_1 = (A_2 \cdot VI_2)/VI_1 = SV/VI_1$,上式即为多普勒超声技术定量狭窄瓣口面积的常用公式。

(2)测量方法:二尖瓣狭窄瓣口面积的测量,应用多普勒超声技术测量二尖瓣狭窄的瓣口面积,可采用下列两种方法。

连续方程:采用此种方法测量二尖瓣狭窄的瓣口面积时,首先应用二维超声心动图测量主动脉瓣环的面积(AOA),应用脉冲式多普勒技术测量流经主动脉瓣环的收缩期流速积分(SVI),由此可计算出主动脉每搏血流量(SV);然后应用连续式多普勒技术,测量经二尖瓣口的舒张期流速积分(DVI)。由连续性方程的原理,在单纯二尖瓣狭窄的患者,舒张期通过二尖瓣口的血流量应等于收缩期通过主动脉瓣口的血流量,因此二尖瓣口的面积(MVA)可由式求出: $MVA = (AOA \cdot SVI)/DVI$。

连续性方程对于计算二尖瓣狭窄瓣口的面积具有较高的准确性,但只适用于单纯二尖瓣狭窄的患者。当二尖瓣狭窄合并二尖瓣反流或者合并主动脉瓣反流时,舒张期通过二尖瓣口的血流量不等于收缩期通过主动脉瓣口的血流量,连续性方程的原理不再适用。

压差半降时间法:利用此法测量二尖瓣口的面积,是基于如下的观察:在二尖瓣狭窄患者中,舒张期左房与左室之间的最大压差值下降一半所需的时间,与二尖瓣狭窄的程度成反比。这一时间称为压差半降时间(pressure half-time,PHT)。Hatle 等发现,当压差半降时间(PHT)等于 220 ms 时,二尖瓣口的面积(MVA)通常等于 $1\ cm^2$,因此得出的经验公式: $MVA(cm^2) = 220/PHT$。

在频谱中测量压差半降时间时,首先测量舒张期 E 波最大流速(V_E),然后计算出 $0.7V_E$ 并在 E 波下降支中标出此点,从 V_E 点到 $0.7V_E$ 点之间的时间即为压差半降时间。将此时间代入公式即可求出二尖瓣口的面积。

利用压差半降法测量二尖瓣狭窄的瓣口面积时,如采用我们所导出的如下公式,可使测量和计算大为简便: $MVA = (0.75 \cdot L)/(H \cdot \tan\alpha)$。

式中 L 为频谱中 1 秒钟所占的距离(以 mm 表示),H 为 E 波高度(mm),$\tan\alpha$ 为 E 波下降斜度。应用目前多普勒超声仪的软件,可自动得出压差半降时间和二尖瓣口面积。

压差半降法定量二尖瓣口面积的准确性低于连续性方程,但可用于二尖瓣狭窄合并二尖瓣反流或联合瓣膜病变的患者,因此在临床上获得了广泛的应用。

三尖瓣狭窄瓣口面积的测量:三尖瓣狭窄具有与二尖瓣狭窄相似的血流动力学改变,因此上述的定量二尖瓣狭窄瓣口面积的方法同样适用于三尖瓣狭窄。在单纯三尖瓣狭窄的患者,可采用连续性方程计算三尖瓣瓣口面积,正常瓣口的血流量的测量可选择肺动脉血流。如无主动脉瓣反流或二尖瓣反流,亦可选择测量主动脉血流量或二尖瓣血流量。在三尖瓣狭窄合并三尖瓣反流或其他瓣膜病变的患者,可采用压差半降法测量三尖瓣口的面积。

主动脉瓣狭窄瓣口面积的测量:主动脉瓣狭窄瓣口面积的测量,主要基于连续性方程的原理。在单纯主动脉瓣狭窄的患者,舒张期通过二尖瓣口的血流量应等于收缩期通过主动脉瓣口的血流量,因此可采用前述的方法测量舒张期二尖瓣血流量,然后按下式计算主动脉瓣口的面积（AVA）,AVA＝(CMA·DVI)/SVI 式中 CMA 为二维超声测量的舒张期二尖瓣口的平均面积,DVI 为脉冲式多普勒测量的舒张期二尖瓣血流的流速积分,SVI 为连续式多普勒测量的收缩期主动脉瓣口的流速积分。

在主动脉瓣狭窄合并主动脉瓣反流的患者,收缩期通过主动脉瓣口血流量不等于通过其他正常瓣口的血流量,但仍然等于收缩期通过主动脉瓣环的血流量,因此可应用二维超声测量收缩期主动脉瓣环的面积（AOA）,应用脉冲式多普勒测量收缩期主动脉瓣环处的流速积分（SVI_1）然后应用连续式多普勒测量收缩期主动脉瓣口的流速积分（SVI_2）,主动脉瓣口的面积（AVA）可由上式求出,AVA＝(AOA·SVI_1)/SVI_2。

肺动脉瓣狭窄瓣口面积的测量:肺动脉瓣狭窄具有与主动脉瓣狭窄相似的血流动力学改变,因此可采用与主动脉瓣狭窄时相似的方法测量肺动脉瓣口的面积。在单纯肺动脉瓣狭窄的患者,可测量经主动脉瓣口或二尖瓣口的血流量并除以经狭窄肺动脉瓣口的收缩期流速积分,即可得出肺动脉瓣口的面积。若肺动脉瓣狭窄合并明显的肺动脉瓣反流,可测量肺动脉瓣环处的血流量并除以肺动脉瓣口的收缩期流速积分,即可得出肺脉瓣口的面积。

4)心内压力的测量:在临床心脏病学中,心腔和大血管中的压力是定量分析血流动力学改变的重要参数。长期以来,心内压力的测量有赖于创伤性的心导管检查。近年来的研究表明,脉冲式和连续式多普勒技术为无创性定量心内压力提供了新的途径。

(1)基本原理:在瓣膜狭窄病变时,利用连续式多普勒技术和简化的 Bernoulli 方程,可以由射流速度计算出跨瓣压差。这一原理同样可适用于瓣膜反流和心内分流性病变。在瓣膜反流时,假设高压心腔的压力为 P_2,低压心腔的压力为 P_1,V 为最大反流速度,则由简化的 Bernoulli 方程可得:$P_2-P_1=\Delta P=4V_2$。

由上式可见,应用连续式多普勒技术测量出最大反流速度,即可计算出反流压差 ΔP。如果已知低压心腔的压力 P_1,加上 ΔP 即为高压心腔的压力;反之,如果已知高压心腔的压力 P_2,减去 ΔP 即为低压心腔的压力。

上述原理同样适用于分流性病变的患者,假设高压心腔的压力为 P_2,低压心腔的压力为 P_1,V 为最大分流速度,同样可由上式求出分流压差 ΔP。若已知 P_2,减去 ΔP 即为 P_1;反之,若已知 P_1,加上 ΔP 即为 P_2。

(2)测量方法:左房压力的测量,在某些心血管疾病时,应用连续式多普勒可以测量出左房的压力。在二尖瓣反流的患者,首先应用连续式多普勒测量二尖瓣反流的最大速度,然后按照简化的 Bernoulli 方程将这些速度转化为最大反流压差,此压差系收缩期左室压减去左房压的差值,因此,以袖带法测量的肱动脉收缩压代替左室收缩压,并减去反流压差即为收缩期左房压。

在二尖瓣狭窄的患者,首先应用连续式多普勒测量舒张期二尖瓣口的最大射流速度,然后按照简化的 Bernoulli 方程将这一速度转化为最大跨瓣压差,此压差系舒张期左房压减去左室压的差值。在单纯二尖瓣狭窄时,左室舒张早期压近于零,因此,这一跨瓣压差即可认为等于舒张早期的左房压。

左室压的测量:在无左室流出道梗阻的患者,肱动脉收缩压与左室收缩压十分接近,可作为左室收缩压的估测值。在左室流出道梗阻如主动脉瓣瓣下狭窄、主动脉瓣狭窄和主动脉瓣瓣上狭窄等疾病时,首先应用连续式多普勒测量经狭窄口的最大射流速度并将此速度转化为最大跨瓣压差。此压差为左室收缩压减去主动脉收缩压的差值，因此以肱动脉收缩压代替主动脉收缩压并加上这一压差即为左室收缩压。

在主动脉瓣反流的患者，首先应用连续式多普勒测量舒张末期最大反流速度，并将这一速度转化为舒张末期反流压差。这一压差系主动脉舒张末压减去左室舒张末压的差值。因此，以袖带法测量的肱动脉舒张压代替主动脉舒张压，并减去反流压差即为左室舒张末压。

右房压的测量：右房压通常可由颈静脉充盈的高度加以推算。患者取半卧位，观察右侧颈静脉最高充盈点，测量此点至胸骨角的垂直距离（cm）并加上 5 cm 即为颈静脉充盈高度，将此高度除以 1.36 即转化为 mmHg 的压力。在颈静脉压显著增高、右房扩大以及胸部畸形患者，这一方法的测值可出现较大的误差。

右房压的测量亦可采用估测法。当多普勒超声扫查无三尖瓣反流或有轻度三尖瓣反流，右房大小正常时，右房压可估为 5 mmHg（0.6kPa）；当有中度三尖瓣反流，右房轻度扩大时，右房压可估为 10 mmHg（1.3kPa）；当有重度三尖瓣反流，右房明显扩大时，右房压可估为 15 mmHg（1.9kPa）。

右室压的测量：不同的疾病状态下，可采用不同的方法。例如：在室间隔缺损的患者，首先应用连续式多普勒测量经室间隔缺损的收缩期最大分流速度，并按照简化的 Bernoulli 方程将这一速度转化为最大分流压差，此压差为左室收缩压减去右室收缩压的差值。因此，以肱动脉收缩压代替左室收缩压，并减去这一压差即为右室收缩压。

在主动脉窦瘤破入右室的患者，首先应用连续式多普勒测量经窦瘤破口的收缩期最大分流速度并转化为收缩期最大分流压差，此压差为主动脉收缩压减去右室收缩压的差值，因此，以肱动脉收缩压代替主动脉收缩压并减去这一压差即为右室收缩压。

在三尖瓣反流的患者，首先应用连续式多普勒测量三尖瓣反流的最大速度，并转化为最大反流压差。此压差为右室收缩压减去收缩期右房压的差值。因此，将此压差加上前述的方法估测的右房压即为右室收缩压。

在肺动脉瓣狭窄的患者，首先应用连续式多普勒测量肺动脉瓣口的收缩期最大射流速度并将此速度转化为最大跨瓣压差。此压差为右室收缩压减去肺动脉收缩压的差值。因此，将肺动脉收缩压加上这一压差即为右室收缩压。肺动脉收缩压的估测采用下列方法：当多普勒测量的最大瞬时压差小于50 mmHg（6.6kPa）时，肺动脉收缩压估计为 30 mmHg（3.9kPa）。当最大瞬时压差为 50～80 mmHg（6.6～10.6kPa）时，肺动脉收缩压估计为25 mmHg（3.3kPa）；当最大瞬时压差大于 80 mmHg（10.3kPa）时，肺动脉收缩压估计为 20 mmHg（2.6kPa）。

右室舒张压等于右房压，因此采用前述的估测右房压的方法可得出右室舒张压。

肺动脉压力的测量：在无右室流出道梗阻的患者，右室收缩压等于肺动脉收缩压，因此，利用前述的测量右室收缩压的方法可得出肺动脉收缩压。

在动脉导管未闭的患者，首先应用连续式多普勒测量经动脉导管的收缩期最大分流速度，并按照简化的 Bernoulli 方程将这一流速转化为收缩期最大分流压差。这一压差等于收缩期主动脉压力与肺动脉压力之间的差值，因此，以肱动脉收缩压代替主动脉收缩压并减去最大分流压差即为肺动脉收缩压。在这些患者中，同样可以测量出肺动脉舒张压。首先在分流频谱中测量出舒张末期的分流速度并转化为分流压差，这一压差代表了主动脉舒张压与肺动脉舒张压之间的差值。因此，以肱动脉舒张压代替主动脉舒张压并减去分流压差即为肺动脉舒张压。

在肺动脉瓣反流的患者，首先应用连续式多普勒测量舒张早期最大反流速度，并按照简化的 Bernoulli 方程将这一流速转化为舒张早期最大反流压差，这一压差代表了舒张早期肺动脉压与右室压之间的差值，与肺动脉平均压十分接近，因此可作为肺动脉平均压的估测值。

在既无心内分流也无瓣膜反流的患者，可应用脉冲式多普勒测量的收缩时间间期估测肺动脉的收缩压和平均压。由于时间间期法间接反映肺动脉压，误差较大，临床上难以常规应用。

应用连续式多普勒测量舒张末期最大反流压差,右室舒张末压采用前述测量右房压的方法估测右室的舒张末压,因此舒张末期肺动脉瓣最大反流压差加上右室舒张末压等于肺动脉舒张末压。

（杜新兴）

第九节 三维超声

人体脏器繁多,组织结构各异,检查者为了解其形态、厚度、腔径、空间位置及毗邻关系,需要进行多方位二维超声扫查,在自己的头脑中"构想"出一幅立体图像,才能作出正确的判断。随着计算机及超声探测技术的飞速发展,超声不仅能显示器官的立体形态和动态变化,还可以直接观察血管分布和血流状况,此即三维超声成像(three-dimensional ultrasonic imaging)。现就其成像种类、图像采集与显示、临床应用价值等介绍如下。

一、三维超声成像的分型

自 1961 年 Baun 提出了三维超声成像的概念,许多学者相继进行了三维超声的理论和实验研究,随着计算机技术的发展,20 世纪 80 年代后期,三维超声应用于临床。三维超声成像大致可分为三大类。

（一）静态三维超声成像

超声扫查时,将不同方位所获取的二维图像按对应的空间位置关系彼此横向连接组合,即为静态三维超声成像(static three-dimensional ultrasonic imaging)。肝、肾、子宫等脏器屏气时活动幅度较小,不同二维图像上各结构位移很小,易于叠加而组成精确清晰的三维图像。这种成像方式简便,发展成熟,在临床上主要用于妇产科及腹部脏器的检查。根据不同需要,可选择多种三维显示方式,表面显示法观察感兴趣结构的表面轮廓,如胆囊、膀胱及胎儿面部等;透明显示法观察实质性脏器内的管道分布及胎儿骨骼等。

（二）动态三维超声成像

如欲显示心脏各结构的活动和毗邻关系,可将多个心动周期中同一时相、不同方位上的二维图像重建为单帧三维图像,再将不同时相的三维图像按心动周期先后顺序显示,即形成动态三维超声成像(dynamic three-dimensional ultrasonic imaging)。此图像像素密集、画面清晰,但因图像采集及重建耗时长,且图像质量受心律、呼吸、肋骨、肺等多因素影响,临床应用有很大的局限性。

（三）实时三维超声成像

为了使三维超声真正应用于临床常规检查,研究者进一步开始了实时三维超声成像的研究(real-time three-dimensional ultrasonic imaging)。采用专用的三维容积或矩阵探头,采图时无需摆动或移动探头即可直接获取三维图像立体数据库,采样受外界环境因素影响小,成像及重建处理速度大大加快,因而可实现实时显示三维图像,故在临床上的应用得到快速发展。实时三维超声技术帧频虽有大幅度提高,但用于心脏超声成像时在改善图像的分辨力方面仍有待进一步提高。

（四）实时立体三维超声成像

近来,有研究者提出"立体三维超声成像"(stereo three-dimensional ultrasonic imaging)的设想,它突破了以往三维超声成像的局限性,不再使用二维成像方式显示三维图像,而显示真正的立体三维图像。矩阵型换能器采集到三维图像后,在原图旁侧复制另一与其视角稍有差异的三维图,并将两图编码和叠加,如戴上相应的滤色眼镜观察,不同视角的两幅画面分别成像于左右侧视网膜,信息传入视觉中枢后,根据二者视角差异的大小,将会在观察者头脑中形成一幅立体三维超声图像。这样的超声成像远近层次分明,立体感有了明显改进。

二、三维图像的采集方法

三维图像的获取有两种基本方法,第一种就是采集一系列二维图像并存储,再依据位置及时相信息按序重建成三维图像。第二种方法更为简便、快捷,检查时采用矩阵型三维探头直接采集三维立体容积数据库。

(一)三维超声重建的图像采集

三维超声重建的首要步骤是扫查时采集多个二维图像,三维成像效果取决于二维图像的质量。常用的图像采集方式如下。

1. 机械驱动扫查

将探头固定于一机械臂装置上,计算机控制步进马达驱动探头以特定的形式运动,同时采集图像。可作平行、扇形及旋转扫查,前者已少用(图 3-43)。

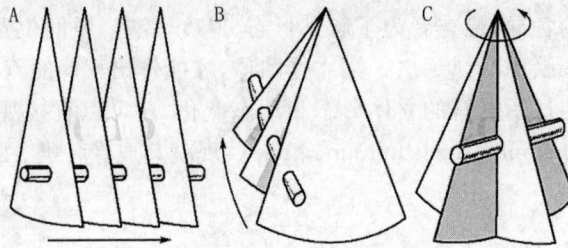

图 3-43　机械驱动扫查方式示意图

A. 平行扫描法,在某一方向平行移动扫描,等距离采集二维切面图像,此法现已基本废弃;B. 扇形扫描法,探头位置固定,在某一方向上改变探头扫查角度,使声束以一定夹角间隔进行扇形扫描;C. 旋转扫描法,探头固定在某一位置,声束方向以一定的角度间隔在 360°的范围进行扫描

(1)扇形扫查(fan-like scanning):探头固定,远场沿 Z 轴做扇形运动,采集一系列等夹角呈扇形分布的二维图像,建立金字塔形的数据库(pyramid data-bank),而后插补三维像素(voxel),该法主要用于静态三维重建,但远场空间分辨力降低,影响图像质量。

(2)旋转扫查(rotating scanning):探头前端换能器晶片围绕某一中轴自动旋转180°,获得一系列等夹角、轴心恒定的锥形分布二维图像。该法采集速度较快,图像非常清晰。如行静态成像,每一旋转方位上只需采图一幅;如欲显示动态三维心脏结构,在每一方位上需采集一个完整心动周期的二维图像,再按心电图所示时序选取 10~20 帧图像,由此建立动态三维锥体形数据库(dynamic 3D conical data-bank)。

2. 自由臂扫查(free hand scanning)

该法利用声学、光学或者电磁遥控装置探测扫查探头的位置与角度,从而确定所获二维图像的空间坐标及方位信息并贮存之,供三维重建用。最常用的自由臂装置为电磁位置感受器(electro-magnetic position sensor)和微型磁场接收器(receiver)。此法扫查范围和角度可调,适合做一次性较大范围复合形式的扫查取样,但易受周围环境磁铁材料和磁场的影响(图 3-44)。

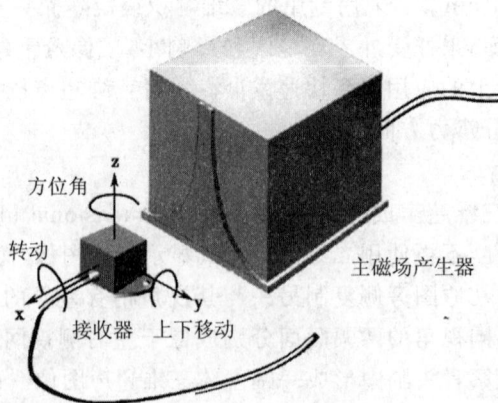

图 3-44　自由臂扫查示意图

主磁场产生器置于检查床的旁侧;微型磁场接收器贴附于探头的侧面。探头沿X、Y、Z 三轴进退、上下或旋转时,主机能探知扫描平面的位置、方向与动态变化

（二）三维探头的实时图像采集

随着探头工艺及计算机技术的发展,目前的三维超声多采用专用三维超声探头获取图像,它无需摆动或移动探头即可获取三维数据,成像速度快,可实时获取并显示三维图像。三维超声探头大体上分为两种。

1. 机械驱动容积探头

它将超声探头和机械驱动装置组合成完整的组件,机械马达驱动晶片做扇形或旋转扫查获得三维立体数据库。成像方式同上述需重建的三维超声,但由于成像及三维重建处理速度快,可达到实时显示三维超声图像,多用于腹部及妇产科三维超声检查。

2. 实时三维矩阵探头(real-time three-dimensional matrix transducer)

21 世纪初由美国 Duke 大学提出,经 Philips 和 GE 等公司精心研发而成。换能器晶片被纵向、横向多线均匀切割为矩阵(matrix)排列的多达 $60 \times 60 = 3600$（或 $80 \times 80 = 6400$）个微小阵元(elements)。后者由计算机控制,发射声束沿 X 轴前进,并按相控阵方式沿 Y 轴进行方位转向(azimuth steering)形成二维图像,再使二维图像沿 Z 轴方向扇形移动进行立体仰角转向(elevation steering),瞬时之间形成一个立体结构的金字塔形三维图像数据库(pyramid three-dimensional datasets)。因三维扫描速度极快,免除了呼吸和位移的干扰,每秒能建立 20 帧以上的三维图像,故能实时观察运动中的心脏,主要用于经胸或经食管的心脏三维超声检查。

三、三维图像的显示

（一）静态三维超声图像的建立

目前,静态结构的三维超声成像在临床应用中可采用多种显示模式,并可根据需要通过平移、旋转、切割等方式显示局部感兴趣结构。

1. 表面成像模式(surface rendering)

三维表面成像是利用灰阶差异的变化或灰阶阈值法自动勾画出感兴趣区组织结构的表面轮廓。此法已广泛地应用于含液性结构及被液体环绕结构的三维成像,如胆囊、膀胱、胎儿面部等(图 3-45)。由于组织结构与液体灰阶反差大,因此,三维表面成像清晰,可显示感兴趣结构的立体形态、表面特征和空间关系,并可单独提取和显示感兴趣结构,精确测量其面积或体积等。

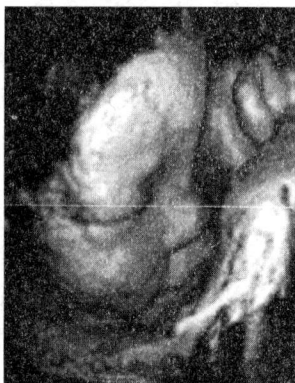

图 3-45　静态三维超声表面成像
静态三维超声表面成像模式清晰显示羊水包围下的胎儿颜面部
立体形态,可清晰显示胎儿的额头、眼睛、鼻梁、鼻子及上下唇

2. 透明成像模式(transparent rendering)

这种模式是用透明算法实现三维重建,淡化周围组织结构的灰阶信息,使之呈透明状态,而着重显示感兴趣区域的结构,同时保留部分周围组织的灰阶信息,使重建结构具有透明感和立体感,从而显示实质性脏器内部感兴趣区的结构及其空间关系。按照不同的计算方法,透明成像又可分为以下几种模式:最小

回声模式、反转模式、最大回声模式、X线模式及混合模式。

(1)最小回声模式(minimum mode rendering):最小回声模式仅接收容积数据库中声束方向上最小回声信息,适合于观察血管、扩张的胆管等无回声或低回声病灶结构。

(2)反转模式(inversion mode rendering):反转模式是在最小回声模式的基础上,反转低回声与高回声的显示(类似于胶片的正片和负片),使低(无)回声结构的显示及测量更加清晰和准确。

(3)最大回声模式(maximum mode rendering):最大回声模式是仅接收声束方向的最大回声信息,适合于观察实质性脏器内强回声结构,譬如肝内强回声的肝癌或血管瘤,胎儿的骨性结构(包括颅骨、脊柱、胸廓、四肢骨骼等),子宫腔内高回声的子宫内膜层、宫内节育器等。

(4)X线模式(X-ray mode rendering):X线模式是接收声束方向上所有灰阶信息总和的平均值,其成像效果类似于X线平片的效果。

(5)混合模式:混合模式为以上模式的混合,有利于观察病变组织与周围结构的空间毗邻关系,譬如肝内占位病变与周围血管的空间毗邻关系。

3.多平面显示

多平面显示通常可获得互相垂直的A、B、C三平面,A平面为直接扫查所获纵切面,B、C平面为重建的横切面和冠状面,其中A平面图像质量最好,C平面常规超声无法扫查到。三个平面可任意平移和旋转,对病灶及周围结构关系行细致观察。也可采取类似CT逐层扫描的断层超声成像(Tomographic ultrasound imaging,TUI),采集到全部三维超声图像数据库后,可自定义断层成像的间隔宽度及数目后,同时获得多个平行切面的超声图像(图3-46)。

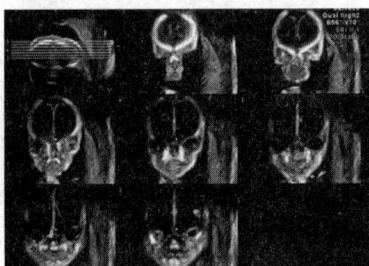

图 3-46　超声断层显像显示胎儿颅脑

采集三维超声图像数据库后,选取断层显像的间隔宽度及数目,瞬间可获得多个相互平行的颅脑横切面超声图像

4.彩色多普勒血流显示

彩色多普勒血流显示通过将能量(彩色)多普勒信号及组织信号的复合使用,对组织结构内血管行三维成像,明确其分布、走行、方向及与周围组织关系。

(二)动态三维超声图像的建立

1.三维锥体数据库的建立

动态三维超声图像重建时采用总体显示法(volumerendering display),信息量显著增多,其图像质量有很大改进。成像时使用三维图像重建系统将各个方向扫查时所获的数以千计的二维图像上的全部信息尽皆收集,数字化后予以储存,再根据心电图提取心动周期中同一时相各方位上的二维图像重建,并插补(interpolate)立体方位像素,形成单帧静态三维图像,而后汇总各个时相点的图像信息,建立起心脏某一扫查区域内的可以动态连续显示的三维锥体数据库(3D conical data-sets)。

2.切割剖析与动态显示

三维锥体数据库建成之后,并不能在荧光屏上直接观察到心脏的立体图像,而仅显示为几个新组成的二维切面。利用平行切割或任意方向切割功能,根据所需观察方位选出基准参考平面(reference position),调出其前或其后各层结构的数据,恰当调节阈值、透明度、切面数和旋转角度等三维图像重建参数,并依次累加,建成多层次、多结构、具有灰阶的心脏立体图像,按照各时相的先后顺序依次显示各帧三维图像,此即"动态三维超声心动图"(图3-47)。

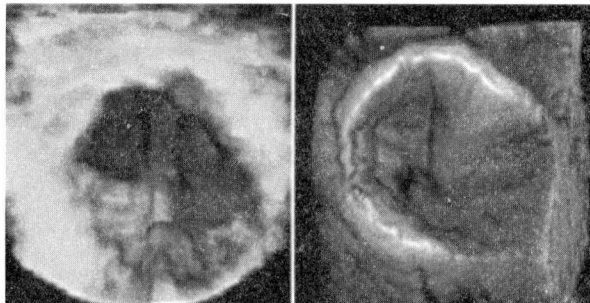

图 3-47　二尖瓣脱垂的动态三维超声鸟瞰图

二尖瓣前叶脱垂患者,经胸检查二尖瓣口,左图系从左室侧向左房侧观察,显示部分二尖瓣前叶(AMV)向左房凹陷,其部位、范围及程度显示非常清楚(箭头),二尖瓣后叶(PMV)形态正常;右图系从左房侧向左室侧观察,见脱垂的二尖瓣前叶向左房膨出。

此外,二维图像上的彩色多普勒血流信号也可按原来的彩色编码转入三维成像系统,实现动态三维彩色多普勒血流(dynamic three-dimensional color Doppler flow imaging)显示。直接观察心内分流与反流的位置、时相、轮廓、范围、周径、行程、长度等,并可准确显示间隔缺损、瓣膜关闭不全及狭窄处血流束的横断面大小与剖面形态。另外,彩色组织多普勒图像也可转入三维成像系统,显示心肌活动的规律、心肌兴奋的起搏点、心电传导的顺序与方向,称为动态三维组织多普勒显示(dynamic three-dimensional tissue Doppler imaging)。

(三)实时三维超声图像的建立

1. 实时三维金字塔数据库的建立

矩阵探头顶端的换能器由计算机以相控阵方式控制声束的发射和接收。调节各脉冲发射延迟时间,可改变波阵面方向,从而改变声束的倾斜角度及焦距深浅,实现声束的自动转向。当发射的声束沿预定方向 X 轴前进时,可形成一条扫描线(即一维显示);随即沿 Y 轴进行方位转向形成二维图像;再使二维图像沿 Z 轴方向扇形移动进行立体仰角转向,由于声束在互相垂直的三个方向进行扫描,故最后形成一个覆盖靶区各个部位立体结构的金字塔形三维图像数据库。

与此同时,设计者采用全新的 16:1 并行处理方式(16:1 parallel processing)获得图像,16 条声束并行扫描,能够在较大容积内提供相当于二维图像扫描线密度的三维心脏图像,同时发射声束的脉冲重复频率大幅度提高,三维图像的帧频亦随之增加。

2. 实时三维图像的显示方式

根据实时三维超声心动图的不同扫描方式,可有多种图像显示模式,在每种显示模式下均可通过旋转和切割图像,从多方位实时观察心脏结构(图 3-48)。

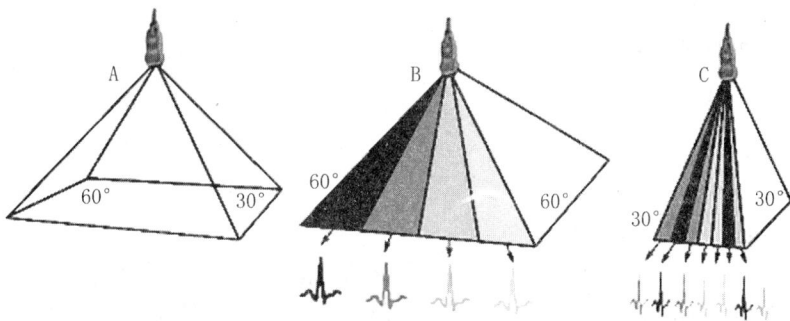

图 3-48　实时三维超声心动图的三种显像方式原理

A. 实时窄角成像,直接多方位转向扫描获取 60°×30°的实时三维容积数据库;B. 全容积宽角成像,由四个 15°×60°实时窄角图组合相加,形成 60°×60°的"金字塔形"数据库;C. 三维彩色多普勒血流显像,由 7 个紧邻的 30°×4.3°的实时窄角数据库组合形成 30°×30°的"方锥形"数据库

(1)实时窄角成像(live 3D)：声束扫描线在Y轴上作60°方位转向、Z轴上作30°仰角转向扫描，获取结构大小为60°×30°的立体数据库及三维超声心动图。这种方法为真正的实时三维成像，快速清晰，图像直观，伪像很少。缺点是图像显示范围偏小，观察范围较大的结构会出现图像缺失。部分超声仪器中，也可根据需要调整该显示模式的宽度与深度，但保持立体数据库的总体大小不变。

(2)全容积宽角成像(full volume 3D)：全容积成像图像由紧邻的四个15°×60°实时窄角图组合相加，形成Y轴与Z轴方向转向均为60°，即60°×60°的"金字塔形"数据库。这种成像方式获取的数据范围大，能包含较大范围的结构，对观测心搏量、心肌重量、心壁动态、心肌灌注造影等有很大帮助。缺点是图像由先后4个心动周期的实时三维图像组合，属于"准实时显示"，受检者心脏移动及呼吸动度大、心律不齐时可出现衔接错位。

最近，有超声厂家采用瞬间四维容积采集法，实时三维图像采集速度快，一个心动周期即可收集20幅以上90°×90°心脏动态数据。因无需多幅组合，故无缝隙与错位现象，观察时不受心律失常的影响。

(3)三维彩色多普勒血流窄角成像(3D Color)：三维彩色多普勒窄角显示方法与"全容积"成像类似。采图时在连续心动周期中选取相间的7个紧邻的纵宽30°，厚度约4.3°的实时窄角数据库，组合成大小为30°×30°的"方锥形"数据库。此种准实时显示方式能在三维空间中同时显示彩色多普勒血流信号及周围组织灰阶信息，反映心内异常血流的位置、时相、方向、长度、宽度、面积、流量、起止点和严重程度，并能用三维图像处理软件对反流和分流进行比较精确的定量。但此成像方式成像范围亦小，且可出现衔接错位。三维彩色多普勒血流也可采用瞬间四维容积法成像，一个心动周期即可采集一幅宽角三维彩色多普勒血流图像。

(4)实时三平面成像(Real-time tri-plane imaging)：该成像方式使用矩阵型换能器实时采集并显示心脏相互交叉的三个切面，获得同一周期、同一时相、不同切面上的心脏解剖信息，而后在夹角之间插补数据，建立三维超声图像数据库。三平面之间可以相互调整角度，以获得操作者理想的结构显示。该成像法虽含有众多插补信息，精确度有所降低，但因能实时成像，在较大范围内快速显示心脏整体形态及心壁运动，在检测心脏功能和室壁活动方面具有重要意义，尤其在存在心律失常的情况下。实时三平面成像还可以在彩色多普勒模式下实现，多平面观察心内异常血流。结合组织多普勒、组织同步化成像、组织应变(应变率)、组织追踪成像模式还可多参数评价心脏室壁运动状态及激动顺序。

(5)立体三维成像(Stereo 3D imaging)：该成像方式参照立体电影的原理，使用单个矩阵型换能器获取单幅实时窄角或全容积宽角三维图像，同时复制出另一稍有视角差异的三维图，并模拟人双眼视差叠加两个三维图，形成一全新的立体视觉超声图像。裸眼视之，觉图像模糊，双影重叠，但配上左红右绿滤色眼镜观察，将会在观察者头脑中形成一组轮廓结构清晰、远近层次分明、立体感极强的新型三维超声图像。

其他的实时三维成像方式还包括三维超声与其他超声技术的结合，如三维室壁运动斑点追踪成像、心肌声学造影的实时三平面成像等。

四、三维超声的临床应用

三维超声成像提出之后，已经在诊断上发挥了良好的作用，现就此法在临床上的主要应用对象、诊断价值及潜在功能予以说明。

(一)静态脏器的检查

1.静态脏器的三维超声定性诊断价值

(1)脑部疾病：婴幼儿及胎儿囟门开放，透声良好，三维超声可显示大脑镰、大脑、小脑与脑室的形态、对称性、径线等参数，在诊断脑积水、实质病变方面有重要作用。彩色多普勒三维检查时对Willis动脉环的构成、血管分布、血流走向与缺血部位等均能清晰显示。

(2)眼球：眼球内含液体，使三维成像效果非常理想。临床业已证明三维超声对眼内外肿物与异物、晶状体混浊与脱位、玻璃体病变，特别是对视网膜脱离诊断准确，而且有助于对手术效果的判定，受到临床的重视。清晰显示眼动脉及视网膜动脉立体彩色三维血流，将可精细地确定缺血与出血的部位与范围。

（3）胃：胃为空腔脏器，充盈液体后超声易于探测。将胃腔黏膜的鸟瞰图和胃壁断面图相结合，不仅能观察黏膜表面溃疡的大小、深度、边缘形态，而且可以了解病变厚度、浸润的范围和层次，这些数据在诊断上有重要意义。三维彩色血流成像对溃疡出血和静脉曲张也可能有所帮助。

（4）胆囊：胆囊亦为充满液体的空腔结构，故用三维超声检查囊壁厚度、黏膜表面状况，囊腔是否萎缩或扩张，其内有无结石、息肉、肿瘤等有较大作用。以三维图像观察增粗的胆管树，能更容易地识别扩张分支的归属，判断阻塞的部位。

（5）肝脏：肝囊肿与脓肿超声诊断早已成熟，而对肝癌等占位性病变的超声诊断有时仍感困难。三维超声能从不同方位观察肝脏表面和边界轮廓，肿物的立体形态、径线、数目和邻近关系。彩色三维多普勒成像可显示的肝内血管分支或属支较灰阶方式显示的肝内血管级别更高，同时可观察血管的粗细、分布及其对邻近动静脉的压迫，为诊断提供重要的参考意见。

（6）肾脏：探测肾脏的整体大小形态，观察实质内有无肿物，特别在显示珊瑚树样肾盂积水时，三维超声能清晰显示扩张肾盂的轮廓、鹿角状外突的肾盏，并有可能显示结石的部位。

（7）膀胱：充盈的膀胱呈椭圆形，内壁平滑，当出现占位性病变时能清晰显示肿物的位置、轮廓、形态、大小、数目、内部结构、浸润的层次与深度，对了解肿瘤性质有较大帮助。

（8）子宫与附件：对于子宫实质性肿瘤的诊断，三维超声有一定辅助作用。三维超声宫腔造影尚可直观显示子宫内膜息肉、黏膜下肌瘤的形态。对早期妊娠可根据三维图像上宫腔大小、羊水多少、胚胎形状作出诊断。卵巢和输卵管病变（特别是存在液体时）可显示其立体外形、内部结构、肿物分隔、囊壁突起和液体混浊度等。三维超声显示子宫冠状面能更清晰地描述子宫及内膜形状，明确双角子宫、纵隔子宫等子宫先天畸形，显示宫内节育器的形状及位置。

（9）胎儿及其附属物：胎儿与脐带浮游于羊水之中，形成良好的超声界面，故三维超声能清晰显示其头部轮廓（有无脑积水或是否无脑儿）、面部形态（有无眼、耳、鼻、唇、上腭畸形）；用透明显示法可观察脊柱与脊髓有无畸形、弯曲或膨出。可全面立体的检查胎盘的大小、厚度、钙化程度、血管分布与供血情况，另外对前置胎盘或胎盘剥离的诊断也有价值。

三维彩色多普勒及能量多普勒成像可清晰显示脐带在羊水内的空间结构与形状，观察脐带有无过长过短，有无项链样的彩色脐带绕颈现象，并可显示胎儿的 Willis 环和颅内循环情况。

（10）血管：利用三维彩色多普勒技术，可以扫查全身血管的形态、走行及与周围组织的空间关系。如显示夹层动脉瘤的立体形态、波及范围、程度，分辨真假腔，判断血流是否通畅；显示门静脉、肝静脉两组血管树的分布与相互关系，有无受压现象，对诊断占位病变、门静脉高压、指导 TIPPS 手术的进行可能有所裨益；观察大静脉腔内有无血栓形成及占位肿物，其效果优于二维图像；检查肿瘤区域血管网的形态、分布、供血量，了解肿瘤的部位、大小及其血流循环状况。

2.静态脏器的三维超声定量分析

三维超声不仅能够多方位全面扫查静态脏器的形态结构，还能够结合相应的在线或脱机分析软件进行定量分析，如使用容积测量技术，能够测量感兴趣区的体积，如移植肾、肿块及监测发育中的卵泡体积等。使用能量多普勒模式的三维彩色直方图可以显示正常和新生血管的血管形成指数（VI）、血流指数（FI）以及血管-血流指数（VFI），使组织内的血管及血流得以量化。

（二）心脏的三维超声检查

1.三维超声心动图的定性诊断

（1）观察心脏形态：采集到心脏的三维容积数据库后，可结合图像的切割与旋转，从不同方位了解心脏各个结构的形态、位置、大小、腔室内径、走向、空间关系、立体方位与活动状态，观察心壁、间隔与大血管的连续状态。

（2）瓣膜疾病诊断：三维超声心动图中能动态观察瓣膜装置的立体结构及与周围组织的关系，同时还可适当转动图像方位，观察二维超声无法显示的瓣口沙盘样立体活动图。宛如将摄像机置于瓣口上侧或下侧观察其瓣膜的整体立体结构，显示瓣膜的形态、厚度及关闭和开放时的活动情况。如风湿性心脏病患者可直观显示狭窄二尖瓣口的形态及动态变化。可准确显示瓣膜畸形,如二尖瓣裂、双孔二尖瓣等。也可区分瓣膜置换术后的反流起于人工瓣环内还是瓣周漏。

(3)先天性心脏病诊断:可多方位显示房、室间隔缺损的有无、位置、形状、直径、周长、面积、类型及与邻近结构的空间关系。如沿间隔附近平行切割,从与之垂直的方向观察,可获得相应部位的房间隔或室间隔的平面图。对于复杂先天性心脏畸形患者,三维超声检查通过剖切,对多个非标准切面观察,能完整显示出病变的复杂空间关系和异常血流走向。

(4)心脏占位病变诊断:对心腔内黏液瘤、附壁血栓、Valsalva 窦瘤及其他肿物,三维超声空间分辨力高,可更准确地检测其位置、形态、大小,确定与心壁结构的关系。

(5)冠心病诊断:实时三维超声心动图结合负荷超声心动图,能够获取同一心动周期内室壁各节段的运动图像,更全面、准确评价心肌缺血和梗死。实时三维超声心动图结合心肌声学造影,能在造影剂注射后短期内获取三维数据库,完成全部心肌灌注区的声学造影成像,从而可全面评价及定量分析各节段心肌的造影灌注情况。三维超声心动图结合组织多普勒技术可形象立体地观察室壁异常活动的部位、幅度、方向和范围。

(6)心脏血流的显示:应用三维彩色多普勒成像可显示瓣膜反流、心内异常分流的起源、时相、方向、长度、宽度、面积、流程、起止点及与周围结构的关系。观察冠状动脉主干、前降支、回旋支、左缘支、右缘支、间隔支以及心肌内血管的立体走向,帮助了解冠状动脉血供情况。

(7)胎儿超声心动图:三维超声能够多角度立体观察心脏各结构及空间位置关系,使用空间—时间相关技术(spatial and temporal image correlation,STIC)获得容积数据后,可对胎儿心脏进行多平面观察和三维重建,可获得较常规二维胎儿超声心动图检查更多的切面及信息,且较少依赖于胎儿位置或检查者经验(图 3-49)。

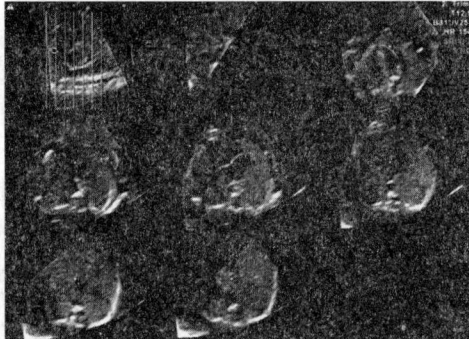

图 3-49　STIC 技术显示胎儿心脏的多个切面
使用空间—时间相关技术(STIC)获得容积数据后,可对胎儿心脏进行多平面观察

(8)心脏手术和介入治疗的监测:最近,随着探头工艺的改进,经食管实时三维矩阵探头已投入市场使用,可近距离、高质量的采集心脏形态和血流的三维图像。用于监测房、室间隔缺损封堵及修补术、二尖瓣整形术及置换术等。

2.三维超声心动图的定量诊断

三维超声技术采集全部左室容积数据后,使用三维图像脱机分析软件,可无需几何假设直接测量心腔容积和收缩功能,尤其是对于形态不规则的右室与变形的左室腔容积的测量,较常规二维超声心动图更具优势。同时还可结合左室 16 或 17 节段的观察,得出各左室节段的容积及容积—时间变化曲线,进一步评价节段左室收缩功能及左室机械同步性。容积计算法同样可用于计算心肌肥厚时和心脏占位时病变的体积与重量。对于风湿性二尖瓣狭窄的患者,还可在三维数据库中调整、寻找真正的二尖瓣口图像,准确测量狭窄的二尖瓣口面积。对于存在瓣膜反流和心内异常分流的患者,可通过计算三维彩色多普勒血流信号的容积,了解心内异常血流量。

(彭　璐)

第四章　PET 显像技术

第一节　PET 显像的基本原理

正电子发射型计算机断层扫描仪(positron emission computed tomography,PET)是一种无创性探测发射正电子的生理性放射性核素在机体内分布的断层显像技术。正电子核素主要依靠回旋加速器生产,如^{11}C、^{13}N、^{15}O、^{18}F 等,它们的半衰期很短,分别为 20、10、2、110 分钟。另外一些正电子核素可以通过发生器生产,如^{68}Ga(Ge-Ga 发生器)、^{62}Cu(Zn-Cu)、^{82}Rb(Sr-Rb 发生器)。正电子核素衰变产生的正电子和体内的负电子相互作用,发生湮没辐射,产生一对方向相反、能量相等(511 keV)的 γ 光子。PET 显像是采用一系列成对的互为 180°排列并与符合线路相连的探测器来探测湮没辐射光子,从而获得机体正电子核素的断层分布图,据此判断病变的位置、形态、大小、代谢和功能,对疾病进行诊断。

PET 与常规核医学显像相比,具有以下几个特点。

(1)发射正电子的核素(如^{11}C、^{13}N、^{15}O)都是组成人体的基本元素,用它们做示踪检查合乎生理要求,不干扰人体组织代谢与内环境平衡。^{18}F 与 H 的生物学行为类似。

(2)PET 采用符合线路探测技术,电子准直代替了铅栅准直,大大提高了探测效率,增加了图像的信息量,降低了统计误差与噪声,从而提高了空间分辨率与对比度,一般 PET 的分辨率在 4～6 mm,而 SPECT 在 8～15 mm。

(3)PET 图像可以进行精确的组织衰减校正、散射校正和时间校正,从而可对病变和器官进行定量测定。

(4)PET 所用的显像剂为超短期半衰期核素,因而允许在较短时间进行多个序列的测定和不同状态的测定,如心肌血流－代谢显像、心肌静息－负荷显像等。

PET 临床应用目前主要集中于神经、心脏和肿瘤三大方面。

PET/CT 实现了 PET 和 CT 图像的同机融合。使 PET 的功能影像与螺旋 CT 的结构影像融于一体,两者相互印证、互相补充,使 PET/CT 诊断效能及临床实用价值更高。PET/MRI 可以实现高分辨率和高灵敏度的强强联合,已经初步应用于临床,其临床优势拭目以待。

（柴小康）

第二节　脑血流显像

一、原理

PET 脑血流灌注的常用显像剂有^{15}O-H_2O、^{15}O-CO_2、^{13}N-NH_3。

(1)^{15}O-H_2O 与天然水的生物学形式相似,但物理性质不同。作为一种弥散型显像剂,^{15}O-H_2O 经静脉注射后可自由通过血脑屏障。其在脑内的分布与局部脑血流量呈正相关。

(2)^{15}O-CO_2 经吸入后,于肺部毛细血管内经碳酸酐酶作用后,溶于水转变为 $H_2^{15}O$ 并随血流循环至

实用医学影像诊断与鉴别诊断

SHIYONG YIXUE YINGXIANGZHENDUAN YU JIANBIEZHENDUAN ◎ ··

脑部。经 3～4 个半衰期后，$H_2^{15}O$ 在脑组织内达到动态平衡，单位时间内 $H_2^{15}O$ 随动脉血流进入脑组织的量与脑组织中 $H_2^{15}O$ 的放射性衰减量和随静脉血洗脱量相等。

(3)$^{13}N-NH_3$ 在血液中主要以 $^{13}N-NH_3·H_2O$ 和 $^{13}NH_4^+$ 的形式存在。$^{13}N-NH_3·H_2O$ 为脂溶性，可通过血脑屏障，在谷氨酰胺合成酶(Gs)作用下生成 ^{13}N-谷氨酰胺滞留在脑组织。局部脑组织放射性示踪剂的分布与局部脑血流量和脑组织谷氨酰胺合成酶活性成正比。

二、适应证

(1)脑血管病的诊断及鉴别诊断(短暂性脑缺血发作、可逆性缺血性神经功能缺损、脑梗死等)。

(2)痴呆的诊断及鉴别诊断，病情评估及预后判断。

(3)癫痫灶的定位诊断。

(4)脑肿瘤手术及放疗后复发与坏死或纤维化的鉴别诊断。

(5)脑功能的研究。

(6)其他如脑外伤、精神疾病、药物成瘾及滥用、酗酒等相关脑功能评价。

三、检查方法

(1)了解患者的病史、身体状态及精神状态，判断患者能否耐受检查，是否需要镇静，了解有无怀孕、哺乳等，癫痫患者的发作情况与状态、脑电图资料等。

(2)介绍检查的过程、所需的时间及保持体位不动的重要性，取得患者的理解和配合。除去患者头部金属物品，如头饰。

(3)PET 仪器质量控制测试结果符合要求。

(4)注射显像剂前禁食 6 h。

(5)检查者保持安静，戴黑眼罩和耳塞，避免声光刺激。

(6)受检者取仰卧位，头部枕于头托内，调整头托使眶耳线(orbito meatal line,OML)线与地面垂直，固定体位直至检查完毕。

(7)图像采集：①"弹丸"注射 $^{15}O-H_2O$ 700～1100 MBq，待显像剂到达脑部后以单次静态方式行发射显像采集 60 秒，时以专用设备行连续动脉采血及测量。最后利用透射扫描。当进行激发试验或者药物试验时，先行基础扫描，然后负荷试验后以同样条件进行二次扫描。②受检者面部佩戴塑料面罩，检查时，先行 5～10 分钟透射扫描，然后持续吸入一定浓度($14\mu Ci/mL$)和一定流量($500 mL/min$)的 $^{15}O-CO_2$，与空气混合的气体，经过 8～10 分钟达到平衡，随即以计数控制条件行发射扫描，并继续吸入气体直至显像完成。在检查过程中，经预置桡动脉插管抽取动脉血样数次。③静脉注射 $^{13}N-NH_3·H_2O$ 740～950 MBq 后，进行发射型扫描 7～10 分钟。

(8)视 PET 机型不同，选择适当的重建参数进行图像重建。

四、结果判断

(1)正常图像：大小脑皮质、基底核、丘脑、脑干显影清晰，大脑白质、脑室呈放射性缺损，左右大脑放射性分布较对称。

(2)异常图像：包括大脑皮质局部或弥漫性放射性降低或缺损、皮质局部放射性增高、白质区扩大、脑萎缩以及小脑、丘脑、神经核团放射性的改变等。

(3)正常脑血流量皮质平均为 $43.0 mL/(100g·min)$，白质平均为 $21.9 mL/(100g·min)$。

五、临床意义

(1)$H_2^{15}O$ 法：脑血流灌注显像因其不参与细胞代谢，脑摄取率为 80%～90%，因而适合单纯的组织血流定量分析，而 SPECT 显像属于定性检查范畴；^{15}O 半衰期短，可在短时间内反复显像及测量，优于

SPECT 脑血流显像。目前该方法主要用于脑功能研究,临床方面用于脑血管储备容量评价。

(2)^{15}O-CO_2 吸入法:脑血流灌注显像主要与其他气态正电子显像剂联合使用进行气态研究,并可做定量测定。

(3)PET 脑血流灌注:影像分析如 SPECT 检查所见,图像质量更为清晰。

(柴小康)

第三节 脑代谢显像

一、原理

PET 脑代谢显像剂主要有如下几类。

(1)葡萄糖代谢类:葡萄糖几乎是脑组织的唯一能量物质,脑内葡萄糖代谢的变化可以反映脑功能状态。^{18}F-FDG 为葡萄糖的类似物,具有与葡萄糖相同的细胞转运及己糖激酶磷酸化过程,转化生成 ^{18}F-FDG-6-P 后不能参与葡萄糖进一步代谢而滞留于脑细胞内。通过观察和测定 ^{18}F-FDG 在脑内的分布情况,可以了解脑局部葡萄糖代谢情况。

(2)氧代谢类:正常脑重量占体重的 2%,但其耗氧量却占全身耗氧量的 20%,因此脑氧耗量变化可作为脑功能代谢的重要指标。^{15}O$_2$ 经受检者持续吸入后,参与氧代谢全过程,用 PET 动态监测,可以获得脑氧代谢率(cerebral metabolic rate of oxygen,CMRO)。结合 CBF 测定结果,尚可得到人脑氧提取分数(oxygen extraction fraction,OEF)。

(3)氨基酸代谢类:恶性肿瘤氨基酸代谢增高除与蛋白质合成和细胞增生有关外,也可能与氨基酸转运包括转氨基、甲基化有关。脑氨基酸代谢显像剂主要有 ^{11}C-MET(^{11}C-蛋氨酸)、^{11}C-TYR(^{11}C-酪氨酸)、^{18}F-FET(^{18}F-乙基酪氨酸)、^{123}I-IMT(^{123}I-甲基酪氨酸),其中 ^{11}C-MET 较为常用。通过 PET 显像可以获得显像剂在脑内分布情况,利用生理数学模型得到脑内氨基酸摄取和蛋白质合成的功能与代谢参数。

(4)磷脂胆碱类显像剂:如 ^{11}C-CHO(^{11}C-胆碱)、核苷酸类显像剂 ^{18}F-fluorothymisine(^{18}F-FLT)等可用于脑肿瘤的评价。

本节中主要介绍脑葡萄糖代谢显像的相关问题。

二、适应证

(1)癫痫灶的定位诊断、术前评价与疗效判断。

(2)脑肿瘤恶性程度分级判断、治疗方案的确定、预后评价;治疗后肿瘤复发与放射性坏死或纤维化的鉴别诊断等。

(3)痴呆的诊断及鉴别诊断、病程评价。

(4)脑外伤、脑血管病变、脑感染性病变(AIDS、弓形体病等)、精神疾病、药物成瘾及滥用、酗酒等有关脑功能评价。

(5)锥体外系疾病如帕金森病、亨廷顿病等诊断与病情评价。

(6)脑生理研究与认知功能的研究。

三、检查方法

(1)熟悉病情、采集相关病史,并了解是否存在影响 ^{18}F-FDG 摄取的因素。其中包括:糖尿病病史;近期化疗、放疗、手术及其他用药情况(如激素等);CT 及 MRI 等影像学资料;病理资料;癫痫患者的发作情况与状态(发作期和发作间期)、抗癫痫药物治疗情况、脑电图资料等。

（2）PET 仪器质量控制测试结果符合要求。

（3）根据检查目的不同，受检者空腹 4～6 小时或者给予糖负荷。

（4）受检者保持安静，视听封闭 5 分钟。

（5）建立静脉通道，显像剂注射后用生理盐水冲洗通道。

（6）常规显像宜在注射后 40～60 分钟进行。

（7）患者定位于检查床上，先行投射扫描或先行发射扫描依具体情况而定。需要进行定量测定脑局部葡萄糖代谢率时，按照一定程度动态采集信息。

（8）视 PET 机型不同选择其适当的重建参数进行图像重建，获得脑横断面、冠状面、矢状面以及三位重建的立体图像用于视觉判断和半定量分析。

四、结果判断

（1）正常图像灰质放射性明显高于白质，大脑皮质、基底核、丘脑、脑干、小脑影像清晰，左右基本对称，其中以枕叶视觉皮质 FDG 摄取最高。

（2）异常图像包括灰质局部或弥漫性放射性降低或缺损、灰质局部放射性增高、白质区扩大、脑萎缩、小脑及丘脑、神经核团放射性的改变等。

（3）全脑葡萄糖代谢率（CMRGlu）的正常参考值为 20～51 μmol/(100g·min)。左右大脑半球的平均 LCMRGlu 分别为(37.67±8.67) μmol/(100g·min)和(37.11±8.72) μmol/(100g·min)。灰质和白质的 CMRO2 参考值分别为 259 μmol/(100g·min)和 80 μmol/(100g·min)。灰质与白质的 OEF 参考值分别为 0.49 和 0.48。

五、临床意义

（一）脑血管疾病

脑卒中患者缺血区的血流动力学变化呈多样性，主要表现为灌注不足及过度灌注等，同时伴有 rCMRO$_2$、LCMRGlu 和 rOEF 的改变。针对脑梗死患者，应用[15]O 或[18]F-FDG PET 显像能够早期准确监测缺血部位 rCBF、rCMRO$_2$、LCMRGlu 和 rOEF 的变化，同时还可以观察到过度灌注及交叉性小脑失联络等征象。从而有利于判断缺血区组织存活与否、病程分期、疗效评价及预后评估。研究表明 PET 比 CT、MRI 更能够早期发现病灶，并且所显示病灶的范围超过 CT、MRI 所显示的范围。

（二）癫痫

癫痫发作间期病灶部位葡萄糖代谢降低，而发作期代谢增高。因此，[18]F-FDG PET 显像可以用来对癫痫灶进行诊断和定位。发作期[18]F-FDG PET 显像诊断灵敏度可达 90％以上，发作间期诊断灵敏度为 70％～80％。癫痫灶一般没有明显形态结构变化，常规 CT、MRI 难以检出，[18]F-FDG PET 具有明显优势。

^{18}F-FDG 的摄取及代谢需要 30～40 分钟，癫痫发作持续时间短，低于 FDG 在脑内的摄取时间，因此代谢显像与血流灌注显像相比，不能快速反映瞬时变化。发作期显像实际上包含了发作间期、发作期和发作后的代谢时相，并常为发作间期的低代谢表现，这些低代谢区中包含了致痫灶，但往往比实际的致痫灶范围大。目前将[99m]Tc-HMPAO 或[99m]Tc-ECD 脑血流灌注显像与发作间期[18]F-FDG PET 显像结合可以提高致痫灶的定位准确率（可达 90％以上）。

中央颞叶癫痫在局灶性癫痫中最为常见。发作间期[18]F-FDG PET 显像灵敏度较高，低代谢灶检出率为 65％～85％，结合定量分析，检出率＞90％，常规 CT 及 MRI 难以发现。[18]F-FDG 对其他类型的局灶性癫痫的诊断也有较好的诊断价值，但不如颞叶癫痫，主要是受灵敏度的限制。

（三）脑肿瘤

^{18}F-FDG PET 显像可用于肿瘤良、恶性鉴别，分期和分级，疗效和预后判断，以及复发或残存病灶的诊断。[18]F-FDG PET 显像结果表明，大多数高度恶性肿瘤的葡萄糖摄取或 LCMRGlu 明显增高。基于脑肿瘤恶性程度与局部[18]F-FDG 代谢活性或 LCMRGlu 关系密切，临床上[18]F-FDG PET 显像已被用于胶质

瘤恶性程度的评价。

^{18}F-FDG PET 显像在脑肿瘤治疗后复发或残留病变与坏死等的鉴别诊断具有重要价值,较 CT 或 MRI 更具优势。脑肿瘤术后或放疗后坏死区呈放射性缺损,可与肿瘤复发部位异常葡萄糖代谢增高相鉴别。

^{18}F-FDG PET 显像对各种抗肿瘤治疗后的疗效评价及预后判断也有较大的应用价值。^{18}F-FDG PET 显像比 CT、MRI 更能精确预测胶质瘤患者的生存期。

^{18}F-FDG PET 显像检查可用于术前活检穿刺部位的定位选择,避免造成对组织学分级的低估。

此外,用于脑肿瘤的显像剂尚有^{11}C 标记的蛋氨酸(MET)和胆碱等。研究表明^{11}C-MET PET 显像对星型胶质细胞瘤的检出和定性较好,但对肿瘤的病理定级欠佳。由于正常脑皮质对 MET 的摄取明显较 FDG 降低,因而^{11}C-MET PET 显像对位于皮质的肿瘤边缘的显示较^{18}F-FDG 显像好。Ohtani 研究表明^{11}C-choline 可以鉴别高级胶质瘤和低级胶质瘤,但无法鉴别低度恶性与良性肿瘤。^{11}C 标记的酪氨酸(TYR)也被应用于脑肿瘤的定性和定量研究之中。

(四)阿尔茨海默病(AD)

^{18}F-FDG PET 显像中,AD 常表现为顶叶和后颞叶为主的双侧大脑皮质葡萄糖代谢降低,基底核受累不显著。脑葡萄糖代谢显像对本病诊断灵敏度和特异性均高于 rCBF 断层显像。颞顶叶葡萄糖低代谢是诊断 AD 的特征性影像,灵敏度可达 90% 以上。研究表明 PET 可比临床诊断方法(包括血液学检查、反复神经心理学测试、脑电图和磁共振显像)提前 2.5 年检出 AD,其准确度在 90% 以上。^{18}F-FDG PET 显像还可用于 AD 与其他类型痴呆及与正常老化的鉴别诊断,同时还能对 AD 的病程和生物学分期及治疗的生物学反应进行评价。

(五)椎体外系疾病

帕金森病(Parkinson's disease,PD)是中枢神经系统的变性疾病,主要累及黑质—纹状体多巴胺能神经元及其通路。由于 PD 起病隐匿缓慢,早期诊断较为困难。CT、MRI 检查多无异常表现,脑葡萄糖代谢显像可发现纹状体葡萄糖代谢降低。单侧病变患者早期,患肢对侧豆状核氧代谢和葡萄糖代谢相对增加;双侧病变患者全脑 CMRGlu 降低。由于 PD 的^{18}F-FDG PET 显像不具备特异性,因此单纯依靠^{18}F-FDG PET 显像进行 PD 早期诊断是较为困难的。结合多巴胺神经递质、多巴胺受体及多巴胺转运蛋白显像,有利于 PD 早期诊断,并且可以与 PD 综合征鉴别。

此外,亨廷顿病(Huntington disease,HD)是基底核和大脑皮质变性的一种遗传性疾病,其特征为慢性进行性舞蹈样动作和痉挛。^{18}F-FDG PET 显像可见双侧基底核和多处大脑皮质放射性降低区。

(六)精神疾病

^{18}F-FDG PET 显像可用于精神疾病的诊断和治疗效果的评价。精神分裂症患者常见额叶葡萄糖代谢降低,其次为颞叶的低代谢,也可出现左颞葡萄糖代谢增加伴有左基底核代谢降低。抑郁症 PET 表现呈多样性。双相精神病的抑郁期,整个幕上结构的葡萄糖代谢降低可达 25%,治疗前后的对比有助于了解疗效和判断预后。强迫症患者扣带回、眶额叶、尾状核头部呈高代谢,药物治疗后 FDG 代谢降低的程度与强迫理念的改善具有相关性。

(七)脑外伤

急性脑外伤患者,脑功能异常通常可以超出解剖病变的范围,可以出现创伤部位外的远隔影响,PET 结合 CT 或 MRI 影像对脑外伤的评价是有益的。脑挫伤、颅内血肿及伴发的脑软化等引起的代谢变化往往局限于损伤部位。而硬膜下和硬膜外血肿可引起广泛性代谢降低,也可引起对侧半球的变化。脑外伤患者也可出现交叉性小脑失联络或同侧小脑的代谢降低。

六、注意事项

(1)有糖尿病病史或糖耐量异常者,应测定血糖水平。理想的血糖水平在 3.33～6.67 mmol/L(60～120 mg/dL)。若血糖高于 11.11 mmol/L(200mg/dL),应采取降糖措施。

（2）怀孕和哺乳期妇女一般不进行 PET 检查。怀孕妇女确需进行 PET 检查时，应认定检查的益处远大于对胎儿的不良影响，由申请医师告知患者或患者委托的直系家属，并取得知情同意，且必须调整注射剂量。

（3）对不合作患者可应用适量镇静药。

（4）对癫痫发作频繁者，应进行 EEG 监测，了解有无亚临床发作。

（5）PET 图像要结合 CT 或 MRI 的影像结果进行综合判断，最好能进行图像融合，从而使精确的解剖结构与灵敏的代谢改变融为一体。

（6）患者应向医师提供尽可能详细的病史及其他影像学、电生理检查资料。

（柴小康）

第四节　脑神经受体显像

一、原理

神经受体显像是根据受体－配体特异性结合的特点，用正电子放射性核素标记配体，通过 PET 显像对活体人脑特定受体结合位点进行精确定位并获得受体的分布、密度及亲和力参数。与受体结合配体有激动剂与拮抗剂两种，其中以拮抗剂多用。

二、显像剂

主要的 PET 神经受体显像剂见表 4-1。

表 4-1　PET 神经受体显像剂及主要临床应用

受体及受体亚型	显像剂	临床研究及应用
多巴胺受体		
D_1	^{11}C-SCH23390	PD，HD
	^{11}C-SCH39166	
D_2	^{11}C-NMSP	
	^{11}C-IBZM	
	^{11}C-raclopride	
	^{11}C-eticlopride	
DAT	^{11}C-β—CIT	PD，药物成瘾与滥用
乙酰胆碱受体	^{11}C-nicotine	AD
	^{11}C-QNB	
苯二氮䓬受体	^{11}F-flunitrapane	EP，躁狂症等精神疾病
	^{11}C-Ro-15-1788	
5-羟色胺受体	^{11}C-NMSP	焦虑，狂躁，抑郁精神病
	^{18}F-altanserin	
	^{18}F-setoperone	
阿片受体	^{11}C-DPN	EP，精神病，抗痛作用
	^{11}C-CFN	药物成瘾性和依赖性研究，戒毒作用

三、检查方法

下文以多巴胺 D_2 受体显像为例介绍显像方法。

（1）静脉注射 ^{11}C-NMSP 740 MBq（比活度＞40 GBq/μmol）进行 PET 脑动态显像，2 小时内每隔 3～

5 分钟显像一次,以观察^{11}C-NMSP 在脑内随血流分布、非特异分布的清除过程及在特异富集区域的滞留影像。

(2)评价^{11}C-NMSP 与 D$_2$ 受体结合的特异性,可在静脉注射^{11}C-NMSP 之前 4 小时口服多巴胺 D$_2$ 受体阻断药氟哌啶醇(50 μg)。

四、结果判断

(1)目测法观察放射性的分布、对比度、与受体解剖分布的吻合程度、随时间在各部位的聚集与清除过程。

(2)半定量分析应用 ROI 技术和剖面分析技术对放射性分布的对称性进行比较,以不含 D$_2$ 受体的小脑作为本底,计算富含受体的组织与小脑的放射性比值。

(3)定量分析应用适宜的房室模型定量测定各种动力学参数,如最大结合位点数(B$_{max}$)和解离常数(K$_d$)等。

五、临床应用

(一)多巴胺受体显像

多巴胺受体显像中多巴胺 D$_2$ 受体研究应用广泛。目前临床上应用多巴胺 D$_2$PET 显像研究的疾病主要见于各种运动性疾病、精神分裂症、认知功能研究和药物作用及疗效评价。^{18}F 或^{11}C-NMSP、^{11}C-raclopride等多巴胺 D$_2$ 受体显像可见 PD 患者黑质和纹状体(特别是豆状核)D$_2$ 受体数目轻度甚至明显减少,效力明显降低;HD 患者基底核(特别是尾状核)多巴胺 D$_2$ 受体密度和活性明显降低,可早期诊断 PD(包括亚临床型),并可监测临床上 L－多巴治疗疗效。同时,对神经精神药物的药理学研究和知道用药及影响多巴的生理因素亦具有重要意义。D$_2$ 受体显像能鉴别原发性 PD(纹状体浓聚 IBZM)和 PD 综合征(摄取减少),这对治疗方案的确定具有重要临床意义。

(二)乙酰胆碱受体显像

乙酰胆碱受体包括 M(毒蕈碱)型和 N(烟碱)型两种。M 型受体显像剂^{11}C-奎丁环基苯甲酸(^{11}C-QNB)和 N 型受体显像剂^{11}C-尼古丁(^{11}C-N)已用于人体 PET 乙酰胆碱受体显像。乙酰胆碱受体PET 显像主要应用于 AD 的早期诊断与鉴别诊断,评价脑功能损害程度、研究治疗方法作用机制及评估疗效。^{11}C-QNB PET显像中可观察到 AD 患者大脑皮质及海马 M 型受体密度明显减少,脑皮质摄取^{11}C-N亦明显降低。

(三)苯二氮䓬类(BZ)受体显像

BZ 受体是脑内主要的抑制性受体。^{11}C-Ro-15-1788、^{11}C-flunitrapane 是较为理想的 BZ 受体显像剂,并已经用于活体显像。研究结果表明,诸如 HD、AD、躁狂症和原发性 EP 等神经精神疾病均与它的活性鉴定有关。临床上 BZ 受体研究对 EP 灶的定位及监测疗效有使用意义。癫痫发作间期 BZ 受体显像可见病灶部位受体密度鉴定,显示病变上较脑血流灌注显像为优,联合 MRI 等影像学检查可进一步提高病灶检出率。

(四)5-羟色胺受体显像

5-羟色胺受体分为 5-HT$_{1A,B,C}$ 和 5-HT$_{2,3}$ 亚型。其中,5-HT 受体与躁狂/抑郁型疾病有关。显像结果表明,单纯或轻度抑郁症患者顶叶平直放射性摄取增高,额叶下部右侧较左侧增高,而重症抑郁或躁狂/抑郁型精神患者脑 5-HT 受体密度和亲和力降低,同时可观察到抗抑郁治疗后脑内 5-HT 摄取增加。

(五)阿片受体显像

阿片受体生理作用广泛,与麻醉药物成瘾密切相关。^{11}C-DPN、^{11}C-CFN 显像发现颞叶癫痫灶阿片受体密度增加,呈现明显异常放射性浓聚灶。同时阿片受体显像还可以用于吗啡类药物成瘾以及药物戒断治疗的临床研究。

(柴小康)

第五节　PET 心肌灌注显像

一、基本原理

常用的 PET 心肌灌注显像剂有 $^{13}N-NH_3$、$^{15}O-H_2O$ 和 ^{82}Rb。显像剂在心肌的分布与局部心肌血流量成正比,因此可以评价局部心肌血流量主要与心肌葡萄糖代谢显像配合使用,了解血流灌注与代谢的匹配情况,判断病变区的心肌细胞活性。各种显像剂的特点分别为:

(1) $^{13}N-NH_3$:$T_{1/2}$ 为 10 分钟,通过自由扩散的方式进入心肌细胞内,$^{13}N-NH_3$ 在细胞内通过谷氨酸－谷氨酰胺途径被代谢,但首次通过心肌的摄取率不受代谢的影响,几乎为 100%。$^{13}N-NH_3$ 在心肌内的浓度虽然与心肌血流量成正比,但两者之间并非线性关系,在过高或过低血流量状态下,常造成对血流的高或低估。

(2) $^{15}O-H_2O$:$T_{1/2}$ 为 2 分钟,是一种自由弥散、非代谢依赖性的灌注显像剂,首次通过心肌的摄取率约为 96%,这些特点使其在心肌的分布与局部心肌血流量呈几乎完美的线性关系。

(3) ^{82}Rb:$T_{1/2}$ 为 78 秒,是 K^+ 的类似物,可通过 Na^+-K^+-ATP 酶以主动运转的方式被心肌细胞摄取,首次通过心肌的摄取率为 65%～70%,心肌对 ^{82}Rb 的摄取与血流的相关性不及前两种显像剂。

二、适应证

(1)无创诊断有或无症状患者的冠状动脉病变。

(2)评价冠状动脉狭窄的严重程度。

(3)鉴别梗死的和缺血但仍存活的心肌。

(4)评价介入治疗前后心肌灌注及功能的恢复。

(5)评价冠状动脉侧支循环。

(6)鉴别缺血性与非缺血性心肌病。

(7)评价心室整体功能与局部室壁运动。

三、检查方法

(1)静息显像:注射 $^{13}N-NH_3$ 前无须空腹,成人经静脉注射 $^{13}N-NH_3$ 740～1110 MBq(20～30 mCi),注射后立即行 PET/CT 心肌显像,扫描范围 1 个床位,采集时间 8～10 分钟。图像处理方法同心肌葡萄糖代谢显像。

(2)负荷显像:静息显像 60 分钟后即可进行负荷显像。由于 PET 血流灌注显像剂的半衰期短,运动试验时间相对不宜控制,临床上多数应用时间相对固定的药物负荷试验。常用的药物包括腺苷、双嘧达莫和多巴酚丁胺。如静脉注射腺苷 140 μmg/(kg · min) 6 分钟,于注射腺苷 3 分钟末静脉注射 $^{13}N-NH_3$ 740 MBq(20 mCi),显像方法同静息显像。通常使用腺苷和双嘧达莫介入后血流可增加 4 倍,多巴酚丁胺可达 3 倍。腺苷负荷心肌显像检查前 48 小时内停服氨茶碱类药物,检查当天忌服咖啡类饮料。对有支气管哮喘、慢性阻塞性呼吸道疾病、病窦综合征、二至三度房室传导阻滞、不稳定型心绞痛、急性心肌梗死、心立衰竭、低血压和高血压、氨茶碱过敏的患者不宜使用本方法。

(3)门控断层显像:影像的采集与患者的心电图同步,每个心动周期采集 16～32 帧影像,用于评价局部心肌或室壁增厚。

四、临床意义

(1)冠心病诊断:PET 灌注显像对冠心病的诊断具有很高的灵敏度和特异性,冠状动脉狭窄大于

50%,应用双嘧达莫负荷试验^{13}N-NH$_3$ PET 显像对冠心病的灵敏度为 94%,特异性为 95%;PET 灌注缺损程度与狭窄血流储备之间有很好的相关性(r=0.77)。对比运动试验^{201}Tl SPECT 显像和运动试验^{13}N-NH$_3$ PET显像,两者诊断冠心病总的灵敏度分别为 96%、98%。对冠状动脉病变支数的检测,PET 与SPECT 的灵敏度、特异性比较无明显差异。

(2)冠状动脉血流储备(CFR)测定:应用^{82}Rb 或^{13}N-NH$_3$ PET 显像可测定心肌灌注储备,以了解血管狭窄对心肌灌注储备的影响。CFR 的准确测定不仅对诊断明显狭窄的冠状动脉有帮助,而且对某些冠状动脉造影正常的心绞痛患者也有价值,这部分患者心肌灌注储备功能是降低的,即所谓微血管性心肌缺血,可能与血管内皮细胞的功能失调有关。

(3)心肌梗死范围和大小的精确定量评价。

(4)冠状动脉侧支循环的评价。

(5)冠状动脉血运重建后心肌灌注和功能恢复与否的评价。

(6)PET 灌注显像结合 FDG 代谢显像对梗死后心肌活性做出准确判定。

(柴小康)

第六节　PET 心肌代谢显像

心肌具有利用多种能量底物的能力,根据血浆各底物水平、激素水平及局部血供状态等因素的影响,心肌可利用游离脂肪酸、葡萄糖、乳酸、丙酮酸、酮体、氨基酸等供能。其中葡萄糖和脂肪酸是心肌细胞代谢的重要能量底物。正常人禁食状态下,心脏的主要能量代谢底物为脂肪酸,但当各种原因引起血浆脂肪酸浓度降低时,葡萄糖的氧化利用则成为心脏的主要能量来源。在不同条件下应用相应的标志药物进行代谢显像,了解心肌的代谢状态,用于心脏疾病的诊断和心肌细胞存活的判断。

一、葡萄糖代谢显像

(一)基本原理

禁食状态下,脂肪酸是心脏主要的能量来源;葡萄糖负荷下,血浆葡萄糖和胰岛素水平上升,血浆脂肪酸水平下降,心脏则主要利用葡萄糖作为能量来源;在运动时,乳酸水平上升,乳酸作为主要的能量来源。代谢活动的存在是心肌细胞存活最可靠的标志。在心肌血流灌注降低或室壁活动消失的节段,局部代谢是否存在是心肌存活判断的关键性指标。在心肌灌注降低的节段,葡萄糖负荷后^{18}F-FDG PET 显像显示相应节段^{18}F-FDG 摄取正常或相对增加(灌注/代谢不匹配),标志着心肌细胞缺血但仍然存活;反之,相应节段^{18}F-FDG 摄取降低(灌注/代谢匹配),则标志着心肌细胞不再存活。^{18}F-FDG 是目前最为常用的心肌代谢显像剂。

(二)适应证

(1)鉴别心肌梗死区活性与非活性心肌,术前预测血流灌注降低区及室壁活动消失区再通术后局部功能是否恢复。

(2)冠心病的诊断。

(3)急性心肌梗死后灌注是否成功的评价。

(4)评价冠状动脉血运重建后心肌灌注、代谢和功能的恢复。

(5)不稳定型心绞痛的诊断。

(6)心肌病的研究和评价。

(7)糖尿病心脏病的评价。

(三)检查方法

(1)注射显像剂前禁食至少 12 小时。检查前避免服用咖啡类饮料。

(2)测定受检者空腹葡萄糖水平,若<8.3 mmol/L(150 mg/dL),给予口服葡萄糖50～75 g;如糖尿病患者血糖水平较高,可使用胰岛素将血糖控制在6.66～8.88 mmol/L(120～160 mg/dL)。

(3)激光定位系统定位于剑突以上10 mm,应用^{68}Ge-^{68}Ga固有放射源采集1～2分钟透射扫描图像,确保心脏位于探测器视野内。

(4)注射^{18}F-FDG 185～370 MBq(5～10 mCi)45分钟后进行发射扫描10～15分钟,结束后进行透射扫描10～15分钟。

(5)对原始数据进行T+E衰减校正,选择Hanning滤波函数,cut off值为85 mm,重建短轴、水平长轴及垂直长轴各断层面图像。

(6)根据图像清晰程度判定是否需要注射胰岛素,需第二次显像者,静脉注入2～5 U胰岛素,30分钟后进行显像,并监测血葡萄糖水平。

(四)结果判断

禁食状态下,由于血浆葡萄糖水平下降,正常心肌能够减少甚至停止利用葡萄糖,转而增加利用游离脂肪酸进行氧化以维持能量的需要;而缺血心肌由于氧供随着血流减少而减少,耗氧量较大的游离脂肪酸β氧化受到限制,需氧量较低的葡萄糖氧化和甚至不需氧的糖酵解仍可进行,葡萄糖成为缺血心肌的唯一能量来源。在禁食和运动状态下,缺血心肌可摄取^{18}F-FDG,而正常和坏死心肌则不摄取。在葡萄糖负荷下,正常和缺血心肌都摄取^{18}F-FDG。

(五)临床意义

Marshall等(1983)首先将PET用于心肌存活性的评价,应用^{18}F-FDG评价陈旧性心肌梗死患者的心肌情况,发现在血流减力的心肌节段有较高比例存在^{18}F-FDG摄取,残余组织的^{18}F-FDG摄取与心肌梗死后心绞痛、心肌缺血部位、严重冠状动脉疾病的存在有关。显然,这些资料提示以前假定心肌梗死的节段仍存在代谢活性。后来的研究也证实了这一点。Maddahi总结了7位作者的心肌灌注/代谢显像预测血管重建后左室功能的改善,135例患者356个异常心肌节段,"PET血流/代谢不匹配"平均阳性、阴性预测值分别为83%(186/225)、84%(110/131)。临床研究表明,^{18}F-FDG对存活心肌判断的阳性预测率为78%～85%,阴性预测率为80%～92%。^{11}C-乙酸与^{18}F-FDG的结果相似。目前临床已逐步接受PET心肌代谢显像作为心肌梗死区存活心肌判断的"金标准"。

(六)注意事项

(1)^{18}F-FDG PET显像存在两个重要的局限性。一是心肌对^{18}F-FDG的摄取取决于血糖浓度和胰岛素水平:血糖升高、胰岛素水平上调,心肌摄取^{18}F-FDG就增加,但血糖过高,又可能竞争性抑制心肌对^{18}F-FDG的摄取;二是它只反映了葡萄糖代谢的初始过程。

(2)在某些情况下,^{18}F-FDG PET显像不适合于鉴别坏死与存活心肌。比如糖尿病患者,即使在常规使用胰岛素或口服降糖药的情况下,灌注和收缩功能正常的心肌在有或无葡萄糖负荷时都可能不摄取^{18}F-FDG。另外,急性心肌梗死早期,坏死的心肌也可摄取^{18}F-FDG。

(3)正常人左室间壁的葡萄糖利用显著低于左室游离侧壁,这可能与^{18}F-FDG在组织滞留的异质性或6-磷酸-FDG脱磷酸化速率的局部差异有关。

(4)对心肌存活性的判定最好结合患者心肌血流灌注影像(^{99m}Tc-MIBI SPECT显像或^{13}NH$_3$ PET显像)。

二、心肌脂肪酸代谢显像

(一)基本原理

脂肪酸是心肌能量供应的重要底物,因此心肌脂肪酸利用的异常变化对心肌缺血性病变的早期诊断、心肌梗死区存活心肌的有效判断及其他心脏疾病的代谢评价具有重要的临床价值。目前常用的PET显像剂为^{11}C标记的棕榈酸(^{11}C-palmitic acid,^{11}C-PA),经静脉注射后被心肌细胞吸收,很快经过β氧化,然后被清除随血液离开心肌,用PET进行心肌动态显像不仅可以显示^{11}C-PA在心肌内的分布,而且可以获得心肌清除曲线。此曲线可分为两个时相:早期的快清除相和较晚的慢清除相,早期快清除相的 $T_{1/2}$ 与心肌的耗氧量呈负相关,与 $^{11}C\text{-PA}$ 在心肌内氧化生成 $^{11}C\text{-CO}_2$ 的速度呈正相关,故可作为心肌能量代谢的指标。

(二)适应证

(1)心肌缺血的诊断。

(2)心肌梗死缺损范围及程度的估测。

(3)心肌梗死区存活心肌的检测。

(4)扩张型和肥厚型心肌病的评价。

(三)检查方法

禁食状态下,静脉注射 $^{11}C\text{-PA}$ 740 MBq(20 mCi),以动态采集的方式连续采集 15～30 分钟。

(四)结果判断

判断方法参考心肌葡萄糖代谢。正常人左心室心肌对 $^{11}C\text{-PA}$ 的摄取是均匀的,在缺血的心肌,当冠状动脉狭窄＞70％时, $^{11}C\text{-PA}$ 的心肌摄取减少,清除减慢。可进行定量分析,按以下公式分别计算各节段的局部摄取指数(RRU)、3 小时洗脱率(WR)。RRU＝该节段总计数/最大节段总计数×100％,WR＝(早期相总计数－延迟相总计数)/早期相总计数×100％。

(五)临床意义

研究发现, $^{11}C\text{-PA}$ PET 显像和血清碱性磷酸酶估测的心肌梗死大小之间存在着很好的相关性。Geltman 报道, $^{11}C\text{-PA}$ PET 显像显示透壁性梗死比非透壁性梗死的缺损大。前者的放射性是均匀降低的,而后者是不均匀的。 $^{11}C\text{-PA}$ 的心肌首过摄取率接近 50％。因此其早期摄取具有反映局部心肌灌注的潜力。 $^{11}C\text{-PA}$ 在心肌不同节段内的分布均匀,可以更准确地反映心肌代谢状态,可比心肌灌注和 $^{18}F\text{-FDG}$ 显像更敏感地显示心肌缺血的早期局部改变。

三、有氧代谢显像

(一)原理

$^{11}C\text{-}$乙酸($^{11}C\text{-acetate}$)可被心肌细胞摄取,通过合成酶被转化为乙酰辅酶 A,然后在线粒体内经三羧酸循环被氧化为 $^{11}C\text{-CO}_2$,因此, $^{11}C\text{-CO}_2$ 的清除反映了心肌的血流和代谢状态,可用于估测心肌存活能力。

(二)结果判断

在静息状态下,静脉注射 $^{11}C\text{-acetate}$ 后血液清除曲线呈单指数型,清除曲线的初始部分其衰减常数与心肌耗氧量呈线性关系,通过对曲线进行动力学分析,能准确反映心肌耗氧量和人体线粒体氧化通量。给予多巴酚丁胺后,心肌对 $^{11}C\text{-acetate}$ 的摄取均匀地增加。

(三)临床意义

在心肌梗死患者,心脏对 $^{11}C\text{-acetate}$ 的摄取和清除均减慢,表明局部心肌耗氧量降低。 $^{11}C\text{-acetate}$ 心肌显像在心肌活性研究中的补充作用在于,区别急性心肌梗死患者存活与非存活的心肌,对心肌顿抑的评估,其整个心肌的氧化代谢参数可能比 $^{18}F\text{-FDG}$ 更准确。此外, $^{11}C\text{-acetate}$ 不受底物活性的影响,故在伴有糖尿病的慢性冠状动脉患者。可能比 $^{18}F\text{-FDG}$ 更有优势,因为 $^{11}C\text{-acetate}$ 显像无须进行有关血清胰岛素和葡萄糖水平的测量。

(柴小康)

第七节　心脏神经受体显像

一、原理

心脏受交感神经(SN)和副交感神经的双重支配,两者均通过末梢释放神经递质作用于心肌细胞膜的受体而发挥调节心肌功能的作用。交感神经释放的去甲肾上腺素(NE)和肾上腺素作用于心肌 β_1 受体,副交感神经释放的乙酰胆碱(ACh)作用于心肌 M 受体。应用放射性核素标记的神经受体配体及其类似物,如 [11]C-螺环哌啶酮(MQNB)、[11]C-CGP12177、[11]C-羟基麻黄碱(HED)、[18]F-间羟胺(^{18}F-FMR)等,通过特异的受体-配体结合反应使心肌受体显像。

二、检查方法

经静脉弹丸注射显像剂 $185 \sim 370$ MBq($5 \sim 10$ mCi),行 PET 动态采集,共 20 分钟。

三、结果判断

目测法将心肌的放射性浓聚分为四级:"-"心肌无明显放射性浓聚;"+"心肌有放射性浓聚,但低于肝左叶放射性水平;"++"心肌放射性与肝左叶相似;"+++"心肌放射性与肝右叶相似。也可用半定量分析法计算心脏(H)或间隔(S)与肺(L)的放射性比值,即 H(S)/L。

四、临床意义

心脏神经受体显像可反映心脏神经功能的完整性、神经元的分泌功能及活性。正常显像放射性分布均匀,左右心室均可清晰显影。

急性心肌梗死早期,SN 受损程度与心肌血流受损程度相似,梗死稳定期后,血流开始恢复,而神经元的 SN 仍未恢复,故其受体分布在梗死初期并无明显改变,而稳定期后梗死区心肌受体才出现明显损害。

原发性肥厚型心肌病患者肾上腺素能神经支配异常,交感神经元处于无功能状态,[11]C-HED、[18]F-FMR在去神经元区的分布明显减少,应用 PET 显像可评价心脏的交感神经支配状态。心脏受体显像还可用于某些内分泌疾病引起的心功能变化,评价某些药物的作用机制并对其疗效进行观察。

(柴小康)

第五章　核医学成像在各个系统中的应用

第一节　核医学在神经系统疾病中的应用

一、局部脑血流断层显像

（一）原理

静脉注射能通过血脑屏障进入脑细胞的脂溶性显像剂,该显像剂进入脑实质后即转变成水溶性化合物,它不能再反向通过血脑屏障,故可在脑内长时间滞留。显像剂进入脑细胞的量主要取决于局部脑血流量,且与之成正比,断层显像可显示脑组织局部血流量。局部脑血流量一般与局部脑细胞代谢和功能状况一致。

（二）适应证

(1)脑卒中的早期诊断(尤其是脑梗死48 h内诊断)及疗效观察。

(2)短暂性脑缺血发作(TIA)和可逆性缺血性脑疾病(PRIND)的早期诊断。

(3)局灶性癫痫(原发性与继发性)的定位诊断。

(4)痴呆病因的鉴别诊断。

(5)锥体外系疾病的定位诊断。

(6)脑血管畸形及其他脑内病变的定位诊断。

(7)判断脑肿瘤的血供,鉴别术后或放疗后复发和瘢痕。

(8)偏头痛的研究与诊断。

(9)精神和情感障碍性疾病的辅助诊断。

（三）显像剂

^{99m}Tc-HMPAO 或 ^{99m}Tc-ECD,放化纯度分别大于 80% 和 90%,活度均为 740～1 110 MBq(20～30 mCi)。

（四）方法

1.患者准备

注射显像剂前半小时,空腹口服过氯酸钾 400 mg,封闭脑室内脉络丛及甲状腺。

2.给药方法

静脉注射显像剂前5分钟戴眼罩和耳塞,直至注药后5分钟方可取下。

3.影像采集

(1)仪器条件:SPECT,低能高分辨平行孔准直器或低能通用平行孔准直器。

(2)受检者取仰卧位,头置于头托内,OM线垂直于地面,探头尽量贴近头颅,以缩小探头旋转半径。

(3)采集条件:矩阵 128×128,窗宽 20%,矩形探头放大 1.6,圆形探头放大 1.0,探头旋转 360°,1 帧/5.6°×64 或 6.0°×60,每帧采集时间 10～30 s[每帧计数以(40～80)×10^3 为宜]。

4.影像处理

(1)先行水平面影像重建,再行冠状面和矢状面影像重建。

(2)前滤波多用 Butterworth 滤波函数,截止频率 0.4,陡度因子 12～20。

(3)反投影重建用 Ramp 滤波,层厚 6～8 mm。

(4)衰减校正多用 Sorenson 法或 Chang 法,系数 $\mu=0.12\ cm-1$。

(5)冠状和矢状断面重建,适用横断层影像制作。

(6)若采集影像时 OM 线与地面不垂直,影像重建前要通过转动影像,使 OM 线平行于 X 轴。

二、脑血-脑屏障显像

(一)原理

正常脑组织由于存在着血-脑屏障,血液中放射性药物不能进入脑细胞,脑实质呈放射性空白区。脑部病变若致血-脑屏障功能损害,放射性药物乃可进入病变区而聚集为浓影。

(二)适应证

(1)脑肿瘤的诊断。

(2)脑梗死的诊断。

(3)硬膜下血肿的诊断。

(4)病毒性脑炎的辅助诊断。

(三)显像剂

$^{99m}TcO_4$ 或 ^{99m}Tc-DTPA,剂量 740 MBq(20 mCi)。

(四)方法

1.患者准备

注射显像剂前半小时,空腹口服过氯酸钾 400 mg,封闭脑室内脉络丛及甲状腺。

2.给药方法

口服 $^{99m}TcO_4$ 两小时后或静脉注射 ^{99m}Tc-DTPA 半小时后显像。

3.影像采集

(1)仪器条件:γ 相机或 SPECT,低能通用准直器。断层显像方法同 rCBF,仅需选择适当的滤波。

(2)体位:常规行前、后、侧位和顶位显像。

(3)采集条件:矩阵 128×128,能峰 140 keV,窗宽 20%,计数 $500×10^3$,侧位显像时病侧按健侧的相同时间采集,探头与病侧的距离亦可与健侧相同。

(4)影像显示:本底扣除 10%,断层处理同 rCBF。

(五)显像分析

1.正常影像

(1)前位:头颅影像左右两侧基本对称,头颅外周的放射性增高带由头皮、颅骨板、脑膜血窦及颞肌内的放射性构成,顶部中央为矢状窦影像,眶以下因骨松质、鼻窦和口腔内的放射性很高而明显显影。两侧大脑半球呈椭圆形放射性空白区。

(2)侧位:头顶与颅底之间的空白区为脑半球。

(3)后位:整体图形与前位相似。

(4)顶位:外围带构成对称的椭圆形空白区,从前到后由上矢状窦将它分为左右两半球。总之,脑实质呈放射性缺损改变,辐矢状窦、横窦、乙状窦、窦汇等处有放射性聚集。断层影像亦表现为脑内呈空白区,外周有放射性显影。

2.异常影像

脑内局部放射性增高是最常见的异常影像,因疾病不同而有多种异常浓聚改变。脑内弥漫性放射性增加可见于病毒性脑炎和多发性脑脓肿,有时其放射性高于头颅外周,而使周边带显示不清。

脑内局部放射性减低常见于脑内囊肿。至少在两个互相垂直的平面影像的相应部位出现放射性增高才能确定为异常。

（六）临床意义

1.脑肿瘤的检测

表现为局部异常浓聚影,因 CT 和 MRI 对脑肿瘤定性和定位更可靠,故本方法已较少使用。

2.脑梗死的诊断

起病 2～8 周内阳性率较高,无明显优势。

3.硬膜下血肿的诊断

典型表现是前位影像上患侧脑外缘呈边界较为分明的月牙形放射性聚集影,侧位像无明显异常。

4.病毒性脑炎

单纯疱疹脑炎多表现为双侧或单侧颞部局灶性放射性增加,额叶和顶叶也可出现异常。本法在发生神经症状或体征的第 2 天呈阳性,较 CT 早且阳性率较 CT 高。本法对艾滋病的脑损害亦较 CT 发现早。

三、放射性核素脑血管造影

（一）原理

静脉"弹丸"式注射 $^{99m}TcO_4^-$ 后,立即用 γ 相机在头颈部以每 1～3 s/帧的速度连续采集,即可显示显像剂在脑血管内充盈、灌注和流出的动态过程,从而了解脑血管的形态及血流动力学改变。

（二）适应证

（1）脑动静脉畸形的辅助诊断。

（2）烟雾病的辅助诊断。

（3）缺血性脑血管病的辅助诊断。

（4）脑死亡的诊断。

（三）显像剂

$^{99m}TcO_4^-$ 或 ^{99m}Tc-DTPA,活度 370 MBq(10 mCi)。体积<1 mL。

（四）方法

（1）患者无特殊准备。

（2）给药方法为"弹丸"式静脉注射。

（3）影像采集:①仪器条件:γ 相机,低能高分辨平行孔准直器。②体位条件:受检者取仰卧位,不用枕头,头部放正后固定。如观察大脑后动脉,可行后位采集。③采集条件:矩阵 64×64,能峰 140 keV,窗宽 20%,每 1～3 s/帧动态采集,共采集 40～60 s。

（五）影像分析

正常所见:脑血管造影可分为三个时相。①动脉相:自颈内动脉显像起,两侧大脑前、中动脉、颅底 Willis 环陆续显影,呈两侧对称的五叉影像,历时约 4 s。②脑实质相(微血管相):从五叉影像消失起,放射性在脑实质内呈弥漫性分布,历时约 2 s。③静脉相:自上矢状窦显影起,脑实质放射性逐渐减少,至再循环又有所上升,历时约 7 s。

（六）临床意义

1.脑动静脉畸形（AVM）

AVM 多为先天性畸形,常称为动静脉瘘(AVF),单发或多发。常以癫痫或颅内出血的症状就诊。显像中可见动脉相局限性异常过度灌注,静脉相放射性消退迅速,硬脑膜窦提前出现。

2.烟雾病（Moyamoya 病）

颈总动脉和颈内动脉显影良好,但放射性阻断在脑基底部,逐渐出现放射性向脑基底部轻度扩散,然后突然出现大脑前、中动脉影像,接着是正常的脑实质相和静脉相。

3.缺血性脑血管病

大脑中动脉病变的阳性率最高,前动脉次之。观察椎－基底动脉需行后位显像,阳性率较低。脑血管狭窄或阻塞主要表现为动脉相灌注减低或缺少。部分病例病变处在动脉相呈过度灌注。静脉相病变处放射性由于消退减慢而较正常处反而增高。本法简便、快速,但无 rCBF 显像准确可靠。

4.脑死亡

典型表现为在颈动脉显影的同时,大脑前动脉和中动脉不显影,硬膜窦不显影,仅有颈外动脉灌注至周边带显影。

四、脑池显影

(一)原理

将无刺激和不参与代谢的水溶性显像剂注入蛛网膜下腔,用 γ 相机跟踪显示显像剂随脑脊液循环的空间,即为蛛网膜下腔及各脑池的影像,根据各脑池影像出现的时间、形态、大小和消退的速度,可以了解脑脊液的循环径路和吸收过程是否正常。

(二)适应证

(1)交通性脑积水的诊断。

(2)脑脊液漏的诊断和定位。

(3)脑穿通畸形的辅助诊断。

(4)蛛网膜囊肿的辅助诊断。

(5)中脑和后颅凹肿瘤的辅助诊断。

(三)显像剂

^{99m}Tc-DTPA,活度 74～370 MBq(2～10 mCi)。

(四)方法

1.给药方法

严格无菌条件下常规行腰椎穿刺,用缓慢流出的脑脊液稀释显像剂至 2～3 mL,再注入蛛网膜下腔。注入后去枕仰卧。

2.影像采集

(1)仪器条件:γ 相机,低能通用平行孔准直器。

(2)体位:患者去枕仰卧,在注药后 1、3、6、24 h 分别行前、后及侧位头部显像,必要时加做 48 h 显像。

(3)采集条件:矩阵 64×64,能峰 140 keV,窗宽 20%。先采集前位影像,计数达 200×10³ 时,记录采集时间,其他各体位采集时间皆与前位像相同。

(五)影像分析

正常影像:3 h 侧位影像最清晰,脊髓蛛网膜下腔影像过枕大孔后向后方凸起为小脑延髓池(枕大池)影像,向上延伸经小脑凸面至小脑脑桥角显示四叠体池影像,再向前上方延伸为胼胝体周池影像。从脊髓蛛网膜下腔影像向前上方延伸依次为桥池、脚间池、交叉池影像。胼胝体周池以下,交叉池后上方和四叠体池前方之间为脑室所在部位,呈放射性稀疏缺损改变,或在 24 h 内有一过性较强的放射性聚集影。3 h 前位出现典型的向上的三叉影像,以底部最浓,是小脑凸面与四叠体池、桥池、脚间池和交叉池等基底池从后往前的重叠影像,中间向上的放射性聚集影为胼胝体周池和大脑半球间池影像,两侧对称向外的放射性突起为外侧池影像。胼胝体周池与外侧之间的空白区为侧脑室所在。后位与前位影像相似。24 h 前位和后位呈伞状影像,伞柄为残留的基底池影像,伞杆为矢状窦影像,伞蓬为大脑凸面蛛网膜下腔的影像。侧位可见大脑凸面蛛网膜颗粒部较淡的团块样影像,脑室不显影。

(六)临床意义

1.交通性脑积水的诊断

交通性脑积水的常见病因有两类:一类是蛛网膜下腔因出血、炎症或损伤而粘连,或受外压而使脑脊液引流不畅。这部分患者早期脑室扩大并不十分明显,颅压多为正常,故被称为正常颅压性脑积水。本病的典型表现为持续性脑室显影,大脑凸面延迟显影,它既有脑室反流性持续显影,又有引流延迟。少数患者只表现为其中一种,或仅表现为脑室反流性持续腘影,或仅表现为引流延迟。这三类影像提供形态和功能两种信息,特异性较高,对诊断很有帮助,而 X 线 CT 和 MRI 只能显示轻度扩大的脑室,不能提供功能方面的信息。另一类病因不十分明确,但无蛛网膜下腔的粘连,可以只是脑室和蛛网膜下腔局部明显扩大,颅压多正常。X 线检查见脑膜和蛛网膜下腔明显扩大,脑沟增宽,能提供较可靠的诊断依据,多不需进行脑池核素显像。

2.脑脊液漏的诊断和定位

放射性核素脑池显像时观察鼻腔内有无放射性是迄今最有效的诊断和定位方法。方法为在注入显像剂 2 h 后,在每一鼻孔内七、中、下鼻道放置棉球,尽量向后放,上鼻道的棉球尽量向上靠近筛板。2~4 h后取出棉球,用井型 γ 闪烁计数器测量 10 分钟。有人测得在进行脑池显像时,正常鼻黏膜分泌物有少量放射性出现,但其放射性浓度仅为廊浆浓度的 1/3,这可以作为诊断有无脑脊液鼻漏的值。此方法灵敏、可靠,但对漏口定位的精度尚不理想。

3.其他

非脑池部位异常放射性浓聚,根据其部位和形态可帮助诊断某些疾病,如在脑实质部位,以脑穿通畸形可能性大;在脑膜部位且呈囊状者,以蛛网膜囊肿可能性大;在脑膜部位而呈片状者,为蛛网膜下腔局部阻塞。某脑池不显影、延迟显影或影像扩大和放射性滞留,提示被邻近部位的占位病变压迫。这对诊断中脑和后颅凹肿瘤很有意义。

(王金财)

第二节　核医学在消化系统疾病中的应用

消化系统包括消化管和消化腺。消化管由口腔、咽、食管、胃、小肠、大肠、肛门等组成。消化腺有唾液腺、胃腺、胰腺、肝、胆囊及肠腺。

肝脏位于右上腹,是人体最大的实质性器官,是网状内皮系统的重要组成部分。成人肝重约1 200~1 500 g,肝分左、右叶、方叶和尾叶四叶,肝脏形态和大小的变异并不少见。如左叶萎缩、缺如或仅成一扁平的带状组织;左叶也可以很发达,右侧肝也可出现萎缩,但较少见。有时在肝的右下部可见到向下如舌状突出生长的舌叶(又称 Riedel 肝叶),它甚至可伸长入右髂窝。肝脏由肝组织和一系列管道系统组成。门静脉,肝动脉和肝管在肝内的分布大体一致。后者为肝静脉,系单独构成一个系统,由腔静脉窝的上部(第二肝门)注入下腔静脉。肝细胞所产生的胆汁,经过毛细胆管和一系列由小而大的胆管,导出肝脏,进入胆囊和十二指肠。胆管系统起源于肝毛细胆管,止于乏特(Vater)壶腹,分肝内管道和肝外管道两部分。肝内管道自毛细胆管始,经过一系列由小而大的胆管,出肝门而与肝外胆管连接。肝外管道包括左、右肝管、肝总管、胆囊管、胆总管和壶腹部。左、右肝管出肝后合并成一条总肝管,其后再与胆囊管合成总胆管,最后与胰管汇合,共同开口于十二指肠降部的十二指肠乳头即乏特氏壶腹部。在肠壁开口处有Oddi 括约肌,控制胆汁和胰液的排出。

胆囊为一倒置的梨形囊状器官,位于肝右叶下面的胆囊窝内,可容纳 30~60 mL 胆汁,胆囊壁有平滑肌,能使胆囊收缩排出胆汁。在非消化期间,胆汁经肝管、胆囊管而在胆囊内贮存与浓缩。只有在消化期间才直接由肝及胆囊经胆总管排入十二指肠。

一、肝实质显像

肝脏显像是显示肝脏位置、大小、形态和功能状态的一种放射性核素检查方法。采用单光子发射计算机断层显像(SPECT),其主要优点是保留了核医学反映功能的特点,同时又能像 X 射线 CT 一样获得解剖断层图像,消除病变区以外重叠组织的干扰,提高对深部病变的探测能力。

(一)显像原理及适应证

肝脏主要由多角细胞和星形细胞(Kuffer 细胞)组成,星形细胞即吞噬细胞,是肝脏网状内皮系统的组成部分,它和多角细胞一样均匀地分布在整个肝脏。当静脉注射 30～1 000 nm 大小的放射性颗粒,一次流经肝脏时,90％左右被吞噬细胞吞噬固定,其余的则被脾、淋巴腺、骨髓等单核吞噬细胞系统摄取。由于 Kuffer 细胞的吞噬作用,使放射性核素能均匀地分布在整个肝脏而显像。当肝脏发生弥漫性或局灶性病变时,病变部位吞噬细胞的吞噬功能减低或丧失,用 SPECT 即可显示病变区呈一放射性减低或缺损区。

其适应证如下。

(1)了解肝内占位性病变的有无、数目、位置及大小。

(2)了解肝脏的大小、形态和位置及其与周围脏器的关系。

(3)了解肝外恶性肿瘤有否肝内转移。

(4)上腹部肿块与肝内肿块的鉴别诊断。

(5)肝穿刺或引流前病灶定位。

(6)肝脏肿瘤手术、化疗或放疗后的疗效观察。

(7)肝脏外伤及肝包膜下血肿的诊断。

(8)肝脏弥漫性病变(肝硬化、肝炎)的辅助诊断。

(二)检查方法

1.显像剂

(1)^{99m}Tc-植酸钠(phytate):植酸钠本身不是胶体颗粒,静脉注入后与血中钙离子螯合可形成不溶性^{99m}Tc-植酸钙胶体(直径为 300 nm),然后被肝脏 Kuffer 细胞吞噬而显示肝影像。正常情况下脾可轻度显影,骨髓不显影。当肝内 Kuffer 氏细胞数量明显减少和功能不良,或脾功能亢进时,进入脾和骨髓的颗粒增多,脾显影增强,骨髓亦可显影。

(2)^{99m}Tc-硫胶体(sulfur colloid):是一种放射性胶体颗粒(直径为 30～1 000 nm),静脉注射后 90％被肝脏的 Kuffer 细胞吞噬,而显示肝的影像。8％被脾摄取,另 2％进入骨髓。正常情况下,脾可显影,骨髓不显影。

2.显像方法

静脉注射^{99m}Tc-植酸钠或^{99m}Tc-硫胶体 185 MBq(5 mCi),10 min 后开始显像。患者仰卧位于断层床上,将 SPECT 探头对准肝脏部位。SPECT 配低能高分辨平行孔准直器,能峰 140 kev,窗宽 10％～20％,矩阵 128×128。放大倍数 1.4 或 2.0 倍,探头围绕体轴旋转 360°,每 6°采集 1 帧,每帧 10～12 s(约 120 K 计数),全部资料记录在磁盘内。随后经计算机处理,重建横断面、矢状面及冠状面断层图像。依据肝脏大小,重建 16～24 帧断层层面,每层厚度约 0.7 cm。此外,还可同时获得各体位肝平面图像。

(三)图像分析

1.正常平面图像

肝影像的大小、位置和形态与解剖所见相似。放射性胶体在肝组织内分布均匀,但由于肝脏的形态不规则,有些部位肝组织较厚,有些部位较薄,放射性叠加效果使肝的平面影像上肝组织较厚处放射性略浓,肝组织较薄处则稍淡。

(1)前位:多呈三角形。肝右叶上缘相当于第 5 肋间,紧贴右膈面,为饱满的穹隆部,右缘沿体壁走行,向右呈圆弧形,少数受肋弓处挤压有轻度内凹,下缘自右至左与右肋弓平行,边缘完整。左叶内侧以镰状韧带为界与右叶相接,上缘紧贴心脏形成略凹陷的心脏压迹,下缘可达到剑突下方。由于肝脏各部位组织的厚薄不同,肝右叶比左叶放射性稍浓。

中心部位较周边浓。左右叶间沟和肝门区放射性减低。胆囊窝部有时形成内凹形放射性减低区。

正常人肝脏形态的变异较多。据国内统计,约 30％的正常人,肝脏表现为变异形态,如帽形肝、直立型肝、水平位肝、球形肝、四方肝及舌叶肝等。

(2)右侧位:多呈逗点状、卵圆形或菱形。放射性分布中心部较高,周边较低,右前叶中部可见一凹陷区,为肝门结构及肝管汇集所致。前下部胆囊窝处放射性亦稍低,后下缘由于右肾压迫亦呈轻度凹陷。

(3)后位:右叶呈卵圆形,内下缘肾压迹处可见一内凹形放射性稀疏区。左叶大部分被脊柱遮盖,仅有部分显像。后位象脾脏较前位清晰。

2.异常平面图像

1)位置异常。①高位肝:由于膈肌抬高或结肠高位,使肝下缘明显高于肋弓,有时伴有右叶下部放射性减低,容易误诊为肝右叶下部占位病变。②低位肝:常由肺气肿,右侧胸腔肿块或积液,右膈下病变、年老、多孕致腹肌及肝韧带松弛等引起肝位置下移。轻度时仅使右膈面的外部下移,肝穹隆部消失(见于右膈下病变时),需与肝右叶上方占位性病变鉴别。③左位肝:先天性的内脏转位,比较少见。

2)形态异常。①发育异常:肝脏某一叶发育异常,如右叶下角呈舌样延伸称 Riedel 肝,左叶缺如或发育不全形成直立位肝,右叶发育不全形成的水平肝;有时左叶缩小或缺失,并伴右叶变钝时,呈球形肝。此外右叶穹隆部增生可呈帽形肝。②邻近组织器官外压变形:如增大的胆囊使肝门区扩大或形成明显的放射性稀疏区,易误诊为肝右前叶占位病变,腹膜后肿瘤如肾上腺或肾肿瘤压迫肝脏,出现明显的放射性减低区,易误认为右后下段占位性病变;胃泡膨胀,挤压左叶使左肝影消失,易误诊为左叶占位病变。③肝脏本身病变引起的变形:如肝内各种占位性病变引起的肝形态异常,有时肝影完全不能辨认。晚期肝硬化则呈现右叶萎缩,左叶增大。

3)大小异常。①肝影增大常见于急、慢性肝炎、脂肪肝、血吸虫病、肝硬化代偿期、肝脓肿、肝囊肿、肝包虫病、原发性肝癌、肝转移癌及充血性心力衰竭竭等。②肝影缩小常见于失代偿期的肝硬化。

4)放射性分布异常。

(1)肝内放射性分布弥漫不均:肝内放射性普遍稀疏不均,见于弥漫型原发性肝细胞癌、肝转移灶、肝硬化及弥漫性实质性肝病等,无特异性,必须结合临床加以鉴别。

(2)肝内局限性放射性减低或缺损区:在正常放射性减低区以外的部位,尤其是较厚的解剖部位和触及的肿物处,出现局限性稀疏和缺损区,主要由以下原因引起:①肝组织本身菲薄见于左叶先天性缺如,肝硬化所致的右叶病理性萎缩等。②被邻近器官或其他病变压迫如结肠高位挤压肝下缘出现放射性减低区;胆管疾病(胆囊积液、胆囊癌和胆管囊肿)可在胆囊窝或肝门附近形成边缘较整齐的放射性减低区或缺损区;右肾或右肾上腺肿物从后方挤压肝右叶,可造成肝右叶下缘稀疏或缺损;胰腺肿物造成肝门区放射性减低或缺损。③肝内占位性病变。原发性肝癌:分巨块型、弥散型和结节型 3 类。巨块型肝癌:单独巨块型肝癌因近乎膨胀式生长,故肝明显肿大,附近肝组织被挤压形成假包膜,以致在肝显像上呈边缘较整齐的"洞状缺损"。结节型肝癌:一般为多个大小不等的稀疏缺损区。若许多密集小结节融合时,则缺损区增大且不规则,其中常有少许放射性分布,系结节间残留的功能性肝组织所致。由于我国原发性肝癌常发生于肝硬化的基础上,故 60% 以上的原发性肝癌可见脾摄取放射性胶体增强。肝囊肿:可为单发或多发,肝呈不规则肿大。当囊腔为单发时,减低区多呈边缘光滑之球形。多发囊腔者放射性减低或缺损区不甚规则。肝脓肿:阿米巴肝脓肿大多呈单个放射性缺损区,边缘整齐。细菌性肝脓肿可为单个或多个放射性缺损区,治疗后短期随访,可见缺损区逐渐缩小。肝海绵状血管瘤:一般呈单发或多发大小不等的放射性稀疏缺损区。结合肝血池显像,有助于确诊。良性肿瘤:肝神经纤维瘤,多房性乳头状假黏液性囊腺瘤等均可出现局限性放射性减低区,形态及边缘无固定特征。

(3)肝内局限性放射性增高:放射性胶体显像有时可见左右叶之间的尾叶出现放射性局部浓聚,称为"热区",这种现象多见于上腔静脉梗阻和肝静脉栓塞(Buddchairi 综合征)等。前者的原因可能为侧支循环所致,后者为肝静脉阻塞时,除尾叶有侧支静脉直接回流下腔静脉外,其他肝叶均因血流障碍而显影不良,呈现为尾叶显影相对增浓。此外,肝结节增生以及少数肝脓肿和血管瘤也可出现局部"热区"。

(4)肝外放射性分布异常增多:当肝吞噬细胞功能受损时,肝外吞噬细胞系统代偿增强,或由于肝内动静脉瘘时,胶体颗粒不能有效地被肝 Kuffer 细胞清除,放射性出现在脾、骨髓,甚至肺内。脾功能亢进或肝硬化时,脾脏及骨髓内放射性异常增高,因此,脾影的出现及放射性浓聚程度与肝功能受损程度有关。

3.正常断层影像

(1)横断面:自下而上依次将肝脏横断 10～16 层面,多数于第 5～8 层可见三个内凹放射性减低或缺损区,一般先见右叶靠前的胆囊窝以及靠后的肾压迹,在胆囊窝的后上方,相当于肝门处亦呈放射性缺损或稀疏区。此外,两叶间靠前可见一由镰状韧带所形成的小裂隙。脾脏放射性分布均匀,位于肝影的左下方。

(2)矢状断面:自右向左依次将肝脏矢状断面10~16层,多数于5~8层可见右叶靠后的肾窝和靠前的胆囊窝,在胆囊窝的后上方可见肝门所造成的放射性缺损或减低区,脾脏显示于肝左叶后方或侧面。

(3)冠状断面:自前向后依次将肝脏冠状断面10~16层,亦可见到胆囊窝、肝门和肾压迹所致的稀疏或缺损区。脾脏放射性分布均匀。

由于正常的肝脏形态有较多变异,不同形态的肝脏断层影像亦有很大差别;肝脏邻近脏器的大小、形态和位置也可对肝断层图像造成一定影响。另外,由于SPECT肝显像提高了分辨率,在平面肝显像上不能显示的正常血管在断层图像上可表现为放射性缺损区,所以在分析肝断层图像时必须与平面肝显像的图像进行对照,综合分析,以免误诊。

4.异常断层影像

病变区在断层图像上表现为放射性减低或缺损区。诊断肝内占位病变的标准为:至少需在二种方位的断层图像、连续两个以上的层面上显示"冷区",方能确定诊断。要注意鉴别胆囊窝、肝门和肾脏压迹造成的正常稀疏或缺损区。

(四)临床应用及评价

肝实质显像主要用于肝占位性病变的诊断。由于SPECT重建了三维图像,可分层显示脏器内的显像剂分布情况,消除了重叠在病灶前后的放射性干扰,对占位性病变的检出率不受深度的影响,故对较小或位置较深的占位性病变的检出率较常规平面肝显像有明显提高。SPECT肝占位病变检出的灵敏度为89%,特异性87%,准确率为88%,平面显像的准确率仅为79%,对不同大小占位性病变的检出率,SPECT显像与平面显像的检出率见表5-1。

表5-1　肝平面显像和断层显像对不同大小肝占位性病变检出率比较

病变大小	断层显像	平面显像
0~2 cm	18%	0
2~4 cm	71%	49%
4~6 cm	100%	98%

二、肝血流、血池显像

肝实质显像在肝占位性病变的定位诊断上有较大价值,然而却难于确定病变的性质。肝血流、血池显像是一种显示占位性病变的血运及血容量的检查方法,由于不同性质病变的动脉供血量和血容量不同,在血流及血池显像上有不同表现,借此有助于鉴别肝内占位性病变的性质。

(一)显像原理及适应证

正常肝脏由双重血管供血,肝动脉供血占25%,门静脉占75%。肝脏是一个含血丰富的器官,总血容量为250~300 mL(15~20 mL/100 g),血液交换迅速,每秒钟从肝动脉获得5 mL的血液,从门静脉获得20 mL的血液。这一解剖生理特点,提供了利用肝脏动脉供血的差别来鉴别病灶性质的基础。不同的肝脏占位性病变,其动脉供血的情况有较大差别。利用血池显像剂迅速注入血循环后,立即启动SPECT行连续动态血流显像,待示踪剂在血循环中充分混合平衡后,再进行肝脏的血池显像,即可显示病灶的动脉供血和血容量情况,借以判断病灶的性质。

其适应证如下。

(1)肝脏实质显像发现明确的占位性病灶,拟进一步了解其血流状况以便鉴别病灶的性质者。

(2)疑占位性病变为肝血管瘤者。

(3)提供恶性肿瘤的血供和血容量情况以供选择治疗方案和预测化疗效果。

（二）检查方法

1.显像剂

常用^{99m}Tc-红细胞(^{99m}Tc-RBC)：有体内标记法和体外标记法两种。

（1）体内标记法：静脉注射亚锡焦磷酸盐 10 mg（内含氯化亚锡 1 mg），30 min 后再静脉注入^{99m}Tc-淋洗液 740 MBq（20 mCi）。

（2）体外标记法：经三通管静脉注入亚锡焦磷酸盐 10 mg，半小时后接上含有^{99m}TcO$_4$ 740 MBq 和肝素抗凝的注射器，采血 5 mL，混合后关闭三通开关，放置半小时后，开启三通开关，将标记红细胞快速注入静脉内。目前临床常用体内标记法。

2.显像方法

显像方法分肝血流显像和血池显像两种。

（1）血流显像：患者无须特殊准备。检查前向患者解释全检查过程，以取得密切配合。检查时，受检者仰卧于检查床上，采用以肝平面显像时显示病灶最清晰的体位，然后自肘静脉"弹丸"式注射显像剂 740 MBq（20 mCi）/<1 mL，同时启动计算机行连续采集，每 3 s 一帧，连续 9 帧为血流期。

（2）血池显像：于血流显像检查后 30～120 min，待^{99m}Tc-RBC 在血循环中混合均匀后进行多体位肝平面和断层显像，为血池期。显像条件同肝实质显像。视野包括肝脏、脾脏和一部分心脏，以便于放射性强度的对比。

（三）图像分析

1.正常图像

1）正常肝血流象：自肘静脉"弹丸"式注入^{99m}Tc-RBC 后在右心和肺显影后约 3～6 s，腹主动脉开始显影，9 s 后，脾及双肾显影，而肝区没有或仅有少量放射性，原因是肝动脉供血占肝脏血供的 25% 左右，其余 75% 为门静脉供给。故约于脾、肾显影 10 余秒进入静脉期后肝脏方才显影。

2）正常肝血池象。

（1）平面影像：正常肝血池平面影像与肝实质影像相似。不同之处是，肝区放射强度较实质影像略低，边缘不甚规整，肝门区因血管丰富而呈放射性浓集，腹主动脉和下腔静脉与肝重叠的部分（相当于肝左右叶交界处）放射性较浓，此外在左叶上方可见放射性强度高于肝影的心血池影像，脾血池显影亦较浓。

（2）断层影像：正常肝血池断层图像上，除显示肝实质的血池影像外，肝内血管包括肝动脉、肝静脉和门静脉等显影较浓。正确识别这些血管结构所致的浓集区，才能保证临床诊断的准确性，减少假阳性结果。上述血管结构浓集影像多呈条索状或点片状，位置和形态与解剖一致。此外结合肝实质断层影像对照分析，血池图像上呈浓集改变的血管影像在实质图像上呈形状相同缺损区。

2.异常图像和临床意义

1）异常图像的类型。

（1）血流、血池象对比分析：综合分析肝流和血池图像，其异常类型可有以下三种：①血流、血池不匹配：即血流相（一），血池相（＋），此种图形一般见于肝血管瘤。②另一种血流、血池不匹配：即血流相（＋），血池相（一），这种图形应高度怀疑肝癌。但一些肝脏良性占位如肝腺瘤等亦可见到此类图像。③血流、血池匹配：分两种情况，一是血流，血池相均为（＋），这种图形亦常见于肝血管瘤。另一种是血流、血池相均为（一）；此类图形可见于肝囊肿、脓肿及肝硬化结节等血供差的良性病变，也可见于肝癌（有坏死时）、肝转移瘤等恶性病变。

（2）肝实质象与肝血池象对比分析：当肝实质显像发现肝脏占位性病变后，根据血池显像病变部位有无放射性填充，分为三种类型。①不填充：即原缺损区处在血池图像上仍无放射性集聚。见于肝囊肿、脓肿、肝包虫病及肝硬化结节等。肝癌发生中心坏死时也可表现为不填充。②一般填充：即原缺损区在血池图像上有少量或近似于周围正常肝组织的放射性集聚。此种情况多见于肝癌，但由于病变血供受影响因素较多，不能据此确诊为肝癌，应结合 AFP 及^{99m}Tc-PMT 显像综合分析判断。③过度填充：即原缺损区有大量放射性集聚，其浓度高于正常肝组织而近似于心血池，提示该病变含血量丰富，多为肝血管瘤。

2)临床应用及评价。

(1)肝血管瘤:肝血管瘤在肝血流、血池显像时多数表现为匹配性阳性结果,即血流相和血池相均呈阳性,少数表现为血流相阴性,血池相阳性。血池显像与肝实质显像对照呈过度填充者是诊断肝血管瘤的强指征。准确率90%以上,特异性达100%。可作为诊断肝血管瘤的可靠依据。但必须指出,如病变不呈过度填充,不能断然排除肝血管瘤,因为瘤体内机化、钙化或血栓形成等均可使病变血供减低,血容量减少。

(2)原发性肝癌:原发性肝癌由于血供丰富,血液周转率较快,所以血流,血池显像大多表现为血流相阳性,而血池相呈阴性的结果。由于影响肝癌供血的因素较多(如肿瘤组织出血、坏死等),故血流、血池显像对其诊断的价值有限,用于和肝血管瘤鉴别有一定意义。

(3)肝囊肿及肝脓肿:由于病变部位无血供,故血流、血池显像均为放射性缺损区,且缺损区的边缘较为规整,部分肝脓肿,四周充血,血流、血池象可表现为环状放射性浓集区。肝实质显像对肝囊肿和脓肿的诊断符合率达90%以上,但必须结合病史,症状和体征,方能做出病因诊断。

三、胆系显像

肝胆系动态显像,能清晰显示肝胆系各部位功能、形态和胆系通畅情况,对于胆系疾患的诊断有重要价值。

(一)显像原理及适应证

^{99m}Tc-2,6-二甲基乙酰替苯亚氨二醋酸(^{99m}Tc-EHIDA)及其衍生物静脉注射后,可被肝脏多角细胞摄取,然后迅速分泌排入毛细胆管,经肝胆管、胆囊和总胆管排到肠腔。用SPECT可连续动态地观察其摄取和排泄的过程及显示肝脏和胆管的影像。

其适应证如下。

(1)急慢性胆囊炎的诊断。

(2)鉴别黄疸系肝内或肝外梗阻引起。

(3)异位胆囊的定位。

(4)胆总管囊肿的诊断。

(5)肝胆手术后观察疗效或监测有无术后并发症(胆汁漏、吻合口狭窄、梗阻等)。

(二)检查方法

1.显像剂

目前最为常用的显像剂为^{99m}Tc标记的IDA类显像剂,该类显像剂在胆汁中浓聚高,肝内通过快,血中清除迅速,加之^{99m}Tc的物理性能良好,适合于SPECT显像,故临床应用有一定优势。由于IDA和血中胆红素都是通过与肝细胞膜外的阴离子膜载体结合,再进入肝细胞内,所以二者具有相互竞争作用,血清胆红素高达一定程度即可使IDA类化合物进入肝细胞的量大大降低,从而使胆管系统显影不清晰。

2.患者准备

检查前禁食4 h,其他无需特殊准备。

3.显像方法

患者取仰卧位,SPECT探头视野包括整个肝脏、肾脏、部分心腔及肠道,以观察心、肝、肾、胆囊及肠影的出现及消退情况。用低能平行孔准直器,能量置140 keV,窗宽20%。静脉注入^{99m}Tc-EHIDA 185~370 MBq(5~10 mCi),于注射后立即、5、10、15、30、45及60 min分别进行显像,第1帧采集300~500 K计数,以后各帧采集时间与第1帧同,60 min时加拍一张右侧位象,以确定胆囊的位置,如60 min胆囊或肠道仍未显影,应进行2 h,4 h甚至24 h的延迟显像。若胆汁排泄延缓,为确定有无梗阻和胆囊收缩功能是否正常,可给患者进脂肪餐或用缩胆素(CCK),促进胆汁排泄,以观察胆囊收缩功能。

(三)图像分析

1.正常图像分析

静脉注射^{99m}Tc-EHIDA后,肝胆各部位相继显像,其正常时相见表5-2。

表 5-2　正常肝胆系^{99m}Tc-EHIDA 动态显像时相

静脉注射后时间(min)	各部位显像时相及放射性分布							
	心	肾	肝	肝总管	胆总管	胆囊	十二指肠	空肠
0~1	++++	+	+	-	-	-	-	-
4~5	++	++	++	-	-	-	-	-
9~10	±	+++	+++	-	-	-	-	-
14~15	±	+	++++	+	+	+	-	-
19~20	-	±	++++	++	++	++	-	-
29~30			+++	++++	++++	+++	++	+
44~45	-	-	++	++	++	++++	+++	++
59~60	-	-	±	±	-	++++	++++	+++

　　显像剂静脉注射后迅速被肝细胞摄取，3～5 min 心影即消失，肝脏开始显影，有时可见肾脏轻度显影，但很快消失，10～15 min 肝影清晰，放射性分布均匀。左右肝管，总胆管相继显影。15～30 min 胆囊开始显影，并逐渐变浓、增大，肠腔内有少量放射性出现。随着显像剂由胆系排入肠道，肝影逐渐消退，但胆囊持续显影。30～60 min 肝影消失，肠道放射性逐渐增强，胆囊持续清晰显影，可维持数小时始缓慢消退，正常人肝胆系各部位显影于 1 h 内完成。

　　2.异常图像及临床意义

　　异常图像有以下几种表现：①肝胆系统各部位显影时相异常，即各部位开始显像和影像消退的时间延缓或某些部位不显影。②各部位显像时相的顺序异常。③显影形态异常。此三种情况可单独出现或合并出现。

　　1)急性胆囊炎：95%以上的急性胆囊炎患者伴有胆囊管机械性(胆石、黏液塞、局部炎症水肿)或功能性(运动功能障碍)梗阻，因此其肝胆显像的特点为肝脏、肝内胆管、总胆管和小肠显影时相、顺序及各部位的形态完全正常，惟胆囊始终不显影。胆系显像诊断急性胆囊炎的灵敏度和特异性均达 95% 以上，可作为诊断急性胆囊炎的首选检查项目。

　　2)慢性胆囊炎：其显像情况不一，约 90% 的轻症患者显像正常，其余 10% 胆囊显影延迟(1～4 h)或不显影。其原因可能为胆囊壁炎症使其不能有效地浓聚胆汁或胆囊管慢性黏膜水肿和管腔内碎屑引起胆囊管功能性梗阻所致。若慢性胆囊炎病情较重或反复急性发作，胆囊壁进一步纤维化和挛缩，胆囊管闭塞，延迟显像及静脉注射 Sincalide 胆囊亦不显影。此外慢性胆囊炎患者给予缩胆囊素后，胆囊收缩功能差。

　　3)肝外阻塞性黄疸。

　　(1)完全梗阻：在完全性梗阻的早期或急性梗阻时，肝功能障碍不明显，注入显像剂后，肝细胞摄取显像剂的能力、速度正常，肝影清晰。但因胆管系存在完全性梗阻导致胆管内胆汁滞留，张力增高；显像剂不能顺利排入胆管系流，故梗阻近端胆管扩张，远端胆管不显影，肠道不出现放射性核素。

　　(2)不全梗阻：由于梗阻的部位和程度不同，胆管显影的情况也不同。如果总胆管下端梗阻，则胆囊可显像；如梗死部位较高，胆囊不显影，肝内胆管也可有不同程度的扩张。放射性核素进入肠腔内时间明显延迟，随着时间延长，肠腔放射性明显增加。据此可与完全梗阻相鉴别。

　　(3)肝内阻塞：由于肝细胞功能障碍，肝摄取显像剂速度减慢，心、肾均持续显影，肝影淡而模糊，且显影延迟、胆囊、胆管显影时间亦延迟，或不显影。肠道放射性出现时间延缓浓度减低。若肝细胞功能严重受损以致肝细胞功能衰竭时，肝脏几乎没有摄取显像剂的能力，胆管系统不显影。此时显像剂仅通过肾脏排泄。

　　(4)异位胆囊定位：正常胆囊位于肝右叶下部，异位胆囊则在正常胆囊位置不见胆囊影像，而在其他部位见胆囊显影。

　　(5)肝胆手术后的疗效观察：可通过胆系显像了解术后胆管是否通畅及是否存在胆管缝合不良而引起胆汁漏或胆汁淤积等。此外，胆系显像还能用于肝移植术后监测，了解移植肝是否存活等。

四、异位胃黏膜显像

正常胃黏膜具有摄取和分泌^{99m}TcO$_4$的功能,静脉注射^{99m}TcO$_4$后,可显示正常的胃影像,某些先天性消化道疾病,如 Barrett's 食管。美克憩室等,病变部位有异位胃黏膜存在,这些异位的胃黏膜和正常的胃黏膜一样也具有摄取^{99m}TcO$_4$。的能力。静脉注射^{99m}TcO$_4$后进行显像,病变部位呈异常放射性浓集影像。

其适应证如下。

(1)Barrett's 食管的诊断。

(2)小儿消化道出血疑美克氏憩室者。

(一)检查方法

检查前空腹,排空大小便,静脉注射^{99m}TcO$_4$淋洗液 2.6～3.7 MBq(70～100 μCi/kg 体重)。注射后每 10 min 显像一次,连续观察 1 h,必要时延迟至 2 h 显像。常规取前后位显像,疑 Barrett's 食管时,视野应包括食管及胃,疑美克氏憩室时视野包括整个腹部。

(二)图像分析和临床意义

(1)正常时,仅见胃显影,食管不显影,肠道可因胃内放射性的排泄而呈一过性显影,尤以十二指肠球部较为明显。晚期图像上,膀胱内放射性渐增浓(必要时令患者排尿后再显像)。

(2)Barrett's 食管,于注射后 20～40 min 显像,可见食管下端有异常放射性浓集。

(3)美克尔憩室多发生于回肠,显像时常见右下腹显示一固定的放射性浓集灶。诊断灵敏度 75％～80％,注射西咪替丁可以提高诊断的阳性率,假阳性常见于脓肿、阑尾炎、外科术后及肠重复症等。假阴性见于憩室炎症、梗阻或憩室内无异位胃黏膜等,疑小儿下消化道出血时应首选^{99m}TcO$_4$憩室显像。

五、消化道出血检查

消化道出血是消化系统疾病常见的症状。确定出血部位对于临床上选择治疗方案有重要意义,内镜和选择性动脉造影对大多数消化道出血特别是上消化道出血患者能提供准确的定位诊断,但是对下消化道出血,如小肠、结肠出血的定位有一定的困难。应用放射性核素示踪显像,对下消化道出血的定位诊断有重要价值。

根据出血类型不同,如活动性出血或间断性出血,所用示踪剂和检查方法不同,诊断原理亦不同。

用^{99m}Tc-RBC 作为示踪剂,静脉注射后,正常只存留于循环血液中,胃肠道内无放射性,消化道出血时,^{99m}Tc-RBC 可从出血灶处渗出,体外显像见消化道出血灶处有异常放射性聚集。

其适应证如下:由于^{99m}Tc-RBC 在血循环中存留时间较长,允许在 24 内反复显像,因此,该方法适于间歇性出血的诊断,也可用于活动性出血者。

(一)方法

静脉注射^{99m}Tc-RBC 740 MBq(20 mCi)令患者仰卧于 ECT 探头下。视野包括整个腹部,每 10 分钟显像一次连续观察 1 h,必要时延迟至 2 h,4 h 甚至 24 h 显像。

(二)结果分析和临床意义

正常腹部大血管显影清晰,呈倒"Y"字形,可作为定位标志。肝、脾轻度显影,有时肾脏呈一过性显影,晚期图像上,膀胱内集聚较多放射性。消化道出血患者,在出血部位出现局灶性浓集区。检出率约 83％。85％的患者在 1 h 内显像可得到阳性结果,检出最小的出血量为 0.1～0.4 mL/min。示踪剂标记率低时,胃肠内游离^{99m}Tc 可造成假阳性结果。因此要求^{99m}Tc-RBC 标记率应达 95％以上。

(王金财)

第三节　核医学在呼吸系统疾病中的应用

核素肺显像方法主要包括肺灌注和肺通气显像,这些检查方法是反映肺功能的显像。肺灌注显像可用于了解肺循环的血流灌注情况,肺通气显像主要反映肺的通气功能。肺灌注显像和肺通气显像联合应用可以对肺部多种疾病进行诊断、鉴别诊断并评价肺功能。核素肺显像对肺肿瘤的诊断与分期亦有重要帮助,特别是正电子核素标记物 FDG 的 PET-CT 显像,对肺癌的早期诊断、肺部结节的良恶性鉴别诊断、肺癌的疗效观察及复发预测均有重要价值。

一、常用核素肺显像

(一)肺灌注显像

1.显像原理

将肺毛细血管系统看作一滤过装置,静脉注射核素标记的放射性蛋白颗粒随血流到达肺动脉,一过性嵌顿在肺毛细血管前小动脉及毛细血管床内,其在肺部的分布反映了肺的血流灌注状况,放射性颗粒在肺部的分布量与肺动脉血流呈正比,因此,对肺部分布进行显像,就可反映各部位的血流灌注和血流受损情况。

2.显像方法

显像剂为 ^{99m}Tc 标记的大颗粒聚合人血清白蛋白(^{99m}Tc-MAA)。常规取仰卧位,静脉注射 ^{99m}Tc-MAA 111-185MB(3～5 mCi)。一般采集 6～8 个体位显像,即前位(ANT)、后位(POS)、左后斜位(LPO)、右后斜位(RPO)、左侧位(LL)、右侧位(RL),必要时加左前斜位(LAO)和右前斜位(RAO),两肺解剖模式图及正常肺灌注显像见图 5-1。

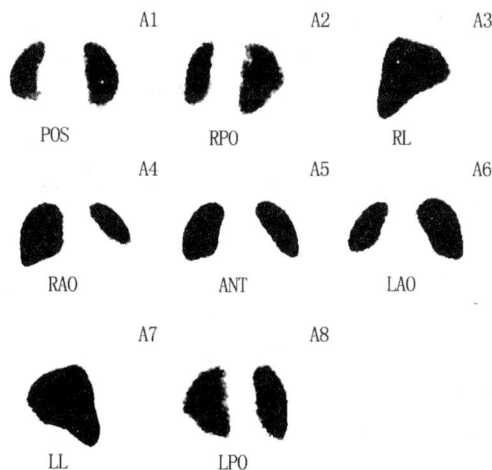

图 5-1　正常肺灌注显像

3.适应证

(1)可疑肺动脉血栓栓塞症。

(2)原因不明肺动脉高压或心电图等提示右心负荷增高。

(3)全身性疾病或胶原性疾病疑累及肺血管者。

(4)了解肺部病变对肺血流影响的程度和范围,如肺肿瘤、肺结核等。

(5)先天性肺血管病(肺动脉发育不良、肺动脉缺如、肺动脉狭窄)的诊断以及先天性心脏病左向右分流的定量分析。

(6)慢性阻塞性肺疾病患者,了解肺血管受损以及肺动脉高压情况。

(7)肺移植的监测。

(二)肺通气显像

1.显像原理

经雾化装置将显像剂雾化成气溶胶,将放射性核素(简称核素)标记的气溶胶或放射性惰性气体吸入支气管和肺泡内,体外探测双肺各部分的放射性显像剂分布,肺内放射性分布与局部通气量成正比,因此,可估价肺的通气功能,了解气道的通畅性以及肺泡与气体的交换功能。

2.显像方法

肺通气显像剂分为两类,一类是放射性惰性气体,如^{133}Xe、^{127}Xe、^{81m}Kr等;另一类为放射性气溶胶,目前常用方法为^{99m}Tc标记的二乙三胺五醋酸(^{99m}Tc-DTPA),经超声雾化器雾化为气溶胶,患者反复吸入后沉积在支气管和肺泡内,采集5~8个体位肺显像(同肺灌注显像),正常肺通气显像见图5-2。

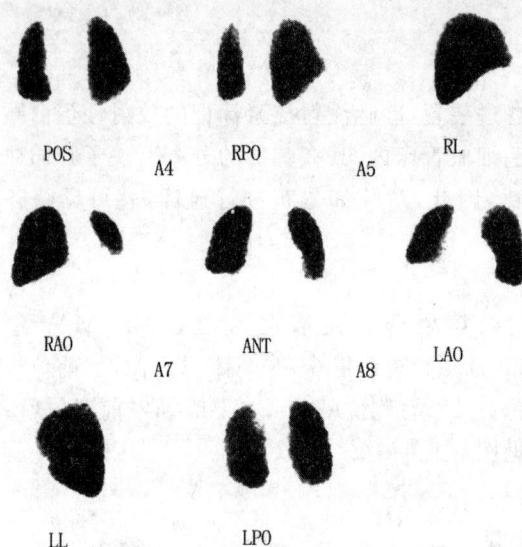

POS　　A4　　RPO　　A5　　RL

RAO　　A7　　ANT　　A8　　LAO

LL　　LPO

图5-2　正常肺通气显像

3.适应证

(1)与肺灌注显像配合鉴别诊断肺栓塞、肺血管病与慢性阻塞性肺疾病(COPD)。

(2)了解各种肺部疾患的通气功能,诊断气道阻塞性疾病。

(3)评估治疗前后局部肺通气功能,观察疗效。

(三)^{18}F-FDG PET 肺显像

PET显像,即正电子发射性断层,是目前最新的显像诊断方法之一,它是利用正电子核素标记化合物在体内摄取情况的显像技术,对肺癌诊断具有独特的价值。

1.显像原理

针对各种肿瘤的PET显像大多使用的显像剂是^{18}F-FDG(氟-脱氧葡萄糖)。多数恶性肿瘤细胞与周围的正常组织细胞比较,其葡萄糖代谢明显增强,FDG是葡萄糖的类似物,进入细胞后代谢成为FDG-6-磷酸并停留在细胞内,因此可根据组织细胞内的FDG摄取多少推测细胞葡萄糖的代谢状况,而肿瘤组织细胞多显示较高的FDG摄取量。一般来说,FDG摄取越多,肿瘤的进展越快,预后也越差。

2.显像方法

显像剂:^{18}F-FDG(氟-脱氧葡萄糖)。显像前空腹4~6 h,常规检测血糖。^{18}F-FDG注射剂量一般为370~550 MBq,注射后饮水800~1 000 mL,静卧15~30分钟后行PET采集。

3.适应证

(1)肺部单发结节的鉴别诊断。

（2）早期检出肺癌纵隔淋巴结及远处转移灶,提供准确的临床分期,为临床制定治疗方案提供依据。

（3）肺癌治疗后效果评价。

（4）检测肿瘤残余与复发。

（5）不明原因的恶性胸腔积液。

（6）发现转移性肿瘤欲寻找其原发病灶和其他转移灶。

4.显像仪器

目前采用的 ^{18}F-FDG 肺肿瘤显像仪器有 PET、PET/CT、SPECT 符合线路方法及 SPECT/CT。

二、核素肺显像临床应用

（一）核素肺显像在肺栓塞中的应用

1.肺显像对肺栓塞的诊断

肺栓塞诊断的核素肺显像方法包括肺灌注和肺通气显像。在进行肺灌注显像的同时还可进行双下肢深静脉显像,这是因为肺栓塞最常见的栓子来源是下肢深静脉的血栓。

肺栓塞的肺灌注和肺通气显像主要影像特征是:呈肺段分布的灌注缺损而肺通气显像正常,即肺灌注/通气显像的不匹配(图 5-3a,图 5-3b)。

国外多中心研究前瞻性肺栓塞诊断检查(PIOPED)提出肺栓塞诊断可分为高度可能性、中度可能性、低度可能性和正常四级。

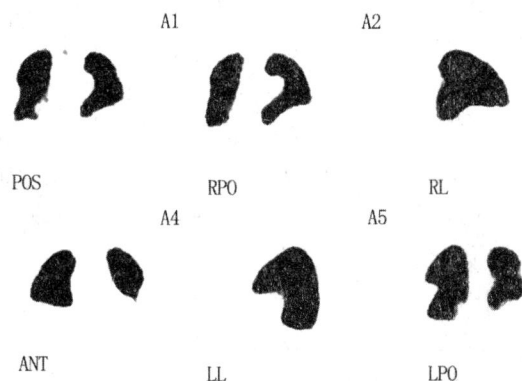

图 5-3a　肺灌注显像可见双肺多发肺段分布的灌注缺损

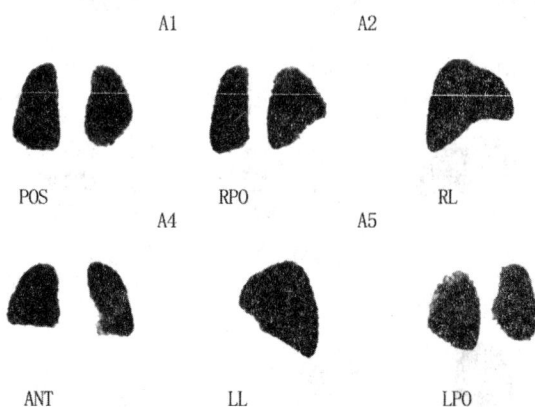

图 5-3b　肺通气显像可见正常,与肺灌注显像不匹配,为肺栓塞改变

重新修订的 PIOPED 诊断标准见表 5-3。

表 5-3　PIOPED 诊断标准

1. 高度可能性(准确率＞80%)

①2 个以上肺段性灌注稀疏、缺损区,同一部位的肺通气显像和 X 线胸片检查正常。②1 个肺段的和 2 个以上亚肺段灌注稀疏、缺损区,同一部位的肺通气显像和 X 线胸片检查正常。③4 个以上亚肺段灌注稀疏、缺损区,同一部位的肺通气显像和 X 线胸片检查正常

2. 中度可能性(准确率 20%～80%)

①1 个肺段,2 个以下亚肺段的灌注稀疏、缺损区,同一部位的肺通气显像和 X 线胸片检查正常。②1～3 个亚肺段的灌注稀疏、缺损区,同一部位的肺通气显像和 X 线胸片检查正常。③1 个肺段的灌注稀疏、缺损区、通气缺损区,X 线胸片检查正常

3. 低度可能性(准确率 10%～20%)

①多发的灌注/通气匹配性稀疏、缺损区,相同部位 X 线胸片检查正常。②出现肺灌注/通气显像均为放射性分布减低、缺损,同一部位 X 线胸片检查异常。③1 个肺段或 1 个的以上灌注稀疏、缺损,异常范围明显小于 X 线胸片阴影的范围

4. 正常

肺形态与 X 线胸片检查一致,无灌注通气稀疏、缺损

2. 鉴别诊断

(1)与慢性阻塞性肺疾患的鉴别诊断:慢性阻塞性肺疾患主要表现为通气功能障碍,气溶胶吸入显像时,通过病变气道会出现浓聚或弥散性减低或缺损。严重的慢性阻塞性肺疾病患者常常表现肺灌注/通气均有受损,肺通气受损更为严重,范围更大,并可常见中心型放射性浓聚。

比较困难的诊断是慢性阻塞性肺疾患者合并肺栓塞,慢性阻塞性肺疾病常有肺循环系统血流动力学改变,易产生肺部的微小血栓,栓塞远端微小动脉,有文献报道 76.9% 的慢性阻塞性肺疾病患者有肺血流灌注异常,45.2% 肺外带出现楔形缺损,这种改变可能是慢性阻塞性肺疾病患者合并肺栓塞的表现,因此当肺灌注显像出现肺段性缺损区时鉴别诊断很困难,应结合病史、体检及各项检查资料,综合分析做出诊断。

(2)与大动脉炎的鉴别诊断:大动脉炎累及肺动脉时核素肺灌注/通气显像与肺栓塞表现无明显差别,均可见呈肺段分布的灌注缺损和通气显像的不匹配,其鉴别要点主要根据病史及体检的不同,如大动脉炎是慢性病史,以头痛、头晕为主诉,体检有血管杂音,高血压等表现。

3. 肺显像在肺栓塞治疗中的作用

核素肺显像可用于评价肺栓塞治疗效果,可作为溶栓治疗及取栓手术后的常规检查方法(图 5-4a,图 5-4b),是随访观察肺栓塞动态变化的最简便易行的手段。

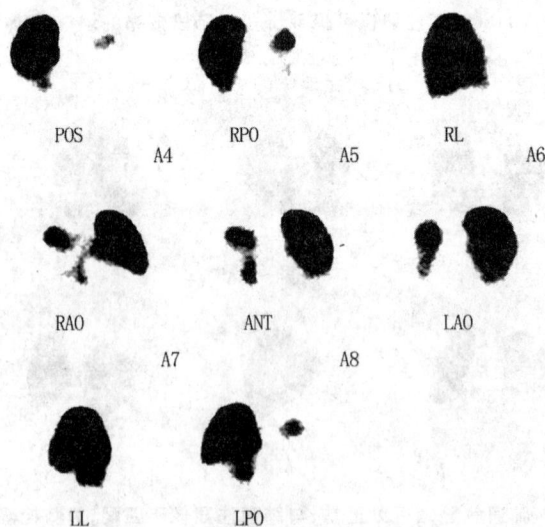

图 5-4a　溶栓前肺灌注显像:双肺多发肺段缺损

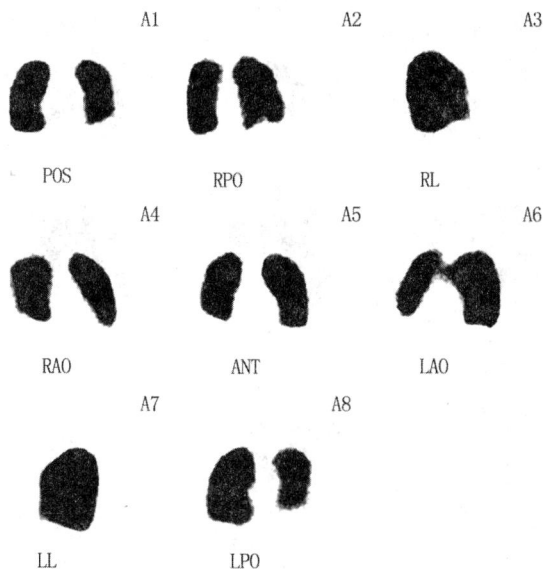

图 5-4b　溶栓后肺灌注显像,与治疗前比较灌注明显改善

(二)核素肺显像在慢性阻塞性肺疾病中的应用

放射性核素肺灌注/通气显像除应用于诊断肺栓塞外,对慢性阻塞性肺疾病诊断也有重要作用。肺灌注/通气显像可显示肺血流灌注和通气功能,与胸部 X 线相结合,可从不同侧面反映慢性阻塞性肺疾病和慢性肺心病肺部病变的状态。

慢性阻塞性肺疾病患者肺灌注显像可见肺部体积增大,轮廓不完整,可出现肺内放射性分布不均匀,多处斑片状不呈肺段分布的放射性减低或缺损区,由于肺动脉高压的形成,肺尖明显浓聚,而肺底部放射性稀疏,甚至缺损。在肺通气显像表现多为肺内放射性分布不均匀,呈斑片状表现,双肺可有散在的放射性稀疏、缺损区,常有放射性沉积在较大气道中,甚至肺门附近表现为中心性沉积。

肺灌注/通气显像对比:慢性阻塞性肺疾病患者常常表现肺灌注/通气均有受损,多数患者肺灌注/通气受损程度不完全相同,通气受损更为严重,表现为通气缺损的范围大于灌注缺损区,即所谓的反向不匹配(图 5-5a,图 5-5b),这种肺灌注/通气图像反映了慢性阻塞性肺疾病患者从气道、肺泡通气受损在前,肺血管损伤血流灌注异常在后的病理、生理发展过程。

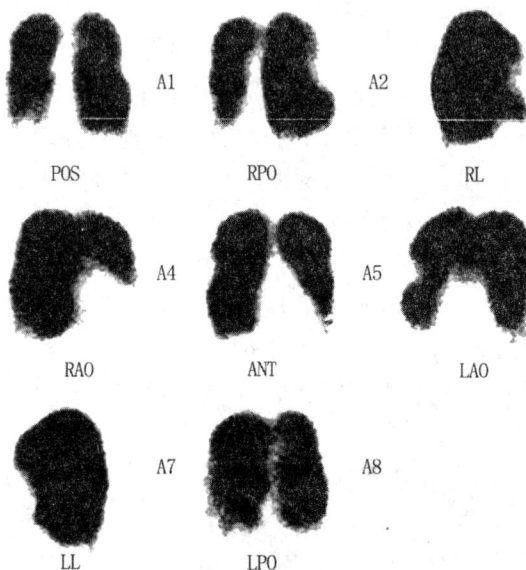

图 5-5a　慢性阻塞性肺病灌注显像双肺多发性稀疏、缺损

153

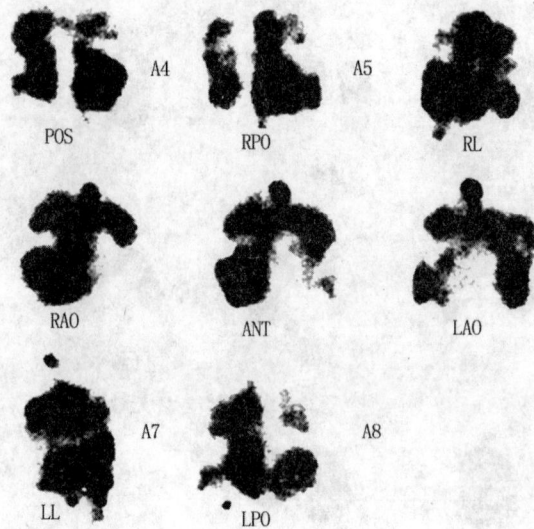

图 5-5b　慢性阻塞性肺病通气显像多发性稀疏、缺损区，可见常有放射性沉积在较大气道，中心性沉积

(三)^{18}F-FDG PET 在肺癌中的应用

1.FDG PET 在肺单发结节鉴别诊断中应用

肺结节良恶性的鉴别诊断是临床常见的问题，一直为大家所关注，目前尽管有多种方法，但对肿块定性尚不能令人满意。CT 检查是评价肺部结节的常规方法，特别是高分辨率的薄层 CT，能更好地鉴别结节内解剖结构改变，主要不足是对结节的诊断尚缺乏特异性。近年来，PET 中心不断增加，检查的例数和实践经验不断积累，特别是 CT 结合 PET 即 PET-CT 的应用提高了肺部结节诊断的准确性，成为目前评价肺部结节良恶性的可靠无创的诊断方法。

关于鉴别良恶性病变，可定性比较 FDG PET 肺显像时肺部结节与纵隔血池的放射性摄取来判定结节的代谢活性，还可半定量分析平均标准摄取值(SUV)或病灶与本底(L/B)比值。一些学者推荐以 SUV 为 2.5 或 L/B 为 5 作为判断良恶性的阈值。

当然 FDG PET 在肺单发结节鉴别诊断也存在假阳性和假阴性问题。FDG PET 显像在良性肺结节表现为假阳性常见于炎性病变，如活动性结核、嗜酸性肉芽肿、结节病、肺炎和炎性假瘤。假阴性主要发生在病灶小于 8 mm 或肿瘤代谢活性较低时，有学者报道，低代谢的肿瘤如细支气管肺泡癌和类癌^{18}F-FDG 显像时低摄取，诊断易出现阴性。

因此，FDG PET 并不是恶性肿瘤的特异性显像剂，有许多炎症病变，如结核、肉芽肿、化脓性病灶等都浓聚 FDG，从而难于和肺癌鉴别，即使作为肿瘤显像剂，FDG 也只是广谱的肿瘤显像剂，而且并非所有的肺癌都表现为高代谢病灶，对 FDG 肿瘤显像原理及其非特异性充分理解，是做出诊断、恰当解释的关键。因此，要提高 PET 显像诊断肺部良恶性结节的准确性，必须结合临床资料，如对病史、临床表现、其他影像学结果、痰液检查、结核菌素试验以及对抗炎或抗结核治疗的反应进行综合分析。

2.FDG PET 在肺癌临床分期中的作用

肺癌患者有无淋巴结转移对诊断、治疗和预后至关重要，FDG PET 一次检查可获得全身断层显像，在判断图像时对肺癌常见的纵隔及肺门淋巴结转移、是同侧还是对侧、有无锁骨上淋巴结的转移及全身远处器官的转移(包括骨骼、肾上腺、肝、脑等)可以从不同的断层和角度进行观察，从而获得准确的分期，帮助临床医生对肿瘤病情做出正确的判断，从而给予更个性化治疗，减少不必要的有创诊断。但 FDGPET 亦有局限性，如在当一些较小的脑转移灶位于高代谢活性的大脑皮质时，PET 较难分辨，而且脑转移瘤在 PET 的表现也多种多样，或表现为高、低代谢活性，或与正常脑组织代谢活性相同，因此诊断脑转移瘤的灵敏度较低。

3.FDG PET 对肺癌治疗的随访的评价

观察肺癌治疗的效果，可采用 FDG PET 显像，有效的放化疗可破坏肿瘤细胞，肿瘤组织代谢会明显减低,因此放化疗治疗早期的反应可由 PET 显像获得的病灶葡萄糖代谢变化来进行监测治疗效果,在部分小细胞肺癌,某些化疗药物可导致癌细胞产生抗药性,这类患者化疗后 X 线胸片可显示肿瘤范围缩小,但 FDG 在局部的摄取异常增高,常提示化疗无明显效果,并可能产生了肿瘤的抗药性;而化疗后肿瘤范围未见明显变化,但局部 FDG 摄取明显减低,仍提示治疗有良好效果。肺癌放疗后出现肺纤维化时,CT 检查较难与肿瘤残余或复发灶进行鉴别,FDG PET 有助于两者的鉴别诊断。

综上所述:理想的医学影像仪器是能够使得灵敏度和分辨率兼得,但目前仍然或多或少有一定差距,在现行的成像技术中灵敏度依次为 PET、SPECT、MRI、CT,而分辨率依次为 MRI、CT、PET、SPECT。PET 是利用正电子核素标记的显像剂进行成像的影像设备,可表现人体生理、生化和病理的变化,在肿瘤的诊断、分期、治疗方案的拟定和疗效监测方面有重要作用,但是 PET 的低分辨率和低信噪比使其不能进行精确的解剖定位,CT 可以提供高分辨、高信噪比的断层图像,但不能完整评价其功能和代谢方面的信息。PET/CT 是将 PET 和 CT 两种先进的影像技术有机地结合,使一次显像可获得功能与解剖两方面的信息,弥补了 CT 定性困难和 PET 定位不精确的缺陷,同时 CT 对 PET 图像进行衰减校正,缩短了检查时间,解剖定位更加精确,减少了假阳性与假阴性,进一步提高了准确性。

由于 PET/CT 仪的价格昂贵,检查费用高,国内的现状尚不可能广泛推广应用。目前在临床应用更为普遍的仍是 SPECT 符合线路方法和 SPECT/CT。SPECT 符合线路是将 SPECT 和 X 线球管结合,虽然其灵敏度和图像质量不如 PET/CT,但在我国的从卫生经济学角度,用 SPECT 符合线路做肿瘤显像更有可能被人们接受。

(王金财)

第四节　核医学在循环系统疾病中的应用

一、解剖与生理

(一)心脏的解剖

1.心脏结构

心脏位于胸腔内纵隔的前下部,约 2/3 位于身体正中线的左侧,1/3 在中线的右侧。心脏前面大部分由右心室和右心房构成,小部分为左心室和左心房,膈面主要为左心室,后面大部分为左心室,小部分为右心室,左侧面几乎全部由左心室构成。

心脏分为左心房、右心房、左心室、右心室四个心腔。心房与心室之间有房室口相通,两心房和两心室之间,分别有房间隔和室间隔分开,正常时互不相通。

心壁的主要组成部分为心肌,其外面覆有心外膜,里面为心内膜,心内膜与大血管的内膜相连,并构成心脏的瓣膜。心壁各部的厚度不等,左心室壁最厚,12～15 mm;右心室壁次之,约 5～8 mm;心房壁最薄,仅 2～3 mm。

2.心脏的血液供应

心脏的血液供应来自冠状动脉,冠状动脉分左、右两支,右冠状动脉起始于主动脉前窦,绕过右心缘至心脏膈面,绕行中分后降支和左心室后支,供应右心房、右心室大部,室间隔后 1/3 及左心室后上部血液,右冠状动脉阻塞时,常引起左心室下壁及右心室心肌梗死;左冠状动脉起始于主动脉左后窦,经左心耳与肺动脉根部之间向左行,随即分为前降支和左回旋支。前者供应左心室时壁,右心室前壁的一部分和室间隔前上 2/3 的血液,后者供应左心室外侧壁、左心室后壁的一部分和左心房的血液,前降支阻塞时,常引起左心室前壁和前间壁心肌梗死,左间旋支阻塞时,则引起左心室侧壁和后壁心肌梗死。心脏的血液供应主要在舒张期完成,因此心脏舒张功能正常与否和心肌供血关系更为密切。

3.心脏的传导系统

心脏的传导系统包括窦房结、房室结、房室束、左右束支和浦肯野纤维等,正常窦房结产生兴奋后,自右向左,自上向下传导,先激动两心房,并通过结间束迅速传导至房室结,激动在房室结内传导延缓,随后沿房室束,左右束支和浦肯野纤维迅速下传,几乎同时到达两心室的心内膜,再由心内膜传导至心外膜。使整个心室肌肉兴奋,心肌的电兴奋和机械收缩之间在时相上具有相关关系,相位分析即据此产生。

(二)心脏的生理

1.心室的泵功能

心脏有节律的收缩和舒张,类似于一个"动力泵",推动着血液不断地循环流动。反映心室泵功能的参数是心输出量(CO),CO 的大小和每搏量(SV)及心率(HR)成正比,即 $CO=SV\times HR$。其中 SV 的大小又与心肌收缩力和心室舒张末期(EDV)容积呈正相关。因此维持正常的心输出量,需要有良好的心肌收缩力和适度的舒张末期容积,在心功能受损的早期,常通过提高心肌收缩力(心肌肥大)和增加 EDV(心脏扩大)进行代偿。射血分数(EF)综合反映了心肌收缩力和 EDV 的改变($EF=SV/EDV\times 100\%$),因此是反映心室泵功能的敏感指标。心室功能还与心脏舒张时间、心肌的顺应性、血液充盈速率和充盈容量有关。因此测定反映上述改变的心室舒张功能参数也是了解心室功能的另一重要方面。

2.心肌的自律性、传导性、兴奋性和收缩性

心脏传导系统的各部位具有自主兴奋的特性,以窦房结最强,房室结次之,房室束及以下的传导通路依次减弱。心肌产生的自主性兴奋可通过传导系统扩布于整个心肌,接受刺激后的心肌发生应激反应,产生机械性收缩。心肌以其自律性、传导性、兴奋性和收缩性保证了心脏的节律性收缩和舒张。

二、心肌灌注显像

(一)显像原理及适应证

正常心肌细胞对某些放射性核素或放射性标记化合物如 ^{201}Tl、^{99m}Tc-甲氧基异丁基异腈(^{99m}Tc-MIBI)等有选择性摄取能力,其摄取量和冠状动脉血流量及心肌细胞活性相关,冠状动脉狭窄或阻塞致心肌缺血、梗死,或心肌炎、心肌病致心肌细胞变性坏死时,病变区摄取量减少或不摄取。显像表现为放射性稀疏或缺损,据此可对冠心病和心肌损伤性疾病进行诊断并确定病变的部位和范围。

其适应证如下。

(1)冠心病的诊断:①心肌缺血的诊断和鉴别诊断。②心肌梗死的诊断、鉴别和预后估价。③室壁瘤的诊断。

(2)冠心病手术或介入治疗前了解心肌细胞活性。

(3)评价冠心病的疗效。

(4)原发性心肌病的诊断。

(5)心肌炎的辅助诊断。

(6)肺心病和右心室梗死的辅助诊断。

(二)检查方法

1.显像剂

目前临床上常用的显像剂有 ^{201}Tl 和 ^{99m}Tc-MIBI 两种,心肌对 ^{201}Tl 的摄取可能是通过激活细胞膜上的 Na^{+}-K^{+} ATP 酶,主动转运于细胞中,而 ^{99m}Tc-MIBI 的摄取可能是被动扩散的作用。

(1)^{201}Tl:^{201}Tl 的优点是注射后心肌摄取迅速,5 min 左右即达高峰,被称为初期分布。其在心肌内的分布景和冠状动脉血流量呈正比,初期显像一般在注射后 5~10 min 进行,反映冠状动脉供血情况。以后细胞膜内外的 ^{201}Tl 重新分布或称为再分布,一般在 3 h 达到平衡,此时显像为再分布显像。正常心肌摄取与清除 ^{201}Tl 迅速,故初期显像显影正常,再分布显像影像消失。缺血心肌摄取与消除均延缓,初期显像表现为稀疏、缺损,再分布显像显示"填充"。坏死心肌既无初期摄取又无再分布,故初期与再分布显像均不显影。根据 ^{201}Tl 的这一特性,一次注药进行运动—再分布显像,即可对缺血和梗死做出鉴别诊断。

^{201}Tl的缺点是物理半衰期长(73 h),不能大剂量应用,加之γ射线能量偏低,显像质量较差,另外^{201}Tl系加速器生产,价格昂贵,不利于应用。

(2)^{99m}Tc-MIBI:^{99m}Tc-MIBI是乙腈类显像剂中性能最好的一种,是一种脂溶性正一价的小分子化合物。静脉注射后通过被动扩散机制进入心肌细胞,再由主动转运机制浓聚于线粒体中。目前已广泛应用于临床。其优点是心肌摄取量高,注射1 h后,心/肺和心/肝比值分别为2.5和0.5。^{99m}Tc的γ射线能量适中(140 keV),物理半衰期短(6.02 h),能够大剂量应用,显像质量较好,特别适合于断层显像。缺点是无再分布相,鉴别缺血和梗死时,需两次注药,分别做运动和静息显像。^{99m}Tc-MIBI主要经肝胆系排泄,可于注射后服用脂肪餐以加速排泄,以减少肝影对左心室下壁影像的干扰。

2.显像方法

1)静息显像:患者于检查前24 h停服β受体阻滞剂及扩张冠状动脉的药物,检查当日空腹。在静息状态下静脉注射^{99m}Tc-MIBI 55～92.5 MBq(1.5～2.5 mCi),10 min后行心肌显像,或静脉注射^{99m}Tc-MIBI 555～740 MBq(15～20 mCi),1 h后显像。由于狭窄冠状动脉具有一定储备能力,故静息显像对早期冠心病的检出率较低。

2)介入试验:心肌灌注显像介入试验大致分为两类:一类是负荷试验,主要用于早期诊断冠心病,包括运动负荷显像与药物负荷显像,如踏车试验与潘生丁介入显像;另一类是介入试验,用于检测心肌梗死区的存活心肌,如硝酸甘油介入显像、再注射及再注射延迟显像。

(1)运动负荷显像:运动负荷主要是通过体力活动增加心肌的耗氧量,以激发心血管系统的反应,用以评价冠状动脉血流的储备功能。正常冠状动脉运动负荷后明显扩张,血流量增加3～5倍,而狭窄的冠状动脉储备能力下降,运动后不能相应扩张,造成相对性心肌缺血。运动负荷显像的价值主要是提高早期冠心病的检出率。常用的运动方式有活动平板法和踏车法两种。以踏车法为例介绍其方法如下:运动前测量基础心率和血压,描记心电图并预置静脉通道。踏车时患者坐或半仰卧于踏车运动床上,按运动量分级方案逐级增加运动量,直到心率升至预期心率(190-年龄),或出现心绞痛、血压下降、心电图ST段降低>1 mm等,立即注入^{201}Tl或^{99m}Tc-MIBI显像剂(用量同静息显像),并嘱患者继续运动30～60 s,运动过程中连续监测心电图。应用^{99m}Tc-MIBI时,于注射后1 h显像,如对照观察静息显像,需间隔24 h后再注射显像剂显像。应用^{201}Tl时,注射后5～10 min做运动显像,延迟3 h后行再分布显像。

(2)潘生丁介入显像:潘生丁是一种冠状动脉扩张药物,是间接地通过内源性腺苷起作用的。腺苷具有强有力的扩张小动脉作用,静脉注射大剂量潘生丁后正常冠状动脉明显扩张,血流增加4～5倍,由于狭窄的冠状动脉仅能轻微扩张或不扩张,故血流增加很少或不增加,使正常心肌与缺血心肌之间供血量差别增大,即所谓"窃血现象"。在此情况下注射显像剂,能提高早期冠心病的检出率,可用于代替运动试验或用于不能做运动负荷的患者。具体方法为:按0.56 mg/kg体重的剂量计算出潘生丁的用量,用生理盐水稀释至20 mL,在4 min内缓慢静脉注射完毕,3 min后注射^{201}Tl或^{99m}Tc-MIBI,显像剂用量及显像时间同运动负荷显像。需要注意的是注射潘生丁后,一部分患者可出现心绞痛、血压下降等副作用,静脉注射氨茶碱(用量0.125 g)或舌下含化硝酸甘油即可缓解。

(3)硝酸甘油介入显像:硝酸甘油具有扩张冠状动脉的作用,且这种扩张作用对于狭窄冠状动脉较正常冠状动脉更显著。此外硝酸甘油还有增加缺血心肌侧支循环以及降低中心静脉压的作用。以上综合作用的结果使得缺血心肌血流量增加,心肌耗氧量减少。硝酸甘油介入显像的主要价值是用于缺血心肌(或称顿抑心肌、冬眠心肌)和坏死心肌的鉴别,有助于评价心肌细胞的活性。方法为常规显像呈不可逆缺损(运动、静息显像均为缺损)或只做静息显像呈缺损患者,24 h后舌下含化硝酸甘油0.5 mg,即刻静脉注射^{201}Tl或^{99m}Tc-MIBI,前者注射后5～10 min显像,后者注射后1～2 h显像。显像剂用量和显像条件应与原运动-静息显像一致。原有的不可逆缺损区出现一定放射性填充时,表明有存活的心肌。

(4)^{201}Tl再注射显像及再注射延迟心肌显像:^{201}Tl再注射显像也应用于评价心肌细胞的活性。如果常规^{201}Tl运动-再分布显像呈不可逆缺损,则于延迟显像结束后,立即再注射^{201}Tl 37 MBq(1.0 mCi),15 min后按同样条件再次进行静息显像,如原缺损区出现放射性填充,即为存活心肌。再注射延迟心肌显像是在运动显像和再分布显像后,再行 18～24 h 的延迟显像,如延迟相原缺损区有放射性填充,提示心肌存活。

3.显像方式

心肌显像方式分为平面显像、断层显像。

(1)平面显像:静脉注射显像剂后,以静态采集的方式获取三个体位的显像即前后位、左前斜 45°和左侧位。平面显像尽管采用多体位观察,但仍无法避免某些心肌节段相互重叠而难以分辨。临床上目前已较少应用,而多采用 SPECT 断层显像。

(2)断层显像:静脉注射^{201}Tl 或^{99m}Tc-MIBI 555～740 MBq(15～20 mCi),静脉注射 1 h 后显像。准直器采用低能高分辨准直器,采集矩阵 64×64,ZOO M1.0,能峰选用 140 keV,窗宽 20%。受检者取仰卧位,双臂抱头并固定。探头贴近胸壁,视野包括整个心脏。探头从 RAO45°至 LPO45°顺时针旋转 180°,每间隔 6°采集一帧图像,每帧采集时间 20～30 s,总采集时间在 20 min 以内。运动及药物介入断层显像的条件和方式同上。采集结束后先进行均匀度校正,再用滤波反投影法进行图像重建。由于心脏的长短轴和人体躯干的长短轴方向不一致,故不能按人体长短轴的方向进行断层图像重建,而是用专门的计算机软件沿着心脏本身长短轴(心脏长轴为心尖到心基底部的连线,短轴为左心室间壁到侧壁的连线)的方向重建以下三个方向的断层图像。①短轴断面图像:垂直于心脏长轴,由心尖到心基底部的依次断层图像。②水平长轴断面图像:平行于心脏长轴由心脏膈面向上的依次断层图像。③垂直长轴断面图像:垂直于水平长轴断面,由左心室间壁到侧壁的依次断层图像(图 5-6)。各断层图像每一层面的厚度一般为6～9 mm。

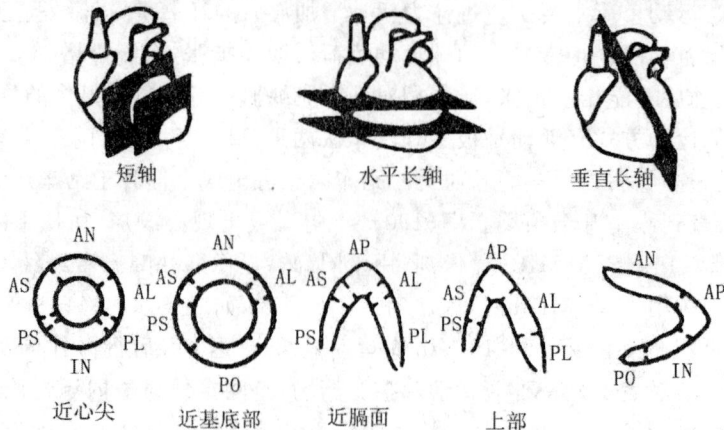

图 5-6　心肌灌注断层显像示意图

AN 示前壁,AL 示前侧壁,PL 示后侧壁,IN 示下壁,AS 示壁,PS 示后间壁,PO 示后壁,AP 示心尖

极坐标靶心图是经圆周剖面分析建立起来的一种定量分析图像,简称靶心图。在重建心肌短轴断层图像时,自心尖向心底部制成连续短轴切面,每一层面形成一个圆周剖面,按同心圆方式排列,圆心为左心室心尖部,从心尖到心底部的各层圆周剖面依次套在外周,形成左心室展开后的全貌平面图。以不同颜色或色阶显示各个室壁部位内的相对放射性百分比计数值,构成一幅二维式彩色或不同色阶的靶心图,通过负荷与静息显像靶心图的比较,显示心肌血流灌注异常的部位、范围与程度,并可进行定量分析。也可对单次显像的靶心图上各部位的放射性计数与正常值比较,以标准差为度量,以不同色阶表示,凡低于正常值 2 个标准差的病变部位则用黑色表示,称为变黑图。

靶心图对确定病变部位和范围更为直观。静息、负荷和延迟显像,均可得到各自的原始靶心图、标准差靶心图和变黑靶心图。靶心图的优点是:小范围的心肌病变在断层图上被分离显示,易漏诊,但在靶心图上则连成一片,容易识别且定位直观。缺点是:由于靶心图自中心向外周放大的程度不同,近心尖部层面被缩小,近基底部层面被扩大,因此用于估测病变区大小时受到限制。各扇形区的洗脱率,可显示为洗脱率靶心图,其临床应用价值尚在研究中。

(三)图像分析

心肌断层图像分析主要从以下四个方面进行观察:①心肌内放射性分布情况。②心肌形态。③心腔大小。④右心室心肌显影情况。

1.正常图像

正常静息图像只显示左心室心肌影像,右心室心肌不显影,主要与右心室肌肉薄,血流灌注较少有关。而负荷状态下右心室心肌血流量增加,可轻度显影,在左心室右侧呈弧形淡影。

(1)垂直长轴断层图像:起于室间隔至后外侧壁,形状为弧形,显示左心室前壁、心尖、下壁和后壁。下后壁放射性分布因为膈肌衰减,往往较前壁稀疏,前壁由于乳腺、胸肌等组织的衰减影响,可见不同程度的放射性减低区。膈肌与下壁的重叠关系因人而异,不同人下壁、后壁放射性分布稀疏的程度可有差异。

(2)水平长轴断层图像:自前壁至膈面或相反方向水平断层,切面形状为弧形,显示前、后间壁与前、后侧壁和心尖,后间壁影像为间壁膜部,间壁放射性较侧壁略低。由于膜部的影响,使间壁影像常短于侧壁,约半数正常人心尖部出现放射性减低区,乃该处心肌较薄所致。

(3)短轴断层图像:心尖部呈均匀性放射性分布,由此向后呈环状,中心部位为心腔,无放射性分布。环的上部为前壁,下部为下壁,至近心底部为后壁,环的左部为前、后间壁,右部为侧壁。正常心肌内放射性分布相对均匀,间壁放射性浓度略低于侧壁。间壁近基底部放射性分布稀疏,有时为缺损,此为室间隔膜部。下壁放射性分布一般较前壁稀疏;可能是被左半膈衰减所致。

(4)靶心图:图的中心为心尖,周边为基底部,右侧为前、后间壁,左侧为前、后侧壁,上部为前壁,下部为下、后壁。放射性分布与短轴断面图像相同。间壁、下后壁放射性分度较侧壁、前壁略低,间壁基底部呈放射性稀疏、缺损(膜部),有时心尖和前壁可出现小范围稀疏区,变黑靶心图上不出现变黑区。靶心图能直观显示冠状动脉的供血区(图5-7与图5-8)。根据心肌灌注稀疏或缺损区所在心肌节段,可对冠状动脉病变进行定位诊断。但因冠状动脉解剖上存在个体差异,加上侧支循环的形成,使根据灌注缺损区判断冠状动脉病变部位的准确性受到一定影响。

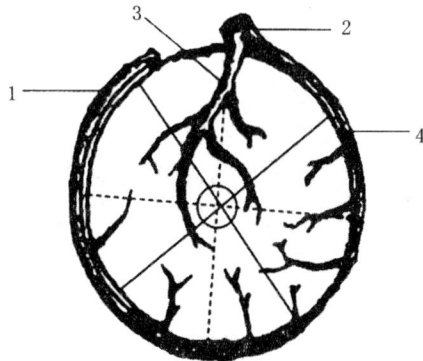

图 5-7　靶心图与冠状动脉供血的对应关系
1.右冠状动脉,2.左冠状动脉,3.左前降支,4.左回旋支

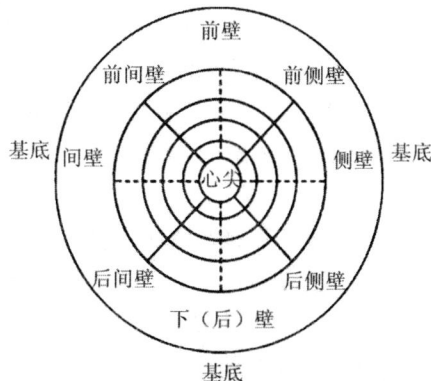

图 5-8　靶心图

2.异常图像

1)放射性分布异常:除正常可见的放射性分布稀疏区外,在两种断面连续两个以上层面出现放射性稀疏、缺损区,变黑靶心图上表现为变黑区,即为放射性分布异常,常见以下几种类型:

(1)可逆性灌注缺损:运动负荷或潘生丁介入显像出现局限性稀疏或缺损区(以稀疏区为主),延迟(或静息)显像该区显示放射性填充(再分布),为心肌缺血改变。

(2)不可逆性灌注缺损:运动负荷或潘生丁介入显像出现局限性稀疏或缺损区(以缺损区为主),延迟(或静息)显像无变化(无再分布),为心肌梗死、瘢痕或其他原因引起的心肌坏死。严重的心肌缺血也可有此表现。

(3)可逆加不可逆性灌注缺损:运动负荷或潘生丁介入显像出现局限性稀疏或缺损区(以缺损区伴周围稀疏区多见),延迟(或静息)显像原稀疏、缺损区范围缩小(部分再分布),见于心肌梗死伴缺血或严重缺血。

(4)反向再分布:反向再分布是指运动负荷或潘生丁介入显像正常,延迟(或静息)显像出现放射性稀疏、缺损区,或负荷及延迟(或静息)显像均有稀疏、缺损区,但以后者较明显或范围增大。有关反向再分布的机制目前尚不清楚,对反向再分布的临床意义尚无肯定结论。

(5)弥漫性放射性分布不均匀(或称花斑状改变):心肌内放射性分布弥漫性不均匀,呈点、片状稀疏、缺损,个别区域呈过度放射性浓集,见于心肌炎和扩张型心肌病等。另外,在分析断层心肌显像图时,靶心图是个比较客观的方法。正常情况下,负荷与静息心肌显像的靶心图上的色阶或灰度无明显差异,但当发生心肌缺血时,负荷靶心图上病变部位放射性明显降低,而静息靶心图上可见到该部位放射性增浓,将两次显像图像相减时,可清晰地见到填充部位、程度和范围。

2)心肌形态异常:某些病变,如心肌梗死、室壁瘤等,可使一些心肌节段显影缺如,造成心肌形态不完整或失去正常形态。

3)心腔大小异常:扩张性心肌病心腔扩大,心壁变薄。肥厚性心肌病或高血压病心腔相对缩小,心壁增厚。前者以间壁增厚为主,后者为弥漫性增厚。

4)右心室心肌显影异常:正常静息显像右心室心肌不显影,运动后可轻度显影。肺心病合并肺动脉高压时,右心室心肌肥厚,显影增浓。左心室大面积心肌梗死或左心肌供血明显减少时,右心室心肌供血相对增多,右心室亦可显影。右心室显影在短轴断面图像上最易分辨,位于左心室右侧呈"C"字形。

(四)临床应用及评价

1.冠心病的诊断

对冠心病的诊断是心肌灌注显像的主要适应证,其图像表现如前所述,即心肌缺血为可逆性灌注缺损,心肌梗死为不可逆性灌注缺损。其对冠心病诊断的具体价值如下。

(1)灵敏度和特异性:以冠状动脉造影显示管腔狭窄>50%作为诊断冠心病的标准。负荷心肌显像对冠心病诊断的灵敏度达90%左右,特异性80%以上。靶心图的灵敏度高于断层图像,且具有确定病变的部位、范围和严重程度更为直观的优点。应用^{99m}Tc-MIBI和^{201}Tl对冠心病诊断的灵敏度和特异性相似。心肌灌注显像对冠心病诊断的灵敏度和冠状动脉受累的支数及冠状动脉狭窄程度有关。心肌灌注显像对冠心病诊断的灵敏度与血管狭窄的程度呈正比,即狭窄越严重检出率越高。冠状动脉造影是临床上公认的诊断冠心病的金标准。但必须明确的是冠状动脉造影主要是血管形态学的诊断,即反映冠状动脉管腔的变化,不能反映这种形态学异常引起的最终结果——心肌血流量的改变。而心肌灌注显像主要显示心肌供血和心肌细胞活性,因此二者相比,既有一定的可比性,即冠状动脉分支与其供血区域的关系,冠状动脉狭窄程度和心肌缺血的正相关性等,又有某些不一致性,如冠状动脉主干狭窄时,由于心肌各个节段缺血程度相近似,心肌灌注显像可显示为正常(放射性分布相对均匀)。另外,心肌内小动脉狭窄或阻塞时(即X综合征),冠状动脉造影可正常(冠状动脉造影主要显示主干和大分支的情况),而心肌灌注显像则显示出异常缺血区。心肌灌注显像与冠状动脉造影相比,还具有能评价心肌细胞活性、能用于指导治疗、观察疗效以及非创伤性等优点。当然,由于技术原因或如前所述的射线衰减因素等可使心肌灌注显像产生假阳性结果。

（2）急性心肌梗死的诊断、预后判断和疗效评价：急性心肌梗死大多表现为可逆加不可逆性灌注缺损，即中心部位梗死伴周围缺血。根据心肌影像上异常节段的分布，可以推断是哪支或哪几支冠状动脉分支受累，因而可判断冠状动脉病变的部位，这对估价预后有重要参考价值。

（3）室壁瘤的辅助诊断：室壁瘤处心肌多为瘢痕组织，故不摄取显像剂，心肌灌注显像表现为不可逆性灌注缺损，范围和大小与瘤体一致。心肌灌注显像对室壁瘤诊断的灵敏度较高，但缺乏特异性，故不是诊断室壁瘤的首选方法。可结合门控心血池显像综合评价，灌注缺损部位在门控心血池图像上表现为室壁的反向运动。

2.评价心肌细胞活性

评价冠心病心肌细胞的活性，对指导治疗和判断预后有重要意义。运动——再分布（或静息）显像呈可逆性灌注缺损者，是心肌细胞存活的指征，而不可逆性灌注缺损者多为无活性心肌。但有低估存活心肌的情况，即部分呈不可逆性灌注缺损的节段，仍有活性心肌细胞存在。一些研究表明^{201}Tl再注射显像和硝酸甘油介入显像能提高存活心肌的检出率。硝酸甘油介入^{99m}Tc-MIBI显像与静息显像相比较，如果静息显像显示的放射性缺损区在硝酸甘油介入后被填充或部分填充，则可视为存活心肌。

3.评价冠心病的疗效

应用心肌灌注显像评价冠状动脉搭桥术、经皮冠状动脉腔内成形术（PTCA）、溶栓治疗以及其他治疗方法的疗效，是较为可靠且无创的方法。治疗后负荷心肌显像恢复正常，说明病变血管已再通。反之，则治疗失败。由于^{99m}Tc-MIBI没有再分布相，可于溶栓和PTCA前注入显像剂，待治疗后病情稳定时进行显像，仍可反映治疗前心肌血流和心肌细胞受损情况，数天后可再次注射^{99m}Tc-MIBI作对照显像，以评价治疗效果。

4.原发性心肌病的诊断

扩张性心肌病为心肌细胞散在性退行性变，间质纤维化，因此心肌显像呈弥漫性分布不均匀，尤其以心尖、下后壁受累明显，有时甚至呈大面积稀疏、缺损。此外伴有心腔扩大，心壁变薄等表现。肥厚性心肌病心肌显像显示间壁增厚。其厚度与后壁的比值大于3：1，并伴有心室腔的缩小。心肌灌注显像对原发性心肌病的诊断不具特异性，如心肌梗死伴心功能不全的患者心肌显像也可表现为扩张性心肌病的图像特征。可结合门控心血池显像进行鉴别，扩张性心肌病在门控图像上表现为弥漫性室壁运动低下，而心肌梗死多为节段性室壁运动异常（低下或无运动）。

5.心肌炎的辅助诊断

心肌炎是临床上常见的心血管疾病之一，好发于青少年，为继发于病毒感染后发生的非特异性间质炎症和心肌细胞变性、坏死等病理改变。目前临床上没有好的方法对心肌炎做出确切诊断，常用的心肌酶学检查因受病程影响而灵敏度较低。心电图检查常见ST段改变和各种心律失常，但不具特异性。心肌灌注显像对心肌炎的诊断也仅具有辅助诊断价值。弥漫性心肌炎表现为心肌内放射性分布弥漫性不均匀，呈点片状轻度稀疏，称"花斑状"改变。局灶性心肌炎表现为病变局部呈放射性减低，需与冠心病心肌缺血相鉴别。心肌灌注显像诊断心肌炎的灵敏度为80％左右，但因不具特异性，所以应结合病史、发病年龄及其他实验室检查进行综合分析评价。

6.右心室心肌显像的临床意义

正常显像右心室心肌多不显影，当右心室心肌肥厚或左心室心肌严重损伤时，右心室心肌方可显影，且显影程度与右心室心肌肥厚的程度或左心室心肌损伤程度成正比。有报道采用右心室心肌计数/左心室心肌计数比值法测定肺心病右心室肥厚的程度，发现该比值和平均肺动脉压呈显著正相关，对肺心病肺动脉高压的诊断具有较高的特异性。另有报道，采用屏蔽左心室而单独显示右心室心肌的显像方法，对右心室心肌梗死的诊断有一定意义。

三、门控心血池显像

应用放射性核素技术测定心脏功能是心血管核医学的一项重要内容，对心血管疾病的诊断、疗效观察、预后判断和手术适应证的选择均有重要意义。与其他方法相比,核素技术测定心功能具有全面、准确、无创伤等优点。本节主要介绍门控心血池显像。

(一)显像原理及适应证

静脉注射放射性示踪剂,当它首次通过心脏或经过一段时间在血中混合均匀达到平衡后,测定心室中放射性强度变化即反映心室容量变化,快速连续测定心动周期中每一瞬间心室内的放射性计数,绘制成时间一放射性曲线,即相当于一条心室容积曲线,对此曲线进行分析,可得到反映心室收缩和舒张功能的参数。同时对 SPECT 显像的图像进行特定处理,还可得到反映心室收缩和舒张功能的图像。其适应证如下。

(1)冠心病的早期诊断,预后和疗效观察:①怀疑早期冠心病,心电图或其他检查正常者。②急性心肌梗死的心功能变化和预后判断。③陈旧性心肌梗死的心功能变化和劳动力鉴定。④右心室心肌梗死的辅助诊断。⑤室壁瘤的诊断。⑥冠状动脉搭桥术,PTCA 以及药物治疗前后心功能的估价。⑦心肌活性的判断。

(2)原发性心肌病的诊断和鉴别诊断。

(3)瓣膜置换前后心功能估价。

(4)高危患者手术前心功能的估价。

(5)中老年人保健监测。

(6)室内传导异常疾病的诊断。

(7)慢性阻塞性肺疾病的右心功能估价。

(二)检查方法

1. 静息显像

示踪剂一般采用^{99m}Tc-RBC 或^{99m}Tc-HSA。^{99m}Tc-RBC 的标记分为体内和体外两种,后者标记较复杂且费时,所以临床多采用体内标记法。具体方法为,先给患者静脉注射亚锡焦磷酸盐 20 mg(其中含亚锡离子 0.5～1 mg),半小时后再注射^{99m}Tc 淋洗液 555～740 MBq(15～20 mCi)。^{99m}TcO$_4$ 离子经与亚锡红细胞复合物作用,由高价还原为低价,进而与红细胞内亚铁血红素结合,形成^{99m}Tc-RBC,血液中的^{99m}Tc-RBC混合均匀达到平衡后(约在注射^{99m}Tc 淋洗液后 15 min)即可进行显像。患者取仰卧位,SPECT探头于左前斜(LAO)30°～45°对位,观察左心室前壁时需加 RAO30°对位,以门电路控制的方式进行显像,因此该检查方法又称为门控心血池平面显像。具体方法为以患者心电图的 R 波作为触发门电路的开门信号,控制 ECT 在一个心动周期内(R-R)等间隔快速连续显像,一般在一个 R-R 周期内采集 16～32 帧图像(多门显像法)。连续采集 300～500 个心动周期,将资料存入计算机内,经图像对应叠加,获得一个心动周期的系列图像。

2. 运动显像

主要用于评价心肌的储备功能,具体方法是采用仰卧式踏车试验,功量计由200 kg/(m·min)始,每2 min增加一次,每次增加 200 kg/(m·min),直到达到最大心率(190一年龄)或出现心绞痛发作,心电图ST 段下降＞1 mm 等,立即采集图像,并嘱患者继续踏车至采集完毕(出现心绞痛或 ST 段下降 1 mm 时可终止运动进行显像)。运动时应注意体位保持不变动,以保证显像质量,显像方法同静息显像。

(三)数据和图像处理及结果分析

在原始采集的图像上,用光笔勾画出左、右心室舒张末期的 ROI 和本底 ROI,由计算机自动处理并显示左、右心室的时间一放射性曲线,由于心室内放射性计数与心室内血容量成正比,因此,该曲线实际上相当于一条心室容积曲线(图 5-9)。曲线分为下降段和上升段两部分。下降段为射血期,上升段为充盈期。充盈期又分为快速充盈期和房缩期两部分。曲线起始点的最大放射性计数(EDC),代表舒张末期容积(EDV),最低点计数(ESC)代表收缩末期容积(ESV)。对此曲线进行分析,可获得多项心功能参数。同时提取显像中的某一特定功能组分进行图像处理,还可得到反映心室功能的图像,即功能图。临床上常用的心功能参数及其计数方法和功能图的处理如下。

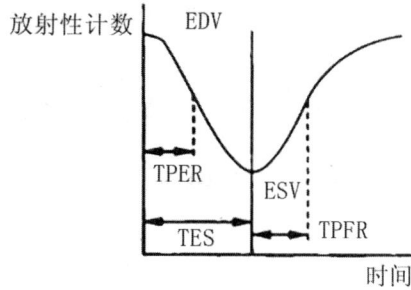

图 5-9　心室容积曲线

EDV 示舒张期熔剂;ESV 示收缩末期容积;TPER 示峰射血时间;TES 示收缩末期时间;TPFR 示峰充盈时间。

1.反映整体心室功能的参数

1)收缩功能参数。

(1)EF:EF 是最常用的反映心室收缩功能的参数,为每搏量占舒张末期容量的百分比,用计数法计算 EF 的公式如下。

$$EF = (EDC - ESC)/(EDC - BG) \times 100\%$$

其中 BG 为本底计数。

EF 正常值根据使用仪器不同,检查方法不同,可稍有差异。国际心脏病学会和世界卫生组织推荐的左心室 EF(LVEF)正常值为 62.3%±6.1%,正常下限为 50%。运动后升高大于 5%。右心室 EF(RVEF)正常值为 52.3%±6.2%,正常下限为 40%。

(2)1/3EF:为前 1/3 射血期搏出血量占舒张末期容量的百分比。

$$1/3EF = (EDC - 1/3ESC)/(EDC - BG) \times 100\%$$

式中 1/3ESC 为射血期前 1/3 时间点对应的计数。1/3EF 的正常值为 21%±5%,临床研究认为,1/3EF 对心室收缩功能损伤的反映较整体 EF 更灵敏。

(3)峰射血率(PER):为心室射血期单位时间的最大射血量,通过对心室容积曲线进行 dv/dt 运算求出,其单位为 EDV/s。参考正常值为(3.7±0.8)EDV/s。

(4)峰射血时间(TPER):为心室开始收缩至高峰射血的时间,单位为毫秒(ms)。参考正常值为(186±49)ms。心室收缩功能受损时 EF、1/3EF、PER 降低,TPER 延长。

2)舒张功能参数。

(1)峰充盈率(PFR):为心室快速充盈期单位时间的最大充盈血量,计算方法同 PER,单位亦为 EDV/s。参考正常值为(3.3±0.6)EDV/s。

(2)峰充盈时间(TPER):为心室开始充盈到达高峰充盈的时间,单位为 ms,参考正常值为(3.3±0.6)EDV/s。

(3)峰充盈时间(TPFR):为心室开始充盈到达高峰充盈的时间,单位为 ms。参考正常值为(181±23)ms。

(4)快速充盈分数(RFF):为快速充盈期充盈血量占舒张期总充盈血量的百分比。RFF 的参考正常值大于 63%。

(5)房缩分数(A):为舒张期心房收缩射血量(ASF)占舒张期总充盈血量的百分比。ASF 反映心室被动充盈情况,当 RFF 降低时,ASF 代偿性增大,二者均与舒张期心肌的顺应性有关。ASF 的参考正常值为小于 34%。心室舒张功能受损时,PFR、RFF 降低,ASF 增大(代偿期),TPFR 延长。

3)心室容量参数。

(1)舒张末期容积(EDV):为反映心室前负荷的参数,前负荷增加时,如充血性心力衰竭、瓣膜返流、冠心病等 EDV 增大。EDV 的计算方法有几何法和计数法两种。前者根据面积－长轴公式求得,因受心脏几何因素影响较大,准确性差;计数法系依据心室内计数与其容积成正比的原理求得,不受心脏几何形态影响,正确性较高。尤其采用断层显像,可减少心室相互重量的影响,结果更为精确。缺点是需采取血样作为参照,操作较为繁琐。

(2)收缩末期容积(ESV):ESV与心室负荷关系不大,主要与心室收缩与舒张功能有关,其计算方法为:

$$ESV = EDV - SV$$

为了计算简便,现多采用相对测量法计算 EDV 和 ESV。EDV 和 ESV 的参考正常值为 $(88.53 \pm 31.6) \mathrm{mL/m^2}$ 和 $(36.5 \pm 18.7) \mathrm{mL/m^2}$。

2. 局部室壁运动分析

1)定性分析。

(1)心动电影显示:在计算机屏幕上显示心脏收缩与舒张的动态影像,可直接观察室壁运动情况。正常人左心室收缩幅度大于右心室,左心室心尖及游离壁的收缩幅度大于间壁。须注意多体位观察,以全面显示室壁各节段运动情况,心动电影只能做定性观察而无法定量分析。

(2)室壁勾边图:将心室收缩末期和舒张期的影像勾边叠加,两边缘之间的间隙即为室壁运动幅度,观察室壁各节段该间隙的大小,即可评价其室壁运动情况。

2)定量分析。

(1)轴缩短率:用计算机将心室舒张末期(ED)和收缩末期(ES)影像勾边叠加。自左心室几何中心向四周作射线,将左心室分成若干扇形区。

用下式可计算每个扇形区的轴缩短率。

轴缩短率(%)=(ED 轴长度-ES 轴长度)/ED 轴长度×100%

正常人轴缩短率>20%。

(2)局部 EF(REF):将左心室分成3~8区,根据各区的 EDC 和 ESC(减本底后)计算 REF。

REF=(REDC-RESC)/REDC×100%

REF 反映心室局部的收缩功能,和轴缩短率一样,也是定量分析节段性室壁运动的参数。三分区法 REF 的参考正常值如下。

侧壁(LAT):73%±13%;心尖下壁(INF-AP):72%±9%;间壁(SEPTAL):43%±7%。

室壁运动分为四种类型,即正常、运动低下、无运动及反向运动(图 5-10)。运动正常表现为 ED 和 ES 边缘间隙较宽,轴缩短率和 REF 正常。运动低下表现为 ED 和 ES 边缘间隙变窄,轴缩短率和 REF 减低。无运动为病变部位 ED、ES 边缘重叠,轴缩短率为零。

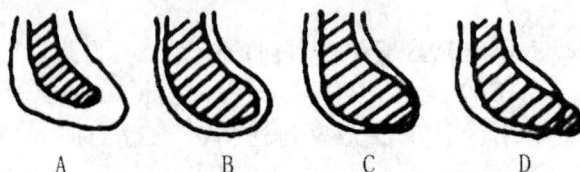

图 5-10 室壁运动类型
A.正常运动,B.运动减弱,C.无运动,D.反向运动

反向运动为病变部位 ES 边缘突出至 ED 边缘之外,轴缩短率为负值。室壁运动异常分为弥漫性和局限性两种。前者多见于扩张性心肌病和心力衰竭时,后者主要见于冠心病。

3. 功能图

应用计算机技术将某一心功能参数,经数据-图像转换后生成的图像即为功能图。如每搏量(SV)图是以像素为单位,用每一像素的 EDC-ESC,求出其 SV,然后用不同的灰度或色阶,表示不同大小的 SV。SV 大的像素用高灰度或色阶显示,反之显示为低灰度或色阶,以此构成的图像即为 SV 图。根据 SV 图上灰度或色阶的高低不同,可直观地显示心室局部的收缩功能。目前,临床上常用的功能图除 SV 图外,还有 REF 图、矛盾运动图等。它们均从不同方面显示了局部心肌的收缩功能。临床上也用于估价局部室壁运动,与轴缩短率、REF 等联合应用,可提高探测局部室壁运动异常的准确性。

4.相位分析

相位分析是1979年Adam等提出的一种分析方法,其原理是对心血池显像所包含的每一像素在心动周期中形成的时间－放射性曲线进行正弦或余弦拟合,获取振幅因子和相位因子,振幅因子与每搏计数相关,表达该像素处心肌收缩的幅度。相位分析是一种显示心肌局部收缩功能、收缩协调性和激动传导过程的方法,对冠心病和室内传导异常疾病的诊断有重要价值。

相位因子为该像素在心动周期中开始收缩的时间。用不同的灰度或颜色代表不同大小的振幅和相位因子,显示在原像素区,即构成振幅图和相位图,同时还可获得相位直方图以及用相位电影的形式进行显示。

(1)振幅图:振幅图显示心肌各部位的收缩幅度。以不同的灰度和色阶显示,灰度和色阶高的区域表示收缩幅度大,反之收缩幅度小。正常振幅图左心室呈卵圆形,右心室为L形,左、右心房呈八字形位于两心室上方。正常左心室收缩幅度大于右心室,故灰度或色阶较右心室高。左心室心尖和游离壁收缩幅度最大,故灰度或色阶最高。局部室壁运动障碍处灰度或色阶减低。

(2)相位图:相位图显示心脏各部位的收缩时序。以不同的灰度或色阶显示,灰度或色阶高的区域代表开始收缩的时间晚,反之收缩发生很早。正常相位图的形态与振幅图相似,由于正常左右心室各部位的收缩基本同步,故两心室的灰度成色阶差别不大,以16种颜色显示的彩色相位图上,两心室的颜色相差不超过3个灰阶。由于心房与心室呈逆向运动,故房室间灰度或色阶相差较大。

(3)相位直方图:相位直方图为各像素区的相位频率分布图,其横坐标为相位角的度数($0° \sim 360°$),纵坐标为一定范围相位角的像素个数。正常相位直方图上有心室和心房大血管两个峰,心室大血管峰高而窄,心房大血管峰低而宽,二者均呈正态分布并相距$180°$。对相位直方图可作定量分析,计算心室峰的相角程(即心室峰底宽VW),相位标准差(SDP)和偏态(SK)等,这些参数均反映心室收缩的同步性。亦可分别计算左、右心室的上述参数,反映每一心室收缩的同步性。参考正常值为左心室相角程(LVW):(44 ± 4.06)。左心室相位标准差(LVSDF)。(10.33 ± 1.88);左心室偏度(LVSK):($0.06° \pm 0.18°$)。

(4)相位电影:根据心肌收缩与心电兴奋的对应关系,对心肌依次收缩的部位,用光点作标志,进行动态显示,直接观察心肌激动和传导的过程,即为相位电影。正常时,心肌兴奋始于右心房相当于窦房结处,继之向左、右心房扩布。向下传导至房室结时,由于兴奋在房室结内延缓,且房室结本身不具收缩性,故光点消失,经瞬间延搁后兴奋自房室结传出,光点再现,先出现于室间隔基底部右侧,然后沿着室间隔下行,迅速传导至左、右心室,最后消失于左心室或右心室基底部。本法对显示室内传导异常较为直观。

(王金财)

第六章 CT检查护理

第一节 CT常规检查护理

一、CT普通检查护理

(一)检查前护理

1.信息确认

患者凭检查信息通过PACS系统进行预约、登记确认。留取联系电话,遇特殊情况便于通知患者。

2.检查分检

护士或登记员根据检查信息进行分检,指导患者到相应地点等待检查。

3.评估核对

护士仔细阅读检查申请单,核对患者信息(姓名、性别、年龄、检查部位、检查设备等)。详细询问病史,评估患者病情,核实患者信息、检查部位、检查方式,对检查目的要求不清的申请单,应与临床申请医师核准确认。

4.健康教育

护士进行分时段健康教育,特殊患者采取个性化健康教育。讲解检查整个过程、检查所需时间、交代检查注意事项,以及需要患者配合的相关事宜。健康教育形式:口头宣教、健康教育手册、视频宣教等。

5.去除金属异物

指导或协助患者去除被检部位的金属物件及高密度伪影的衣物,防止产生伪影。

6.呼吸训练

护士耐心指导胸、腹部检查患者进行呼吸训练。胸部检查应指导患者先吸一口气,再闭住气,保持胸、腹部不动,防止产生运动伪影;腹部检查可以直接屏气。

7.镇静

对小儿、昏迷、躁动、精神异常的患者,采取安全措施防止坠床,必要时遵医嘱使用镇静药。

8.PACS系统呼叫

及时应用PACS系统呼叫患者到检。

(二)检查中护理

(1)再次核对患者信息,协助患者进检查室、上检查床,避免坠床或跌倒。有引流管者妥善放置,防止脱落。

(2)按检查部位要求设计体位,指导患者勿移动身体变换体位。

(3)检查时注意保暖,避免患者着凉。

(4)做好患者非照射部位的X线防护。

(5)检查结束后询问患者情况,协助下检查床。

(三)检查后护理

告知患者及家属取片与报告的时间、地点。

二、CT 增强检查护理

（一）检查前的护理

1. 信息确认

患者凭检查信息通过 PACS 系统进行预约、登记确认；在申请单上准确记录患者身高、体重、联系电活。

2. 评估核对

护士仔细阅读检查申请单，核对患者信息（姓名、性别、年龄、检查部位、检查设备等），详细询问病史（既往史、检查史、用药史、现病史、过敏史等），评估患者病情，筛选高危人群。核实患者信息、检查部位、检查方式。

3. 心理护理和健康宣教

在常规宣教的基础上重点告知增强检查的目的及注意事项、合理水化的重要性，注射对比剂后可能出现的正常现象（口干、口苦、口腔金属味、全身发热、有尿意等）和不良反应（如恶心、呕吐、皮疹等），进行针对性护理，消除患者紧张、焦虑的不良情绪。

指导患者或家属签署碘对比刹使用知情同意书。认真评估血管，安置 18～20G 静脉留置针；注意保护，防止留置针脱出。对比剂常规加温准备。

（二）检查中的护理

（1）高压通道的建立与确认：连接高压注射器管道。试注水，做到"一看二摸三感觉四询问"，确保高压注射器、血管通畅。

（2）患者沟通：再次告知检查注意事项，以及推药时的身体感受，缓解患者紧张情绪。

（3）心理安慰：对高度紧张患者在检查过程中护士通过话筒给予安慰，鼓励患者配合完成检查。

（4）严密观察：注射对比剂时密切观察有无局部和全身症状。防止不良反应的发生，做到及时发现、及时处理。

（5）防止渗漏：动态观察增强图像对比剂进入情况，及时发现渗漏。

（6）检查结束后询问患者情况，评估有无不适，协助下检查床。

（7）指导患者在观察区休息 15～30 分钟，如有不适及时告知护士。

（三）检查后的护理

（1）定时巡视：准备护士定时巡视观察区，询问患者有无不适，及时发现不良反应。

（2）合理水化：指导患者进行水化（每小时不少于 100mL）以利于对比剂的排出，预防对比剂肾病。

（3）拔留置针：观察 15～30 分钟，患者无不适后方可拔取留置针，指导正确按压穿刺点，无出血方可离开观察区。

（4）告知患者及家属取片与报告的时间、地点，以及回家后继续观察和水化，如有不适及时电话联系。

（张连军）

第二节 CT 常见部位检查护理要点

一、头颈部与五官 CT 检查护理要点

头颈部与五官 CT 包括颅脑、鞍区、眼眶、鼻和鼻窦、颞骨及内听道、鼻咽口咽、喉部、口腔颌面部等部位肿瘤、炎症、外伤等病变的检查和头部及颈部血管成像等。

（一）检查前的准备要点

（1）评估核对：核对患者信息，阅读检查单，确定检查方式（平扫、增强）。

167

(2)心理护理与健康教育:护士主动与患者沟通,组织患者观看健康教育视频和健康教育手册。

(3)患者适当进食、饮水。

(4)去除头颈部所有金属异物(包括活动性义齿)。

(5)女性患者检查前将发结打开,指导扫描时头部保持不动。

(6)鼻咽部及颈部检查时训练患者屏气,不能做吞咽动作。

(7)增强者指导患者或家属签署碘对比剂使用知情同意书,筛查高危因素、建立静脉留置针等。

(二)检查中的护理要点

(1)体位设计:患者仰卧于检查床,头先进。头部置于头架上,保持正中位,人体长轴与床面长轴一致,双手置于身体两旁或胸前。

(2)眼部扫描时要求闭眼,并保持眼球固定不动,因故不能闭眼者,可指导患者盯住一目标保持不动。小儿做眼部 CT 需要自然睡眠或遵医嘱口服水合氯醛,安睡后方可检查。

(3)鼻咽部及颈部检查时按技师口令进行屏气,不做吞咽动作。

(4)增强检查患者需观察注射对比剂后有无局部和全身的异常反应。

(三)检查后的护理要点

参照 CT 普通检查和增强检查后的护理。

二、胸部及食管纵隔 CT 检查护理要点

(一)检查前的准备要点

(1)评估核对:核对患者信息,阅读检查单,确定检查方式(平扫、增强)。

(2)心理护理与健康教育:主动与患者沟通,组织患者观看健康教育视频和健康教育手册。

(3)患者适当进食、饮水。

(4)去除胸部所有的金属异物(包括文胸、带有拉链的衣服)。

(5)指导训练患者屏气。

(6)婴幼儿或不配合者检查前采取药物镇静。

(7)增强者指导患者或家属签署碘对比剂使用知情同意书,筛查高危因素、建立静脉留置针等。

(8)食管纵隔 CT 检查前准备碘水,碘水配制:100mL 温开水＋2mL 碘对比剂,浓度 0.02%。

(9)其他参照普通或增强检查前的护理。

(二)检查中的护理要点

(1)体位设计:患者仰卧于检查床上,可以取头部先进或足先进,保持正中位,人体长轴与床面长轴一致,双手置于头上方。

(2)食管纵隔检查体位设计前需指导患者喝两口碘水,再含一口碘水在口腔内。检查时技师通过话筒指示患者将口腔里的碘水慢慢咽下即刻扫描。通过碘对比剂缓慢下咽的过程扫描查看检查部位的充盈缺损像,提高周围组织的分辨率和对比度。

(3)扫描时配合技师的口令进行屏气,叮嘱患者尽量避免咳嗽,并保持肢体不动。

(4)增强检查患者需观察注射对比剂后有无局部和全身的异常反应。

(5)其他参照普通或增强检查中的护理。

(三)检查后的护理要点

参照 CT 普通检查和增强检查后的护理。

三、冠状动脉 CTA 检查护理要点

多层螺旋 CT 冠状动脉造影(MSCTCA)作为一种无创、安全性高的新技术已广泛应用于临床。冠状动脉造影检查是评价冠状动脉变异和病变,以及各种介入治疗后复查随访的重要诊断方法,具有微创、简便、安全等优点。但是冠状动脉 CTA 检查受多种因素的影响,如心率、呼吸配合、心理、环境等因素的影

响,检查前护理准备质量是决定检查是否成功的关键。

(一)检查前的准备要点

1.环境及物品的准备

为患者提供安静、清洁、舒适的环境,安排患者到专用心脏检查准备室或候诊区域;挂心脏检查识别牌。物品准备:脉搏血氧饱和度仪(Prince-100B)、心电监护仪、氧气、计时器或手表等。药品准备:美托洛尔(倍他乐克)药片。

2.评估核对

阅读申请单,核对患者信息。明确检查目的和要求,评估患者病情、配合能力、沟通能力(听力)、心理状态,详细询问病史(既往史、检查史、用药史、现病史、过敏史等)、筛查高危人群,必要时查阅心电图和超声心动图检查结果,重点掌握患者基础血压、心率和心电图情况,并记录在申请单上。

3.健康教育和心理护理

护士集中对患者进行健康宣教,讲解检查目的、心率准备和呼吸配合的重要性,以及检查中快速注射对比剂时全身发热的现象,让患者对检查过程和可能出现的问题有较全面的了解,尽量减少由于紧张、恐惧心理而导致的心率加快。告诉患者检查当日可适当进食、不禁水,避免空腹或饱餐状态下检查;空腹时间过久易导致低血糖,引起心率加快或心率不稳(特别是糖尿病患者);过饱出现不良反应时易发生呕吐。

4.心率准备

(1)患者到达检查室先静息 10～15min 后测心率。

(2)测心率,按心率情况分组,60～80/min 为 1 组;80～90/min 为 2 组;90/min 以上或心律波动>3次、心律失常、老年人、配合能力差、屏气后心率上升明显的为 3 组。64 排 CT 心率控制在 75/min 以内,双源 CT 或其他高端 CT 可适当放宽。

(3)对静息心率>90/min、心律波动>3 次或心律失常,对 β 受体阻滞药无禁忌证者,在医师指导下服用 β 受体阻滞药,以降低心率和(或)稳定心律;必要时服药后再面罩吸氧 5～10min,采用指脉仪或心电监护仪持续心电监护,观察服药及吸氧前后心率或心律变化情况,训练吸气、屏气,心率稳定后可检查。对于心律失常的患者,了解心电图检查结果,通过心电监护观察心率或心律变化规律,与技师沟通、确认此患者是否进行检查;对于心率>100/min 或无规律的心律者可以放弃检查。

5.呼吸训练

重点强调如何吸气、屏气,什么时候出气的要领,训练方式分四种。

(1)用鼻子慢慢吸气后屏气。

(2)深吸气后屏气。

(3)直接屏气。

(4)直接捏鼻子辅助。根据患者不同情况采取不同训练方式,重点强调呼气幅度保持一致,防止呼吸过深或过浅,屏气时胸、腹部保持静止状态,避免产生呼吸运动伪影,屏气期间全身保持松弛状态,观察屏气期间心率和心律变化;1 组患者心律相对平稳(波动在 1～3/min),训练吸气、屏气后,心率呈下降趋势且稳定可直接检查;2 组反复进行呼吸训练,必要时吸氧(浓度为 40%～50%)后继续训练,心率稳定可安排检查,检查时针对性选择吸氧。

选择 18G 静脉留置针进行肘前静脉穿刺。对旁路移植(搭桥)术后患者在对侧上肢建立静脉留置针。

(二)检查中的护理要点

(1)设计体位:仰卧位、足先进、身体置于检查床面中间,两臂上举,体位舒适。

(2)心电监测:安放电极片,将电极片、导线及双臂置于心脏扫描野外。连接心电门控,观察心电网情况,确认 R 波信号清晰,心率控制理想,心律正常,心电图波形不受呼吸运动和床板移动影响。

(3)呼吸训练:再次训练患者呼吸和屏气,观察患者可稳定大约 5s 屏气的时间及屏气后心率和心律变化规律。

(4)必要时指导患者舌下含服硝酸甘油片。

（5）连接高压注射器管道，试注水，做到"一看二摸三感觉四询问"；确保高压注射器、血管通畅。

（6）再次告知检查注意事项。以及推药时的身体感受，缓解患者紧张情绪，对高度紧张的患者在检查过程中护士通过话筒给予安慰，鼓励患者配合完成检查。

（7）动态观察增强图像对比剂进入情况，及时发现渗漏。

（8）其他参照普通或增强检查中的护理。

（三）检查后的护理要点

参照 CT 增强检查后的护理。

四、主动脉夹层患者 CT 检查护理要点

主动脉夹层是指动脉腔内的血液从主动脉内膜撕裂口进入主动脉壁内，使主动脉壁中层形成夹层血肿，并沿主动脉纵轴扩张的一种较少见的心血管系统的急性致命性疾病，早期正确诊断是取得良好治疗效果的关键。

（一）检查前的准备要点

（1）开设绿色通道：对怀疑有主动脉夹层的患者应提前电话预约，按"绿色通道"安排检查。告知家属检查相关事宜和注意事项，要求临床医师陪同检查，通知 CT 室医师和技师做好检查准备。

（2）护士准备好急救器材、药品、物品，随时启动急救程序。

（3）病情评估：包括意识、面色、血压、心率、呼吸、肢体活动、肾功能以及发病时间与发病过程，快速查看检查申请单、核对信息、详细询问病史，筛查高危因素。

（4）呼吸训练：检查前指导患者正确呼吸及屏气，屏气一定要自我掌握强度，以能耐受为准，切忌过度屏气，以防引起强烈疼痛不适及夹层破裂。

（5）指导家属签署碘对比剂使用知情同意书，快速建立静脉通道。

（6）其他参照普通或增强检查前的护理。

（二）检查中的护理要点

（1）正确转运：搬运患者时动作要轻稳，避免大动作引发夹层破裂。

（2）体位设计：仰卧位、足先进、身体置于检查床面中间，两臂上举（无法上举的患者也可以放于身体的两侧）。

（3）注意保暖：避免受凉引起咳嗽而导致夹层破裂。

（4）技师扫描时注意控制注射对比剂的量和速度。

（5）患者监测：严密观察病情和监测生命体征，出现脉搏细速、呼吸困难、面色苍白、皮肤发冷、意识模糊等症状，提示可能因动脉瘤破裂出现失血性休克，应立即停止扫描，通知医师抢救，必要时行急诊手术，做好记录。

（6）疼痛性质的观察：如突发前胸、后背、腹部剧烈疼痛，多为撕裂样或刀割样，呈持续性，患者烦躁不安、大汗淋漓，有濒死感，疼痛放射范围广泛，可向腰部或下腹部传导，甚至可达大腿部，提示动脉瘤破裂，应启动急救应急预案。

（7）其他参照普通或增强检查中的护理。

（三）检查后的护理要点

（1）扫描中发现有主动脉夹层应按放射科危急值处理，禁止患者自行离开检查室，并立即电话告之临床医师检查结果，由专人或在医师陪同，用平车将患者立即护送回病房或急诊科，勿在 CT 室停留过久。

（2）告知家属 30 分钟内取片及报告。

（3）其他参照普通或增强检查后的护理。

五、肺栓塞 CT 检查护理要点

肺栓塞是指以各种栓子阻塞肺动脉系统为其发病原因的一组临床病理生理综合征，其发病率高、误诊

率高和死亡率高。多层螺旋CT肺动脉造影是对急性肺动脉栓塞的一种无创、安全、有效的诊断方法。

（一）检查前的准备要点

（1）开设绿色通道：对怀疑有肺栓塞的患者应提前电话预约，对病情急、重、危者应立即按"绿色通道"安排检查。告知家属相关检查事宜和注意事项，要求临床医师陪同检查，通知CT室内医师和技师做好检查准备。

（2）护士准备好急救器材、药品、物品，随时启动急救程序。

（3）病情评估：查看检查申请单，核对信息，严密观察其有无口唇发绀、呼吸急促、胸闷、气短、胸痛、咯血等表现；心电监护，测量生命体征及血氧饱和度的变化；评估心、肺、肾功能情况。重点了解胸痛程度，必要时提前使用镇痛药。

（4）吸氧：给予高浓度氧气吸入，以改善缺氧症状，缓解患者恐惧心理。

（5）呼吸训练：检查前指导患者正确呼吸及屏气，屏气一定要自我掌握强度，以能耐受为准，切忌过度屏气，以防引起强烈疼痛、不适及栓子脱落。

（6）去掉胸部所有金属物品及高密度衣物，防止产生伪影，影响图像质量。

（7）其他参照普通或增强检查前的护理。

（二）检查中的护理要点

（1）正确转运：重点指导正确转运患者，摆好体位，避免大动作导致静脉血栓脱落，发生意外。

（2）体位设计：仰卧位、足先进、身体置于检查床面中间，两臂上举（无法上举的患者也可以放于身体的两侧）。

（3）注意保暖，避免受凉，防止咳嗽引起栓子的脱落。

（4）技师扫描时注意控制注射对比剂的量和速度。

（5）患者监测：严密观察病情和监测生命体征，重点观察呼吸频率和血氧饱和度的变化，并做好记录。

（6）其他参照普通或增强检查中的护理。

（三）检查后的护理要点

（1）扫描中发现有肺栓塞应按放射科危急值处理，禁止患者自行离开检查室，告诉患者及家属制动，并立即电话告之临床医师检查结果，由专人或在医师陪同下用平车将患者立即护送回病房或急诊科，勿在CT室停留过久。

（2）告知家属30min内取片及报告。

（3）其他参照普通或增强检查后的护理。

六、腹部CT检查护理要点

CT腹部检查分上腹、中腹、盆腔、全腹，包括肝、胆、脾、胰、胃、肾、肾上腺、肠、膀胱、子宫和附件等。腹部脏器复杂、相互重叠，空腔脏器（胃、肠、膀胱）因含气体和（或）液体及食物残渣，位置、形态、大小变化较大，可影响图像质量和检查效果，因此做好腹部CT检查前各环节的准备至关重要。

（一）检查前的准备要点

（1）患者评估：仔细询问病史、检查史、过敏史，注重患者其他检查的阳性体征和结果，如B超、肝功能、胃镜、肠镜、消化道钡剂及甲胎蛋白等，确定患者能否饮水、饮水量和时间，确认是否进行增强检查。

（2）胃肠道准备。①检查前1d晚餐进清淡饮食，晚饭后禁食4～8h，不禁饮（急诊除外）。②检查前1周禁止胃肠钡剂造影，必要时对胃肠钡剂造影者可先行腹部透视，以了解钡剂的排泄情况。③年老体弱者胃肠道蠕动减慢，必要时给予清洁灌肠或口服缓泻药帮助排空。

（3）心理护理：护理人员可针对不同文化层次患者的心理状态，分别进行解释和疏导，用通俗易懂的语言讲解与患者病情有关的医学知识，使患者对疾病的发展和转归有较明确的认识，缓解患者紧张情绪，使其积极配合检查。

（4）患者准备：防止金属伪影，患者需取下身上所有带金属的衣裤、物品、饰品，解除腹带及外敷药物，提供检查服。

(5)呼吸训练:呼吸运动是影响 CT 检查质量的重要因素,扫描时呼吸运动不仅会引起病灶遗漏和误诊,而且对于判断胃肠道走行和分析病变的结构都有很大影响。因此检查前需对患者进行屏气训练,保持呼吸平稳,均匀一致,直至患者能够准确接受口令。

(6)常用对比剂种类。

高密度对比剂:常用的有 1%～2% 有机碘溶液,800～1000mL 温开水加 10～20mL 碘对比剂,这种对比剂在 CT 上显影良好,能满意地标记被检器官,便于观察胃肠道的走行。但浓度过高、剂量较大时常能遮蔽部分胃壁组织。对胃黏膜改变不能较好显示,限制了对癌肿的检出和浸润深度的判断。

等密度对比剂:纯水作为对比剂方便、价廉、无不良反应;不会产生高密度的伪影。CT 平扫时即可与胃壁构成良好的对比,有利于病变的诊断和分期,是胃部 CT 检查最理想的对比剂。

低密度对比剂:气体是 CT 仿真结肠内镜检查中理想的肠道内对比剂,气体能较好地充盈扩张肠管,气体的弥散性好。比液体对比剂更容易到达盲升结肠;气体扩张肠管均匀,使用气体作为对比剂,可以通过定位片来判断肠道内气量是否充足,可随时补充气量。

(7)对比剂的应用:①水可用于上、中腹的胃肠充盈。②1.2% 的口服对比剂适宜于胃部平扫患者的充盈准备。③1.5% 的口服对比剂较适宜于胃部直接增强的对比剂充盈准备。④0.8% 的口服对比剂适宜于中消化道的肠道充盈准备。⑤0.6% 的口服对比剂适宜于下消化道的肠道充盈准备。

(8)饮用对比剂的量和时间。

上腹检查前 0.5h 服水 200～300mL,检查前 10min 服水 200～300mL。

上中腹部:患者于检查前 1h、30min 各服用 300mL,检查时加服 200～300mL。

下腹部检查前 4h、3h、2h 分别服用 300mL,检查前 1h 排空膀胱 1 次,加服 300mL,患者自觉膀胱充盈即行 CT 检查。膀胱造瘘者应夹闭引流管,待膀胱充盈后再做检查。

全腹部检查前 4h、3h、2h 分别服用 300mL,检查前 1h 排空膀胱 1 次,再服 300mL,患者自觉膀胱充盈后加服 300mL 口服对比剂即行 CT 检查。

胰腺 CT 扫描时,往往出现胰头、胰体、胰尾与胃、十二指肠及空肠部位分辨不清的情况,从而导致诊断困难,为了使胰腺与胃肠道影像区分开来,衬托出胰腺的轮廓与形态,提高诊断正确性,因此选择最优良对比剂浓度及吞服时间帮助医师判断及区分病变与生理解剖部位,提高诊断率。扫描前 30min 口服 2% 的对比剂 300mL,空肠部分得到充盈满意,达到衬托目的,扫描前加服 2% 的对比剂 200mL,以达到胃体部及十二指肠空肠完全显示。

(9)饮用对比剂的目的:①使胃及十二指肠充盈与邻近组织形成对比度,便于观察胃壁、黏膜及胃腔情况。胃充盈使肠道下移,充分暴露肝、胆、脾、胰。②充盈膀胱与邻近组织形成对比度,便于观察膀胱壁、黏膜及腔内情况,尤其是膀胱腔内充盈缺损性病变的显示。③子宫、附件与邻近组织形成对比度。④胃肠道充分扩张,获得了腹盆腔各段肠道的良好充盈相,有助于胃肠道病变的早期发现、病变的定位和定性,同时因伪影的减少或消除,图像质量明显提高,更有利于实质脏器的显示与观察。

(10)饮用对比剂的注意事项:筛查患者无碘过敏、结石、胰腺炎、出血、严重腹水、排尿困难、重大急诊外伤及禁食、禁水等情况后再指导患者喝碘水。重症胰腺炎、急性消化道出血、穿孔、肠梗阻等患者禁食禁水,对体质较弱、心肺功能不全的患者禁止大量饮水。

(11)检查前用药:必要时扫描前 10min 肌内注射山莨菪碱注射液 20mg,山莨菪碱针为胆碱能神经阻滞药,能对抗乙酰胆碱所致的平滑肌痉挛,使消化道的平滑肌松弛,使胃和肠管充分扩张,以减少胃肠蠕动。青光眼、前列腺肥大、尿潴留等患者禁用。

(12)其他参照普通或增强检查前的护理。

(二)检查中的护理要点

(1)体位设计:患者仰卧,足先进,双臂上举伸直,身体尽量置于床面正中间,侧面定位线对准人体正中冠状面。特殊情况可根据观察部位的需要采用侧卧位或俯卧位。

（2）女性盆腔检查时必要时用 2‰～3‰ 的碘水 300～600mL 保留灌肠,使盆腔内的小肠、乙状结肠、直肠显影。

（3）对已婚女性患者,推荐检查时置入阴道气囊或填塞含碘水的纱条,以显示阴道和宫颈的位置。

（4）特殊患者的护理:①严重腹水的患者因横膈受压迫平卧困难,可垫高胸部高度以不影响扫描床进出为准。②神志不清者,需家属陪同(陪护人员进行合理的 X 线安全防护)。③幼儿检查时护士将室内灯管调暗,家属陪同,防止患儿坠床,同时注意保暖。④CT 尿路成像患者进行延迟扫描时,技师可根据肾盂积水情况决定延迟扫描时间,一般 15～30min 进行第一次延迟扫描,中、重度积水者 3 h 左右再进行第二次扫描,护士要告知患者延迟扫描时间。⑤为诊断或鉴别肝血管瘤可于注射对比剂后 5～7min 再做病灶层面扫描,护士注意提示患者扫描时间。

（5）其他参照普通或增强检查中的护理。

（三）检查后的护理

（1）腹部检查前禁食,检查完毕需协助患者下检查床,防止发生低血糖、体位性低血压。

（2）膀胱过度充盈者小便时排泄不易过快、过多,防止发生虚脱和低血压。

（3）检查后可进食。

（4）其他参照普通或增强检查后的护理。

七、CT 仿真肠镜检查护理要点

CT 仿真肠镜指将螺旋 CT 扫描所获得的原始数据进行后处理,对空腔器官内表面进行三维重建,再利用计算机的模拟导航技术进行腔内观察。并赋予人工伪色彩和不同的光照强度,最后连续放映,即可获得类似纤维肠镜行进和转向直视观察效果的动态重建图像。目前 CT 仿真肠镜检查技术临床应用的可靠性和实用性日趋成熟,在结肠癌定位、定量和定性诊断中发挥着重要的作用,但是检查前肠道的准备和检查中配合的好坏是决定检查成功与否的关键因素。

（一）检查前的护理要点

1.患者评估

排除检查禁忌证(月经期、妊娠期、肠道出血等)。检查前 1 周是否做钡剂检查,评估患者肠道准备及排便情况,判断是否可以进行检查。

2.饮食准备

患者检查前 1d 吃清淡、无渣饮食(稀饭、面条等),晚餐后禁食,20：00 至 24：00 可饮糖盐水,以减轻患者饥饿感,24：00 后禁水。

3.肠道准备

（1）蓖麻油:取蓖麻油 30mL,在检查前晚餐后服用,然后饮温开水 800 mL,蓖麻油服后 3～4h 排便,2～3 次排便后肠道清洁。

（2）番泻叶:番泻叶作用慢,因此要求患者在检查前 1d 午餐后以番泻叶 30g 用沸开水 500mL 浸泡 0.5h 后饮服,番泻叶服后 7～8h 排便,3～5 次排便后肠道清洁。晚餐后再用 20g 番泻叶泡水 100mL 服用,效果更佳。由于导泻作用非肠内所致,故患者常有腹痛、腹胀,甚至血便。因腹泻持续时间较长,因此年龄大、体弱者应慎用。

（3）和爽:规格为 1 包 68.56g,检查前晚餐后禁食,晚餐后 1h 给药,1～2 包溶水 2～4L,以 1L/h 的速度口服。排出物为透明液体时结束给药,或遵医嘱。

（4）清洁灌肠:对于便秘患者,服用蓖麻油、番泻叶效果不好者,可提前 1d 清洁灌肠再服泻药。

4.心理准备健康宣教

检查前要耐心、细致地向患者讲解 CT 仿真肠镜检查的必要性和过程,告诉患者此检查无痛苦、无创伤,消除患者紧张心理,取得患者信任与配合,完成检查。

5.呼吸训练

指导患者扫描时正确屏气,避免产生呼吸伪影,影响图像质量。

6.检查前用药

扫描前 30min 肌内注射山莨菪碱注射液 10～20mg,以抑制肠道痉挛,降低管壁张力,充分扩张肠管,减少因肠蠕动而造成的伪影,注射前询问患者有无禁忌证。

(二)检查中的护理要点

(1)物品准备:双腔止血导尿管(18～20 号)1 根、20mL 空针 1 副、血压计球囊 1 个、止血钳子 1 把、液状石蜡(石蜡油)、棉签 1 包、纱布 2 张、手纸、治疗巾 1 张。

(2)左侧卧位:双下肢弯曲,臀部垫治疗巾;选择双腔止血导尿管(18～20 号),充分润滑导管前端及肛门口,呈螺旋式插入肛门 6～10cm,气囊内注入 10mL 气体。

(3)充气体位:取左侧、右侧、俯卧位经肛门注入空气(1000～1200mL)充盈肠道,总注气量因人而异,以结肠充分扩张,患者感觉轻微腹胀为宜,嘱患者尽量控制排气。保留肛管,在定位片上观察结肠管充气情况,以基本显示各段结肠(八段法:直肠、乙状结肠、降结肠、脾曲、横结肠、肝曲、升结肠、盲肠)作为充盈良好的参照;如果结肠充气不理想,可继续追加一次,当患者诉腹胀明显时停止打气,夹闭导管,嘱患者平卧,立即行 CT 扫描,扫描时嘱患者平静吸气后屏气。

(4)观察病情:肠道充气时根据患者具体情况,注意打气的速度、压力和插管深度,打气时主动与患者交流,询问患者的感觉,有无头晕、恶心、腹痛,观察患者面色等。

(5)扫描时发现肠腔内有液平面时立即俯卧位扫描。

(6)扫描完毕图像质量符合要求后通过尿管抽出肠腔内气体,抽出气囊内气体。观察有无腹胀、腹痛、呃逆等症状。拔出尿管,清洁肛门。

(7)其他参照普通或增强检查中的护理。

(三)检查后的护理要点

(1)扫描结束后留观 30min。密切观察腹部体征。

(2)肌内注射山莨菪碱注射液的患者检查结束待肠蠕动恢复、肛门排气后方可进食。

(3)腹部胀气时可按顺时针方向按摩,加速气体排出,减轻腹胀。对检查结束后出现腹痛、腹胀明显者,应严密观察病情变化。

八、CT 仿真胃镜检查护理要点

胃溃疡和胃癌是消化科常见的疾病,以往主要依赖于胃镜或 X 线钡剂检查。胃镜检查仅能观察病灶的腔内改变,在有食管狭窄的患者,胃镜无法顺利通过,无法明确病灶下端的情况;胃镜和 X 线钡剂对于病灶的浸润程度和病灶与周围脏器的关系以及远处转移的情况都无法明确。CT 仿真胃镜检查可以弥补上述缺陷。

(一)检查前的准备要点

(1)饮食准备:检查前 1d 晚上吃少渣易消化的食物,20:00 后禁食,24:00 后禁饮。

(2)消化道准备:如遇幽门梗阻患者,在检查前 1d 晚上洗胃。彻底洗净胃内容物,直到冲洗液清晰为止。幽门梗阻患者不能在当天洗胃。因洗胃后可导致胃黏膜颜色改变,影响诊断。

(3)患者评估:排除检查禁忌证(胃出血、穿孔等)。评估患者消化道准备情况,判断是否可以进行检查。

(4)心理护理、健康宣教:向患者讲解整个检查过程及身体感受,缓解患者紧张情绪,使其主动配合检查。

(5)呼吸训练:指导患者扫描时正确屏气,避免产生呼吸伪影而影响图像质量。

(6)检查前用药:扫描前 30min 肌内注射山莨菪碱注射液 10～20mg。注射前询问患者有无前列腺疾病、青光眼等禁忌证。

（7）其他参照普通或增强检查前的护理。

（二）检查中的护理要点

1.体位设计

常规为患者仰卧,足先进,双臂上举伸直,身体尽量置于床面正中间,侧位定位线对准人体正中冠状面。特殊情况可根据观察部位的需要采用侧卧位或俯卧位。

2.口服产气剂

检查时先设计好体位,嘱患者口服产气剂1～2包后快速仰卧位扫描。发现液平面时再俯卧位扫描。

3.呼吸配合

扫描时在技师的口令下配合吸气与屏气,扫描时勿打嗝。

（三）检查后的护理要点

（1）检查后指导患者休息15～30min无不适后方可离开。

（2）肌内注射山莨菪碱注射液的患者检查后待肠蠕动恢复、肛门排气后方可进食。

（3）为了避免引起低血糖反应,必要时可静脉补充液体。

（4）其他参照普通或增强检查后的护理。

（张连军）

第三节　特殊患者CT检查护理要点

一、气管切开患者CT检查护理要点

气管切开患者由于意识障碍,气道内分泌物多,检查时平卧位导致分泌物不易排出,而引起呛咳、呼吸不畅、缺氧等症状,使患者无法顺利完成检查,因此做好气管切开患者CT检查前的气道管理非常重要。

（一）检查前的准备要点

1.患者预约

开设绿色通道,临床医师确定患者是否能完成CT检查,提前将检查信息传至CT室,提前电话通知并送入检查单。迅速阅读检查单,提前录入患者信息。

2.医师沟通

电话通知检查时间,由家属、护士或医师陪同,检查气管导管是否为金属材质,必要时请医师进行更换后再检查,以免影响扫描产生金属伪影。

3.患者评估

到达CT室后护士阅读检查申请单、核对信息、评估病情,重点评估患者呼吸道是否通畅,患者有无痰鸣音,是否需要吸痰。

4.患者沟通

可采用笔、纸、写字板等工具,让患者将自己的感受、想法写出来进行交流。对于文化层次比较低的患者,仔细观察患者的表情、手势,并鼓励其重复表达,与家属配合能起到很好的交流与配合作用。

5.清理呼吸道

护士准备好吸痰装置和吸痰盘,进入CT检查室前充分吸氧、吸痰,保持呼吸道通畅。防止检查时患者呛咳导致检查失败。

6.吸氧

备好氧气袋给氧,维持有效的血氧饱和度。

（二）检查中的护理要点

（1）体位设计:调整检查床高度与平车平行,由医师、技师与护士共同将患者转移到检查床,动作要轻、将头放于舒适的位置,避免咳嗽。妥善固定患者身体所有通路管道,防止脱落、移位。

(2)患者监测:检查中监测生命体征的变化,发现异常立即处理。必要时氧气枕低流量吸氧,保持呼吸道通畅。

(3)注意保暖:由于扫描房间温度较低,注意保暖,防止受凉诱发咳嗽。

(4)对于躁动不配合患者遵医嘱提前使用镇静药,检查时由家属陪同,注意安全,防止坠床。

(5)其他参照普通或增强检查中的护理。

(三)检查后的护理要点

(1)检查结束后将患者安全转移至平车上。再次评估患者情况,必要时清理呼吸道,在医师或护士的陪同下将患者安全送回病房。

(2)其他参照普通或增强检查后的护理。

二、多发伤患者 CT 检查护理要点

多发伤是指多系统、多脏器损伤,其具有病情急、重、伤情复杂、变化快、失血量大、易发生休克、生理功能紊乱、处理难、易漏诊、病死率高等特点。MSCT 在多发伤检查中的应用是一种革命性进步,能在极短时间内,以单一检查方法、单一检查体位完成多部位多系统检查,已逐渐广泛用于创伤患者的伤情评估,被公认为是目前评估多发伤的首选检查方法。

(一)检查前的准备要点

(1)开设绿色通道:急诊科医师评估者是否能配合完成 CT 检查,提前将检查信息传至 CT 室,电话通知并送入检查单,告知检查相关事宜和注意事项。迅速阅读检查单,录入患者信息。并向医师确认检查方式(平扫或增强),预先建立静脉留置针,告知检查相关事宜和注意事项。

(2)医师沟通:电话通知检查时间,要求临床医师陪同检查,放射科医师和技师做好检查准备。

(3)急救准备:护士准备好急救器材、药品、物品,随时启动急救程序。

(4)环境准备:调节好室内温度(22℃~24℃),检查床上铺上一次性床单、尿垫保护设备,防止血液、呕吐物、分泌物渗漏,影响设备的性能。

(5)患者评估:到达 CT 室后护士阅读检查申请单、核对信息、评估病情、询问病史。严密观察瞳孔、意识、SpO_2、皮肤颜色、生命体征的变化,保持呼吸道通畅,及时清除口腔、鼻腔、气管内的血凝块、呕吐物、分泌物,充分吸氧。检查静脉通道及各类引流管是否通畅。

(6)心理护理:针对多发伤清醒的患者处于极度恐惧状态,护士应给予安慰和鼓励。

(7)自身防护:医务人员戴好口罩、帽子、手套,防止被患者的血液、体液污染,接触患者后及时洗手。

(8)患者镇静:对于躁动不配合的患者必要时在医师指导下使用镇静药,防止运动伪影产生。

(9)多发伤患者一般无家属陪同,需要增强检查的患者由经管医师代为签署碘对比剂使用知情同意书。

(10)其他参照普通或增强检查前的护理。

(二)检查中的护理要点

(1)体位设计:多发伤患者一般为多部位扫描。常规取仰卧位,头先进,双臂放于身体的两侧,身体尽量置于床面正中间,侧位定位线对准人体正中冠状面。

(2)患者转运:指挥和协助搬运患者,调整检查床高度与平车平行,利用平车上的床单轻、稳、平移动患者于检查床上。对怀疑有骨折的部位应重点保护,避免拖拉而造成骨折断端移位,刺伤周围的神经、血管、组织造成患者不必要的痛苦。妥善保护好各种管道,防止牵拉、脱落、引流液倒流。妥善放置监护设备,便于检查中观察患者生命体征的变化。

(3)防止坠床:对于躁动、神志不清的患者检查时注意安全,妥善固定,留人陪伴,防止坠床。

(4)注意保暖:多发伤患者由于失血性休克,救治中输入大量冷的液体或血液,而导致低体温综合征,检查时要注意保暖。

（5）保持静脉补液的通畅，维持有效的血容量。

（6）持续吸氧：便携式氧气瓶或氧气袋持续吸氧。

（7）严密观察：检查中严密观察患者生命体征的变化。对于病情严重、意识障碍、休克等患者，病情容易掩盖对比剂不良反应的症状，重点观察对比剂注射前后生命体征的细微变化及皮肤症状。

（8）其他参照普通或增强检查中的护理。

（三）检查后的护理要点

（1）检查结束严密观察患者情况，在医师或护士的陪同下将患者快速转移到病房或急诊科，多发伤患者多处于脱水状态，检查后告知陪同医师合理水化、进行肾功能监测、记录尿量，预防对比剂肾病的发生。

（2）检查后及时将危及生命的阳性体征通知临床医师，便于医师制订治疗方案。

（3）告知医师或家属 30min 取片及报告。

（4）其他参照普通或增强检查后的护理。

三、机械通气患者 CT 检查护理要点

机械通气患者一般病情危重，外出检查存在风险。近年来临床医师为了尽快查明疾病的原因，为了给患者提供最佳的治疗方案，而选择 CT 检查来满足临床及患者的需求。如何保证机械通气患者 CT 检查的安全性，是 CT 室护士需解决的难题。

（一）检查前的准备要点

（1）风险评估：由医师与家属详谈 CT 检查的必要性与危险性，家属签字同意后方可安排检查。主管医师认真评估及权衡检查的必要性与转送风险，制订检查计划。

（2）开设绿色通道：临床医师评估患者是否能配合完成 CT 检查，提前将检查信息传至 CT 室，提前电话通知并送入检查单。迅速阅读检查单，确认患者到达时间。并向医师确认检查方式（平扫或增强），预先建立静脉留置针，告知检查相关事宜和注意事项。

（3）急救准备：护士准备好急救器材、药品、物品，如：小型呼吸机、简易人工呼吸器、足够的氧源、微量泵、便携式监护仪等，随时启动急救程序。

（4）检查前遵医嘱查血气分析，待血氧饱和度及生命体征较稳定情况下由护士和医师陪同检查，更换专用便携式小型呼吸机或简易呼吸器。

（5）患者评估：按照预约时间到达 CT 室，护士快速查看检查申请单、核对信息、询问病史、评估患者意识、生命体征、呼吸道及静脉输液是否通畅、配合程度，确保患者检查安全。并填写危重患者检查记录单。

（6）清洁呼吸道：检查前评估气道有无痰液，吸痰前给予高流量吸氧，再清理呼吸道，提高患者血氧饱和度。

（7）其他参照普通或增强检查的护理。

（二）检查中的护理要点

（1）体位设计：由医师、技师与护士共同将患者安全转移到检查床，动作要轻，将头部放于舒适位置；妥善放置呼吸机、监护设备，固定所有管道通路，防止脱落、移位、引流瓶倒流等情况发生。

（2）专人陪同：必要时由家属陪同患者完成检查。

（3）患者监测：检查时持续心电监护、血氧饱和度监测，严密观察呼吸机运行情况，并做好记录。

（4）注意保暖：由于扫描房间温度较低，注意保暖，防止受凉诱发咳嗽。

（5）对于清醒的患者告知检查时一定要保持不动。防止移动体位和咳嗽等动作。

（6）保持静脉补液的通畅，维持有效的血容量。

（7）其他参照普通或增强检查中的护理。

（三）检查后的护理要点

（1）检查结束将患者安全移下检查床，观察呼吸机运行情况，再次评估患者气道是否通畅，生命体征是否平稳，在护士和医师陪同下立即返回病房。

（2）检查后整理呼吸机，消毒呼吸机管理，及时充氧备用，做好使用记录。

（3）其他参照普通或增强检查后的护理。

四、躁动患者CT检查护理要点

躁动是颅脑功能区损伤或病变后出现的精神与运动兴奋的一种暂时状态。CT检查是颅脑损伤术前诊断和术后评估的首选检查方法。如何保证躁动患者顺利完成检查是CT室护士一项非常重要的工作。

（一）检查前的准备要点

（1）开设绿色通道：临床医师评估患者是否能配合完成CT检查，提前将检查信息传至CT室，电话通知并送入检查单。确认患者到达时间。向医师确认检查方式（平扫或增强），预先建立好静脉留置针，告知检查相关事宜和注意事项。

（2）医师沟通：对于躁动的患者，CT室护士应与临床医师沟通，提前使用镇静药、镇痛药，提供护理干预，待患者安静后立即安排检查，最好由医师陪同检查。

（3）患者评估：阅读检查申请单、核对信息、询问病史，评估病情及配合程度。了解患者躁动的原因：如颅脑外伤（额叶或颞叶脑挫伤、蛛网膜下腔出血）、术后疼痛等。

（4）环境准备：声、光、冷的刺激可诱发患者躁动的发生，检查前将检查室光线调暗、调节室温、尽量减少刺激。

（5）镇静的监护：重点观察使用镇静药后患者呼吸是否平稳。血氧饱和度的变化。必要时给予持续吸氧。

（6）其他参照普通或增强检查前的护理。

（二）检查中的护理要点

（1）体位设计：技师与护士转运患者时动作要轻、快、稳，肢体制动。妥善固定所有管道通路，防止脱落、移位、引流液倒流等情况发生。

（2）专人陪同：必要时由家属陪同，适当固定患者肢体，指导家属正确按压的方法。

（3）患者监测：技师与护士通过防护窗严密观察患者的情况，防止坠床。监测血氧饱和度变化，注射对比剂时观察患者有无局部和全身不良反应发生，并做好记录。

（4）快速扫描：由经验丰富的技师实施扫描，动态观察CT图像，及时发现异常征象，并上报值班医师。

（5）其他参照普通或增强检查中的护理。

（三）检查后的护理要点

（1）检查结束后将患者安全转移至平车，评估患者病情，住院患者由医师陪同立即返回病房。

（2）门诊患者在观察室留观，待生命体征平稳后方可离开。

（3）其他参照普通或增强检查后的护理。

五、CT引导下^{125}I粒子置入术护理要点

CT引导下^{125}I粒子置入近距离放射治疗肿瘤是根据三维内放射治疗系统计划，通过CT引导下将微型放射源^{125}I按肿瘤形状精确置入肿瘤组织中，通过其发出的低能量射线持续照射、杀伤或抑制肿瘤细胞的增殖，从而控制肿瘤的发展及消除肿瘤。

（一）术前的准备要点

1. 环境准备

调节检查室温度（22℃～24℃），防止患者受凉。CT检查间采用紫外线消毒30min，光线充足。

2. 资料准备

查看相关检查是否完善，如术前3大常规、肝肾功能、凝血酶原时间，以及B超、CT、X线、心电图等检查。

3. 心理护理及健康教育

针对患者存在疑虑、焦虑、恐惧不安的心理变化，应主动与患者进行沟通，耐心、细致地向患者及家属

解释,说明置入完全封闭的放射源^{125}I能有效持续杀伤肿瘤细胞,^{125}I辐射直径只有 1.7cm,经系统规划治疗,可使正常组织不受到辐射,是目前治疗肿瘤较好的方法,并讲解检查中配合的方法及重要性。

4.严格查对制度

评估患者基本情况。签署 CT 引导下^{125}I粒子置入术知情同意书。

（二）术中的护理要点

（1）体位摆放:通常采用仰卧位、俯卧位、侧卧位,将患者固定于最舒适的体位,以便能更好地配合手术。需要俯卧位的患者,胸腹部垫一小枕,足背垫一软枕,头侧向一边,侧卧位的患者身体两侧用软枕固定,患者制动以免置入针移位。

（2）固定穿刺针:根据穿刺部位深浅的不同选择不同长度的穿刺针,固定好穿刺针尾端不受污染。

（3）指导患者在操作过程中若出现疼痛、皮肤发麻、寒冷、体位不舒服时应及时告知,做好术中沟通工作。

（4）对于表浅部位如咽部肿瘤患者,在置入过程中严密注意是否有粒子随着唾液的下咽而进入胃肠道,如有发生,嘱患者术后第 1 次大便注意观察。

（5）粒子置入前、中、后均应清点粒子的颗数,并做好登记工作。怀疑有粒子丢失立即用粒子监测仪监测。直至找到为止。术毕立即监测扫描床、地面及丢弃的废物,甚至操作者鞋底,防止粒子遗漏。

（6）术中严密观察患者的病情变化,认真听取患者主诉,必要时行心电监护,及时发现并发症。

（7）检查中做好患者与医护人员安全防护。

（8）其他参照普通或增强检查中的护理。

（三）术后护理要点

（1）交代注意事项:放射性粒子置入治疗后可能出现粒子移位、肺栓塞、腹腔内出血,局部组织液化、感染、胆管狭窄、胆漏、放射性肠胃炎、腹部切口延迟愈合等并发症。出院后应定期回医院复查血象、X 线检查放射源在体内的数量及位置。

（2）注意防护:儿童、孕妇不宜接触患者,6 个月后通常无需特别防护。

（3）其他参照普通或增强检查后的护理。

六、CT 引导下经皮肺穿刺活检术护理要点

在 CT 引导下经皮肺穿刺活检获得病变组织进行病理学检查,检查的准确率可达86％～95％,极大地提高了病变的诊断和鉴别诊断的准确性,对疾病治疗方案的制订,病情预后评估具有重要的参考价值。

（一）术前准备要点

（1）环境准备:调节检查室温度(22℃～24℃),防止患者受凉。CT 检查间采用紫外线消毒 30min,光线充足。

（2）物品、药品及器械准备:准备无菌穿刺包、小容器、穿刺活检针和枪;10％的甲醛、95％乙醇、2％利多卡因。

（3）资料准备:检查相关检查是否完善,如术前三大常规、肝肾功能、凝血酶原时间、B 超、CT、X 线、心电图等检查资料。

（4）心理护理与健康教育:护士应耐心讲解该项检查的过程和穿刺的必要性,以及对治疗的指导意义。增强患者信心和勇气,取得患者和家属的理解及配合,使患者保持良好的心理状态,从而保证穿刺的顺利进行。

（5）严格查对制度,评估患者基本情况,履行告知义务并签署穿刺同意书。

（6）其他参照普通或增强检查前的护理。

（二）术中的护理要点

（1）体位摆放:根据穿刺的位置设计体位,以患者感觉舒适为准。

（2）呼吸训练:训练患者穿刺或扫描中吸气、屏气和配合方法。

(3)操作者准备:洗手、戴口罩、严格无菌技术操作,防止交叉感染。

(4)配合医师进行消毒和铺无菌单,协助取活检,10%的甲醛进行标本固定。

(5)观察病情:术中认真听取患者的主诉,严密观察患者面色及生命体征的变化,必要时心电监护。

(6)做好患者与医护人员的安全防护。

(7)穿刺结束后评估病情,有无出血、气胸及其他并发症发生。穿刺点局部加压包扎,防止出血。

(8)其他参照普通或增强检查中的护理。

(三)术后护理要点

(1)交代注意事项:嘱患者卧床休息 6~12h,避免剧烈运动。可能会出现疼痛、出血、气胸等并发症,如有不适请及时告诉医师或护士。

(2)将病理标本及时交给穿刺医师,标贴患者信息。

(3)观察 30min 无异常情况由护士或医师陪同返回病房。

(4)其他参照普通或增强检查后的护理。

七、颈外静脉高压注射碘对比剂护理要点

(一)检查前的准备

1.检查前的评估

(1)掌握适应证:为穿刺特别困难者提供一条安全的增强检查途径。主要用于上肢血管条件特别差、长期放疗、化疗,肥胖,糖尿病,穿刺失败 2 次以上的患者。

(2)掌握禁忌证:颈部粗短、呼吸困难、颈部有淋巴结肿大、颈部有肿块、颈部损伤、气管切开或其他颈部手术、穿刺侧静脉回流障碍、心功能差、不配合者。

(3)心肺功能评价:严重心肺功能不全的患者禁止行颈外静脉高压注射对比剂。

2.物品准备

常规消毒物品 1 套、静脉留置针 1 副、一次性无菌透明敷贴 1 张、无菌注射用水 1 支。

3.穿刺方法

(1)选择美国 BD 公司生产的 20G 浅静脉留置针,针尾接 0.9%氯化钠注射液空针,排尽空气。

(2)患者取平卧位,头后仰偏向一侧,暴露颈部,选择颈外静脉直且充盈一侧。

(3)操作者站在患者头侧,助手在穿刺侧。

(4)穿刺部位常规消毒,消毒范围为 8~10cm,待干。

(5)助手按压锁骨上方颈外及胸锁乳突肌上下缘,使穿刺区域相对平坦易于穿刺,同时便于颈外静脉充盈。必要时嘱患者屏气,颈外静脉充盈会更加明显。

(6)操作者左手按压颈外静脉上段并绷紧皮肤,右手持静脉留置针,选择颈外静脉上 1/3~2/3 进针,进针角度以 15°~30°为宜。见回血或落空感,回抽空针,见回血后抽出针芯少许,降低穿刺角度送软管,使针与血管平行再潜行 2~3mm,拔出针芯,推注生理盐水 5~10mL,用 3M 敷贴固定。

4.健康教育

嘱患者头部制动,避免剧烈咳嗽。

立即安排检查,避免等待过久。

(二)高压注射操作方法

(1)体位设计:双人扶患者上检查床,妥善放置患者头部,保持静脉留置针通畅。

(2)更换高压注射连接管、排气。

(3)用带生理盐水的空针回抽颈外静脉留置针,见回血后推注生理盐水,询问患者有无疼痛、胀感。

(4)连接高压注射管路,试注射水,观察穿刺部位有无疼痛、肿胀、皮肤发红。

(5)推注对比剂时严密观察患者反应和生命体征变化,发现异常立刻停止注射。

(6)检查完毕,分离高压注射管道。

（三）检查后的观察

检查后嘱患者休息 15～30min 无任何不适方可拔除留置针，按压 5～10min。

（张连军）

第四节　小儿 CT 检查护理要点

一、小儿 CT 普通检查护理要点

（1）评估患儿面色、体温、呼吸、脉搏、皮肤等情况。询问患儿用药史、过敏史，目前小便情况，有无恶心、呕吐，了解相关检查情况。

（2）取出检查部位金属异物：需镇静的患儿在入睡前，指导或协助家长取出患儿检查部位的高密度金属物品。

（3）膀胱和尿裤的准备：对配合的患儿，腹部扫描若无禁忌，检查前根据年龄大小适量饮水，泌尿系扫描前尽量饮水使膀胱充盈，充盈后及时安排检查；其他部位检查尽量先排小便；对不配合的患儿事先穿好尿裤。

（4）选择性地进行屏气训练对配合的患儿进行屏气训练，方法与成人相同，不配合的患儿处于睡眠状态或平静呼吸即可。

（5）腹部 CT 检查前 1 周不服用重金属药物，如 1 周内做过胃肠道钡剂造影者，则于检查前先行腹部透视。确认腹腔内无钡剂残留。

（6）耐心解答家属和患儿的问题，告知检查配合、注意事项、检查时间及检查流程，护士用亲切的语言呵护患儿，给予榜样激励，让其放松，务必告诉患儿检查中保持安静不动，必要时适当满足或承诺患儿的喜好，以便顺利完成检查。

（7）对确实不能配合的患儿可以在其自然睡眠后检查；对于易惊醒的患儿，必要时遵医嘱给予镇静药。熟睡后检查。

（8）其他参照成人普通检查护理。

二、小儿 CT 增强检查护理要点

（一）检查前的护理要点

1. 患儿的评估

阅读申请单，查对患儿信息、检查目的、部位，测患儿体重、生命体征，评估病情，筛查高危人群。

2. 健康宣教及心理护理

给家属及患儿说明检查要求及风险，告之注射对比剂瞬间可能有一过性发热、口腔金属异味等正常反应和恶心、呕吐等异常反应。重点告知家长镇静的目的、方法、重要性及配合技巧。

3. 合理水化

增强检查前 4h 内根据病情及患儿年龄大小给予合理水化。但需镇静或麻醉的小儿检查前要禁食、禁水 6～8h。

4. 知情同意

由患儿家长或者监护人签署碘对比剂使用知情同意书。

5. 选择血管

选择直径较粗的头皮静脉和外周静脉，必要时选择颈外静脉，置入适宜的留置针，妥善固定，肘部穿刺时防止弯曲。

6.患儿镇静

对新生儿、婴幼儿、多动症及弱智儿童,在进行检查前均应进行镇静及制动,遵医嘱口服10％水合氯醛或肌内注射镇静药。对入睡特困难的患儿,必要时在监测麻醉下进行检查。

7.环境准备

调节室温(22℃～24℃),光线调暗,防止患儿因受凉和强光刺激而惊醒。

8.其他

参照成人增强检查前的护理。

(二)检查中的护理要点

(1)体位摆放:动作轻柔,对监测麻醉的患儿,去枕平卧,肩下垫一小薄枕,头偏向一侧,保持呼吸道通畅;一般小儿采取平卧位,根据检查要求放置手的位置,注意体位摆放和管道长度,避免移床过程中高压管道打折或牵拉导致留置针脱出。适当固定肢体,避免检查期间突然不自主运动造成检查失败。

(2)防止坠床:必要时由家属或工作人员陪护在旁防止坠床。

(3)做好患儿及家属的辐射防护。

(4)密切观察病情:对监测麻醉的患儿进行心电监护,密切观察脸色、唇色、生命体征及血氧饱和度变化,常规低流量吸氧。

(5)对配合的患儿用通俗易懂的语言告之检查时一定保持安静不动。

(6)防止对比剂渗漏:注射对比剂前手动注入生理盐水2～5mL,观察穿刺部位有无疼痛、红、肿现象,患儿有无因疼痛引起肢体回缩,确保留置针安全无渗漏方可高压注入对比剂。注药时严格控制流速、压力和流量。对睡眠患儿检查期间同时固定好非检查部位,以免推药时患儿突然惊醒躁动导致检查失败。检查时患儿若出现异常情况,立即停止推药,及时处理。

(7)其他参照成人增强检查中的护理。

(三)检查后的护理要点

(1)患儿监测:检查完毕将患儿抱入观察室观察30min,对使用镇静药或监测麻醉的患儿,密切观察其睡眠深度、面色、呼吸、脉搏等情况,必要时延长观察时间。拔针前应仔细观察并询问患儿有何不适,如发现皮疹、打喷嚏、流泪、眼结膜充血等症状应推迟拔针时间,对症处理。

(2)对患儿的良好表现给予口头表扬或奖励。

(3)避免门诊患儿“带针”离院引起并发症,住院患儿要带针回病房者,强调注意事项,并贴上穿刺时间和穿刺护士。

(4)拔针后,嘱咐家属用棉球轻压穿刺处3～5min,防止穿刺处渗血。按压应以穿刺点为直径1～3cm的范围,按压时应固定。不可来回揉搓。

(5)指导家长给患儿合理水化,促进对比剂排泄。

(6)对个别检查未成功者,告知家长后与临床医师联系沟通,确定是否需要重新预约检查。

(7)其他参照成人增强检查后的护理。

三、儿童先天性复杂型心脏病及血管畸形检查护理要点

(一)检查前的准备要点

(1)病情评估:阅读申请单,查对患儿信息、测患儿体重、生命体征;评估患儿的心理状态、活动耐力、生长发育、生命体征、有无发绀及发绀程度、有无心力衰竭表现(杵状指、蹲踞现象、缺氧发作等)、有无呼吸道感染、吃奶中断,以及用药史、过敏史、配合能力等。

(2)健康宣教及心理护理:由于先天性复杂型心脏病本身疾病的特点,给家属及患儿说明检查的风险及要求,告之注射对比剂瞬间可能有一过性发热、口腔金属异味等正常反应和恶心、呕吐等异常反应。重点告知家长镇静的目的、方法、重要性及配合技巧。

(3)合理水化:增强检查前4h内根据病情及患儿年龄大小给予合理水化。需镇静或麻醉的小儿检查

前要禁食、禁水 6～8h。

（4）由患儿家长或监护人签署碘对比剂使用知情同意书。

（5）选择穿刺血管：静脉穿刺前坐位选择确定血管，穿刺时再平卧，助手固定进行静脉穿刺，尽量避免用力按压患儿以免导致哭闹引起缺氧加重症状，尤其是颈外静脉穿刺时要特别注意，固定敷贴同时观察患儿病情变化，若出现呼吸困难立即抬高肩背部半卧、氧气吸入，缓解缺氧症状，同时通知医师进一步处理。

（6）其他参照小儿、成人增强检查前的护理。

（二）检查中的护理要点

（1）体位摆放：动作轻柔，对监测麻醉的患儿，去枕平卧，肩下垫一小薄枕，头偏向一侧，保持呼吸道通畅；一般小儿采取平卧位，根据检查要求放置手的位置，注意体位的摆放和管道的长度，避免移床过程中高压管道打折或牵拉导致留置针脱出。适当固定肢体，避免检查期间突然不自主运动造成检查失败。

（2）必要时由家属或工作人员陪护在旁防止坠床。做好患儿及家属的 X 线防护。

（3）密切观察病情：持续心电监护，密切观察其脸色、唇色、生命体征及血氧饱和度等变化，有无呕吐、躁动等情况，若出现紧急情况，立即停止扫描进行抢救，常规低流量吸氧。

（4）其他参照小儿、成人增强检查中的护理。

（三）检查后的护理要点

参照小儿、成人增强检查后的护理。

四、儿童支气管异物 CT 检查护理要点

（1）患儿评估：阅读申请单，查对患儿信息，评估患儿呼吸及配合情况，有无窒息危险。喉部异物患儿可出现喉痛、声音嘶哑、强烈咳嗽、呼吸困难、喉痉挛等症状，较大的异物可立即发生窒息。气管、支气管异物患儿最初症状为痉挛性咳嗽伴有呼吸困难。

（2）开启绿色通道，快速安排检查。

（3）确定氧气装置、简易呼吸器、吸痰器等急救器材和药品处于备用状态。

（4）观察患儿呼吸情况，保持患儿安静，避免哭闹引起异物移位增加耗氧量。必要时遵医嘱使用镇静药，忌用吗啡、哌替啶等抑制呼吸的药物。

（5）必要时给予氧气吸入，如呼吸困难加重，应立即加大氧流量至 5～6mL/min。将患儿侧卧轻拍背部，同时派人通知医师采取对症措施。

（6）去除患儿颈胸部金属异物。

（7）由家属或医师陪同检查。

（8）待患儿安静或入睡时及时安排检查。

（9）必要时检查过程中实施急救措施：①拍背法：让小儿趴在救护者膝盖上，头朝下，托其胸，拍其背部，使小儿咳出异物，也可将患儿倒提离地拍背。②催吐法：对略靠近喉部的气管异物，可用匙臂、压舌板或手指刺激咽喉部，引起呕吐反射，将异物呕出。③拍挤胃部法：即海默来克手法（Heimlich 手法）。对较大患儿，救护者站在患儿身后两手臂挟住儿童，一手握拳，另一手搭在握拳的手上，放在脐与胸骨剑突之间，有节奏地使劲往内上方推压，使横膈抬起，压后放松，重复而有节奏进行，必要时冲击可重复 7～8 次，促使肺内产生强大气流逼迫异物从气管内冲出。④如果抢救过程中，患儿出现呼吸停止，应立即实施心肺复苏术。

（10）检查后尽快将结果告知临床医师，必要时协助 CT 医师按危急值报告流程处理。

（11）其他参照小儿 CT 普通检查。

五、儿童检查的镇静护理要点

（一）镇静的要求及准备

（1）按国家规定及药品使用说明书用药。

（2）建议按 JCI 标准要求进行镇静的管理规程。

（3）严格执行医院的镇静管理规范。

（4）告知家属镇静的要求、方法、必要性、注意事项、配合要点等，签署知情同意书。

（5）镇静前病情允许情况下尽量限制睡眠。根据病情及平时睡眠习惯进行调整，建议限制睡眠时间为预约时间前数小时。一般 1 岁以内 2～4h、1～3 岁 4～6h、4 岁以上 6～8h，年长儿晚睡早起白天限制睡眠再适当活动让其疲倦，检查前按照工作人员安排的时间使用镇静药，熟睡后再接受检查。

（6）遵医嘱使用 10% 水合氯醛口服或灌肠，按体重计算，常规用量每次为 0.5mL/kg，一般婴幼儿不超过 12mL，口服时可加等量糖浆稀释以改善口感；苯巴比妥钠肌内注射，按体重计算，常用用量每次为 5mg/kg，一般不超过 100mg；必要时静脉用药镇静。新生儿忌用地西泮，以免抑制呼吸。对上述方法镇静效果不佳的患儿可请麻醉科进行监测麻醉，由医师陪同检查。

（7）仔细询问镇静前的用药情况，严格执行查对制度，遵医嘱用药。

（8）小剂量液体药物，应精确量取，确保剂量准确，避免超量致中毒或剂量不足影响疗效。

（9）可用吸管、去针头的注射器、小药匙喂药，尽量选择喂药器。

（二）镇静的操作方法

（1）若用小药匙喂药，则从婴儿口角处顺口颊方向慢慢喂入，待药液咽下后，才将药匙拿开，以防止婴儿将药液吐出。可用拇指和示指轻捏患儿双颊，使之下咽。注意不要让患儿完全平卧或在其睡眠、哽咽时喂药，喂药时可抱起或抬高患儿头部，以防呛咳。婴儿喂药前 1h 左右勿喂奶，避免因服药呕吐引起误吸。不要将药液混于奶中哺喂，可在喂药 5～10min 后适量饮水进食，再熟睡。

（2）用 10% 水合氯醛灌肠时，患儿取左侧卧位。垫高臀部，润滑肛管（或使用一次性吸痰管）前端，将肛管从肛门轻轻插入 7cm 左右，缓慢推药，轻轻拔出肛管。指导家属轻轻夹紧患儿两臀，尽量保留药液 30min 左右。

（3）肌内注射镇静时，对不合作、哭闹挣扎的婴幼儿，可采取"三快"的注射方法，即进针快、注药快、拔针快，缩短时间，防止发生意外。

（4）静脉推注镇静药时速度要慢。

（5）密切观察用药后的效果及病情变化，做好记录。

六、儿童 CT 增强检查留置针操作要点

（一）常规准备及穿刺

（1）全面评估血管。

（2）根据检查要求确定穿刺部位。

（3）根据对比剂的浓度及推注的速度，尽量选择粗直且弹性好的血管，避免选择前额靠近面部的血管，防止对比剂渗漏，避免造成皮下组织肿胀、疼痛、甚至水疱、溃烂、坏死等情况。

（4）根据检查部位、注射对比剂总量、推注速度及血管情况选择合适的密闭式静脉留置针，20G、22G、24G。

（5）尽量一次穿刺成功，避免同一部位反复穿刺。

（6）胶布和敷贴妥善固定。

（7）试推生理盐水检查，确定穿刺成功。

（8）向家长和患儿交代注意事项。

（二）对于肥胖、躁动、放疗、化疗、久病等特殊患儿的准备及穿刺

（1）高度重视，耐心反复评估。

（2）避免盲目穿刺。

（3）助手固定体位，配合穿刺。

（4）必要时先选择血管、再镇静，待患儿较安静、入睡前再穿刺；一般情况先建立静脉留置针再镇静，防

止个别患儿镇静后留置针安置困难而镇静药半衰期已过,影响检查。

(5)常规部位无法穿刺时再选择颈外静脉,头颈部检查除外。

(三)特殊静脉通道的使用注意事项

(1)禁止使用 PICC 通道。

(2)慎用临床带来的留置针通道,评估穿刺时间、留置针型号是否合适,检查局部有无肿胀、皮肤颜色有无异常。留置针安置时间超过 24h 尽量不用。

(3)颈外静脉穿刺时哭闹、呼吸困难的患儿勿用力按压头部,严密观察病情,防止颈椎骨折和呼吸困难。并在检查单上粘贴醒目标识,提示技师调整注射剂量、速度和扫描时间。

(4)可以使用深静脉通道,如颈静脉、股静脉,但必须严格无菌操作,试推生理盐水观察确认深静脉通畅,检查后按要求冲管、封管。并粘贴醒目标识,提示技师调整注射剂量、速度和扫描时间。

(四)哭闹躁动患儿留置针的穿刺方法

(1)穿刺用物备齐,先选好血管,扎止血带时间控制在 30s 以内。

(2)穿刺时可用玩具或物品逗乐患儿,需多个助手协助固定患儿身体及穿刺部位。

(3)不同部位的固定方法:①穿刺头皮时穿刺者左手大拇指和示指固定穿刺点前后皮肤。②穿刺颈部时穿刺者左手固定好穿刺侧颞部及下颌。③穿刺四肢,如穿刺手背时,穿刺者左手握住患儿 5 个手指,并绷紧穿刺点靠近远心端皮肤。④另一手持针在静脉走向最明显处后退 2～5mm 进针,见回血后降低穿刺角度 10°～15°,将留置针继续沿血管方向推进 1～2mm,此时停止进针,将针芯后退 3～4mm,右手持留置针顺势将导管和针芯同时推入血管,见回血正常,将针芯全部退出,助手固定好患儿,防止躁动时留置针脱出,敷贴妥善固定。

(4)对循环较差的可用生理盐水注射器抽回血及导管内空气,回血良好推生理盐水,检查并保留留置针。

(五)留置针的加强固定和保护

1.皮肤准备

穿刺前对出汗多的患儿擦干局部皮肤,消毒待干,避免敷贴不牢。

2.胶布加强固定

敷贴固定后,外加胶布与血管走行方向垂直固定。对于四肢,可用胶布螺旋方式加强固定敷贴和留置针,不易过紧,注意观察指端血循环。注意固定好导管座部位。避免前端导管轻,而导管座和延长管较重而导致导管滑出,最后用胶布固定好延长管部分。

3.检查前留置针的观察和保护

嘱咐家长患儿静脉留置针留置期间的注意事项,避免摩擦或意外拔管,穿刺侧肢体制动,穿刺局部保持干燥,若敷贴松脱、潮湿或留置针脱出及时告诉护士。使用口服、灌肠、肌内注射镇静药时患儿常哭闹躁动,注意保护,镇静后再注意检查留置针是否完好,有异常及早重新穿刺。

4.检查中的固定

摆好体位,按检查要求将手放在舒适的位置,保持穿刺处血管平直,不要弯曲打折,将高压连接管妥善固定,保持足够的长度,避免牵拉导致留置针脱出。

(六)穿刺困难患儿的应急处理方法

对穿刺特别困难的患儿,多与家长沟通,请有经验的护士穿刺,两次穿刺失败,患儿休息后再请下一位护士操作,避免一人反复多次穿刺。若仍未成功。邀请儿科护士穿刺。必要时根据病情改约时间,待休息调整、进食、改善循环后再行穿刺检查。

(张连军)

第五节　CT 检查中各种引流管护理要点

一、头部引流管患者 CT 检查护理要点

（1）CT 室护士了解、询问引流管的种类。

（2）评估患者引流管放置位置（高度）是否恰当。

（3）脑室引流管：搬运患者至检查床时脑室引流管口应高出脑室平面 10～15cm，引流袋位置过高导致引流困难或反流，引起颅压增高；脑室引流早期要特别注意引流速度，太低导致引流过快；伴有脑积水者，可因快速引出大量脑脊液，使脑室塌陷，在硬脑膜与脑或颅骨内板之间产生负压吸附力，引起硬脑膜下或硬脑膜外血肿；脑室系统肿瘤者，可因一侧脑室的突然减压，使脑室系统压力不平衡，引起肿瘤内出血；颅后窝占位性病变者，可因幕上压力突然减低，诱发小脑中央叶向上疝入小脑幕切迹。适当限制患者头部的活动范围，避免引流管受压、牵拉、扭曲、成角、折叠、脱落。在医师允许情况下搬运患者前先关闭引流管，检查后放回原处再开放，观察引流液的颜色和量。

（4）血肿腔（或瘤腔）引流管：安放血肿腔引流管的目的是排空残留的血性液体或血凝块。引流袋应低于创腔 10～15cm，并妥善固定，保持引流通畅，引流管不可受压、扭曲，防止引流管滑脱。防止引流袋位置过高导致引流困难或引流液倒流而诱发感染，引流袋位置过低导致注入血肿的生理盐水和尿激酶引流过快，有再次形成血肿的可能。在医师允许的条件下搬运患者前先关闭引流管，检查后放回原处再开放，观察引流液的颜色和量。

（5）脓腔引流管：安放脓腔引流管的目的是术后继续引流脓液，进行腔内注药冲洗。引流袋放置于低位，距脓腔至少 30cm，并妥善固定，保持引流通畅，引流管不可受压、扭曲，防止引流管滑脱。对腔内注药冲洗夹闭的引流管不要随意开放。引流管位置过高达不到引流目的，甚至加重感染。在医生允许情况下搬运患者前先关闭引流管，检查后放回原处再开放，观察引流液的颜色和量。

二、胃肠减压患者 CT 检查护理要点

（1）管道的评估：检查前重点查看患者胃管留置情况，胃管负压引流是否通畅，引流液的颜色、性质及量，防止胃管扭曲、受压、脱落。

（2）正确摆放体位：负压引流装置妥善放置，不可过高或过低。

（3）安置胃管的患者检查前勿饮水。

（4）医师允许的情况下搬运患者前先关闭引流管，检查后放回原处再开放。

三、胸腔闭式引流患者 CT 检查护理要点

（1）管道的评估：检查前重点查看患者引流装置是否密闭及引流管有无脱落，水封瓶长玻璃管没入水中 3～4cm，并始终保持直立，并观察引流管水柱波动（4～6cm）情况；引流瓶应低于胸壁引流口 60～100cm，观察引流液的颜色、性质及量。

（2）呼吸训练：指导吸气、屏气以不引起胸部疼痛为宜。特殊患者无法吸气、屏气时可直接扫描。

（3）正确摆放体位：搬动患者时需双重夹闭引流管，以防空气进入，检查后放回原处再开放。头下垫一软枕尽量抬高，妥善放置引流瓶，防止引流管扭曲、受压、牵拉、脱落。

（4）应急处理：如搬动患者时导致引流管连接处脱落或引流瓶损坏，应立即双钳夹闭胸壁引流导管，通知临床医师更换引流装置；若引流管从胸腔滑脱，立即用手捏闭伤口处皮肤，消毒处理后，用无菌纱布或凡士林纱布封闭伤口，并协助医师做进一步处理，上报护理不良事件平台。

（5）检查中严密观察患者病情变化。

四、T 管引流患者 CT 检查护理要点

(1)T 管的评估：检查前重点评估患者"T"管引流情况，引流是否通畅。观察胆汁的量、颜色、性质，管道有无折叠等。

(2)呼吸训练：指导吸气、屏气以不引起腹部疼痛为宜。特殊患者无法吸气、屏气时可直接扫描。

(3)正确摆放体位：搬动患者时引流管应低于腋中线，站立或活动时不可高于腹部引流口平面，防止引流液反流。在医师允许的条件下搬运患者前先关闭引流管，检查后放回原处再开放，观察引流液的颜色和量。

(4)应急处理：如搬动患者时导致引流管连接处脱落，应立即夹闭引流导管，消毒处理后再接管道。若引流管脱出，应立即消毒处理，用无菌纱布或凡士林纱布封闭伤口，并协助医师做进一步处理，并上报护理不良事件平台。

(5)检查中严密观察患者的病情变化。

五、留置尿管患者 CT 检查护理要点

(1)尿管的评估：检查前重点查看患者尿管留置情况，引流管是否通畅，观察尿液的颜色、性质及量。引流袋位置低于床沿，防止尿管扭曲、受压、脱落。

(2)盆腔检查的患者检查前夹闭尿管以充盈膀胱。

(3)在医师允许情况下搬运患者前先关闭尿管，检查后放回原处再开放，观察尿液的颜色和量。

（张连军）

第六节　MRI 检查护理

一、MRI 普通检查护理

(一)检查前护理

(1)患者预约：患者凭检查信息通过 PACS 系统进行预约、登记确认。正确留取患者身高、体重，并记录在申请单上。

(2)检查分检：护士或登记员根据检查信息进行分检，指导患者到相应地点等待检查。

(3)评估核对：护士仔细阅读检查申请单，核对患者信息(姓名、性别、年龄、检查部位等)，详细询问病史，明确检查目的和要求；评估患者病情，确认患者信息、检查部位、检查方式的正确；对检查目的要求不清的申请单，应与临床申请医师核准确认。

(4)风险筛查：确认受检查者无 MRI 检查绝对禁忌证，患者进入机房前需将身上一切金属物品摘除，包括义齿、钥匙、手表、手机、发夹、金属纽扣，以及磁性物质和电子器件。安置有金属节育环的盆腔受检查者，应嘱其取环后再行检查；由于某些化妆品含有微量金属。必要时检查之前卸妆。

(5)消化道准备：腹部脏器检查者于检查前 6～8h 禁食、禁水；做盆腔检查者禁止排尿(膀胱内保持少量尿液)；并进行严格的呼吸训练。

(6)心理护理和健康宣教：介绍检查的目的、禁忌证、适应证、注意事项、配合、环境及机器情况，过度焦虑紧张可由家属陪同(筛查有无焦虑症、恐惧症等)。告知患者扫描检查大概所需的时间，磁场工作时会有嘈杂声响或发热，均属正常，扫描过程中平静呼吸，不得随意运动，以免产生运动伪影(如：吞咽动作易导致颈、胸部检查时出现运动伪影，眨眼和眼球运动易导致头颅、眼眶等检查时出现运动伪影，腹部运动过于明显易导致盆腔检查时出现运动伪影)。若有不适，可通过话筒和工作人员联系。

(7)对于咳嗽的患者检查前遵医嘱止咳后再安排检查。

(8)婴儿检查前0.5h不可过多喂奶,防止检查时溢乳导致窒息发生。需行监测麻醉者需禁食、水4~6h。

(9)镇静准备:对小儿、昏迷、躁动、精神异常的受检者,应在临床医师指导下适当给予镇静处理(10%水合氯醛、苯巴比妥钠、监测麻醉等)。

(二)检查中护理

1.体位设计

按检查部位要求设计体位,安放线圈,指导患者保持正确的姿势,确保体位不动。严禁患者体位在体内形成回路(两手不能交叉放在一起,双手不与身体其他部位的皮肤直接接触,其他部分的裸露皮肤也不能相互接触,以免产生回路),同时患者皮肤不能直接触碰磁体内壁及各种导线,防止患者灼伤。

2.患者沟通

再次告诉患者检查时间、设备噪声和发热现象。有特殊需要的患者给予保暖,防止患者着凉。

3.听力保护

提供听力保护装置(比如耳塞、棉球或MRI专用耳麦等),保护受检者听力。

4.观察病情

检查中注意观察患者有无异常反应。

5.检查结束

后询问患者情况,协助下检查床。

(三)检查后护理

告知患者及家属取片与报告的时间及地点。

二、MRI增强检查护理

MRI增强扫描可提供更多的诊断信息,可显示微小病灶,能够更清晰地分辨病灶的性质及范围,有助于明确诊断和鉴别诊断。磁共振增强扫描成功与否直接影响到疾病的诊断,患者配合的好坏是扫描成功的关键因素之一,全程有效的护理干预不但能保证患者安全,而且有利于提高图像质量和诊断效果。

(一)检查前的护理

1.患者预约

患者凭检查信息通过PACS系统进行预约、登记确认;正确记录患者身高、体重,并记录在申请单上,便于计算注射对比剂使用量。

2.评估核对

护士仔细阅读检查申请单,核对患者信息(姓名、性别、年龄、检查部位、检查设备等),详细询问病史(既往史、检查史、用药史、现病史、过敏史等),明确检查目的和要求;评估患者病情,筛选高危人群;确认患者信息、检查部位、检查方式的正确。对检查目的要求不清的申请单,应与临床申请医师核准确认。

3.心理护理和健康宣教

在常规宣教的基础上重点告知增强检查的目的及注意事项、合理水化的重要性,注射对比剂后可能出现的正常现象(口干、口苦、口腔金属味、全身发热、有尿意等)和不良反应(如恶心、呕吐、皮疹等),进行针对性护理,消除患者紧张、焦虑的不良情绪。

4.必要时镇静

对小儿、昏迷、躁动、精神异常的受检者,应在临床医师指导下适当给予镇静处理(10%水合氯醛、地西泮、监测麻醉等)。

5.建立静脉通道

认真评估血管,安置22G留置针;嘱患者等待中穿刺侧肢体制动,防止留置针脱出。

6.指导患者或家属签署钆对比剂使用知情同意书

对于危重患者,原则上不做增强检查,如果特别需要,必须由有经验的临床医师陪同。

7.急救准备

因 MRI 设备的特殊性,应在 MRI 检查室隔壁设立抢救室,常备各种急救药品和仪器。固定放置,定期查对。护理人员应熟悉抢救药品的药理作用、常用剂量及使用方法,熟练使用抢救器械。若患者发生了对比剂不良反应,应及时地进行抢救。并向临床医师说明发生意外不能在机房内实施抢救,必需转移到抢救室处理。

(二)检查中的护理

(1)再次沟通:告诉患者检查时间、设备噪声、发热现象以及注射对比剂后可能出现的反应,减轻患者紧张情绪;有特殊需要的患者给予保暖,防止患者着凉。

(2)确保静脉通畅:按要求抽吸钆对比剂,连接高压注射器管道,试注水,做到"一看二摸三感觉四询问";确保高压注射器、血管通畅。

(3)严密观察:注射对比剂时密切观察患者有无局部和全身症状,防止不良反应的发生,及时发现、及时处理。

(4)检查结束后询问患者情况,评估有无不适,协助下检查床。

(5)指导患者到观察区休息 15～30min,如有不适及时告知护士。

(6)其他参照 MRI 普通检查。

(三)检查后的护理

(1)定时巡视:准备护士定时巡视观察区,询问患者有无不适,及时发现不良反应。

(2)合理水化:MRI 对比剂的半衰期为 20～100min,24h 内约有 90% 以原型在尿液中排出。若病情允许,指导患者进行水化(100mL/h)以利于对比剂的排出,预防肾源性系统纤维化(NSF)的发生。

(3)观察 15～30min 患者无不适后方可拔取留置针,指导正确按压穿刺点,无出血方可离开观察区。

(4)告知患者回家后继续观察和水化,如有不适及时电话联系。

(5)其他参照 MRI 普通检查。

(张连军)

第七节　MRI 常见部位检查护理要点

一、头部 MRI 检查护理要点

头部 MRI 检查包括颅脑、鞍区、内听道、眼部、鼻旁窦、鼻咽、颅底、腮腺、内耳等部位。

(一)检查前准备要点

参照 MRI 普通或增强检查。

(二)检查中护理要点

1.线圈选择

头部专用线圈。

2.体位设计

患者仰卧在检查床上,头先进,头置于线圈内,人体长轴与床面长轴一致,双手置于身体两旁或胸前。头颅正中矢状面尽可能与线圈纵轴保持一致,并垂直于床面。

3.成像中心

颅脑、鞍区以眉间线位于线圈横轴中心;内听道、鼻旁窦、鼻咽、颅底、腮腺、内耳以鼻根部位于线圈横轴中心;眼部以眶间线位于线圈横轴中心。即以线圈中心为采集中心,锁定位置,并送至磁场中心。

4.制动并保护眼部

嘱患者保持头部不动,平静呼吸,眼球检查时嘱患者闭眼,双眼球不能转动,避免产生运动伪影。对于眼睑闭合不全的患者,可用纱布遮盖患者双眼。

5.其他

参照 MRI 普通或增强检查。

(三)检查后护理要点

参照 MRI 普通或增强检查。

二、颈部 MRI 检查护理要点

颈部 MRI 检查包括颈部软组织、颈部血管成像、喉及甲状腺。

(一)检查前准备要点

参照 MRI 普通或增强检查。

(二)检查中护理要点

(1)线圈选择:颈部专用线圈。

(2)检查体位:患者仰卧在检查床上,头先进,颈部置于线圈内,人体长轴与床面长轴一致,双手置于身体两旁或胸前。头颅正中矢状面尽可能与线圈纵轴保持一致,并垂直于床面。

(3)成像中心:线圈中心对准甲状软骨。移动床面位置,使十字定位灯的纵横交点对准线圈纵横轴中点。即以线圈中心为采集中心,锁定位置,并送至磁场中心。

(4)嘱患者保持安静,平静呼吸,叮嘱患者尽量避免咳嗽或吞咽,以免产生伪影影响图像质量。确实无法控制咳嗽时,可在扫描间隙期进行动作(即机器没声音时)。

(5)其他参照 MRI 普通或增强检查。

(三)检查后的护理要点

参照 MRI 普通或增强检查。

三、胸部 MRI 检查护理要点

(一)检查前准备要点

(1)呼吸训练:正确指导患者呼吸训练,耐心解释说明屏气重要性,使患者在实际检查过程中适应憋气扫描。

(2)其他内容参照 MRI 普通或增强检查。

(二)检查中护理要点

(1)线圈选择:体表线圈或者专用心脏线圈。

(2)体位设计:患者仰卧在检查床上,头先进,人体长轴与床面长轴一致。双手置于身体两旁。

(3)成像中心:线圈中心对准胸部中点(胸骨柄切迹与剑突连线中点和正中矢状面),移动床面位置,使十字定位灯的纵横交点对准线圈纵横轴交点对准胸部中点,即以线圈中心为采集中心,锁定位置,并送至磁场中心。

(4)呼吸控制:呼吸门控放置于呼吸动度最大处,如呼吸动度过大,可加用腹带捆绑以限制患者的呼吸。

(5)在检查过程中,叮嘱患者尽量避免咳嗽或吞咽。

(6)其他参照 MRI 普通或增强检查。

(三)检查后护理要点

参照 MRI 普通或增强检查。

四、冠状动脉 MRI 检查护理要点

冠状动脉 MRI 受到心跳、呼吸等各种生理运动的影响,其成像质量与这些生理参数的控制密切相关,而患者在检查中的配合也至关重要。

(一)检查前准备要点

1.指导呼吸训练

呼吸运动是影响呼吸导航采集率的关键因素,直接影响图像的采集速度和质量。告知患者浅慢、均匀呼吸,避免深呼吸是冠状动脉检查成功的关键环节。耐心解释说明屏气重要性,使患者在实际检查过程中适应憋气扫描。

2.控制心率

心率过快引起伪影是影响磁共振冠状动脉成像的主要因素之一,适当控制心率<75/min 有助于减轻或消除冠状动脉的运动伪影。必要时给予 β 受体阻滞药(美托洛尔)口服,适当降低心率。

3.其他

参照 MRI 普通或增强检查。

(二)检查中护理

1.线圈选择

体表线圈或者专用心脏线圈。

2.体位设计

患者仰卧在检查床上,头先进,人体长轴与床面长轴一致,双手置于身体两旁。

3.成像中心

线圈中心对准胸部中点(胸骨柄切迹与剑突连线中点和正中矢状面),移动床面位置,使十字定位灯的纵横交点对准线圈纵横轴交点对准胸部中点。即以线圈中心为采集中心,锁定位置,并送至磁场中心。

4.安放电极

嘱患者保持体位不动,心脏检查者正确安放电极,右上电极(黄色)放右锁骨中线,左上电极(绿色)左侧第 2 肋间,左下电极(红色)放心尖处。告知患者在扫描过程中体表线圈和身体下矩阵线圈有发热感,属正常现象。

5.呼吸控制

呼吸门控放置于呼吸动度最大处。如呼吸动度过大,可加用腹带捆绑以限制患者的呼吸。

6.其他

参照 MRI 普通或增强检查。

(三)检查后护理

参照 MRI 普通或增强检查。

五、乳腺 MRI 检查护理要点

MRI 是目前诊断乳腺疾病重要的检查手段,但是由于其检查环境的特殊性、检查时间长、俯卧位,以及检查中需动态增强等因素导致患者不舒适,而影响图像质量。因此检查前护士准备质量、检查中患者的配合程度是检查成功与否的关键因素。

(一)检查前准备要点

(1)更换开式检查服或病员服。

(2)建立静脉通道:选择适宜的注射部位,建立静脉留置针,保持畅通。

(3)心理护理和健康教育:重点向患者说明乳腺检查时间、俯卧位可能导致体位不舒适、胸部及面部皮肤的压迹,如有其他特殊不适,请及时告诉技师。

(4)乳管内乳头状瘤的患者可有乳头溢液的现象,溢液通常是血性、暗棕色或者黄色液体,会污染内

衣,在检查前协助患者用温水拭去外溢的分泌物,避免污染检查线圈,必要时在线圈内铺上治疗巾。

(5)乳腺囊性增生病主要是由于女性体内雌、孕激素比例失调,临床突出表现是乳房胀痛和肿块,疼痛与月经周期有关,在月经前疼痛加重。可以采用预约检查,也就是错过周期性疼痛的时间进行检查。

(6)其他参照 MRI 普通或增强检查。

(二)检查中护理要点

(1)线圈选择:乳腺专用线圈。

(2)体位设计:取俯卧位,将头置于专用海绵圈内,双乳自然悬垂入线圈内。双手上举或放身体两旁,膝部、足部垫上软枕以起到支撑作用。乳腺癌及乳腺纤维腺瘤患者如疼痛感明显,采用俯卧位同时把乳腺线圈的头侧垫高 $15°\sim30°$。以防止乳腺过度受压引起疼痛,尽量让患者保持舒适的体位,嘱患者保持体位不动。

(3)成像中心:线圈中心对准双乳头连线,移动床面位置,即以线圈中心为采集中心,锁定位置,并送至磁场中心。

(4)检查中注意保护患者的隐私。

(5)对乳腺癌术后体质虚弱的患者,检查中技师与护士重点观察呼吸情况,发现异常应及时处理。

(6)其他参照 MRI 普通或增强检查。

(三)检查后护理

参照 MRI 普通或增强检查。

六、腹部 MRI 检查护理要点

腹部 MRI 检查包括肝、胰腺、肾、前列腺、女性盆腔、尿路造影。

(一)检查前准备要点

(1)消化道准备:腹部检查前需禁食、水 6～8h,尿路造影检查前 12h 禁食、禁水,排便。禁服促进肠液分泌药物。如泻药等。

(2)正确指导呼吸训练:耐心解释说明屏气重要性,训练方式为:深吸气—屏气—呼气,告知患者在扫描时需数次屏气,每次吸气幅度保持一致。另外,训练患者屏气最长时间达 22s,使患者在实际检查过程中适应憋气扫描。对一些屏气较差的患者,可采取加腹带及捏鼻的方法,使其被动屏气,也可获得很好的效果。

(3)盆腔检查者需要憋小便使膀胱充盈以便更好地显示盆腔脏器,女性在盆腔 MRI 检查前需取掉节育环。

(4)其他参照 MRI 普通或增强检查。

(二)检查中护理要点

1.线圈选择

体表线圈。

2.体位设计

患者仰卧在检查床上,取头先进,体线圈置于腹部并固定于床缘,人体长轴与床面长轴一致,双手置于身体两旁或双手上举。

3.成像中心

肝、胰腺线圈中心对准脐与剑突连线中点,肾、肾上腺线圈中心对准脐中心,盆腔线圈中心对准脐和耻骨联合连线中点,前列腺线圈中心对准脐和耻骨联合连线下 1/3 处前列腺中点。移动床面位置,开十字定位灯,使十字定位灯的纵横交点对准脐与剑突连线中点。即以线圈中心为采集中心,锁定位置,并送至磁场中心。

4.其他

参照 MRI 普通或增强检查。

(三)检查后护理

参照 MRI 普通或增强检查。

七、胰胆管水成像(MRCP)护理要点

(一)检查前准备要点

1.消化道准备

禁食、禁水 6h,可使胆胰管充分扩张,管壁显示清晰。

2.对比剂准备

检查前 15min 左右饮温开水 300mL 加枸橼酸铁铵泡腾颗粒铁剂 39(0.6g 1 包),或 100mL 温开水中加入 1～2mL 静脉用钆喷酸葡胺口服,目的在于抑制周围肠道水信号,使十二指肠充盈良好,从而使十二指肠壶腹及乳头湿示清晰,能更准确地判断该处是否存在梗阻占位病变。

3.减少胃肠道蠕动

必要时检查前 10～15min 肌内注射山莨菪碱注射液 10mg,以减少胃肠道的蠕动,避免出现运动性伪影。

4.呼吸训练

于检查前训练患者屏气(深吸气一屏气一呼气),告知患者在扫描时需数次屏气,每次吸气幅度保持一致。另外,训练患者屏气最长时间达 22s,使患者在实际检查过程中适应屏气扫描,清晰显示胰胆管的结构及十二指肠的形态。耐心说明屏气的重要性,如屏气不成功,会影响图像质量与诊断。

5.必要时镇静或镇痛

胆胰疾病的患者伴有不同程度的疼痛,对于耐受力差的患者,必要时按医嘱给予镇痛药或镇静药,以解除疼痛,防止过度疼痛影响检查质量。

6.其他

参照 MRI 普通或增强检查。

(二)检查中的护理要点

(1)线圈选择:体表线圈。

(2)体位设计:患者仰卧在检查床上,头先进,体线圈置于腹部并固定于床缘,人体长轴与床面长轴一致,双手置于身体两旁或叙手上举。

(3)成像中心:线圈中心对准脐与剑突连线中点,移动床面位置,开十字定位灯,使十字定位灯的纵横交点对准脐与剑突连线中点。即以线圈中心为采集中心,锁定位置,并送至磁场中心。

(4)患者制动:嘱患者在检查中避免咳嗽及身体运动,以免造成运动伪影。对于精神紧张的患者,此时再次耐心指导患者检查时如何配合,允许家属陪同,并采取腹部加压。盖上软垫或床单,以减少伪影的产生。

(5)对一些屏气较差的患者,可采取加腹带及捏鼻的方法,使其被动屏气,也可获得很好的效果。

(6)其他参照 MRI 普通或增强检查。

(三)检查后的护理要点

参照 MRI 普通或增强检查。

八、脊柱及四肢关节 MRI 检查护理

脊柱 MRI 检查包括颈椎、胸椎、腰椎、骶椎、髋关节,四肢关节包括肩关节、肘关节、腕关节、膝关节、踝关节等。

(一)检查前准备要点

参照 MRI 普通或增强检查。

（二）检查中护理要点

1. 线圈选择

根据不同的部位选择相应的线圈。颈椎选用颈线圈，胸椎、腰椎、骶椎、髋关节选用体表线圈，肩关节选用专用肩关节线圈，四肢关节选用专用四肢关节线圈。

2. 体位设计

脊柱 MRI 患者仰卧在检查床上，头先进，人体长轴与床面长轴一致，双手置于身体两旁。四肢关节 MRI 根据相应线圈和机器选择合适的检查体位。患者取仰卧位，用海绵垫垫平被查肢体并用沙袋固定，使患者舒适易于配合。单侧肢体检查时，尽量把被检侧放在床中心。可用体线圈行两侧肢体同时扫描，以便对照观察，或用特殊骨关节体表线圈。

3. 成像中心

颈椎成像中心在喉结处，胸椎对准双锁骨连线处，腰椎对准脐上两横指；肩关节对准喙突，下肢以踝关节为中心，膝关节以髌骨为中心，四肢关节成像中心应根据不同的关节部位而定。

4. 其他

参照 MRI 普通或增强检查。

（三）检查后护理要点

参照 MRI 普通或增强检查。

（张连军）

第八节　特殊患者 MRI 检查护理要点

一、老年患者 MRI 检查护理要点

老年患者因机体器官功能逐渐减退，身体贮备能力下降，加上本身疾病因素、心肺功能不全、环境改变、MRI 噪声的影响，部分患者会出现紧张、焦虑、恐惧等不良情绪。给 MRI 检查带来，一定困难。因此，认真做好老年患者 MRI 检查前准备是检查成功的关键。

（一）检查前准备要点

（1）患者评估：阅读申请单，评估患者病情、配合程度、精神状态，增强者重点评估过敏史和肾功能情况。仔细询问有无 MRI 禁忌证，因老年患者体内接受置入物的相对频率较高，常见的有冠状动脉支架、人造心脏瓣膜、血管夹、人工耳蜗、胰岛素泵等，对此类患者除详细阅读 MRI 申请单外，还需向患者及家属进一步核实，发现有疑问应及时与临床医师核实，确认体内置入物是非铁磁性材料方可进行检查。对携带动态心电图的患者择日安排检查。

（2）心理护理、健康教育：向患者及家属交代 MRI 检查环境、设备噪声特点、检查时间等，组织患者观看视频。了解整个检查过程，消除患者焦虑、紧张、恐惧的心理，使患者愿意接受 MRI 检查。要求患者检查过程中制动，任何轻微的动作如咳嗽、吞咽、喘息等均会造成图像伪影；嘱患者平稳呼吸，手握报警球，如有不适随时与医护人员沟通。

（3）呼吸训练：胸腹部检查需使用呼吸门控、心电门控及屏气扫描技术，老年患者反应迟缓、听力差，检查前需反复进行呼吸训练，对屏气扫描者要求扫描前深呼吸 3～5 次，吸气末进行屏气，尽可能延长屏气时间。必要时由家属协助患者完成呼吸训练。

（4）检查前排空膀胱。

（5）必要时镇静。

（6）其他参照 MRI 普通或增强检查。

（二）检查中的护理要点

（1）体位设计：上检查床时，护士与技师注意搀扶患者，防止跌倒。

（2）专人陪同：必要时检查中专人陪同患者完成检查。

（3）患者监测：危重患者检查时启用心电门控或使用 MRI 专用指夹式脉搏血氧仪。监测生命体征的变化。必要时氧气枕低流量吸氧，保持呼吸道通畅。扫描过程中严密观察患者情况，话筒开放，随时询问有无不适。

（4）注意保暖：由于扫描房间温度较低，防止受凉引起咳嗽。

（5）告知患者检查时一定要保持不动防止移动体位和咳嗽等动作。

（6）其他参照 MRI 普通或增强检查。

（三）检查后的护理要点

（1）检查结束后询问、观察患者有无不适，协助患者下检查床，做到"一动、二坐、三下床"。"一动"就是检查结束时四肢活动；"二坐"是在"一动"的基础上缓慢坐起；"三下床"是指扶患者下床并至安全位置休息以防跌倒，同时避免因体位突然改变引起不适。

（2）其他参照 MRI 普通或增强检查。

二、幽闭症患者 MRI 检查护理要点

幽闭恐惧症是被幽闭在限定空间内的一种病态恐惧，是一种心理疾患，在 MRI 检查过程中经常可以遇到（占 5%～10%），部分患者主动放弃检查。产生原因：MRI 扫描仪中央孔洞幽闭狭长、光线暗淡、视野受限、扫描中噪声刺激、活动受限、较长的检查时间和担心检查结果不好。曾有神经系统病变、肥胖、心肺疾病的患者发生率较高。因此，针对性地做好幽闭恐惧症患者检查的全程管理是检查成功的关键。

（一）检查前准备要点

（1）患者评估：阅读申请单，评估患者病情、配合程度、精神状态。对曾有幽闭恐惧症病史的患者，护士应了解其发生过程、发生程度、临床表现、检查结果等，做到心中有数。

（2）心理护理与健康教育：检查前多与患者沟通，简单介绍 MRI 原理及步骤，如：检查环境、MRI 扫描孔径的大小、噪声强度、检查时间等，组织患者观看健康教育视频，使患者了解整个检查过程及配合方法。必要时让已检查成功的患者介绍检查中的体会。

（3）熟悉环境：检查前让患者进检查室观看其他患者的检查过程，感受一下 MRI 噪声的特点，测试患者是否能承受。

（4）演示报警球的使用方法。机房播放轻音乐，分散患者注意力。

（5）药物控制：经准备仍无法完成检查者，在患者及家属同意后遵医嘱使用镇静药。

（6）其他参照 MRI 普通或增强检查。

（二）检查中配合要点

（1）抚摸患者的肢体：可让家属陪同一起进入扫描室，让家属握住患者的手或抚摸患者的肢体使其有安全感。

（2）随时沟通：医务人员在检查时可通过话筒和患者保持通话，让患者感觉到近距离的接触，心情自然会放松。

（3）保护听力：让患者戴上耳塞，播放舒缓的音乐。

（4）改变体位：如仰卧位改为俯卧位，头先进改为足先进等。

（5）必要时吸氧：对检查前诉有头晕、胸闷、心悸者可给予氧气袋低流量吸氧。

（6）患者进入磁体腔之前嘱其闭上眼睛或戴上眼罩使患者不知道自己在密闭环境中，或者让受检者俯卧位抬高下巴，使其可以看到磁体腔外的环境，同时在磁体内安装反光镜，可以使患者看到磁体外的环境，分散患者的注意力。

（7）打开扫描孔内的灯，增加空间感。

(8)操作者要技术娴熟,定位准确,合理缩短检查时间,必要时可采用快速成像序列以缩短扫描时间。

(9)其他参照 MRI 普通或增强检查。

(三)检查后的护理要点

(1)检查完后立即将患者退出检查床,同患者交谈,给予鼓励、表扬等,缓解其紧张、恐惧、焦虑心理。

(2)其他参照 MRI 普通或增强检查。

三、气管切开患者 MRI 检查护理要点

气管切开患者由于丧失了语言交流及呼吸道完整性,气道内分泌物多,检查时平卧位导致分泌物不易排出,而引起呛咳、呼吸不畅、缺氧等症状,使患者无法顺利完成检查,因此做好气管切开患者 MRI 检查全程的气道管理非常重要。

(一)检查前准备要点

(1)患者预约:开没绿色通道,临床医师确定患者是否能完成 MRI 检查,提前将检查信息传至 MRI 室,提前电话通知并送入检查单。迅速阅读检查单,提前录入患者信息,确认患者到达时间。

(2)评估核对:患者到达检查室快速核查信息、评估病情(生命体征、意识、呼吸道是否通畅、有无气道危险)、配合程度等,详细询问病史(手术史、检查史、过敏史),筛选高危人群。将金属套管更换为一次性塑料套管,并妥善固定。

(3)患者沟通:可采用笔、纸、写字板等工具,让患者将自己的感受、想法写出来进行交流。对于文化层次比较低的患者,仔细观察患者的表情、手势,并鼓励其重复表达,与家属配合能起到很好的交流及配合作用。

(4)清理呼吸道:进入 MRI 检查室前充分吸氧、吸痰,保持呼吸道通畅,防止检查时患者呛咳导致检查失败。

(5)备好氧气袋持续给氧,维持有效的血氧饱和度。

(6)其他参照 MRI 普通或增强检查。

(二)检查中护理要点

(1)体位设计:由医师、技师与护士共同将患者转移到检查床,动作要轻,将头放于舒适的位置,避免咳嗽。

(2)专人陪同:由医师、护士或家属陪同患者完成检查。

(3)患者监测:检查时启用心电门控或使用 MRI 专用指夹式脉搏血氧仪,监测生命体征的变化。必要时给予氧气枕低流量吸氧,保持呼吸道通畅。扫描过程中严密观察患者情况,发现异常立即处理。

(4)注意保暖:由于扫描房间温度较低,防止患者因受凉引起咳嗽。

(5)对于清醒的患者告知检查时一定要保持不动,防止移动体位和咳嗽等动作。

(6)其他参照 MRI 普通或增强检查。

(三)检查后护理要点

(1)检查结束后将患者安全转移至平车上,再次评估患者情况,必要时清理呼吸道,在医师或护士的陪同下将患者安全送同病房。

(2)其他参照 MRI 普通或增强检查。

四、机械通气患者 MRI 检查护理要点

MRI 检查由于环境及设备的特殊性,检查中观察患者存在盲区,一些监测设备及抢救设备无法进入检查室,如何保证机械通气患者 MRI 检查的安全性是目前面临的难题。

(一)检查前准备要点

(1)风险评估:由医师与家属详谈 MRI 检查的必要性与危险性,由家属签字同意后方可安排检查。主管医师认真评估及权衡检查的必要性与转送风险,制订检查计划。要求医师将金属气管导管更换为一次

性塑料气管导管,并妥善固定。

(2)患者预约:开设绿色通道,临床医师确定患者是否能完成 MRI 检查,提前将检查信息传至 MRI室,提前电话通知并送入检查单。迅速阅读检查单,确认患者到达时间,并向医师确认检查方式(平扫或增强),预先安置好留置针。

(3)检查前需遵医嘱查血气分析,在血氧饱和度及生命体征较稳定情况下由护士和医师陪同检查,更换专用的便携式小型呼吸机或简易呼吸器。

(4)MRI 专用呼吸机准备:接通电源、开机、氧气充足、自检、设置患者体重、测试管道的密闭性、根据病情设置模式。

(5)评估核对:患者到达检查室后快速核查信息、评估病情(生命体征、意识、呼吸道是否通畅、有无气道危险),详细询问病史(手术史、检查史、过敏史),筛选高危人群。并填写危重患者检查记录单。

(6)清理呼吸道:进入 MRI 检查室前充分吸氧、吸痰,保持呼吸道通畅。分离普通呼吸机管道,接好MRI 专用呼吸机管道,调节参数,观察呼吸机运行是否正常,观察生命体征情况,并做好记录。

(7)嘱陪同医师、家属去除患者身上的一切金属异物,包括监护仪、微量泵等急救设备。护士运用金属探测器再次检查,确认患者身体无金属异物的存在。

(8)家属准备:询问家属有无手术史,禁止体内安有金属异物的陪护进入检查室,并取下身上的一切金属物品,护士运用金属探测器再次检查以确保安全。并交代家属所有转运患者的工具不能进入检查室,并指导转运方法。

(9)保持静脉补液通畅,暂时夹闭其他引流管。

(10)其他参照 MRI 普通或增强检查。

(二)检查中护理要点

(1)体位设计:由医师、技师与护士共同将患者安全转移到检查床,动作要轻,将头放于舒适的位置;并将呼吸机放置于检查室指定的位置,妥善放置呼吸机管道及引流管,防止脱落,并观察呼吸机是否能正常运行。

(2)专人陪同:由医师、护士或家属陪同患者完成检查。

(3)患者监测:检查时启用心电门控或使用 MRI 专用指夹式脉搏血氧仪,监测生命体征的变化。检查时医师、护士定时巡视,重点观察血氧饱和度的变化、呼吸机运行情况,并做好记录。

(4)注意保暖:由于扫描房间温度较低,注意保暖,防止患者因受凉引起咳嗽。

(5)对于清醒的患者告知检查时一定要保持不动,防止移动体位和咳嗽等动作。

(6)其他参照 MRI 普通或增强检查。

(三)检查后护理要点

(1)检查结束后将患者安全转移至平车上,检查管道有无脱落,开放引流管并妥善放置。

(2)再次评估患者气道是否通畅,生命体征是否平稳,清理呼吸道后分离专用呼吸机管道,接好普通呼吸机管理;连接心电监护仪、微量泵等,在医师或护士的陪同下将患者安全送回病房。

(3)检查后整理呼吸机,消毒呼吸机管理,及时充氧备用,做好使用记录。

(4)其他参照 MRI 普通或增强检查。

五、癫痫患者 MRI 检查护理要点

癫痫是大脑神经元突发性异常放电,导致短暂的大脑功能障碍的一种慢性疾病。MRI 技术是目前诊断癫痫疾病的首选方法。但由于 MRI 检查时间长、噪声大、空间密闭等因素,检查中可能会诱发或突发癫痫发作,存在安全隐患。如何确保癫痫患者 MRI 检查中的安全性,是目前 MRI 室护士应解决的问题。

(一)检查前的准备要点

(1)患者评估:认真阅读检查单,针对有癫痫病史的患者 MRI 护士应详细询问癫痫发作症状、发作时间、持续时间、有无规律、服药情况、诱发因素等。评估患者是否能进行 MRI 检查。

(2)医师沟通:对于癫痫频繁发作的患者,护士应与临床医师沟通,告知癫痫患者 MRI 检查中发作的风险,检查前进行对症处理,待症状控制后再检查,最好由医师陪同到 MRI 室检查。

(3)心理护理与健康教育:癫痫患者因反复发作,治愈困难,给患者及家属带来巨大的经济负担和精神压力。应加强与患者的沟通,给予心理辅导,告知患者 MRI 检查的必要性、注意事项、检查时间及配合要领。检查前应告知患者适当进食,避免饥饿与脱水;避免过度疲劳,保持充足的睡眠;勿大量饮水;禁饮酒;防止滥用药物与突然停药等。

(4)环境及物品准备:MRI 机房温度设置在 22℃~24℃,检查区光线柔和舒适,通风效果要好;准备眼罩,减少光线的刺激;准备棉球或耳塞。尽量减少刺激,防止癫痫发作。检查前让患者进检查室感受一下 MRI 噪声的特点,看患者是否能适应。

(5)准备好急救物品、药品,重点准备氧气袋和地西泮。

(6)演示报警球的使用方法,告知患者检查中如出现发作先兆症状,请按报警球。

(7)药物控制:对于癫痫频繁发作的患者,检查前遵医嘱给予静脉缓慢推注地西泮后立即检查。同时技师、护士加强观察,防止出现呼吸抑制。

(8)其他参照 MRI 普通或增强检查。

(二)检查中护理要点

1.专人陪同

由医师、护士或家属陪同患者完成检查。让家属握住患者的手或抚摸患者的肢体使其有安全感。

2.随时沟通

医务人员在检查时可通过话筒和患者保持通话,让患者感觉到近距离的接触,心情自然会放松。

3.患者监测

医师、护士定时巡视,重点观察有无癫痫发作先兆,当出现癫痫发作时,立即停止检查,退出并降低检查床,陪同人员站在检查床两边,避免患者坠床,通知医师的同时立即静脉缓慢推注地西泮,头偏向一侧,保持呼吸道通畅,高流量吸氧。必要时迅速将压舌板或者纱布成卷垫在患者上下牙齿中间,预防牙关紧闭时咬伤舌部。待患者抽搐痉挛控制后,迅速将患者转移到抢救室处理与观察,并做好记录。抢救时禁止将铁磁性抢救设备带人磁体间。

4.注意保暖

由于扫描房间温度较低,防止患者受凉诱发癫痫发作。

5.其他

参照 MRI 普通或增强检查。

(三)检查后护理要点

(1)检查完后立即将患者退出检查床,安排患者到候诊室休息,无任何不适方可离开。对于检查中有癫痫发作的患者,待病情平稳后由专人送回病房。

(2)其他参照 MRI 普通或增强检查。

六、躁动患者 MRI 检查护理要点

躁动是意识障碍下以肢体为主的不规则运动,表现为患者不停扭动肢体,或大声叫喊等,是颅脑功能区损伤或病变后出现的精神与运动兴奋的一种暂时状态。MRI 检查是诊断颅脑疾病的重要手段,由于 MRI 检查环境的特殊性,检查前患者的准备质量是保证躁动患者顺利完成检查的关键。

(一)检查前准备要点

1.开通绿色通道

提前电话预约,告知检查相关事宜、注意事项、检查时间。

2.患者评估

阅读检查申请单、核对信息、询问病史,评估病情及配合程度。了解患者躁动的原因:如颅脑外伤(额

叶或颞叶脑挫伤、蛛网膜下腔出血等)、术后疼痛、颅内压增高、缺氧(呼吸道分泌物阻塞气道)、昏迷患者尿潴留、管道的刺激(气管插管、气管切开等)等。

3.医师沟通

对于躁动的患者,护士应与临床医师沟通,告知躁动患者 MRI 检查中的风险,提前使用镇静药、镇痛药,提供护理干预,待患者安静后立即安排检查。最好由医师陪同到 MRI 室检查。

4.环境及物品准备

声、光、冷的刺激可诱发患者躁动的发生,检查前调节室温、光线调暗、准备好棉球和或耳塞。尽量减少刺激。

(二)检查中的护理要点

(1)体位设计:技师与护士转运患者时动作要轻、快、稳,妥善固定肢体。

(2)专人陪同:检查时由家属陪同,适当固定患者的肢体,指导家属正确的按压方法,防止坠床。

(3)快速扫描:由经验丰富的技师采用快速扫描方式进行检查,检查时间不宜过长。

(4)推注对比剂时密切观察穿刺部位有无肿胀和肢体回缩现象,及时发现对比剂渗漏先兆,确保高压注射的安全。

(5)患者监测:医师、护士定时巡视,观察呼吸是否平稳,监测血氧饱和度的变化。并做好记录。

(6)其他参照 MRI 普通或增强检查。

(三)检查后的护理要点

参照 MRI 普诵或增强榆杏。

(张连军)

第九节　小儿及胎儿 MRI 检查护理要点

小儿由于意志力、自觉性、自制力差,加上患儿自身躯体疾病、环境改变和 MRI 设备噪声大、检查耗时长等因素导致部分患儿不能顺利地完成 MRI 检查。因此,做好小儿 MRI 检查的准备是决定检查成功与失败的关键。

一、小儿 MRI 普通检查护理要点

(一)检查前准备要点

(1)患儿评估:阅读申请单,评估患儿病情、配合程度、精神状态、有无 MRI 检查禁忌证等。

(2)家属的沟通:向家属交代由于 MRI 检查环境的特殊性、设备噪声大、检查耗时长等因素,使检查很难达到一次性成功,希望家属要有耐心,积极配合护士做好检查前的准备。重点告知家长镇静的目的、方法、重要性及配合技巧。检查时可由家长陪同患儿完成检查。

(3)检查镇静:一部分患儿在自然睡眠时行检查时容易惊醒,一部分患儿因无法入睡或伴有幽闭恐惧症不能配合完成检查,对上述患儿都需要进行镇静治疗。护士根据设备检查情况合理安排患儿镇静时间,一旦熟睡立即安排检查,尽量避免重复使用镇静药。

(4)饮食要求:婴儿检查前 0.5h 不可过多喂奶,防止检查时溢乳导致窒息发生。需行监测麻醉者需禁食、水 4～6h。

(5)需镇静的患儿在入睡前指导或协助家长取出患儿身上一切金属物品,技师与护士共同确认无金属异物的存在。

(6)脑肿瘤伴颅内高压者应先采取降颅压措施,防止检查中患儿出现喷射性呕吐而造成窒息与吸入性肺炎。

（7）婴幼儿患者检查前应更换尿裤。

（8）其他参照成人MRI普通检查。

（二）检查中护理要点

（1）体位设计：动作轻柔，采取平卧位；对监测麻醉的小儿，去枕平卧，肩下垫一小薄枕，头偏向一侧，保持呼吸道通畅（头部检查除外）。适当固定肢体，避免检查期间突然不自主运动造成检查失败。

（2）专人陪同：检查中专人陪同患儿检查，监测麻醉的小儿由麻醉师陪同。

（3）患儿监测：危重或镇静的患儿检查时启用心电门控或使用MRI专用指夹式脉搏血氧仪，监测生命体征的变化。氧气枕常规低流量吸氧，保持呼吸道通畅。

（4）注意保暖：由于扫描房间内温度较低，患儿体温调节功能不完善，对温度差异很敏感，因此应注意保暖，防止受凉。

（5）防止灼伤：检查中患儿身体（皮肤）不能直接接触磁体洞壁及导线，以防止患者灼伤。患儿两手不要交叉放在一起，也不要与身体其他部位的皮肤直接接触，以减少外周神经刺激症状的出现。

（6）其他参照成人MRI普通检查。

（三）检查后护理要点

（1）患儿监测：检查后将镇静的患儿抱入观察室，待患儿清醒、能辨别方向、生命体征平稳后方可离开。

（2）其他参照成人MRI普通检查。

二、小儿MRI增强检查护理要点

（一）检查前护理要点

（1）患儿评估：阅读申请单，评估患儿病情、配合程度、精神状态、有无过敏史等。测患儿体重、生命体征（记录在申请单上）。

（2）家属沟通：重点向家属说明增强检查的必要性，告知注射对比剂瞬间可能出现的异常反应。

（3）合理水化：增强检查前4h内根据病情及患儿年龄大小，给予合理水化。但需镇静或监测麻醉的小儿检查前要禁食、禁水4～6h。

（4）由家属签署钆对比剂增强检查知情同意书。

（5）建立静脉通道：选择直径较粗的头皮静脉或外周静脉，置入适宜的留置针，妥善固定，肘部穿刺时防止弯曲。

（6）其他参照小儿MRI普通检查和成人增强检查。

（二）检查中护理要点

1. 体位设计

根据检查要求放置手的位置，注意体位的摆放和高压管道的长度，避免移床过程中高压管道打折或牵拉造成留置针脱出。适当固定肢体。避免检查期间突然不自主运动造成检查失败。

2. 患儿监测

观察使用对比剂后患儿的反应，发现异常及时处理。

3. 防止对比剂渗漏

注射对比剂前手动注入生理盐水3～5mL，观察穿刺部位有无疼痛、红、肿现象，患儿有无因疼痛引起肢体的回缩，确保留置针安全无渗漏方可高压注入对比剂。注药时严格控制速度、压力和量。对睡眠中的患儿，检查时同时固定好非检查部位，以免推药时患儿突然惊醒躁动使检查失败。检查时患儿若出现异常，立即停止推药，及时处理。

4. 其他

参照小儿MRI普通检查和成人增强检查。

（三）检查后护理要点

参照小儿MRI普通检查和成人增强检查。

三、胎儿 MRI 检查护理要点

(一)检查前准备要点

1.孕妇的评估

阅读申请单,评估孕妇的一般情况及配合程度。仔细询问有无磁共振检查禁忌证。排除幽闭恐惧症,孕妇如有幽闭恐惧症,采用仰卧位可能会加重症状。

2.饮食要求

检查前孕妇需禁固态食物 3h 以上,禁流质 2h 以上,因为食物消化后肠内可出现伪影,影响诊断。

3.适应环境

让孕妇熟悉检查的环境和空间,使其在检查前有充分的思想准备,以便于很好地配合。

4.心理护理与健康教育

护士应简单告知孕妇及家属 MRI 的原理、安全性、检查过程以及强调 MRI 检查的禁忌证。通过各种方式了解孕妇的心理状态,并针对性地进行疏导和帮助,消除孕妇紧张心理,更好地配合检查。

5.呼吸训练

孕妇的身体移动、呼吸运动等都会严重影响图像质量。检查时可以使用屏气扫描序列克服孕妇呼吸运动的影响。所以做好孕妇的呼吸、屏气训练非常重要。

6.其他

参照成人 MRI 普通检查和增强检查。

(二)检查中护理要点

(1)线圈选择:体表线圈。

(2)体位设计:患者仰卧在检查床上,头先进,体线圈置于腹部并固定于床缘,人体长轴与床面长轴一致,双手置于身体两旁或双手上举。询问体位舒适情况,嘱孕妇在检查中避免咳嗽及身体运动,以免造成运动伪影。

(3)成像中心:线圈中心对准腹部隆起处,扫描以胎儿为中心。移动床面位置,开十字定位灯,使十字定位灯的纵横交点对准脐与剑突连线中点。即以线圈中心为采集中心,锁定位置,并送至磁场中心。

(4)随时沟通:再次交代检查中注意事项,嘱其放松心情、耐心检查,告知此检查安全、对腹内胎儿也无放射损伤。

(5)检查中因平卧位可能会导致膈肌上移、肺受压。造成孕妇轻度呼吸困难,可给予孕妇低流量吸氧。

(6)听力保护:提供听力保护装置(比如耳塞、棉球或 MRI 专用耳麦等),保护受检者听力。针对检查中机器的噪声,给孕妇播放喜欢的音乐,减轻其紧张情绪。

(7)其他参照成人 MRI 普通检查和增强检查。

(三)检查后护理要点

参照成人 MRI 普通检查和增强检查。

(张连军)

第十节 X 线常见造影检查护理要点

一、食管吞钡(碘水)检查患者护理要点

食管吞钡(碘水)造影检查是诊断食管病变的基本方法,检查是以透视为先导,摄取适当的点片,以显示病变的细节,结合形态及运动功能变化做出诊断。

（一）适应证

（1）有吞咽困难或咽部不适需明确诊断者。

（2）疑食管肿瘤、异物、贲门痉挛、食管静脉曲张及食管先天性疾病。

（3）了解纵隔肿瘤、甲状腺肿快、心血管疾病所致的食管外压性或牵拉性改变。

（4）疑食管肿瘤或经食管镜及拉网检查发现而常规检查未发现者和食管癌普查或常规检查疑有食管肿瘤及食管病变，但不能确诊者，应做双对比检查。

（5）疑有食管穿孔、食管气管瘘、吞咽动作失调、腐蚀性食管炎，用食管碘水检查。

（二）禁忌证

（1）腐蚀性食管炎的急性炎症期。

（2）食管穿孔、食管静脉曲张大出血时。大出血后，检查时服用稀钡。

（3）食管气管瘘、食管纵隔瘘者，但此时确需检查，可用水溶性碘剂或碘油。

（4）完全肠梗阻者禁用钡剂检查。

（5）先天性婴幼儿食管闭锁者气管食管瘘或球麻痹（延髓性麻痹）者。

（6）对碘过敏者禁用碘水检查。

（7）心肺功能不全，重度衰竭的患者。

（8）抗胆碱药物禁忌者，不宜做双对比检查。

（三）护理要点

1.检查前的护理要点

（1）患者的评估：护士仔细阅读检查申请单，核对患者信息（姓名、性别、年龄、检查部位等），详细询问病史，评估患者病情，确认患者信息、检查部位、检查方式的正确。

（2）消化道准备：检查前一般不需禁食，但进食后不宜立即进行食管检查，以免因有食物残渣黏附在黏膜上影响检查结果。贲门痉挛、食管裂孔疝、食管下端贲门部肿瘤者需禁食空腹；食管内食物潴留多时，造影前要尽量抽出。

（3）环境准备：调节室内温度为22℃～24℃，湿度40％～60％，保持环境清洁、整齐，冬天注意保暖。

（4）心理准备与健康教育：加强与患者的沟通，给患者讲解食管吞钡（碘水）检查的目的、过程和注意事项及配合技巧。钡剂色白、气香、无味，碘剂无色透明、味略苦涩，检查时先让患者含一大口钡，在医师的指令下嘱咐患者一口咽下，同时进行摄片，含在口腔里的钡剂量不宜过多，避免吞下时呛咳；过少不能充分充盈食道黏膜；尽量全部吞下.避免喷出污染屏幕或衣物，造成照射伪影；吞下过程中，头尽量后仰，保持头部不动，以保证检查质量。

（5）对比剂准备：稠钡剂，钡水比（3～4）∶1，调成糊状，约40mL；碘剂40～50mL。配制钡剂浓度应适宜，太浓导致患者吞咽困难，头部的摆动不便于食管的透视观察及摄片；太稀的钡剂使食管黏膜显影不充分，有可能导致小病灶的遗漏，造成漏诊；若为观察食管异物，可吞服钡棉，观察其钡棉搁置和挂住在异物上的特征。有梗阻者，用40％～50％稀钡。

（6）急救物品、药品、器材的准备：配备急救车、各种抢救药品、氧气筒、氧气枕、血压计、心电监护仪、吸痰器、平车、急救包等，定期检查，保持100％完好无损。

（7）碘水造影的患者检查前签署碘对比剂使用知情同意书。

（8）指导或协助患者去除被检部位的金属物件及高密度伪影的衣物，以防止伪影的产生。

2.检查中的护理要点

（1）再次核对患者信息。

（2）协助患者进机房，让其取站立位，后背紧贴检查床，必要时用约束带固定患者于检查床上，避免检查床转动时患者跌倒。有引流管的应妥善固定，防止牵拉、脱落。

（3）将准备好的钡剂放置在固定架上，便于患者取放。

（4）再次交代检查中的注意事项及配合事宜。

（5）先胸腹常规透视，再根据病情采用不同的体位，在医师的指令下吞服钡剂（碘剂）检查。

（6）检查中注意观察患者的反应。

3.检查后的护理要点

检查完毕后协助患者清洁口腔，根据病情嘱其多饮水，多食含粗纤维的食物，加速钡剂的排泄；同时告知患者次日解大便为白色，不用紧张；如排便困难者可使用缓泻剂和灌肠促进排便。碘水造影的患者需观察有无不良反应的发生。

二、上消化道钡剂（碘剂）检查患者护理要点

上消化道造影是指从口咽至十二指肠水平部，包括食管、胃、十二指肠造影检查。

（一）适应证

（1）食管：食管炎性疾病。

（2）胃：慢性胃炎、胃下垂、胃黏膜脱垂、胃排空延迟、胃癌、胃溃疡、贲门失弛缓症、胃食管反流、胃和十二指肠反流、胃空肠吻合狭窄。

（3）十二指肠：十二指肠壶腹炎、十二指肠球部溃疡、十二指肠憩室、肠系膜上动脉综合征、十二指肠手术后复查。

（4）先天性胃肠道异常者。

（5）腹上区肿块需明确与胃肠道的关系。

（二）禁忌证

（1）急性胃肠道穿孔、急性胃肠炎者。

（2）急性胃肠道出血，一般在出血停止后2周，大便隐血试验阴性后方可检查。如临床急需检查，可在准备应急手术的条件下进行。

（3）肠梗阻，尤其是结肠梗阻者。但对单纯不全性或高位小肠梗阻，为明确原因可酌情用稀钡或碘剂检查。

（三）护理要点

1.检查前的护理要点

（1）患者的评估：护士仔细阅读检查申请单，核对患者信息（姓名、性别、年龄、检查部位等），洋细询问病史，评估患者病情，确认患者信息、检查部位、检查方式的正确。

（2）消化道准备：造影前1d不要服用含铁、碘、钠、铋、银等药物；造影前1d不宜多吃纤维类和不易消化的食物。造影前1d晚餐吃少渣、不易产气饮食，如稀饭等。禁食、水6～8h。

（3）环境准备：调节室内温度为20℃～24℃，湿度40%～60%，保持环境清洁、整齐，关闭门窗。冬季注意保暖。

（4）心理护理与健康教育：向患者讲解上消化道钡剂检查的目的、过程和注意事项，训练配合技巧。说明钡剂色白、气香、无味，碘剂无色透明、味略苦涩，检查时在医师的口令下吞服钡剂，可能会出现恶心、呕吐症状，深呼吸可以缓解；检查中体位会出现改变，如有不适及时告诉医务人员；检查后嘱患者多饮水，加速钡剂的排泄，同时告之患者次日所排大便为白色，不用紧张。

（5）对比剂准备：钡水比例为1∶1.5，总量60～100mL或碘水60～100mL。

（6）急救物品、药品、器材的准备：配备急救车、各种抢救药品、氧气筒、氧气枕、血压计、心电监护仪、吸痰器、平车、急救包等，定期检查，保持100%完好无损。

（7）碘水造影的患者检查前签署碘对比剂使用知情同意书。

（8）指导或协助患者去除被检部位的金属物件及高密度伪影的衣物，以防止伪影的产生。

2.检查中的护理要点

（1）再次核对患者信息。

（2）协助患者进机房，让患者背靠于检查床上，双手交叉上举拉住头顶固定环，用约束带固定患者。有

引流管的应妥善固定,防止牵拉、脱落。

(3)将准备好的钡剂放置在固定架上,便于患者取放。

(4)再次交代检查中的注意事项及配合事宜。

(5)按照医师指令吞服造影剂,依次进行各部位的摄片检查。

(6)检查过程中密切观察患者的病情变化,发现异常及时处理等。

(7)加强安全管理,防止体位改变引起不适或坠床。

三、全消化道钡剂(碘剂)检查患者护理要点

全消化道造影检查是从口咽至结肠,当对比剂到达回盲部时进行最后的摄片,检查结束,观察有无肠道梗阻,回盲部结核、肿瘤等。

(一)适应证

(1)同食管吞钡(碘水)检查适应证。

(2)同上消化道钡剂(碘水)检查适应证。

(3)怀疑小肠炎症和肿瘤者。

(4)不明原因的腹痛、腹胀、腹泻者。

(5)胃肠道出血经胃、十二指肠及结肠检查阴性而怀疑出血来自小肠者。

(二)禁忌证

(1)同食管吞钡(碘水)检查禁忌证。

(2)同上消化道钡剂(碘水)检查禁忌证。

(三)护理要点

1.检查前的护理要点

(1)对比剂准备:钡水比1:1.2,量约100mL,加入甲氧氯普胺粉剂20～30mg,或碘剂100～120mL。

(2)其他同上消化道钡剂检查。

2.检查中的护理要点

(1)检查后告知患者下次摄片的时间,嘱患者多走动或取右侧卧位,以促进对比剂尽快到达回盲部。

(2)其他同上消化道钡剂检查。

四、钡灌肠检查护理要点

钡灌肠即从肛门插入一根肛管,利用灌肠机灌入钡剂,再通过X线检查,可用于诊断结肠占位、肠息肉、炎症、溃疡、梗阻、先天性巨结肠等病变,也可作为下消化道内镜检查的补充检查。

(一)适应证

(1)结肠肿瘤、息肉、溃疡、憩室、结核等器质性病变及腹腔肿瘤。

(2)肠梗阻:鉴别低位小肠梗阻与结肠梗阻。

(3)肠套叠(有一定的治疗作用,但要注意套叠的时间,避免肠道因长时间缺血而坏死,灌肠时压力过大而穿孔)。

(4)结肠先天性异常如巨结肠等。

(二)禁忌证

(1)结肠活动性大出血、穿孔、坏死。

(2)急性阑尾炎、急性肠炎或憩室炎者。

(3)妊娠期妇女。

(4)结肠病理活检后(24h内)。

(5)心力衰竭、呼吸衰等全身情况差者。

(6)高龄患者(相对禁忌)。

（三）护理要点

1.检查前的护理要点

(1)患者的评估：护士仔细阅读检查申请单，核对患者信息（姓名、性别、年龄等），详细询问病史、过敏史，评估患者病情，确认患者信息的正确。同时了解患者有无其他检查，如同时进行 CT 腹部检查，应安排患者先做 CT，再做钡灌肠。

(2)消化道准备：造影前 2d 不要服用含铁、碘、钠、铋、银等药物；造影前 1d 不宜多吃纤维类和不易消化的食物；造影前 1d 晚上，吃少渣饮食，如豆浆、面条、稀饭等。禁食、水 6～8h。检查前排空大便，清洁灌肠后 2～3h 行钡灌肠（若查巨结肠则无需洗肠）。

(3)环境准备：调节室内温度 22℃～24℃，湿度 40％～60％，保持环境清洁、整齐，备好屏风和窗帘，保护患者的隐私，关闭门窗，注意保暖。

(4)心理护理与健康教育：为患者及其家属讲解钡灌肠的目的、过程和注意事项。告知患者在灌钡肠的过程中，感到腹胀有便意时，尽量憋住，深呼吸可缓解，如不能耐受，请及时告知。检查中床会转动，不要紧张。

(5)灌肠溶液准备：常用 1∶4 的钡水悬浊液（800～1000mL 水中加入 150～200g 的硫酸钡）。成人每次用量 800～1000mL，小儿 200～500mL。溶液温度 39℃～41℃。

(6)灌肠物品准备：灌肠机、肛管、血管钳、液状石蜡、棉签、卫生纸、纱布、手套、一次性中单、治疗巾、便盆、温度计。

(7)急救物品、药品、器材的准备：配备急救车、各种抢救药品、氧气筒、氧气枕、血压计、心电监护仪、吸痰器、平车、急救包等，定期检查，保持 100％ 完好无损。

(8)指导或协助患者去除被检部位的金属物件及高密度伪影的衣物，以防止伪影的产生。

2.检查中的护理要点

(1)再次核对患者信息，询问是否行清洁灌肠，评估患者的情况，有无高危因素。

(2)携用物至检查床旁，解释操作目的、灌肠时的反应、配合要点及注意事项。

(3)洗手、戴口罩；关闭门窗，打开屏风。

(4)扶患者上检查床取左侧卧位，臀下垫一次性尿布，脱裤至膝部，将臀部移至床沿，双膝屈曲。用棉被遮盖患者胸、背、腹部及下肢，给患者保暖，注意保护患者隐私。

(5)戴手套，将准备好的灌肠液充分搅拌后倒入灌肠机水封瓶内，连接好管道和肛管。用棉签蘸液状石蜡润滑肛管前端 8～10cm。

(6)左手暴露肛门，用液状石蜡润滑肛门，右手持肛管轻轻插入肛门 7～10cm，嘱患者张口呼吸。

(7)协助患者取平卧位，改变体位时注意防止肛管脱落（将肛管用钳子固定在床沿），嘱患者双手交叉抓住检查床上的铁环，用约束带固定好患者，防止坠床。

(8)先行腹部透视，再行钡剂灌入及适当充气。正确使用灌肠机遥控器，设置灌肠压力为 7～8kPa；按压顺序，气泵一充气一压力一充钡一关充钡一关充气。

(9)当钡剂充盈至回盲部时根据医师指示停止灌钡。

(10)停止摄片后，解开约束带，用止血钳夹闭橡胶管，弯盘置于肛门前，左手暴露肛门，右手用纱布包住肛管并将其拔出，放入弯盘内，用纸巾擦净肛门，协助患者穿好衣裤，搀扶患者下检查床，嘱患者自行排便。

(11)操作中的注意事项如下。①插管时应轻柔，避免损伤直肠黏膜而引起出血与疼痛。②妥善固定患者，避免床转动时患者从检查床上坠落或肢体撞伤。③灌肠过程中严密观察患者神态、面色、呼吸，询问有无腹痛、腹胀等异常情况。及时发现、及时处理。④观察钡剂灌入是否通畅，肛管有无打折、脱落等。⑤严格掌握灌肠液的温度、量与灌肠的压力，温度过低易引起肠痉挛，过高易烫伤，量太少达不到回盲部，量太多会使腹内压过度增高。

3.检查后的护理要点

(1)整理用物。

(2)告知患者因钡剂不吸收，排出的大便为白色属正常现象，检查后 2～7d 大便仍是白色。

(3)检查后嘱患者立即上厕所,尽量排出注入直肠内的钡剂。为老年、体质虚弱、行动不便的患者提供移动的坐便器。

(4)嘱患者多饮水,食粗纤维食物,促进钡剂的排出。若为长期便秘者,可使用缓泻剂或灌肠帮助排便。避免钡剂长时问遗留于肠道内形成钡石。

五、排粪造影检查护理要点

排粪造影是一种检查肛门直肠部功能性疾病的新兴检查方法。是将一定量的钡糊注入被检者直肠内,在符合生理状态下对肛门直肠及盆底行静态和动态观察。如直肠黏膜脱垂、直肠套叠、直肠前突、会阴下降综合征、盆底痉挛综合征、子宫后倾、直肠癌术后和肛门成形术后功能观察等,也是决定治疗方式的可靠依据。

(一)适应证

(1)临床上有排便困难、便秘、黏液血便、肛门坠胀、排便时会阴及腰骶部疼痛,而经临床指肛、钡灌肠和内镜检查未见异常者。

(2)大便失禁、直肠癌术后及肛门成形术后了解肛门直肠功能者。

(二)禁忌证

(1)病重、体质弱、心肺功能衰竭者。

(2)肛门手术或外伤未痊愈者。

(三)护理要点

1.检查前的护理要点

(1)患者的评估:护士仔细阅读检查申请单,核对患者信息(姓名、性别、年龄等),详细询问病史、过敏史,评估患者病情,确认患者信息的正确。同时了解患者有无其他检查,如同时进行 CT 腹部检查,应安排患者先做 CT,再做排粪造影。

(2)环境准备:调节室内温度 22℃～24℃,湿度 40%～60%,保持环境清洁、整齐,备好屏风和窗帘,保护患者的隐私,关闭门窗,注意保暖。

(3)心理护理:讲解检查程序,帮助患者了解检查相关内容,消除紧张心理;了解患者在自制便桶上,X 线透视下进行排便有胆怯、羞愧、紧张的心理,不能正确用劲排便,钡糊排出不符合排粪要求,影响检查结果和诊断,多用激励性语言鼓励、肯定,避免用生硬、埋怨、责怪的语气。

(4)健康宣教:①检查前嘱患者排空小便,避免膀胱过度充盈压迫直肠,影响钡糊保留。检查前不需要做肠道准备,因为直肠通常处于空虚状态,对检查无影响。清洁灌肠后,直肠内残留液体将冲淡对比剂,使对比剂和直肠黏膜的黏附性降低,影响检查结果,因此不主张清洁灌肠。②注入钡糊时,嘱患者收紧肛门,有便意时深呼吸,在医师的指导下排出钡糊,否则影响检查结果;在排钡糊时教会患者正确使用腹压。③女性患者在检查结束后,要及时取出阴道内的标记物。④对于排便困难的患者,可使用缓泻剂或灌肠促进钡剂排出,以免钡剂遗留于肠道,加重排便困难。

(5)对比剂配制标准:250mL 水＋35g 医用淀粉＋1 袋(250g)钡剂,先将医用淀粉加入冷水搅拌均匀。水沸腾后将搅拌均匀的医用淀粉缓慢倒入,加入过程中不断搅拌以免成块,直至形成均匀稠厚的糊状物再加入钡剂,加热至沸腾后冷却备用。

(6)肛门和阴道标记物的制作:为使肛管显示清楚,用市售鸡肠线,缝制成约 3.5cm 长有一定硬度的小条浸泡钡剂,放入肛管内以显示其轮廓,便于准确画出排便前的肛管轴线。女性患者,用一浸钡纱条放入已婚女性患者阴道内,以显示直肠阴道隔。

(7)其他物品准备:注钡器、镊子、止血钳、肛管、液状石蜡、自制阴道标记物送入钢条、一次性手套、自制便桶、橡胶单、治疗巾、卫生纸、纱布等。

(8)指导或协助患者去除被检部位的金属物件及高密度伪影的衣物,以防止伪影的产生。

2.检查中的护理要点

(1)再次核对患者信息,评估患者的情况,有无高危因素。

(2)携用物至检查床旁,解释操作目的、配合要点及注意事项。

(3)洗手、戴口罩;关闭门窗,打开屏风。

(4)扶患者上检查床取左侧卧位,臀下垫橡胶单和治疗巾,脱裤至膝部,将臀部移至床沿,双膝屈曲。用棉被遮盖患者胸、背、腹部及下肢,给患者保暖,注意保护患者隐私。

(5)戴手套,润滑肛管前端。

(6)左手暴露肛门,用液状石蜡润滑肛门,右手将肛管轻轻插入直肠 2～3cm,嘱患者张口呼吸。

(7)右手用止血钳固定肛管位置,避免脱出,医师抽吸钡糊后经肛管注入直肠。

(8)注射完毕右手持止血钳夹闭肛管,用纱布包裹住肛管轻轻拔出。

(9)肛门内放入标记物,女性患者放入阴道标记物(未婚、未育女性除外)。

(10)协助患者标准侧位端坐于排便桶上,两足踏平,双腿并拢、双手放于膝盖处、两股骨平行,与身体纵轴呈直角,以显示耻骨联合下缘,照片要包括尾骨尖,否则测量不准,甚至无法测量。

(11)在透视下分别摄片。

(12)操作中的注意事项:①钡糊配制时要有一定的浓稠度和可塑性,与正常粪便相似;太稀排泄太快不能很好显示直肠黏膜的情况,影响检查结果和准确性;太浓影响操作。对于排便极其困难的患者,钡糊可相对稀薄些。②详细询问女性患者有无婚史,未婚女性阴道内不能放置浸钡标记物。③由于检查床过窄,患者转换体位时保护好患者,避免坠床。④注射钡糊时,严密观察患者神志、面色、呼吸等,有便意时嘱患者深呼吸,收紧肛门,避免钡糊溢出,影响检查结果。⑤插入肛管时,动作轻柔,避免损伤直肠黏膜。若患者肛周有痔(疮)或直肠脱出于肛门口,左手分开组织露出肛门口,再插入肛管。

3.检查后的护理要点

(1)整理用物。

(2)检查后嘱患者立即上厕所,尽量排出注入直肠内的钡剂。为老年、体质虚弱、行动不便的患者提供移动的坐便器。

(3)嘱患者多饮水,食粗纤维食物,促进钡剂的排泄。

六、盆腔造影检查护理要点

盆腔造影是在 X 线透视下,经右下腹穿刺点穿刺注射碘对比剂入盆腔内,以观察盆腔的解剖形态、轮廓,或结合排粪造影以诊断盆底功能性疾病。

(一)适应证

(1)有排粪造影检查的适应证者。

(2)做过肛门直肠功能性疾病手术后症状仍不改善或没有改善者。

(3)有盆底沉重感、直立时背痛、卧位症状缓解者。

(4)直肠腹膜疝、间隔腹膜疝、阴道腹膜疝、网膜腹膜疝等。

(二)禁忌证

(1)碘对比剂过敏者。

(2)腹膜炎、腹壁感染、腹膜粘连。

(3)尿潴留、肠道胀气、胃腹腔引流。

(4)出血体质。

(5)病重、体质弱、心肺功能衰竭者。

(6)肛门手术或外伤未痊愈者。

（三）护理要点

1.检查前的护理要点

（1）患者的评估：护士仔细阅读检查申请单，核对患者信息（姓名、性别、年龄等），详细询问病史、过敏史，评估患者病情，确认患者信息的正确。

（2）环境准备：调节室内温度22℃～24℃，湿度40%～60%，保持环境清洁、整齐，备好屏风和窗帘。

（3）心理护理与健康教育：护士主动与患者交流、沟通，关心、爱护患者。为患者及其家属讲解盆腔造影检查的目的、过程和注意事项。告知患者碘对比剂应用的安全性及相关不良反应，碘对比剂具有一定的浓度和黏度，注入腹腔易刺激腹膜，可能会引起腹痛。

（4）对比剂的准备：碘对比剂20～30mL，检查前详细询问相关用药史及过敏史，签署碘对比剂使用知情同意书。

（5）检查前嘱患者排尽大小便。

（6）急救物品、药品、器材的准备。

2.检查中的护理要点

（1）再次核对患者信息，评估患者的情况，有无高危因素。

（2）携用物至检查床旁，解释操作目的、配合要点及注意事项。

（3）洗手、戴口罩，打开屏风，保护患者的隐私。

（4）穿刺的护理：检查床倾斜45°，患者斜靠上面，穿刺部位选择在右下腹或肚脐下两横指处，严格无菌操作，以防腹腔感染。穿刺针头选择9#针头，穿刺不能过深或过浅，过深对比剂会进入肠腔；过浅则注入腹腔，使对比剂刺激腹膜引起疼痛。盆腔造影穿刺时应用无痛注射技术。解除患者的思想顾虑，分散其注意力，取合适体位，便于进针。注射时做到"二快一慢"，即进针快、拔针快、推药速度缓慢并均匀，在X线的透视下注射对比剂20～30mL。

（5）病情的观察：由于注射体位及穿刺部位的特殊性，患者有恐惧害怕的心理，在穿刺注射时，应严密观察患者的神志、面色、呼吸等，患者有无面色苍白、大汗淋漓等表现；与患者交流，鼓励患者表达，从患者的语言中进行病情的观察；在摄片过程中，患者若感觉不适可及时告诉医师。

3.检查后的护理要点

（1）让患者在候诊室休息30min，观察有无腹痛、恶心、呕吐等症状。发现病情变化及时处理，并做好记录。

（2）嘱患者多饮水，以促进对比剂的排泄。

七、膀胱造影检查护理要点

膀胱造影是运用导尿术注100～150mL对比剂入膀胱内，以观察排尿形态动力学变化，主要用于排尿困难或尿失禁的患者查找病因。

（一）适应证

（1）膀胱肿瘤、憩室、结石、结核、慢性炎症及其所伴随的挛缩。

（2）瘘管。

（3）膀胱功能性病变。

（4）脐尿管未闭、囊肿、输尿管反流，输尿管囊肿等先天性畸形。

（5）膀胱外压性病变。

（二）禁忌证

（1）严重血尿。

（2）泌尿系统感染。

（3）尿路狭窄。

（4）碘对比剂过敏。

（5）严重的心、肝、肾功能不全及其他严重的全身性疾患。

（三）护理要点

1.检查前的护理要点

（1）患者的评估：护士仔细阅读检查申请单，核对患者信息（姓名、性别、年龄等），详细询问病史、过敏史，评估患者病情，确认患者信息的正确。

（2）环境准备：调节室内温度 22℃～24℃，湿度 40%～60%，保持环境清洁、整齐，备好屏风和窗帘，以保护患者隐私。

（3）签署碘对比剂使用知情同意书。

（4）配制对比剂：碘剂：0.9%氯化钠注射液＝1∶1，配制量 100～150mL。

（5）用物的准备：一次性导尿包、消毒剂、急救药品及物品。

（6）心理护理与健康教育：护士主动与患者交流、沟通，关心、爱护患者。为患者及其家属讲解膀胱造影检查的目的、过程和注意事项。

2.检查中的护理要点

（1）再次核对患者信息，评估患者的情况，有无高危因素。

（2）携用物至检查床旁，解释操作目的、配合要点及注意事项。

（3）医师洗手、戴口罩。打开屏风。保护患者的隐私。

（4）体位的摆放：患者平卧于检查床上，臀下垫橡胶单及中单，脱下右裤腿，两腿分开放于检查床两侧，充分暴露会阴部；患者双手上举，握住头顶固定环。

（5）插管的护理：插管时按照导尿术进行消毒，严格遵守无菌技术操作原则，动作轻柔；插管成功后，排空膀胱内的尿液，避免对比剂浓度的稀释造成膀胱及尿路显影的清晰度不够。

（6）注入配制好的对比剂后先摄一张保留尿管的影像片，再摄患者排尿形态的动力学变化。患者因紧张或自身疾病的原因排不出尿而无法观察时，应多鼓励患者。

（7）病情的观察：注射碘对比剂时严密观察患者病情的变化，有无不良反应的发生。

3.检查后的护理要点

检查结束后再次询问患者有无不适的异常感受，要求患者在候诊处休息 15～30min，严密观察患者血压、心率、呼吸，防止迟发反应的发生。

八、四重造影检查护理要点

四重造影即排粪造影、盆腔造影、膀胱造影和女性阴道内放置浸钡标记物四者结合同时造影。先盆腔造影，再行膀胱造影（不摄排尿动力学变化），最后结合排粪造影观察排便及排尿形态动力学变化。

（一）适应证

除有排粪造影和盆腔造影适应证者外，同时伴有泌尿系症状，如压力性尿失禁者。

（二）禁忌证

同盆腔造影禁忌证，同时有膀胱、尿道炎者。

（三）护理要点

1.检查前的护理要点

（1）患者的评估：护士仔细阅读检查申请单，核对患者信息（姓名、性别、年龄、检查部位等），详细询问病史、过敏史，评估患者病情，确认患者信息、检查部位、检查方式的正确。

（2）环境准备：调节室内温度 22℃～24℃，湿度 50%～60%，保持环境清洁、整齐，备好屏风和窗帘。

（3）心理护理与健康教育：护士主动与患者交流、沟通，关心、爱护患者。为患者及其家属讲解四重造影检查的目的、过程和注意事项。告知患者碘对比剂应用的安全性及相关不良反应；碘对比剂具有一定的浓度和黏度，注入腹腔易刺激腹膜，可能会引起腹痛。

（4）对比剂的准备：碘对比剂 20～30mL；碘剂：生理盐水＝1∶1 比例配制 200mL 备用。检查前详细询问相关用药史及过敏史,签署碘对比剂使用知情同意书。

(5)检查前嘱患者排尽大小便。

(6)急救物品、药品、器材的准备。

(7)备一次性导尿包1个。

2.检查中的护理要点

(1)再次核对患者信息,评估患者的情况,有无高危因素。

(2)携用物至检查床旁,解释操作目的、配合要点及注意事项。

(3)洗手、戴口罩,打开屏风,保护患者的隐私。

(4)穿刺的护理:检查床倾斜45°,患者斜靠上面,穿刺部位选择在右下腹或肚脐下两横指处,严格无菌操作,以防腹腔感染。穿刺针头选择9#针头,穿刺不能过深或过浅,过深对比剂会进入肠腔;过浅则注入腹腔,使对比剂刺激腹膜引起疼痛。盆腔造影穿刺时应用无痛注射技术,解除患者的思想顾虑,分散其注意力,取合适体位,便于进针。注射时做到"二快一慢",即进针快、拔针快、推药速度缓慢并均匀,在X线的透视下注射对比剂20~30mL后行盆腔造影。

(5)按导尿术放置尿管,排净尿液,从尿管注入配制好的对比剂200mL,拔出尿管。

(6)按排粪造影的操作步骤注入钡糊,在肛门和阴道放置标记物。

(7)协助患者标准侧位端坐于排粪桶上,左侧靠近荧光屏,双腿并拢,双手放于膝盖处。

(8)在X线的透视下,同时进行尿路造影、排粪造影和阴道造影检查。

(9)检查完毕,协助患者穿好裤子,再次查对患者。

3.检查后的护理要点

(1)让患者在候诊室休息30min,观察有无腹痛、恶心、呕吐等不良反应。发现病情变化及时处理,并做好记录。

(2)嘱患者多饮水,以促进对比剂的排泄。

(3)嘱患者多食粗纤维食物,以便钡剂的排出,若为长期便秘的患者,可口服缓泻剂或灌肠帮助排便,避免钡剂长时间遗留于肠道内形成钡石。

(张连军)

第十一节　特殊造影检查护理要点

一、T管造影护理要点

胆总管探查或切开取石术后,在胆总管切开处放置T管引流,一端通向肝管,一端通向十二指肠,由腹壁戳口穿出体外,接引流带。在电视监视下经T管注入对比剂20~30mL,碘剂:生理盐水=1:1,动态观察胆管有无狭窄、结石、异物,胆道是否通畅。

(1)询问患者有无碘过敏史,签署碘对比剂使用知情同意书。

(2)配制对比剂20~30mL,碘剂:生理盐水=1:1。

(3)协助患者平卧于检查床上,身下垫一次性中单。

(4)妥善固定引流管、引流带,避免在检查床转动时导致T管脱出。

(5)妥善固定患者,但应避开T管及伤口处。

(6)先夹闭引流管,消毒引流管接口,再将配制好的对比剂注入胆管。

(7)告诉患者在注射对比剂时会感觉右上腹胀痛,对比剂放出后症状将减轻。

(8)检查结束后开放引流管2~3d,使对比剂充分排出。

二、窦道造影检查护理要点

从已知瘘道口注射入对比剂,在电视监测下了解各种窦道的深度、宽度、走向及有无其他开口等。

(1)询问患者有无碘过敏史,签署碘对比剂使用知情同意书。

(2)根据窦道的部位,正确摆放体位,充分暴露窦道口以便于操作,身下垫一次性中单。

(3)根据窦道的深浅配制碘对比剂,碘剂∶生理盐水＝1∶1。

(4)严格按照无菌技术原则进行药物配制、消毒、注射。

(5)观察注射对比剂后有无不良反应发生。

三、静脉肾盂造影检查护理要点

静脉肾盂造影是通过静脉注射碘对比剂后,对比剂经肾小球滤过排入尿路,使肾盂、肾盏、输尿管、膀胱显影的一种方法。此造影不但可以娃示尿路的形态,还能了解肾的排泄功能。

(一)造影前

(1)检查日前天晚上口服轻泻剂,清除肠内积粪和积气。

(2)检查日早晨禁食。

(3)造影前患者排尿,使膀胱空虚。

(4)询问患者有无碘过敏史,签署碘对比剂使用知情同意书。

(5)选择合适的血管建立静脉通道,可用留置针或头皮针。

(6)准备好急救物品及药品。

(二)检查方法

(1)造影前先摄尿路平片用以对照。

(2)在腹部两侧,输尿管前方各置一棉垫,用压迫带压紧。

(3)注射对比剂后5、15、30、45min各摄取前后卧位片1张,如肾功能延迟,需在1~2h或以后再行摄片。前2张主要摄取肾盂肾盏影像,摄取第3张图像时,将压迫带取下,摄取全尿路影像,最后摄取膀胱充盈像。

(4)检查中观察患者有无异常反应。检查后观察患者30min且无不适方可离开。

四、乳腺导管造影检查护理要点

乳腺导管造影术是将对比剂注入乳腺导管后进行钼靶摄片,根据对比剂分布形态,来显示病变性质和部位的一种检查方法。主要用于乳头溢血、溢液的检查。

1)询问患者有无碘过敏史,签署碘对比剂使用知情同意书。

2)患者取坐位或仰卧位,患乳常规消毒,清除乳头分泌物至清晰暴露乳孔。戴无菌手套挤捏乳晕后方使溢液挤出,以确定造影乳孔。

3)一手固定乳头并轻微上提,用4号半注射器针头(尖端磨平)慢慢插入乳管内1~1.5cm;缓慢推入对比剂0.5~1mL后拔出针头,擦净溢出对比剂即行轴、侧位摄片各1张,摄片时轻度加压,以免对比剂溢出。完毕后嘱患者挤压乳房使对比剂尽量挤出。

4)检查时注意事项。

(1)注射对比剂时应谨慎,切勿将小气泡注入导管。

(2)注射对比剂要适量,一般0.5~1mL即可。量多易渗透腺泡,致导管显示不清;量少小分支导管和末叶腺泡未能充盈,显示不够,造成误诊。注入对比剂的具体剂量应以术者感觉压力增大同时患者感觉胀痛时终止为宜,应避免压力过大使对比剂进入腺泡而造成患者痛苦。

(3)乳腺导管针进入导管,患者不会有剧烈疼痛感,缓慢注入对比剂后,患者可有轻度胀感。若有明旺胀感或胀痛。胀感消失。则可能为导管破裂,对比剂进入问质,故术者应避免过大、过快增加压力。若注射对比剂时术者发现有阻力,患者发生剧烈疼痛,则表示插管不当。人为造成一假道,此时应立即停止注射,拔出针头。

　　检查后询问患者有无不适,观察 30min 后方可离开。

(张连军)

第七章 颅脑疾病的CT诊断

第一节 正常头颅CT表现

一、颅骨及空腔

颅骨为高密度,颅底层面可见低密度的颈静脉孔、卵圆孔、破裂孔等。鼻窦及乳突内气体呈低密度。

二、脑实质

分大脑额、预、顶、枕叶及小脑、脑干。皮质密度略高于髓质,分界清楚。大脑深部的灰质核团密度与皮质相近,在髓质的对比下显示清楚。尾状核头部位于侧脑室前角外侧,体部沿丘脑和侧脑室体部之间向后下走行。丘脑位于第三脑室的两侧。豆状核位于尾状核与丘脑的外侧,呈楔形。尾状核、丘脑和豆状核之间的带状白质结构为内囊,分为前肢、膝部和后肢。豆状核外饲的带状白质结构为外囊(图7-1)。

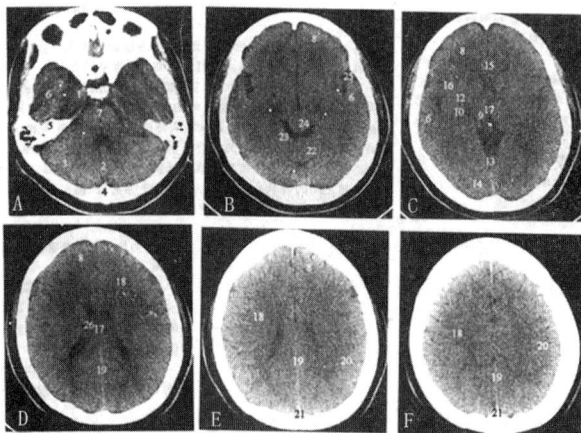

图7-1 A~C为脑实质正常CT扫描显示

1.海绵窦;2.小脑蚓部;3.小脑半球;4.枕内隆突;5.颞骨岩部;6.颞叶;7.延髓;8.额叶;9.丘脑;10.内囊后肢;11.尾状核头部;12.豆状核;13.大脑大静脉池;14.枕叶;15.胼胝体压部;16.外囊及岛叶;17.透明隔;18.放射冠;19.大脑镰;20.顶叶;21.上矢状窦;22.小脑幕;23.四叠体池;24.下丘;25.侧裂池;26.侧脑室中央部

三、脑室系统

包括双侧侧脑室、第三脑室和第四脑室,内含脑脊液,为均匀水样低密度。双侧侧脑室对称,分为体部、三角部和前角、后角、下角。

四、蛛网膜下腔

包括脑沟、脑裂和脑池,充以脑脊液,呈均匀水样低密度。脑池主要有鞍上池、环池、桥小脑角池、枕大池、外侧裂池和大脑纵裂池等。其中鞍上池为蝶鞍上方的星状低密度区,多呈五角形。

五、正常钙化

成人颅内生理性钙斑包括松果体与缰联合钙化、脉络丛球钙化,40岁以后出现苍白球钙化和60岁以后大脑镰钙化。

六、增强扫描

正常脑实质仅轻度强化,血管结构直接强化,垂体、松果体及硬膜明显强化。

七、脑动脉系统

临床上习惯于把脑动脉分为颈内动脉和椎一基底动脉系。两者均从颅底入颅,入颅后颈内动脉分左右两侧,左右锥动脉很快合并成一条基底动脉,并延续为左右大脑后动脉。颈内动脉入颅后根据走行位置,分为岩骨段、海绵窦段、膝段、床突上段和终段,海绵窦段、膝段、床突上段通常合称虹吸部,膝段称为虹吸弯。颈内动脉的重要分支有眼动脉、后交通动脉、脉络丛前动脉、大脑前动脉和大脑中动脉。锥动脉重要颅内分支有脑膜支、脊髓后动脉、小脑后下动脉和延髓动脉。

(刘志华)

第二节 基本病变 CT 表现

一、平扫密度改变

(一)高密度病灶
见于急性血肿、钙化和富血管性肿瘤等。
(二)等密度病灶
见于某些肿瘤、慢性血肿、血管性病变等。
(三)低密度病灶
见于炎症、梗死、水肿、囊肿、脓肿等。
(四)混合密度病灶
上述各种密度病灶混合存在。

二、增强扫描特征

(一)均匀性强
见于脑膜瘤、转移瘤、神经鞘瘤、动脉瘤和肿等。
(二)非均匀性强化
见于胶质瘤、血管畸形等。
(三)环形强化
见于脑脓肿、结核球、胶质瘤、转移瘤等。
(四)无强化
见于脑炎、囊肿、水肿等。

三、脑结构改变

（一）占位效应

自颅内占位性病变及周围水肿所致,局部脑沟、脑池、脑室受压变窄或闭塞,中线结构移向对侧。

（二）脑萎缩

范围可为局限性或弥漫性,皮质萎缩显示脑沟裂池增宽、扩大,髓质萎缩显示脑室扩大。

（三）脑积水

变通性脑积水脑室系统普遍扩大,脑池增宽。梗阻性脑积水梗阻近侧脑室扩大,脑池无增宽。

四、颅骨改变

（一）颅骨病变

如骨折、炎症和肿瘤等。

（二）颅内病变

如蝶鞍、内耳道和颈静脉孔扩大,可协助颅内病变的定位和定性诊断。

（刘志华）

第三节　颅内肿瘤 CT 诊断

颅内肿瘤是中枢神经系统最常见的疾病之一。原发性颅内肿瘤可以发生在脑组织、脑膜、脑神经、垂体、血管及残余胚胎组织中,继发性颅内肿瘤多来源于身体各个部位的原发性肿瘤。颅内肿瘤的发生以20～50岁年龄组最常见,男性稍多于女性。以星形细胞肿瘤、脑膜瘤、垂体瘤、颅咽管瘤、听神经瘤和转移瘤等较常见。胶质瘤、脑膜瘤和垂体腺瘤为颅内三大原发性肿瘤。可以出现以下症状:颅内高压综合征、神经系统定位体征、内分泌功能失调、脑脊液循环障碍等。

CT 检查目的主要在于确定有无肿瘤,并对其做出定位、定量乃至定性诊断。根据病灶所在的位置及其与脑室、脑池和脑叶的对应关系以及同相邻硬膜与颅骨结构的比邻关系多不难做出定位诊断,但临界部位肿瘤,仅轴位扫描可能出现定位困难,需要薄层扫描后再进一步多方位重建。MRI 因多方位扫描,一般定位无困难。

CT 灌注扫描有助于脑瘤内血管生成及血流状态的研究,而脑瘤内血管生成对肿瘤生长、分级、预后有重要影响。CT 灌注可以反映血管生成引起血流量、血容量和毛细血管通透性的改变,从而有助于判断肿瘤的生物学特性,并估计预后情况。

一、星形细胞肿瘤

（一）病理和临床概述

星形细胞肿瘤成人多发生于大脑,儿童多见于小脑。按肿瘤组织学分为 6 种类型,且依细胞分化程度不同分属于不同级别。1993 年 WHO 分类,将星形细胞瘤分为局限性和弥漫性两类。Ⅰ级,即毛细胞型、多形性黄色星形细胞瘤及室管膜下巨细胞型星形细胞瘤,占胶质瘤 5%～10%,小儿常见。Ⅱ级星形细胞瘤,包括弥漫性星形细胞瘤、多形性黄色星形细胞瘤（Ⅱ级）,间变性星形细胞瘤为Ⅲ级,胶质母细胞瘤为Ⅳ级。Ⅰ～Ⅱ级肿瘤的边缘较清楚,多表现为瘤内囊腔或囊腔内瘤结节,肿瘤血管较成熟;Ⅲ～Ⅳ级肿瘤呈弥漫浸润生长,肿瘤轮廓不规则,分界不清,易发生坏死、出血和囊变,肿瘤血管丰富且分化不良。

（二）诊断要点

Ⅰ级星形细胞瘤:①毛细胞型常位于颅后窝,具有包膜,一般显示为边界清楚的卵圆形或圆形囊性病变,但内部囊液 CT 值较普通囊液高,20～25 HU。瘤周水肿和占位效应较轻。部分可呈实质性,但密度仍较脑实质为低(图 7-2)。增强扫描无或轻度强化,延迟扫描可见造影剂进入囊内。②多形性黄色星形细胞瘤通常位于大脑皮质的表浅部位,约一半以上为囊性,增强后囊内可见强化结节,囊壁不强化。不足一半为实质性,密度不均,有钙化及出血,增强后不均强化。③10%～15%结节性硬化患者可以发生此瘤,常位于室间孔附近,形成分叶状肿块,并可见囊变及钙化。增强扫描有明显强化。

Ⅱ级星形细胞瘤平扫呈圆形或椭圆形等或低密度区,边界常清楚,但可见局部或弥漫性浸润生长,15%～20%有钙化及出血,增强扫描一般不强化。Ⅲ～Ⅳ级肿瘤多呈高、低或混杂密度的囊性肿块,可有斑点状钙化和瘤内出血,肿块形态不规则,边界不清,占位效应和瘤周水肿明显,增强扫描多呈不规则环形伴壁结节强化,有的呈不均匀性强化(图 7-3、图 7-4)。

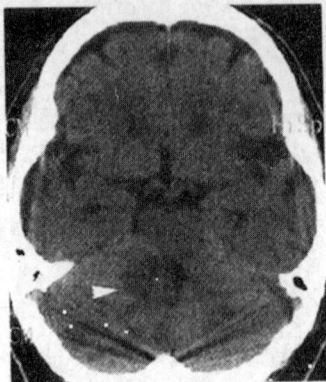

图 7-2 毛细胞型星形细胞瘤

男性患者,63 岁,因头昏不适 3 个月来院就诊,CT 显示小脑右侧低密度影,边界尚清;
第四脑室受压变形。病变内部 CT 值约 20 HU。手术病理为毛细胞型星形细胞瘤

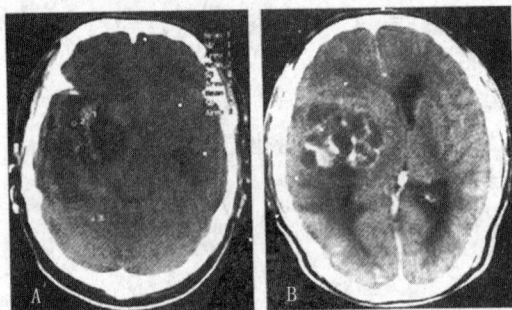

图 7-3 Ⅲ级星形细胞瘤

A、B 两图为男性患者,26 岁,因头昏 1 个月,癫痫发作 2 d,行 CT 扫描示左侧颞叶片状不规则高低混
杂密度囊性肿块,边界不清,增强扫描呈不规则环形伴壁结节强化。手术病理为Ⅲ级星形细胞瘤

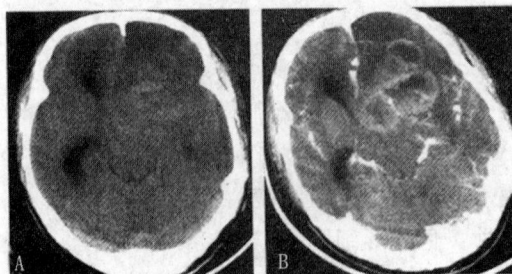

图 7-4 胶质母细胞瘤

A、B 两图为男性患者,17 岁,因头痛 2 个月来院就诊,CT 示:左额叶密度不均肿块影,边界不清,
中心及周围低密度,侧脑室受压变形,中线结构向右移位,增强呈环状中度不均强化肿块影,环形
欠规则,厚薄不均,内为不均低密度,病灶前较大低密度水肿区。手术病理为胶质母细胞瘤

（三）鉴别诊断

（1）脑梗死：同Ⅱ级星形细胞瘤相鉴别。一般脑梗死与相应供血血管的区域形态相似，如楔形、扇形、底边在外的三角形等，无或轻微占位效应，并且 2～3 周后增强扫描可见小斑片状或结节状强化。

（2）脑脓肿：有相应的临床症状，增强扫描厚壁强化较明显。

（3）转移瘤：一般多发，有明显的水肿。

（四）特别提示

CT 对星形细胞瘤诊断价值有限，MRI 对颅内病变显示尤为清晰，并可以多方位、多参数成像，应补充 MRI 检查。

二、脑膜瘤

（一）病理和临床概述

脑膜瘤多见于中年女性，起源于蛛网膜粒帽细胞，多居于脑外，与硬脑膜粘连。好发部位为矢状窦旁、脑凸面、蝶骨嵴、嗅沟、桥小脑角、大脑镰和小脑幕等，少数肿瘤位于脑室内。肿瘤包膜完整，多由脑膜动脉供血，血运丰富，常有钙化，少数有出血、坏死和囊变。组织学分为上层型、纤维型、过渡型、砂粒型、血管瘤型等 15 型。脑膜瘤以良性为最常见，少部分为恶性，侵袭性生长。

（二）诊断要点

平扫肿块呈等或略高密度，常见斑点状钙化。多以广基底与硬膜相连，类圆形，边界清楚，瘤周水肿轻或无，静脉或静脉窦受压时可出现中度或重度水肿。颅板侵犯引起骨质增生或破坏。增强扫描呈均匀性显著强化（图 7-5）。

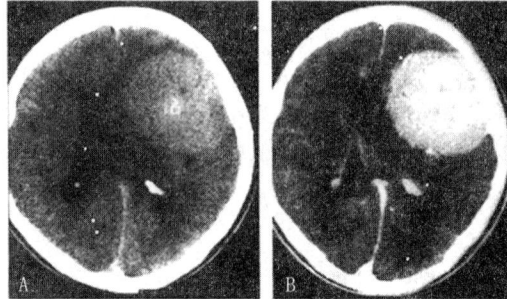

图 7-5　纤维型脑膜瘤
A、B 两图 CT 检查显示肿瘤为卵圆形，均匀的略高密度灶，与硬脑膜相连，邻近脑沟消失，有白质受压征，增强后明显均匀强化。术后病理为纤维型脑膜瘤

少数恶性或侵袭性脑膜瘤可以侵犯脑实质及局部骨皮质，但基本也基于局部脑膜向内、外发展。

（三）鉴别诊断

（1）转移瘤：一般有大片裂隙样水肿及多发病变，较容易鉴别。

（2）胶质瘤：一般位于脑内，与脑膜有关系者，可见为窄基相接，增强强化不如脑膜瘤。

（3）神经鞘瘤：位于桥小脑角区时较难鉴别，但 MRI 有较大意义。

（四）特别提示

CT 对该病有较好的价值，但显示与脑膜的关系不如 MRI。

三、垂体瘤

（一）病理和临床概述

绝大多数为垂体腺瘤。按其是否分泌激素可分为非功能性腺瘤和功能性腺瘤。直径＜10 mm 者为微腺瘤，＞10 mm 者为大腺瘤。肿瘤包膜完整，较大肿瘤常因缺血或出血而发生坏死、囊变，偶可钙化。肿瘤向上生长可穿破鞍隔突入鞍上池，向下可侵入蝶窦，向两侧可侵入海绵窦。

（二）诊断要点

肿瘤较大时，蝶鞍可扩大，鞍内肿块向上突入鞍上池，或侵犯一侧或者两侧海绵窦。肿块呈等或略高密度，内常有低密度灶，均匀、不均匀或环形强化。

局限于鞍内＜10 mm的微腺瘤，宜采取冠状面观察，平扫不易显示，增强呈等、低或稍高密度结节（图7-6）。间接征象有垂体高度＞8 mm，垂体上缘隆突，垂体柄偏移和鞍底下陷。

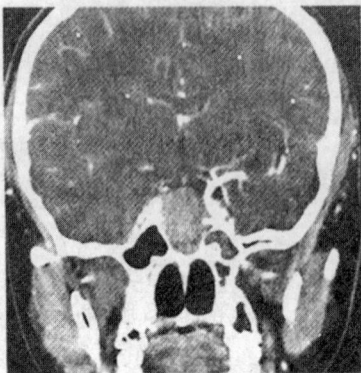

图 7-6　垂体腺瘤

CT检查示垂体窝内可见类圆形稍高密度影，边界清楚，蝶鞍扩大，鞍底下陷；增强扫描肿瘤均匀强化。术后病理为垂体腺瘤。

（三）鉴别诊断

（1）颅咽管瘤：位于鞍区一侧，位于鞍区时鞍底无下陷或鞍底骨质无变化。

（2）脑膜瘤：位于蝶嵴的脑膜瘤与脑膜关系密切。

（四）特别提示

注意部分垂体微腺瘤CT需要冠状位扫描，可以显示垂体柄偏移，正常垂体柄位正中或下端极轻的偏斜（倾斜角为1.5°左右），若明显偏移肯定为异常。MRI矢状位、冠状位扫描对显示正常垂体及垂体病变有重要价值。

四、听神经瘤

（一）病理和临床概述

听神经瘤为成人常见的颅后窝肿瘤。起源于听神经鞘膜，早期位于内耳道内，以后长入桥小脑角池，包膜完整，可出血、坏死、囊变。

（二）诊断要点

头颅X线平片示内耳道呈锥形扩大，骨质可破坏。CT示桥小脑角池内等、低或高密度肿块，瘤周轻、中度水肿，偶见钙化或出血，均匀、非均匀或环形强化（图7-7）。第四脑室受压移位，伴幕上脑积水。骨窗观察内耳道呈锥形扩大。

（三）鉴别诊断

1.桥小脑脚区的脑膜瘤

CT骨窗观察可见内听道无喇叭口样扩大是重要征象。

2.表皮样囊肿

匍行生长、沿邻近蛛网膜下腔铸型发展、包绕其内神经和血管、无水肿等可以鉴别，MRI对诊断该疾病有很好的优势。

3.颅咽管瘤

CT可见囊实性病变伴包膜蛋壳样钙化。

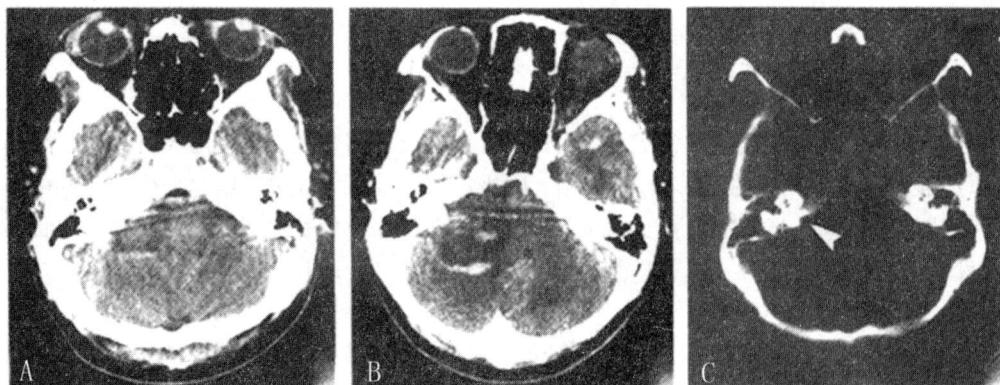

图 7-7　听神经瘤 CT 检查

A、B. 女性患者，29 岁，右侧耳鸣 7 个月，近来加重伴共济失调，CT 扫描可见右侧
桥小脑角区肿块，宽基于岩骨尖，内有大片囊变区。增强呈实质部分明显强化；C.
骨窗观察可见右侧内听道喇叭口扩大（箭头所指），图 C"十"字所示为颈静脉孔

4. 特别提示

内听道处应薄层扫描，内耳道呈锥形扩大。高强场 MRI 行局部轴位、冠状位扫描可以显示位于内听道内较小的肿瘤。

五、颅咽管瘤

(一)病理和临床概述

颅咽管瘤来源于胚胎颅咽管残留细胞的良性肿瘤，以儿童多见，多位于鞍上。肿瘤可分为囊性和实性，囊性多见，囊壁和实性部分多有钙化，常见为鸡蛋壳样钙化。

(二)诊断要点

鞍上池内类圆形肿物，压迫视交叉和第三脑室前部，可出现脑积水。肿块呈不均匀低密度为主的囊实性改变或呈类圆形囊性灶(图 7-8A)，囊壁可以有鸡蛋壳形钙化，实性部分也可以不规则钙化，呈高密度。囊壁和实性部分呈环形均匀或不均匀强化，部分颅咽管瘤呈实性见图 7-8B。

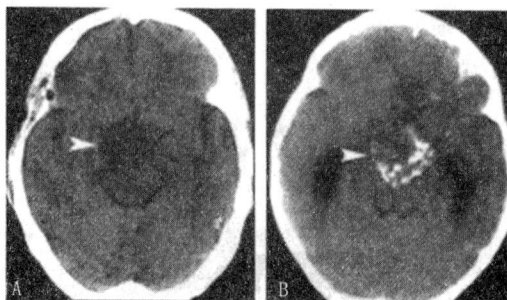

图 7-8　颅咽管瘤

A. 男性患者，13 岁，头昏来院检查，CT 显示鞍上池内囊性占位，边界清楚。手术病理证
实为囊性颅咽管瘤；B. 男性患者，65 岁，因双眼复视 3 年，近来数月有加重来院就诊，CT
显示鞍上池区囊实性肿块，壁多发钙化，边界清楚。手术病理为实性颅咽管瘤

(三)鉴别诊断

垂体瘤及囊变、脑膜瘤等。

(四)特别提示

冠状位扫描更有帮助，应补充 MRI 扫描。

六、转移瘤

(一)病理和临床概述

转移瘤多发于中老年人。顶枕区常见,也见于小脑和脑干。多来自肺癌、乳腺癌、前列腺癌,肾癌和绒癌等原发灶,经血行转移而来。常为多发,易出血、坏死、囊变,瘤周水肿明显。临床上一般有原发肿瘤病史后出现突发肢体障碍或头痛等症状,也有部分患者因出现神经系统症状,经检查发现脑内转移灶后再进一步查找原发灶。

(二)诊断要点

典型征象是"小肿瘤、大水肿",部分肿瘤平扫无显示,增强扫描有明显强化后显示清晰,可以只有很小的肿瘤病灶,便可出现大片指压状水肿低密度影(图7-9)。

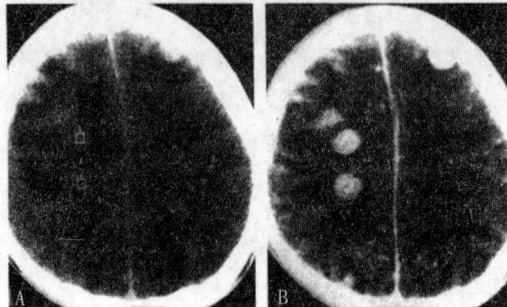

图 7-9 转移瘤

男性患者,68岁,1年前右下肺癌手术切除病史,7 d前无明显诱因下出现头痛、呕吐,CT检查可见双侧额顶叶可见多发类圆形结节灶,周围可见大片水肿带,增强病灶明显均匀强化,边界清晰

(三)鉴别诊断

(1)脑猪囊尾蚴病:有疫区居住史,可见壁结节或钙化,脑炎,一般结合临床表现及实验室检查可以做出诊断。

(2)多发脑膜瘤:根据有无水肿及与脑膜关系可以鉴别。

(3)胶质母细胞瘤:瘤内有出血、坏死,显著不均匀强化等。

(四)特别提示

须注意的是部分肿瘤要增强扫描才能显示,MRI显示效果要优于CT。

七、少支神经胶质瘤

(一)病理和临床概述

少支神经胶质瘤多发于30~50岁,约占颅内肿瘤3%。以额叶、顶叶等常见,很少发生于小脑和脑桥。肿瘤发生于白质内,沿皮质灰质方向生长,常暴及软、硬膜,可侵及颅骨和头皮。肿瘤乏血供,多钙化,钙化常位于血管壁和血管周围。可以伴囊变和出血。病理上可以分为单纯型和混合型,但影像学上难以区分。

(二)诊断要点

好发于额叶。肿瘤位置一般较表浅,位于皮质灰质或灰质下区,边界清楚或不清楚。肿瘤内囊变及钙化使密度不均匀,呈高、低混杂密度。钙化多为条带状、斑块状及大片絮状,囊变可以单或多囊,少见出血。瘤周水肿及占位效应较轻微(图7-10)。

(三)鉴别诊断

1.星形细胞瘤

常位于脑白质及其深部,而少支胶质瘤位于脑表浅皮质和皮质灰质下区。

2.神经颜面综合征

一般为小点状钙化,有明显的三叉神经分布区域颜面部血管痣等。

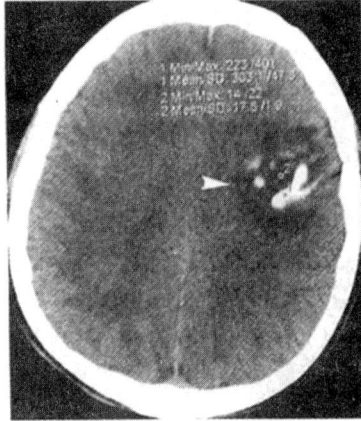

图 7-10　少支胶质瘤

男性患者,42 岁,癫痫偶发 1 年,发作间隔缩短约 2 个月,CT 显示左侧额顶叶边界清楚肿瘤,
内可见条片状钙化,钙化 CT 值约 303 HU,占位效应轻微。手术病理结果为少支胶质瘤

(四)特别提示

需要注意的是与一般钙化和血管畸形的钙化相鉴别。MRI 显示软组织肿瘤的效果要优于 CT,但显示钙化的效果较差。

八、室管膜瘤

(一)病理和临床概述

室管膜瘤为发生于脑室壁与脊髓中央管室管膜细胞的神经上皮瘤,多发于儿童及青少年,占颅内肿瘤1.9%～7.8%。占小儿颅内肿瘤的 13%,男女比例为 3∶2。室管膜瘤为中等恶性程度肿瘤。多于术后通过脑脊液种植转移。好发部位第四脑室底部最为常见,其次为侧脑室、第三脑室、脊髓、终丝和脑实质。临床表现因肿瘤生长部位不同而异。一般主要有颅内高压、抽搐、视野缺损等,幕下肿瘤还可以伴有共济失调。

(二)诊断要点

幕下室管膜瘤为等、稍低密度软组织肿块,有时可以在肿瘤周围见到残存第四脑室及瘤周水肿,呈低密度环状影。CT 可以显示瘤内钙化及出血,钙化约占一半,呈点状或位于瘤周。增强扫描肿瘤有轻至中度强化(图 7-11)。

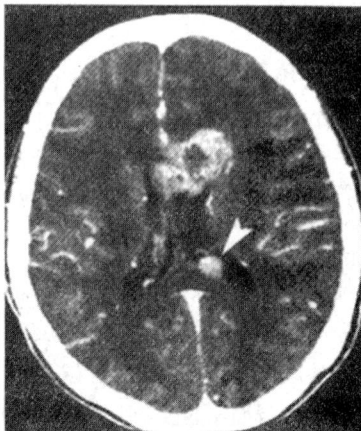

图 7-11　侧脑室内室管膜瘤伴种植转移

男性患者,19 岁,因头昏 1 个月,抽搐 1 d 就诊,CT 扫描可见左侧侧脑室前角肿块,瘤内有囊变,左侧侧脑室体部后壁可见一结节灶。增强扫描肿块及结节有明显强化。手术病理为侧脑室内室管膜瘤伴种植转移幕上室管膜瘤囊变及出血较幕下多见,肿瘤有较显著强化。

（三）鉴别诊断

（1）髓母细胞瘤：一般位于幕下，应行 MRI 矢状位扫描，可见显示发生部位为小脑蚓部。

（2）毛细胞星形细胞瘤。

（四）特别提示

MRI 矢状位及冠状位扫描显示肿瘤与第四脑室关系非常有优势，对诊断有重大价值。

九、髓母细胞瘤

（一）病理和临床概述

髓母细胞瘤好发于颅后窝，以小脑蚓部最常见，多发于男性儿童，约占儿童颅后窝肿瘤的 18.5%。髓母细胞瘤为原始神经外胚层瘤，恶性程度较高。一般认为起源于髓帆生殖中心的胚胎残余细胞，位于蚓部或下髓帆，再向下生长而填充枕大池。本病起病急，病程短，多在三个月内死亡。

（二）诊断要点

平扫为边缘清楚的等或稍高密度肿瘤，周边可见低密度第四脑室影（图 7-12）。增强扫描主要呈中等或轻度强化，少部分可以明显强化或不强化。

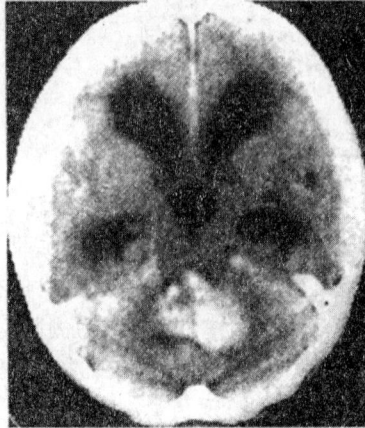

图 7-12　髓母细胞瘤

3 岁患者，因呕吐、步态不稳 2 周就诊，CT 增强扫描可见第四脑室内肿块，有中等均匀强化。手术病理为髓母细胞瘤

（三）鉴别诊断

同第四脑室室管膜瘤、毛细胞星形细胞瘤等鉴别。

（四）特别提示

MRI 矢状位及冠状位扫描显示肿瘤与第四脑室关系，非常有优势，对诊断有重大价值。

十、原发性淋巴瘤

（一）病理和临床概述

中枢神经系统原发性淋巴瘤是相对罕见的颅内肿瘤，占颅内原发瘤的 0.8%～1.5%。均为非霍奇金病。但近年来由于获得性免疫缺陷综合征（AIDS）及器官移植术后服用大量免疫抑制药的患者增多，淋巴瘤的发生率逐年增高。原发性淋巴瘤恶性程度高，病程短，如不及时治疗。患者将会在短期内死亡。因此早期诊断意义重大。好发于额叶、颞叶、基底核区、丘脑，也可以发生于侧脑室周围白质、胼胝体、顶叶、三角区、鞍区及小脑半球、脑干。临床表现无特异性，主要有：①基底部脑膜综合征，头痛、颈项强直、脑神经麻痹及脑积水等，脑脊液检查可见瘤细胞；②颅内占位症状，癫痫、精神错乱、痴呆、乏力及共济失调等。

（二）诊断要点

平扫大多数为稍高密度肿块，也可以表现为等密度，一般密度均匀，呈圆形或类圆形，边界多数较清楚或呈浸润性生长使边界欠清。瘤内囊变、出血、钙化相对少见。肿瘤可以单发亦可以多发，大小不等。病灶占位效应轻微,瘤周水肿轻或中等(图 7-13)。

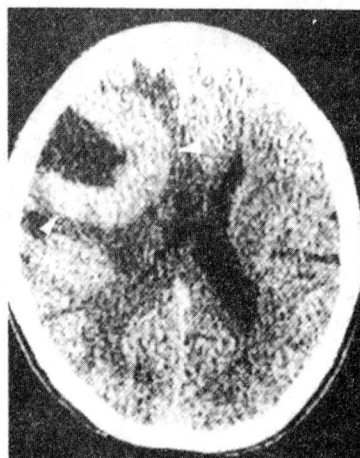

图 7-13　原发性淋巴瘤

男性患者,36 岁,因头痛 1 周来院就诊,CT 平扫见右侧额叶巨大肿块,呈类
圆形稍高密度,中央有低密度影,宽基于脑膜。手术病理为原发性淋巴瘤

继发于 AIDS 或其他免疫功能缺陷时,病理上常有瘤中心坏死,CT 上表现为低密度灶。增强扫描肿瘤大多数均匀强化,少数形态不规则,边缘不清及强化不均匀。沿室管膜种植转移者可见室管膜不均匀增厚并明显强化。侵及脑膜者亦如此。AIDS 患者,病灶可见低密度周围的环形强化。

(三)鉴别诊断

(1)继发淋巴瘤:临床上有 AIDS 或器官移植史,一般难以鉴别。

(2)转移瘤:多发,大片水肿。

(3)其他:需要鉴别的还有星形细胞瘤、脑膜瘤等。

(四)特别提示

CT 与 MRI 均可以作为首选方法,但 MRI 增强扫描时剂量增加后可以显示小病变,T_2WI 显示瘤周水肿效果非常好。

十一、血管母细胞瘤

(一)病理和临床概述

血管母细胞瘤,又叫成血管细胞瘤,系起源于内皮细胞的良性肿瘤,占中枢神经系统原发性肿瘤的 1.1%～2.4%。好发于小脑,亦见于延髓及脊髓,罕见于幕上。发生于任何年龄,以中年男性多见。病理上常为囊性,含实性壁结节,壁结节常靠近软脑膜,以便于接受血供。实性者常为恶性,预后较差。临床症状较轻微或呈间歇性,有头痛、头晕、呕吐、眼球震颤、言语不清等症状。

(二)诊断要点

平扫时囊性肿瘤表现为均匀的低密度灶,囊液内因含蛋白及血液,密度较脑脊液稍高,囊性肿瘤的壁结节多为等或稍低密度(图 7-14A)。增强后囊性肿瘤壁不强化或轻度强化,壁结节明显强化(图7-14B)。

实性肿瘤多为等或稍低密度混杂灶,呈轻度或中等强化。

(三)鉴别诊断

囊性肿瘤需要与星形细胞瘤、脑脓肿、转移瘤相鉴别,详见相关章节。实性肿瘤需要与星形细胞瘤等相鉴别。

(四)特别提示

CT 平扫不容易发现壁结节,增强效果较好,但与 MRI 比较应以后者作为首选方法,MRI 增强多方位扫描,显示壁结节效果极佳。

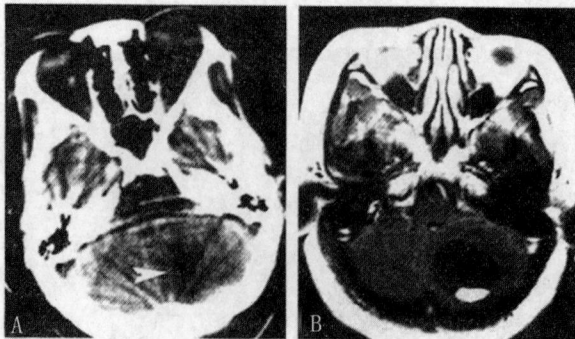

图 7-14 血管母细胞瘤

A. 男性患者,48 岁,因头痛、呕吐及共济失调来院就诊,CT 平扫可见左侧小脑半球可见囊性灶,边界及壁结节显示欠清。手术病理为血管母细胞瘤;B. 与前者为同一患者,MRI 增强显示囊性灶,壁轻微强化,后壁上有明显强化的壁结节

（黎　钧）

第四节　颅脑外伤 CT 诊断

颅脑外伤是脑外科常见痛,国内统计占损伤的第 1~2 位,为年轻人第一位死因。颅脑外伤多由直接暴力所致,极少可由间接暴力引起。目受力部位不同和外力类型、大小、方向不同,可造成不同程度的颅内损伤,如脑挫裂伤、脑内、外出血等,脑外出血又包括硬膜外、硬膜下和蛛网膜下腔出血。急性脑外伤病死率高。CT 应用以来,脑外伤诊断水平不断提高,极大降低了病死率和病残率。

一、脑挫裂伤

（一）病理和临床概述

脑挫裂伤是临床最常见的颅脑扭伤之一,包括脑挫伤和脑裂伤。脑挫伤是指外力作用下脑组织发生局部静脉瘀血、脑水肿、脑肿胀和散在的小灶性出血。脑裂伤则是指脑膜、脑组织或血管撕裂。二者常合并存在,故统称为脑挫裂伤。

（二）诊断要点

CT 表现为低密度脑水肿区内,散布斑点状高密度出血灶。小灶性出血可以互相融合,病变小而局限时可以没有占位效应,但广泛者可以有占位征象(图 7-15)。

早期低密度水肿不明显,随着时间推移,水肿区逐渐扩大,第 3~5 天达到高峰,以后出血灶演变为低密度,最终形成软化灶。

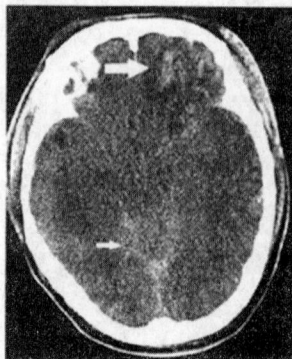

图 7-15 颅脑外伤 2 h 后 CT 检查

大箭头所示为左额叶挫裂伤,小箭头为小脑上池蛛网膜下腔出血

（三）鉴别诊断

（1）部分容积效应，前颅底骨可能因部分容积效应反应到脑额叶高密度影，但薄层扫描后即消失。

（2）出血性脑梗死，有相应的临床表现和病史。

（四）特别提示

CT 可以快速诊断，病变小者如治疗及时一般能痊愈，不遗留或很少有后遗症。病变较大者形成软化灶。

二、脑内血肿

（一）病理和临床概述

脑内血肿，外伤性脑内血肿约占颅内血肿的 5%。多发生于额、颞叶，即位于受力点或对冲部位脑表面区，与高血压性脑出血好发位置不同。绝大多数为急性血肿且伴有脑挫裂伤和（或）急性硬膜下血肿。少数为迟发血肿，多于伤后 48～72 h 内复查 CT 时发现。

（二）诊断要点

CT 表现为边界清楚的类圆形高密度灶（图 7-16）。血肿进入亚急性期时呈等密度，根据占位效应和周围水肿，结合外伤史，CT 仍能诊断。

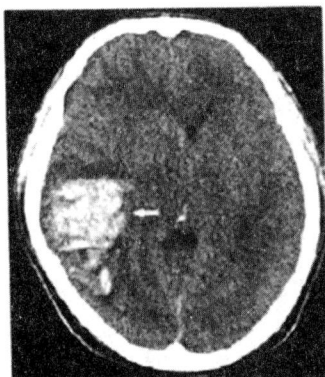

图 7-16　颅脑急性外伤后 6 h 行 CT 检查，可见右颞脑内血肿，周边
可见低密度水肿带，右侧侧脑室受压改变，中线结构左移

（三）鉴别诊断

主要与高血压性脑出血鉴别，根据有无外伤史很容易鉴别。

（四）特别提示

CT 可以快速诊断，如果血肿较大，可以进行立体定向血肿穿刺抽吸术。如外伤后 CT 扫描原来无血肿患者有进行性意识障碍者，应及时进行 CT 复查，以除外迟发性血肿。

三、硬膜外血肿

（一）病理和临床概述

硬膜外血肿位于颅骨内板与硬膜之间的血肿，临床常见，占 30%。主要因脑膜血管破裂所致，脑膜中动脉常见，血液聚集硬膜外间隙。硬膜与颅骨内板粘连紧密，故血肿较局限，呈梭形。临床表现因血肿大小、部位及有无合并伤而异。典型表现为：外伤后昏迷、清醒、再昏迷。此外，有颅内压增高表现，严重者可出现脑疝。

（二）诊断要点

CT 表现为颅板下见局限性双凸透镜形、梭形或半圆形高密度灶（图 7-17），多数密度均匀，但亦可不均匀，呈高、等混杂密度影，主要是新鲜出血与血凝块收缩时析出的血清混合所致。

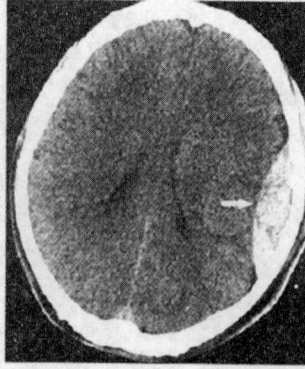

图 7-17　硬膜外血肿

颅脑外伤后 3 h 行 CT 检查,左颞可见梭形高密度影,手术证实为硬膜外血肿

硬膜外血肿多位于骨折附近,一般不跨越颅缝。跨越者常以颅缝为中心呈"3"字形。

（三）鉴别诊断

主要与高血压性脑出血鉴别,根据有无外伤史很容易鉴别。

（四）特别提示

CT 对硬膜外血肿具有很重要的诊断价值,应注意的是硬膜外血肿一般伴有局部颅骨骨折。

四、硬膜下血肿

（一）病理和临床概述

硬膜下血肿是位于硬膜与蛛网膜之间的血肿,临床常见,占颅内血肿 40%。主要因静脉窦损伤出血所致,血液聚集于硬膜下腔,沿脑表面分布。急性期是指外伤后 3 d 内发生的血肿,约占硬膜下血肿的 70%。病情多较危重,常有意识障碍;亚急性期是指外伤后 4 d～3 周内发生的血肿,约占硬膜下血肿 5%,原发损伤一般较轻,出血较慢,血肿形成较晚,临床表现较急性者出现晚且轻;慢性期是指伤后 3 周以上发生的血肿,约占 20%。慢性硬膜下血肿并非是急性或亚急性硬膜下血肿的迁延,而是有其自身的病理过程。可为直接损伤或间接的轻微损伤,易忽略。好发老年人,为脑萎缩使脑表面与颅骨内板间隙增宽,外伤时脑组织在颅腔内移动度较大所致血管断裂出血。慢性硬膜下血肿常不伴有脑挫裂伤,为单纯性硬膜下血肿。患者症状轻微,多于伤后数周或数月出现颅内压增高、神经功能障碍及精神症状来就诊。

（二）诊断要点

急性期见颅板下新月形或半月形高密度影,常伴有脑挫裂伤或脑内血肿,脑水肿和占位效应明显（图 7-18）。亚急性表现为颅板下新月形或半月形高、等密度或混杂密度区。1～2 周后可变为等密度;慢性期表现为颅板下新月形或半月形低密度、等密度、高密度或混杂密度区。血肿的密度和形态与出血时间、血肿大小、吸收情况及有无再出血有关。

（三）鉴别诊断

主要与硬膜外血肿鉴别,硬膜下血肿呈新月形,可以跨越颅缝。

（四）特别提示

CT 对急性硬膜下血肿诊断很有价值,但对亚急性、慢性硬膜下血肿却显示欠佳,血液因其顺磁性,所以在 MRI 下显示非常清楚,应进一步行 MRI 检查。

五、外伤性蛛网膜下腔出血

（一）病理和临床概述

外伤性蛛网膜下腔出血,近期外伤史,蛛网膜小血管破裂所致,多位于大脑纵裂和脑底池。脑挫裂伤是外伤性蛛网膜下腔出血的主要原因,两者常并存。

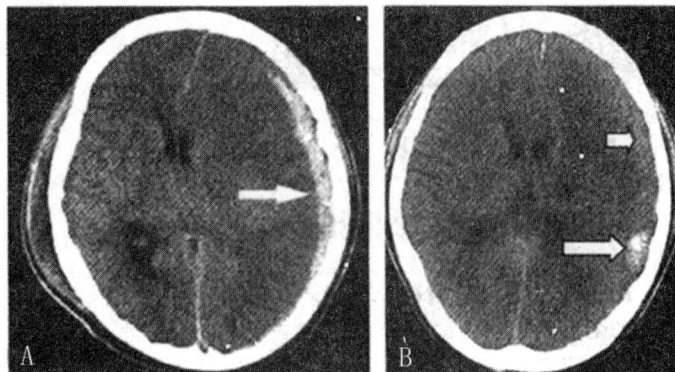

图 7-18　硬膜下血肿 CT 检查

A.颅脑外伤 5 h 后行 CT 检查,可见左侧额、颞、顶颅板下新月形高密度影,手术证实为硬膜下血肿;B.1 周前有颅脑外伤史的患者,CT 检查发现左侧额、颞、顶颅板下新月形等密度影(小箭头),部分有高密度(长箭头)为新鲜出血,手术证实为慢性硬膜下血肿伴少量新鲜出血

(二)诊断要点

CT 表现为脑沟、脑池内密度增高影,可呈铸形。大脑纵裂出血多见,形态为中线区纵行窄带形高密度影。出血亦见于外侧裂池、鞍上池、环池、小脑上池或脑室内。蛛网膜下腔出血一般 7 d 左右吸收。

(三)鉴别诊断

结核性脑膜炎,根据近期外伤史和临床症状容易鉴别。

(四)特别提示

CT 在急性期显示较好,积血一般数日后吸收消失。伤后 5~7 d 后,CT 难以显示,血液因其顺磁性,所以在 MRI 下显示非常清楚,故应行 MRI 检查。

六、硬膜下积液

(一)病理和临床概述

硬膜下积液又称硬膜下水瘤。占颅脑外伤的 0.5%~1%。系外伤致蛛网膜撕裂,使裂口形成活瓣,导致脑脊液聚积。可因出血而成为硬膜下血肿。临床上可无症状,也可以有颅内压增高的临床表现。

(二)诊断要点

呈颅骨内板下方新月形均匀低密度区,密度与脑脊液相似,多位于双侧额部。纵裂硬膜下积液表现为纵裂池增宽,大脑镰旁为脑脊液样低密度区(图 7-19)。

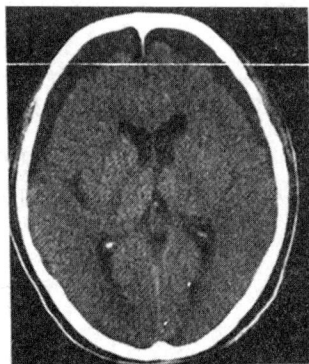

图 7-19　硬膜下积液

颅脑外伤 7 d 后 CT 复查示双侧额、颞部颅板下可见新月形低密度影,为硬膜下积液

(三)鉴别诊断

老年性脑萎缩,根据年龄情况和其他部分脑实质有无萎缩等情况可以鉴别。

实用医学影像诊断与鉴别诊断

SHIYONG YIXUE YINGXIANGZHENDUAN YU JIANBIEZHENDUAN ◎ ···

（四）特别提示

CT 诊断硬膜下积液时应结合临床病史及年龄等因素。

（宋　晖）

第五节　颅内感染 CT 诊断

颅内感染的病种繁多，包括细菌、病毒、真菌和寄生虫感染，主要通过血行性感染或邻近感染灶直接扩散侵入颅内，少数可因开放性颅脑损伤或手术造成颅内感染。改变包括脑膜炎、脑炎和动静脉炎。

一、脑脓肿

（一）病理和临床概述

脑脓肿以耳源性常见，多发于颞叶和小脑；其次为血源性、鼻源性、外伤性和隐源性等。病理上分为急性炎症期、化脓坏死期和脓肿形成期。

（二）诊断要点

急性炎症期呈大片低密度灶，边缘模糊，伴占位效应，增强无强化；化脓坏死期，低密度区内出现更低密度坏死灶，轻度不均匀性强化；脓肿形成期，平扫见等密度环，内为低密度并可有气泡影，呈环形强化，其壁完整、光滑、均匀，或多房分隔（图 7-20）。

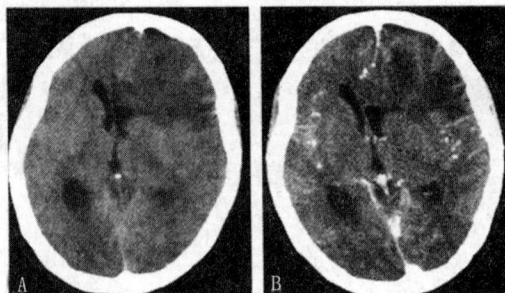

图 7-20　脑肿瘤

男性患者，24 岁，因头痛、呕吐 2 d 入院，CT 平扫显示左额叶不规则低密度灶，占位效应明
显。增强可见病灶呈环形均匀强化，未见明显壁结节，中心低密度区无明显变化，周围水
肿明显，左侧侧脑室前角明显受压移位变形。考虑为脓肿形成，经抗感染治疗后情况好转

（三）鉴别诊断

（1）胶质瘤：胶质瘤的环状强化厚薄不均，形态不规则，常呈花环状、结节状强化，中心坏死区密度不等，CT 值常大于 20 HU。

（2）脑梗死多见于老年高血压患者，有明确突发病史，经复查随访，占位效应减轻。

（3）与肉芽肿病鉴别。

（四）特别提示

CT 诊断该病应结合病史、脑脊液检查。

二、结核性脑膜脑炎

（一）病理和临床概述

结核性脑膜脑炎是结核菌引起脑膜弥漫性炎性反应，并波及脑实质，好发于脑底池。脑膜渗出和肉芽肿为其基本病变，可合并结核球、脑梗死和脑积水。

（二）诊断要点

CT 早期可无异常发现。脑底池大量炎性渗出时,其密度增高,失去正常透明度;增强扫描脑膜广泛强化,形态不规则。内芽肿增生则见局部脑池闭塞并结节状强化。

脑结核球平扫呈等或低密度灶,增强扫描呈结节状或环形强化。

（三）鉴别诊断

蛛网膜下腔出血,平扫呈高密度,增强扫描无明显强化,脑底池形态规则,无局部闭塞及扩张改变;此外需同脑囊虫病,转移瘤及软脑膜转移等鉴别,需结合病史。

（四）特别提示

CT 诊断应结合脑脊液检查、X 线胸片检查等。

三、脑猪囊尾蚴病

（一）病理和临床概述

脑猪囊尾蚴病系猪绦虫囊尾蚴在脑内异位寄生所致。人误食绦虫卵或节片后,卵壳被胃浊消化后,蚴虫经肠道血流而散布于全身寄生。脑猪囊尾蚴病为其全身表现之一,分为脑实质型、脑室型、脑膜型和混合型。脑内囊虫的数目不一,呈圆形,直径 4~5 mm。囊虫死亡后退变为小圆形钙化点。

（二）诊断要点

脑实质型 CT 表现为脑内散布多发性低密度小囊,多位于皮、髓质交界区,囊腔内可见致密小点代表囊虫头节。不典型者可表现为单个大囊、肉芽肿、脑炎或脑梗死。脑室型以第四脑室多见;脑膜型多位于蛛用膜下隙,和脑膜粘连,CT 直接征象有限,多间接显示局部脑室或脑池扩大,相邻脑实质光滑受压。常合并脑积水。囊壁、头节和脑膜有时可强化。

（三）鉴别诊断

1.蛛网膜囊肿

常位于颅中窝、侧裂池、边缘较平直,可造成颅骨压迫变薄。

2.转移癌

呈大小不一的圆形低密度灶,增强扫描环状、结节状强化,病灶周围明显水肿。

3.脑结核

结合病史、CT 特点可以区别。

（四）特别提示

需要结合有无疫区居住史、有无生食史等。

四、急性播散性脑脊髓炎

（一）病理和临床概述

急性播散性脑脊髓炎或称急性病毒性脑脊髓炎,可见于病毒(如麻疹、风疹、水痘等)感染后或疫苗(如牛痘疫苗、狂犬病疫苗等)接种后,临床表现为发热、呕吐、嗜睡、昏迷。一般在病毒感染后 2~4 d 或疫苗接种后 10~13 d 发病。发病可能与自身免疫机制有关。

（二）诊断要点

CT 表现急性期脑白质内多发、散在性低密度灶,半卵圆中心区明显,有融合倾向,增强呈环形强化。慢性期表现为脑萎缩。

急性病毒性脑炎时,主要表现为早期脑组织局部稍肿胀,中、后期可以出现密度减低(图 7-21),增强扫描可以有局部软脑膜强化,增厚改变,脑沟显示欠清。

（三）鉴别诊断

同软脑膜转移、结核性脑膜炎等鉴别。

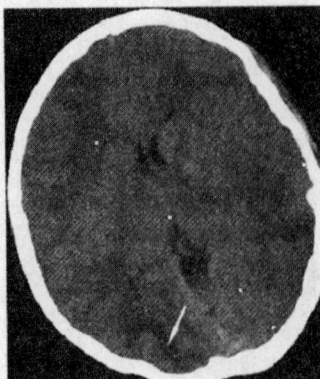

图 7-21 病毒性脑炎

女性患者,11 岁,因头昏嗜睡 2 d,CT 可见右侧枕叶局部脑皮质肿胀、白质水肿改变,经脑脊液检查证实为病毒性脑炎

（四）特别提示

应进行脑脊液检查。MRI 成像及增强扫描对显示该病有很好的效果。

五、肉芽肿性病变

（一）病理和临床概述

肉芽肿种类繁多,主要有炎症性和非炎症性。侵犯脑内的肉芽肿主要有炎症性,其中以结核性最常见。炎症性肉芽肿是炎症局部形成主要以巨噬细胞增生构成的境界清楚的结节样病变。病因有:结核、麻风、梅毒、真菌及寄生虫、异物、其他疾病等。临床表现与颅内占位类似。

（二）诊断要点

CT 平扫表现等或稍高密度的边界清楚的结节灶（图 7-22）。增强扫描呈结节样强化,也可以因内部发生坏死而呈环形强化,后者常见于结核性肉芽肿。少部分肉芽肿内可见钙化。可以单发或多发。好发于大脑皮质灰质下。

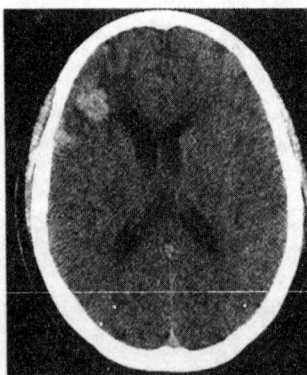

图 7-22 结核性肉芽肿

男性患者,32 岁,因头晕嗜睡 3d 就诊,CT 平扫显示右侧额、颞叶大脑皮质灰质下及灰质区可见高密度结节灶,右侧侧脑室前角扩大伴局部白质区低密度改变,手术病理检查为结核性肉芽肿

（三）鉴别诊断

（1）脑转移肿瘤,水肿较明显,增强扫描呈环状或结节状,一般有原发病史,临床复查随访进展明显。

（2）同部分脑肿瘤鉴别困难。

（四）特别提示

应进行脑脊液检查。MRI 成像及增强扫描对显示该病有很好的效果。

（宋　晖）

第六节 脑血管病变 CT 诊断

急性期脑血管疾病(CVD)以脑出血和脑梗死多见,CT 和 MRI 诊断价值大;动脉瘤和血管畸形则需配合 DSA、CTA 或 MRA 诊断。

一、脑出血

(一)病理和临床概述

脑出血是指脑实质内的出血,依原因可分为创伤性和非刨伤性,后者又称原发性或自发性脑内出血,多指高血压、动脉瘤、血管畸形、血液病和脑肿瘤等引起的出血,以高血压性脑出血常见,多发于中老年高血压和动脉硬化患者。出血好发于基底核、丘脑、脑桥和小脑,易破入脑室。血肿及伴发的脑水肿引起脑组织受压、软化和坏死。血肿演变分为急性期、吸收期和囊变期,各期时间长短与血肿大小和年龄有关。

(二)诊断要点

呈边界清楚的肾形、类圆形或不规则形均匀高密度影,周围水肿带宽窄不一,局部脑室受压移位。(图7-23)破入脑室可见脑室内积血。

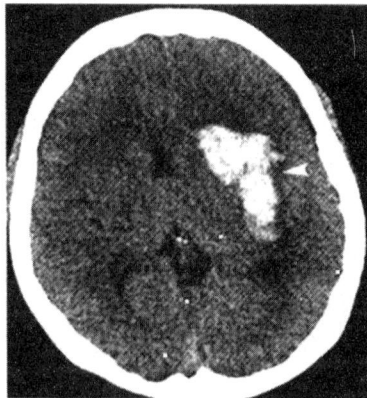

图 7-23　脑出血

女性患者,68 岁,突发言语不清、左侧肢体偏瘫 4 h 就诊,CT 显示左侧基底核区条片状高密度影,左侧侧脑室受压变形

急性期表现为脑内密度均匀一致的高密度灶,呈卵圆形或圆形为主,CT 值为 50～80 HU;吸收期始于 3～7 d,可见血肿周围变模糊,水肿带增宽,血肿缩小并密度减低,小血肿可完全吸收;囊变期始于 2 个月以后,较大血肿吸收后常遗留大小不等的囊腔,伴有不同程度的脑萎缩。

(三)鉴别诊断

脑外伤出血,结合外伤史可以鉴别。

(四)特别提示

血肿不同演变时期 CT 显示的密度不同,容易误诊,应密切结合临床。

二、脑梗死

(一)病理和临床概述

脑梗死包括缺血性和出血性脑梗死及腔隙性脑梗死。缺血性脑梗死是指脑血管闭塞导致供血区域脑组织缺血性坏死。其原因有:①脑血栓形成,继发于脑动脉硬化、动脉瘤、血管畸形、炎性或非炎性脉管炎等;②脑栓塞,如血栓、空气、脂肪栓塞;③低血压和凝血状态。病理上分为缺血性、出血性和腔隙性脑梗死。出血性脑梗死是指部分缺血性脑梗死继发梗死区内出血。腔隙性脑梗死系深部髓质小动脉闭塞所致,为脑深部的小梗死,在脑卒中病变中占20%,主要好发中老年人,常见于基底核、内囊、丘脑、放射冠及脑干。

(二)诊断要点

1.缺血性梗死(图7-24A)

CT示低密度灶,其部位和范围与闭塞血管供血区一致,皮髓质同时受累,多呈扇形。基底贴近硬膜。可有占位效应。2~3周时可出现"模糊效应",病灶变为等密度而不可见。增强扫描可见脑回状强化。1~2个月后形成边界清楚的低密度囊腔。

2.出血性梗死(图7-24B)

CT示在低密度脑梗死灶内,出现不规则斑点、片状高密度出血灶,占位效应较明显。

3.腔隙性梗死(图7-24C)

CT表现为脑深部的低密度缺血灶,大小5~15 mm,无占位效应。

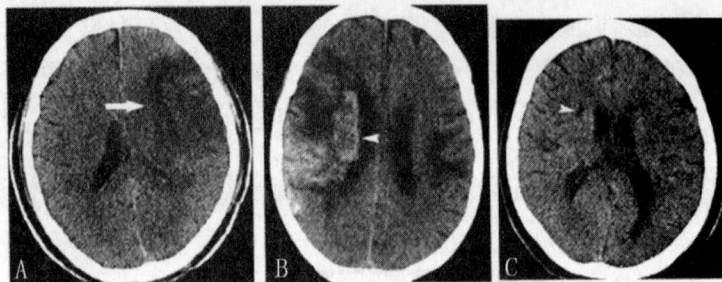

图7-24 脑梗死

A.男性患者,75岁,突发肢体偏瘫1 d,CT显示左侧额、颞叶大片低密度梗死灶;B.女性,64岁,突发肢体偏瘫5 h,经诊断为右颞大片脑梗死后入院后行溶栓治疗。3 d后病情加重,CT显示右侧颞顶叶大片出血性脑梗死;C.女性,67岁,头昏3 d,CT显示右侧颞叶基底核区腔隙性脑梗死(箭头)

(三)鉴别诊断

1.胶质瘤

详见胶质瘤章节。

2.脑炎

结合病史和临床症状及实验室检查。

(四)特别提示

CT对急性期及超急性期脑梗死的诊断价值不大,应行MRI弥散加权扫描。病情突然加重时应行CT复查,明确有无梗死后出血即出血性脑梗死,以指导治疗。

三、动脉瘤

(一)病理和临床概述

动脉瘤好发于脑底动脉环及附近分支,是蛛网膜下腔出血的常见原因,发生的主要原因是血流动力学改变,尤其是血管分叉部血癌流动对血臂壁形成剪切力以及搏动压力造成血管壁退化;动脉粥样硬化也是常见因素;另外常与其他疾病伴发,如纤维肌肉发育异常,马方综合征等。按形态可分为常见的浆果形、少见的梭形及罕见的主动脉夹层。浆果形的囊内可有血栓形成。

(二)诊断要点

分为三型,Ⅰ型无血栓动脉瘤(图7-25A),平扫呈圆形高密度区,均一性强化;Ⅱ型部分血栓动脉瘤(图7-25B),平扫中心或偏心处高密度区,中心和瘤壁强化,其间血栓无强化,呈"靶征";Ⅲ型完全血栓动脉瘤,平扫呈等密度灶,可有弧形或斑点状钙化,瘤壁环形强化。动脉瘤破裂时CT图像上多数不能显示瘤体,但可见并发的蛛网膜下腔出血、脑内血肿、脑积水、脑水肿和脑梗死等改变。

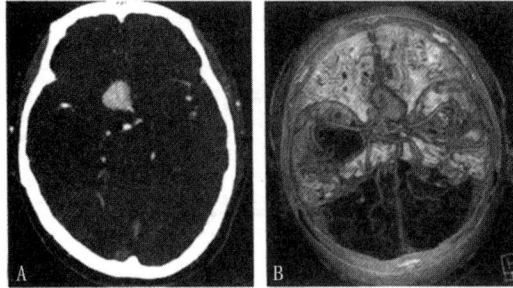

图 7-25　前交通动脉瘤

A.男性患者,24 岁,因不明原因蛛网膜下腔出血而行 CT 检查,增强可见鞍上池前方
可见一囊样结节灶,强化程度与动脉相仿;B.CTA 的 VRT 重建显示前交通动脉瘤

（三）鉴别诊断

1.脑膜瘤

与脑膜宽基相接。

2.脑出血

结合病史及临床症状。

（四）特别提示

CTA 对动脉瘤显示价值重大,可以立体旋转观察载瘤动脉、瘤颈及其同周围血管的空间关系。

四、脑血管畸形

（一）病理和临床概述

脑血管畸形为胚胎期脑血管的发育异常,根据 McCormick 1996 年分类,分为动、静脉畸形、静脉畸形、毛细血管扩张症、血管曲张和海绵状血管瘤等。动、静脉畸形最常见,好发于大脑中动脉、后动脉系统,由供血动脉、畸形血管团和引流静脉构成。好发于男性,以 20～30 岁最常见。儿童常以脑出血、成人以癫痫就诊。

（二）诊断要点

显示不规则混杂密度灶,可有钙化,并呈斑点或弧线形强化,水肿和占位效应缺乏(图 7-26A)。可合并脑血肿、蛛网膜下腔出血及脑萎缩等改变。

（三）鉴别诊断

海绵状血管瘤,增强扫描呈轻度强化,病灶周围无条状、蚓状强化血管影。MRI 可显示典型的网格状或爆米花样高低混杂信号,周围见低信号环。

（四）特别提示

CTA 价值重大,可以立体旋转观察供血动脉和引流静脉(图 7-26B)。MRA 显示更清楚。

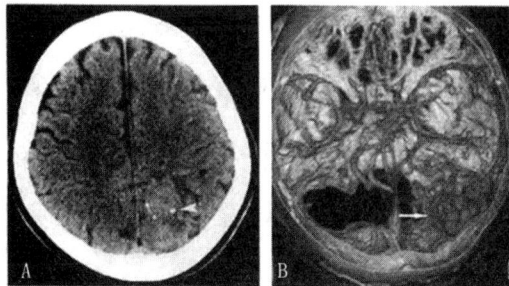

图 7-26　颅内动静脉畸形

A.男性,患者 19 岁,因癫痫不规则发作 5 年来院检查,CT 平扫显示左侧
顶、枕部脑实质内可见多发斑点状钙化影,局部脑实质密度增高。DSA 证
实为颅内动静脉畸形;B.CTA 的 VRT 重建显示为左侧顶枕叶 AVM

（宋　晖）

第八章 五官疾病的 CT 诊断

第一节 眼部常见疾病 CT 诊断

一、眼部外伤

(一)眼部异物

1.病理和临床概述

眼部异物系常见眼部外伤,异物分为金属性(铜、铁、钢、铅及其合金)和非金属性(玻璃、塑料、橡胶、沙石等)。眼部异物可产生较多并发症如眼球破裂、晶状体脱位、眼球固缩、出血和血肿形成、视神经创伤、眶骨骨折、海绵窦动静脉瘘、感染等。临床表现多样。

2.诊断要点

金属异物 CT 表现为高密度影,CT 值大于 2 000 HU,周围可有明显的放射状金属伪影;非金属异物又分为:①高密度,如沙石、玻璃,CT 值大于 300 HU,一般无伪影;②低密度,如植物类、塑料,CT 值为 −199～+20 HU(图 8-1)。

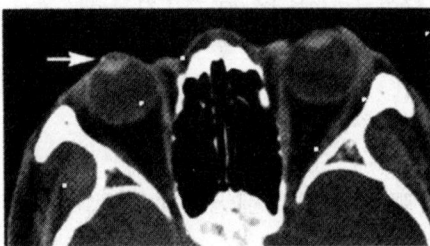

图 8-1 右眼异物
右侧眼角膜见小点状高密度影,临床证实为石头溅入

3.鉴别诊断

(1)眼内钙化,分为眼球内钙化和球后眶内钙化,多见于肿瘤、血管性病变,CT 可见肿块影,可以区别。

(2)人工晶体,询问病史可以区别。

(3)眶内气肿:异物具有固定的形状,有助于区别。

4.特别提示

X 线不易确定异物位于眼球内或眼球外,CT 能准确显示异物的部位、数目及其并发症,并能定位。对于密度同玻璃体相近的异物,CT 不能显示,MRI 显示良好。

(二)眼球及眶部外伤

1.病理和临床概述

眼球及眶部外伤包括软组织损伤和眼部骨折。前者以晶状体破裂和眼球穿通伤多见。晶状体破裂表现为外伤性白内障,视力下降或丧失;穿通伤致眼球破裂,最终致眼球萎缩,眼球运动障碍,视力丧失。后者以眶壁、视神经管骨折多见。

2.诊断要点

(1)晶状体破裂 CT 表现为晶状体密度减低直至晶状体影像和玻璃体等密度而消失。

(2)穿通伤常伴局部出血(血肿)、少量积气、晶状体脱位、视神经损伤及眼球破裂等表现。

(3)眼眶骨折多发生于骨壁较薄弱部位,如眼眶内侧壁、眶底、眶尖、蝶骨大翼骨折等。表现为骨质连续性中断。

(4)CT 还可以确定眼内容物、视神经、眼肌、球后脂肪损伤情况及视神经管骨折情况(图 8-2)。

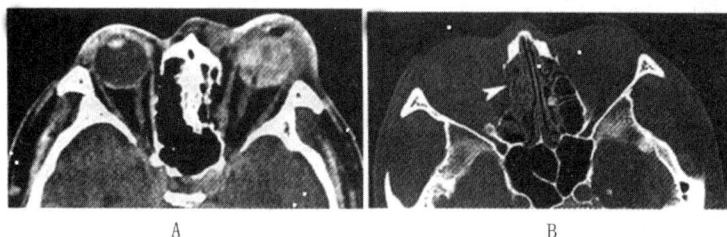

图 8-2　眼球及眶部外伤

A.左侧眼球密度增高及球内可见少量气体,眼睑软组织肿胀。

B 右侧眼眶内侧壁骨折,筛窦密度增高,内直肌挫伤肿胀

3.鉴别诊断

一般多有明确外伤史。正常眼眶内侧壁局部可为膜状结构,需与骨折鉴别,骨折时内直肌常表现挫伤改变。

4.特别提示

早期诊断眼部外伤情况,对决定治疗方法和预后很重要。CT 能充分提供外伤信息。对于眼外肌和其周围纤维化情况 CT 有时不能区分,MRI 显示更好。

二、眶内炎性病变

(一)炎性假瘤

1.病理和临床概述

炎性假瘤病因不清,可能与免疫功能有关。本病男性多于女性,中年以上为主,一般为单侧发病,少数病例可以双侧发病。根据炎症累及的范围,可分为眶隔前炎型、肌炎型、泪腺炎型、巩膜周围炎、神经束膜炎及弥漫性炎性假瘤。也有人将炎性假瘤分为 4 型:弥漫型、肿块型、泪腺型和肌炎型。急性期主要为水肿和轻度炎性浸润,浸润细胞包括淋巴细胞、浆细胞和嗜酸性细胞,发病急,表现为眼周不适或疼痛、眼球转动受限、眼球突出、球结膜充血水肿、眼睑皮肤红肿、复视和视力下降等,症状的出现与炎症累及的眼眶结构有关。亚急性期和慢性期为大量纤维血管基质形成,病变逐渐纤维化,症状和体征可于数周至数月内缓慢发生,持续数月或数年。对激素治疗有效但容易复发。

2.诊断要点

按 CT 表现可以一般按后者分型:肿块型、肌炎型、泪腺型和弥漫型。以肌炎型和肿块型较为常见。肿块型表现为球后边缘清楚、密度均匀的软组织肿块。可以同时显示眼环增厚、眼外肌和视神经增粗、密度增高及边缘不整齐等改变;肌炎型表现为眼外肌肥大,边缘不整齐,常累及眼肌附着点,可同时显示泪腺肿大;泪腺型表现为泪腺呈半圆形、扁形、肿块状增大,边界清楚;弥漫型表现为眼外肌肥大和视神经增粗,且密度增高、眼环增厚,泪腺弥漫性增大,球后间隙密度增高,眶内各结构显示欠清(图 8-3)。

3.鉴别诊断

格氏眼病,表现为肌腹增粗,附着于眼球壁上的肌腱不增粗,常是双侧下直肌、上直肌、内直肌肌腹增粗,临床有甲状腺功能亢进表现。部分患者横断位扫描眼外肌增粗如肿块样,应行冠状位或 MRI 检查。

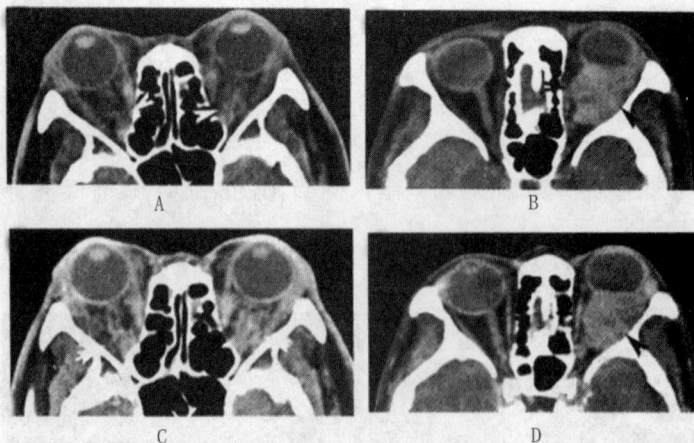

图 8-3　炎性假瘤

A、B. 为弥漫型炎性假瘤，眼外肌肥大和视神经增粗，且密度增高、眼环增厚，泪腺弥漫性增大，球后间隙密度增高，眶内各结构显示欠清，增强扫描呈不均匀中等强化；C、D. 为肿块型炎性假瘤，左眼眶球后视神经与外直肌间可见一肿块，边界尚清，增强扫描有轻度均匀强化。

4. 特别提示

临床激素治疗可以明显好转。

(二)眶内蜂窝织炎

1. 病理和临床概述

眶内蜂窝织炎为细菌引起的软组织急性炎症，病菌多为溶血性链球菌或金黄色葡萄球菌。大多为鼻窦或眼睑炎症蔓延所致，或由于外伤、手术、异物及血行感染等引起。临床表现为发热、眼睑红肿，球结膜充血，运动障碍、视力降低，感染未及时控制，可引起海绵窦及颅内感染。

2. 诊断要点

CT 检查可以明确显示病变范围，区别炎症与脓肿。表现为眼睑软组织肿胀；眼外肌增粗，边缘模糊；眶内脂肪影为软组织密度取代，内见条状高密度影，泪腺增大；骨膜下脓肿表现为紧贴骨壁肿块，见小气泡影或环状强化(图 8-4)。

部分患者有眼球壁增厚，密度同眼外肌或略低，增强后病变明显不均匀强化。

发生骨髓炎表现为眶骨骨质破坏，伴骨膜反应，周围见不规则软组织。

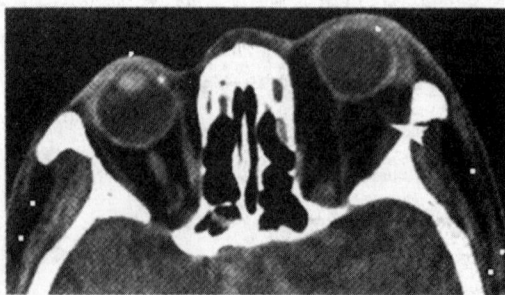

图 8-4　眶内蜂窝织炎

左侧球后脂肪密度增高，可见条状影及模糊改变，左侧眼睑肿胀。眼球突出

3. 鉴别诊断

眶内转移性肿瘤，发生在眶骨、肌锥内外、眼外肌，其中 60% 发生在肌锥外，20% 为弥漫性，2/3 患者伴有眶骨改变，临床有原发病史。

4. 特别提示

眼部 CT 检查可以明确炎症范围、侵袭眼眶途径、观察疗效及有无颅内侵犯。MRI 检查对诊断亦有帮助。

（三）格氏眼病

1.病理和临床概述

甲状腺功能改变可有眼部症状。仅有眼症状而甲状腺功能正常者称为眼型 Graves 病;甲状腺功能亢进伴有眼征者称为 Graves 眼病,多数格氏眼病,有甲状腺功能亢进,甲状腺增大和眼球突出。病理改变眼外肌肥厚、眶脂肪体积增加,镜下表现为淋巴细胞、浆细胞浸润。临床表现:格氏眼病发作缓慢,有凝视、迟落等表现。严重者眼球明显突出固定,视力明显减退。

2.诊断要点

CT 检查多数为对称性眼外肌增大,眼肌增大呈梭形,肌腹增大为主;边缘光滑清晰,以内直肌、下直肌较多累及(图 8-5)。

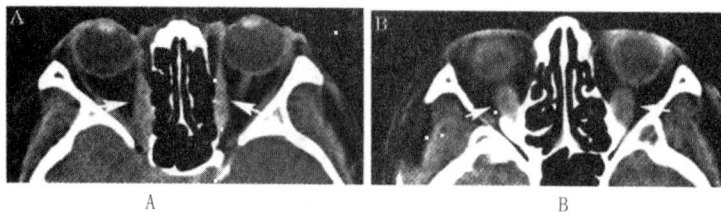

图 8-5　格氏眼病

甲状腺功能亢进,眼球突出,A 图双眼内直肌肌腹明显增粗(箭头所指),肌腱未见增粗;B 图双眼下直肌明显增粗(箭头所指)

视神经增粗和眼球突出,球后脂肪体积增加,显示清晰,眶隔前移,可与炎性假瘤鉴别。

少数患者表现为眶内脂肪片状密度增高影,泪腺增大,眼睑水肿,甚至视神经增粗等征象。

3.鉴别诊断

(1)炎性假瘤,主要是肌炎型假瘤需鉴别,表现为眼外肌肌腹和肌腱均增粗,上直肌、内直肌最易受累,眶壁骨膜与眼外肌之间脂肪间隙消失。

(2)颈动脉海绵窦瘘,有外伤病史,眼球突出明显,听诊及血管搏动音,增强扫描显示眼上静脉明显增粗,MRI 斜矢状位可以清晰显示。

(3)外伤性眼外肌增粗,表现眼肌肿胀,常见眶壁骨折、眼睑肿胀等征象。

4.特别提示

CT 和 MRI 均能较好显示增粗的眼外肌,但 MRI 更易获得理想的冠状面和斜矢状面,显示上直肌、下直肌优于 CT,并可区分病变是炎性期还是纤维化期。

三、眼部肿瘤

（一）视网膜母细胞瘤

1.病理和临床概述

视网膜母细胞瘤是儿童常见肿瘤,90%见于 3 岁以下,单眼多见。该肿瘤起源于视网膜内层,向玻璃体内或视网膜下生长,呈团块状,常有钙化和坏死,病灶可表现一侧眼球内多发结节或两侧眼球发病。临床表现早期多无症状,肿瘤较大可出现白瞳征、视力丧失,晚期出现青光眼、球后扩散、眼球突出等。肿瘤常沿视神经向颅内侵犯,累及脉络膜后可远处转移。

2.诊断要点

CT 表现眼球后半部圆形或椭圆性高密度肿块,大部分见不规则钙化或一致性钙化,钙化呈团块状、斑点状或片状,钙化亦是本病的特征表现(图 8-6)。

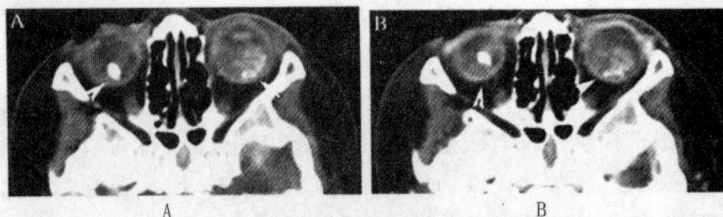

图 8-6　视神经母细胞瘤

女,4岁,发现左眼瞳孔内黄光反射来院就诊。CT可见双侧眼球内混杂密度肿块,其内有斑点状钙化。手术病理为视神经母细胞瘤(A为平扫,B为增强)

侵犯视神经时显示视神经增粗,肿瘤非钙化部分增强扫描呈轻、中度强化。

3. 鉴别诊断

(1)眼球内出血,多有外伤史,无肿块。

(2)眼球内寄生虫病,晚期一般为玻璃体内高密度影,CT有时很难鉴别,B超有助于区分钙化和寄生虫坏死后形成的高密度影。

4. 特别提示

CT是诊断视网膜母细胞瘤的最佳方法,薄层高分辨率CT对肿瘤钙化显示达90%以上。CT和MRI显示肿瘤的球后扩散较清楚,但MRI对于视神经和颅内转移及颅内异位视网膜母细胞瘤的显示率优于CT。

(二)视神经胶质瘤

1. 病理和临床概述

视神经胶质瘤是发生于视神经内胶质细胞的肿瘤,儿童多见,发生于成人具有恶性倾向,女性多于男性。本病伴发神经纤维瘤者达15%～50%。

临床最早表现为视野盲点,但由于患者多为儿童而被忽视。95%患者以视力减退就诊,还表现为眼球突出,视盘水肿或萎缩。

2. 诊断要点

视神经条状或梭形增粗,边界光整,密度均匀,CT值在40～60 HU之间,轻度强化,侵及视神经管内段引起视神经管扩大(图8-7)。

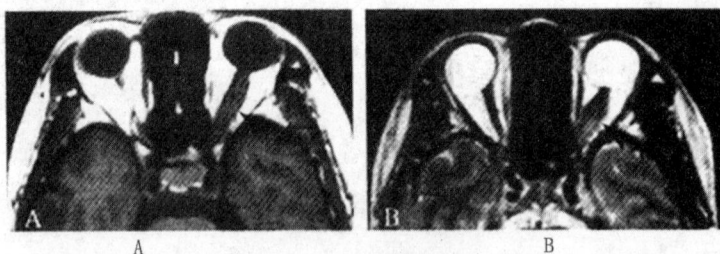

图 8-7　视神经胶质瘤

患者女性,39岁,左眼视力减退5个月就诊,MRI显示左侧视神经明显梭形增粗,边界光整,信号基本均匀

3. 鉴别诊断

(1)视神经鞘脑膜瘤:主要见于成年人:CT表现为高密度并可见钙化,边界欠光整;MRI上T_1WI和T_2WI均呈低或等信号,肿瘤强化明显,而视神经无强化,形成较具特征性的"轨道"征。

(2)视神经炎:主要指周围视神经鞘的炎性病变,有时与胶质瘤不易鉴别。

(3)视神经蛛网膜下腔增宽:见于颅内压增高,一般有颅内原发病变。

4. 特别提示

MRI检查容易发现肿块是否累及球壁段、管内段或颅内段;有利于区别肿瘤与蛛网膜下腔增宽,因此

为首选检查方法。MRI 增强显示更好。

(三)皮样囊肿或表皮样囊肿

1.病理和临床概述

眼眶皮样囊肿或表皮样囊肿由胚胎表皮陷于眶骨间隙内没有萎缩退化形成,可不定期地潜伏,儿童期发病多见。临床表现为缓慢进行性无痛性肿物,伴眼球突出、眼球运动障碍等。

2.诊断要点

CT 表现为均匀低密度或混杂密度肿块,其内含有脂肪密度结构。常伴邻近骨壁局限性缺损,囊壁强化而囊内无强化。眼球、眼外肌、视神经受压移位。

3.鉴别诊断

应与泪腺肿瘤、组织细胞增殖症等病变鉴别。根据病变特征一般可以鉴别。

4.特别提示

CT 能很好地显示囊肿典型 CT 密度和骨质缺损,一般容易诊断。若 CT 诊断困难,MRI 能显示肿块信号特点,一般可明确诊断。

(四)泪腺良性混合瘤

1.病理和临床概述

泪腺良性混合瘤又称良性多形性腺瘤。见于成人,平均发病年龄 40 岁,无明显性别差异。多来源于泪腺眶部,肿物呈类圆形,有包膜,生长缓慢,可恶变。表现为眼眶前外上方相对固定、无压痛的包块,眼球向前下方突出,肿瘤生长较大时可引起继发性视力下降等。

2.诊断要点

CT 表现为泪腺窝区肿块,软组织密度,均匀,少见钙化,边界光整;泪腺窝扩大,骨皮质受压,无骨质破坏征象;明显强化。还可有眼球、眼外肌及视神经受压移位改变(图 8-8)。

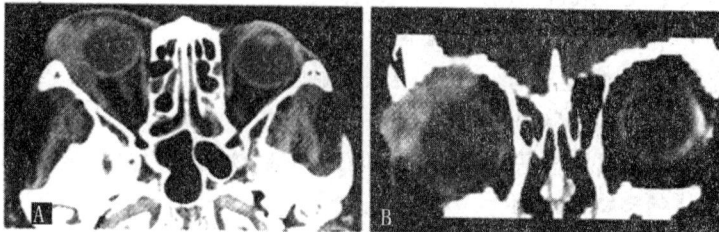

图 8-8　泪腺良性混合瘤

患者男性,52 岁,发现右眼眶外侧肿块 3 年,近来感觉有增大,CT 检查显示右侧泪腺区占位,呈等稍高均匀密度,边界欠清,眼球轻度受压移位。手术病理为泪腺良性混合瘤,有恶变倾向

3.鉴别诊断

(1)泪腺恶性上皮性肿瘤:肿瘤边缘多不规则,常伴有泪腺窝区骨质破坏改变。

(2)泪腺非上皮性肿瘤:形态不规则,一般呈长扁平形,肿块常包绕眼球生长。

4.特别提示

CT 能较好地显示肿块的形态、边缘和眶骨改变,定性诊断优于 MRI。但 MRI 在显示泪腺肿瘤是否累及额叶脑膜或脑实质方面具有优势。

(五)海绵状血管瘤

1.病理和临床概述

海绵状血管瘤是成年人最常见的原发于眶内的肿瘤,约占眶内肿瘤的 4.6%～14.5%,发病年龄平均 38 岁,女性占 52%～70%,多单侧发病。本病为良性,进展缓慢。临床表现缺乏特征性。最常见的为轴性眼球突出,呈渐进性,晚期引起眼球运动障碍。

2.诊断要点

CT 检查肿瘤呈圆形、椭圆形或梨形,边界光整,密度均匀,CT 值平均 55 HU。肿瘤不侵及眶尖脂肪。

增强扫描有特征的"渐进性强化",即肿瘤内首先出现小点状强化,逐渐扩大,随时间延长形成均匀的显著强化。强化出现时间快,持续时间长也是本病的强化特点,因此,增强扫描对本病诊断有重要临床意义(图8-9)。

此外有眼外肌、视神经、眼球受压移位,眶腔扩大等征象。

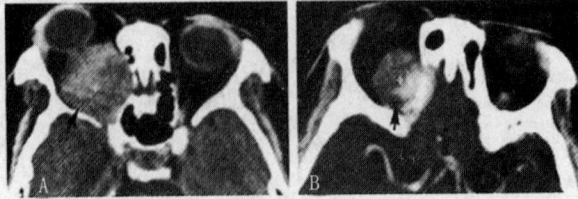

图 8-9　球后海绵状血管瘤

患者女性,43 岁,右眼突出半年就诊,CT 检查见右眼球后方视神经与内直肌间肿块,密度稍高,均匀,筛骨板受压变形(A),增强扫描动脉期有明显片状强化,静脉期呈明显均匀强化(B)

3. 鉴别诊断

(1)神经鞘瘤:典型的神经鞘瘤密度较低且不均匀,增强后呈轻、中度快速强化。眶尖神经鞘瘤可形成眶颅沟通性肿瘤。MRI 检查更有利于显示神经鞘瘤的病理特征。

(2)海绵状淋巴管瘤:肿瘤内密度不均匀,可并发出血,有时难以鉴别。

4. 特别提示

MRI 显示肿瘤信号。显示"渐进性强化"征象、定位和定性诊断优于 CT。

(六)脉络膜黑色素瘤

1. 病理和临床概述

脉络膜黑色素瘤是成年人中最常见的原发性恶性肿瘤,主要发生于 40～50 岁。多起自先天性黑痣,好发于脉络膜后 1/3 部位,肿瘤形成典型的蘑菇状肿物,伴有新生血管,可引起出血和渗血。常向玻璃体内扩展。肿瘤易侵犯血管,较早发生转移。临床表现与肿瘤位置和体积相关。

2. 诊断要点

CT 表现为眼环局限性增厚,肿瘤蘑菇状或半球形,同玻璃体相比为高密度,向球内或球外突出,增强扫描明显强化(图 8-10)。

如肿块内有坏死或囊变,则强化不均。典型脉络膜黑色素瘤表现为蘑菇状,基底宽,颈细。不典型可呈半球形或平盘状。

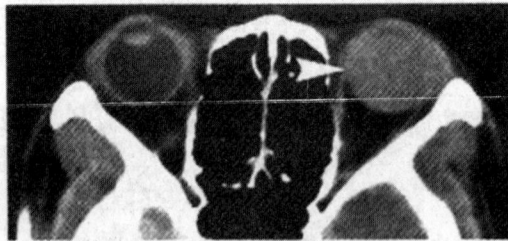

图 8-10　脉络膜黑色素瘤

男性,57 岁,因视物变形 3 个月,加重 2 天来院就诊。CT 平扫可见左眼球内等密度球形肿块,密度均匀,边界清楚。手术病理为脉络膜黑色素瘤

3. 鉴别诊断

(1)脉络膜血管瘤,一般呈圆形,T_1WI 同脑实质呈低信号或等信号,T_2WI 与玻璃体相比呈等或略高信号,强化不明显。

(2)脉络膜转移瘤,主要根据眼底镜表现和有无原发肿瘤鉴别。

(3)脉络膜剥离出血,通过增强鉴别,无强化。

4.特别提示

由于黑色素瘤含有顺磁性物质,MRI 表现为短 T_1 短 T_2 信号,表现较具有特征性,可以首先选择MRI 检查。增强扫描有助于清楚显示较小肿瘤,鉴别肿瘤与血肿、视网膜剥离,鉴别恶性黑色素瘤与黑色素细胞瘤。脂肪抑制技术与增强扫描联合运用可更好地显示较小肿瘤。

(七)转移性肿瘤

1.病理和临床概述

转移性肿瘤发生于眼眶、眼球、球后组织和视神经鞘,当侵犯软组织时可位于肌锥内或肌锥外。成人的转移一般多来自于肺癌、乳腺癌、胃癌等,主要表现为眼球突出,疼痛,眼球运动障碍,视力减退等;儿童则多为肾脏恶性肿瘤或其他肉瘤类,如肾母细胞瘤、神经母细胞瘤、尤因肉瘤等,常转移至眼眶,表现为迅速发生的进行性眼球突出,伴有眼睑皮肤淤血。

2.诊断要点

转移瘤可发生在眶骨、肌锥内外、眼外肌,也可为弥漫性;CT 通常表现为单发或多灶性不规则肿块,呈浸润性,与眼外肌等密度,增强后有不同程度强化(图 8-11);大多数有肿块效应,可引起突眼;大部分患者有眶骨破坏,为溶骨性改变,少数发生成骨性转移。

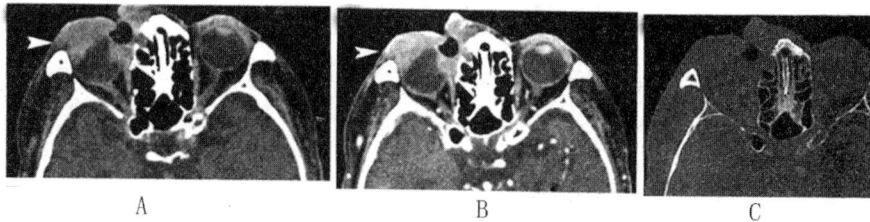

图 8-11　转移瘤

67 岁男性患者,发现右眼视物不清伴肿块半年,3 年前有结肠癌手术史。CT 平扫可见右眼前部分、内直肌及鼻根部肿块影(A),增强扫描肿块有明显强化(B);鼻根部骨质有破坏吸收征象(C)

3.鉴别诊断

(1)眶内炎症性病变,应与眶骨骨髓炎鉴别,主要根据临床表现,鉴别困难者行活检。

(2)淋巴瘤,常发生于眼睑、结膜、泪腺,并沿肌锥外间隙向后延伸,肿块后缘锐利,常包绕眼球生长,转移瘤大多为多灶性,伴有眶骨改变,多有原发病史。

4.特别提示

CT 和 MRI 均能清楚显示肿瘤,CT 对显示眶骨骨质破坏有优势;MRI 对侵犯眶骨的软组织肿块和颅内结构肿瘤侵犯显示较好。

(闾战能)

第二节　耳部常见疾病 CT 诊断

一、耳部外伤

(一)病理和临床概述

耳部外伤中颞骨外伤包括颞骨骨折和听小骨脱位。其中乳突部骨折为最多见,多因直接外伤所致,分为纵行骨折、横行骨折、粉碎性骨折。听小骨外伤表现为传导性耳聋。面神经管外伤则于外伤后出现延迟性面神经麻痹。

(二)诊断要点

颞骨外伤引起的骨折,须在 1 2 mm 薄层扫描观察,骨折可形成气颅,还可以显示乳突内积液或气液平。岩部骨折分为纵行(图8-12)(平行于岩骨长轴,占80%)、横行(垂直于岩骨长轴,占10%~20%)及粉碎性骨折。骨折好发于上鼓室外侧,常累及上鼓室及面神经前膝。迷路骨折多为横行骨折,但累及岩部的纵行骨折亦可累及迷路,均致感音神经性聋。少见迷路出血机化,表现为膜迷路密度增高。

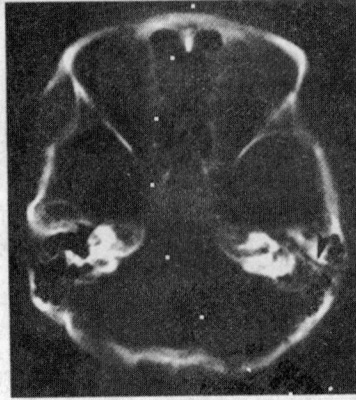

图8-12 左侧乳突骨折
左侧乳突见斜行骨折线,乳突气房密度增高

听小骨外伤 HRCT 显示听小骨骨折或脱位,因结构细小容易漏诊,三维螺旋 CT 对显示听小骨有独特的优越性,锤砧关节脱位或砧镫关节脱位常见。

(三)鉴别诊断

正常耳部,有明确外伤史及乳突积液等情况。

(四)特别提示

临床怀疑颞骨部骨折时首选 HRCT,必要时应加扫冠状位;面神经管损伤者,MRI 显示较好。

二、耳部炎性病变

(一)中耳乳突炎

1.病理和临床概述

中耳乳突炎多见于儿童,为最常见的耳部感染性病变。急性渗出性者鼓膜充血、膨隆,慢性者鼓膜内陷或穿孔。临床常表现为听力减退,耳鸣耳痛,耳瘘等症状。

2.诊断要点

CT 表现为中耳腔内水样密度增高影,黏膜增厚。部分病例转为慢性,中耳内肉芽组织形成,表现为中耳软组织样密度增高,鼓室、鼓窦开口扩大,乳突密度增高,硬化,听小骨破坏、消失(图8-13)。

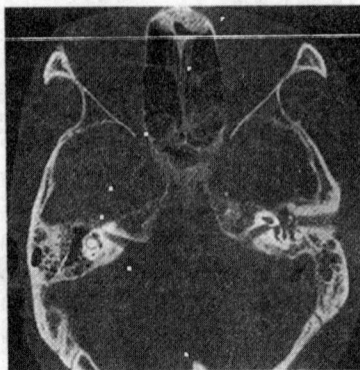

图8-13 左侧中耳乳突炎
左侧中耳及乳突区密度增高,骨质未见破坏

3.鉴别诊断

(1)胆脂瘤,边界清楚甚至硬化,而骨疡型乳突炎边缘模糊不整。

(2)耳部肿瘤,两者骨质破坏有时难以鉴别。

4.特别提示

中耳炎检查可首选平片检查,怀疑骨疡型或颅内并发症者可选 CT 检查。

(二)胆脂瘤

1.病理和临床概述

胆脂瘤一般在慢性炎症基础上发生,上鼓室为好发部位,胆脂瘤的发展途径为上鼓室、鼓窦入口、鼓窦,随着角化碎片增多,肿块逐渐增大。由于膨胀压迫,慢性炎症活动导致骨质破坏,上述部位窦腔明显扩大。有长期流脓病史,鼓膜穿孔位于松弛部。

2.诊断要点

CT 表现为上鼓室、鼓窦入口、鼓窦骨质受压破坏,腔道扩大,边缘光滑伴有骨质硬化,扩大的腔道内为软组织密度,增强扫描无强化。CT 检查还在于发现并发症:鼓室盖骨质破坏;乙状窦壁破坏;内耳破坏;乳突外板破坏(图 8-14)。

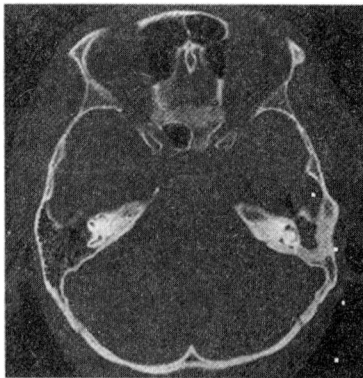

图 8-14 左侧胆脂瘤
上鼓室及乳突开口扩大,骨质破坏,边缘较光整

3.鉴别诊断

(1)慢性中耳炎,骨质破坏模糊不清,以此鉴别。

(2)中耳癌,中耳癌表现为鼓室内软组织肿块,周边骨壁破坏,增强 CT 见肿块向颅中窝或颅后窝侵犯。

(3)面神经瘤,MRI 增强扫描明显强化,而胆脂瘤扫描无强化。

4.特别提示

CT 除能确定诊断外,还能清晰显示鼓室盖及乙状窦情况,为手术提供良好帮助。

三、耳部肿瘤

(一)颞骨血管瘤

1.病理和临床概述

颞骨血管瘤包括血管瘤和血管畸形,可发生于外耳道、中耳、面神经管前膝、内耳道底,少见于后膝。临床表现为进行性面肌力弱,搏动性耳鸣及听力障碍等。

2.诊断要点

(1)鼓室、上鼓室软组织肿块。

(2)肿块内钙化或骨针。

(3)骨质蜂窝状或珊瑚状结构和骨质膨大。

（4）面神经管前膝破坏或迷路扩大。

（5）内耳道壁破坏。

（6）岩骨广泛破坏,骨质破坏边缘不整。

3. 鉴别诊断

（1）面神经肿瘤,首发面瘫,面神经管区占位,局部管腔扩大,骨破坏,CT 鉴别困难者,DSA 可帮助诊断。

（2）鼓室球瘤,CT 增强明显强化,MRI 特点为肿块内多数迂曲条状或点状血管流空影,DSA 检查可确诊。

4. 特别提示

CT 为首选,MRI 可确定肿瘤范围,DSA 显示异常血管结构,有较大诊断价值。

（二）外中耳癌

1. 病理和临床概述

外中耳癌少见,多见于中老年人,病理为鳞癌,常有慢性耳部感染或外耳道炎病史。少数为基底细胞癌及腺癌。临床表现早期为耳聋,耳道分泌物,或水样或带血或有臭味,多耳痛难忍。晚期常有面瘫。

2. 诊断要点

CT 示外耳道、鼓室内充满软组织肿块。外耳道骨壁侵蚀破坏边缘不整。肿块可累及外耳道骨壁、上鼓室、耳蜗、面神经管、颈静脉窝及岩骨尖,增强见肿块向颅中窝、颅后窝侵入破坏（图 8-15）。

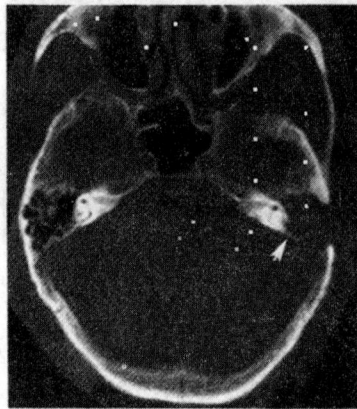

图 8-15　左外中耳中分化鳞癌

患者男性,78 岁,左耳部肿块 1 年余,CT 平扫可见外耳道、鼓室内充满软组织
肿块,外耳道、鼓室骨壁侵蚀破坏边缘不整。术后病理为外中耳中分化鳞癌

3. 鉴别诊断

（1）恶性外耳道炎,鉴别困难,需活检。

（2）颞骨横纹肌肉瘤,多见于儿童,表现为颞骨广泛破坏,并有软组织肿块,增强有高度强化。

4. 特别提示

CT 增强扫描是目前常用检查方法。MRI 显示肿瘤范围更佳,T_1 加权呈中等稍低信号,T_2 加权呈稍高信号,增强有强化。最后确诊需病理活检。

四、耳部先天性畸形

（一）病理和临床概述

外耳和中耳起源于第一、二鳃弓和鳃沟及第一咽囊,内耳由外胚层的听泡发育而来。这些结构的发育异常常可导致畸形单独发生或同时存在。外耳、中耳畸形临床上较多见。

（二）诊断要点

外耳道闭锁表现为骨性外耳道狭窄或缺如（图 8-16）;中耳畸形可见鼓室狭小和听小骨排列紊乱或缺

如:内耳畸形显示前庭、半规管和耳蜗结构发育不全或完全不发育,呈单纯的圆形膜性腔影或致密骨。

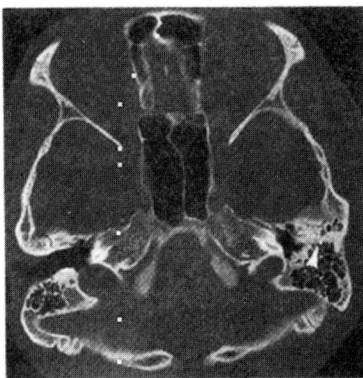

图 8-16　外耳道先天性骨性闭锁畸形
CT 高分辨率扫描可见左侧骨性外耳道缺如,但耳蜗、听小骨存在

(三)鉴别诊断

一般无须鉴别。

(四)特别提示

CT 为确定骨性畸形的首选,MRI 容易观察迷路,很好诊断内耳畸形。

（阎战能）

第三节　鼻窦常见疾病 CT 诊断

一、鼻窦炎

(一)病理和临床概述

鼻窦炎按病因分有化脓性、过敏性和特源性炎症,炎症可发生于单个窦腔,亦可多个。慢性期黏膜可以肥厚或萎缩,表现为息肉样肥厚、息肉、黏膜下囊肿等。化脓性炎症慢性期骨壁增厚、硬化。

(二)诊断要点

CT 表现为黏膜增厚和窦腔密度增高,长期慢性炎症可导致窦壁骨质增生肥厚和窦腔容积减小(图 8-17)。窦腔软组织影内见不规则钙化提示并发真菌感染。窦腔扩大,窦腔呈低密度影,增强后周边强化,窦壁膨胀性改变提示鼻窦黏液囊肿。

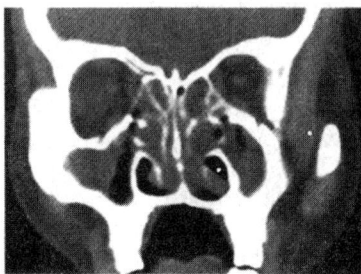

图 8-17　鼻窦炎
鼻窦炎,双侧上颌窦、筛窦黏膜不规则增厚

(三)鉴别诊断

(1)鼻窦内良性肿瘤,鼻窦内肿块密度较高,增强扫描轻中度强化。

(2)而鼻窦炎症积液不会发生强化。

（3）毛霉菌、曲霉菌等真菌感染时，窦腔内密度较高，可见钙化，部分引起骨质破坏，须与恶性病变鉴别。

（四）特别提示

鼻窦炎临床无明显症状而影像学检查可有阳性表现，X线平片发现率约20％，CT对鼻窦炎的分型及分期具有重要意义。MRI检查T_2WI窦腔常为较高信号，增强后只有黏膜呈环形强化。

二、黏液囊肿

（一）病理和临床概述

鼻窦黏液囊肿系鼻窦自然开口受阻，窦腔内黏液潴留，长时间后形成囊肿。黏液囊肿多见于额窦、筛窦，蝶窦较少见。较大的囊肿可产生面部畸形或压迫症状，如头痛、眼球突出及移位等，囊肿继发感染则有红肿热痛等症状。

（二）诊断要点

CT表现为窦腔内均质密度增高影，CT值20～30 HU，窦腔膨大，窦壁变薄。增强扫描囊壁可有线样强化。若经常继发感染，则出现窦壁骨质毛糙、增生（图8-18）。

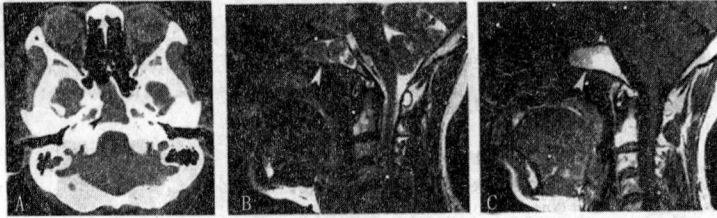

图8-18　蝶窦黏液囊肿

图A. CT横断位平扫显示右侧蝶窦密度明显增高，边缘骨质压迫吸收（箭头）。图B、C. MRI矢状位T_2、T_1WI扫描，可见蝶窦内蛋白含量较高的囊液，T_2WI图呈等低信号，T_1WI图呈均匀高信号

（三）鉴别诊断

（1）鼻窦炎症，主要表现为黏膜肥厚和积液，而囊肿主要为局限性有张力的肿块，边界光整规则。

（2）良性肿瘤，根据有无强化鉴别。

（四）特别提示

X线片观察以瓦氏位最佳，表现为窦腔内半球形软组织密度减低影，可见弧形边缘。

三、黏膜下囊肿

（一）病理和临床概述

黏膜下囊肿是鼻窦黏膜内腺体在炎症或变态反应后，腺体导管开口阻塞，黏液潴留，腺体扩大所致，或黏膜息肉囊性变，此类囊肿均位于黏膜下。上颌窦好发，额窦、蝶窦次之。

（二）诊断要点

CT扫描见鼻窦内类圆形偏低密度影，边缘光滑，基底常位于上颌窦底壁、内壁或外侧壁。增强扫描无强化（图8-19）。

（三）鉴别诊断

鼻窦炎症，良性肿瘤。

（四）特别提示

X线片表现各异，基本表现为窦腔密度减低和窦腔膨大，窦壁受压改变。MRI扫描因黏液囊肿信号差异较大，应用不多。

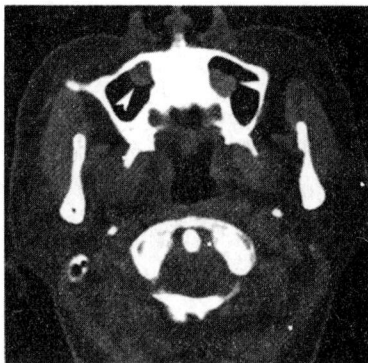

图 8-19　上颌窦黏膜下囊肿
上颌窦见小囊状高密度灶,边缘较光整

四、鼻和鼻窦良性肿瘤

(一)病理和临床概述

最多见的是乳头状瘤。男性多见,多发生于 40～50 岁,主要临床表现有鼻塞、流涕、鼻出血、失嗅、溢泪等。常复发,2%～3%恶变。

(二)诊断要点

CT 表现为鼻腔或筛窦软组织肿块,较小时呈乳头状,密度均匀,轻度强化。阻塞窦口引起继发性鼻窦炎改变,增强检查有助于区别肿瘤与继发炎性改变,肿瘤有强化。可侵入眼眶或前颅窝(图 8-20)。

肿瘤迅速增大,骨质破坏明显应考虑有恶变可能。

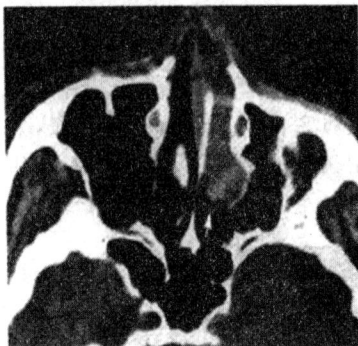

图 8-20　左侧鼻腔乳头状瘤
患者男性,45 岁,反复鼻塞、出血半年,CT 显示左侧鼻腔内密度不均匀软组织影,左侧上颌窦壁有受压变形,手术病理为乳头状瘤

(三)鉴别诊断

(1)慢性鼻窦炎鼻息肉,一般骨质破坏不明显。

(2)血管瘤,可有明显强化。

(3)黏液囊肿,窦腔膨胀性扩大。

(4)恶性肿瘤有骨质明显破坏。定性诊断需要病理学检查。

(四)特别提示

鼻和鼻窦良性肿瘤少见,但组织学种类众多,准确鉴别比较困难,主要依靠病理检查。首先选择 CT 检查,对于手术后或放疗后纤维瘢痕与复发鉴别困难者,可辅以 MRI 检查。

五、鼻窦恶性肿瘤

(一)病理和临床概述

鼻窦恶性肿瘤包括上皮性恶性肿瘤(鳞癌、腺癌和未分化癌等)和非上皮性恶性肿瘤(嗅神经母细胞瘤、横纹肌肉瘤、淋巴瘤和软骨肉瘤等),鳞癌最常见。鼻蜜恶性肿瘤较罕见,以上颌窦癌最常见。上颌窦癌大多数为鳞状上皮癌。早期肿瘤局限于窦腔内时,无窦壁骨质破坏,难以明确诊断,需组织学诊断定性。临床常表现血性鼻涕、鼻塞、牙齿疼痛及松动、面部隆起及麻木、眼球运动障碍、张口困难等。

(二)诊断要点

CT表现为鼻腔和(或)鼻窦内软组织肿块,一般密度均匀。肿块较大时可有液化坏死,部分病例还可见钙化,如腺样囊性癌、软骨肉瘤、恶性脊索瘤等。肿物呈侵袭性生长,恶性上皮性肿瘤随肿瘤的发展直接侵及邻近结构如眼眶、翼腭窝、额下窝、面部软组织甚至颅内等。绝大多数有明显的虫蚀状骨质破坏,中度或明显强化。

上颌窦癌向前侵犯时,前壁骨质破坏伴有皮下软组织增厚或肿块隆起;后壁破坏时可累及翼腭窝、颞下窝及翼内外板,翼腭窝见软组织肿块;向上侵犯时,肿瘤破坏眼眶底壁伴有肿块,下直肌和下斜肌可受累;向内上方侵犯时,可破坏筛窦,在鼻腔内形成肿块(图8-21)。

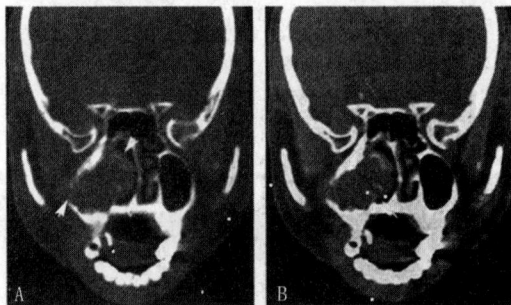

图 8-21 上颌窦癌

右侧上颌窦内见软组织肿块(B图箭头所指),内、外侧窦质破坏(A图箭头所指)

(三)鉴别诊断

(1)炎症,早期肿瘤局限于窦腔内时,无窦壁骨质破坏,与炎症难以鉴别,明确诊断须组织学诊断定性。

(2)转移瘤,有原发病史,骨质破坏一般范围较广泛。

(四)特别提示

不同部位恶性肿瘤的CT表现及诊断各具有一定特点。CT对定位诊断和定量诊断具有重要作用。CT检查对肿瘤侵犯的部位、范围、颈部淋巴结转移情况以及放疗或手术后复查同样具有重要意义。

(闫战能)

第四节 咽部常见疾病 CT 诊断

一、鼻咽腺样体增生

(一)病理和临床概述

腺样体(咽扁桃体)是位于鼻咽顶部的一团淋巴组织,在儿童期可呈生理性肥大,腺样体增生5岁时最明显,以后逐渐缩小,15岁左右达成人状态。腺样体肥大可引起呼吸道不畅或反复性上呼吸道感染,临床主要表现有鼻塞、张口呼吸、打鼾,影响咽鼓管时导致渗出性中耳炎。

（二）诊断要点

CT 表现为顶壁、后壁软组织对称性增厚，表面可不光滑，增强后均匀强化，两侧咽隐窝受压狭窄，咽旁间隙、颈长肌等结构形态密度正常，颅底无骨质破坏(图 8-22)。

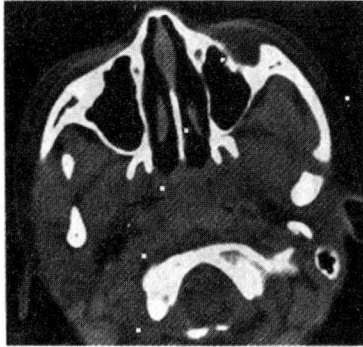

图 8-22 腺样体肥大

患者男性,8 岁,打鼾加重就诊,CT 检查可见顶壁、后壁软组织对称性增厚,表面光滑,两侧咽隐窝受压狭窄

（三）鉴别诊断

一般可明确诊断。

（四）特别提示

临床检查即可以明确诊断,作 X 线平片侧位检查有助于了解腺样体大小,CT 检查可以明确显示腺样体情况,并有助于鉴别诊断。

二、鼻咽部纤维血管瘤

（一）病理和临床概述

纤维血管瘤是常见的良性肿瘤,多见于男性青少年。组织学上,肿瘤由结缔组织和扩张的血管组成,由于血管缺乏肌层,容易出血,随着年龄增长,病灶可纤维化,部分可自行消退。主要症状为鼻阻塞、鼻出血。

（二）诊断要点

肿瘤常位于鼻咽顶壁或后鼻孔,呈软组织密度,边界清晰,呈膨胀生长,周围骨质可压迫吸收,肿块有沿自然孔道、裂隙生长趋势,可经后鼻孔长入同侧鼻腔,蝶腭孔扩大,肿瘤长入翼腭窝、颞下窝,向上可破坏颅底骨质,侵入蝶窦或海绵窦,肿块境界清楚,密度一般均匀,肿瘤强化异常明显(图 8-23)。

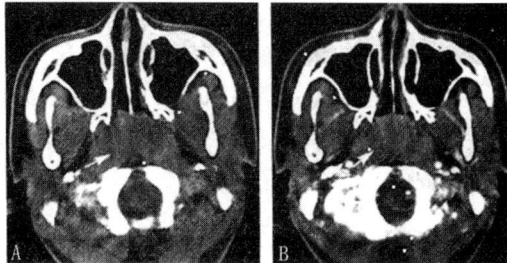

图 8-23 鼻咽部纤维血管瘤

鼻咽部顶后壁软组织肿块(图 A),增强扫描明显均匀强化(图 B)

（三）鉴别诊断

(1)鼻咽癌,一般年龄较大,临床常见回吸性涕血,咽旁间隙一般显示清晰,DSA 检查肿块血管多显著,可作鉴别。

(2)腺样体增生,多发生于婴幼儿,一般 15 岁后逐渐萎缩,无鼻出血症状。

（四）特别提示

MRI T_1WI 呈低信号，T_2WI 呈明显高信号，强化明显，瘤内可见低信号条状或点状影，称为"椒盐征"。DSA 肿瘤富含血管，可明确肿瘤供血动脉及引流静脉，同时可进行介入治疗。

三、鼻咽癌

（一）病理和临床概述

鼻咽癌（NPC）占鼻咽部恶性肿瘤的 90%，以结节型多见。好发年龄 30～60 岁，男性较多见。临床常见回吸性涕血，单侧耳鸣及听力减退，不明原因的复视及偏头痛。

（二）诊断要点

鼻咽癌病灶较小时，CT 表现为咽隐窝变浅或咽鼓管变平；肿瘤较大时，向鼻咽腔生长，顶后壁或侧壁不规则肿块，咽鼓管隆起变厚。咽旁间隙变小。鼻咽癌常侵犯周围结构，颅底骨质破坏多表现为溶骨性，部分病例为成骨性。鼻咽癌淋巴转移常位于颈后三角、颈静脉二腹肌淋巴结等，常显示中央低密度，周围有增强（图 8-24）。

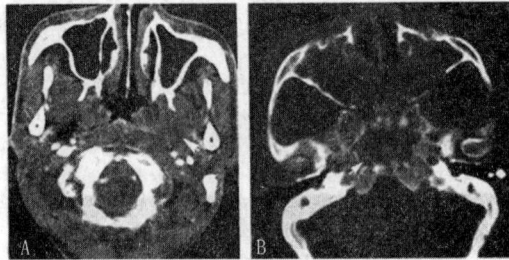

图 8-24　鼻咽癌
A. 图示左侧咽隐窝变浅，鼻咽部左后壁、咽旁间隙见软组织肿块
（箭头），颈部血管旁淋巴结肿大；R 图示颅底见骨质破坏吸收（箭头）

（三）鉴别诊断

需要与鼻咽部慢性炎症、淋巴瘤、颈部淋巴结结核等鉴别。

（四）特别提示

CT 能明确鼻咽癌的侵犯范围及有无转移，并用于放疗后随访。

四、咽部脓肿

（一）病理和临床概述

咽部脓肿为临床常见疾病。咽周为疏松结缔组织、肌肉、筋膜构成的间隙，这些间隙感染较易形成积脓。根据感染的部位又分为扁桃体周围脓肿、咽后脓肿、咽旁间隙感染或脓肿。急性脓肿多见于儿童，常因咽壁损伤、异物刺伤、耳部感染、化脓性淋巴结炎等引起。慢性脓肿多见于颈椎结核、淋巴结结核所致的脓肿。临床上急性脓肿有全身炎症症状，咽痛，吞咽及呼吸困难等，脓肿破坏血管可引起出血。

（二）诊断要点

CT 显示软组织肿胀，呈略低密度，结核脓肿有时见脓肿壁钙化。脓肿突向咽腔，导致气道变形，脓肿与深部组织分界清或不清。增强呈不规则环形强化（图 8-25）。

（三）鉴别诊断

鉴别诊断包括外伤血肿、咽部囊性淋巴管瘤、鼻咽血管纤维瘤等。血肿 CT 呈高密度，MRI T_1WI、T_2WI 呈高信号。囊性淋巴管瘤为儿童头颈部较常见疾病，范围较广，与脓肿改变不同。鼻咽纤维血管瘤见于男性青少年，DSA 检查呈富血管肿瘤，CT 和 MRI 强化明显。

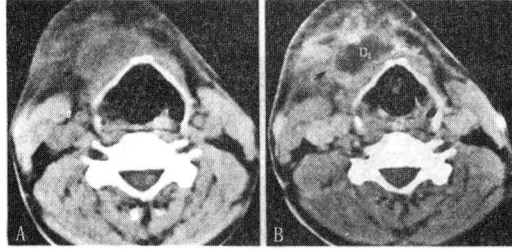

图 8-25　咽部脓肿

患者男性,12 岁,外伤后 10 天,发现右侧咽部肿胀,触之有波动感,CT 检查可见软组织
明显肿胀,皮下脂肪间隙模糊,有低密度团块影,增强扫描低密度影呈环形强化,为脓肿

（四）特别提示

CT 增强扫描有重要价值;MRI T_1WI 见脓肿呈不均匀低信号,T_2WI 呈高信号,脓肿范围显示清楚,
压迫周围组织器官移位。增强后脓肿壁强化,脓腔无强化。

（闫战能）

第五节　口腔颌面部疾病 CT 诊断

一、造釉细胞瘤

（一）病理和临床概述

造釉细胞瘤是颌面部常见肿瘤,来源于牙板和造釉器的残余上皮和牙周组织的残余上皮。多见于
20～40 岁的青壮年,男女无差异,多发生于下颌骨。生长缓慢,初期无症状,后期颌骨膨大,面部畸形,牙
齿松动、脱落。可产生吞咽、咀嚼、语言、呼吸障碍,4.7%恶变。

（二）诊断要点

病变呈囊状低密度区,周围囊壁境界清晰,呈锐利高密度囊壁。可清晰观察肿瘤的位置、边缘、内部结
构、密度及局部骨皮质情况(图 8-26)。

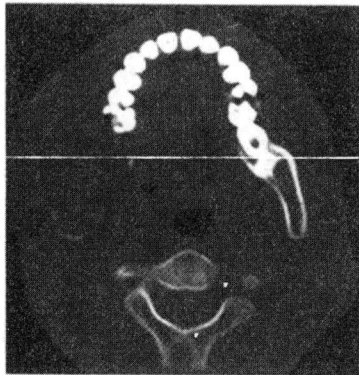

图 8-26　造釉细胞瘤

患者男性,18 岁,右侧下颌角肿胀半年,CT 检查显示右侧下颌角区膨
胀性病变,内囊状低密度区,周围囊壁境界清晰,呈锐利高密度骨质影

（三）鉴别诊断

包括牙源性囊肿和骨巨细胞瘤等。前者呈圆形低密度影,边缘光滑锐利,囊壁硬化完整,囊内可见牙
齿。后者呈分隔状,瘤壁无硬化。

（四）特别提示

临床常以 X 线检查为主，分为 4 型：多房型占 59%，蜂窝型占 22%，单房型占 14%，恶变约 5%。表现为单囊状、砂粒状、蜂窝状或多囊状低密度影，内见厚度不一的骨隔，囊壁边缘硬化，囊内有时见到牙齿，局部骨皮质受压变形、膨隆、变薄。MRI 检查有一定的价值。

二、口腔癌

（一）病理和临床概述

口腔癌是颌面部常见肿瘤，其中舌癌最为常见。临床表现为舌痛，肿瘤表面溃疡。病变发展引起舌运动受限，涎液多，进食、言语困难。

（二）诊断要点

肿瘤呈低密度，境界不清，侵犯舌根时局部不规则膨突，不均匀强化，常见颈部淋巴结肿大（图 8-27）。

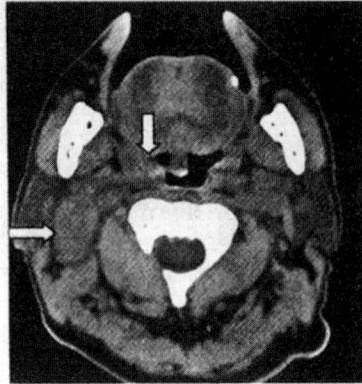

图 8-27　右侧口腔癌

患者男性，78 岁，舌右侧放射性痛半年，CT 检查显示右侧口咽部肿块（下箭头），右侧颈部淋巴结肿大（横箭头）

（三）鉴别诊断

需要与炎性包块相鉴别。

（四）特别提示

MRI 检查：T_1WI 呈均匀或不均匀低信号，境界不清，T_2WI 呈明显高信号。Gd-DTPA 增强肿瘤呈不均匀强化。同时伴颈淋巴结肿大。

三、腮腺肿瘤

（一）病理和临床概述

腮腺肿瘤 90% 来自腺上皮，良性者以混合瘤多见，多位于腮腺浅部；恶性者以黏液表皮样癌多见。良性病史长，可达 30 余年，无痛性包块，肿块质软，边界清楚。恶性病史短，侵犯神经引起疼痛和面神经麻痹，侵犯咀嚼肌群发生开口困难。

（二）诊断要点

良性肿瘤呈圆形或分叶状边界清楚的等密度或稍高密度影，轻至中等强化。恶性肿瘤呈境界不清稍高密度影，其内密度不均匀，呈不均匀强化，以及下颌骨骨质破坏，常合并颈部淋巴结肿大（图 8-28）。

（三）鉴别诊断

包括下颌骨升支肿瘤、咽旁间隙肿瘤、淋巴瘤、淋巴结核、腮腺转移瘤等。

（四）特别提示

腮腺造影具有重大诊断价值：良性者导管纤细、变直、撑开、聚拢、消失、移位。恶性者导管受压移位、破坏、缺损、中断及对比剂外溢。MRI 检查作为补充：良性边界清，呈圆形或分叶状，恶性呈不规则状，伴淋巴结肿大。良性肿瘤强化较均匀者居多，恶性肿瘤不均匀强化者居多，转移淋巴结呈均匀或环状强化。

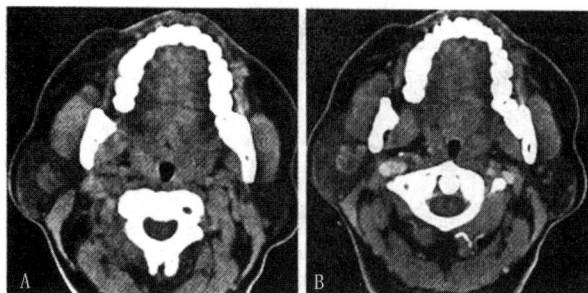

图 8-28　右侧腮腺混合瘤恶变

患者男性,45 岁,发现右侧腮腺区结节 3 年,近来感觉有增大,CT 检查示右侧腮腺内稍高密度结节影,增强扫描有中度强化,有小片状低密度影

（阎战能）

实用医学影像诊断与鉴别诊断

（下）

崔志浩等◎编著

吉林科学技术出版社

第九章 颈部疾病的 CT 诊断

第一节 喉部常见疾病 CT 诊断

一、喉癌

(一)病理和临床概述

喉癌是喉部常见的恶性肿瘤,大多数为鳞状细胞癌。好发年龄 50~70 岁,喉癌按位置分为声门下区癌、声门癌、声门上区癌,所有肿瘤均可通过黏膜层、黏膜下层向深部组织扩散。临床上声门上癌早期表现异物感,晚期咳嗽、痰中带血、呼吸困难、声音嘶哑。声门癌早期出现声音嘶哑,逐渐加重。声门下癌早期无症状,晚期出现呼吸困难及颈部淋巴结转移。

(二)诊断要点

声门癌多数位于真声带前部,早期表现声带局限性增厚,中、晚期声带显著增厚变形,有软组织肿块,杓状软骨移位,周围软组织及软骨破坏(图 9-1)。

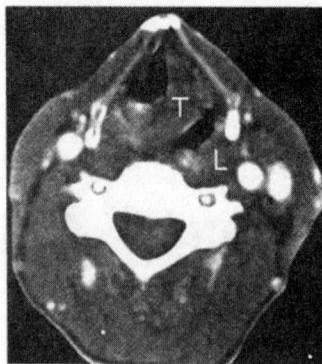

图 9-1 喉 癌

左侧声带增厚,呈团块状高密度影,左侧梨状窝受累(T),颈动脉旁淋巴结肿大(L)

(三)鉴别诊断

喉部息肉,呈小结节状,常见歌手及教师等用嗓子较多的人群,位于声带游离缘前、中 1/3 处,双侧多见。

(四)特别提示

CT 检查可以发现甲状软骨、环甲膜及会厌前间隙有无肿瘤侵犯。

二、甲状舌管囊肿

(一)病理和临床概述

甲状舌管囊肿(TDCs)是由于胚胎早期甲状腺舌导管未完全闭合,部分开放管壁所衬之上皮细胞发育成长,并分泌黏液而形成。因此,甲状舌骨囊肿大多数位于颈中线,少数病例也可略为偏向一侧,是颈部常见无痛性肿块,可随伸舌运动而上下移动。

（二）诊断要点

表现为颈中线区或略偏一侧可见一囊性病灶，边界清楚，内部密度均匀，偶尔可因囊肿内少量出血或蛋白含量增高，可见密度较高（图 9-2）。

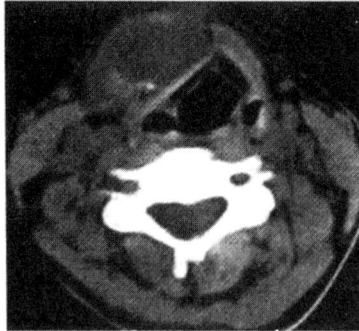

图 9-2 甲状舌管囊肿

男性，15 岁少年，3 年前发现颈中线区肿块，近 1 年来有增大并向右侧略偏
移。CT 可见中线偏右侧囊性肿块，边界清楚。手术病理为甲状舌管囊肿

（三）鉴别诊断

（1）声门癌多数位于真声带前部，早期表现声带局限性增厚，中、晚期声带显著增厚变形，有软组织肿块，杓状软骨移位，周围软组织及喉软骨破坏。

（2）颈前部炎症，起病急，颈前部软组织肿胀，脓肿形成时可见积气及环状强化，实验室检查白细胞增高。

（四）特别提示

CT 检查增强扫描囊性病变无强化及边界相对清晰者应该考虑本病。CT 检查可以发现甲状软骨有无侵犯，观察囊肿边缘是否光整及有无瘘管形成。

（王志欣）

第二节　甲状腺及甲状旁腺常见疾病 CT 诊断

CT 检查能够清晰显示甲状腺形态、大小、密度的变化，正常甲状腺密度高于周围颈部组织，甲状腺病变时，病变组织含碘量降低，在 CT 上表现为低密度灶。临床上，影像学检查首先选择超声检查，CT 作为二线检查手段，主要应用于：①观察甲状腺肿大的程度并分析可能的原因；②检查甲状腺结节并鉴别良恶性；③对于甲状腺癌，检查有无周围结构侵犯、淋巴结转移或远处转移，治疗过程中有无复发或转移；④区别前上纵隔肿块是否与甲状腺相连；⑤颈部肿块是否为异位甲状腺组织。

一、弥漫性甲状腺肿大

（一）病理和临床概述

弥漫性甲状腺肿大又叫 Grave 病，其临床 3 个主要特点：高代谢、弥漫性甲状腺肿大、突眼。在甲状腺功能亢进患者中，Grave 病患者约占 85％，20～40 岁女性多见。临床症状有甲状腺肿大、突眼、心悸、神经质、易激动、畏热多汗、多食、体重减轻等。

（二）诊断要点

CT 检查时弥漫性甲状腺肿表现为甲状腺侧叶及峡部明显增大，边缘清楚，密度均匀或不均匀，与颈部肌肉密度相仿。增强扫描更明显（图 9-3）。

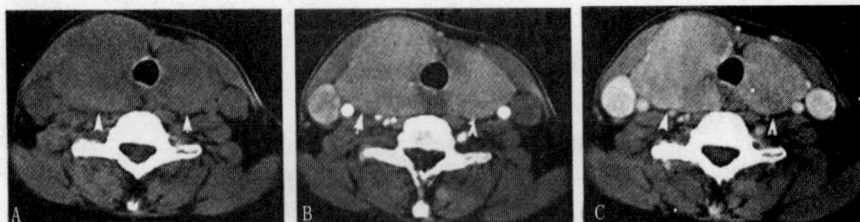

图 9-3　弥漫性甲状腺肿大

图 A～C 分别为平扫、动脉期、静脉期扫描图像,双侧甲状腺弥漫性肿大,密度均匀,增强时呈均匀性强化

（三）鉴别诊断

结节性甲状腺肿,甲状腺轮廓呈结节状或波浪状,密度不均,见多发结节状低密度灶。

（四）特别提示

临床怀疑有甲状腺肿或甲状腺功能亢进时,慎行 CT 碘对比剂增强扫描。

二、结节性甲状腺肿

（一）病理和临床概述

结节性甲状腺肿系甲状腺激素合成不足,刺激甲状腺滤泡上皮增生、肥大所致。病理分为弥漫性或结节性甲状腺肿。结节性甲状腺肿镜下可见胶体潴留性结节和腺瘤样结节。临床多无表现,较大者可出现压迫症状。

（二）诊断要点

CT 表现为低密度结节,较小时密度均匀,较大时密度不均匀,多结节甲状腺肿表现为多发低密度区,有时边缘可见钙化,腺瘤样增生结节可有轻度强化,一般不侵犯邻近器官或结构。有两种结节表现:①胶体潴留性结节表现为边界不清低密度结节,可有囊变或钙化,钙化为弧状或粗斑点状;②腺瘤样结节呈实性,可有轻度强化(图 9-4)。

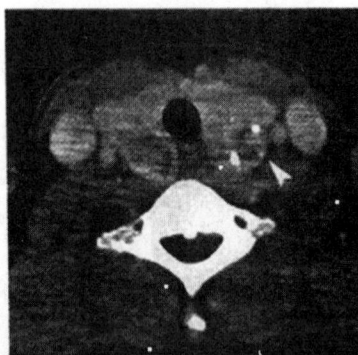

图 9-4　结节性甲状腺肿

双侧甲状腺增大,密度不均,见结节状低密度灶,边缘见小点状钙化

（三）鉴别诊断

甲状腺腺癌,临床上结节生长迅速,结节边缘不清,病灶侵犯周围结构,颈部淋巴结肿大,需提示甲状腺癌。

（四）特别提示

临床怀疑有甲状腺肿或甲状腺功能亢进时,慎行对比剂增强扫描。MRI 表现为长 T_2 信号,T_1 信号强度则根据胶体中蛋白质含量而定,信号由低信号到高信号不等。

三、甲状腺腺瘤

(一)病理和临床概述

甲状腺腺瘤是最常见的甲状腺良性肿瘤,好发于 30～50 岁女性。病理上分为滤泡状和乳头状囊性腺瘤。临床上,患者常无症状,部分有颈部压迫和吞咽困难,通常生长缓慢,出血时明显增大。

(二)诊断要点

CT 检查腺瘤呈圆形或类圆形低密度灶,多数单发,直径约 1～5 cm,边缘清晰、光整、锐利,密度均匀,部分病灶可有囊变,急性出血时呈高密度。增强扫描轻度强化,强化程度低于正常甲状腺组织。邻近甲状腺及气管受压、移位(图 9-5)。

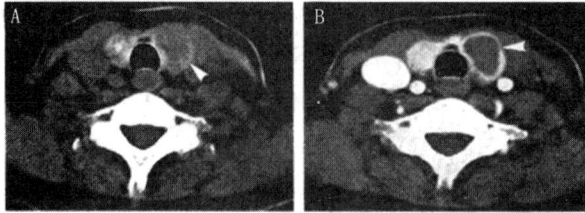

图 9-5 甲状腺腺瘤

图 A.CT 平扫显示左侧甲状腺见结节状低密度灶,边缘光整,密度较均匀;图 B.增强扫描可见结节无明显强化

(三)鉴别诊断

甲状腺癌,临床上结节生长迅速,结节边缘不清,病灶侵犯周围结构,颈部淋巴结肿大,需提示甲状腺癌。

(四)特别提示

10% 的甲状腺腺瘤有癌变危险,且可引起甲状腺功能亢进,一般应早期切除。

四、甲状腺癌

(一)病理和临床概述

甲状腺癌为内分泌系统中最常见的恶性肿瘤,女性多见。组织学上,甲状腺癌分为:乳头状癌、滤泡癌、未分化癌和髓样癌。颈前或颈侧区肿块是其主要临床表现。

(二)诊断要点

CT 平扫甲状腺癌大小不一,2～5 cm,常单发,部分病例可累及一叶或双侧甲状腺,呈形态不规则、边界不清的不均匀低密度影,约半数可见细盐状钙化及更低密度坏死区,病变与周围组织分界不清,颈部淋巴结肿大。不均匀明显强化,转移淋巴结多呈环状强化。甲状腺肿块生长迅速或侵犯包膜和邻近组织、器官是恶性的较为可靠征象,可伴有局部淋巴结转移。增强扫描不均匀强化,强化程度低于正常组织,病灶边缘变清晰,边界模糊;甲状腺癌侵犯邻近组织包括肌肉、气管、食管及颈部血管。颈部淋巴结转移表现淋巴结肿大,密度不均,可呈环状强化(图 9-6)。

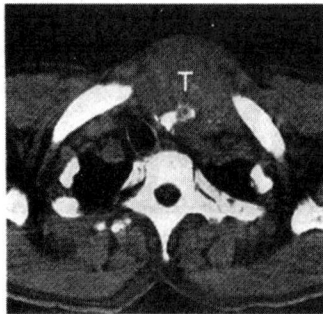

图 9-6 甲状腺癌

左侧甲状腺不规则肿块,肿块内见不定形钙化,周围间隙不清,气管受压右移

实用医学影像诊断与鉴别诊断

SHIYONG YIXUE YINGXIANGZHENDUAN YU JIANBIEZHENDUAN ◎ ···

（三）鉴别诊断

结节性甲状腺肿、甲状腺腺瘤，当甲状腺癌较小时，鉴别诊断困难，需在 B 超引导下活检定性。

（四）特别提示

总体上，CT 对甲状腺癌的定性较超声没有明显优势。但 CT 可显示甲状腺癌对周围器官的侵犯、淋巴结转移情况以及肿瘤同血管的关系较佳。MRI 能辨别肿瘤切除术后甲状腺内组织特征，将纤维化和肿瘤复发区别开来，利于随访。

五、甲状旁腺疾病

甲状旁腺分泌的甲状旁腺激素（PTH）具有调节钙、磷代谢的作用，主要的疾病为甲状旁腺功能亢进和特发性甲状旁腺功能减退，以原发性甲状旁腺功能亢进最多见。甲状旁腺检查方法有：X 线平片、US、PET、CT、MRI 检查以及血管造影和静脉取样等。

（一）病理和临床概述

甲状旁腺腺瘤是原发性甲状旁腺功能亢进最常见原因，常单发，肿瘤包膜完整，无分叶表现，与残存甲状腺分界明显。甲状旁腺腺瘤约 80％位于颈部甲状腺区，常位于气管－食管旁沟内，呈软组织肿块，该区正常的脂肪密度消失。小部分甲状旁腺腺瘤位于甲状腺叶下极附近或稍下方。临床上主要有以下两点：①屡发活动性尿结石或肾钙盐沉着；②骨质吸收、脱钙，甚而囊肿形成，特别当累及上述好发部位时，应高度怀疑本病。

原发性甲状旁腺功能亢进的病因还有甲状旁腺增生、甲状旁腺癌等。原发性甲状旁腺功能亢进占 10％～30％，常为多个腺体增生肥大，程度不一。甲状旁腺增生病理表现分两型：主细胞型和亮细胞型，以主细胞型多见，表现为所有的腺体均增大，病变与正常组组分界不清。

在原发性甲状旁腺功能亢进中，甲状旁腺癌少见，仅占 0.4％～3.2％。临床上，血钙及 PTH 明显增高，颈部见增长迅速的肿块，质地较硬，肿瘤细胞排列成小梁状，被厚的纤维束分隔，细胞核大、深染，易出血、纤维化，部分病灶内见显著钙化。

甲状旁腺功能减退是因甲状旁腺分泌不足或先天性肾小管和（或）骨对甲状旁腺素反应不良而引起的疾病，临床常分三种：特发性、继发性、低镁血性。临床特点：手足搐搦，癫痫样发作，儿童常有智力低下、发育畸形、低钙血症、高磷血症。特发性甲状旁腺功能减退病因不明，多认为是自身免疫性疾病，可伴有其他自身免疫性疾病。多数有家族遗传性。

（二）诊断要点

（1）甲状旁腺腺瘤（图 9-7）：CT 表现为类圆形软组织肿块，常 1～3 cm，边缘清晰，密度较均匀，CT 值 35～60 HU，少部分病灶内见囊变，常为陈旧性出血所致。较大肿瘤表现邻近甲状腺、气管受压或移位。增强扫描，肿瘤强化明显，CT 值 90～105 HU。

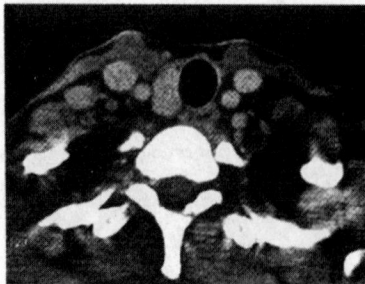

图 9-7　甲状旁腺腺瘤

患者有多次尿结石病史，血钙明显升高而行颈部 CT 检查，可见右侧气管食管间隙结节，增强扫描有均匀强化

（2）增生的甲状旁腺通常很小，只有增生的甲状旁腺明显增大时，方能被影像学检查发现。CT 检查能发现的增生性显著增大的腺体的表现与甲状旁腺腺瘤相似，难以鉴别。

(3)CT 表现颈部甲状旁腺区较大的软组织肿块,常呈分叶状,肿块密度不均,常见坏死、出血、钙化,增强扫描瘤体实性部分明显强化。较大肿块可压迫或侵犯相邻结构如甲状腺、气管、食管和颈部血管。

(4)甲状旁腺功能减退(图 9-8):甲状旁腺功能减退患者约 93％有脑内钙化,而临床症状一般在甲状旁腺素分泌减少到约为正常的 50％以下时出现。CT 表现:双侧基底节、丘脑、小脑、齿状核、皮质下及皮髓质交界区高密度钙化。钙化常对称性,多发,大小不等。其形态常片状、点状、弯曲条状、条带状。钙化好发于基底节(苍白球、壳核、尾状核),常对称。其次是脑叶、丘脑、小脑、齿状核。脑叶深部钙化多发于额顶叶。

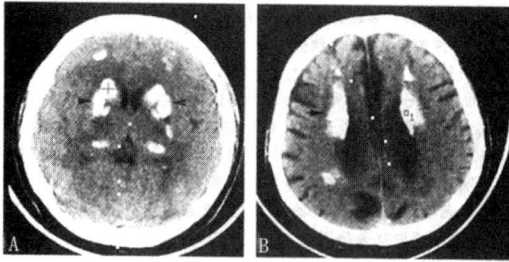

图 9-8　甲状旁腺功能减退

患者反复抽搐就诊,CT 检查可见苍白球、壳核、尾状核多发对称性钙化,提示甲状腺功能减退,经血钙、磷检查证实

(三)鉴别诊断

需要与正常颈部血管和肿大淋巴结相鉴别:颈部血管呈连续性,多层面均可清晰显示,动态增强扫描,血管强化明显,腺瘤强化程度略低。颈部肿大淋巴结,常位于颈部血管旁,增强扫描轻度强化。

(四)特别提示

原发性甲状旁腺功能亢进患者行各种影像学检查时,发现甲状旁腺区结节或肿块影,除考虑腺瘤外,也需要想到甲状旁腺增生的可能性,因此,甲状旁腺功能亢进患者手术时,除切除影像学发现的增大腺体外,还需探查其余的腺体并行术中甲状旁腺激素(PTH)测定。在原发性甲状旁腺功能亢进者,如果甲状旁腺区 CT 检查未发现异常,需继续向上扫描至下颌水平、向下扫描至主动脉根部水平,以寻找移位的甲状旁腺腺瘤。

临床怀疑甲状旁腺功能减退,癫痫样发作或肢体功能障碍伴有低血钙或高血磷者,均应行颅脑 CT 检查。反之,CT 上发现脑内多发钙化的,应结合临床表现,血清钙、磷及甲状旁腺素的检查确定有无甲状腺功能减退。

(王志欣)

第三节　颈部常见疾病 CT 诊断

一、颈部动脉体瘤

(一)病理和临床概述

颈动脉体瘤是发生动脉体化学感受器的肿瘤,位于颈总动脉分叉处。肿瘤较大时压迫推移颈总动脉及颈内、外动脉,或包绕血管。肿瘤质地中等,切面红褐色,有丰富的滋养血管,组织学难以确定良、恶性,淋巴或远处转移、切除后复发被认为恶性特征。肿瘤多发生于青壮年,肿块多位于下颌角下方和胸锁乳突肌的前侧。肿块可以向侧方推移,上下方向固定。

(二)诊断要点

CT 表现:平扫时肿瘤为软组织密度肿块,边缘清晰,密度较均匀,一般无钙化及坏死;增强扫描肿块明显强化,与颈动脉密度接近,较大肿瘤为不均匀强化(图 9-9A)。

增强后肿瘤明显强化,颈动、静脉受压移位,颈内、外动脉分叉角度增大,CTA 可以显示较清楚(图 9-9B)。

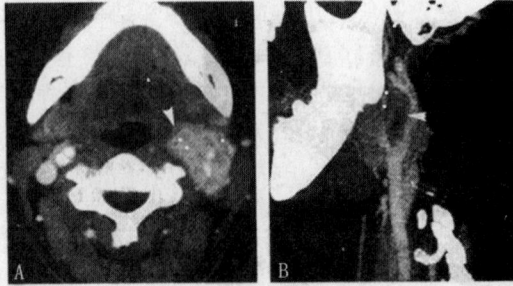

图 9-9　颈动脉体瘤

患者男性,36 岁,发现左侧颈部肿块 1 年,近 1 个月有较明显增大。CT 增强扫描可见左侧颈内、外动脉交叉处肿块,明显不均匀强化。CTA 可见肿块将颈内、外动脉分叉扩大。手术病理为颈动脉体瘤

（三）鉴别诊断

需同神经鞘瘤、转移瘤、淋巴瘤及淋巴结结核等鉴别,肿块位置、增强扫描特征可以帮助诊断。

（四）特别提示

MRI T_1WI 呈均匀中等或中等偏低信号,T_2WI 明显高信号,肿瘤增大时信号不均匀,可见流空信号征。肿瘤强化明显,其内见血管流空影,称为"椒盐征"。DSA 见颈动脉分叉加宽,动脉移位,分叉处见血供丰富的肿瘤。

二、炎性病变

（一）颈深部化脓性蜂窝织炎

1.病理和临床概述

颈深部化脓性蜂窝织炎主要包括咽后脓肿和咽旁脓肿。咽后脓肿多见于 1～3 岁的儿童。脓肿常由鼻腔或咽周围组织的直接扩散或感染,经附近淋巴管侵入咽后间隙引起。前者临床表现进展迅速,表现为烦躁不安、吞咽困难或呼吸困难、高热等。后者全身症状较轻,但牙关紧闭较明显。

2.诊断要点

CT 表现:椎前软组织、咽前间隙、咽旁软组织肿胀,间隙模糊,脓肿形成时,呈不规则条状、梭形低密度影,增强扫描呈环状强化(图 9-10)。

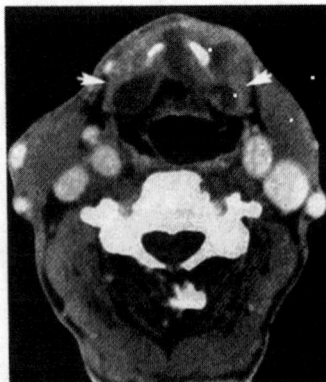

图 9-10　颈深部化脓性蜂窝织炎

患者女性,79 岁,吞咽困难 3 个月,CT 检查发现颈前区及咽前间隙内软组织肿胀,增强扫描可见多发低密度影伴环形强化。经抗感染治疗后好转

3.鉴别诊断

鉴别诊断与颈部结核、喉癌及淋巴瘤、转移癌等鉴别。

4.特别提示

CT检查可以排除颈椎骨质破坏,可以观察脓肿穿破附近组织引起的并发症。

(二)颈部淋巴结结核

1.病理和临床概述

颈部淋巴结结核是较常见的肺外结核。结核杆菌进入机体后被巨噬细胞吞噬,经过2～4周产生细胞介导的免疫反应及迟发型变态反应,前者主要使淋巴细胞致敏,巨噬细胞增生,病变局限并产生特征性结核性肉芽肿;后者则引起细胞干酪性坏死,造成组织破坏。以上两种免疫反应共同作用,于病理上表现为渗出、增生及干酪性坏死,在同一病例中,以上3种基本病理改变多以一种或两种为主,混合存在。本病多发生于中青年女性,多不伴有活动性肺结核及全身症状,结核菌素试验亦可为阴性。发病至就医时间为几天至几年,中位时间为1～2个月。临床上主要以颈部肿物为主要就诊原因,可伴有局部疼痛和/(或)压痛,近期曾有发热或盗汗等症状。

2.诊断要点

CT扫描表现分为3型。Ⅰ型:密度大致均匀,增强后呈均匀等密度强化。Ⅱ型:内部密度不均匀,中央见单发或多发小低密度区,增强后边缘见环状强化。Ⅲ型:正常淋巴结结构消失,病变中央见大的融合低密度区,增强后周边呈环形强化。病变淋巴结边界不清楚或与周围肌肉粘连,周围脂肪间隙不清晰,考虑有淋巴结被膜外受累(图9-11)。

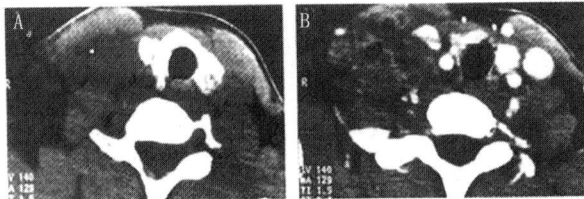

图 9-11　颈部淋巴结结核

患者女性,48岁,发现右侧颈部肿块半个月就诊,原有肺结核病史,CT检查显示右侧颈部多发淋巴结肿大,增强扫描有环形强化

3.鉴别诊断

必须与颈部淋巴结肿瘤性病变及其他炎症鉴别。淋巴瘤可表现为双颈多发密度均匀淋巴结,与Ⅰ型淋巴结结核相仿,两者均可与其他表现的淋巴结同时存在,且好发年龄及临床表现亦有重叠,故应活检明确诊断,以免贻误病情。CT表现为Ⅱ型及Ⅲ型的淋巴结应与转移淋巴结及其他炎症感染鉴别。颈部的化脓性炎症多有明显临床症状,而其他特异性炎症均为罕见。转移淋巴结多数人年龄较大,有原发肿瘤,尤其是头颈部原发肿瘤病史,转移淋巴结多发于上颈部,表现为边缘强化及中央低密度。

4.特别提示

CT扫描可以清晰显示颈部淋巴结结核大小、形态及位置,还能通过不同组织的密度差别,初步判断于酪性坏死情况。需要注意的是环形强化并非是结核的特异性征象,其他感染、转移瘤亦有此征象。

三、神经源性肿瘤

(一)病理和临床概述

颈部神经源性肿瘤,分为神经鞘瘤及神经纤维瘤,以来源于颈交感神经、迷走神经最多见,所以常见于颈动脉鞘区域。神经鞘瘤起源于施万细胞,呈圆形或卵圆形,有完整包膜,常见囊变区脂肪变性、出血和坏死。镜下有两种组织类型:Antoni A型。Antoni B型,Antoni A型细胞排列紧密,基质为成熟的胶原纤维;Antoni B型细胞形态不一,排列疏松,常伴各种退行性变,如脂肪变性、色素沉着、黏液样变。神经纤维瘤多发者称神经纤维瘤病,单发者有完整包膜,质地较硬,坏死少见。

(二)诊断要点

神经鞘瘤表现为软组织密度肿块,边缘清晰,呈圆形、类圆形或分叶状,小病灶密度均匀,大病灶内见囊变、坏死区域,增强扫描病灶实质部分明显强化,颈内、外动脉向前推移(图 9-12、图 9-13)。神经纤维瘤密度较均匀,一般无明显坏死及囊变,增强扫描轻度强化。

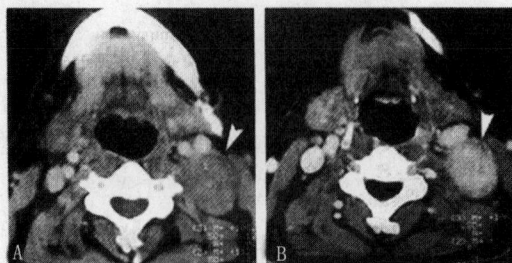

图 9-12　神经鞘瘤

患者女性,36 岁,左颈部触及肿块 1 个月,CT 扫描可见左侧颈部类圆形等密度灶,增强扫描病灶均匀强化,动脉期轻度、中等强化,颈动脉受压前移位。手术病理为神经鞘瘤

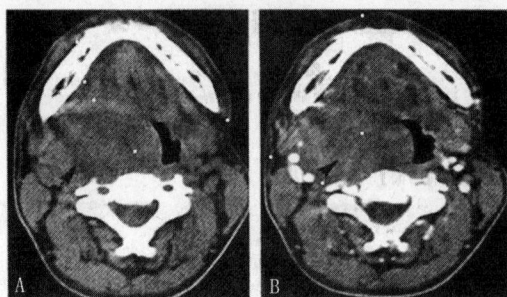

图 9-13　神经鞘瘤

患者为 48 岁女性,可见右侧口咽部肿块,增强扫描有轻度强化,颈动脉受压向外移位。手术病理为神经鞘瘤

（三）鉴别诊断

需与转移瘤鉴别。

（四）特别提示

CT 增强扫描、MRI 和 B 超均有助于了解肿块的部位及其与邻近器官的关系。以 CT 应用最普遍。MRI 有助于显示肿瘤和受累神经及椎管的关系,有无包膜等。

四、淋巴瘤

（一）病理和临床概述

颈部淋巴瘤分为霍奇金病和非霍奇金病,多见于成年人,除颈部淋巴结肿大外,还可见其他位置淋巴结肿大、肝脾大、发热、消瘦等症状。

（二）诊断要点

淋巴瘤时淋巴结肿大表现为大血管旁多发结节状软组织影,较大时融合成团块状不规则形态,密度较均匀,增强不明显或以周边增强为主(图 9-14)。

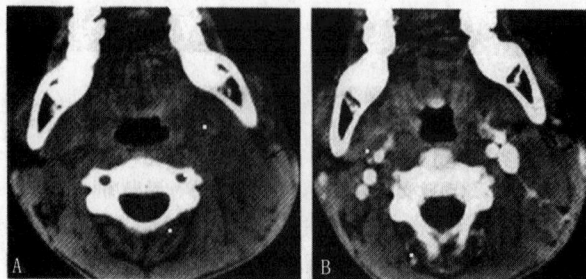

图 9-14　淋巴瘤

口咽部左后壁及颈部多发淋巴结肿大,部分融合呈团块状,口咽部狭窄

（三）鉴别诊断

（1）淋巴结结核，中心区坏死，密度降低，增强扫描呈环状强化，常有肺结核病史，临床 PPD 试验阳性。

（2）炎性淋巴结肿大，范围局限，不会互相融合，临床疼痛明显。

（3）颈部淋巴结转移癌，有原发病灶，增强扫描有一定鉴别意义。

（四）特别提示

以淋巴结大小作为判断淋巴结是否转移的指征时，CT 与 MRI 敏感性相仿。对于判断包膜外是否侵犯，CT 优于 MRI；而 MRI 对显示原发肿瘤优于 CT。

（王志欣）

第十章 乳腺疾病的 CT 诊断

第一节 乳腺 CT 检查概述

CT 问世之初,因其有较高的密度分辨率,曾对用作乳腺疾病诊断寄予厚望。美国 GE 公司曾专门设计出乳腺 CT 检查专用的样机,称之为 CT－M。但随着美国堪萨斯大学医疗中心的 Chang、Sibala 及 Fnitz 等人发表了一系列乳腺疾病 CT 诊断的报道以后,响应者很少。究其原因主要是 CT 检查费用较昂贵;对微细钙化这一重要 X 线征的显示,CT 远不如钼靶 X 线片;随着钼靶 X 线机性能的改进,配合立体定位活检,已基本能解决乳腺疾病的诊断问题。所以,目前 CT 只作为个别特殊病例的一种辅助诊断手段。

通过实践,我们认为遇到下列情况,可考虑施行乳腺 CT 检查。

(1)当钼靶片难以确定病例的良、恶性而患者又不愿作立体定位活检时,可行 CT 平扫及增强扫描。乳腺癌组织中不仅有较高的碘浓度,且血运较丰富,强化扫描时有较明显的强化。

(2)在致密型或有明显结构不良的乳房,当临床触到肿块而钼靶片上未能明确显示时,通过 CT 分层观察可有利于发现被致密影遮盖的病灶。

(3)乳腺不宜作加压的情况下,如急性乳腺炎、炎性乳癌等,CT 可作为首选的检查方法。

(4)对位于乳腺高位、尾叶、深位的病灶,钼靶 X 线摄影常难以把病灶投照出来,或仅有部分边缘被投影在胶片上,造成漏诊或诊断困难,此时应行 CT 检查。

(5)钼靶片上难以确定肿物为囊或实性时,CT 检查时可通过 CT 值的测量予以明确。

(6)CT 是检测有无腋淋巴结增大的较佳方法,优于临床触诊,特别是位于胸小肌后内侧的淋巴结,但亦有一定数量的假阴性率和假阳性率。对于观察有无内乳区淋巴结的增大,则只能依赖 CT 或 MRI 检查。

(7)当癌瘤部位较深,临床需了解有无胸壁的侵犯时,则必须行 CT 检查观察。

(8)乳房成形术后观察植入物有逸漏或并发症,以及成形术后的乳腺组织内有无癌瘤,CT 检查也是一种比较敏感和可靠的检测手段。

(9)乳腺癌术后亦宜以 CT 作为定期随访手段,它可发现早期胸内转移(包括肺、胸膜、纵隔等),有无局部复发,以及发现对侧乳腺的病灶等。

总之,乳腺的 CT 检查在某些方面仍有它的一定优势,但不宜作为首选的检查手段。

检查方法:患者取仰卧位、俯卧位或侧卧位躺于检查床上。仰卧位扫描与常规胸部扫描体位相同,双肩高举,屈曲抱头。扫描范围自双乳下界向上作连续扫描,直至腋窝顶部。扫描层厚根据情况而定,当肿物较大时,可取常规 10 mm 层厚,肿物较小或不明显时,应以 3 mm 或 5 mm 层厚为宜。

俯卧位扫描时,令患者俯卧于检查床上,双臂上举,身体下方垫放一预先设计好的凸面装置,并在相当于双乳位置开两个"窗",内放水囊,使双乳悬垂于囊内,或在乳房上下方各垫一泡沫塑料块,使乳房自然下垂。俯卧位扫描不如仰卧位舒适,但更有利于显示乳房后部结构,对老年松软乳房尤为适用。

侧卧位扫描一般较少使用。检查时,患者侧卧,患乳在上,扫描范围和层厚与仰卧扫描相同。

扫描条件:120～130 KV,80～100 mA,扫描时间 1～3 秒,扫描野直径 20 cm,在平静呼吸下屏气时扫描。观察时窗宽取 300～500 Hu,窗位 30～50 Hu。

增强扫描:增强扫描在乳腺病变的诊断中相当重要,某些病变的鉴别诊断需依靠强化后的表现而定,有些微小癌灶或平扫时不明显的癌灶,亦需靠强化扫描才发现。

强化扫描可采用静脉内快速滴注法、团注法或滴注加团注法。造影剂可用离子型或非离子型。静脉内快速滴注法用 30％造影剂 300 mL,10 分钟内滴完,立即扫描。团注法自肘静脉内快速注入(1.5～2.0 mL/秒)60％造影剂 100 mL,注毕后立即扫描。滴注加团注法是,先在静脉内快速滴入 30％造影剂 300 mL,滴注接近完毕时,快速团注 60％造影剂 80～100 mL。增强效果以最后一种方法为最佳,但造影剂费用过于昂贵,国内一般很少采用。团注法比较简捷,最常采用。

(崔志洁)

第二节　正常乳腺的胚胎发育和组织学表现

一、乳腺的胚胎发育

乳腺的胚胎发育始于妊娠第四周末,但自第六周起才比较显著。它大致可经历四个阶段。

(一)第一阶段

在胚胎六周时(长径约 11.5 mm),胚胎躯干(trunk in embryos)前壁左右两条原始表皮增厚形成长嵴,称为乳线(milk line)。此线上端起自上肢芽的根部,下端止于下肢芽的根部。乳线上三分之一处的外胚叶细胞呈局部增殖,形成四、五层移行上皮细胞(transitional cell)的乳腺始基。此种发育直到胚胎长 21mm 时为止。

(二)第二阶段

发生在胚胎九周时(长约 26 mm)。除胸前区乳腺始基继续发育外,其余的乳线嵴渐行萎缩消退。胸前区乳腺始基的外胚叶细胞呈基底细胞状,并增殖成团块状,形成乳头芽(nipple bud),与下方的细胞性及血管性间胚细胞(mesenchy me)有一膜分隔。当胚胎长成 32～36 mm 时,乳头芽表面的上皮细胞逐渐分化,且数目增加。一些最表面的细胞开始剥落,其他一些细胞则接近成鳞状细胞样。其周围的间胚细胞则继续增殖,将乳腺始基周围的上皮外推、抬起,形成乳头凹(nipple pouch)。

(三)第三阶段

当胚胎在第三个月末时(长约 54～78 mm),表面的鳞状细胞伸入到乳头芽,形成一较大的核心。随后,当胚胎长到 78～98 mm 时,此核心周围的基底细胞向下生长,形成乳腺芽(mammary buds),它进一步延伸形成索状物,即输乳管原基,日后即演变成永久性的乳腺管(mammary ducts)。此种变化一直延续到胚胎长 270 mm 时,此时乳头凹的鳞状上皮逐渐角化、脱落,而形成一空洞,乳腺管即开口于此。乳腺管芽(the buds of the mam－mary ducts)则继续向下生长,侵入到下方的结缔组织中,并成管腔化(canalized),遂成为输乳管(milk channels)。这些输乳管开口于乳头凹的孔洞部。

(四)第四阶段

是在胚胎长约 335 mm 时,胚胎期的输乳管继续增殖、分支,并形成明确的管腔,内衬 2～3 层细胞。输乳管的末端则有基底细胞的小团,是为日后乳腺小叶芽(the buds of the mammary lobules)的前身。乳腺小叶芽仅在生后青春期时始逐步演变成末端输乳管和腺泡。乳头则因表皮下结缔组织的不断增殖而逐渐外突,它的表面覆盖增厚的上皮,且与输乳管上皮在乳管口部相连。至此,乳腺已完成其全部的胚胎期发育过程。男女性在此期间并无差别。只是男性乳腺虽也随年龄增加而胀大,但终身保持在始基状态。女性则随着以后内分泌的变化而进一步发育和成熟,一般在月经前 3～5 年,乳房开始进一步发育,表现为乳晕颜色变深、乳头变大、乳腺组织增厚及外凸等,至 13 岁时基本全部发育。

二、各种生理因素对乳腺结构的影响

乳腺自胚胎期以后,时刻处于内分泌影响之下。妇女一生中内分泌的变化,亦将影响到乳腺结构的变化,它可经历初生期、青春期、月经期、妊娠期、哺乳期和老年期等。在各期中,乳腺结构发生不同的变化,此种变化在一定程度上,可在影像学上反映出来。

（一）初生期

初生儿由于受母体和胎盘内激素（求偶素）的影响,在生后三、四天即可见乳腺的生理性活动,乳腺呈暂时性增大。按 Fabris 观察,约 60％ 初生儿在两侧乳头下可触知一至数厘米直径的腺体组织,并可挤出乳汁样分泌物,经一至三周后"肿胀"才逐渐消失。此后则进入一个较长的相对静止期。

男性幼年期乳腺的静止状态较女性者完全。女性幼年期的乳腺时常见到乳管上皮增生的残余改变。此种静止状态一直持续到青春期。

（二）青春期

此期起自性变化开始,至性成熟为止,历时 3～5 年。据天津肿瘤医院 1984 年对 18200 名女童的调查,约 1.88％ 在 4 岁时乳腺即开始发育,半数以上 10 岁开始发育。一般在 13～15 岁时,乳房的发育已基本完成,可称成熟,但此时尚有三分之一女性尚无月经来潮。

男性乳腺的青春期变化较女性为迟,且反应也比女性轻微而不规则,期限亦短。在白种男性,乳腺的青春期改变约在 12～14 岁之间,此时约 70％ 男孩出现两侧乳房稍突出,在乳头下可触知钮扣大的腺体,较硬,有轻度触痛,乳头可甚敏感,尤在寒冷季节时为然。有时一侧较另一侧为重,偶见只限于一侧者。此种改变一般在一年至一年半后即退化而消失。若男乳继续增大或持续增大超过一年半的期限,应考虑为异常,称为男乳肥大症。

显微镜下男乳青春期改变类似于初生期者,即乳管有轻度延展,伴有管腔增宽,上皮细胞则增高而呈柱状,在某些增宽的乳管中可见少量分泌物。乳管周围结缔组织也见增多,毛细血管数目也增加。至16 岁或 17 岁时出现退化改变。此时乳管上皮萎缩,管腔狭窄或闭塞,周围的结缔组织呈胶原变性。

女性乳房、乳头及乳晕于青春期逐渐增大,约在第一年末,在乳头下可触知盘形"肿块",乳头和乳晕的着色也逐渐加深。以后乳房渐隆起,发育成均匀的半圆形,乳头及乳晕亦相应地增大,但乳晕的大小与乳房发育的关系比乳头更为密切。

组织学上,乳房的增大主要是由于纤维间质的增生及脂肪的存积,同时有乳管支的延长、分支及扩张。乳管的内层细胞增加,在乳管末端出现基底细胞团,形成腺泡芽（lobular buds）。随着脂肪存积量的增加,使乳房与胸肌及皮肤分隔开。上述改变持续至月经来潮及排卵为止。

（三）月经期

乳腺随正常月经周期而有所变化。当月经来潮前,乳腺常增大、发胀、变硬,触之有小结节感,并常伴有疼痛或触痛。经潮后,乳腺即变软及变小,疼痛及触痛减轻或消失。

在月经周期中,乳腺的组织学变化,各家所见不同,尚难以完全肯定。这是因为:第一,同一乳腺的不同部位在月经周期的组织学变化中可有很大差异,如有时乳腺小叶在整个月经周期中可始终保持静止状态,而另一些乳腺小叶在增生后可不再退化复原。因难以获得正常人类经期完整的乳腺标本,故造成各家观察上的差异。第二,很难有完全规则的月经周期,故观察者在估计经潮时难免有出入,而所获标本也因经潮各期不同而有出入。但总的来说,在月经周期中,乳腺的组织学变化可分为增生和退化复原两个时期。

增生期始于月经终了后数天,相当于月经前期,延续到排卵期及下次经潮出现前。此期特征为乳管系统逐渐扩张,终末乳管及小叶内的上皮细胞增大及增多,乳管周围的结缔组织增生,呈水肿样,染色苍白,幼稚成纤维细胞及淋巴细胞数量增加。在增生的末期,乳管及腺小叶内有分泌物积存。

退化复原期起自月经来潮之日或潮前不久,相当于月经期和月经期后,并延续到月经后的第七或八天止。特征为末端乳管及小叶上皮萎缩、脱落,管腔消失,分泌物不见。管周纤维间质紧缩,趋向于玻璃样

变,并可见少许游走细胞,淋巴细胞浸润减少。乳管及水肿的结缔组织内的水分皆被吸收,故乳房变软、缩小。但此期的反应可不均匀,部分乳腺组织可无上述的退化复原改变。

(四)妊娠期

在怀孕后五、六周,乳房开始增大,直到妊娠中期,乳房增大最快。表浅静脉开始扩张。当乳腺明显增大时,皮肤有时可出现白纹。乳头及乳晕亦相应增大,表皮增厚,着色加深。Montgomery 腺显突出。有的人在妊娠三个月后可挤出初乳。

组织学上,在妊娠的最初三个月发生末端乳管的新萌芽(sprout)及上皮增生,邻近的结缔组织中出现游走细胞及幼稚的成纤维细胞。有些新生的乳管侵入到邻近的脂肪组织。乳管上皮活跃,呈小椭圆形,多见核分裂,甚至失去基底膜或导致管腔闭塞。在妊娠的中三个月,增生的末端乳管集合成较大的乳腺小叶,其管腔扩张,形成腺泡,被覆以立方上皮,并有细胞内脂肪小滴。腺泡可含有少量分泌物。周围结缔组织仍保持疏松,可见淋巴细胞浸润。到妊娠的最后三个月,腺泡呈进行性扩张,分泌物量亦增加。小叶间的结缔组织受挤压而减少,多数管间纤维组织亦消失。毛细血管则渐增多,并扩张而充血。乳管及小叶系统皆有扩张。多数腺泡被覆一层矮立方形细胞,伴有分泌颗粒。某些腺泡高度扩张,提示泌乳开始。但各区域变化程度不齐,有些地方仍可见少许小的增生上皮细胞巢,偶可堵塞乳管。

(五)哺乳期

虽在妊娠中期即可自乳头挤出初乳,但真正泌乳多在产后三、四日。自产后至泌乳前,乳房显著胀、痛,一旦哺乳,症状顿消。泌乳量因人而异,即同一人,亦可一侧多而另一侧不足。

授乳期中,乳腺小叶及其导管有两个功能:即分泌和贮存乳汁。分泌发生在被覆于扩张腺泡的上皮细胞中,这些腺泡聚集成无数的小叶,被覆有一层分泌上皮细胞,这些细胞的形态不一,由立方形到柱状,核在基底或顶端,胞浆苍白、颗粒状及有折射(refractile),但分泌小体(secretory body)占主要部分。乳腺小叶被致密结缔组织带分隔,在结缔组织内可见较大的血管。扩张的乳管系统则作为一储存器。

泌乳终止后的改变各有不同。分娩后若不授乳,则数天后即可出现退化改变。若授乳,泌乳期限也不同,一般在第九或第十个月后分泌减少,趋向退化。退化改变顺序为:腺泡碎裂,萎陷;分泌颗粒从上皮细胞内消失;腺泡壁及基底膜破裂,形成大而不规则的腺腔(acinar space);乳管萎陷,狭窄;乳腺小叶内及其周围出现淋巴细胞浸润及吞噬细胞;乳管周围及小叶周围结缔组织再生,并有末端乳管增生及重新形成乳管幼芽。

断乳后的乳房常呈松软或下垂状,原因系退化期中的结缔组织再生不足以弥补泌乳期中被吸收的间质的数量所致。上述退化改变所需之时间亦因人而异,一般在数日内即恢复到妊娠前状态,个别部分可见残余的泌乳,甚至延续数年之久。

(六)绝经期

临近绝经期的妇女,乳腺的上皮结构及间质即开始出现退化。虽然此时乳房可因脂肪沉着反而增大,但腺体组织则渐减少,纤维组织变得日益致密且玻璃样变性。乳管及其主要分支仍保留,但乳腺小叶缩小、萎陷,偶仍可有腺泡样(acinar—like)结构存在。整个绝经期前后乳腺的退化改变,大致可分为三个阶段。

1.第一期

乳腺小叶和腺泡虽是随着性成熟而最晚出现的结构,却是最早发生退化者。反复妊娠可使腺小叶充分发育,未产妇小叶的大小及数目可出现衰退及不规则。30～40 岁之间临床正常的乳房中,33％在镜下可见腺小叶的不规则,包括:末端乳管区无包膜的上皮增生;腺泡样结构的囊状扩张;以及乳管上皮化生成大汗腺样细胞。这些乳腺小叶的不规则是退化改变的最早形式。

2.第二期

此期乳腺退化的特征是乳腺小叶成分缩小及消失,乳管狭窄,管周围纤维组织显著增加且致密。40～45 岁的妇女(平均约 44.6 岁)即呈此期改变,但生育多寡及绝经早晚可影响这些变化的出现。

3.第三期

见于 46～50 岁的妇女。此时大多数正处于绝经期或已绝经。主要变化有乳管上皮趋于扁平,乳管呈囊状扩张。乳腺小叶痕迹已消失,但少数仍可存在。间质有玻璃样变,脂肪组织量增加。

(七)老年期

为乳腺退化、萎缩的最后阶段,见于 50 岁以后的妇女。届时乳腺间质(纤维组织)日益增多、致密及硬化,较小的乳管及血管可被玻璃样变的结缔组织所闭塞。在玻璃样变的结缔组织中偶可见到钙化。

(崔志洁)

第三节 正常乳腺的 CT 表现

正常乳腺的 CT 表现与钼靶片雷同,只是 CT 的密度分辨率较高,通过窗宽、窗高的调节,可细致观察不同密度的结构。经感兴趣区(ROI)CT 值的测量,可精确测定不同密度的 CT 值。通过强化,可观察到乳腺血运情况,及有无异常高密度区等。因而,除微小钙化外,CT 上所获得的正常或异常的信息要略多于钼靶片。

在 CT 上,用不同窗宽可清晰看到乳头、皮肤影。CT 上测量皮肤厚度,除乳晕区外,为 0.05～0.10 cm 之间。乳腺脂肪组织,包括皮下脂肪层及腺体间的脂肪组织,在 CT 上皆清晰可见,CT 值在 $-80～-110$ 之间。CT 上因系横断面体层摄影,对血管影像不如钼靶片那样可以看到全程走行。强化后可清晰辨认出血管影。大导管在 CT 上表现为自乳头下呈扇形的软组织影,多难以一一辨认出各个乳导管影。在乳腺与胸壁和胸大肌之间均可见宽约 1～2 mm 的脂肪间隔,在年轻而又有丰富致密腺体的乳房中,此脂肪间隔线较窄,当腺体渐趋萎缩后,此间隔线加宽。

腺体在 CT 上表现为大片软组织密度致密影,但无论腺体多么丰富,其内均可见或多或少的斑点状透亮的脂肪岛,当腺体逐渐萎缩,此脂肪岛即增大、增多(图 10-1,10-2)。腺体的 CT 值随年龄和生理变化而不同:幼年期约 18.22±7.70 Hu;青春期 19.80±8.17 Hu;哺乳期 14.46±6.38 Hu;绝经前期 17.09±8.48 Hu;绝经期 12.11±9.04 Hu。绝经后多数妇女的腺体已大部或全部萎缩,仅残存少许粗大索条状影(图 10-3)。

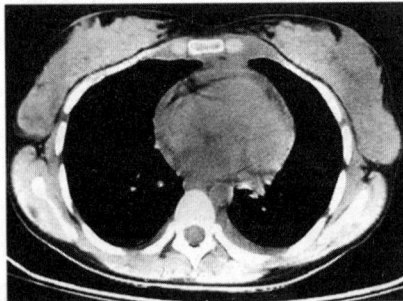

图 10-1 青春期正常乳腺 CT 表现

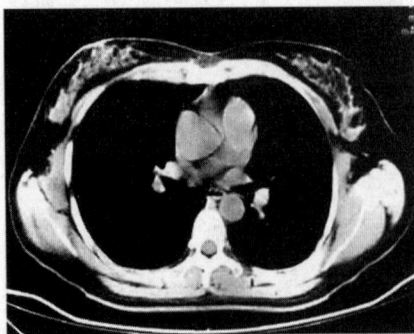

图 10-2 正常导管型乳腺 CT 表现

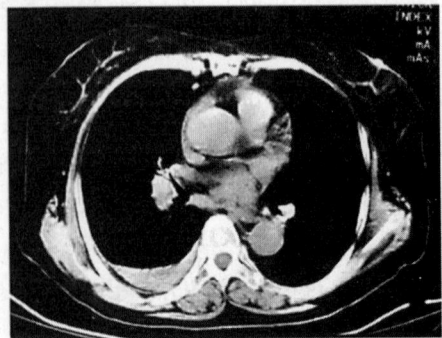

图 10-3 正常脂肪型乳腺 CT 表现

增强 CT 扫描时,血管结构可呈现明显的强化。正常腺体则显示轻度均匀强化,强化前后 CT 值约仅增加 10~20 Hu 之间。

(崔志洁)

第四节　乳腺常见病的 CT 诊断

一、乳腺癌

乳腺癌是妇女十分常见的恶性肿瘤。在北欧、北美以及我国大城市如上海居妇女恶性肿瘤之首位。约 80% 以上的乳腺癌发生于 40~60 岁。偶有男性乳腺癌发生。

（一）临床与病理表现

乳癌最常见的症状是乳房肿块。而且,肿块往往是首发症状,约占乳腺癌病例的 95% 以上。大多数为无痛性较明确界限的肿块,多为孤立性,少数为多发结节。肿块大小不一,固定或活动。少数病例的肿块伴疼痛。部分患者有乳头溢液,发生于 10% 左右的乳腺癌病例。肿瘤位置较表浅时可侵犯皮肤而出现桔皮样外观,乳头回缩;肿瘤位置深时可侵犯胸肌,肿块固定于胸壁上不能推动;肿瘤广泛浸润时可出现整个乳腺质地坚硬固定。在晚期乳腺癌病例中,癌细胞沿着淋巴网扩散至乳房皮肤及其周围皮肤,形成瘤结节,甚至破溃不愈。炎性乳腺癌伴皮肤红肿和水肿、局部温度增高等。广泛转移时腋窝或锁骨上区可扪及肿大淋巴结。

乳房的恶性肿瘤很少发生于非上皮组织。乳腺癌发生源于导管和小叶的上皮组织。起源于导管上皮导管癌约占乳腺癌的 90%;源于腺泡上皮的小叶癌约占 5.5%;其余恶性肿瘤所占比例小于 1%。根据乳腺基底膜受累与否又分为浸润性和非浸润性癌。乳腺癌常发生胸骨后、腋窝和锁骨上淋巴结转移。经血型发生远处转移的常见部位为骨骼、肺、胸膜,次为肝脏和脑部等。

（二）乳腺癌的 CT 表现

1.乳腺癌 CT 形态特点

乳腺癌根据其形态可分为肿块型和浸润型。前者肿块形态大致椭圆或不规则形,个别呈圆形,直径 2~10 cm,边界清楚。大多显示出肿块分叶状轮廓和毛刺样边缘。平扫时瘤体密度一般都高于腺体密度,均匀或不均匀;增强后 CT 密度更高,均匀或不均匀,轮廓更清楚。一般乳腺癌增强后病灶 CT 值比平扫时增高 1 倍左右(图 10-4)。较大的肿块型癌肿,中央常有坏死或液化。注射造影剂后扫描,坏死区域无强化,强化限于肿块边缘,使坏死灶显示更清楚。强化的边缘厚薄不均,有时可见强化的条状影伸入肿块内部而出现分隔。后者乳腺内局限片状病灶,密度略高于周围腺体,边界不清,无明确肿块,有时与小叶增生不易区别。弥漫浸润者,整个腺体呈大片扁平状高密度区,边缘可见针芒状、长短不一的细纤维条索样致密影。

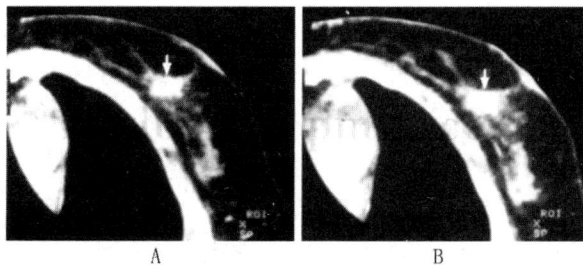

图 10-4　乳腺癌 CT 形态特点

左乳腺癌:CT 平扫(A)见不规则肿块并毛刺样边缘(箭头),
CT 值 14HU;增强后 CT 扫描(B)肿块显著强化,CT 值 72HU

在退化型乳房,乳腺癌多表现为圆形、卵圆形或不规则形肿块,边缘清楚或模糊,成分叶状或有长短不一的毛刺深入脂肪组织。在致密型乳腺或伴有腺体增生的乳房中,肿块与正常或增生的腺体常不能区分,但在注入造影剂后,因乳腺癌血供丰富,肿瘤内碘聚集量增加而显示清楚(图10-5)。

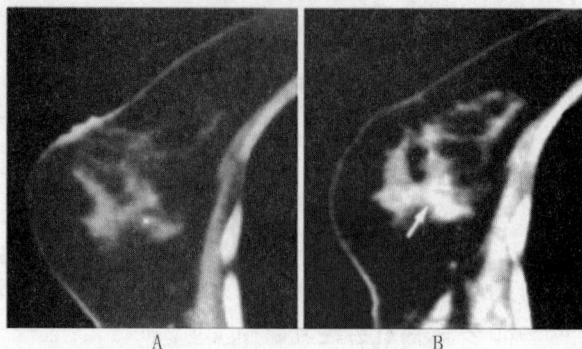

图 10-5　乳腺癌 CT 形态特点

右乳腺微小乳癌:CT 平扫(A)未发现病变;CT 增强扫描(B)见显著强化的微小病灶,CT 值为 106HU,提示微小乳癌

CT 具有较高的密度分辨率能检出直径小于 1 cm 微小乳腺癌病灶,这主要因乳腺癌血供丰富,肿瘤上皮细胞呈异常代谢状态,致碘摄入量增加,CT 增强后强化明显。许多作者发现 CT 对微小乳腺癌诊断使其能发现临床和 X 线均为阴性的隐性乳腺癌。沈文荣等报道了 1 例右腋转移性腺癌病例,临床和 X 线检查均为阴性,作 CT 增强扫描发现右乳外上方一 9 cm×5 mm 的显著强化区域,经病理证实为右乳浸润型导管癌。因此,作者认为平扫加增强能有效地发现隐性乳腺癌。对致密发育不良乳房、乳腺 X 线检查因缺乏明显的组织对比受到限制,而 CT 检查能确定乳腺病变的存在。钱民等报道了两例微小癌灶(6mm×8mm,5mm×9mm),临床和 X 线检查阴性,CT 增强后发现乳晕后和右外侧象限显著结节状强化区,提示癌变可能,经手术病理证实均为浸润性导管癌。

CT 容易显示肿瘤内钙化,表示为细盐样或砂砾样丛状或颗粒状高密度影,在乳腺癌中这种表现较为常见。应用薄层扫描(2 mm),适当调节窗宽窗位,增强图像放大率有利于不显著钙化灶的检出。恶性微小钙化灶即使应用薄层扫描,也常不能显示。CT 还可显示肿块与皮肤粘连、皮肤增厚、乳头下陷,以及肿块与深层肌肉粘连所致的乳后间隙消失。腋窝淋巴结转移时 CT 可显示肿大的淋巴结。

2.乳腺癌 CT 值测量

平扫乳腺癌的 CT 值变化较大,可为 16～53Hu,平均 29.26±10.33Hu。韩鸿宾等一组报道乳腺癌平均 CT 值 35.28±22.50Hu,与周围正常乳腺组织间密度差为 20.82±8.50Hu,而同组中良性疾病为 32.90±9.38Hu 与周围正常乳腺组织间密度差为 9.30±6.40Hu。从这些数据看出,CT 绝对值两者无明显差异。但在与周围腺体的密度差上,则以恶性肿块为高。以 15Hu 为界,恶性肿块大于 15Hu 者占 87%,而良性病灶仅占 14%,具有显著性差异。

增强前后同层面相同区域最大 CT 值之差,用△CT 值表示,它反映了病灶增强前后净增加的 CT 值。乳腺癌、纤维腺瘤和增生性乳腺病平扫和增强后△CT 值测定结果显示,乳腺癌△CT 值增加幅度最大,增生性乳腺病增加幅度最小,统计学上有显著意义。Chang 等证实采用静脉内快速滴注法增强效果最好,恶性肿块增强后 CT 值增加大于 46 Hu,而良性者小于 30 Hu。但部分脓肿、纤维腺瘤及反应性淋巴结增生,增强后其 CT 值增加也可大于 44 Hu。另外在高催乳素、高孕激素状态下,乳腺组织对碘摄取能力上升。有些乳腺癌的△CT 值可能小于 46 Hu,甚至小于 30Hu,这部分原因可能与造影剂用量和方法有关。

应用动态 CT 检查乳腺病变对乳腺癌的诊断也有一定的价值。团注造影剂后,于选定的病变层面上动态扫描,完毕后测量相对应层面和相同区域的最高 CT 值,绘出时间—密度曲线。根据乳腺肿块的增强密度在时间上的变化,得出三种时间—密度曲线:速升—平台—缓降型(Ⅰ型);渐进上升型(Ⅱ型);曲线起伏较小型(Ⅲ型)。一般认为Ⅰ型曲线为乳腺癌所特有,Ⅱ型多见于纤维腺瘤,Ⅲ型出现在增生性乳腺病。尽管乳腺动态 CT 检查对良恶性病变的鉴别有特定的价值,但因其检查费用高,X 线辐射量大等原因,不适合乳腺病变初诊,但可作为一种辅助的检查手段。

3.腋窝肿大淋巴结的 CT 检出

乳腺癌中,腋窝淋巴结肿大有十分重要的意义,在无远处转移的患者中有无腋窝淋巴结肿大直接影响患者治疗方法的选择及其治疗后的存活率。但在实践中,用临床及常规影像学方法在检出腋窝淋巴结肿大上常有一定限度。

乳腺癌淋巴结转移主要途径是经胸大肌外侧缘淋巴管侵入同侧淋巴结,进一步侵入锁骨上下淋巴结,继而经胸导管或右淋巴导管侵入静脉而远处转移。因此确定有无腋窝淋巴结肿大十分重要。一般认为位于胸小肌外侧之淋巴结扪诊易发现,而位于胸小肌后内侧之淋巴结则扪诊不易发现,而在 CT 上则都能发现。此外,CT 除可观察淋巴结大小外,还可见肿瘤有无向淋巴外浸润(表现为淋巴结边缘不锐利)及与周围组织的关系。

正常人 CT 检查也可检出腋窝淋巴结,因此应注意假阳性出现。凡乳腺癌同侧腋窝发现大于 5 mm 淋巴结,而无对侧腋窝淋巴结肿大者,一般可认为腋窝淋巴结转移。虽然 CT 在腋窝淋巴结转移的诊断上稍优于临床检查,但仍然不是一种术前预计腋窝淋巴结是否受累的准确方法,其主要原因是假阴性率较高。

根据乳腺癌的以上 CT 表现,有下列征象时,应高度怀疑恶性病变:结节状高密度影,边缘不规则分叶或有短毛刺;肿块内有砂砾状钙化;肿块与皮肤或深层肌肉有粘连,皮肤增厚,乳头下陷;腋窝淋巴结肿大;增强后扫描病灶 CT 值有明显增高,或动态扫描有特征性时间-密度曲线。

二、乳腺纤维腺瘤

(一)临床与病理表现

纤维腺瘤为来源于乳腺小叶内纤维组织和腺上皮的良性肿瘤,包括腺瘤、纤维腺瘤和腺纤维瘤。乳腺纤维腺瘤发病率在我国占乳腺肿瘤的首位,可发生于一侧或双侧乳腺,单发和多发。一般无任何症状,常在普查时或无意中发现乳腺内肿块。多呈椭圆形,表面光滑,边界清楚,质地中等,有较大活动度。其发生原因尚不十分清楚,一般认为与雌激素有关。

(二)CT 表现

平扫表现为圆形与卵圆形的高密度肿块,大多密度均匀,少数密度不均匀,边缘清楚,轮廓整齐。少数可呈分叶状,但边缘没有毛刺。当肿瘤周围有较多低密度脂肪组织围绕时,肿瘤边界显示非常清楚。而在致密型的乳腺,脂肪组织相对少,CT 平扫时纤维腺瘤与正常乳腺组织的密度相仿,很难显示。巨大纤维腺瘤可与皮肤紧密相贴,但无皮肤增厚。

增强 CT 纤维腺瘤可见均匀强化。巨大纤维腺瘤可呈边缘强化,强化环比较均匀一致,无间隔形成。中央轻度强化或不强化,可能为中心坏死或囊性变。伴有钙化者强化较轻,增强后升高的 CT 值多不超过 10 Hu,良性钙化一般呈粗颗粒状。

三、乳腺脂肪瘤

(一)临床与病理表现

一般乳腺脂肪瘤以中、老年妇女多见。根据组织形态可分为单纯性脂肪瘤、血管性脂肪瘤、纤维性脂肪瘤和腺脂肪瘤。脂肪瘤周围及肿瘤中有纤维组织穿越。脂肪瘤生长缓慢,很少造成局部症状,可扪及质地柔软的肿物,呈圆形或卵圆形,无压痛,可活动,界限清楚。

(二)CT 表现

平扫时呈现为低密度病灶,CT 值为-100 Hu 左右;圆形或椭圆形,密度均匀,边界清楚,轮廓整齐,具特征性表现。增强 CT 扫描,肿瘤一般不强化,如有丰富血管,可出现不规则轻度强化。

四、乳腺小叶增生

(一)临床与病理表现

乳腺小叶增生是指乳腺主质和间质不同程度地增生和复旧不全所致的乳腺结构在数量上和形态上的异常,常合并囊肿形成,又称为乳腺良性囊性病、囊性乳腺病、囊性纤维腺瘤病、纤维囊性病和囊性增生病等。发病年龄 40 岁左右多见。最重要的症状和体征是出现肿块,可单发或多发,多数为双侧,可有压痛,部分患者乳房有胀痛,与月经周期有关。

(二)CT 表现

平扫见乳腺组织结节状增生和增厚,呈小片状或团块状多发致密影,密度略高于周围腺体密度,在增厚组织中可见条索状低密度影。增强后扫描见增厚的乳腺组织轻度强化或没有强化,CT 值改变不大,大致都在 40 Hu 左右。乳腺小叶增生伴有纤维囊性变者,CT 表现为高密度的小叶增生组织内显示出卵圆形水样密度区,密度均匀;增强后大多无囊壁强化,少数有囊壁强化。

五、乳腺炎症

(一)病理和临床表现

乳腺炎症性病变是乳腺疾病的常见病,发病者多数为初产妇的产后 3～4 周。病原菌可以是特殊的病原体或化脓性细菌所致如金黄色葡萄球菌及链球菌。感染初期以渗出为主,以后大量细胞变性坏死,形成脓肿。临床上可无全身症状,感染严重者可有发热、寒战、白细胞计数增高等,局部表现为乳腺肿块、压痛和腋窝淋巴结肿大等。严重时,炎症区可很快发生坏死、液化和脓肿,向外破溃,亦可穿入乳管,使脓液经乳管、乳头排出。

(二)CT 表现

本病急性阶段 CT 平扫表现为乳腺组织局部增厚、密实,边缘模糊,或为不均匀的混合密度影,这与乳腺组织中大量中性粒细胞浸润、周围纤维腺体组织水肿、细胞大量变性坏死和液化有关。当炎症局限于一个腺叶内时,表现为小片状致密影;当炎症累及几个腺叶或大部分乳腺组织时,呈大片状致密影,边界模糊不清,CT 值大多在 30 Hu 左右,皮下脂肪层模糊增厚,密度可增高。增强扫描一般无强化。病灶内有时可见不规则斑点状强化。少数炎症表现为不规则块影,边缘有粗长毛刺。化脓或脓肿形成时,CT 扫描见边界清楚的或部分边界清楚的低密度区,形态可为类圆形或椭圆形,周边为规则或不规则的等密度或略高密度环。增强后见低密度病灶周围有环状强化,环壁厚薄可不一;多房脓肿可表现为多个相连的环状强化。脓肿壁的周缘有时可见粗大的毛刺状致密影,为增生的纤维组织。腋窝淋巴结可肿大。

乳腺脓肿经过内科治疗或外科穿刺治疗后,CT 随访可见脓肿缩小和周围水肿减轻。因此,CT 不仅对乳腺脓肿诊断很有帮助,而且可在 CT 导向下作穿刺引流治疗。

(崔志洁)

第十一章 消化系统疾病的CT诊断

第一节 正常消化系统及实质脏器CT表现

一、食管

食管全程大部分被脂肪所包绕,在胸部CT横断面图像呈圆形软组织阴影,位于胸椎及胸主动脉前方区域。充分扩张食管壁厚度约3 mm,>5 mm为异常改变。胃食管连接部管壁较厚,不要误诊为病变。约50%食管CT检查时食管内含有气体,气体应位于中央。

二、胃

胃体积较大,应常规做空腹准备,检查前口服800~1 000 mL清水,使胃充分扩张。胃壁厚度因扩张程度而异,充分扩张时正常胃壁厚度不超过5 mm,且整个胃壁均匀一致。肠梗阻如胃充盈时胃壁厚度>10 mm多提示异常。正常贲门及窦部胃壁较厚,有时形成假肿块,需注意鉴别。

三、小肠及结肠

CT能较好显示结肠内结构及肠壁厚度,小肠充盈时管腔直径2.0~3.5 cm,结肠壁厚1~3 mm。肠梗阻CT诊断的敏感性、特异性均最佳。若小肠扩张肠襻壁厚>2.0 mm;结肠壁厚度超过5.0 mm亦可考虑异常。

四、肝脏

肝脏是人体最大的实质器官,大部分位于右上腹部,分为左、右两叶。肝脏有肝动脉、门静脉双重血供,两支血管进入肝门称第一肝门,分别发出不同分支经小叶同动脉、门静脉汇入肝血窦,混合成静脉血液;再经中心静脉、小叶下静脉汇合成3条肝左、中、右静脉,自肝顶(第二肝门)汇入下腔静脉。其中门静脉、肝动脉进肝后与胆道共同组成Gllisson系统。

肝脏CT扫描呈密度均匀软组织影,CT值40~60 HU,高于脾胰密度,平扫肝脏内见低密度线状、分支状结构,为门静脉和肝静脉分支。增强扫描后肝脏组织呈均匀性强化,肝门和肝韧带表现为低密度。螺旋CT动态增强扫描时动脉期见肝动脉显影;门脉期则门静脉显影。肝脏轮廓,其形态结构依层面而不同(图11-1)。

肝段的概念:依肝外形简单分叶远不能满足肝内占位病变定位诊断和手术治疗的需要,1954年Couinaud根据Gllisson系统的分布和肝静脉的走行,把肝脏分为左、右半肝,五叶和八段,具体如下:段Ⅰ(尾状叶),段Ⅱ(左外叶上段),段Ⅲ(左外叶下段),段Ⅳ(左内叶),段Ⅴ(右前叶下段),段Ⅵ(右后叶下段),段Ⅶ(右后叶上段),段Ⅷ(右前叶上段)。

五、胆管

胆囊位置、大小及形态变异大,正常时位于肝左内叶下方胆囊窝内,胆汁密度接近水。胆囊边缘清晰,壁菲薄,厚 1～2 mm。左右肝管在肝门部汇合呈肝总管,胆囊管汇入肝总管后延续成胆总管,胆总管直径一般 4～6 mm。

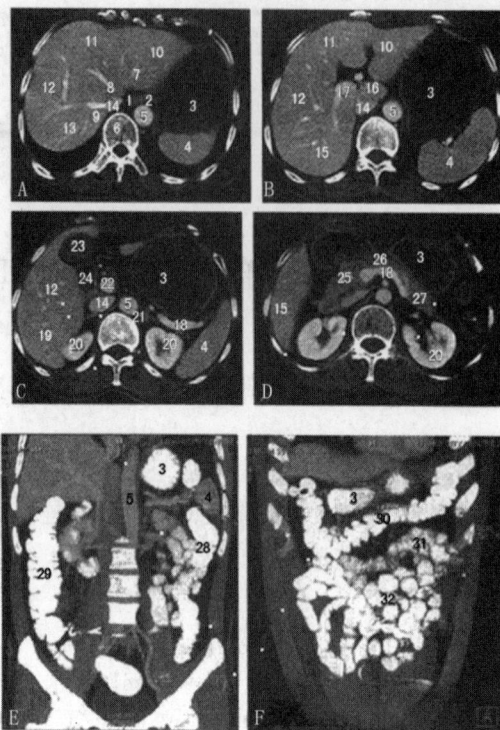

图 11-1　肝脏及毗邻关系

1.食管;2.贲门;3.胃;4.脾脏;5.腹主动脉;6.第 10 胸椎;7.肝左静脉;8.肝中静脉;9.肝右静脉;10 左外叶;11.左内叶;12.右前叶;13.右后叶上段;14.下腔静脉;15.右后叶下段;16.尾状叶;17.门静脉右支;18.脾静脉;19.右后叶下段;20.肾脏;21.左侧肾上腺;22.门静脉;23.胆囊;24.十二指肠;25.胰头;26.胰体;27.胰尾;28.降结肠;29.升结肠;30.横结肠;31.空肠;32.回肠

六、脾脏

脾脏位于左上腹后方,上方为横膈,外接胸壁,内侧为胃底。脾脏前部较细,后部较饱满,内缘多呈轻微波浪状或分叶状。脾脏大小个体差异较大,在横断位正常脾脏长径不能超过 10 cm,短径不超过 6 cm(一般脾大指前、后径＞5 个肋单位)。脾脏 CT 值低于肝脏,平均为 49 HU。增强扫描动脉期呈花斑样强化,门脉期后脾脏均匀强化。脾动脉走行于胰腺上方,脾静脉走行胰体尾部后方。

七、胰腺

胰腺位于上腹部腹膜后,胰尾紧贴脾门,胰体在中线,胰头位于肝尾叶下方十二指肠弯内,胰头向内延续形成钩突,肠系膜上动、静脉位于钩突前方。脾静脉总是沿胰体尾后方走行。胰腺大小因人而异,一般胰头 3 cm,胰体 2.5 cm,胰尾 2.0 cm,胰腺实质体积随年龄增加而萎缩。胰腺实质内有主副胰管,主胰管从尾部贯穿体、颈部及部分头部,与胆总管汇合开口十二指肠大乳头,副胰管主要引流胰头腹侧胰液,开口于十二指肠小乳头。

（黎　钧）

第二节　基本病变 CT 表现

一、胃肠道 CT 异常征象

常表现：①管壁局限性增厚或向肠腔、腔内形成肿块，平扫表现为等低不均匀密度，增强扫描实质病灶轻度、中等或明显强化，均匀或不均匀；②局部壁与对侧相应段管腔凹入，形成袖口样狭窄或苹果核样改变；③局部壁龛影或溃疡形成，局部口部形成火山口样；④小肠及结肠肿瘤常引起肠梗阻。

二、实质脏器 CT 异常征象

病变常引起肝、脾、胰等实质脏器形态、大小、密度的改变，如肿瘤、炎症，平扫多为单发或多发低密度灶，良性病变边缘较清，恶性病变边缘不光整或模糊。病变内常见更低密度囊变坏死区，如肝脓肿。病变内也可出现高密度影，如出血、钙化及肝内胆管结石。富血供病变，如肝细胞癌、局灶性结节增生增强扫描动脉期明显强化，海绵状血管瘤呈充填性强化，肝囊肿不强化。

（黎　钧）

第三节　食管常见疾病 CT 诊断

一、食管裂孔疝

（一）病理和临床概述

食管裂孔疝指腹腔内脏器通过膈食管裂孔进入胸腔，疝入内脏多为胃。病因分先天性及后天性，以后天性多见。依据其形态可分为先天性短食管型、滑动型食管裂孔疝、食管旁裂孔疝及混合型食管裂孔疝。临床有胃食管反流、消化道溃疡等症状。

（二）诊断要点

膈肌食管裂孔增大，膈上见腹腔内疝入脏器，即疝囊，如为胃疝入，则可见胃黏膜阴影（图 11-2）。

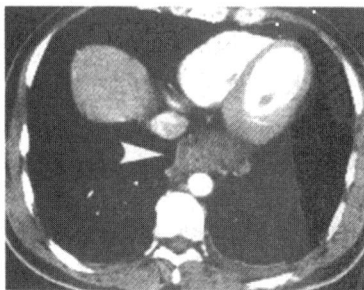

图 11-2　食管裂孔疝
CT 检查显示食管胃环扩大，胃囊疝入胸腔

（三）鉴别诊断

食管变异；横膈裂孔，行钡剂造影即可鉴别。

（四）特别提示

钡剂造影是本病的主要诊断依据，CT 对该病发生胃扭转时可提供有价值的观察。

二、食管良性肿瘤

食管良性肿瘤主要为食管平滑肌瘤。

（一）病理和临床概述

起源于食管肌层，为黏膜下壁内肿瘤，肿瘤质硬，呈膨胀性生长，有包膜。好发于食管中下段。临床表现病程较长，症状多不显著，主要为胸骨后不适或喉部异物感。

（二）诊断要点

食管壁肿块，圆形或椭圆形，向腔内或腔外生长，外缘光滑，密度均匀；增强后均匀强化。

（三）鉴别诊断

食管癌、食管平滑肌肉瘤，肉瘤一般较大，容易出现出血坏死。

（四）特别提示

一般病程长，不影响进食。CT检查意义在于发现邻近结构侵犯情况。

三、食管癌

（一）病理和临床概述

食管癌为我国最常见恶性肿瘤之一，与多种因素有关，如饮酒过量、亚硝胺、真菌毒素、遗传因素等。好发于食管中下段，以鳞状上皮癌多见。据病理解剖及X线表现将食管癌分为蕈伞型、浸润型、髓质型及溃疡型。持续性进行性吞咽困难为其典型临床表现。

（二）诊断要点

1. 管壁增厚

早期为偏心性，进一步发展整个管壁增厚，黏膜破坏，相应段管腔狭窄，龛影形成；局部形成软组织肿块，增强扫描肿瘤中等度强化（图11-3）。

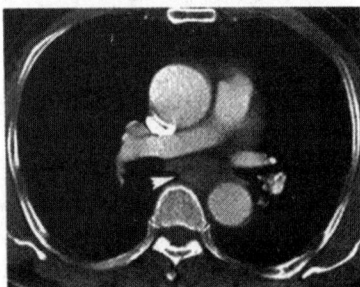

图11-3 食管癌
CT检查显示食管中段管壁明显增厚，局部形成软组织肿块，相应段管腔狭窄

2. 侵犯食管周围结构

表现为周围脂肪间隙模糊消失，侵犯气管表现为食管—气管瘘形成，可伴有纵隔淋巴结增大。

（三）鉴别诊断

与食管平滑肌瘤鉴别，平滑肌瘤边缘规则，周围黏膜不是破坏而是受压改变。

（四）特别提示

食管癌一般行食管钡剂造影即可，CT检查主要判断食管癌的病变范围及壁外侵犯情况。

（黎　钧）

第四节　胃十二指肠常见疾病CT诊断

一、溃疡性疾病

(一)病理和临床概述

胃十二指肠溃疡是消化道常见疾病,十二指肠较胃多见,与胃酸水平及幽门螺杆菌感染有关。病理表现为胃壁溃烂缺损,形成壁龛。临床表现长期反复上腹疼痛。

(二)诊断要点

CT、MRI 对胃十二指肠溃疡的诊断价值不大,尤其是良性溃疡;恶性溃疡较不典型时表现为胃壁不规则增厚或腔外软组织肿块。

(三)鉴别诊断

需活检与溃疡型胃癌鉴别。

(四)特别提示

溃疡性病变主要靠钡剂造影或胃镜诊断,CT 在观察溃疡穿孔、恶变等方面有一定优势。

二、憩室

(一)病理和临床概述

十二指肠憩室占消化道憩室首位,胃憩室少见。病因不清,可能与先天性肠壁发育薄弱有关,病理为多层或单层肠壁向腔外呈囊袋状突出,多位于十二指肠内侧。单纯憩室无症状,合并憩室炎或溃疡可有上腹痛、恶心、呕吐等症状。

(二)诊断要点

表现为圆形或卵圆形囊袋状影,与肠腔关系密切,三维重组常见一窄颈与肠腔相连。其内密度混杂,含有气体、液体或高密度对比剂。十二指肠乳头旁憩室常引起胆管及胰管扩张(图 11-4)。

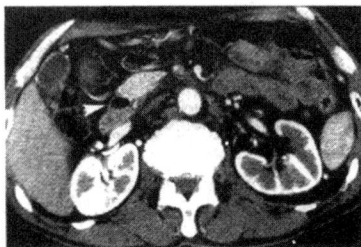

图 11-4　胃十二指肠球后憩室
CT 显示可见十二指肠降部前方类圆形空气集聚

(三)鉴别诊断

胃十二指肠憩室具有典型表现,行钡剂造影检查一般可确诊。

(四)特别提示

对于胆管、胰管扩张患者,在排除结石及肿瘤后,应考虑到十二指肠壶腹部憩室可能。

三、胃淋巴瘤

(一)病理和临床概述

胃淋巴瘤(GL)原发性起源于胃黏膜下层淋巴组织,肿瘤局限于胃肠壁及其周围区域淋巴结;也可继发全身恶性淋巴瘤。临床症状除上腹痛、消瘦及食欲减退外,可有胃出血、低热等。

（二）诊断要点

胃壁广泛或节段性增厚，胃腔变形缩小，增厚胃壁密度较均匀。增强扫描增厚胃壁均匀强化，其强化程度较皮革样胃低。肾门上下淋巴结肿大或广泛主动脉旁淋巴结肿大，常侵犯胰腺（图11-5）。

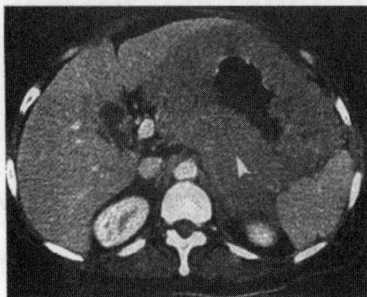

图 11-5　淋巴瘤
CT 检查显示胃体部胃壁弥漫性增厚，强化均一，胃腔狭窄

（三）鉴别诊断

需与胃癌鉴别，胃壁增厚、胃腔缩小不明显、较少侵犯胃周脂肪层及增强强化效应不及胃癌等征象有助于胃淋巴瘤诊断。

（四）特别提示

CT 对检出早期淋巴瘤比较困难，但能充分显示中晚期淋巴瘤的病变全貌。病变确诊依靠活检。

四、胃间质瘤

（一）病理和临床概述

胃间质瘤是一类独立来源于胃间叶组织的非定向分化肿瘤，以往将其诊断为平滑肌或神经源性肿瘤，多数间质瘤为恶性，好发胃体，以膨胀性、腔外性生长为主，肿瘤越大恶性可能性越大。临床表现进行性上腹疼痛，有呕血及柏油样便，可触及包块。

（二）诊断要点

肿瘤较大，常在5 cm 以上，腔外肿块常向腹腔薄弱区域突出，肿块密度不均，有坏死囊变，增强扫描中等度不均质强化；肿块腔内部分凹凸不平，可见溃疡龛影。腔外肿块有向邻近结构浸润现象（图11-6）。

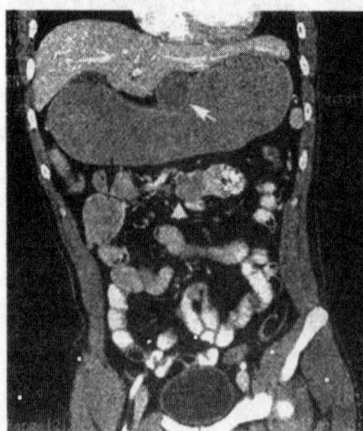

图 11-6　多发间质瘤
CT 显示胃小弯及十二指肠旁腔外肿块，密度不均，有坏死囊变，增强扫描中等度不均质强化

（三）鉴别诊断

同胃癌、肝肿瘤、淋巴瘤等鉴别，膨胀性、腔外性生长有助于间质瘤诊断。

（四）特别提示

CT 重建有助于判断肿瘤起源部位。要明确病理诊断必须进行光镜检查及免疫组化检测，包括

c-KIT、PDGFRα 和 CD34。

五、胃癌

（一）病理和临床概述

胃癌在我国居消化道肿瘤首位。病因至今不明，好发年龄为 40～60 岁，可发生在胃任何部位，以胃窦、小弯、贲门常见。胃癌起于黏膜上皮细胞，都为腺癌。早期胃癌临床症状轻微，进行期胃癌表现为上腹痛、消瘦及食欲减退。

（二）诊断要点

胃壁局限或广泛增厚，胃腔狭窄，胃腔内形成不规则软组织肿块，表面凹凸不平，早期扫描肿瘤强化明显。周围组织受侵时表现为胃周脂肪层模糊消失，腹腔腹膜后淋巴结增大，常伴肝转移（图 11-7）。

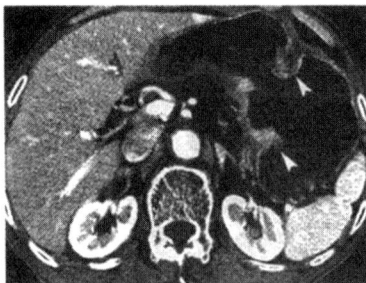

图 11-7　胃癌
CT 显示胃小弯侧前、后壁不规则增厚，后壁见浅大腔内溃疡，增强扫描动脉期明显强化

（三）鉴别诊断

胃平滑肌瘤，边界光整规则，瘤内易出现出血坏死、囊变及钙化，有套叠征、胃溃疡。

（四）特别提示

胃肠造影检查只能观察胃腔内结构，CT 检查意义在于发现胃周结构侵犯情况，腹腔腹膜后有无淋巴结转移等，对临床分期有重要意义。

（黎　钧）

第五节　肝脏常见疾病 CT 诊断

一、肝囊肿

（一）病理和临床概述

肝囊肿是比较常见的良性疾病，根据发病原因不同，可将其分为非寄生虫性和寄生虫性肝囊肿。非寄生虫性又分为先天性和后天性（如创伤、炎症性和肿瘤性，又称为假性囊肿）。以先天性肝囊肿最常见，先天性起源于肝内迷走的胆管或因肝内胆管和淋巴管在胚胎期发育障碍所致。可单发或多发，肝内两个以上囊肿者称为多发性肝囊肿。有些病例两肝散在大小不等的囊肿，又称为多囊肝，通常并存有肾、胰腺、脾、卵巢及肺等部位囊肿。本节主要讨论先天性肝囊肿表现。临床一般无表现，巨大囊肿可压迫肝和邻近脏器产生相应症状（图 11-8）。

（二）诊断要点

CT 上表现为单个或多个、圆形或椭圆形、密度均匀、边缘光滑的低密度区，CT 值接近于水。合并出血或感染时密度可以增高。增强后囊肿不强化。

（三）鉴别诊断

囊性转移瘤；肝包虫囊肿；肝囊肿无强化，密度均匀可鉴别。

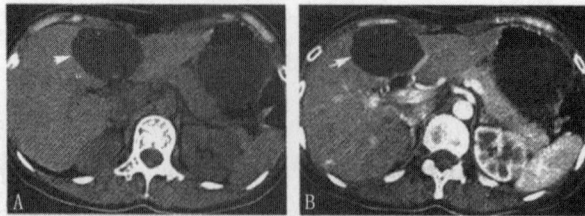

图 11-8 肝囊肿

A.CT 平扫可见左侧肝叶呈低密度囊性改变,呈张力较高;B.CT 增强扫描可见左侧肝叶囊性病变未见强化

（四）特别提示

肝囊肿的诊断和随访应首选 B 超,其敏感度和特异性高。对于疑难病例,可选用 CT 或 MRI。其中 MRI 对小囊肿的准确率最高,CT 因部分容积效应有时不易区分囊性或实质性。

二、肝内胆管结石

（一）病理和临床概述

我国肝内胆管结石发病率约 16.1%,几乎全是胆红素钙石,由胆红素、胆固醇、脂肪酸与钙盐组成。可为双侧肝内胆管结石,也可限于左肝或右肝,左肝内胆管。肝内胆管结石的形成与细菌感染、胆汁滞留有关。肝内胆管结石与肝内胆管狭窄、扩张并存较多见。因此有胆汁的滞留。狭窄于两侧肝管均可见到,以左侧多见,也可见于肝门左、右肝管汇合部。主要临床表现有:①患者疼痛不明显,发热、寒战明显,周期发作;②放射至下胸部、右肩胛下方;③黄疸;④多发肝内胆管结石者易发生胆管炎,急性发作后恢复较慢;⑤肝大、肝区叩击痛;⑥多发肝内胆管结石者,多伴有低蛋白血症及明显贫血;⑦肝内胆管结石广泛存在者,后期出现肝硬化、门静脉高压。

（二）诊断要点

(1)单纯肝内胆管结石或伴肝外胆管结石、胆囊结石,按结石成分 CT 表现可分 5 种类型。高密度结石;略高密度结石;等密度结石;低密度结石;环状结石。胆石的 CT 表现与其成分有关,所以,CT 可以提示结石的类型。肝内胆管结石主要 CT 表现为管状、不规则高密度影,典型者在胆管内形成铸型结石,密度与胆汁相比以等密度到高密度不等,以高密度为多见。结石位于远端较小分支时,肝内胆管扩张不明显;结石位于肝内较大胆管者,远端小分支扩张。

(2)肝内胆管结石伴感染,肝内胆管结石可以伴感染,主要有胆管炎、胆管周围脓肿形成等。CT 表现为胆管壁增厚,有强化;对胆管周围脓肿,CT 可以表现为胆管周围可见片状低密度影或呈环形强化及延迟强化等表现。

(3)肝内胆管结石伴胆管狭窄,CT 可以显示结石情况及逐渐变细的胆管形态。

(4)肝内胆管结石伴胆管细胞癌,CT 增强扫描可以在显示肝内胆管结石外及扩张胆管的同时,对肿块的位置、大小、形态及其对周围肝实质侵犯情况可以精确分析,动态增强扫描有特异性的表现。依表现分两型,肝门型和周围型。肝门型主要表现有,占位近侧胆管扩张,70% 以上可显示肿块,呈中度强化。局限于腔内的小结节时,可以显示胆管壁增厚和强化,腔内软组织影和显示中断的胆管。动态增强扫描其强化方式呈延迟强化,具有较高的特异性。周围型病灶一般较大,在平扫和增强扫描中,都表现为低密度多数病例有轻度到中度强化,以延迟强化为主,常伴有病灶内和(或)周围区域胆管扩张。

（三）鉴别诊断

肝内胆管结石容易明确诊断,主要需要将肝内胆管结石伴间质性肝炎与胆管细胞癌相鉴别。

（四）特别提示

肝内胆管结石的影像学检查一般首选 B 超、CT 和 MRI,由于单纯的胆管结石较少,伴有胆管炎、胆管狭窄的居多,所以,MRCP 因其可以完整显示胆管系统又成为一项重要的检查项目;但单纯 MRCP 对伴有胆管细胞癌或不伴胆管扩张的胆管结石显示效果不佳,CT 和 MRI 及增强扫描的价值重大(图 11-9)。

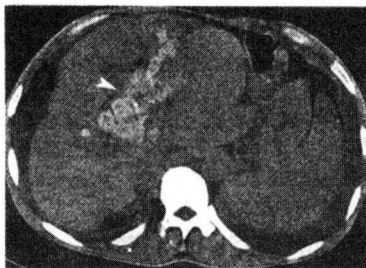

图 11-9 肝内胆管结石

CT 显示左肝内胆管内多发结节状高密度灶,肝内胆管扩张,肝脾周围少量积液

三、肝脏挫裂伤

(一)病理和临床概述

肝脏挫裂伤,肝脏由于体积大,肝实质脆性大,包膜薄等特点,在腹部受到外力撞击容易产生闭合伤,多由高处坠入、交通意外引起。临床表现为肝区疼痛,严重者失血性休克。

(二)诊断要点

1.肝包膜下血肿

包膜下镰状或新月状等低密度区,周围肝组织弧形受压。

2.肝实质血肿

肝内圆形、类圆形或星芒低密度灶。

3.肝撕裂

为多条线状低密度影,边缘模糊(图 11-10)。

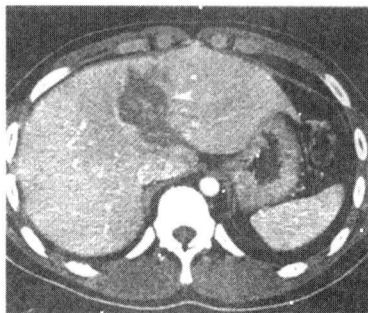

图 11-10 肝挫裂伤

CT 显示肝左叶内片状低密度灶,边缘模糊,增强扫描内部轻度不均质强化

(三)鉴别诊断

结合病史,容易诊断。

(四)特别提示

CT 检查能准确判断肝外伤的部位、范围、肝实质损伤和大血管的关系、腹腔积血的量,为外科决定手术或保守治疗提供重要依据。

四、肝脏炎性病变肝脓肿

(一)病理和临床概述

肝脓肿是肝内常见炎性病变,分细菌性、阿米巴性、真菌性、结核性等,以细菌性、阿米巴性肝脓肿多见。肝脓肿病理改变可分为 3 层结构,中心为组织液化坏死,中间为含胶原纤维的肉芽组织构成,外周为移行区域,为伴有细胞浸润及新生血管的肉芽组织。临床表现肝大、肝区疼痛、发热及白细胞升高等急性感染表现。

（二）诊断要点

平扫肝实质圆形或类圆形低密度病灶,中央为脓腔,密度均匀或不均匀,CT值高于水低于肝,有时可见积气或液平面。脓腔壁为较高密度环状阴影,急性期可见壁外水肿带,边缘模糊。增强扫描脓肿壁明显环状强化,中央坏死区无强化,典型称"双环"征,代表强化脓肿壁及水肿带。

环征和脓肿内积气为肝脓肿特征性表现(图11-11)。

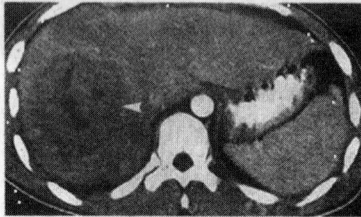

图 11-11　肝脓肿

CT检查显示肝右叶类圆形混杂密度团块,增强扫描脓肿壁
见环状强化,外缘见晕征,中心区域低密度脓腔未见强化

（三）鉴别诊断

肝癌、肝转移瘤,典型病史及"双环"征有助于肝脓肿诊断。

（四）特别提示

临床起病急,进展快有助于肝脓肿诊断,不典型病例需随访观察。

五、肝硬化

（一）病理和临床概述

肝硬化是以肝脏广泛纤维结缔组织增生为特征的慢性肝病,正常肝小叶结构被取代,肝细胞坏死、纤维化,肝组织代偿增生形成再生结节,晚期肝脏体积缩小。引起肝硬化主要原因有乙肝、丙肝、酗酒、胆道疾病、寄生虫等。早期无明显症状,后期可出现腹胀、消化不良、消瘦、贫血及颈静脉怒张、肝脾大、腹水等症状。

（二）诊断要点

(1)肝叶比例失调,肝左叶尾叶常增大,右叶萎缩,肝裂增宽,肝表面凹凸不平,表面呈结节状,晚期肝硬化体积普遍萎缩。

(2)肝脏密度不均匀,肝硬化再生结节为相对高密度,动态增强扫描见强化。

(3)脾大(>5个肋单位),脾静脉、门静脉扩张及侧支循环建立,出现胃短静脉、胃冠静脉及食管静脉曲张,部分患者见脾肾分流。

(4)腹水,表现为腹腔间隙水样密度灶。少量腹水常积聚于肝脾周围,大量腹水时肠管受压聚拢,肠壁浸泡水肿(图11-12)。

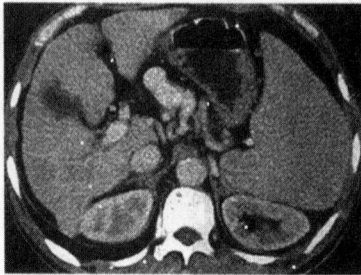

图 11-12　肝硬化

CT检查显示肝脏体积缩小,肝叶比例失调,脾大,门静脉扩张伴侧支血管形成

（三）鉴别诊断

弥漫型肝癌,增强扫描动脉期肝内结节明显强化及门脉癌栓,AFP 显著升高等征象均有助于肝癌诊断。

（四）特别提示

CT 可直观显示肝脏形态和轮廓改变,观察肝密度改变,可初步判断肝硬化程度。同时可全方位显示肝内血管,为 TIPSS 手术的操作进行导向。

六、脂肪肝

（一）病理和临床概述

脂肪肝为肝内脂类代谢异常,诱发三酰甘油和脂肪酸在肝内聚积、浸润和变性,分局灶性脂肪浸润及弥漫性脂肪浸润两种。常见原因有肥胖、糖尿病、肝硬化、激素治疗及化疗后等。临床表现为肝大、高脂血症等症状。

（二）诊断要点

（1）局灶性脂肪浸润,表现为肝叶或肝段局部密度减低,密度低于脾脏,无占位效应,其内见血管纹理分布。

（2）弥漫性脂肪浸润,表现为全肝密度降低,肝内血管异常清晰（图 11-13）。

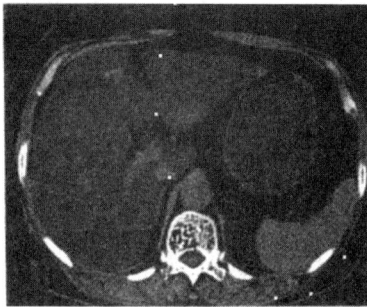

图 11-13　脂肪肝

CT 检查显示肝脏平扫密度均匀性减低,低于脾脏密度,肝内血管纹理异常清晰

（3）常把肝/脾 CT 比值作为脂肪肝治疗后的观察指标。

（三）鉴别诊断

肝癌;血管瘤;肝转移瘤;局限性脂肪肝或弥漫性脂肪肝中残存肝岛有时呈圆形或类圆形,易误诊为肿瘤或其他病变。增强扫描表现、无占位效应、无门脉肝静脉阻塞移位征象,可作为鉴别诊断依据。

（四）特别提示

对于肝岛、局灶性脂肪浸润及脂肪肝基础上伴有病变的检查,MRI 具有优势（图 11-13）。

七、肝细胞腺瘤

（一）病因病理及临床表现

肝细胞腺瘤与口服避孕药或合成激素有关,肿瘤由分化良好、形似正常的肝细胞组织构成,无胆管,表面光滑,有完整假包膜。主要见于年轻女性,多无症状,停用避孕药肿块可以缩小或消失。

（二）诊断要点

平扫为圆形低密度块影,边缘锐利。少数为等密度,增强扫描动脉期较明显强化。有时肿瘤周围可见脂肪密度包围环,为该肿瘤特征。

（三）鉴别诊断

（1）肝癌:与肝细胞癌相比腺瘤强化较均匀,无结节中结节征象。

（2）局灶性结节增生:中央瘢痕为其特征。

（3）血管瘤:早出晚归,可多发。

（四）特别提示

肝腺瘤在 CT 上与其他实质性肿瘤表现相似，不易做出定性诊断。若有长期口服避孕药史，可供诊断参考。

八、肝脏局灶性结节增生

（一）病因病理及临床表现

肝脏局灶性结节增生（FNH），是一种相对少见的肝脏良性富血供占位。病变常为单发，易发生于肝包膜下，边界多清晰，但无包膜，其病理表现为实质部分由肝细胞、Kupffer 细胞、血管和胆管等组成，肝小叶的正常排列结构消失；肿块内部有放射性纤维瘢痕、瘢痕组织内包含一条或数条供血滋养动脉为其病理特征。临床多见于年轻女性，通常无临床症状。

（二）诊断要点

平扫表现为等或略低密度，中央瘢痕为更低密度；动态增强扫描 FNH 表现基本恒定，表现为动脉期明显均匀强化（中央瘢痕除外），程度强于肝细胞肝癌及海绵状血管瘤，门脉期强化程度降低，略高于正常肝组织，中央瘢痕一般延时强化（图 11-14）。

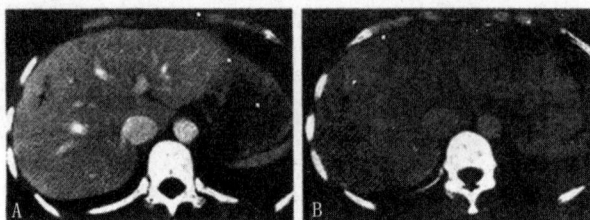

图 11-14　肝局灶性结节增生

CT 检查显示增强扫描肝右前叶类圆形团块强化，中央星芒瘢痕延迟期强化

（三）鉴别诊断

主要与肝细胞肝癌鉴别，FNH 无特殊临床症状，中央瘢痕为其特征。

（四）特别提示

CT 可动态反映病灶血供特点，定性能力强。对于不典型者，以放射性核素扫描和 MRI 检查意义大。

九、肝脏血管平滑肌脂肪瘤

（一）病因病理及临床表现

肝血管平滑肌脂肪瘤（AML），是一种较为少见的肝脏良性间叶性肿瘤，由血管、平滑肌和脂肪 3 种成分以不同比例组成。随着病理诊断水平的不断提高，近年来对其报道逐渐增多，但由于该瘤的形态学变异多样化，因此大多数病倒易误诊为癌、肉瘤或其他间叶性肿瘤。

（二）诊断要点

HAML 病理成分的多样化导致临床准确诊断 HAML 存在一定困难。根据 3 种组织成分的不同比例将肝血管平滑肌脂肪瘤分 4 种类型：①混合型，各种成分比例基本接近（脂肪 10%~70%）。混合型 HAML 是 HAML 中常见的一种类型，CT 平扫为含有脂肪的混杂密度，各种成分的比例相近，增强扫描动脉期软组织成分有明显强化，多数能持续到门静脉期，病灶中心或边缘可见高密度血管影（图 11-15A~B）。②平滑肌型，脂肪<10%，根据其形态分为上皮样型、梭形细胞型等。平滑肌型 HAML 中脂肪含量<10%，动脉期及门静脉期强化都略高于周围肝组织，但术前准确诊断困难（图 11-15C~E）。③脂肪型（脂肪≥70%），脂肪型 HAML 影像学表现相对有特征性，脂肪影是其特征性 CT 表现之一。其他成分的比例相对较少。因此在 CT 扫描时发现有低密度脂肪占位刚高度怀疑 HAML（图 11-15F）。④血管型，血管型 HAML 诊断依靠动态增强扫描。发现大多数此类的 HAML 在注射对比剂后 40 s，病灶达到增强峰值，延迟期（>4 min）病灶仍然强化，强化方式酷似血管瘤，造成鉴别诊断困难，主要靠病灶内含有脂肪及中心高密度点状血管影加以区分。

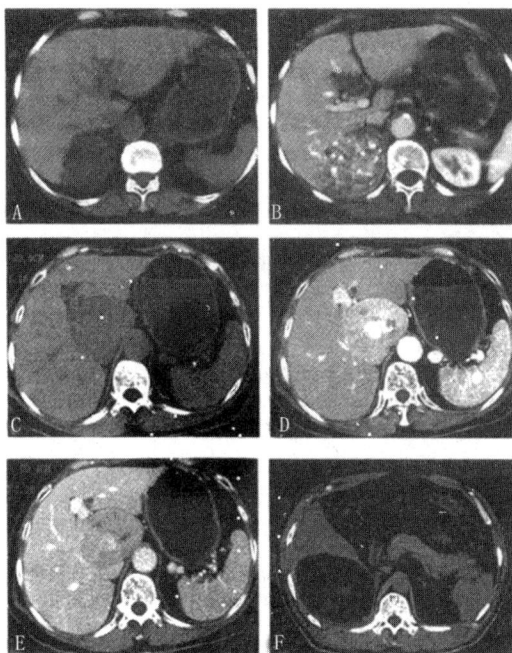

图 11-15 肝脏血管平滑肌脂肪瘤

A～B 为混合型：可见脂肪低密度及软组织影、增强的血管影；C～E 为上皮样型：实质内未见明显脂肪密度，中央可见粗大畸形的血管影，增强扫描为"快进快出"模式；F 为脂肪型，大部分为脂肪密度

（三）鉴别诊断

脂肪型 HAML 首先要与肝脏含脂肪组织的肿瘤鉴别：①脂肪瘤及脂肪肉瘤，CT 值多在－60 HU 以下，而且无异常血管及强化组织，脂肪肉瘤形态不规则，边缘不光滑；②肝局灶性脂肪浸润，常呈扇形或楔形，无占位表现，其内有正常血管穿过；③肝癌病灶内脂肪变性，分布弥散，界限不清，伴有液化坏死和血管侵犯，有肝硬化和甲胎蛋白升高；④髓源性脂肪瘤，由于缺乏血供，血管造影呈乏血供或少血供。

平滑肌型 HAML 需要与肝癌、血管瘤、腺瘤等相鉴别：①肝细胞癌，增强扫描"早进早出"，动脉期多为明显强化，呈高密度，但门静脉期及平衡期强化不明显，密度相对低于周围正常肝组织。肝血管平滑肌脂肪瘤的软组织成分在门静脉期仍呈稍高密度，尤其对于脂肪成分少的 HAML 容易误诊为肝癌；②肝脏转移瘤或腺瘤，鉴别诊断主要依赖于病史，瘤内出血、坏死有助于鉴别肝腺瘤；③血管型平滑肌脂肪瘤的强化方式和血管瘤的强化方式相似，在平衡期仍然为较高密度。肝血管瘤由扩张的血管及血窦组成，血窦内衬内皮细胞，有厚薄不一的纤维隔，其血供特点为"快进慢出"，在增强扫描时强化密度与肝动脉相近，动脉期、门静脉期均多为明显强化，而平衡期多为稍高密度。较大的肝血管瘤内可有纤维化，呈低密度，与肝血管平滑肌脂肪瘤内含脂肪的低密度明显不同，因而鉴别诊断主要依靠 HAML 内有脂肪成分及中心血管影。

（四）特别提示

动态增强多期扫描可充分反映 HAML 的强化特征，有助于提高 HAML 诊断的准确性，但是对不典型病灶必须结合临床病史和其他影像检查方法，CT 引导下细针抽吸活检对肝脏 HAML 诊断很有帮助。少脂肪的 HAML 可以行 MRI 同相位、反相位扫描。

十、肝脏恶性肿瘤

（一）肝癌

1.病因病理及临床表现

肝癌是成人最常见的恶性肿瘤之一，肝癌患者大多具有肝硬化背景。有三种组织学类型：肝细胞型、胆管细胞型、混合细胞型。肿瘤主要由肝动脉供血，易发生出血、坏死、胆汁郁积。肿块＞5 cm 为巨块型；＜5 cm 为结节型；细小癌灶广泛分布为弥漫型。纤维板层样肝细胞癌为一种特殊类型肝癌，以膨胀性生长并较厚包膜及瘤内钙化为特征,多好发青年人,无乙型肝炎、肝硬化背景。

2.诊断要点

(1)肝细胞型肝癌,表现为或大或小、数目不定低密度灶。CT值低于正常肝组织20 HU左右。有包膜者边缘清晰;边缘模糊不清,表明浸润性生长特征,常侵犯门静脉及肝静脉。有些肿瘤分化良好平扫呈等密度。增强扫描表现多种多样,通常动脉期癌灶明显不均匀强化,门静脉期及延迟期快速消退,即所谓"快进快出"强化模式(图11-16)。

(2)胆管细胞型肝癌,平扫为低密度肿块,增强动脉期无明显强化,门静脉期及延迟期边缘强化、并向中央扩展。发生在较大胆管者,可见肿瘤近端胆管呈节段性扩张(图11-17)。

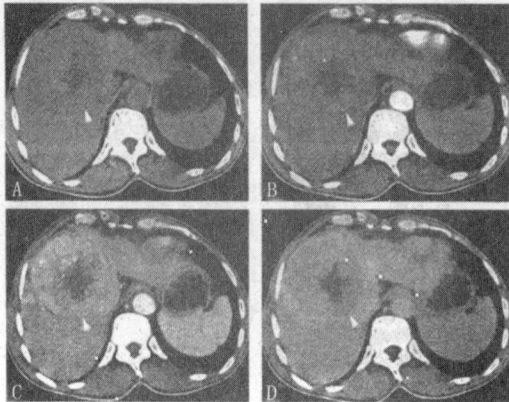

图11-16 肝癌的平扫、动脉期、静脉期及延迟扫描
A-D为CT显示动脉期扫描肝脏右叶病灶明显强化,见条状供血血管影。静脉期及延迟期扫描病灶强化程度降低,见假包膜强化

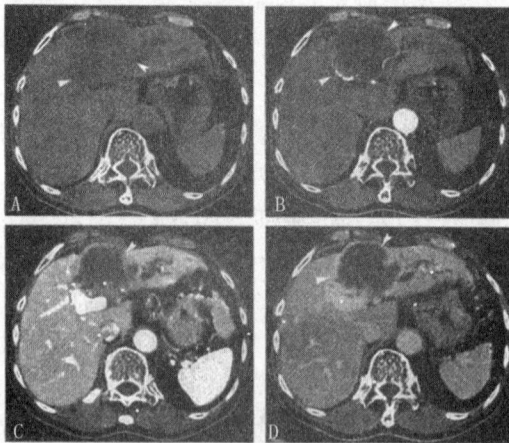

图11-17 左肝外叶胆管细胞癌
A.左肝外叶萎缩,平扫可见肝内低密度肿块;B-D.左肝肿块逐渐强化,边缘不规则

3.鉴别诊断

同肝血管瘤、肝硬化再生结节、肝转移瘤等区别,乙型肝炎病史、AFP升高、并肝内胆管结石及门脉癌栓等均有助于肝癌诊断。

4.特别提示

一般肝癌通过典型CT表现、慢性肝病史、AFP升高可确诊。部分不典型者可通过影像引导下穿刺活检明确诊断。

（二）肝转移瘤

1.病因病理及临床表现

肝转移瘤,由于肝脏为双重供血,其他脏器恶性肿瘤容易转移至肝脏,尤以门静脉为多,故消化系统肿瘤转移占首位,其次为肺、乳腺等肿瘤。肝转移性肿瘤多为结节或圆形团块状,中心易发生坏死、出血和囊变,钙化较常见。

2.诊断要点

可发现 90％以上肿瘤,表现为单发或多发圆形低密度灶,大部分病灶边缘较清晰,密度均匀,CT 值15～45 HU,若中心坏死、囊变密度则更低。若有出血、钙化则局部为高密度。增强扫描瘤灶边缘变清晰,呈花环状强化,称"环靶征",部分病灶中央延时强化,称"牛眼征"(图 11-18)。

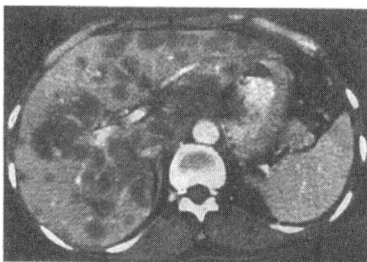

图 11-18　乳腺癌肝转移
CT 检查显示肝内见广泛低密度结节及团块状转移瘤,境界较清,增强扫描边缘环状强化

3.鉴别诊断

同肝癌、肝血管瘤、肝硬化再生结节、局灶性脂肪浸润等鉴别,结合原发病灶,一般诊断不难。

4.特别提示

结合原发病灶,一般诊断不难。多血供肿瘤有平滑肌肉瘤、肾癌、甲状腺癌、胰岛细胞瘤;少血供肿瘤有胃癌、胰腺癌及恶性淋巴瘤;黏液腺癌易产生钙化;结肠癌、平滑肌肉瘤易发生出血、坏死;直肠癌可为单发巨大肿块;卵巢癌常见肝包膜种植转移。

十一、肝脏血管性病变

（一）肝海绵状血管瘤

1.病因病理及临床表现

海绵状血管瘤,起源于中胚叶,为中心静脉和门静脉发育异常所致。由大小不等血窦组成,血窦内充满血液,与正常肝组织间有薄的纤维包膜。瘤体小至数毫米,大至数十厘米,直径＞4 cm 称巨大血管瘤。小血管瘤无症状,巨大血管瘤引起压迫症状,血管瘤破裂致肝内或腹腔出血。

2.诊断要点

平扫为圆形或类圆形低密度灶,边缘清晰,密度均匀。动态增强扫描动脉期病灶周边结节或环状强化,门静脉期逐渐向中心充填,延迟期(5～10 min)病灶大部或全部强化。整个强化过程称"早出晚归"为血管瘤特征性征象。巨大血管瘤可见分隔或钙化。大血管瘤内部多有纤维、血栓及分隔而不强化(图 11-19)。

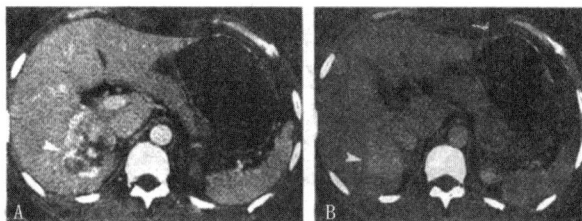

图 11-19　肝海绵状血管
A、B 两图为 CT 检查显示增强扫描示右肝病灶边缘结节环状强化,平衡期病灶被充填呈高密度改变

3.鉴别诊断

肝细胞癌;肝转移瘤;肝细胞癌的"快进快出"强化模式与血管瘤容易鉴别,转移瘤一般有原发病史,且呈环状强化。

4.特别提示

CT是诊断血管瘤主要手段,但若未做延迟扫描或时间掌握不好,可能会误诊;特别是伴有脂肪肝的患者,CT诊断较困难,可选用MRI检查,MRI诊断血管瘤有特征表现。

(二)布-加综合征

1.病因病理及临床表现

布-加综合征是指肝静脉流出道阻塞和由此引起的相应表现,阻塞可以发生于肝与右心房之间的肝静脉或下腔静脉内。BCS是一全球性疾病,其发病率、病因、病变类型及临床表现具有一定地域性。在亚洲,BCS多由下腔静脉膜性闭塞所致,多无明确病因。临床主要表现为下腔静脉梗阻和门静脉高压症状,发病年龄以20~40岁为多见,男性略高于女性,如诊断不及时可以导致肝实质纤维化、肝硬化甚至肝衰竭而死亡。BCS依据其病变类型和阻塞部位临床分为肝静脉阻塞型、下腔静脉阻塞型及肝静脉下腔静脉均阻塞型。

2.诊断要点

CT表现有以下特征:①肝静脉和(或)下腔静脉明显狭窄或闭塞。CT可以直接显示肝静脉和下腔静脉的情况。②肝实质内呈网格状改变或局部低密度影,增强扫描时呈渐进式强化,为肝淤血所致的局部区域有相对减弱的动脉血流,窦后压力增高,门静脉血流减慢所致。显示门静脉高压征象包括腹水以及胆囊水肿及胆囊静脉显示以及侧支循环形成等。③肝内侧支血管,在CT增强上表现多发"逗点状"异常强化灶,为扭曲祥状血管,尤其在延迟期扫描可以显示肝内迂曲高密度影。④肝硬化改变,伴或不伴轻度脾大。⑤肝脏再生结节,病理检查中,60%~80%的BCS患者肝内可见到>5 mm的多发的再生结节,也称腺瘤性增生结节或结节样再生性增生。通常为散在多发,圆形或类圆形,边界清楚,大小不等,通常直径为0.2~4.0 cm,少数可达7~10 cm。部分位于周边的结节可引起肝轮廓改变(图11-20)。

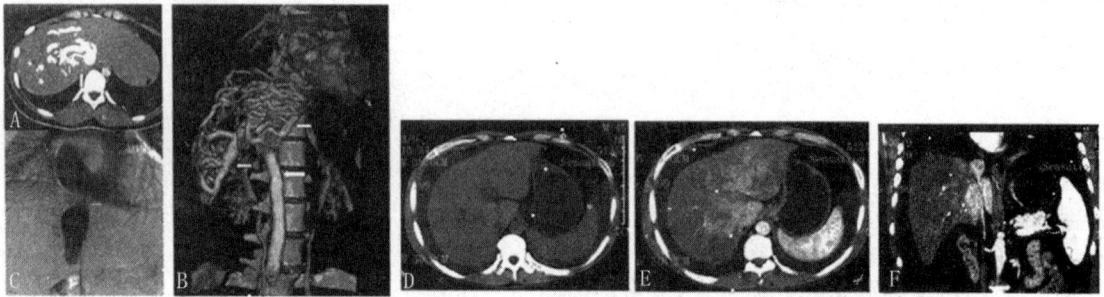

图11-20　布加综合征
A、B为CT增强延迟扫描和VRT重建,可见肝中、右静脉造影剂滞留,下腔静脉内造影剂滞留
明显;C.DSA下腔静脉造影可见膜状物;D~F为另一例患者,男,45岁,平扫肝脏密度不均匀,
有腹水;增强扫描可见肝实质明显不均匀强化;冠状位重建可见下腔静脉肝内段明显受压

3.鉴别诊断

(1)多发性肝转移瘤,其强化多为边缘强化,多个转移结节呈明显均一强化者少见,与BCS再生结节不同,结合其他影像学表现及临床资料不难鉴别。

(2)与可能合并的肝细胞癌进行鉴别,肝细胞癌有其特征性的"快进快出"强化模式,血浆甲胎蛋白浓度的升高可提示肝细胞癌的发生。

(3)局灶性结节增生(FNH),FNH在延迟扫描可以有进一步强化。但鉴别意义不大,因为两者都是属于肝细胞及血管等间质过度增殖形成的良性结节。

4.特别提示

MRI 和 CT 能很好地显示肝脏实质信号或密度的改变,增强以后能清楚地显示血管结构及血供变化情况。另外,MRI 可以多方位做肝血管成像,最大限度显示血管结构而不用静脉注射造影剂。特别对于那些因血管病变严重或肝静脉开口闭塞即使行血管造影也难以显示的血管结构,能够清楚地显示。相位敏感技术及 MRI 血管造影有助于评价门静脉通畅度和血流方向。超声检查是诊断 BCS 的首选检查方法可为临床病变的定位、分型提供可靠的诊断,但 US 的局限性在于不能全面评价凝血块或肿瘤累及下腔静脉或肝静脉的情况。静脉造影是诊断的金标准,目前采用介入方法治疗 BCS 已十分普遍。

(三)肝小静脉闭塞病

1.病因病理及临床表现

肝小静脉闭塞病(VOD)是指肝小叶中央静脉和小叶下静脉损伤导致管腔狭窄或闭塞丽产生的肝内窦后性门静脉高压症。本病的致病原因据目前所知有两大类,一是食用含吡咯双烷生物碱植物或被其污染的谷类;二是癌肿化疗药物和免疫抑制药的应用。另有文献认为,肝区放疗3～4周内,对肝照射区照射剂量超过 35 Gy 时也可发生本病。含吡咯双烷生物碱的植物与草药有野百合碱、猪屎豆、千里光(又名狗舌草)、"土三七"等。

病理表现:急性期肝小叶中央区肝细胞由于静脉回流不畅致出血坏死,无炎细胞浸润;亚急性期肝小叶、肝小静脉支内皮增生、纤维化致管腔狭窄,出现血液回流障碍。周围有广泛的纤维组织增生;慢性期呈同心源性肝硬化的表现。

急性期起病急骤,上腹剧痛、腹胀、腹水;黄疸、下肢水肿少见,有肝功能异常;亚急性的特点是持久性的肝大,反复出现腹水;慢性期表现以门脉高压为主。

2.诊断要点

(1)CT 平扫:肝大,密度降低,严重者呈"地图状"、斑片状低密度,呈中到大量腹水。

(2)增强动脉期:肝动脉呈代偿改变,血管增粗、扭曲,肝脏可有轻度的不均匀强化。

(3)门静脉期:特征性的"地图状"、斑片状强化和低灌注区;肝静脉显示不清,下腔静脉肝段明显变扁,远端不扩张亦无侧支循环,下腔静脉、门静脉周围"晕征"或"轨道征",胃肠道多无淤血表现(图 11-21)。

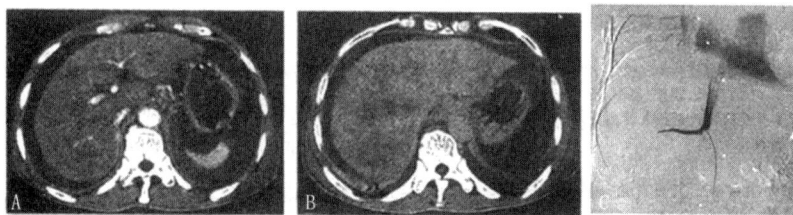

图 11-21　肝小静脉闭塞病

A、B、C 三图为该患者服用"土三七"20 天后出现腹水,肝功能损害。CT 示肝淤血改变,肝
静脉未显示,门静脉显示正常,侧支循环较少。造影见下腔静脉通畅,副肝静脉显示良好

(4)延迟期:肝内仍可有斑片、"地图状"的低密度区存在。

3.鉴别诊断

布-加综合征:主要指慢性型约有 60% 的患者伴有躯干水肿、侧腹部及腰部静脉曲张簿下腔静脉梗阻的表现,而 VOD 无这种表现;CT 平扫及增强可发现 BCS 的梗阻部位,肝内和肝外侧支血管形成等血流动力学改变等。

4.特别提示

对临床有明确病史、符合肝脏 CT 3 期增强表现特征者,可以提示 VOD 的诊断,并根据平扫和增强前后的肝实质密度改变程度和肝内血管的显示清晰程度,提供临床对肝脏损害程度的判断。明确诊断应行肝静脉造影和肝穿刺活检。临床无特异性治疗。

（四）肝血管畸形

1.病理和临床概述

肝血管畸形分为先天性和特发性两类,前者为遗传性出血性毛细血管扩张症(HHT)的肝血管异常表现的一部分,较为多见;后者为单纯肝血管畸形,而无其他部位或脏器的血管畸形。文献报道,HHT 有4 个特征:家族性,鼻咽部出血,脏器出血及内脏动、静脉畸形。一般认为如果上述症状出现三项即可诊断HHT,在肝脏的发生率占总发生率的 8%,主要的临床表现为肝硬化,继而出现肝性脑病,食管静脉曲张及充血性心力衰竭等。HHT 的病变主要累及毛细血管、小静脉及小中动脉,表现为毛细血管扩张,动、静脉畸形及动、静脉瘘。这种改变可累及皮肤、黏膜、肺、胃肠道、肝脏和中枢神经系统,肝脏受累概率为8%～31%,可形成肝硬化改变。特发性肝动脉畸形仅指肝动脉异常,而无其他脏器和部位相应血管畸形,但同 HHT 比较两者的肝动脉畸形改变是类似的。

2.诊断要点

CT 和增强造影示患者有典型的肝内动、静脉瘘、轻度门静脉、肝静脉瘘,肝血管畸形有许多伴发改变,如增粗肝动脉压迫局部胆管,可使胆管扩张,由于血流动力学改变致肝大、尾叶萎缩等(图 11-22)。

增强扫描动脉期肝实质灌注不均匀,可见斑片状强化区并其间夹杂散在点状强化,腹腔动脉干及肝内动脉明显增宽、扭曲改变,同时伴肝脏增大,动脉期全肝静脉清晰显影,门静脉期肝实质密度强化基本均匀,门静脉一般无明显异常改变。

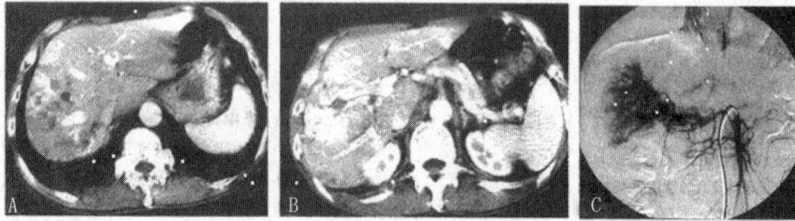

图 11-22 特发性肝血管畸形

A、B、C.CT 检查显示动脉期肝内异常强化灶,门静脉提前出现。造影见肝动脉杂乱,肝静脉、门静脉提前出现。该患者给予两次 NBCA 栓塞畸形血管,肝功能良好

3.鉴别诊断

肿瘤所致动、静脉瘘,可见肝脏肿块,有临床病史,一般可以鉴别。

4.特别提示

双期螺旋 CT、CTA、MRA 能特别有助于显示血管畸形的血流特征及空间关系,同时可以发现肝脏动、静脉畸形的其他伴发表现,这些很难被其他影像技术很好地显示,可以充分认识病灶的影像学特征,为诊治提供可靠的影像学信息。动态增强 MRA 也可以直观显示肝动脉畸形改变,是 US 和传统 CT 不可比拟的。肝动脉造影是诊断肝血管畸形的金标准。

（黎　钧）

第六节　胆囊常见疾病 CT 诊断

一、胆囊结石伴单纯性胆囊炎

（一）病理和临床概述

胆囊结石伴单纯性胆囊炎,急性胆囊炎病理改变是胆囊壁充血水肿及炎性渗出,严重者胆囊壁坏死或穿孔形成胆瘘,常合并结石。临床常有慢性胆囊炎或胆囊结石病史,症状为右上腹疼痛,放射至右肩,为持续性疼痛并阵发性绞痛,伴畏寒、呕吐。

（二）诊断要点

平扫示胆囊增大，直径＞15 mm，胆囊壁弥漫性增厚超过 3 mm，常见胆囊结石；增强扫描增厚胆囊壁明显均匀强化。胆囊窝可有积液，若胆囊壁坏死穿孔，可见液平面（图 11-23）。

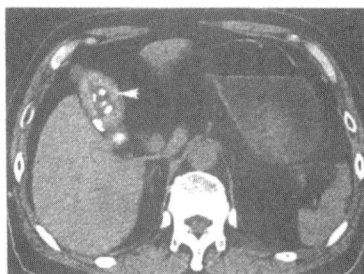

图 11-23　胆囊结石伴单纯性胆囊炎
CT 检查示胆囊壁明显增厚，胆囊内见多发小结节状高密度结石

（三）鉴别诊断

慢性胆囊炎；胆囊癌，胆囊癌常表现为胆囊壁不规则增厚，伴相邻肝脏浸润。

（四）特别提示

USO 为急性胆囊炎、胆囊结石最常用检查方法。CT 显示胆囊窝积液、胆囊穿孔及气肿性胆囊炎方面有较高价值。

二、黄色肉芽肿性胆囊炎

（一）病理和临床概述

黄色肉芽肿性胆囊炎（XGC）是一种以胆囊慢性炎症为基础，伴有胆汁肉芽肿形成，重度填生性纤维化，以及泡沫状组织细胞为特征的炎性疾病。常见于女性，患者常有慢性胆囊炎或结石病史，临床表现与普通胆囊炎相似。

（二）诊断要点

（1）不同程度胆囊壁增厚，弥漫性或局限性，胆囊增大。

（2）胆囊壁可见大小不一、数目不等的圆形或椭圆形低密度灶，病灶可融合，增强无明显强化。胆囊壁轻中度强化。

（3）可显示黏膜线。

（4）胆囊周围侵犯征象，胆囊结石或钙化（图 11-24）。

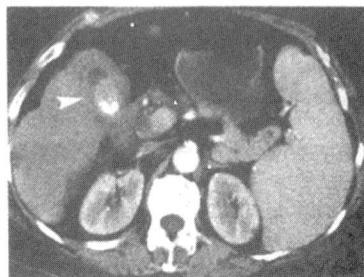

图 11-24　黄色肉芽肿性胆囊炎
CT 检查示胆囊壁弥漫性不均性增厚，中央层可见低密度，呈"夹心饼干"征。胆囊壁轻中度强化，胆囊腔内见高密度结石，胆囊窝模糊不清

（三）鉴别诊断

胆囊癌，急性水肿或坏死性胆囊炎，鉴别困难。

4.特别提示

CT常易误诊为胆囊癌伴周围侵犯。诊断需由切除的胆囊做病理检查后才能最终确诊。

三、胆囊癌

(一)病理和临床概述

胆囊癌病因不明,可能与胆囊结石及慢性胆囊炎长期刺激有关。多见于中老年,以女性多见,早期无明显症状,进展期表现为右上腹持续性疼痛、黄疸、消瘦、肝大及腹部包块。约80%合并胆囊结石,70%~90%为腺癌,80%呈浸润性生长。晚期肿瘤侵犯肝脏、十二指肠、结肠肝曲等周围器官,可通过肝动脉、门静脉及胆管远处转移。

(二)诊断要点

分胆囊壁增厚型、腔内型、肿块型和弥漫浸润型。表现为胆囊壁不规则性增厚或腔内肿块,增强扫描明显强化,常并胆管受压扩张,邻近肝组织受侵表现为低密度区(图11-25)。

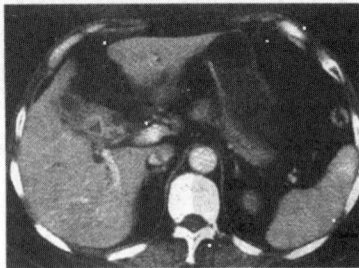

图11-25 胆囊癌侵犯局部肝脏
CT增强扫描可见胆囊正常结构消失,胆囊壁不规则增厚伴延迟不均匀强化,局部肝脏可见受累

(三)鉴别诊断

有时与慢性胆囊炎或胆囊腺肌增生症鉴别困难。

(四)特别提示

CT虽然在诊断胆囊癌上很有价值,但有一定的局限性,如早期胆囊癌,CT易漏诊;而晚期胆囊癌,CT不易区分肿瘤来源;胆囊癌胆管内播散不易发现等。

(黎 钧)

第七节 胰腺常见疾病CT诊断

一、胰腺炎

胰腺炎分为急性、慢性胰腺炎。

(一)急性胰腺炎

1.病理和临床概述

急性胰腺炎为常见急腹症之一,多见于成年人,暴饮暴食及胆道疾病为常见诱因,分水肿型及出血坏死型两种。水肿型表现为胰腺大、间质充血水肿及炎症细胞浸润;出血坏死型表现为胰腺腺泡坏死、血管坏死性出血、脂肪坏死。伴胰周渗液及后期假性囊肿形成。临床起病急骤,持续性上腹部疼痛,放射胸背部,伴发热、呕吐、甚至低血压休克。血和尿淀粉酶升高。

2.诊断要点

(1)水肿型:轻型CT表现正常,多数表现为胰腺不同程度增大,密度正常或稍低,轮廓清或欠清,可有胰周渗液,增强后胰腺均匀性强化。

(2)出血坏死型:胰腺体积弥漫性增大、密度不均匀,常见高低混杂密度区,增强扫描见低密度坏死区,胰周脂肪层模糊消失,胰周见低密度渗液,肾前筋脉增厚。常并发胰腺蜂窝织炎及胰腺脓肿(图11-26)。

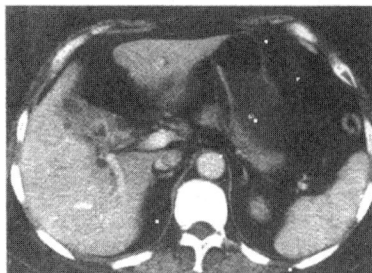

图 11-26　急性胰腺炎
CT 检查显示胰腺弥漫性肿胀、密度减低,胰周见低密度渗液,左侧肾前筋膜增厚

3.鉴别诊断

同胰腺癌、胰腺囊腺瘤鉴别,典型临床病史及实验室检查有助于胰腺炎诊断。

4.特别提示

部分患者早期 CT 表现正常,复查时才出现胰腺增大,胰周渗液等征象。CT 对出血坏死性胰腺炎诊断有重要作用。因此临床怀疑急性胰腺炎时应及时行 CT 检查及复查。

(二)慢性胰腺炎

1.病因病理及临床表现

慢性胰腺炎在我国以胆道疾病的长期存在为主要原因。病理特征是胰间质纤维组织增生或胰腺腺泡广泛进行性纤维化和胰腺实质破坏,以及有不同程度炎症性改变。临床视其功能受损不同而有不同表现,常有反复上腹痛及消化障碍。

2.诊断要点

(1)胰腺轮廓改变,外形可表现为正常、弥漫性增大或萎缩,或局限性增大,弥漫性增大常见于慢性胰腺炎急性发作者。

(2)主胰管扩张,直径>3 mm,常伴导管内结石或导管狭窄。

(3)胰腺密度改变,钙化是慢性胰腺炎特征,胰腺实质坏死区表现为不均质边界不清低密度区,增强扫描早期可见强化。

(4)假囊肿形成。

(5)肾前筋膜增厚(图 11-27)。

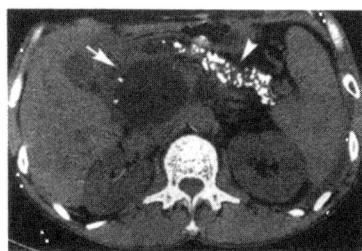

图 11-27　慢性胰腺炎
CT 检查显示胰腺萎缩,广泛钙化,胰管局部扩张,胰头后方区域见假性囊肿形成

3.鉴别诊断

胰腺癌,慢性胰腺炎常表现为胰管不规则扩张、胰周血管受压。而胰腺癌常表现为胰管中断、胰周血管侵犯。

4.特别提示

CT 诊断慢性胰腺炎时,最关键就是要排除胰腺癌或是否合并胰腺癌。行 MRCP 检查观察病变区胰管是否贯穿或中断,有助于提高诊断正确性。

二、胰腺良性肿瘤或低度恶性肿瘤

(一)胰岛细胞瘤

1.病因病理及临床表现

胰岛细胞瘤起源于胰腺内分泌细胞,根据有无激素分泌活性,分功能性和非功能性两大类。90％功能性胰岛细胞瘤直径不超过 2 cm,85％为良性;非功能性胰岛细胞瘤瘤体总是很大。不同肿瘤其临床表现不一样,无功能胰岛细胞瘤小者无症状,大者以腹部肿块为主诉;功能性胰岛细胞瘤因分泌不同激素而症状不同,如胰岛素瘤表现为持续性低血糖,促胃液素(胃泌素)瘤表现为胰源性溃疡等。

2.诊断要点

动态增强扫描因肿瘤血管丰富而增强显示。非功能性胰岛细胞瘤瘤体很大,平扫呈等或低密度,肿块呈椭圆形或分叶状,可出现囊变坏死,少数有钙化,邻近器官受压改变。增强扫描实质部明显强化,肿瘤不侵犯腹腔干及肠系膜血管根部周围脂肪层(图 11-28)。

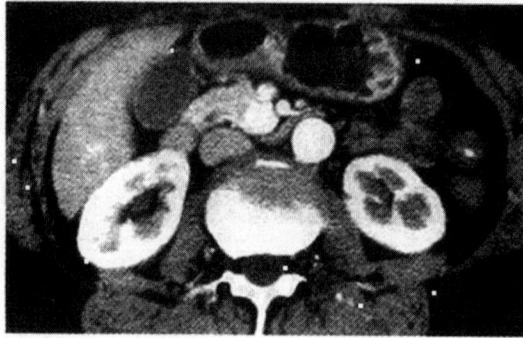

图 11-28 胰岛细胞瘤
CT 检查显示胰腺钩突旁明显强化结节,边缘规则,与周围血管界清

3.鉴别诊断

无功能胰岛细胞瘤需与胰腺癌鉴别,瘤体大、富血管、瘤体内钙化及无胰腺后方血管侵犯等征象有助于诊断胰岛细胞瘤。

4.特别提示

功能性胰岛细胞瘤由于肿瘤小,常规 CT 检出的敏感性不高。判断胰岛细胞瘤良、恶性影像学检查不可靠,需应用免疫化学检查和内分泌标识来分类。

(二)胰腺囊性肿瘤

1.病因病理及临床表现

胰腺囊性肿瘤比较少见,病理上分为大囊及小囊型。好发于胰体、尾部,高龄女性多见,一般无明显临床症状,肿瘤较大时可触及腹部包块,胃肠道可有不适症状。

2.诊断要点

胰腺内壁较厚的囊性肿块,大囊型直径＞2 cm,小囊型直径＜2 cm,囊壁可见向腔内突出乳头状肿瘤,或表现为多个小囊状肿物,中心呈放射状间隔。增强扫描较明显强化(图 11-29)。

3.鉴别诊断

囊性腺瘤与囊性腺癌很难鉴别,血管造影有利于鉴别。

4.特别提示

发现胰腺小囊性占位,特别发生在体尾部,不要轻易诊断胰腺囊肿或囊性瘤,一定要密切随访。

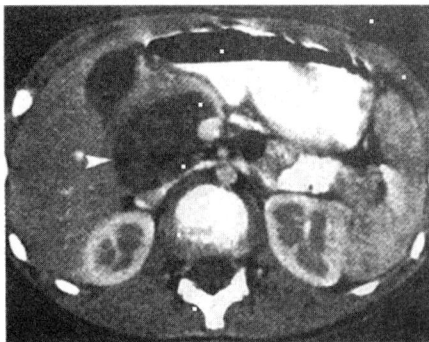

图 11-29　胰头囊腺瘤

CT 检查显示胰头区囊性占位,前缘见受压推移正常胰腺组织,增强扫描病灶内部环状强化

三、胰腺癌

(一)病因病理及临床表现

胰腺癌主要源于导管细胞,无明确诱发因素,慢性胰腺炎是个重要因素。多见于 60～80 岁,男性好发。按临床表现为胰头癌、胰体尾部癌及全胰腺癌。腹痛、消瘦和乏力为胰腺癌共同症状,黄疸是胰头癌突出表现。

(二)诊断要点

(1)胰腺局限或弥漫性增大,肿块形成。

(2)胰腺内不均质低密度肿块,内部可有液化坏死区,增强扫描病灶轻度强化(图 11-30)。

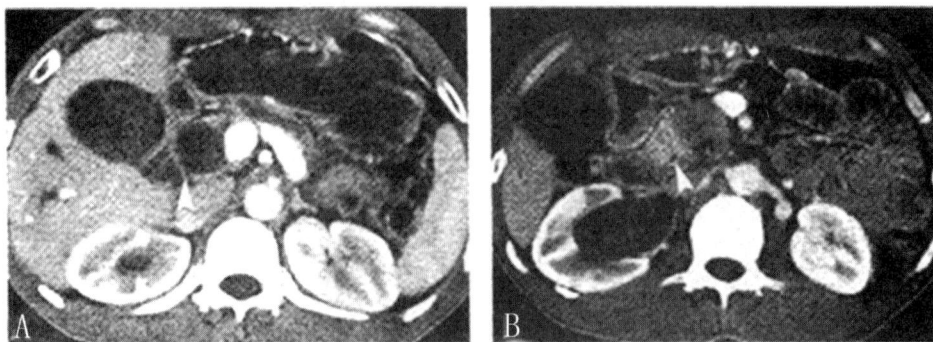

图 11-30　胰头癌

A、B.两图 CT 显示胆道胰管扩张呈"双管征"。胰头区见低密度肿块,增强扫描轻度不均质强化,正常胰腺实质仍明显强化(箭头),右肾盂积水

(3)病变处胰管中断,远侧胰管扩张、周围腺体萎缩,胰头癌可出现"双管"征。

(4)胰周脂肪层模糊消失伴条索状影,血管(腹腔干、肠系膜上动静脉多见)被包埋。

(5)腹膜后淋巴结增大及远处转移,以肝脏多见。

(三)鉴别诊断

主要与囊腺瘤、胰岛细胞瘤及慢性胰腺炎鉴别,胰管中断征象是胰腺癌特征征象。囊腺瘤表现为大小不等囊腔,胰岛细胞瘤为富血供肿瘤,强化明显,慢性胰腺炎一般有典型病史。

(四)特别提示

CT 是诊断胰腺癌的金标准。胰周侵犯及胰周血管包绕是胰腺癌不可切除的可靠征象。

(黎　钧)

第八节　脾脏常见疾病CT诊断

一、脾脏梗死及外伤

（一）脾脏梗死

1.病因病理及临床表现

脾脏梗死指脾内动脉分支阻塞,造成脾组织缺血坏死所致。风湿性心脏病二尖瓣病变和肝硬化是引起脾梗死常见原因。临床多无症状,有时可有上腹痛、发热、左侧胸腔积液等。

2.诊断要点

平扫表现为脾内三角形或楔形低密度区,多发于脾前缘近脾门方向。增强扫描周围脾组织明显强化,而梗死灶无强化,境界变清(图 11-31)。

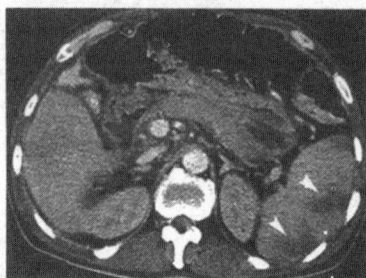

图 11-31　脾梗死
CT检查显示脾内多发楔形低密度灶,尖端指向脾门,增强扫描未见强化

3.鉴别诊断

脾梗死容易诊断,慢性期有时需与脾肿瘤鉴别,增强有助于鉴别。

4.特别提示

脾梗死一般不需要处理。CT扫描的目的在于观察梗死的程度。MRI价值同CT相仿。

（二）脾挫裂伤

1.病因病理及临床表现

脾挫裂伤绝大部分是闭合性的直接撞击所致。脾是腹部外伤中最常累及的脏器。病理包括脾包膜下血肿、脾脏挫裂伤、脾撕裂、脾脏部分血管阻断和脾梗死。临床表现为腹痛、血腹、失血性休克等。

2.诊断要点

(1)脾包膜下血肿:包膜下新月形低密度灶,相应脾脏实质呈锯齿状。

(2)脾实质内出血:脾内多发混杂密度,呈线状。圆形或卵圆形改变,增强扫描斑点状不均质强化。

(3)其他:腹腔积血(图11-32)。

3.鉴别诊断

平扫脾挫裂伤与脾分叶、先天切迹及扫描伪影有时难以鉴别,应行增强扫描观察。

4.特别提示

急性脾损伤患者平扫有时可表现正常,应行增强扫描观察。CT检查对脾挫裂伤诊断非常准确,累及脾门时应考虑手术。

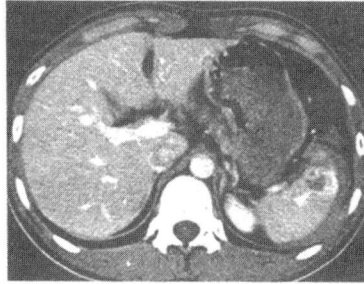

图 11-32　脾挫裂伤

CT 检查显示脾包膜下新月形血肿,脾实质内不规则低密度灶,增强扫描不均质强化

二、脾脏血管瘤

(一)病因病理及临床表现

脾脏血管瘤是脾脏最常见的良性肿瘤,多发生于 30～60 岁,女性稍多。成人为海绵状血管瘤,小儿多为毛细血管瘤。较大血管瘤可有上发痛、左上腹肿块、压迫感及恶心、呕吐等症状。约 25% 产生自发性破裂急腹症而就诊。

(二)诊断要点

平扫为比较均匀低密度影,多为单发,边缘清晰,形态规则,合并出血时密度增高或不均匀,瘤体较大可伴有钙化。增强扫描瘤体边缘见斑点状强化,逐渐向中心部充填,延迟明整瘤增强(图 11-33)。

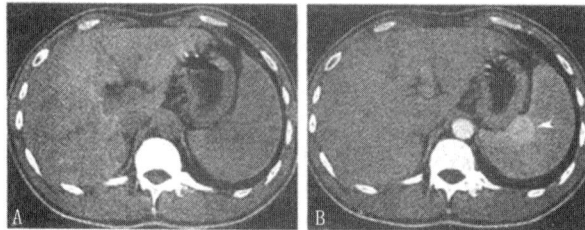

图 11-33　CT 平扫及增强扫描

A、B 两图 CT 检查显示可见脾门处结节状稍低密度灶,增强扫描明显强化,边缘光整

(三)鉴别诊断

脾脏错构瘤,密度不均匀,发现脂肪密度为其特征。

(四)特别提示

因脾脏血管瘤网状内皮增厚及中心血栓、囊变等原因,少部分脾状血管瘤强化充填缓慢。MRI 显示脾血管瘤的敏感性高于 CT。

三、脾脏淋巴瘤

(一)病因病理及临床表现

脾脏淋巴瘤分脾原发性恶性淋巴瘤及全身恶性淋巴瘤脾浸润两种。病理上分为弥漫性脾肿大、粟粒状肿物及孤立性肿块。临床表现有脾肿大及其相关症状。

(二)诊断要点

(1)原发性恶性淋巴瘤表现脾肿大,脾内稍低密度单发或多发占位病变,边缘欠清,增强扫描不规则强化、边缘变清。

(2)全身恶性淋巴瘤脾浸润表现脾肿大、弥漫性脾内结节灶,脾门部淋巴结肿大(图 11-34)。

(三)鉴别诊断

转移瘤,有时鉴别困难,需密切结合临床。

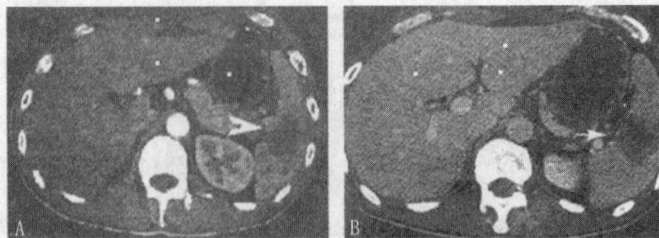

图 11-34　脾内多发类圆形低密度灶

A、B 两图 CT 显示边缘不规则强化，胰尾受累

（四）特别提示

淋巴瘤的诊断要依靠病史，CT 上淋巴瘤病灶可互相融合成地图样，此点同转移瘤不同。MRI 平面梯度快速回波增强扫描对淋巴瘤的诊断很有帮助。

（黎　钧）

第九节　肠道常见疾病 CT 诊断

一、肠梗阻

肠梗阻是临床最常见的急腹症之一，可见于各年龄段。肠梗阻的病因很多，其临床表现复杂多变且无特异性，不但引起肠管本身解剖和功能的改变，并且导致全身性正常生理功能紊乱。腹部 X 线平片对肠梗阻的诊断具有重要作用。但对 20%～52% 的病例尚不能做出肯定诊断，对梗阻原因、有无闭袢和绞窄的诊断价值十分有限。钡剂检查对明确结肠肠梗阻有一定的诊断价值，并对小儿肠套叠有重要治疗意义，但对不完全性小肠梗阻价值有限，并存在使完全性小肠梗阻患者梗阻程度加重的危险。螺旋 CT 作为一种先进的无创性检查技术具有良好的密度分辨率和时间分辨率，对气体和液体分辨均很敏感，将 X 线腹部平片上相互重叠的组织结构在横断面显示清晰，结合其强大的后处理功能，能全面显示和判断肠梗阻是否存在、梗阻部位及程度、梗阻原因，CT 发现有无闭袢和绞窄比出现临床症状、体征早数小时，并且对肿瘤引起梗阻的病灶性质判断、周围情况显示、分期等具有显著的优越性，越来越被广泛认可。

肠梗阻一般可以分为机械性、动力性（包括假性肠梗阻）、血运性梗阻三大类，其中大部分为机械性肠梗阻。机械性肠梗阻按照梗阻的病变位置可以分为肠壁、肠腔内和肠腔外三种。其鉴别诊断见第四节第三部分。按照有无绞窄又可分为单纯性机械性肠梗阻和绞窄性机械性肠梗阻，其鉴别诊断详见第四节第三部分。本书简单介绍以下几种常见的和部分罕见但可能会导致严重并发症的机械性肠梗阻类型，以便读者获得感性认识，在临床工作中能综合分析和进行正确诊断。

（一）肿瘤性肠梗阻

1.病理和临床概述

肿瘤性肠梗阻，肠道肿瘤是引起肠梗阻重要原因之一。临床表现为腹痛、腹胀、呕吐、肛门停止排便、排气。

2.诊断要点

可显示梗阻近、远段肠管情况，以阳性对比剂充盈肠管并追踪梗阻点，以重组分析梗阻段情况，常能显示肠腔或肠壁肿块，同时显示供血动脉及引流静脉。

以下 CT 表现支持肠道恶性肿瘤：①肠壁肿块局部僵硬，较明显强化，中央有坏死；②移行带狭窄不规则，肠壁不规则增厚；③淋巴结肿大（图 11-35）。

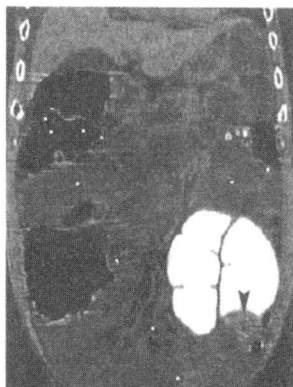

图 11-35　**肿瘤性肠梗阻**

三维重建显示降结肠腔内充盈缺损,手术病理为降结肠腺癌

3.鉴别诊断

炎症;粘连;粪石性肠梗阻,发现肠道内不均匀肿块和淋巴结肿大有助于肿瘤性肠梗阻的诊断。

4.特别提示

小肠是内镜检查盲区,螺旋 CT 应用使诊断肠梗阻发生了革命性变化,它能分析肠梗阻原因、明确梗阻部位。

(二)肠扭转

1.病理和临床概述

肠扭转是严重急腹症,以小肠多见,原因有先天发育异常、术后粘连、肠道肿瘤、胆道蛔虫及饱餐后运动等;另外小肠内疝(部分小肠疝入手术形成空隙内)实质上也是肠扭转。临床表现为急性完全性肠梗阻,常在体位改变后剧烈腹痛。

2.诊断要点

(1)漩涡征:为肠曲及肠系膜血管紧紧围绕某一中轴盘绕聚集。

(2)鸟嘴征:扭转开始后未被卷入"涡团"的近端肠管充气、充液而扩张,紧邻漩涡肠管呈鸟嘴样变尖。

(3)肠壁强化减弱、靶环征及腹水:为肠扭转时造成局部肠壁血运障碍所致,靶环征指肠壁环形增厚并出现分层改变,为黏膜下层水肿增厚所致(图 11-36)。

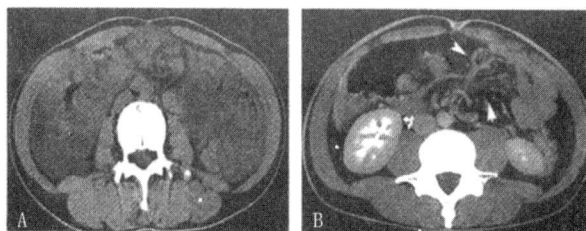

图 11-36　**肠扭转**

A.肠系膜血管 360°旋转,呈典型漩涡征,同时见肠管梗阻、肠壁水肿及腹水;B.可见附属肠系膜血管"漩涡征"

3.鉴别诊断

肠道肿瘤、其他原因肠梗阻。

4.特别提示

诊断肠扭转必须具备肠管及肠系膜血管走行改变,即肠管及血管漩涡征。CT 扫描结合后处理诊断肠扭转具有明显优势。

(三)肠套叠

1.病理和临床概述

肠套叠是一段肠管套入邻近肠管,并导致肠内容物通过障碍。常因系膜过长或肠道肿瘤所致,以回盲部或升结肠多见。婴幼儿表现为突然发生的阵发性剧烈腹痛、哭闹、果酱样血便。成人肠套叠常继发于肿瘤、炎症、粘连及坏死性肠炎等,最常见是脂肪瘤。临床表现为不全性肠梗阻或完全性肠梗阻,症状不典型,并可以因反复肠套叠,反复出现腹部包块。

2.诊断要点

可以分三类:小肠-小肠型,小肠-结肠型和结肠-结肠型,以小肠-结肠型为最常见。

典型征象:出现三层肠壁,最外层为鞘部肠壁,第二层为套入之折叠层肠壁,第三层为中心套入部肠腔。鞘部及套入部均可有对比剂或气体,呈多层靶环状表现,即"同心圆征"或"肠内肠征"。原发病灶一般位于肠套叠的头端(图11-37)。CT重建可见肠系膜血管卷入征。

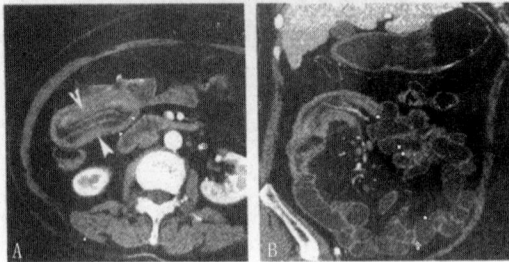

图11-37 肠套叠

A、B两图CT检查显示肠套叠的横断位增强扫描和冠状位重建,因套叠部长轴与扫描层面平行,表现为肾形或香肠状,并可见肠系膜动脉嵌入,即"肠内肠征"及"血管卷入征"

3.鉴别诊断

肠道肿瘤,CT重建有助于鉴别。

4.特别提示

CT扫描及重建对肠套叠有非常重要的价值,对原发病的检出也有重要意义。少部分坏死性肠炎所致及慢性肠套叠CT征象不典型,需密切结合临床。

(四)粘连性肠梗阻

1.病理和临床概述

粘连性肠梗阻的诊断与治疗是临床上一个棘手问题,而能否及时正确诊断,对患者治疗效果甚至预后有重大影响。以往,肠梗阻的诊断一般依赖于传统X线平片,但螺旋CT的应用显著提高了粘连性肠梗阻的定性定位诊断正确率。主要继发于腹部手术后,由于以不全性肠梗阻为主,大部分病例临床症状较轻,以反复腹痛为主。

2.诊断要点

(1)梗阻近段的肠管扩张和远端肠塌陷。

(2)在梗阻部位可见移行带光滑

(3)增强扫描肠壁局部延迟强化,但肠壁未见增厚

(4)局部见"鸟嘴征"、粘连束带、及假肿瘤征(图11-38)。

3.鉴别诊断

其他原因所致肠梗阻,如肠道肿瘤、扭转等。

4.特别提示

一些有反复不全性肠梗阻症状患者,行螺旋CT扫描及各种方法重组,对肠梗阻定性、定位诊断具有重要临床价值。

(五)肠内疝

1.病理和临床概述

肠内疝、小肠内疝是罕见的肠梗阻原因之一,及时正确诊断并进行手术治疗对抢救患者生命具有重大意义。分先天性、后天性小肠内疝两种。胚胎发育期,中肠的旋转与固定不正常将导致内疝。腹腔内会有

一些腹膜隐窝或裂孔形成如十二指肠旁隐窝、回盲肠隐窝、回结肠隐窝、小网膜孔（winslow 孔）、肠系膜裂孔等。后天性小肠内疝常见胃空肠吻合术后（如 Roux-en-Y），上提的空肠襻与后腹膜间可形成间隙，另外还有末端回肠与横结肠吻合后形成系膜阀隙等。一个正常的腹腔内并无压力差，肠管的各种运动（主要是蠕动）和肠内容物之重力作用以及人体位突然改变，而致使肠管脱入隐窝、裂孔或间隙，由于肠管的蠕动，进入孔洞的肠曲增多，无法自行退回则会发生嵌闭、扭转、绞窄，甚至坏死。部分内疝由于肠管的运动，可自行退回复位，这就是间断出现发作性或慢性腹痛的原因。小肠内疝临床表现不典型，一直以来，正确的术前诊断是难点和重点。

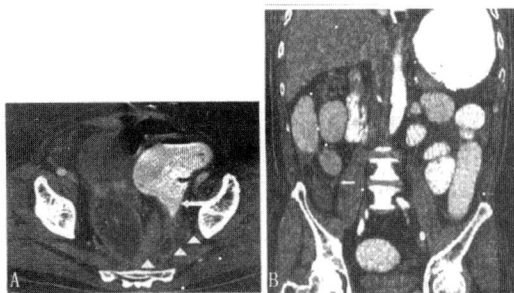

图 11-38　粘连性肠梗阻

A. 在梗阻部位可见移行带光滑，肠壁未见明显增厚，但局部后期强化更明显，近段肠管扩张，并可见局部粘连束带，后方见光整移行带及粘连束带，局部呈"鸟嘴征"；B. 在单纯回肠末段粘连性肠梗阻病例的 MPR 重建，可见回肠末段呈鸟嘴样改变，梗阻段肠管明显变细，其外可见束带影（白箭头）

2. 诊断要点

（1）左侧十二指肠旁疝：①胃、胰腺之间囊性或囊袋状肿块，重建观察与其余腹内肠管相连，为移位、聚集的小肠；②肠系膜血管异常征，包括肠系膜血管聚集、牵拉、扭转与充盈，肠系膜血管干左移或右移，超过一个主动脉宽度，并可见粗大的肠系膜血管进入病灶内；③肠系膜脂肪延伸进入病灶内；STS－MIP 观察有时可见疝口；其他肠段移位，可见十二指肠第四段受压移位（图 11-39）。

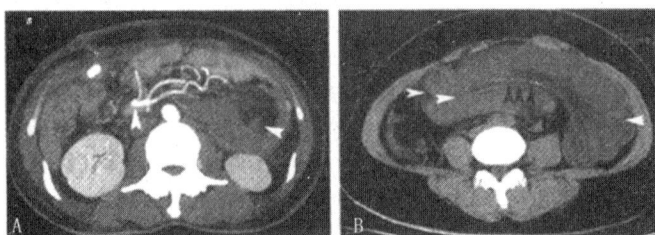

图 11-39　肠内疝

A. 左侧十二指肠旁疝 STS－MIP 重建示，肠系膜上动脉主干移位，超过 1 个主动脉宽度（上箭头），并可见肠系膜脂肪与病变内脂肪相连续；B 先天性肠系膜裂孔所致的空、回肠内疝，部分肠襻经裂孔向左侧疝入（右向箭头），肠系膜血管受牵拉（多个星号），所累肠管因水肿呈"靶环征"及少量腹水（左向箭头）

（2）经肠系膜疝的主要征象有：①肠管或肠襻聚集、移位及拥挤、拉伸及"鸟嘴征"，肠襻经肠系膜裂孔疝入后，继续蠕动进入更多肠襻，可以显示聚集拥挤的肠襻；②其附属肠系膜血管异常征，包括肠系膜血管聚集、牵拉、扭转与充盈等，上述征象在 STS-MIP 重建时可以观察到；③肠系膜脂肪延伸进入病灶内，可见附属于疝入肠襻的肠系膜脂肪受牵连进入；④其他肠段移位，原来位置的腹腔空虚及疝入小肠襻对该位置的肠管推移；⑤可见疝口；⑥并发肠扭转时，可以显示为肠管及附属肠系膜血管的"漩涡征"。

（3）其他继发性征象有：①肠梗阻，位于疝口附近的近段肠管有梗阻扩张积液征象；②靶环征，为疝入肠管缺血水肿所致；③腹水，早期可较少，位于疝入侧的结肠隐窝内，后期可以明显增加，提示绞窄性梗阻甚至有坏死并弥漫性腹膜炎趋势。

3.鉴别诊断

粘连性肠梗阻,肠扭转,左侧十二指肠旁疝和腔外型胃间质瘤进行鉴别肠道肿瘤、其他原因肠梗阻。

4.特别提示

螺旋 CT 扫描及 MPR、STS-MIP 重建对小肠内疝的诊断具有重要价值,在检查急腹症或肠梗阻患者时,发现肠管或肠襻聚集、移位及拥挤、拉伸及"鸟嘴征",附属肠系膜血管有充盈、拥挤等异常征象,其他肠段移位等征象时,并且临床上有腹部手术史,尤其是 Roux-en-Y 术式,或有慢性间歇性腹痛史,应该考虑到此病的可能。

（六）胆石性肠梗阻

1.病理和临床概述

胆石性肠梗阻最早(1896 年)由 Bouveret 报道,以胃的幽门部梗阻为特征,主要是指由于胆结石(多数为较大的胆囊结石)通过胆肠瘘移行在胃的远侧部分或十二指肠近侧部分,所造成的胃肠输出段的梗阻石性肠梗阻是临床上极为少见的肠梗阻类型;已经发现许多较小的胆结石通过胆囊与十二指肠之间瘘管后,可以滑入小肠而引起小肠梗阻。患者有胆囊结石及慢性胆囊炎病史,临床症状和体征缺乏特异性,主要包括恶心、呕吐和上腹部疼痛等非特异性征象。

2.诊断要点

确诊胆石性肠梗阻的直接征象为:①肠腔内胆结石;②胆囊与消化道之间瘘管。

有第一直接征象,以下任两种间接征象以上可以确诊为胆石性肠梗阻:①肠梗阻;②胆囊塌陷及胆囊与十二指肠之间边界不清;③胆囊和胆管积气(图 11-40)。

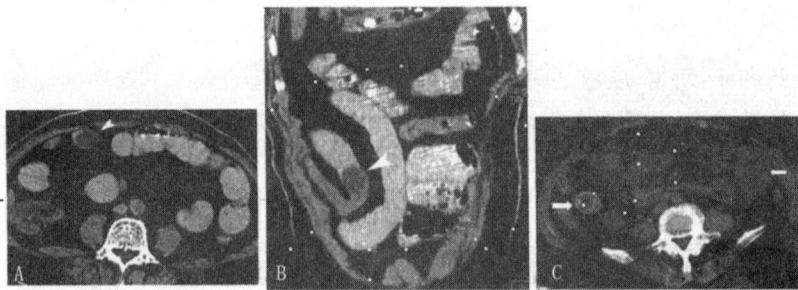

图 11-40　肠石性肠梗阻

A、B.阴性结石所致的肠梗阻,可见空回肠交界处低密度灶,局部肠壁有强化;C.为阳性结石所致的肠梗阻,可见回肠近段同心圆样结石密度灶(大箭头),近段肠管扩张(小箭头)

3.鉴别诊断

与粪石性肠梗阻、肿瘤性肠梗阻、粘连性肠梗阻鉴别。

4.特别提示

胆石性肠梗阻是临床上极为少见的肠梗阻类型,由于胆石性肠梗阻发病年龄较大,并发症较多,手术的风险性也随之增加,据文献总结,其病死率可高达 33%。螺旋 CT 诊断胆石性肠梗阻上具有高度的敏感性和特异性。

（七）粪石性肠梗阻

1.病理和临床概述

粪石性肠梗阻的粪石的形成主要是因为某些食物中含有的鞣酸成分遇胃酸后形成胶状物质,胶状物质与蛋白质结合成为不溶于水的鞣酸蛋白,再有未消化的果皮、果核及植物纤维等相互凝集而成。粪石嵌入小肠引起粪石性肠梗阻。临床症状和体征同胆石性肠梗阻。

2.诊断要点

(1)大部分粪石 CT 上呈类圆形、相对低密度,有筛状结构及"气泡征",与大肠内容物根似,但小肠内容物一般无此形态,增强无强化。

(2)肠梗阻的一般 CT 征象(图 11-41)。

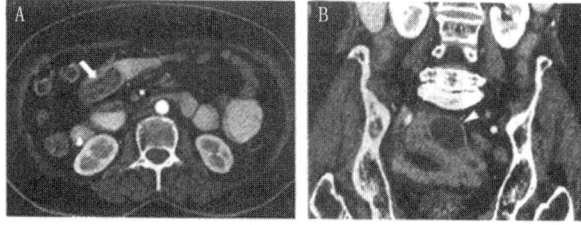

图 11-41 粪石性肠梗阻
A.空肠内粪石呈卵圆形低密度灶(箭头),内部有气泡征;B.为回肠粪石冠状位重建,
可见粪石呈低密度影(横箭头),内有气泡及筛孔结构,其远段肠管塌陷(下箭头)

3.鉴别诊断

与胆石性肠梗阻、肿瘤性肠梗阻、粘连性肠梗阻、肠套叠鉴别。

4.特别提示

结合临床病史,螺旋 CT 在粪石性肠梗阻的定位、定性上具有高度的敏感性和特异性,为临床正确诊断与治疗提供重要依据。

二、肠道炎症

(一)Crohn 病

1.病理和临床概述

小肠 Crohn 病是一原因不明的疾病,多见于年轻人。表现为肉芽肿性病变,合并纤维化和溃疡。好发于末段回肠,同时常侵犯回肠和空肠。临床常表现为腹痛、慢性腹泻。

2.诊断要点

受累肠管的肠壁及肠系膜增厚,肠管狭窄,邻近淋巴结肿大和炎性软组织肿块,邻近腹腔内脓肿或瘘管形成(图 11-42)。

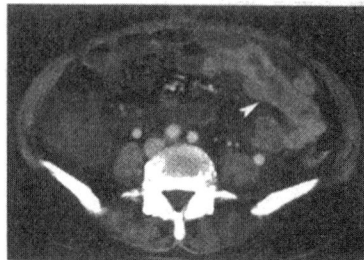

图 11-42 小肠 Crohn 病
CT 检查显示左侧小肠肠壁增厚、强化,相应肠管狭窄,远段肠管正常(箭头)

3.鉴别诊断

(1)肠结核,其他部位有结核病灶者有助于诊断,鉴别困难可行抗结核药物实验性治疗。

(2)肠淋巴瘤,小肠多发病灶,有腹腔淋巴结肿大,临床表现更明显。

(3)慢性溃疡性空回肠炎,肠管狭窄和扩张,临床腹痛腹泻明显。

4.特别提示

小肠插管气钡双重造影是诊断 Crohn 病的首选方法。CT 扫描的作用在于显示病变侵入腹腔的情况,可明确腹部包块的性质和腹腔内病变范围。

(二)肠结核

1.病理和临床概述

肠结核好发于回盲部,也可见于空回肠和十二指肠,多见于青壮年人。以肠壁和相邻淋巴结的纤维化和炎症为特征。临床常表现为腹痛、腹泻和便秘交替、低热等。

2.诊断要点

病变肠管狭窄,肠壁增厚,邻近淋巴结肿大。若伴有结核性腹膜炎,则可显示腹水和腹膜增厚。

3.鉴别诊断

Crohn病;肠淋巴瘤,增殖型肠结核同淋巴瘤有时鉴别困难,淋巴瘤范围广,淋巴结肿大,肠道受压移位,伴有肝脾大。

4.特别提示

小肠钡剂造影是诊断肠结核的主要方法。

三、肠道肿瘤

(一)小肠腺癌

1.病理和临床概述

小肠腺癌肿瘤起源于肠黏膜上皮细胞,好发于十二指肠降段和空肠。多见于老年男性。病理上分**肿块型和浸润狭窄型**。肿瘤向腔内生长或沿肠壁浸润,产生**梗阻症状**。

2.诊断要点

肠壁局限性增厚或肿块形成,近段肠腔梗阻扩张,增强扫描病变不均质强化,可伴肠系膜淋巴结肿大。部分腺癌呈局部肠壁水肿增厚改变,但增强扫描有不均匀强化(图 11-43)。

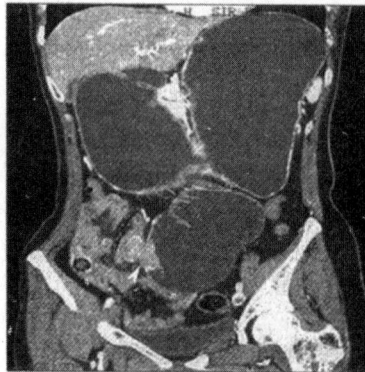

图 11-43　空肠腺癌

CT 冠状位重建可见局部肠管狭窄(箭头)、肠壁明显增厚,增强扫描有不均匀强化,近段肠管明显扩张

3.鉴别诊断

(1)十二指肠布氏腺增生,增强扫描为均匀一致,同肠壁表现相仿。

(2)小肠淋巴瘤,病灶常呈多发改变。

4.特别提示

小肠造影是诊断小肠肿瘤的常用方法。CT 有助于显示肿块大小、形态、范围以及同周围器官的关系、转移情况。必要时可行 CT 引导下穿刺活检。

(二)小肠淋巴瘤

1.病理和临床概述

小肠淋巴瘤可原发于小肠,也可为全身淋巴瘤一部分。淋巴瘤起源于肠壁黏膜下层淋巴组织,向内浸润黏膜,使黏膜皱襞变平、僵硬,向外侵入浆膜层、系膜及淋巴结。临床常有高位肠梗阻症状。

2.诊断要点

肠壁增厚,肠腔狭窄,局部形成肿块,病变向肠腔内、外生长,增强扫描病变轻中度强化。肠系膜及后腹膜常受累(图 11-44)。

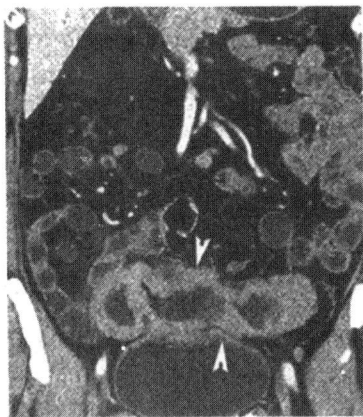

图 11-44　回肠淋巴瘤

CT 增强扫描后冠状位重建可见下腹部回肠肠壁明显增厚,范围较广,肠腔未见明显狭窄,增强扫描呈中度均匀强化

3.鉴别诊断

同小肠腺癌、小肠 Crohn 病等鉴别。

4.特别提示

小肠造影是诊断小肠肿瘤的常用方法。CT 有助于显示肿块大小、形态、范围以及同周围器官的关系、转移情况。必要时可行 CT 引导下穿刺活检。

(三)结肠癌

1.病理和临床概述

结肠癌为常见消化道肿瘤,好发直肠及乙状结肠。病理多为腺癌,分增生型、浸润型、溃疡型。临床常有便血及肠梗阻症状。

2.诊断要点

结肠或直肠壁不规则增厚,累及部分或全周肠壁,肠腔内见分叶或菜花状肿块,晚期肠腔狭窄并侵犯浆膜,肠外脂肪层密度增高,周围淋巴结肿大。增强扫描病灶强化较明显(图 11-45)。

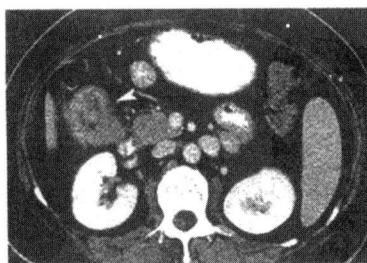

图 11-45　结肠肝曲癌

CT 检查示结肠肝曲肠壁不规则增厚,局部见菜花状肿块突入肠腔,相应肠腔狭窄

3.鉴别诊断

(1)肠结核,病灶多同时累及盲肠、升结肠和回盲部,表现为管腔狭窄变形,三维重建有助于诊断。

(2)溃疡性结肠炎,常先累及直肠和左半结肠,病变呈连续状态,无明显肿块。

4.特别提示

在日常工作中,部分肠梗阻患者因梗阻存在,临床不能行内镜检查,常不能明确梗阻原因,行 CT 检查,能较明确诊断结肠癌。

(黎　钧)

第十二章　急腹症的 CT 诊断

第一节　急腹症相关解剖

一、阑尾

成人阑尾基底部位于盲肠左后方、回盲瓣下方约 2.0 cm 处,外形呈蚯蚓状盲管,长短粗细不一,一般长约 5~10 cm,直径约 0.5~0.7 cm。阑尾常见方位:盲肠后位(部分位于腹膜后)、盆位、回肠前位、回肠后位、盲肠下位。

二、腹腔及腹膜腔

腹膜为覆盖于腹、盆腔壁内和腹、盆腔脏器表面的一层薄而光滑的浆膜,腹膜脏层和壁层互相延续、移行,共同围成不规则的潜在性腔隙,称为腹膜腔,仅含少量浆液。腹腔是指膈以下、盆膈以上、腹前壁和腹后壁之间的腔。腹盆腔脏器及腹膜腔均位于腹腔之内。腹膜内位器官:胃、十二指肠上部、空肠、回肠、盲肠、阑尾、横结肠、乙状结肠、脾、卵巢和输卵管。腹膜间位器官:肝、胆囊、升结肠、降结肠、子宫、膀胱和直肠上段。腹膜外位器官:肾、肾上腺、输尿管,十二指肠降部、下部和升部,直肠中、下段及胰。

三、网膜及网膜囊

网膜是与胃小弯和胃大弯相连的双层腹膜皱襞,其间有血管、神经、淋巴管和结缔组织等。小网膜:是由肝门向下移行于胃小弯和十二指肠上部的双层腹膜结构,包括肝胃韧带和肝十二指肠韧带。大网膜:形似围裙覆盖于空、回肠和横结肠的前方。网膜囊:是小网膜和胃后壁与腹后壁的腹膜之间的一个扁窄间隙,又称小腹膜腔。

四、系膜及韧带

壁、脏腹膜相互延续移行,形成许多将器官系连固定于腹、盆壁的双层腹膜结构称为系膜,其内含有出入该器官的血管、神经及淋巴管和淋巴结等,如肠系膜。另外,连接于腹、盆壁与脏器之间或连接相邻脏器之间的双层或单层腹膜结构称为韧带,对脏器有固定作用,其内含有血管和神经等,如肝、脾的韧带。

正常情况下,CT 不能显示腹膜、网膜、系膜及韧带结构,但可显示其内走行的血管。十二指肠位置较为固定,十二指肠球部是十二指肠溃疡及其穿孔的好发部位;肠系膜上动脉与腹主动脉夹角 30°~50°,当角度变小,可使十二指肠水平部受压致十二指肠梗阻。空肠与回肠被肠系膜系于后腹壁,近侧 2/5 为空肠,位于左上腹和脐区;远侧 3/5 为回肠,多位于脐区、右下腹和盆腔内;回肠末段对系膜缘可有 Meckel 憩室,易发炎或合并穿孔。大肠可分为盲肠、阑尾、结肠、直肠和肛管五部分,沿腹腔周边分布。输尿管正常管径 0.5~1.0cm,三处狭窄分别位于肾盂输尿管移行处、骨盆入口输尿管跨过髂血管处、膀胱壁内部,狭窄处管径只有 0.2~0.3 cm;成年女性卵巢约 4cm×3cm×1cm,位于卵巢窝(髂内外动脉夹角处),贴靠于小骨盆侧壁;输卵管壶腹部是宫外孕好发部位。

(崔志洁)

第二节　急腹症 MDCT 检查方法

一、检查前准备

可无需任何准备进行检查,也可酌情口服适量泛影葡胺溶液利于显示消化道穿孔位置及大小、发现肠梗阻平面等。

二、扫描体位及范围

仰卧位头先进。上腹痛扫描范围为膈顶至 L_3 锥体下缘;下腹痛扫描范围为 L_3 椎体上缘至耻骨联合;全腹痛或腹痛定位不明确或可疑泌尿系结石者扫描范围为膈顶至耻骨联合。

三、扫描参数

扫描层距及层厚为 5～10 mm,重建间隔及层厚 0.75～1.25 mm。对于怀疑腹部血管病变、坏死性胰腺炎、脾梗死等患者,行多层螺旋 CT 血管造影(CTA)及三期增强扫描,应用高压注射器,经静脉团注 60～80 mL 碘海醇注射液(300～350 mgI/mL),速率 3.5～4.5 mL/s,采用 Smart Prep 技术,感兴趣区设定在腹主动脉,阈值 100 Hu 开始动脉期扫描,延迟 55 秒进行静脉期扫描,3 分钟进行平衡期扫描。图像传至工作站,进行二维、三维后处理。

四、多层螺旋 CT 各种后重建方法及窗技术

多平面重建(MPR)可任意层面观察病变,对病变细节显示具有不可比拟的优势;曲面重建(CPR)对管状结构显示具有独到作用,可在同一层面显示管状结构全程,特别适用于胆道及泌尿系成像;最大密度投影(MIP)及容积再现(VR),图像立体直观,可任意旋转角度观察,对血管性病变及结石的显示具有不可替代的作用。特别强调原始横轴位图像是诊断基础,必须认真观察不可省略;工作站显示器连续薄层观察(软读片),宽窗宽及窄窗位(如纵隔窗、肺窗)观察可获得更为详细丰富诊断信息,识别网膜系膜病变,区分腹腔内游离气体、肠腔内气体及腹腔内脂肪。

(崔志洁)

第三节　急腹症常见疾病 CT 诊断

一、急性胰腺炎

(一)病理

被激活的胰酶进入胰腺间质组织引起水肿并充血,重者出血、坏死及化脓,胰周渗液及蜂窝织炎,后期可形成胰腺假性囊肿、纤维化和钙化。临床表现左上腹痛及腰痛,恶心呕吐、发热等,血尿淀粉酶升高。

(二)CT 表现

1.急性单纯水肿型胰腺炎

CT 表现为胰腺弥漫或局限性体积增大,边缘模糊,胰腺周围可见低密度渗出液,小网膜囊积液为常见,左侧或双侧肾前筋膜增厚,增强扫描胰腺呈均匀强化(图 12-1)。早期水肿型胰腺炎因胰腺本身及其周围结构改变不明显,需密切结合临床表现及酶学改变进行诊断,必要时随诊观察,不可轻易排除诊断。

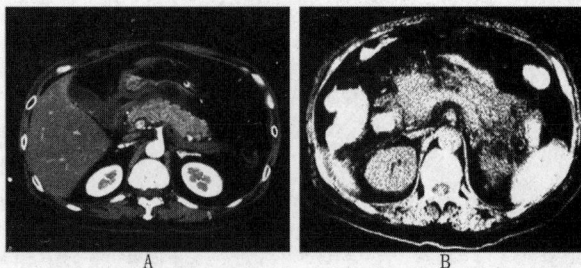

图 12-1　急性出血坏死型胰腺炎

A.急性单纯水肿型胰腺炎,胰腺体积增大,边缘模糊,周围炎性渗出,肾前筋膜增厚,均匀强化;B.急性出血坏死型胰腺炎,胰腺弥漫性肿大、密度不均匀减低,失去正常形态

2.急性出血坏死型胰腺炎

CT 表现为胰腺体积弥漫性明显增大,密度减低,并见更低密度坏死区,增强扫描无强化,胰腺实质内见可见斑片状高密度出血灶,也可伴发胰腺内脓肿形成,表现为液性低密度灶内小气泡影。CT 在判断胰腺的出血坏死及其程度、范围,以及并发症等方面具有不可替代的作用。

纵隔窗基础上调宽窗宽和调窄窗位,利于显示胰腺周围脂肪间隙密度变化及肾前筋膜增厚改变。

二、急性阑尾炎

(一)病理

阑尾炎症时,管壁黏膜炎性水肿增厚,渐向肌层和浆膜扩散累及全层,进而阑尾邻近的腹膜、浆膜、盲肠端亦肿胀,周围炎性渗出,重者阑尾坏死、穿孔,形成阑尾周围脓肿或弥漫性腹膜炎。典型者临床表现为转移性右下腹痛,恶心、呕吐、发热,右下腹麦氏点压痛、反跳痛、肌紧张。

(二)CT 表现

急性单纯性阑尾炎 CT 可见阑尾肿大增粗(管径＞6 mm)、阑尾壁环形增厚、管状结构消失、阑尾积液,可伴有阑尾结石;阑尾－盲肠周围炎,是 CT 诊断急性阑尾炎较为可靠的间接征象,表现为盲肠壁局限性增厚,周围脂肪密度增高,出现索条样高密度影,盲肠周围点状小淋巴结;合并阑尾穿孔者可见阑尾周围局限性游离气体密度影;部分病例形成阑尾周围脓肿,表现为阑尾区类圆形团块影,密度均匀或不均,与周围界限不清。

阑尾寻找方法:由于阑尾的根部与盲肠的关系固定,找到盲肠便可找到阑尾。MDCT 二维轴位、冠状位相结合薄层显示器连续观察,首先找到盲肠,确认回盲瓣,然后在回盲瓣下方约 2～3cm 处寻找阑尾根部,循根部追踪阑尾全程至盲端。MPR 宽窗宽可更准确反映阑尾及系膜病变形态及周围炎症情况。

三、急性胆囊炎

(一)病理

胆囊胀大,囊壁充血水肿增厚、可发生溃疡和小脓肿,胆囊周围组织炎性水肿、胆囊窝积液或形成脓肿。临床表现右上腹痛向右肩背部放射,重者伴发热、畏寒及黄疸,右上腹压痛、肌紧张,墨菲(Murphy)征阳性。

(二)CT 表现

胆囊增大(横径大于 5.0 cm),囊内密度增高(大于 20 Hu),胆囊壁多呈弥漫性增厚(大于 3 mm),轮廓不清,增强扫描囊壁明显强化;胆囊周围炎性水肿呈低密度环,胆囊窝积液,胆囊周围脓肿可见肝胆交界面不清,平扫片状低密度灶内于增强扫描见环形或分隔样强化;可合并胆囊结石、胆囊出血、胆囊穿孔;若为气肿型胆囊炎,表现为胆囊腔内气液平面,胆囊壁内线状气体影(图 12-2)。急性胆囊炎的炎症累及胆总管,可致 Mirizzi 综合征,表现肝门水平的胆管梗阻,薄层图像易于发现。

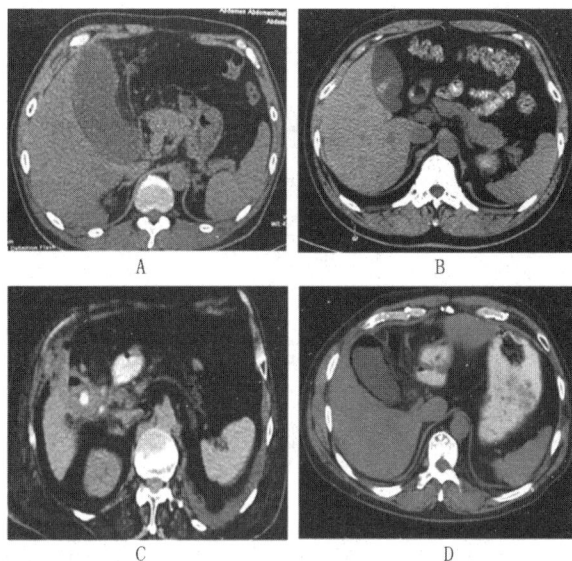

图 12-2 胆囊炎

A.急性胆囊炎,胆囊增大,囊壁均匀增厚,胆囊周围炎性水肿积液;B.急性胆囊炎
合并出血,可见胆囊内片状高密度影;C.急性胆囊炎,胆囊多发结石,合并胆囊穿
孔,局部胆囊壁不完整,胆囊周围脓肿并与前腹壁粘连;D.气肿型胆囊炎,表现为
胆囊腔内气液平面,胆囊壁内线状气体影

四、胆总管结石

(一)病理

胆总管结石病理变化主要为胆道梗阻及继发胆系感染的相应改变。临床表现为右上腹疼痛,黄疸,可
伴畏寒发热。

(二)CT 表现

可见沿胆总管走行单发或多发颗粒样致密影,结石近端胆管均有不同程度扩张呈管状低密度影,管径
大于 1.0cm,管壁常因炎性改变而均匀增厚。MPR、CPR 成像利于显示胆道整体形态、走行,准确地对结
石进行定位,直观显示结石的形态大小,以及胆管壁增厚,胆道扩张的情况;多平面相结合薄层动态连续观
察利于发现胆总管末端的微小结石(图 12-3)。

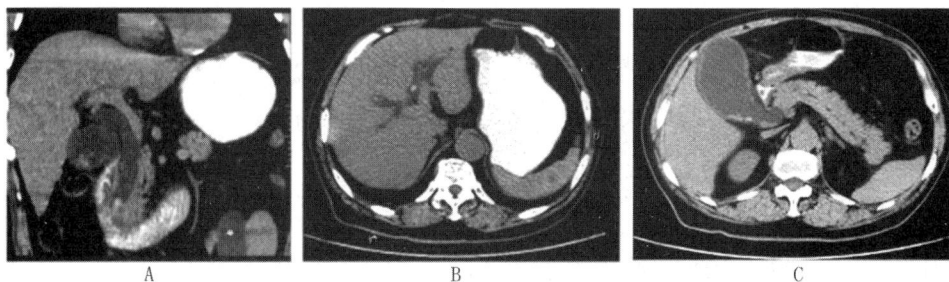

图 12-3 胆总管结石

A.MPR 冠状位像示胆总管末端结石,继发低位胆道系统不全梗阻,胆总管及胆囊
轻度扩张,合并胆囊炎,胆囊多发结石;B.与 A 同一病例,MPR 轴位像示合并肝内
胆管结石,并见肝内胆管轻度扩张;C.与 A 同一病例,MPR 轴位像示合并胆源性
胰腺炎,胰腺轻度肿大,胰周脂肪间隙模糊,密度增高

五、泌尿系结石

（一）病理

不同成分结石（草酸钙结石、磷灰石结石、磷酸镁铵结石、尿酸结石、胱氨酸结石）以不同形状存在于尿路中，刺激局部出现炎性病变，继发尿路梗阻。临床表现为突发下腹及腰部剧痛，可放射至全腹、腹股沟及大腿内侧，伴恶心呕吐、出冷汗甚至休克。肾及输尿管区有触痛，有肉眼及镜下血尿。

（二）CT 表现

沿肾及输尿管走行区域可见单发或多发高密度结石影，局部输尿管壁增厚毛糙，尤其 MPR、CPR 成像更利于肾及输尿管、膀胱的整体观察，显示输尿管走行，准确地对结石进行定位，直观显示结石的形态大小；继发集合系统压力增高的表现，如输尿管和肾盂积水、肾脏体积增大、肾周水肿积液及肾周脂肪条纹征等改变（图 12-4）。MDCT 是目前确诊泌尿系结石，尤其是输尿管小结石最敏感的方法，最小可清晰显示直径 2mm 的微小结石，可作为首选的检查方法。

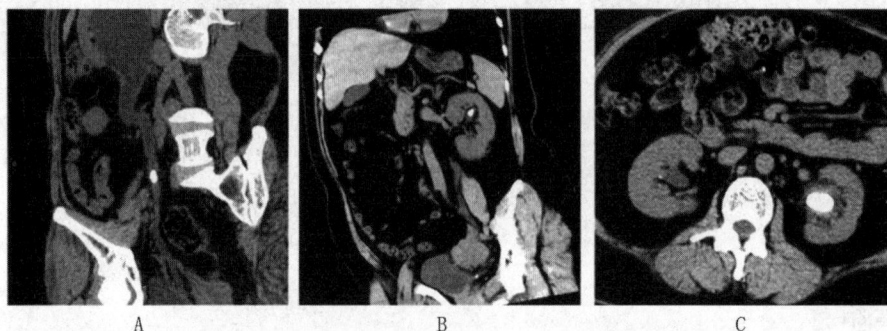

图 12-4　泌尿系结石

A. CPR 像整体显示右肾盂－输尿管全程及输尿管－膀胱入口情况，可见输尿管中段结石，继发结石近端输尿管及肾盂扩张积水；B. MPR 像同时显示左肾结石、左侧输尿管末端结石，左侧输尿管轻度扩张积水；C. MPR 像同时显示双肾结石，右肾微小结石直径仅 2mm

六、肠梗阻

（一）病理

梗阻近侧肠腔内气体及液体积聚致肠膨胀，肠腔压力增高，肠壁变薄，静脉回流受阻，毛细血管通透性增高，细胞外液丢失；细菌增殖，毒素被吸收或渗入腹腔发生毒血症和腹膜炎。重者发生肠壁出血坏死穿孔，化脓性腹膜炎，休克及肾功能不全。临床表现为腹痛、腹胀、呕吐，停止自肛门排便排气。

（二）CT 表现

（1）肠管扩张（通常小肠肠管管径大于 3cm、结肠肠管管径大于 6cm 为扩张），其内见气液平面。并可明确肠管扩张程度及受累肠管部位，空肠位于左上腹及中腹部，扩张肠管呈弹簧圈样，系膜血管少且直；回肠位于右下腹及盆腔，扩张肠管呈腊肠样，系膜血管多而短，呈网状。

（2）发现梗阻原因如肿瘤、粪块、粘连束带，或麻痹性肠梗阻。

（3）腹腔内继发改变如肠壁缺血水肿、增厚征象，腹水征等。肠壁水肿增厚通常为弥漫性均匀增厚，密度较低，强化程度减弱，不同于恶性肿瘤所致非均匀性或偏心性软组织性增厚；肠梗阻时肠内液及腹水 CT 值超过 25Hu 应视为血性腹水，高度可疑为绞窄性肠梗阻。有时可见肠系膜静脉、门静脉气栓，是肠坏死的可靠征象。

（4）发现肿瘤伴发其他脏器及淋巴结转移等情况的存在。

MPR 薄层后重建显示器连续观察，通过追踪扩张肠管与萎陷或正常管径肠管之间的"移行带"可以发现病变并能判断梗阻原因（图 12-5）。碘液安全，口服不会加重肠梗阻，并有利于显示梗阻位置。

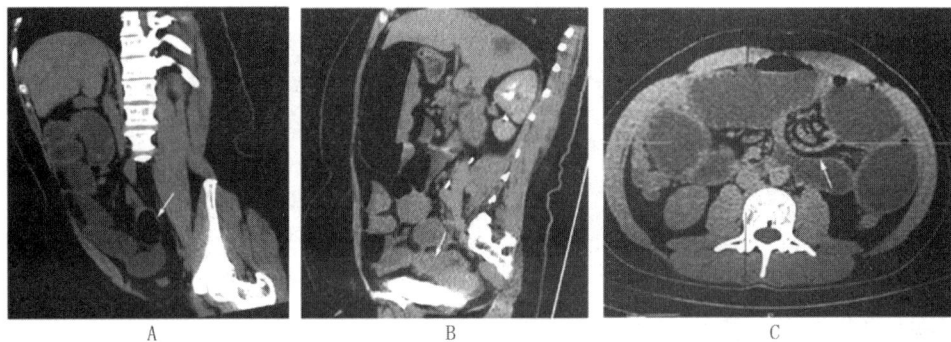

图 12-5　肠梗阻

A. MPR 像示右下腹部小肠腔内粪块阻塞（白箭）致其近端小肠肠管扩张，并见气
—液平面；B. MPR 像示左下腹部乙状结肠占位病变（白箭）致其近端肠管扩张，多
发气—液平面，肝右叶后段并见模糊的低密度转移灶；C. 轴位像示中腹部小肠扭
转致肠梗阻，系膜血管扭转形成"旋涡征"（白箭）

七、肠扭转

（一）病理

肠扭转度数在180°以上才有临床意义，表现为闭袢型、绞窄性肠梗阻病理改变。扭转段肠袢血运障碍，肠壁水肿增厚，肠曲扩张，肠壁毛细血管及小静脉淤血，毛细血管通透性增加，肠壁点状出血，血性渗出液渗入肠腔和腹腔，腹腔内出现带有粪臭味的渗出物，积液越多，提示肠袢血运障碍越严重，患者可呕吐或便出暗红色液体。临床表现为腹痛、呕吐、腹胀等。

（二）CT 表现

1. "旋涡征"

正常肠管于腹腔内分布排列规律，靠肠系膜附着于腹后壁，肠系膜自附着点向周围呈扇形分布，当出现肠扭转时，肠管和系膜沿着某一处顺时针或逆时针反折或呈旋转改变，即"旋涡征"（图 12-6）。旋涡出现的位置对判断扭转原因有参考意义，上腹部出现"旋涡征"且肠管又固定于一定位置者，考虑是否为内疝，如小网膜囊内疝、十二指肠旁疝等；中腹部出现"旋涡征"，多为单纯小肠扭转；下腹部出现"旋涡征"可能为乙状结肠扭转。还可见扭转处肠管瘪陷呈"交叉征"，扭转肠曲跨度变小，呈 C 形征（图 12-6）。

2. 鸟喙征

当肠管发生扭转时，闭袢的输入或输出肠管的长轴与 CT 扫描层面平行时，由于扭转使输入端逐渐变细，输出端由细变粗形如鸟嘴而称"鸟喙征"（图 12-6）。

3. 扭转段肠袢及其近端肠袢扩张

积液积气，肠壁水肿增厚呈现分层状、"靶环征"，腹水征（图 12-6）。

八、肠套叠

（一）病理

肠套叠致绞窄性肠梗阻。早期套入部静脉血液回流受阻，肠壁水肿、淤血，血液渗入肠腔；病程进展，套入部肠管及其系膜动脉血液供应障碍，可使套入部坏死穿孔，套鞘部也可破裂形成腹膜炎。临床表现为腹痛、便血、腹部肿块及呕吐等。

（二）CT 表现

可显示套入的具体位置、深度以及系膜受牵拉的形态，显示套入部及套鞘部肠管形态结构，典型者呈靶征、套管征或菌伞征，可发现引起肠套叠的原因（如肿瘤等），以及肠壁血运障碍情况（增强扫描表现肠壁增厚模糊，强化程度减低）、腹腔积液、继发肠梗阻等改变（图 12-7）。

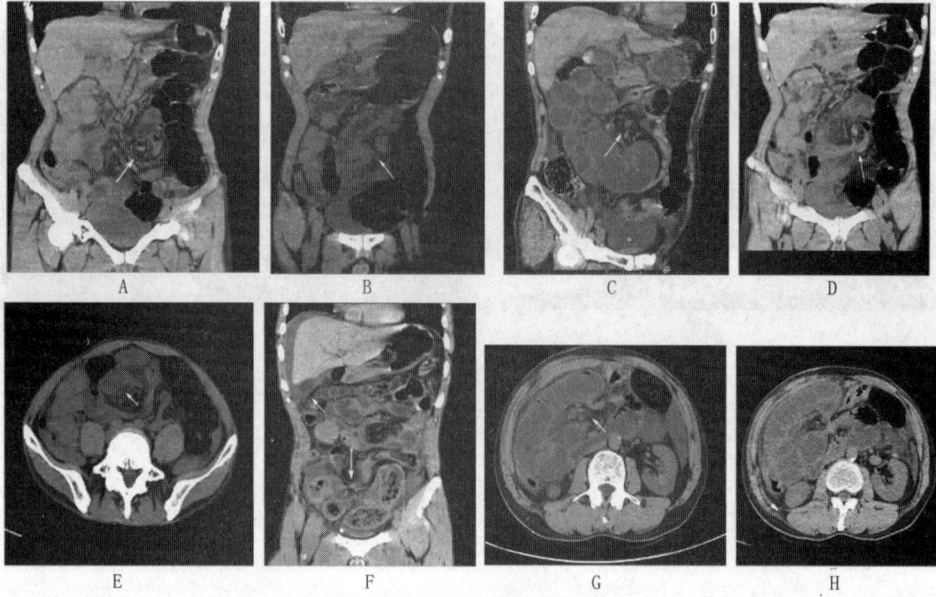

图 12-6 肠扭转

A. 肠扭转, MDCT 冠状位像可见肠系膜血管"旋涡征"(白箭); B. 肠扭转, 冠状位像示扭转肠袢跨度变小呈 C 形, 肠腔积液(白箭); C. CT 冠状位像示空肠向右上腹扭转反折, 肠系膜血管走行扭曲聚集(白箭)及扭转肠袢扩张积液, 并可见腹水征; D. 与图 A 同一病例, 冠状位像可见扭转的肠管起始部呈鸟喙征(白箭); E. 轴位示缺血绞窄小肠壁水肿增厚分层改变, 呈"靶环征"(白箭); F. 冠状位重建可见粘连束带及小肠扭转内疝(长白箭), 并见腹水征(短白箭); G. MDCT 轴位示扭转肠袢扩张积液, 并见肠系膜静脉淤血增粗改变(白箭); H. 扭转处肠管瘪陷呈"交叉征"(白箭), 扭转段肠袢扩张积液

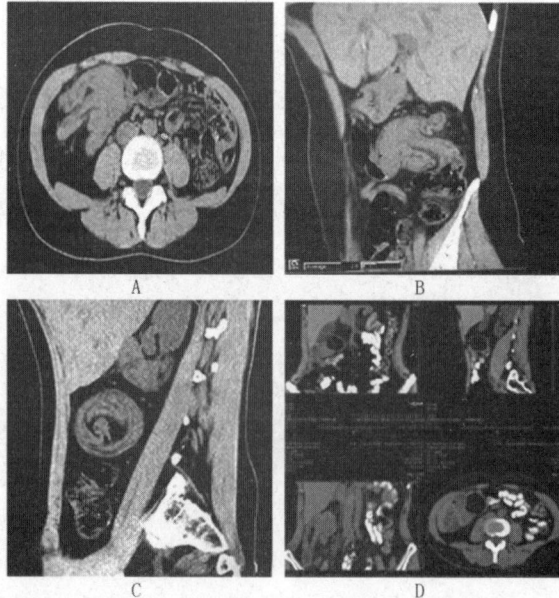

图 12-7 肠套叠

A. 肠套叠, MPR 轴位像大致平行于套叠部肠管层面, 显示套入部、套头及套鞘呈菌伞征, 并可见套鞘与远端相连肠管关系; B. 肠套叠, MPR 斜矢状位像大致平行于套叠部肠管层面, 显示套鞘、套头及套入部呈菌伞征, 并可见套入部肠管与近端相连肠管关系; C. 肠套叠 MPR 矢状位像大致垂直于套叠部肠管层面, 显示套入部肠管及其系膜、套鞘呈靶环状; D. 回肠末段脂肪瘤致回-结型肠套叠 MPR 像

九、消化道穿孔

(一)病理

各种原因致消化管壁穿孔,胃肠液外漏致化学性、感染性腹膜炎。临床表现为突发腹痛并很快延及全腹,腹部压痛、反跳痛、肌紧张,以穿孔部位为著。

(二)CT 表现

腹腔内可见游离气体,局部肠壁缺损不连续,造影剂外漏,节段性消化管壁增厚模糊伴周围蜂窝织炎,腹膜炎及腹腔积液;相应基础病影像表现。宽窗宽及窄窗位(纵隔窗基础上调宽窗宽、调窄窗位)显示器浏览薄层图像,可提高腹腔内游离气体显示率,发现游离的小气泡影,并能明确区分腹腔内脂肪及肠腔内气体。阳性造影剂外漏可直接提示穿孔的存在、位置及大小,对确定诊断及指导治疗具有重要价值,可酌情口服碘对比剂如泛影普胺溶液,不会对人体产生明显不良影响。腹腔内游离气体量及分布对判定穿孔部位有参考意义:胃十二指肠穿孔引起中等量游离气体,结肠穿孔造成多量游离气体,小肠穿孔仅有少量或没有腹腔游离气体,腹膜后脏器穿孔游离气体呈斑片样,不随体位变动;穿孔早期肠周局限性积液及小气泡影,提示穿孔所在部位。见图 12-8。

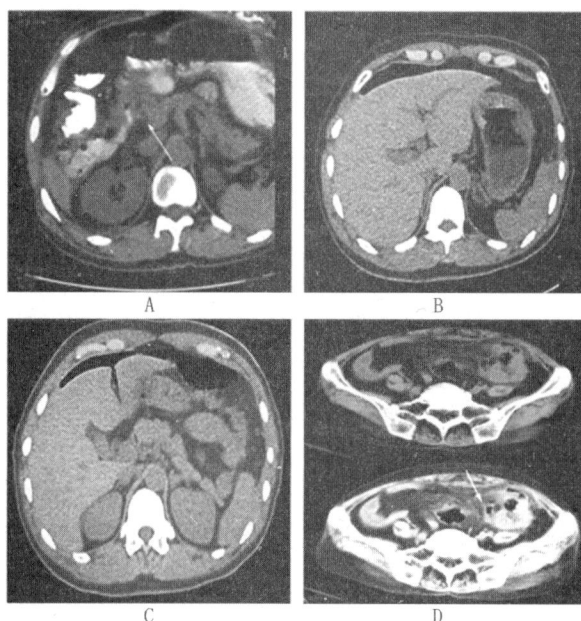

图 12-8 消化道穿孔

A. 消化性溃疡穿孔。MRR 轴位像清晰显示十二指肠降段后壁穿孔,局部肠壁缺损,孔径约 0.8cm,高密度造影剂外漏(白箭);右肾旁前间隙积液积气。B. 消化道穿孔可见肝前缘与前腹壁间弧形游离气体影。C. 与 B 同一病例同层面图像,调宽窗宽调窄窗位,清晰区分腹腔内游离气体、肠腔内气体、腹腔内脂肪。D. 乙状结肠癌穿孔。轴位像可见乙状结肠壁不规则增厚,局部不连续,肠周积液、脂肪间隙毛糙密度增高,并见少量游离气体影,调宽窗宽及调窄窗位更利于显示肠周小气泡影(白箭)

十、肠系膜静脉血栓

(一)病理

静脉血栓形成使血液循环停止,受累的肠段水肿、出血以及黏膜破溃。发病早期如果患者疼痛程度重而体征轻,压痛程度与强烈腹痛主诉不符,强烈提示血管源性急腹症,注意寻找相关 CT 征象;病情进展则出现腹胀,弥漫性触痛及反跳痛等体征。

（二）CT 表现

平扫示肠系膜静脉增粗，腔内密度增高或减低，周围系膜脂肪模糊、密度增高，呈"脂肪浑浊征"；增强扫描示肠系膜静脉内对比剂充盈缺损呈"靶征"；肠管壁水肿增厚，增强呈"双环征"，肠壁强化程度减弱，肠袢扩张积液积气伴腹水征，重者肠管坏死穿孔表现为肠壁间积气和腹腔内游离气体（图 12-9）。

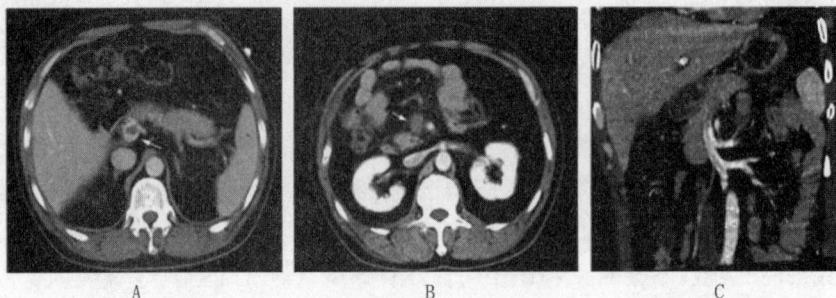

图 12-9 肠系膜静脉血栓

A. 增强扫描轴位像示门静脉主干内对比剂充盈缺损呈"靶征"；B. 增强扫描门脉期轴位像示肠系膜上静脉管腔内低密度血栓充填无强化（白箭），血管周围系膜脂肪模糊、密度增高，呈"脂肪浑浊征"；C. 增强扫描门脉期 MPR 冠状位像示肠系膜上静脉延至门静脉主干内血栓呈条形低密度充盈缺损

十一、肠系膜上动脉栓塞或血栓

（一）病理

动脉栓塞或血栓形成，致肠壁缺血痉挛，进而肠壁水肿出血，血性腹水、血便，肠系膜肿胀。临床表现为突发剧烈腹痛，腹胀及呕吐出现较晚，并可排血便。

（二）CT 表现

平扫示肠系膜上动脉增粗，腔内密度增高或减低，周围系膜脂肪模糊、密度增高，呈"脂肪浑浊征"；增强扫描肠系膜动脉管腔内低密度充盈缺损，血管腔狭窄，肠管壁水肿增厚呈分层现象，肠壁低强化或无强化，肠袢扩张积液积气伴腹水征，重者肠管坏死表现为肠壁内、门静脉系统积气，肠穿孔者见腹腔内游离气体。薄层 MIP 利于观察血管腔内血栓；厚层 MIP 利于观察血管腔轮廓，但对腔内结构显示欠佳；VR 像利于观察血管腔轮廓及肠系膜动脉扭转方向及程度；曲面重组（CPR）利于显示沿动脉走行血管腔内外整体情况（图 12-10）。

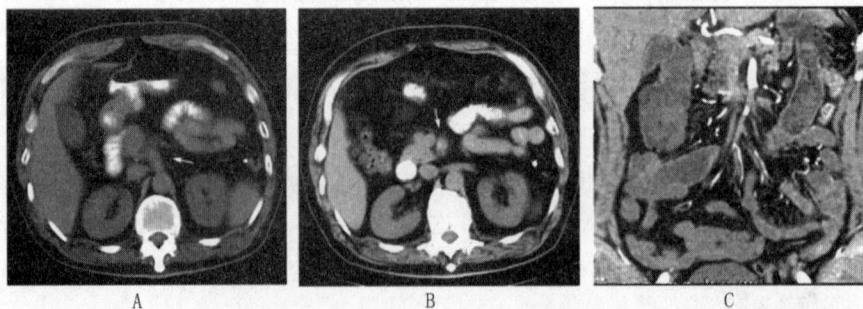

图 12-10 肠系膜上动脉栓塞或血栓

A. 平扫轴位像示肠系膜上动脉增粗，周围系膜脂肪模糊、密度增高，呈"脂肪浑浊征"；B 与 A 同一病例，平扫胰腺钩突层面示肠系膜上动脉增粗，管径大于同层面肠系膜上静脉管径，腔内密度增高，周围系膜脂肪浑浊密度增高；C. 另一增强扫描病例，动脉期 MPR 冠状位像示肠系膜上动脉及其分支内低密度血栓无强化，并见部分小肠壁强化程度减低，肠腔扩张积液

十二、脾梗死、肾梗死

（一）病理

脾或肾动脉阻塞,造成局部组织的缺血坏死。脾梗死表现为左上腹痛,肾梗死表现为腰痛、血尿,两者均可伴发热、恶心或呕吐。

（二）CT 表现

平扫见脾或肾内楔形低密度影,边缘较规则,基底贴近脏器被膜,尖端朝向脾门或肾门,增强扫描清晰显示边缘清楚的楔形低密度无强化区,并可见相应供血动脉造影剂充盈缺损(图 12-11)。脾或肾脏炎性病变亦可表现为脏器内类楔形模糊低密度影,注意梗死灶与之鉴别,临床上炎性病变畏寒高热、腰痛及尿路刺激症状明显,脏器常肿大,增强扫描无供血动脉充盈缺损表现。

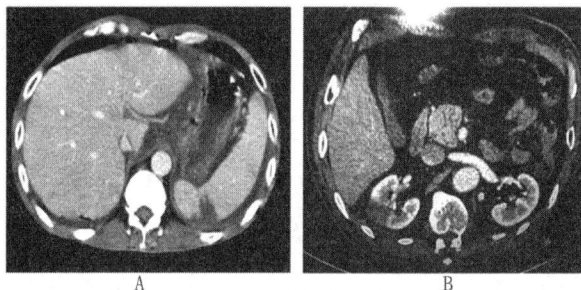

图 12-11 脾梗死和肾梗死

A.脾梗死。脾内楔形低密度影,增强扫描无强化,边缘较规则,基底贴近脾被膜,
尖端朝向脾门；B.肾梗死。肾内楔形低密度影,增强扫描无强化,边缘规则,基底
贴近肾被膜,尖端朝向肾门,并可见相应供血动脉造影剂充盈缺损

十三、宫外孕破裂

（一）病理

受精卵在子宫体腔以外着床最常发生于输卵管,胚泡生长发育时绒毛向管壁方向侵蚀,导致肌层及浆膜破裂,输卵管肌层血管丰富,短期内可发生大量腹腔内出血,出现休克。临床见于生育年龄女性,突发下腹痛,短期内有停经史或阴道不规则淋漓流血,血尿 HCG 阳性,腹腔穿刺或阴道后穹隆穿刺能抽出不凝固的血液。

（二）CT 表现

一侧宫旁或附件区混杂密度影,边界不清,周围积血环绕,增强扫描见杂乱片状、弧条状、旋涡样显著强化,其内可见不规则小囊状低密度影为孕囊;盆腹腔不同程度积血。本病需与黄体囊肿破裂鉴别,后者多见于年轻未婚女性,多发生于月经中后期,血尿 HCG 阴性,CT 表现为一侧宫旁或附件区囊性低密度影,直径大于 3.0cm,增强扫描囊肿壁呈不完整环状明显强化(囊壁缺损处提示破口),周围积血或伴有血肿(图 12-12)。

十四、腹膜炎及腹盆腔脓肿

（一）病理

腹膜弥漫性或局限性充血,出血,炎性渗出,粘连。临床表现为腹痛,发热,常伴恶心、呕吐,压痛、反跳痛、肌紧张,血白细胞增高,以及原发病的表现。

（二）CT 表现

腹膜增厚模糊、密度增高;上、下腹腔脓肿及盆腔脓肿,一般均由脏器、韧带、系膜与腹壁组成其周壁,多沿腹腔周边或肠间分布,CT 扫描可以清楚显示脓肿全貌、周边毗邻脏器情况,脓肿中央为液化坏死。

炎性腹膜及脓肿壁在增强扫描时有一定强化（图12-13）。纵隔窗基础上调整为较宽窗宽、较窄窗位，利于显示增厚的炎性腹膜及脓肿壁的异常征象。

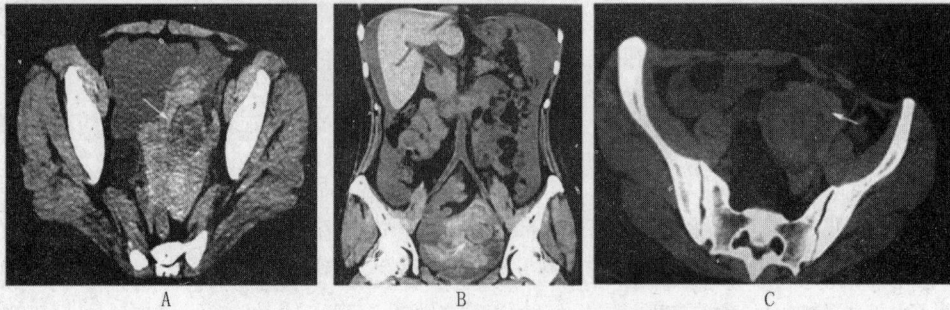

图12-12　宫外孕破裂

A、B.宫外孕破裂 MPR 轴位、冠状位像，可见左侧附件区混杂密度影，呈弧条状、旋涡样（白箭），边界不清，周围积血环绕；C.黄体囊肿破裂 MPR 轴位像，左侧附件区囊性低密度影，直径大于3.0cm，囊壁局部可见破口（白箭），周围积血环绕

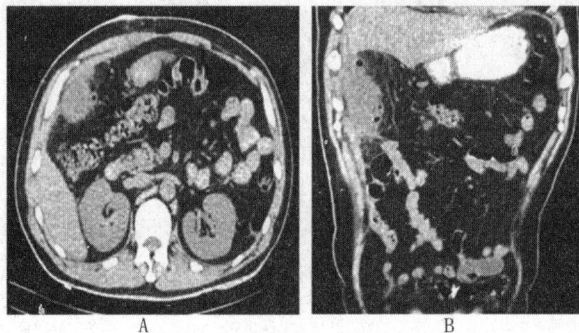

图12-13　腹膜炎及腹盆腔脓肿

A、B.平扫 MPR 轴位像、冠状位像，右上腹部腹腔脓肿形成、腹膜及网膜炎，表现为右上腹部腹腔内前腹壁下包裹性液性密度影，局部混杂气体影，腹膜增厚模糊，网膜脂肪混浊，密度增高

十五、外伤性急腹症

（一）病理

外力作用致腹腔内脏器包膜下血肿、挫裂伤、血管损伤后出现梗死灶、空腔脏器穿孔，休克，腹膜炎等改变。表现为外伤后腹痛、腹胀，腹部压痛，贫血，休克等。

（二）CT 表现

常见肝、脾、肾等实质脏器挫裂伤，包膜下血肿，脏器周围血肿。挫裂伤表现为脏器实质内不规则条状、斑片样低密度或高低混杂密度；包膜下血肿表现为脏器外缘新月形高密度影或低密度影；亦可见空腔脏器破裂，表现为腹腔内游离气体，肠系膜损伤表现为肠系膜浑浊、密度增高；以及腹腔积液、积血（图12-14）。需注意早期脏器轻微破裂 CT 表现可无异常，嘱必要时复查；腹腔积液为内脏破裂的间接征象，发现此征，注意仔细查找脏器破裂的存在。

十六、临床常见的注意与急腹症鉴别的疾病

（一）腹型过敏性紫癜

1.病理

过敏性紫癜是由免疫复合物介导的全身中小血管炎性综合征。小血管急性变态反应性炎症主要累及皮肤、内脏毛细血管和细小动脉，表现为特征性的皮肤紫癜，常伴关节、消化道、肾脏等多器官系统的损害。

腹型过敏性紫癜致血管炎可使肠壁血管通透性增高,肠壁充血、水肿和出血,炎症细胞浸润及淋巴细胞组织增生。临床以青少年多见,腹痛发作时较剧烈,部位常不定,反复发作,可伴有恶心、呕吐、便血等,腹部触痛较广泛,有不同程度腹胀、肌紧张、反跳痛,可发现皮肤紫癜及关节肿胀。

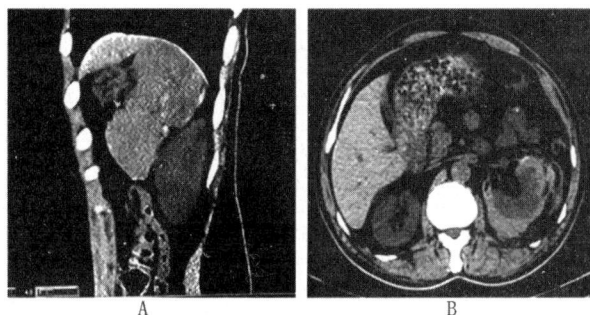

图 12-14　外伤性急腹症

A.脾挫裂伤,可见脾实质内不规则斑片样高低混杂密度,局部脾外缘弧形高密度影为包膜下血肿;

B.肾挫裂伤、肾周血肿,表现为肾实质内斑片样高低混杂密度影,肾周不规则条片样高密度影

2.CT 表现

节段性肠壁增厚水肿、出血,轮廓模糊,腹腔渗液;部分可见合并肠套叠、消化道穿孔及肠壁坏死等征象(图 12-15)。过敏性紫癜患者腹部病情恶化时,应警惕并发肠套叠、肠坏死、肠穿孔等外科急腹症的可能。

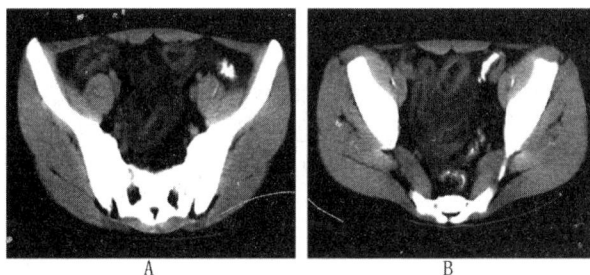

图 12-15　腹型过敏性紫癜

下腹部及盆腔小肠壁充血水肿增厚伴出血,轮廓模糊,腹腔渗液

(二)克罗恩(Crohn)病

1.病理

与机体自身免疫或病毒感染有关,呈节段性分布的肠壁肉芽肿性病变。肠壁水肿增厚、溃疡及鹅卵石样改变,肠腔狭窄,系膜水肿增厚及淋巴结肿大,肠壁渗出粘连,可形成内外瘘,后期肉芽肿纤维化,瘢痕收缩,肠腔变形狭窄,可致肠梗阻。临床多见于青壮年,腹痛伴有恶心及呕吐,腹泻与便秘,发热,腹部肿块,消瘦贫血及营养不良,可出现慢性不完全性肠梗阻症状。

2.CT 表现

多发于回肠末段及结肠,受累肠管呈节段性、非对称性分布,系膜侧病变程度较重,肠壁及肠系膜增厚,肠管狭窄,轮廓模糊不整,邻近淋巴结肿大及炎性软组织肿块,邻近腹腔内脓肿及瘘管形成。怀疑克罗恩(Crohn)病者,小肠钡剂造影 X 线检查可见较具特征性的表现如纵行线状溃疡、卵石征等有助诊断。

(三)急性胃肠炎

1.病理

受累胃肠壁黏膜炎性水肿增厚,渐向肌层和浆膜扩散累及全层。临床表现为上腹或脐周痛,伴有呕吐及腹泻,腹软,触痛范围广,因肠蠕动活跃,肠鸣音亢进。

2.CT 表现

胃肠壁较均匀增厚,密度较低,呈水样密度,内缘规整;肠系膜脂肪毛糙模糊,肠系膜淋巴结轻度增大。本病影像表现需与胃肠道肿瘤鉴别,后者所致胃肠壁增厚呈实性软组织密度,内缘不整。

(四)原发性大小肠淋巴瘤

最常见症状为腹痛,临床表现与阑尾炎和憩室炎类似。肠淋巴瘤 CT 表现为小肠肠壁增厚,受累肠管较扩张,常伴有肠系膜淋巴结肿大;结肠黏膜结节样变,肠内外肿块及肠系膜淋巴结肿大。

(五)糖尿病酮症酸中毒

可以急性腹痛为首发突出表现,注意与急腹症鉴别,糖尿病酮症酸中毒(DKA)亦可同时合并外科急腹症。

(六)血卟啉病

可表现为急性剧烈的、反复发作性腹痛,可伴恶心、呕吐等消化道症状,可同时具有皮肤光过敏损害和(或)神经精神症状。

(崔志洁)

第十三章 后腹膜间隙疾病的CT诊断

第一节 后腹膜间隙正常CT表现

后腹膜间隙是位于腹膜和腹横筋膜之间的包括一系列器官和组织的巨大间隙，是后腹膜与腹横筋膜间各间隙的总称，上起膈肌，下至骨盆间隙，两侧以腰方肌外缘为界分为前后两部，前部为腹膜外脏器后的间隙，后部主要为肾周间隙。肾周间隙又包括肾旁前间隙、肾周间隙及肾旁后间隙。

肾旁前间隙位于后腹膜与肾筋膜前层之间，其内包括胰腺，十二指肠降段、水平段、升段及升、降结肠。

肾周间隙位于肾筋膜前、后层之间，其内主要包括肾及肾上腺。

肾旁后间隙位于肾筋膜后层后方与腹横筋膜之间，其中主要为脂肪组织。

腹膜后间隙含有胰腺、十二指肠、肾上腺、肾脏与输尿管、各大血管（腹主动脉、下腔静脉）及分支、交感神经干、腹腔神经丛、腹下神经丛及各神经分支、淋巴管及淋巴结，这些器官和组织间为脂肪和疏松结缔组织。

肾上腺为腹膜后器官，位于肾筋膜囊即 Gerota 筋膜囊内，位于 $T_{11\sim12}$ 水平。左肾上腺较右侧更接近肾上极，在 CT 上，由于肾上腺周围有丰富的低密度脂肪组织，因而可以清晰显示，在横断面上，右肾上腺位于右肾上极的前内上方，在右膈肌角外方与肝右叶内缘之间，前方毗邻下腔静脉；左肾上腺位于左肾上极的前内方，前外侧毗邻胰体、胃，内侧为左膈肌角和腹主动脉。

肾上腺的形态因人而异，一般而言，右肾上腺在较头侧的层面表现为一斜线状软组织密度影，在中部的层面上通常呈倒"V"形或倒"Y"形。在其接近下极层面表现为一横线影。左肾上腺多呈倒"V"形或倒"Y"形，也可三角形。正常肾上腺呈软组织密度，略低于肝实质。增强扫描呈均一强化，边缘光滑，无局限形外突结节影。一般认为，肾上腺厚度＞10 mm 或面积＞150 mm² 应考虑肾上腺增大。

在行肾上腺检查时，牲意不要将邻近肾上腺的一些正常结构或异常改变误认为肾上腺肿块，如左侧肾上腺区，较大的脾脏内侧突、副脾、分叶脾和扭曲、扩张的脾动脉或静脉、膈下静脉及增厚的膈肌脚均可类似左肾上腺肿块，增强 CT 检查则有助于鉴别。此外，来自肝右叶、双肾上极及后腹膜的肿块可突入肾上腺区，与肾上腺本身肿块相混淆，应注意多期扫描，应用三维重建技术有助于鉴别肿块起源（图 13-1）。

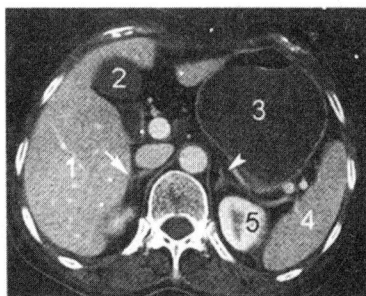

图 13-1　正常腹膜后间隙 CT 检查
1.肝脏；2.胆囊；3.胃；4.脾脏；5.肾脏；长箭头指向右肾上腺；短箭头指向左肾上腺

（陈　诺）

第二节　基本病变 CT 表现

一、后腹膜间隙感染性病变

表现为腹膜后间隙增宽,内有积液或气体,脂肪组织内出现软组织密度斑片影或条形影,有脓肿形成时可见液平。周围脏器边缘模糊或受压移位。

二、后腹膜间隙肿瘤性病变

后腹膜间隙肿瘤包括原发性与转移性肿瘤,85%为恶性,脂肪肉瘤是最常见原发性恶性肿瘤,神经瘤为最常见良性肿瘤。CT 检查可以明确肿瘤所处腹膜后间隙的解剖范围及大小,明确肿瘤形态、密度及有无钙化或坏死液化。如脂肪肉瘤一般密度不均,边界不清,具有浸润性,局部可测得脂肪密度,也可完全呈实质性肿块;平滑肌肉瘤易发生组织坏死及囊性变;纤维肉瘤常为实体性均匀性肿块;畸胎瘤常有高密度钙化斑或骨块与低密度脂肪并存。

三、腹膜后纤维化

腹膜后纤维化临床少见,分原发性和继发性两类,原发性认为是一种自身免疫性疾病或过敏性疾病,继发性与恶性肿瘤、炎症、外伤及手术有关。其最主要的病理改变是大量纤维组织增生。无特异临床表现,常压迫血管、神经、胃肠道及输尿管出现临床梗阻症状,尤其是引起肾积水。CT 表现腹膜后包绕腹主动脉、下腔静脉及输尿管的软组织块影,一般侵犯肾动脉至髂总动脉平面,具有对称、连续性,常伴有大血管壁钙化、肾积水、输尿管扩张,有时见腹主动脉瘤。腹膜后淋巴瘤、转移瘤、原发肿瘤鉴别困难。

（陈　诺）

第三节　常见疾病 CT 诊断

一、肾上腺常见疾病

（一）Cushing 综合征

1.病理和临床概述

Cushing 综合征依病因分为垂体性、异位性(垂体外肿瘤组织分泌促肾上腺皮质激素所致)和肾上腺性 Cushing 综合征。前两者均造成双侧肾上腺皮质增生,约占 70%。肾上腺性通常是皮质腺瘤和皮质癌所致。好发年龄 25～35 岁,女性明显多于男性。临床表现:向心性肥胖、满月脸、多毛症、高血压、骨质疏松、月经过少或闭经等。

2.诊断要点

(1)皮质增生:表现为双侧肾上腺均匀增大或侧肢局限性结节突起,结节直径多在 3～5 mm,平扫为等或稍低密度,一般无增强。

(2)腺瘤:表现为肾上腺边缘的直径 2～5 cm 的单个突起或均匀结节,CT 值 0～50 HU,对侧肾上腺组织常萎缩,籍此可与肾上腺皮质结节增生鉴别(图 13-2)。

(3)皮质癌:表现为巨大分叶状肿块,中等密度,中央可见液化坏死,增强扫描周边强化,约 30%腺癌见钙化。

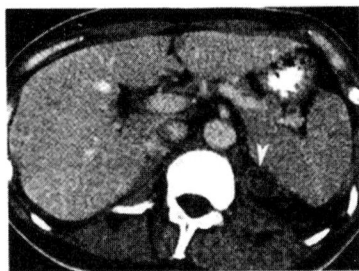

图 13-2　左肾上腺腺瘤

CT 显示左肾上腺两类圆形低密度腺瘤,边缘光整,增强扫描边缘轻度环状强化

3.鉴别诊断

Conn 综合征;转移瘤;肾上腺囊肿、出血等疾病;必须结合临床及有关实验室资料进行诊断。

4.特别提示

肾上腺疾病影像学表现是非特异性的,必须结合临床表现、生化资料等进行鉴别诊断。CT 检查具有图像清晰,解剖关系明确等优点,是肾上腺检查的首选方法。对于肾上腺皮质增生,MRI 显示不清。而对于皮质腺瘤或皮质癌,两者各有千秋,可互为补充。

(二)肾上腺偶发瘤

1.病理和临床概述

肾上腺偶发瘤是指在对其他临床疾病(非肾上腺引起)进行诊断和治疗过程中影像学偶尔发现的肾上腺肿瘤,直径通常≥1 cm。肾上腺偶发瘤的发病率大约是 6％。在一项 2 000 多例的肾上腺偶发瘤的调查中发现,82％为无功能腺瘤,5.3％为亚临床库欣综合征,5.1％为嗜铬细胞瘤,4.7％为肾上腺皮质癌,1.0％为醛固酮瘤,2.5％为转移癌。下面给予分述。

1)具有激素活性肿瘤。

(1)分泌皮质醇的肾上腺偶发瘤:有 2％～15％的肾上腺偶发瘤患者出现皮质醇分泌紊乱,大多数表现为亚临床 Cushing 综合征,即在生化指标上表现为皮质醇分泌的昼夜节律消失,皮质醇的自主分泌,地塞米松不能抑制。有研究认为可通过地塞米松过夜抑制试验来评价肾上腺自主分泌功能。

(2)嗜铬细胞瘤:大多数最终诊断为嗜铬细胞瘤的肾上腺偶发瘤患者都没有相关的典型症状,因此常常被误诊。可以查 24 h 尿甲氧肾上腺素,血尿儿茶酚胺,尿香草扁桃酸(VMA)含量。对生化结果异常的可疑患者,可建议行[131]I—间碘苯甲胍(MIBG)闪烁显像。其敏感性和特异性均很高。对于有典型症状的嗜铬细胞瘤将会另文叙述。

(3)分泌醛固酮的肾上腺偶发瘤:原发性醛固酮增多症现已成为最常见的继发性高血压的病因(5％～13％)。其中最常见的亚型是肾上腺醛固酮分泌腺瘤,(70％～80％),其次为双侧肾上腺皮质增生又称特发性醛固酮增多症。肾上腺醛固酮癌很罕见,还不到 1％。对所有高血压的肾上腺偶发瘤的患者都应该测立位 ARR 作为筛查试验,当比值＞20 时高度提示患有原发性醛固酮增高症的可能性。进一步确诊可以行氟氢可的松抑制试验。

(4)分泌性激素的肾上腺偶发瘤:分泌性激素的肿瘤是非常罕见的,它们通常有较明显的临床表现,而且大多数都为恶性的。硫化脱氢表雄酮可以作为衡量肾上腺雄激素分泌过多的指标。睾酮和雌二醇的测定可以作为辅助诊断性激素分泌肿瘤的指标。

(5)肾上腺皮质癌:恶性程度最高,预后差,平均存活期为 18 个月。肾上腺皮质癌约有半数为有功能性分泌的,且多表现为多种激素混合分泌。血浆硫化脱氢表雄酮 DHEA 水平较高,可以作为恶性肾上腺皮质肿瘤的一个评估指标。

2)无激素活性肿瘤。

(1)无功能性肾上腺腺瘤:无功能性肾上腺腺瘤占到无肿瘤既往史的肾上腺偶发瘤患者的绝大多数。有报道称无功能的肾上腺腺瘤可以转化为自主性分泌的腺瘤。绝大多数无功能腺瘤在临床上没有任何症状,生化检查也无明显异常。在影像学检查中,肿瘤多表现为均质性肿块,边缘光滑,形状规则,多有包膜。

(2)肾上腺转移癌:肾上腺血供丰富,是肾上腺外肿瘤细胞转移的好发部位。在有恶性肿瘤病史的肾上腺偶发瘤患者中,50%~75%是肾上腺转移癌。肾上腺转移癌通常是双侧的,原发肿瘤常见的有肺癌、乳腺癌、肾细胞癌、黑色素瘤以及淋巴瘤等。

(3)其他肾上腺偶发瘤:其他性质的肾上腺肿瘤较为少见。髓脂肪瘤,肾上腺囊肿等,都有明显的影像学特征。还有一些是来自于邻近组织器官(肾、胰腺、胆囊、脾、淋巴结等)的伪肾上腺肿瘤。

2.诊断要点

有些良性肿瘤如髓脂肪瘤、肾上腺囊肿、肾上腺血肿等有其独特的影像学特征,可以直接通过CT确诊。良性的肾上腺肿瘤一般表现为均质的,边缘光滑,有包膜,CT值比较低(<10 HU),强化不明显,脂质含量高。

3.鉴别诊断

肾上腺良恶性肿瘤,可以从病史,临床表现,生化检查以及辅助检查来鉴别。肾上腺转移癌的征象基本类似于上述恶性肿瘤的表现,但一般其体积较小,且多为双侧性的。

4.特别提示

对于肾上腺偶发瘤的随访可以从两方面着手,一是影像学检查,二是复查激素。长期随访研究显示,2~5年内大多数患者病情稳定,有3%~4%的患者肿瘤反而缩小。有0.1%左右的患者偶发瘤发生恶变,约20%的患者肿瘤转化为功能异常亢进,其中以皮质醇过多分泌多见。肾上腺偶发瘤<3 cm者转化为有功能的肿瘤可能小,>3 cm者则可能性较大。对于无症状的肾上腺偶发瘤患者,应进行密切随访,在3个月或6个月左右,复查CT或者MRI。在1年左右可进行激素筛查。以后最好每2年再复查1次。

(三)嗜铬细胞瘤

1.病理和临床概述

嗜铬细胞瘤是一种产生儿茶酚胺的肿瘤。多单侧发病,多见于壮年,男性多于女性,90%位于肾上腺髓质。10%发生于肾上腺外,10%为恶性,10%为双侧为此瘤特点。儿茶酚胺肾上腺素与甲基肾上腺素增加分泌而产生高血压为此瘤主要症状。可出现阵发性高血压、头痛、心悸、多汗和皮肤苍白。尿中香草基扁桃酸(VAM)及3-甲氧基肾上腺素的测定对诊断有意义。

2.诊断要点

平扫常表现一侧肾上腺边缘清晰、密度均匀,圆形或类圆形的肿块,偶为双侧性肿块。CT值20~70 HU,部分见钙化,瘤体较大,直径2~12 cm,因中心常见坏死出血,有时像囊肿样改变;增强扫描肿瘤早期强化不明显,门脉期瘤体显著强化,坏死、囊变区无强化(图13-3)。

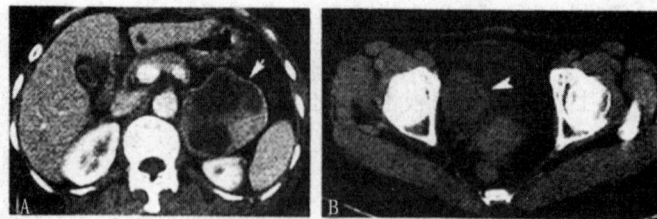

图13-3 嗜铬细胞瘤

A.肾上腺嗜铬细胞瘤,左肾上腺类圆形囊实性肿块,边缘较规则,直径约6.5 cm,增强扫描实质病灶明显强化,囊性坏死病灶未见强化;B.异位嗜铬细胞瘤,膀胱右侧壁实性肿块

3.鉴别诊断

肾上腺瘤;肾上腺癌;腹膜后肿瘤;依据血和尿中儿茶酚胺的测定及典型临床表现一般诊断不困难。

4.特别提示

若临床符合嗜铬细胞瘤而CT显示肾上腺无异常,则应行全腹部扫描寻找是否有异位嗜铬细胞瘤。通常好发于主动脉分叉处附近的副神经节,多见于腹主动脉旁和下腔静脉旁、后纵隔及颈总动脉旁。

二、神经源性肿瘤

1.病理和临床概述

神经源性肿瘤包括来源于脊神经鞘、交感神经干及嗜铬系统的肿瘤。脊神经鞘源肿瘤可分为神经鞘瘤、神经纤维瘤、恶性神经鞘瘤、神经纤维瘤病。交感神经源性肿瘤分为节细胞神经瘤、神经母细胞瘤。神经源性肿瘤一般无明显症状,当肿块增大到一定程度时压迫和影响邻近器官而出现相应症状,局部可触及腹部肿块。

2.诊断要点

肿瘤通常位于脊柱旁,呈圆形或类圆形,边缘较规则,平扫密度可均匀或不均,肿瘤少见内部出血、坏死或囊变征象。增强扫描动脉末期明显强化,延时期持续强化。肿块压迫周围脏器致移位(图 13-4)。

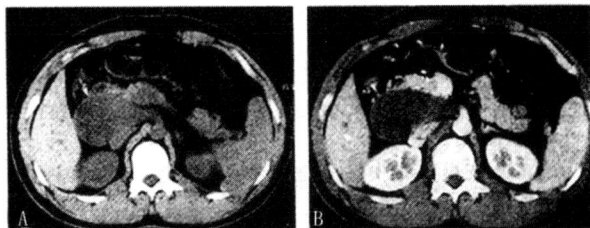

图 13-4　腹膜后节神经瘤

CT 示胰头后方肾前方一椭圆形低密度肿块,密度均匀,边界清楚,部分突入腹主动脉旁,增强无明显强化,病理证实为节神经瘤

3.鉴别诊断

脂肪瘤;皮样囊肿;畸胎瘤,根据其各自特征一般能诊断。

4.特别提示

X 线检查作用有限,对病变的定性定位 CT 和 MRI 有价值,应首选 CT 检查。位于脊柱旁肿瘤常为神经源性肿瘤,若有嗜铬细胞瘤临床表现,可诊断为副神经节瘤。

(陈　诺)

第四节　腹腔肿瘤与腹膜后肿瘤 CT 鉴别诊断

腹腔肿瘤与腹膜后肿瘤的 CT 鉴别诊断(表 13-1)。

表 13-1　腹腔肿瘤与腹膜后肿瘤的 CT 鉴别诊断

	腹腔肿瘤	腹膜后肿瘤
位置	原发腹腔或腹腔脏器	原发腹膜后间隙组织
与胰腺关系	胰腺受压后移	胰腺受压前移
肿瘤边缘	边缘较规则	边缘不清晰,邻近动脉受累
与肠管关系	肠管受压后移或包绕	十二指肠降段前移,升结肠外移
好发肿瘤	间质瘤多见	良性神经源性肿瘤多见,恶性脂肪肉瘤多见较少

(陈　诺)

第十四章 泌尿系统疾病的 CT 诊断

第一节 正常泌尿生殖系统 CT 表现

一、肾脏

位于后腹膜腔,位置一般在 $T_{12} \sim L_3$ 水平,长度 $10 \sim 12$ cm,宽 $5 \sim 6$ cm,右肾较左肾低。肾门附近层面肾前内缘有一凹陷性切迹,有肾蒂伸向前内方,肾蒂内有肾静脉、肾动脉和肾盂。肾脏周围自内向外被纤维膜、脂肪囊、肾筋膜包绕,肾前、后筋膜将腹膜后区分为肾前间隙、肾周间隙、肾后间隙 3 个间隙。左侧肾前筋膜又称吉氏筋膜,胰腺炎症时常增厚。肾脏平扫密度均匀一致,为 $30 \sim 50$ HU,肾皮质和髓质从密度上难以区分,肾周间隙和肾门内充满脂肪,容易识别。增强扫描:注射造影剂后约 15 s 肾皮质先强化,出现肾皮髓质分界现象,3 min 时两者均等增强,此时肾盏开始显影,5 min 时肾盂和输尿管显影。

二、输尿管

上连肾盂,下接膀胱,位于腰大肌前方。有三处生理性狭窄,即输尿管-肾盂交界区、输尿管入盆处、输尿管膀胱入口。输尿管在静脉注射造影剂约 5 min 后可较清晰显示,在无造影剂充盈时不能与血管影相鉴别。

三、膀胱

是一个腹膜外位器官,位于盆腔最前方,紧贴耻骨联合后面,并向上延续而成为脐正中韧带。女性膀胱后紧贴子宫和阴道,子宫底两侧有输卵管和卵巢。男性膀胱后面邻接输精管壶腹,精囊,下面紧贴前列腺底。膀胱在 CT 扫描上位于中线,呈均匀水样密度,其大小、形态取决于含尿量的多少及邻近脏器压迫情况,男性膀胱基底部可有前列腺压迹,女性膀胱可有子宫压迹,膀胱外缘光滑,膀胱壁厚度在充盈时为 $1 \sim 3$ mm。

四、前列腺

呈前后扁平的栗子形,尖端向下,位于耻骨后,直肠前;主要分成中央带、移行带和外围带三部,此外还有小部分腺体组成尿道周围腺体。移行带和尿道周围腺体是前列腺增生的发生部位,外围带是前列腺癌的好发部位。前列腺的大小随年龄增加而增大,正常情况下不超过耻骨联合 1 cm,但只有超过耻骨联合上 2 cm 时,才能认为前列腺增大。平扫呈均质软组织密度,偶可见点状钙化。增强扫描外围带密度略低于中央带密度,但不明显。

五、子宫

其大小随年龄、经产与否等因素而不同。子宫自上往下依次分子宫底、子宫体及子宫颈三部。子宫呈边缘光滑、密度均匀的卵圆形或三角形影,三角形底之两角各有输卵管开口。子宫内膜厚 $1 \sim 8$ mm,随月经周期变化,子宫肌壁厚 $1.5 \sim 2.5$ cm。子宫颈在成年妇女长 $2.5 \sim 3.0$ cm,以阴道穹窿转折区为界分为上下两部。增强扫描宫颈中央黏膜明显强化,纤维间质部中度强化,阴道壁强化不明显。

六、卵巢

位于子宫两侧,包裹于阔韧带后层中。成人卵巢呈杏仁形,平均长为 2～3.5 cm,宽 1～1.9 cm,厚 0.5～1 cm。35～40 岁后开始逐渐缩小,并为结缔组织取代,质地渐硬,到绝经期可缩小一半以上。正常情况下,CT 显示卵巢不够理想,常与这一区域内无造影剂的肠管难以鉴别。只有当卵巢增大时才能发现(图 14-1)。

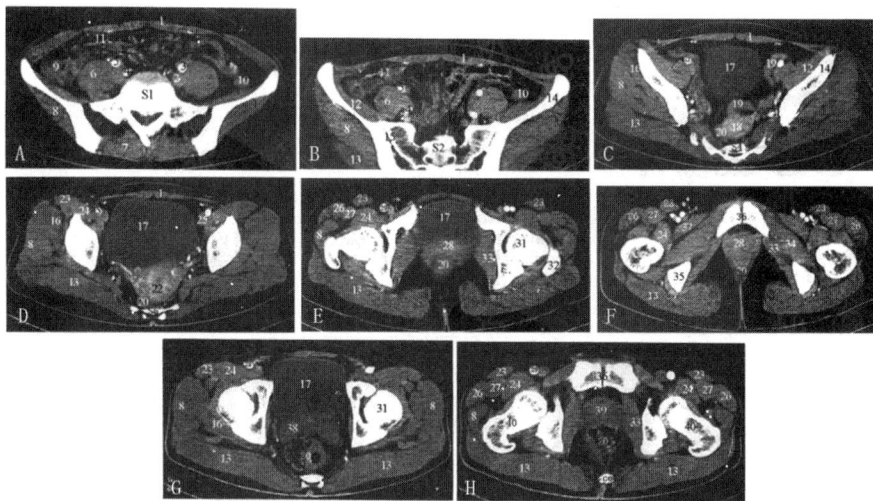

图 14-1　正常盆腔 CT 检查

1.腹直肌;2.左髂总静脉;3.左髂总动脉;4.右髂内动脉;5.右髂外动脉;6.腰大肌;7.竖脊肌;8.臀中肌;9.升结肠;10.降结肠;11.回肠;12.髂肌;13.臀大肌;14.髂骨翼;15 骶髂关节;16.臀小肌;17.膀胱;18.子宫底;19.乙状结肠;20.直肠;21.左侧腰骶干;22.子宫体;23.缝匠肌;24.髂腰肌;25.左髂外静脉;26.阔筋膜张肌;27.股直肌;28.阴道;29.股动脉;30.股静脉;31.股骨头;32.大转子;33.闭孔内肌;34.闭孔外肌;35.坐骨结节;36.耻骨联合;37.耻骨肌;38.精囊;39.前列腺;40.股骨颈

（杜广芬）

第二节　基本病变 CT 表现

一、平扫密度改变

(一)高密度病灶

见于泌尿系结石、钙化和某些肿瘤等。

(二)等密度病灶

见于某些肿瘤,如肾癌、宫颈癌等。

(三)低密度病灶

囊肿、肾脓肿、囊性肾癌、卵巢囊腺瘤等。

(四)混合密度病灶

肾血管平滑肌脂肪瘤、畸胎瘤、卵巢囊腺癌等。

二、增强扫描特征

（一）均匀性强化

见于子宫肌瘤、膀胱癌等。

（二）非均匀性强化

见于肾癌、膀胱癌、卵巢囊腺癌等。

（三）环形强化

见于肾脓肿、肾结核等。

（四）无强化

囊肿、子宫内膜异位症等。

（杜广芬）

第三节　肾脏常见疾病CT诊断

一、肾脏外伤

（一）病理和临床概述

肾脏外伤，泌尿系统遭受任何直接损伤如暴力挤压、骨折损伤、牵拉撕裂，或间接暴力如强烈震荡等均可导致损伤。近年来，医源性损伤亦逐渐增多。根据其病理特征，一般将肾外伤分为3型：①轻型损伤，包括肾挫伤、表浅性裂伤、包膜下血肿；②中型损伤，伤及肾实质或延及收集系统；③重型损伤，包括肾粉碎性伤及肾蒂损伤。临床表现为血尿、休克、腰部疼痛、腰肌紧张或有肿块，同时常合并其他脏器损伤。

（二）诊断要点

肾出血是肾外伤最常见的征象。肾损伤表现多样，一般可表现为：①肾因水肿和出血而增大，或肾脏因肾周血肿或漏尿而移位；②肾轮廓模糊不清或失去连续性；③肾实质裂隙、缺损或碎裂，肾内出血，轻的出现局限性血肿，边界清，严重者出现不规则不均匀的混杂密度；④肾周斑肿是诊断肾破裂最常见的征象，表现为新月形或环形包膜下血肿，严重者随肾包膜撕裂，出血进入肾周间隙或肾旁间隙；⑤尿外漏，表明肾收集系统损伤；⑥合并其他脏器损伤（图14-2）。

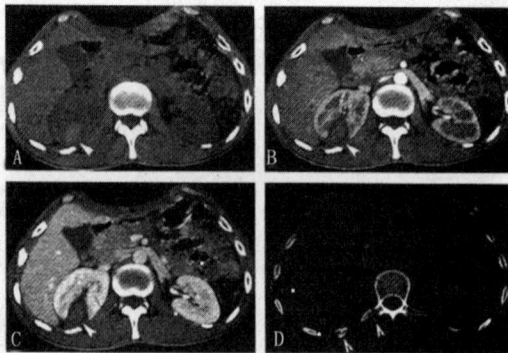

图14-2　肾破裂

A、B、C、D.为右肾破裂的CT三维重建，右肾上极破裂，边缘不规则，局部未见血液供应

（三）鉴别诊断

一般可明确诊断，注意排除肾是否伴有其他病变。

（四）特别提示

肾在泌尿系统中最易发生损伤。由于肾血供丰富。具有高分辨率的CT显示出其优势。可明确损伤的程度和范围。三维 CT 重建对肾盂、输尿管、肾血管损伤的判断很有帮助。肾血管损伤的金标准是肾动脉造影,对于肾血管小分支出血患者可行肾动脉栓塞治疗。

二、肾囊肿

(一)病理和临床概述

肾囊肿分为肾单纯囊肿和多囊肾。肾单纯囊肿最常见,多见于成人。系后天形成,目前认为是肾小管憩室发展而来。病理上多见于肾皮质的浅深部或髓质,囊壁薄,内含透明液体,与肾盂不同。临床多无症状。多囊肾指肾皮质和髓质内发生的多发囊肿的遗传性疾病,按遗传方式分为常染色体显性遗传型(成人型)多囊肾和常染色体隐性遗传型(儿童型)多囊肾。前者多在 30 岁后发病,表现为肾脏增大、局部不适、血尿、蛋白尿、高血压等。后者基本病变为肾小管增生和囊状扩张,有不同程度肝门周围纤维化和肝内胆管囊状扩张。临床有肾、肝症状。

(二)诊断要点

1.单纯囊肿

平扫为圆形或椭圆形低密度灶,水样密度。增强扫描不强化、壁薄(图 14-3)。

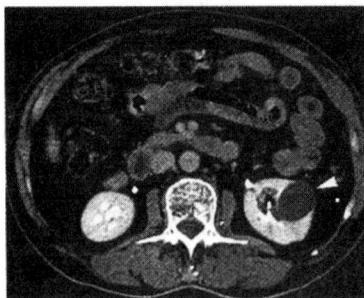

图 14-3 左肾囊肿
CT 检查示左肾实质内见一圆形囊状积液,未见强化

2.特殊类型

盂旁囊肿,位于肾窦内,可能为淋巴源性或肾胚胎组织残余发展而成,低密度,可压迫肾盂和肾盏,还有一种高密度囊肿,平扫比肾实质高,可能为出血、含蛋白样物质所致。

3.多囊肾成人型

肾内多发囊状水样低密度,大小不等,不强化。

4.多囊肾儿童型

双肾对称增大有分叶,肾实质密度低,肾盂小,囊肿不易发现,增强扫描肾实质期延长,可见多发、扩张的肾小管密度增高,放射状分布。

(三)鉴别诊断

1.囊性肾癌

癌灶边缘有强化,可伴有后腹膜淋巴结转移及邻近脏器受侵犯等改变。

2.肾母细胞瘤

多见于儿童,为肾脏实质性肿块,肾静脉往往受侵,易发生肺转移。

3.髓质海绵肾

肾皮、髓质交界区多发小钙化灶,呈簇状分布。

(四)特别提示

B 超是诊断肾囊肿常用而有效的方法。CT、MRI 均明确诊断,并起到鉴别诊断价值。

三、肾结石

（一）病理和临床概述

肾结石在尿路结石中居首位，发病年龄多为 20～50 岁，男性多于女性，多为单侧性。发病部位多见于肾盂输尿管连接部、肾盏次之，偶可见于肾盂源性囊肿或肾囊肿内。病理改变主要为梗阻、积水、感染及对肾盂黏膜和肾实质的损害。结石根据其组成成分分为阳性和阴性结石两类。临床症状主要为血尿、肾绞痛和排石史。当结石并发感染和梗阻性肾积水时，则出现相应临床症状。

（二）诊断要点

平扫可发现阳性及阴性结石，阴性结石密度常高于肾实质，CT 值常为 100 HU 以上，无增强效应。结石常为圆形、卵圆形、鹿角状。螺旋 CT 薄层扫描可发现＜2～3 mm 的结石。结石继发肾积水表现为患侧肾盂肾盏扩大，为均匀一致的低密度，部分患者在低密度中能发现高密度结石。长期梗阻导致肾皮质萎缩，增强扫描肾实质强化差，集合系统内对比剂浓度低（图 14-4）。

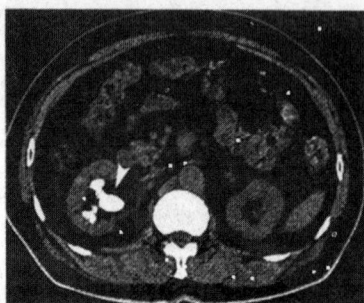

图 14-4　肾结石
CT 检查示肾盂内可见鹿角状高密度灶

（三）鉴别诊断

血凝块，密度明显低于结石；钙化灶，不引起近侧尿路梗阻。

（四）特别提示

腹部 X 线平片能发现 90% 以上的阳性结石，能确定结石位置、形状、大小。静脉肾盂造影能发现 X 线平片不能显示的阴性结石，并判断肾积水程度。CT 检查的分辨率明显高于 X 线平片，可同时发现肾及其周围结构的形态学和功能学改变，CT 不仅能发现肾积水的程度，还能确定其梗阻位置。

四、肾结核

（一）病理和临床概述

肾结核 90% 为血行感染引起，肺结核是主要原发病灶，骨关节结核、肠结核等也可成为原发灶。其他传播途径尚包括经尿路、经淋巴管和直接蔓延。致病菌到达肾皮髓交界区形成融合的结核结节，感染多是双侧性的。病变发展扩大，结节中心坏死，干酪样物液化排出，形成空洞。病灶常在肾乳头处侵入肾盂、肾盏，进而到达全肾或其他部位，肾结核可随集合系统累及输尿管、膀胱，男性可累及生殖系统。肾结核多见于青壮年，20～40 岁，男性多见，主要症状有尿频、尿痛、米汤样尿及血尿、脓尿等。部分患者有腰痛。

（二）诊断要点

（1）早期肾小球血管丛病变，CT 检查无发现。

（2）当病变发展干酪化形成寒性脓肿，破坏肾乳头时，CT 见单侧或双侧肾脏增大，肾实质内边缘模糊的单发或多发囊状低密度区，CT 值接近于水，增强扫描呈环状强化，与之相通的肾盏变形。

（3）后期肾体积缩小，肾皮质变薄，肾盂、肾盏管壁增厚，不规则狭窄。脓肿溃破可形成肾周或包膜下积脓，肾周间隙弥漫性软组织影。50% 可见钙化，"肾自截"可见弥漫性钙化（图 14-5）。

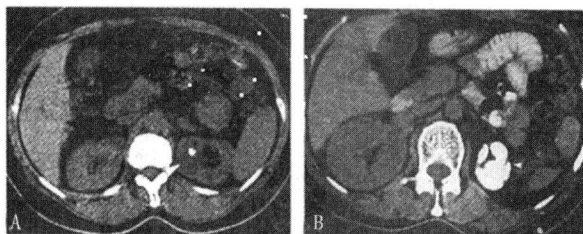

图 14-5　肾结核

A.肾结核,肾实质内多发囊状低密度区伴斑点状钙化;B.肾自截,全肾钙化

（三）鉴别诊断

(1)肾囊肿:肾实质内单发或多发类圆形积液,无强化,囊壁极少钙化。

(2)肾积水:积液位于肾盂、肾盏内。

(3)细菌性肾炎:低密度灶内一般不发生钙化。

（四）特别提示

静脉肾盂造影是诊断肾结核的重要方法,但早期不能显示结核病灶,晚期肾功能受损时又不能显影。诊断不明确可选择 CT 检查,CT 的价值在于判断病变在哪侧肾、损害程度,能更好的显示病灶细节、肾功能情况、肾门及腹膜后淋巴结有无肿大,是确定肾结核治疗方案必不可少的检查方法。

五、肾脓肿

（一）病理和临床概述

肾脓肿是肾非特异性化脓性脓肿,主要由血运播散引起,少数由逆行感染所致。常为单侧性病变。其致病菌多为金黄色葡萄球菌,病理改变为致病菌在肾皮质内形成多发局限性脓肿,数个脓肿可合并成较大脓肿,偶尔全肾累及。临床表现有突然起病,畏寒、高热、腰部疼痛、患侧腰肌紧张及肋脊角叩痛、食欲不振等。血常规示,白细胞升高,中性粒细胞升高。

（二）诊断要点

1.急性浸润期

CT 平扫肾实质内稍低密度,边界不规则病灶,边缘模糊,增强呈边缘清晰的低密度灶。

2.脓肿形成期

可见不规则脓腔,增强呈环状强化,外周见水肿带。脓肿内可见小气泡及液化区。

3.肾周脓肿

脓肿可波及肾周、后腹膜及腰大肌,也可向肾盂内蔓延,形成肾盂积脓(图 14-6)。

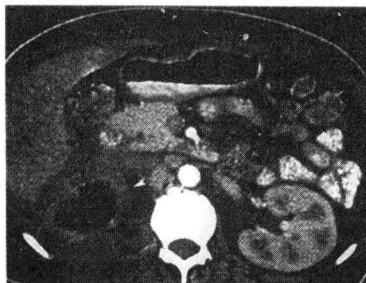

图 14-6　肾脓肿

CT 示右肾外形增大,边缘模糊,肾实质内见环状强化灶及气体

（三）鉴别诊断

肾结核,半数发生钙化,低密度灶内一般看不见气泡。

（四）特别提示

结合病史、体征、实验室检查和尿路造影可诊断。B 超、CT 不仅可确定病变部位、程度,还可动态观察。尚可行 CT 引导下肾脓肿穿刺诊断或治疗。MRI 检查 T_1WI 像呈低信号，T_2WI 上呈高信号。

六、肾动脉狭窄

(一)病理和临床概述

肾动脉狭窄是指各种原因引起的肾动脉起始部、主干，或其分支的狭窄。是继发性高血压最常见的原因。常见肾动脉狭窄原因有：①大动脉炎，病变常累及主动脉及其分支，我国多见，主要发生于年轻女性，累及肾动脉者多为单侧，好发于起始部；②肌纤维结构不良，见于年轻男性，肾动脉管壁纤维增生，管腔狭窄，常发生在肾动脉远侧 2/3，多位双侧，呈串珠样；③主动脉粥样硬化，见于老年，常有高血压，糖尿病，多发生在肾动脉起始部。其他原因有先天发育不良、肾动脉瘤、动静脉瘘、外伤、肾移植术后、肾蒂扭转、肾动脉周围压迫等。临床主要表现为短期出现高血压，舒张压升高为主。部分患者腰部可闻及杂音。

(二)诊断要点

CT 显示肾脏形态变小，肾萎缩改变。肾皮质变薄，强化程度减低。部分患者血栓形成并脱落导致肾梗死。CTA 可显示肾动脉狭窄或动脉狭窄后扩张。大动脉炎可见血管增厚，呈向心性或新月形增厚。动脉粥样硬化的钙化发生在动脉内膜，血管腔不均匀或偏心狭窄（图 14-7）。

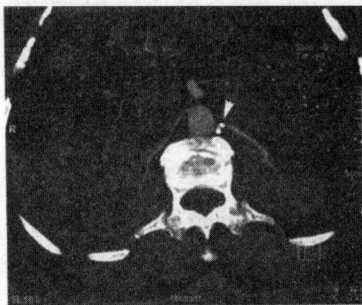

图 14-7　左肾动脉狭窄
曲面重建示左肾动脉起始部钙化引起的左肾动脉狭窄

(三)鉴别诊断

血管造影可明确诊断，一般无需鉴别。

(四)特别提示

本病的早期诊断对于临床治疗有重要影响。CTA、MRA 是无创性检查，诊断敏感性和特异性高，有取代血管造影的趋势。但血管造影是诊断该病的金标准，能准确显示狭窄部位、范围和程度。同时可施行肾动脉球囊扩张或支架置入术治疗肾动脉狭窄。

七、肾肿瘤

肾肿瘤多为恶性，任何肾肿瘤在组织学检查前都应疑为恶性。临床上较常见的肾肿瘤有源自肾实质的肾癌、肾母细胞瘤以及肾盂肾盏发生的移行细胞癌。小儿恶性肿瘤中，肾母细胞瘤占 20% 以上，是小儿最常见的腹部肿瘤。成人恶性肿瘤中肾肿瘤占 2% 左右，绝大部分为肾癌，肾盂癌少见。肾脏良性肿瘤中最常见的是肾血管平滑肌脂肪瘤。

(一)肾血管平滑肌脂肪瘤

1.病理和临床概述

以往认为肾血管平滑肌脂肪瘤是错构瘤，目前通过免疫组化证实该肿瘤系单克隆性生长，是真性肿瘤。绝大部分肾血管平滑肌脂肪瘤是良性，但已有文献报道少数肿瘤恶性变并发生转移。肿瘤主要起源于中胚层，由不同比例的异常血管、平滑肌和脂肪组织组成，一般呈膨胀性生长。肾血管平滑肌瘤有两个类型：一型合并结节性硬化，此型多见于儿童或青年。肿瘤为双肾多发小肿块。临床无泌尿系症状。另一型不合并结节性硬化，肾肿块单发且较大，有血尿、腰痛等临床症状。肾血管平滑肌脂肪瘤是肾脏自发破裂最常见的原因。从病理学上看,肾血管平滑肌瘤可以分为上皮样血管平滑肌脂肪瘤和单形性上皮样血管平滑肌脂肪瘤及单纯的血管平滑肌脂肪瘤。前者有上皮样细胞,含有大量血管成分或少量脂肪组织;中者仅含上皮样细胞和丰富的毛细血管网;后者三者按不同比例在瘤内分布。

2.诊断要点

典型表现为肾实质内单发或多发软组织肿块,边界清楚,密度不均匀,内见脂肪密度,CT 值低于 −20 HU。脂肪性低密度灶中夹杂着不同数量的软组织成分,呈网状或蜂窝状分隔。增强后部分组织强化,脂肪组织不强化(图 14-8A)。少部分不含脂肪或含少量脂肪组织(上皮样或单形性上皮样血管平滑肌脂肪瘤)可以类似肾癌样表现,呈不均匀明显强化,包膜不完整,诊断非常困难(图 14-8B～D)。

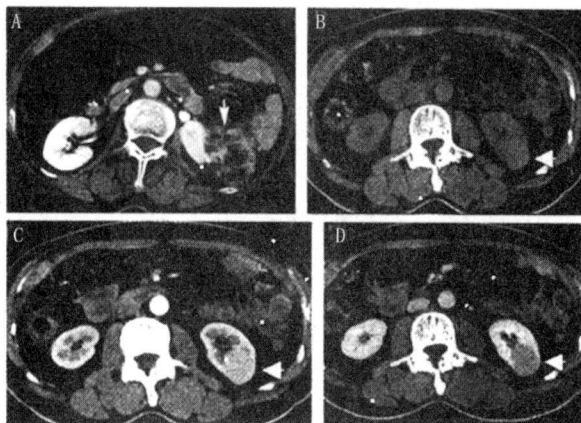

图 14-8　肾血管平滑肌脂肪瘤

A.肾血管平滑肌脂肪瘤,肿块内见较多脂肪组织,肿块不规则,突出肾轮廓外;B～D.上皮样血管平滑肌脂肪瘤,可见肿块密度均匀,增强动脉期扫描呈明显均匀强化,静脉期扫描退出呈低密度

3.鉴别诊断

(1)肾癌:肿块内一般看不到脂肪组织。

(2)单纯性肾囊肿:为类圆形积液,无强化。

(3)肾脂肪瘤:为单纯脂肪肿块。

4.特别提示

肿瘤内发现脂肪成分是 B 超、CT、MRI 诊断该病的主要征象。如诊断困难,应进一步行 MRI 检查,因 MRI 对脂肪更有特异性。DSA 血管造影的典型表现有助于同其他占位病灶的鉴别。少部分肾脏血管平滑肌脂肪瘤伴出血,可以掩盖脂肪的低密度,密度不均匀增高,需要注意鉴别。上皮样或单形性上皮样血管平滑肌脂肪瘤诊断困难者,需要进行穿刺活检。

(二)肾脏嗜酸细胞腺瘤

1.病理和临床概述

肾脏嗜酸细胞腺瘤是一种较罕见的肾脏实质性肿瘤,虽然近年来人们对此瘤的临床病理特征认识加深,但在实际工作中常误诊为肾细胞癌。1976 年 Klein 和 Valensi 提出肾脏嗜酸细胞腺瘤是一种具有不同于其他肾皮质肿瘤特征的独立肿瘤并获公认。文献报道肾脏嗜酸细胞腺瘤占肾脏肿瘤的 3%～7%,发病率多在 60 岁以上,男性较女性多见。肾嗜酸细胞腺瘤起源于远曲小管和集合管细胞。肿瘤质地均匀,没有坏死、出血及囊性变,而肾细胞癌其肉眼标本最大特点是因瘤体内有出血坏死呈五彩色,即使瘤体小也能见到。该瘤肉眼标本另一个特点是部分肿瘤中央有纤维瘢痕形成。光镜下肿瘤细胞呈巢状或实片状,肾嗜酸细胞腺瘤的胞膜通常不清晰,胞浆嗜酸性为此瘤的又一大特点,镜下颗粒粗大,充满胞浆,嗜酸性强。肾嗜酸细胞腺瘤无特异性临床表现,通常无症状,瘤体较大者可有腰痛、血尿或腹部包块。该瘤绝大部分为单发,肿瘤大小为 0.6～15 cm 不等。常局限肾脏实质,很少侵犯肾包膜和血管。

2.诊断要点

CT平扫为较均匀的低密度或高密度。增强后各期均匀强化且密度低于肾皮质。比较特异的是,CT扫描时出现的中央星状瘢痕和轮辐状强化,可提示肾嗜酸细胞瘤的诊断。但也有人认为它们并不可靠。轮辐状强化和中央星状瘢痕,也是嫌色细胞癌的表现之一。但如果螺旋CT血管期和消退期双期均表现为轮辐状,应疑诊肾嗜酸细胞瘤(图14-9)。

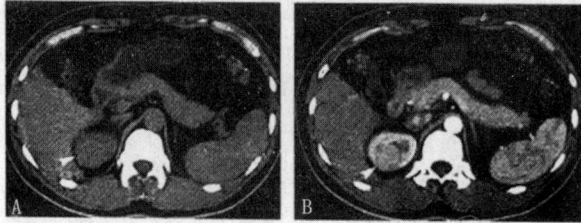

图14-9　肾脏嗜酸细胞腺瘤

女性患者,34岁,体检B超发现右肾上极占位,CT平扫显示右肾上极等密度肿块,动脉期呈均匀中等强化,静脉期扫描呈等低密度,手术病理为右肾上极嗜酸细胞瘤

3.鉴别诊断

(1)肾细胞癌:肿块不出现中央星状瘢痕和轮辐状强化,且易侵犯肾包膜和邻近血管。

(2)肾血管平滑肌脂肪瘤:内可见特异性脂肪组织。

4.特别提示

因肿瘤为良性,如术前能正确诊断,则可采用低温冷冻治疗、肾部分切除或肿瘤射频消融术,从而避免不必要的肾脏切除术。近来发现MRI在诊断肾嗜酸细胞瘤方面有独特价值,可显示肿瘤包膜完整、中央星状瘢痕、等或低T_1信号、稍低或稍高T_2信号及强化情况等,可提示诊断。如果仔细观察肾脏MRI形态学特点和特异的信号特征,并结合其他辅助影像检查和病史,对绝大多数肾嗜酸细胞瘤及其他肾脏肿块,MRI能做出正确诊断并指导治疗。

(三)肾细胞癌

1.病理和临床概述

肾细胞癌为肾最常见恶性肿瘤,好发年龄50～60岁,男性多见。肾细胞癌起源于肾小管上皮细胞,发生在肾实质内,可有假包膜,易发生囊变、出血、坏死、钙化。肾癌易侵犯肾包膜、肾筋膜、邻近肌肉、血管、淋巴管等,并易在肾静脉、下腔静脉内形成瘤栓,晚期可远处转移。病理类型有透明细胞癌、颗粒细胞癌、梭形细胞癌。典型症状有血尿、腰痛和腹部包块。

2.诊断要点

CT表现为等密度、低密度或高密度肿块。动态增强:早期大部分肾癌强化明显,CT值可增加≥40 HU;皮质期不利于肿瘤显示;实质期呈相对低密度。肿块局限于肾实质内或突出肾轮廓外。肿块与正常肾脏分界不清,边缘较规则或部分不规则。有时肿瘤内有点状、小结节状,边缘弧状钙化。同时注意观察肾周结构有无侵犯,局部淋巴结有无肿大(图14-10)。

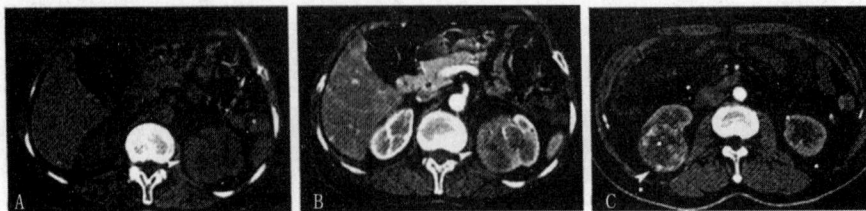

图14-10　肾癌

A、B、C三图为CT检查示肾轮廓增大,肿块呈明显不均匀性强化

3.鉴别诊断

(1)肾盂癌:发生在肾盂,乏血供,肿块强化不明显。

(2)肾血管平滑肌脂肪瘤:肿块内有脂肪组织时容易鉴别,无脂肪组织则难以鉴别。

(3)肾脓肿:脓腔见环状强化,内见小气泡及积液。

4.特别提示

B超检查对肾癌的普查起重要作用,对肾内占位囊性成分的鉴别诊断准确性高。CT检查可作为术前肾癌分期的主要依据,确定肿瘤有无侵犯周围血管、脏器及淋巴结转移、远处转移。MRI诊断准确性同CT,但在诊断淋巴结和血管病变方面优于CT。

(四)肾窦肿瘤

1.病理和临床概述

由肾门深入肾实质所围成的腔隙称肾窦,内有肾动脉的分支、肾静脉的属支、肾盂、肾大、小盏、神经、淋巴管和脂肪组织。有学者将肾窦病变分为三种:一类是窦内固有成分发生的病变,如脂肪组织、集合系统、血管及神经组织来源的;一类是外来的从肾实质发展进入肾窦内的病变;另一类是继发的包括转移或腹膜后肿瘤累及肾窦的肿瘤。原发性肾窦内肿瘤非常罕见,发现其病因或发生肿瘤的解剖组织范围很广,从脂肪组织(如脂肪肉瘤)、神经组织(如副神经节细胞瘤)、淋巴组织(如以良性Castleman病或恶性淋巴瘤),以及血管来源的血管外皮瘤或肌肉来源的平滑肌瘤、血管平滑肌瘤。肾窦肿瘤以良性为主,恶性较少。患者一般临床上症状无特异性表现,以腰部酸痛最为常见;原发性肾窦肿瘤一般直径在4.0 cm左右,可能出现临床症状才引起患者注意,无血尿。

2.诊断要点

(1)CT示肾盂肾盏为受压改变,与肾盂肾盏分界清晰、光整。

(2)平扫及增强密度均匀(良性)或不均匀(恶性)。

(3)与肾实质有分界,血管源性肿瘤强化非常明显。

(4)脂肪源性肿瘤内见脂肪组织密度(图14-11)。

3.鉴别诊断

(1)肾癌:肿块发生于肾实质内,可侵犯肾周及肾窦,一般呈显著强化。

(2)肾盂肿瘤:起源于肾盂,肿块强化差。

4.特别提示

肾区病变的定位对疾病的诊断、手术方案的制定、甚至预后都具有极其重要的临床意义。位于肾窦内的肿瘤一般不需要进行全肾脏切除,而肾实质的肿瘤一般必须全肾切除。CT、IVP、MRI及肾动脉造影对肾窦肿瘤的定位有重要的临床价值,并对肿瘤的定性也有重要的参考价值。

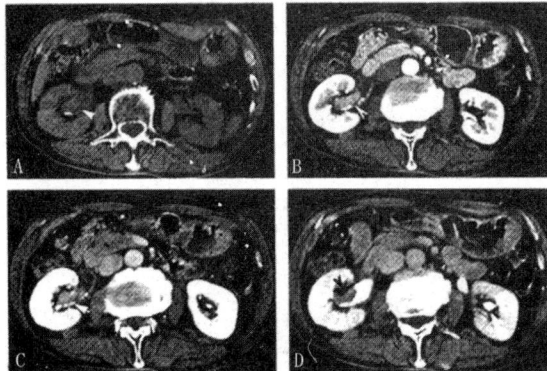

图14-11　肾窦肿瘤

CT平扫可见右侧肾窦等密度占位,分泌期扫描可见右侧肾盂受压变扁,但
与肿块之间交接光滑,未见受侵犯征象。手术病理为肾窦血管平滑肌瘤

(杜广芬)

第四节　输尿管常见疾病 CT 诊断

一、输尿管外伤

(一)病理和临床概述

输尿管外伤可单发或并发于泌尿系外伤。泌尿系统遭受任何直接或间接暴力均可导致损伤。近年来,医源性损伤亦逐渐增多。输尿管损伤的病理取决于其损伤的程度。如完全断裂,则尿液积聚于腹膜后以肾后间隙最常见。如有瘢痕收缩则形成狭窄、闭塞和阻塞。临床表现多样,可有伤口漏尿或尿外渗,尿瘘形成;腹膜炎症状;尿道阻塞,无尿等(图 14-12)。

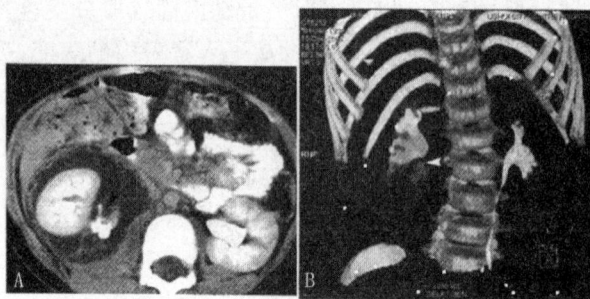

图 14-12　输尿管断裂三维重建

车祸患者,右输尿管上段区见片状造影剂外渗,输尿管中下段未显影

(二)诊断要点

平扫表现可发现阳性及阴性结石,阴性结石密度也常高于肾实质,CT 值常为 100 HU 以上,无增强效应。结石多位于输尿管狭窄部位即肾盂输尿管连接部、输尿管与髂动脉交叉处、输尿管膀胱入口处。间接征象可表现为输尿管扩张,肾盂、肾盏积水等,并可显示结石周围软组织炎症、水肿(图 14-13)。

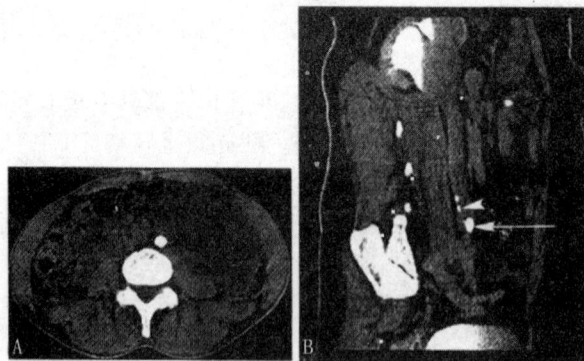

图 14-13　输尿管内多发结石

图中长箭头所示为较大的一颗结石,小箭头为两颗细小结石

(三)鉴别诊断

1.盆腔静脉石

位于静脉走行区,为小圆形高密度灶,病灶中心为低密度。

2.盆腔骨岛

位于骨骼内。

(四)特别提示

临床诊断以 X 线平片及静脉尿路造影为首选。但 CT 对结石的大小、部位、数目、形状显示更准确,免除了其他结构的影响;同时能易于显示肾盂扩张和肾盂、肾盏积水及梗阻性肾实质改变,能客观评价结石周围炎症、肾功能情况。MRI 水成像能显示梗阻性肾、输尿管积水情况。

二、输尿管炎

（一）病理和临床概述

输尿管炎指发生在输尿管壁的炎症,常由大肠埃希菌、变形杆菌、铜绿假单胞菌、葡萄球菌等致病菌引起。输尿管炎常继发于肾盂肾炎、膀胱炎等;也可因血行、淋巴传播或附近器官的感染蔓延而来（如阑尾炎、盲肠炎）;部分患者因医疗器械检查、结石摩擦及药物引起。急性输尿管炎表现为黏膜化脓性炎症;而慢性输尿管炎表现为输尿管壁扩张、变薄,输尿管逐渐延长,也可为管壁增厚、变硬、僵直,致输尿管狭窄。临床症状为尿频、尿急伴有腰痛乏力、尿液浑浊,严重时发生血尿、肾绞痛,尿培养可有细菌。

（二）诊断要点

急性输尿管炎 CT 检查无特异性。

慢性输尿管炎可表现为输尿管壁增厚,管壁不均匀,部分患者出现肾盂积水。输尿管周围炎可出现腹膜后输尿管纤维化（图 14-14）。

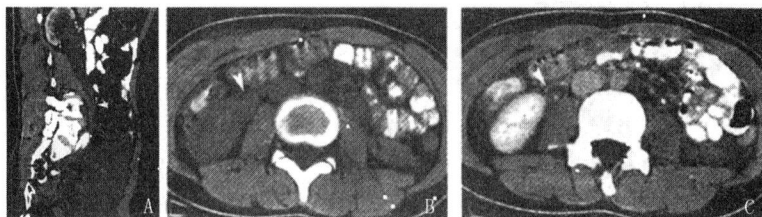

图 14-14　输尿管炎

CT 显示右输尿管中、下段管壁弥漫性增厚、强化,管腔狭窄,输尿管上段及肾盂、肾盏明显扩张、积水

（三）鉴别诊断

囊性输尿管炎、输尿管癌,难以鉴别;输尿管结核,表现为输尿管壁增厚,管腔狭窄,管壁常可见钙化,常伴有同侧肾脏结核。

（四）特别提示

输尿管炎的诊断应密切结合病史和辅助检查。静脉尿路造影表现为输尿管扩张或狭窄,扭曲变形。CT 检查亦尤明显特异性。对可疑病变可行病理活检。

三、输尿管癌

（一）病理和临床概述

输尿管肿瘤多发生在左侧,尤其是在下 1/3 段。大部分为移行细胞癌,少数为鳞癌、腺癌。原发输尿管移行细胞癌较少见,好发年龄为 50～70 岁,男性多于女性。最常见的症状为间歇性无痛性肉眼或镜下血尿,少数患者可触及腹部肿块,阻塞输尿管可引起肾绞痛。

（二）诊断要点

CT 表现输尿管不规则增厚、狭窄或充盈缺损,肿瘤近侧输尿管及肾盂扩张,三维重建显示最佳。输尿管肿瘤为少血供肿瘤,增强多无强化或轻度强化（图 14-15）。

（三）鉴别诊断

1.血凝块

为输尿管腔内充盈缺损,无强化,管壁不增厚。

2.阴性结石

输尿管内高密度灶,CT 值常为 100 HU 以上。

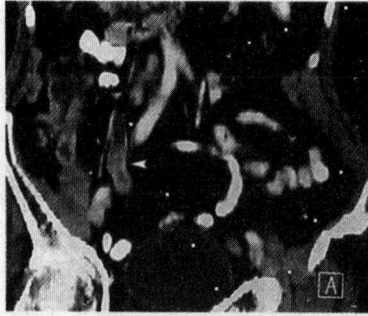

图 14-15　右输尿管癌
CT 显示输尿管中下段及膀胱入口区充满软组织影,管腔闭塞

3.输尿管结核

输尿管壁增厚、管腔狭窄,常伴有钙化。

(四)特别提示

随诊中应注意其余尿路上皮器官发生肿瘤的可能性。CT 检查对诊断输尿管肿瘤起重要作用,不仅能**显示肿瘤本身**,也可了解肿瘤的侵犯程度,有无淋巴结转移。MRU 对该病的诊断有一定的价值,但对尿路结石的鉴别有困难。

(杜广芬)

第五节　膀胱常见疾病 CT 诊断

一、膀胱结石

(一)病理和临床概述

膀胱结石 95% 见于男性,发病年龄多为 10 岁以下儿童和 50 岁以上老人。儿童以原发性多见,主要是营养不良所致。继发性则多见于成人,可来源于肾、输尿管,膀胱感染、异物、出口梗阻、膀胱憩室、神经源性膀胱等也可引起继发结石。结石的病理改变是对膀胱黏膜的刺激、继发性炎症、溃疡形成出血、长期阻塞导致膀胱小梁、小房或憩室形成。临床症状主要为疼痛、排尿中断、血尿及膀胱刺激症状。

(二)诊断要点

平扫表现为圆形、卵圆形、不规则形、倒梨形等高密度灶,可单发或多发,大小不一,小至几毫米,大至十余厘米。边缘多光整,CT 值常为 100 HU 以上,具有移动性;膀胱憩室内结石移动性差(图 14-16)。

(三)鉴别诊断

1.膀胱异物

常有器械检查或手术史,异物有特定形状,如条状等,容易以异物为核心形成结石。

2.膀胱肿瘤

为膀胱壁局限性不规则增厚,可形成软组织肿块,有明显强化。

(四)特别提示

膀胱结石含钙量高,易于在 X 线平片上确诊。CT 对膀胱区可疑病灶定位准确,易于表明位于膀胱腔内、膀胱憩室、膀胱壁及壁外;易于反映膀胱炎等继发改变及膀胱周围改变。一般不需 MRI 检查。

二、膀胱炎

(一)病理和临床概述

膀胱炎临床分型较多,以继发性细菌性膀胱炎多见。致病菌多为大肠杆菌,且多见于妇女,由上行感染引起,常合并尿道炎和阴道炎。急性膀胱炎病理上局限于黏膜和黏膜下层,以充血、水肿、出血及小溃疡形成为特征;慢性膀胱炎以膀胱壁纤维增生,瘢痕挛缩为特征。主要症状有尿频、尿急、尿痛等膀胱刺激症状。

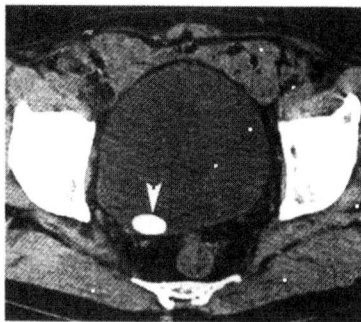

图 14-16 膀胱结石
CT 显示膀胱后壁见一卵圆形高密度影

(二)诊断要点

(1)急性膀胱炎多表现正常,少数 CT 平扫增厚的膀胱壁为软组织密度,增强均匀强化。

(2)慢性膀胱炎表现为膀胱壁增厚,强化程度不如前者,无特征性表现(图 14-17)。

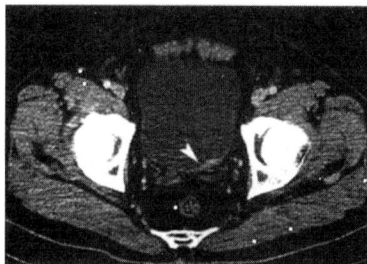

图 14-17 膀胱炎
男性患者,有反复膀胱刺激症状,CT 检查示膀胱左后壁较均匀性增厚、强化

(三)鉴别诊断

(1)膀胱充盈不良性膀胱壁假性增厚,膀胱充盈满意时,假性增厚消失。

(2)先天性膀胱憩室,为膀胱壁局限性外突形成囊袋样影,容易伴发憩室炎及憩室内结石。

(3)膀胱癌,为膀胱壁局限性、不均匀性增厚,强化不均。

(四)特别提示

膀胱炎主要靠临床病史、细菌培养、膀胱镜检查或活检证实,CT 检查结果只作为一个补充。

三、膀胱癌

(一)病理和临床概述

膀胱癌为泌尿系最常见的恶性肿瘤,男性多见,多见于 40 岁以上。大部分为移行细胞癌,以淋巴转移居多,其中以闭孔淋巴结和髂外淋巴结最常见,晚期可有血路转移。临床症状为无痛性全程血尿、合并感染者有尿频、尿痛、排尿困难等。

(二)诊断要点

肿瘤好发于膀胱三角区后壁及侧壁;常为多中心。CT 表现为膀胱壁向腔内乳头状突起或局部增厚,增强呈较明显强化。当膀胱周围脂肪层消失,表示肿瘤扩展到膀胱壁外,可有边界不清的软组织肿块和盆腔积液,也可有膀胱周围和盆壁淋巴结转移(图 14-18)。

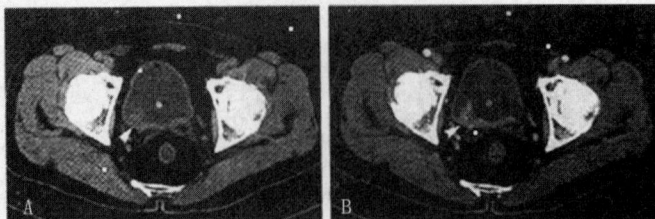

图 14-18　膀胱癌

A、B 两图为 CT 检查示右侧膀胱三角区可见不规则增厚软组织密度,增强扫描有明显不均匀强化

(三)鉴别诊断

1.膀胱炎

为膀胱壁较广泛均匀性增厚,强化均匀。

2.前列腺肥大

膀胱基底部形成局限性压迹,CT 矢状位重建、MRI 可鉴别。

3.膀胱血块

平扫为高密度,CT 值一般＞60 HU,增强无强化,当膀胱癌伴出血,大量血块包绕肿块时,则难以鉴别。

(四)特别提示

CT 可为膀胱癌术前分期提供依据,明确有无周围脏器、盆壁侵犯及淋巴结转移。膀胱癌术后随访可发现复发或合并症。膀胱壁增厚也可见于炎症性病变或放射后损伤。MRI 的定位价值更高。

(杜广芬)

第六节　泌尿系统先天畸形 CT 诊断

一、马蹄肾畸形

(一)病理和临床概述

马蹄肾畸形是由于原始肾组织块的发育停顿,或两侧输尿管芽发生期间向中间分支,致使分支附近的生后肾组织发生融合而造成的发育异常,出现各种形态的融合肾。马蹄肾畸形是融合肾中最常见的一种畸形。两肾的上极或下极融合在一起而形成。90%见于下极。临床上可无症状,或出现腰痛、血尿、排尿困难、腹部肿块等。

(二)诊断要点

CT 表现为两肾上极距离正常,两肾下极融合,并见横过中线的峡部。肾盂肾盏形态异常(图 14-19)。

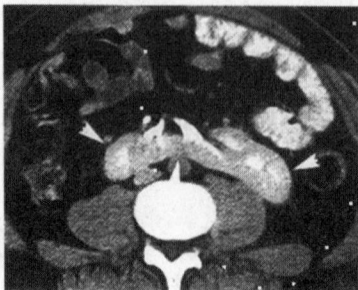

图 14-19　马蹄肾畸形

CT 分泌期扫描,可见双肾脏中下极横跨腹主动脉、下腔静脉前方并相互融合呈马蹄状

（三）鉴别诊断

可明确诊断。

（四）特别提示

X 线平片和静脉造影能初步诊断该病,CT、MRI 可完全显示马蹄肾的外形和构造。

二、肾盂输尿管重复畸形

（一）病理和临床概述

肾盂输尿管重复畸形是上泌尿道最常见的先天畸形,一般多见于女性。重复畸形可为部分性,形成单输尿管开口,亦可为完全性,两个输尿管开口于膀胱。完全重复的输尿管系由中肾管两个输尿管芽形成,重复的输尿管完全分开,分别引流重肾的两个肾盂的尿液。此时两个肾脏常融合在一起,称为重复肾。重复肾的上肾段发育较小,且常为单个肾盏,易形成感染和积水。两支输尿管分开,可并行或交叉向下引流。重复输尿管常合并有异位、输尿管囊肿和反流。

（二）诊断要点

必须行增强 CT 扫描,可以显示肾盂的上段和下段,上段肾盂多呈囊状,同侧肾内侧可见两个输尿管断面(图 14-20)。

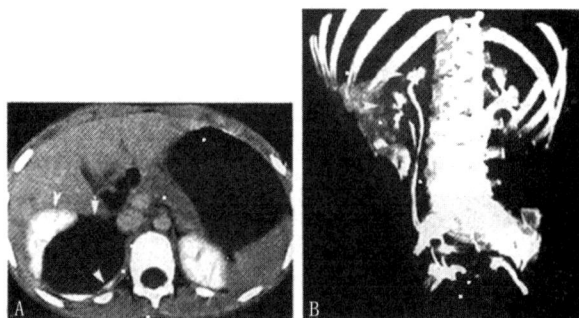

图 14-20　肾盂输尿管重复畸形

A. 重复肾,CT 扫描右侧重复肾明显积水,皮质明显受压变薄呈线条状(小三角箭头所示),右侧正常肾脏受压外移。B. 部分性双输尿管畸形三维重建右侧见双份肾盂、肾盏,两根输尿管在输尿管中上段交界平面汇合成一条

（三）鉴别诊断

一般可明确诊断。

（四）特别提示

静脉肾盂造影或逆行造影可显示异常的肾盂和输尿管,是首选检查方法。CT 重建和 MRI 对诊断亦有帮助。

（杜广芬）

第七节　前列腺常见疾病 CT 诊断

一、前列腺增生症

（一）病理和临床概述

前列腺增生症又称前列腺肥大,是老年男性的常见病,50 岁以上多见,随着年龄增长发病率逐渐增高。老龄和雌雄激素失衡是前列腺增生的重要病因。前列腺增生开始于围绕尿道精阜部位的腺体,即移行带和尿道周围的腺体组织,最后波及整个前列腺。临床症状主要有进行性排尿困难、尿频、尿潴留、血尿等。

（二）诊断要点

CT 扫描能显示前列腺及其周围解剖并可测量前列腺体积。CT 扫描前列腺上界超过耻骨联合上缘 2～3 cm时,才能确诊为增大。增大前列腺压迫并突入膀胱内。增强扫描可见前列腺肥大,有不规则不均匀斑状强化,而肥大的前列腺压迫周围带变扁,密度较低为带状,精囊和直肠可移位(图 14-21)。

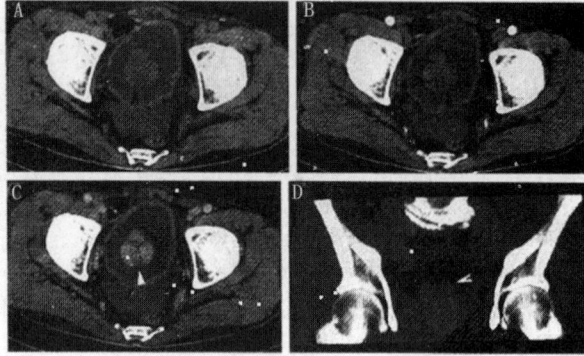

图 14-21　前列腺增生中央叶组织呈不规则状突入膀胱内

（三）鉴别诊断

前列腺癌,较小癌灶 CT 难以鉴别,癌灶巨大伴有周围侵犯、转移时不难鉴别,前列腺一般行 MRI 检查。

（四）特别提示

前列腺肥大需做临床检查,经直肠超声检查为首选检查方法。CT 扫描无特征性,临床常行 MRI 检查,表现为中央带增大,周围带受压、变薄。

二、前列腺癌

（一）病理和临床概述

前列腺癌好发于老年人,95％以上为腺癌,起自边缘部的腺管和腺泡。其余为移行细胞癌、大导管乳头状癌、内膜样癌、鳞状细胞癌。前列腺癌多发生在外周带,大多数为多病灶。前列腺癌大多数为激素依赖型,其发生和发展与雄激素关系密切。临床类型分为临床型癌、隐蔽型癌、偶见型癌、潜伏型癌。早期前列腺癌症状和体征常不明显。后期出现膀胱阻塞症状如尿流慢、尿中断、排尿困难等。

（二）诊断要点

癌结节局限于包膜内 CT 表现为稍低密度结节或外形轻度隆起,癌侵犯包膜外时常累及精囊,表现为膀胱精囊角消失,也可侵犯膀胱壁。淋巴结转移首先发生于附近盆腔淋巴结。前列腺癌常发生骨转移,以成骨型转移多(图 14-22)。

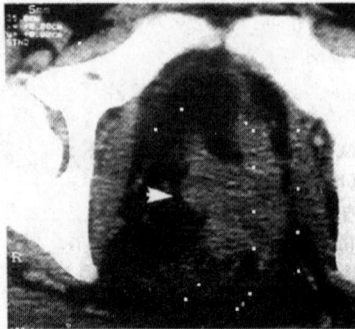

图 14-22　前列腺癌
CT 检查示前列腺内见一分叶状肿块,膀胱及直肠受累

（三）鉴别诊断

前列腺增生症不会发生邻近脏器侵犯，局部淋巴结转移、成骨转移等恶性征象。

（四）特别提示

前列腺的影像检查以 MRI 为主，MRI 能清晰显示癌灶。CT 不能发现局限于前列腺内较小的癌灶。前列腺 CT 检查的作用是在临床穿刺活检证实为前列腺癌后协助临床分期，并对盆腔、后腹膜淋巴结转移情况进行评估。

（杜广芬）

第十五章 骨科疾病的 CT 诊断

第一节 基本病变 CT 表现

一、骨与软组织

(一)骨质疏松

骨质疏松是指单位体积内正常钙化的骨组织减少,即骨组织的有机成分和钙盐含量减少,但其比例仍正常。组织学变化是骨皮质变薄,哈氏管扩大和骨小梁减少。骨质疏松的 X 线表现主要是骨密度减低。在长骨可见骨松质中骨小梁变细、减少、间隙增宽,骨皮质出现分层和变薄现象。在脊椎,椎体内结构呈纵形条纹,周围骨皮质变薄,严重时,椎体内结构消失。椎体有时可压缩呈楔状。疏松的骨骼易发生骨折。骨质疏松的 CT 表现和征象评价与 X 线表现基本相同,但可用 QCT 的方法量化测定。骨质疏松见于多种疾病。广泛性骨质疏松主要是由于成骨减少,老年、绝经期后妇女营养不良、代谢或内分泌障碍可继发骨质疏松。局限性骨质疏松多见于骨折后、感染、恶性骨肿瘤等和因关节活动障碍而继发骨质疏松。只根据骨质疏松,难以对病因做出判断。

(二)骨质软化

骨质软化是指单位体积内骨组织有机成分正常,骨矿物质含量减少,因此,骨内的钙盐含量降低,骨发生软化。组织学上显示骨样组织钙化不足,常见骨小梁中央部分钙化,而外面围以一层未钙化的骨样组织。骨质软化主要是由于骨内钙盐减少而引起的骨密度减低,以腰椎和骨盆最为明显。与骨质疏松不同的是骨小梁和骨皮质边缘模糊,系因骨组织内含有大量未经钙化的骨样组织所致。由于骨质软化,承重骨骼常发生各种变形,如膝内翻、三叶形骨盆等。此外,还可见假骨折线,表现为宽 1~2 mm 的光滑透明线,与骨皮质垂直,边缘稍致密,好发于耻骨支、肱骨、股骨上段和胫骨等。在成骨过程中,骨样组织的钙盐沉积发生障碍,即可引起骨质软化。造成钙盐沉积不足的原因可以是维生素 D 缺乏,肠道吸收功能减退,肾排泄钙磷过多和碱性磷酸酶活力减低。骨质软化系全身性骨病,发生于生长期为佝偻病,于成年为骨软化症。亦可见于其他代谢性骨疾患。

(三)骨质破坏

骨质破坏是局部骨质为病理组织所代替而造成的正常骨组织消失。可以由病理组织本身或由其引起的破骨细胞生成和活动增强所致,骨松质或骨皮质均可发生破坏。CT 易于区分骨松质和骨皮质的破坏。骨松质的破坏表现为斑片状松质骨缺损区;骨皮质破坏表现为其内的筛孔样破坏和其内外表面的不规则虫蚀样改变、骨皮质变薄或斑块状的骨皮质缺损。骨质破坏见于炎症、肉芽肿、肿瘤或肿瘤样病变。如炎症的急性期或恶性肿瘤,骨质破坏常较迅速,轮廓多不规则,边界模糊。炎症的慢性期或良性骨肿瘤,则骨质破坏进展缓慢,边界清楚,有时还可见致密带状影围绕,且可使局部骨骼轮廓膨胀等。骨质破坏是骨骼疾病的重要 CT 征象,观察破坏区的部位、数目、大小、形状、边界和邻近骨质、骨膜、软组织的反应等,进行综合分析,对病因诊断有较大的帮助。

(四)骨质增生硬化

骨质增生硬化是单位体积内骨量增多,组织学上可见骨皮质增厚、骨小梁增粗增多,这是成骨增多或破骨减少或两者同时存在所致。大多是因病变影响成骨细胞活动所致,属于机体代偿性反应,少数是因病变本身成骨,如肿瘤细胞成骨。骨质增生硬化的 X 线表现是骨质密度增高,伴有或不伴有骨骼的增大。骨小梁增粗、增多、密集,骨皮质增厚、致密,明显者则难以分清骨皮质与骨松质。发生于长骨者可见骨干粗大,骨髓腔变窄或消失。骨质增生硬化的 GT 表现与其 X 线平片的表现相似。骨质增生,硬化见于多种疾病。多数是局限性骨增生,见于慢性炎症、外伤和某些原发性骨肿瘤,如骨肉瘤、成骨性转移瘤。少数为普遍性骨增生,骨皮质与骨松质多同时受累,亦见于某些代谢或内分泌障碍如甲状旁腺功能低下或中毒性疾病,如氟中毒。

(五)骨膜增生

骨膜增生又称骨膜反应,是因骨膜受刺激,骨膜内层成骨细胞活动增加形成骨膜新生骨,通常表示有病变存在。组织学上,可见骨膜内层成骨细胞增多,有新生的骨小梁。骨膜增生的 CT 表现 X 线相同,在早期是一段长短不定、与骨皮质平行的细线状致密影,与骨皮质间可见 $1\sim2\ mm$ 宽的透亮间隙。继而骨膜新生骨增厚,常见的有与骨皮质表面平行排列的线状、层状或花边状骨膜反应。骨膜增生的厚度与范围同病变发生的部位、性质和发展阶段有关。一般发生于长骨骨干的较明显,炎症较广泛,而肿瘤较局限。随着病变的好转与痊愈,骨膜增生可变得致密,逐渐与骨皮质融合,表现为皮质增厚。如引起骨膜反应的病变进展,已形成的骨膜新生骨可被破坏,破坏区两侧的残留骨膜新生骨呈三角形,称为 Codman 三角。痊愈后,骨膜新生骨还可逐渐被吸收。骨膜增生多见于炎症、肿瘤、外伤、骨膜下出血等。只根据骨膜增生的形态,不能确定病变的性质,需结合其他表现才能做出判断。在恶性骨肿瘤中,骨膜增生可受肿瘤侵蚀而被破坏。

(六)骨内与软骨内钙化

骨内与软骨内钙化原发于骨的软骨类肿瘤可出现肿瘤软骨内钙化,骨梗死所致骨质坏死可出现骨髓内钙化,少数关节软骨或椎间盘软骨退行性变也可出现软骨钙化。CT 表现为颗粒状或小环状无结构的致密影,分布较局限。

(七)骨质坏死

骨质坏死是骨组织局部代谢的停止,坏死的骨质称为死骨。形成死骨的原因主要是血液供应的中断。组织学上是骨细胞死亡、消失和骨髓液化、萎缩。死骨的 CT 表现是骨质局限性密度增高。其原因:一是死骨骨小梁表面有新骨形成。骨小梁增粗,骨髓内亦有新骨形成,即绝对密度增高;二是死骨周围骨质被吸收,或在肉芽、脓液包绕衬托下,死骨亦显示为相对高密度。死骨的形态因疾病的发展阶段不同而不同,并随时间延长而逐渐被吸收。骨质坏死多见于慢性化脓性骨髓炎,也见于骨缺血性坏死和外伤骨折后。

(八)矿物质沉积

铅、磷、铋等进入体内,大部沉积于骨内,在生长期主要沉职于生长较快的干骺端。X 线表现为多条横行相互平行的致密带,厚薄不一。于成年则不易显示。氟进入人体过多,可激起成骨活跃,使骨量增多。亦可引起破骨活动增加,骨样组织增多,发生骨质疏松或软化。氟与骨基质中钙质结合称为氟骨症。骨质结构变化以躯干骨为明显,有的 X 线表现为骨小梁粗糙、紊乱,而骨密度增高。

(九)骨骼变形

多与骨骼大小改变并存,可累及一骨、多骨或全身骨骼。局部病变或全身性疾病均可引起。如骨肿瘤可使骨局部膨大、变形;发育畸形可使一侧骨骼增大;脑垂体功能亢进使全身骨骼增大;骨软化症和成骨不全使全身骨骼变形。

(十)周围软组织病变

骨和肌肉系统的软组织,包括肌肉、血管、神经、关节囊、关节软骨等。对软组织病变的观察,CT 明显优于 X 线。CT 上水肿表现为局部肌肉肿胀、肌间隙模糊,密度正常或略低,邻近的皮下脂肪层密度增高并可出现网状影。血肿表现为边界清楚或不清楚的高密度区。软组织肿块在 CT 上易于观察,肿块的密度可均匀或不均匀,边缘可光整或不规则,肿块的边界常能清楚显示。软组织或软组织肿块的坏死表现为类圆形或不规则形低密度区,单发或多发,并可因出血或坏死组织碎屑的沉积而出现液—液平面,其上层为液体呈水样密度,下层为沉积的坏死组织或血细胞而呈较高密度。脂肪瘤因其密度与脂肪组织相似而易于诊断,肿瘤或病变内含的脂肪成分也可通过测量其 CT 值而得以确认。开放损伤、产气细菌的感染,于皮下或肌纤维间可见气体。软组织肿瘤或恶性骨肿瘤侵犯软组织,可见软组织肿块影。肢体运动长期受限,可见肢体变细、肌肉萎缩变薄。增强扫描可区别血管和血供丰富的病变。如需做细致地观察,则可做 MRI 检查。

二、关节

CT 能很好显示关节骨端和骨性关节面,后者表现为线样高密度影。关节软骨常不能显示。在适当的窗宽和窗位时,可见关节囊、周围肌肉和囊内外韧带的断面,这些结构均呈中等密度影。膝关节半月板在横断面上可以显示,表现为轮廓光滑、密度均匀的"C"形或"O"形结构,其 CT 值为 60~90 HU。正常关节腔内的少量液体在 CT 上,难以辨认。关节间隙为关节骨端间的低密度影,有的关节在横断像上关节间隙难以显示,在矢状或冠状重建图像上关节间隙则显示得很清楚。关节病变的基本 CT 表现的病理基础和临床意义与其 X 线表现相同,但 CT 是断面显像且密度分辨率高于 X 线,因此关节病变的基本 CT 表现的形式和内容与 X 线表现有所不同。

(一)关节肿胀

关节肿胀常由于关节积液或关节囊及其周围软组织充血、水肿、出血和炎症所致。在 CT 上可见关节囊肿胀、增厚,关节腔内大量积液 CT 上表现为关节腔内水样密度影,如合并出血或积脓,其密度可较高。关节附近的滑膜囊积液在 CT 上呈关节邻近含液的囊状影。关节肿胀常见于关节炎症、外伤和出血性疾病。少量关节积液,关节囊肥厚,滑膜增厚均对关节病诊断有重要意义。

(二)关节破坏

关节破坏是骨性关节面骨质及其覆盖在其表面的关节软骨为病理组织侵犯、代替所致。CT 可清晰地显示骨性关节面骨质破坏,表现为骨性关节面连续性中断,能清楚地发现微细改变。对软骨破坏导致的关节间隙狭窄易于发现,尤其是与健侧对比时。对关节半脱位和变形显示更清楚。关节破坏是诊断关节疾病的重要依据。破坏的部位与进程因疾病而异。急性化脓性关节炎的软骨破坏开始于关节持重面,或从关节边缘侵及软骨下骨质,软骨与骨破坏范围可十分广泛。关节滑膜结核的软骨破坏常开始于边缘,逐渐累及骨质,表现为边缘部分的虫蚀状破坏。类风湿关节炎到晚期才引起关节破坏,也从边缘开始,多呈小囊状。

(三)关节退行性改变

关节退行性变早期始于软骨,为缓慢发生的软骨变性、坏死和溶解,并逐渐为纤维组织或纤维软骨所代替。软骨广泛坏死可引起关节间隙狭窄,继而造成骨性关节面骨质增生硬化,并于骨缘形成骨赘,关节囊肥厚、韧带骨化。关节退行性变的 CT 表现,早期主要是骨性关节面模糊、中断、消失。中晚期表现为关节间隙狭窄、软骨下骨质囊变,其大小不等,边缘清晰;骨性关节面局部增厚,边缘骨赘形成。不发生明显骨质破坏,一般无骨质疏松。关节真空是指关节腔内出现异常气体聚积,主要为氮气,腰椎最常见,其次为髋关节、膝关节、肩关节和耻骨联合。CT 的应用使关节真空的诊断率明显提高。主要表现为关节间隙内的低密度影像,CT 值极低,为 -200 HU 左右。气体范围大小不等,最大者充满椎间隙,小者如米粒大。故关节真空可以认为是某些关节退变的指征。关节软骨钙化、膝关节半月板,脊柱椎间盘发生率最高。由于 CT 分辨率高,腕关节三角软骨钙化亦能显示。除关节软骨钙化外,关节腔内还可见到滑膜钙化,以膝关节滑膜钙化为常见。关节退行性变多见于老年人,以承受体重的脊柱和骶、膝关节为明显,是机体衰退的表现。

(四)关节强直

关节强直可分为骨性与纤维性两种。骨性强直是关节明显破坏后,关节骨端由骨组织所连接。CT 和 X 线表现相同,关节间隙明显变窄或消失,并有骨小梁通过关节连接两侧骨端,多见于急性化脓性关节炎愈合后。纤维性强直也是关节破坏的后果,虽然关节活动消失,CT 能清楚显示与对侧关节间隙相比变狭窄,且无骨小梁贯穿,常见于关节结核。应对各个层面做仔细观察才能对关节强直情况做出全面的评价,诊断需结合对侧比较。

(五)关节脱位

关节脱位是指组成关节骨骼的脱离、错位。有完全脱位(原相对的关节面彼此不接触)和半脱位(相对的关节面尚有部分接触)两种,一般部位的关节脱位 X 线平片可做出诊断。CT 图像避免了组织的重叠,易于显示一些 X 线平片难以发现的关节脱位,如胸锁关节前、后脱位,骶髂关节脱位。任何关节疾病造成关节破坏后都可能发生关节脱位。第三节常见疾病诊断充满椎间隙,小者如米粒大。故关节真空可以认为是某些关节退变的指征。关节软骨钙化、膝关节半月板,脊柱椎间盘发生率最高。由于 CT 分辨率高,腕关节三角软骨钙化亦能显示。除关节软骨钙化外,关节腔内还可见到滑膜钙化,以膝关节滑膜钙化为常见。关节退行性变多见于老年人,以承受体重的脊柱和骶、膝关节为明显,是机体衰退的表现。

(四)关节强直

关节强直可分为骨性与纤维性两种。骨性强直是关节明显破坏后,关节骨端由骨组织所连接。CT 和 X 线表现相同,关节间隙明显变窄或消失,并有骨小梁通过关节连接两侧骨端,多见于急性化脓性关节炎愈合后。纤维性强直也是关节破坏的后果,虽然关节活动消失,CT 能清楚显示与对侧关节间隙相比变狭窄,且无骨小梁贯穿,常见于关节结核。应对各个层面做仔细观察才能对关节强直情况做出全面的评价,诊断需结合对侧比较。

(五)关节脱位

关节脱位是指组成关节骨骼的脱离、错位。有完全脱位(原相对的关节面彼此不接触)和半脱位(相对的关节面尚有部分接触)两种,一般部位的关节脱位 X 线平片可做出诊断。CT 图像避免了组织的重叠,易于显示一些 X 线平片难以发现的关节脱位,如胸锁关节前、后脱位,骶髂关节脱位。任何关节疾病造成关节破坏后都可能发生关节脱位。

(宋　晖)

第二节　骨关节常见疾病 CT 诊断

一、创伤

四肢骨与关节创伤 CT 不作为常规的检查方法,但对骨盆、髋关节、肩关节、膝关节等关节以及脊柱、颌面部骨外伤的检查非常重要,可以了解这些解剖结构比较复杂的部位有无骨折和骨折碎片的数目及位置,三维重建可以立体显示骨折的详情,如骨折内固定前的测量,关节骨折后骨块间的关系,关节面及角度的观察,手术前后骨折和关节修复情况的对比等,为临床治疗提供有利的支持。

(一)骨折

1.病理和临床概述

骨折可发于任何年龄,包括外伤性骨折和病理性骨折两类。外伤为骨折的最常见原因,其组织改变包括骨折解剖、骨折对软组织的损伤、软组织对骨折的影响。临床表现为疼痛、肿胀、畸形。本小节主要介绍外伤性骨折的 CT 表现。

2.诊断要点

(1)骨窗上线形骨折表现为骨皮质断裂线状密度减低影,边界锐利,常在多层面上显示,可伴有骨小梁的扭曲和紊乱,骨外形正常或有成角、错位、分离和重叠等;嵌入性骨折或压缩性骨折 CT 可显示线状或带状的密度增高影。对粉碎性骨折和关节附近韧带撕脱性骨折的碎骨片,CT 能清楚显示其位置和数目。胸骨骨折轴位扫描易被漏诊,冠状位和矢状位重建容易诊断。髋臼骨折,髋臼骨折因髋臼解剖复杂,且骨折常为粉碎性。CT 扫描能精确描述骨折粉碎程度,骨折片形状及相互立体关系,关节内游离骨块。矢状位和冠状位重建图像可用于显示关节面吻合情况及髋臼负重结构关系恢复情况。

(2)软组织窗位片上主要显示骨折线附近软组织改变,如水肿显示为肌间隙模糊,肌肉肿胀,密度正常或略低;局部血肿则为边界清楚或不清楚的高密度区,关节附近的骨折致关节囊内出血,可显示关节囊肿胀,关节囊内密度增高。

(3)骨折愈合过程中形成的骨痂,在 CT 上表现为原骨折线处骨皮质周围软组织内不定形的高密度影,内缘与骨皮质相连,部分病例可形成骨化性肌炎改变(图 15-1)。

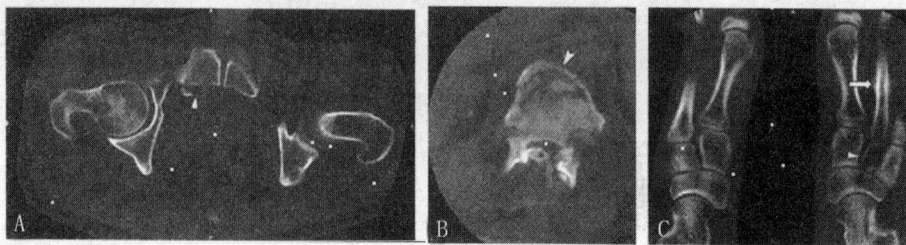

图 15-1　骨折

A.骨盆骨折、右侧耻骨上支骨折,并出现骨碎片;B.腰椎爆裂性骨折,腰椎椎体、椎弓、棘突均断裂,骨折端进入椎管内;C.左侧第二跖骨陈旧性骨折(长箭)

3.鉴别诊断

(1)骨滋养动脉管影,CT 横断位显示条状低密度影,边缘较光整、规则,范围局限,周围软组织无肿胀。(2)干骺线,为横行低密度带,边缘呈不规则锯齿状,周围软组织间隙清晰。

4.特别提示

骨折检查首选普通 X 线摄片,CT 常用于对判断解剖结构复杂部位的骨折和严重脊柱外伤、骨盆、髋关节、膝及肩关节的外伤和了解骨折碎片及其移位情况,也用于显示出血、血肿以及发现外伤性的异物并加以定位。对于脊柱骨折特别是寰枢椎骨折,CT 能准确确定骨折、碎骨片各种移位及椎管内容物损伤情况。对于骨盆骨折,CT 不仅可清楚显示骨折情况,还可显示盆腔内脏器的损伤情况,提供全面的诊断资料。所以,X 线平片与 CT、三维重建图像结合使用,为骨折提供更全面的资料,可对骨折及其并发症做出更全面的评价,对治疗及愈后有积极的意义。

(二)脱位

1.病理和临床概述

脱位是由于关节囊、韧带、肌腱被暴力损伤,使构成关节的骨端错位而失去正常的解剖关系称脱位,可分为完全脱位和半脱位。临床常表现为肿胀、疼痛、关节畸形、活动障碍等。

2.诊断要点

对解剖结构复杂关节,CT 无影像重叠且具有很高的分辨率,对关节脱位显示非常清楚。尤其对于普通 X 线难于发现的关节脱位,CT 扫描及重建可显示得很清楚,如 CT 横断面扫描能显示胸锁关节的前、后脱位,CT 对显示髋关节、膝关节和肩关节、肘关节和腕关节的脱位也非常好。

环枢椎脱位显示骨折分离和脱位的征象,前后脱位 CT 图像可见到齿突与环椎前结节距离增大,环椎、枢椎两侧侧块前后移位。

髋关节脱位常合并股骨头或髋臼缘骨折及股骨头圆韧带窝的撕脱骨折,产生小骨片,CT 扫描图像能清楚显示股骨头前脱位或后脱位情况,骨折情况,以及很小碎骨片的位置和移位程度。髋关节脱位时,由于关节内骨折,血液及髓内脂肪进入关节囊内形成关节积脂症。如另有气体进入关节囊内,则关节内同时存在三种成分,称为关节积气脂血症,此征象在诊断关节内骨折有重要意义。增强扫描后可显示骨折脱位后周围大血管损伤的情况,尤其后脱位时对大血管的损伤(图 15-2)。

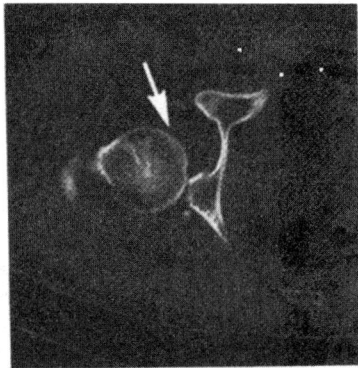

图 15-2　股骨头半脱位
CT 显示右侧股骨头向后脱位,髋关节软组织肿胀

3. 鉴别诊断

根据病史多可确诊,必要时可以行双侧扫描对照。

4. 特别提示

外伤性脱位多发生在活动范围较大、关节囊和周围韧带不坚韧,结构不稳固的关节,普通 X 线检查即可确诊,无需进行 CT 检查。但某些小关节和骨骼未完全骨化的关节脱位,特别是不完全脱位,X 线征象不明确,诊断困难,CT 能提供十分有益的帮助,并且能发现关节内碎片等,为治疗方案的确定提供依据。

二、炎性病变

骨关节感染是常见的细菌性骨感染疾患,分血源性和外源性,血源性有化脓性骨髓炎和关节炎;外源性为软组织感染直接侵犯骨和关节。感染细菌为结核杆菌时,则为骨结核和关节结核。骨关节炎症 CT 检查主要为了提供比一般 X 线片更多的信息,为早期骨关节感染的诊断提供帮助。

(一)化脓性骨髓炎

1. 病理和临床概述

化脓性骨髓炎是骨髓、骨和骨膜的化脓性炎症,较多见于儿童和少年。多侵犯长骨,以胫骨、股骨、肱骨和桡骨多见。病原菌多为金黄色葡萄球菌(占 72%～85%),其他有溶血性葡萄球菌、链球菌、大肠杆菌、肺炎双球菌等。病菌可经血行感染、邻近软组织或关节感染直接蔓延或通过开放性骨折或火器伤进入。根据病情发展和病理改变,化脓性骨髓炎可分为急性和慢性化脓性骨髓炎。前者临床起病急骤,可有寒战、高热、白细胞升高等症状。尚有患肢肿胀,压痛,患处有明显波动感等局部症状。急性化脓性骨髓炎延误诊治或治疗不当不彻底,常转为慢性化脓性骨髓炎。慢性骨髓炎中,有的脓肿病灶局限在骨内,形成慢性骨脓肿(又称 Brodie 脓肿);极少数慢性骨髓炎,骨内炎症病变长期存在,发生广泛的骨质增生硬化,称为慢性硬化性骨髓炎(亦称 Garre 骨髓炎)。

2. 诊断要点

对各时期的表现,CT 主要从骨髓改变、骨质改变、骨膜反应以及周围软组织改变观察。①骨髓密度,急性期 CT 表现骨髓密度增加,CT 值为 +50 HU 左右(正常为 -80 HU 左右),偶尔骨髓腔内可见到气体、脂肪以及积液。亚急性期 CT 表现为骨髓密度增高,CT 值为 +30 HU 左右。慢性期,骨髓密度呈高低不等混杂影,偶可见骨髓腔内极低密度的气体影。②骨质改变,早期骨破坏 CT 示骨小梁模糊或消失,偶可显示小灶性骨小梁缺失区,边缘不清,骨质增生不明显。亚急性期示骨皮质的破坏、缺损、新骨形成。慢性期 CT 示骨质破坏区内大小不一的高密度死骨,高密度的骨膜反应围绕骨皮质,骨皮质显著增厚。③骨膜反应,早期骨膜改变不明显,随后 CT 表现为环绕或部分附着骨皮质的弧线样钙质高密度影,略低于正常骨皮质密度,并能清晰显示骨破坏处和骨膜下形成的脓肿。慢性期,骨膜新生骨与骨皮质融合,明显增厚。④周围软组织,急性期软组织肿胀 CT 表现为患肢较对侧增粗,皮下脂肪层增厚、浑浊,肌肉间脂胁间隙不同程度变窄、移位、模糊或消失;肌肉组织肿胀,密度均匀减低。脓肿形成期,软组织脓肿CT表现典型,平扫时表现为软组织内低密度囊状影,增强后脓肿壁环形强化,中央脓腔液化部分仍为低密度,脓肿范围更清楚。⑤Brodie脓肿,CT显示位于干骺端中央或略偏一侧的低密度局限性骨质缺损区,呈圆形或卵圆形,病灶内常无死骨,边缘骨质硬化而密度增高,骨膜反应少见。⑥Garre骨髓炎,表现为骨膜增生,皮质增厚,髓腔狭窄或闭塞,呈局限或广泛的骨质硬化,与正常骨质无明显界限。在骨质硬化区一般无骨质破坏,亦无死骨形成(图15-3)。

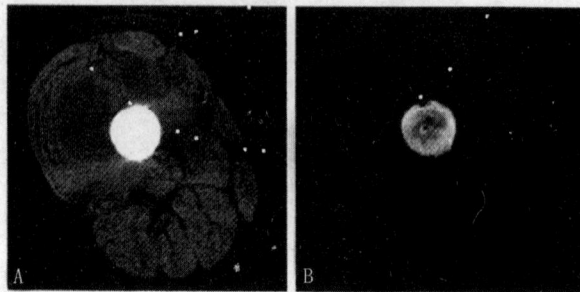

图15-3 慢性化脓性骨髓炎

A.为软组织窗,可见股骨中段骨干增粗周围软组织肿胀,并见脓肿形成;B.为骨窗,可见髓腔密度增高、闭塞

3.鉴别诊断

(1)骨结核,好发小儿短管状骨,骨质破坏为主,一般无明显骨膜反应。

(2)Brodie脓肿需与骨样骨瘤鉴别,CT薄层扫描可以发现瘤巢,临床常有夜间疼痛病史,水杨酸类可缓解。

4.特别提示

X线平片对化脓性骨髓炎的诊断具有很大价值,化脓性骨髓炎CT检查为了显示病变早期X线平片不能显示的一些细微变化,为早期骨关节感染的诊断提供帮助。同时可提供更多的信息,包括骨内和软组织的早期变化和骨皮质内缘的破坏与增生以及细小的死骨等。MRI在确定急性化脓性骨髓炎的髓腔侵犯和软组织感染的范围方面,明显优于X线和CT。

(二)化脓性关节炎

1.病理和临床概述

细菌(以金黄色葡萄球菌最多)血行感染滑膜或因骨髓炎继发侵犯关节而致化脓性关节炎。以儿童和婴儿多见。病变可以累及任何关节,但以承重的大关节,膝关节和髋关节较多见,常单发。炎症早期,滑膜充血、关节内多量渗出液,滑膜坏死,软骨和软骨下骨质发生破坏。愈合期,肉芽组织进入关节腔,最后发生纤维化或骨化,使关节形成纤维性强直或骨性强直。本病发病急,受累关节有红、肿、热、痛及功能障碍,并有炎症的全身症状。

2.诊断要点

CT主要表现为关节肿胀、积液和关节骨端的破坏。最早期表现为关节囊肿胀和关节间隙增宽。病变早期即可使关节软骨破坏,引起关节间隙狭窄,继而关节软骨下骨质发生破坏,多见于关节承重面。有时可见关节内脂肪-液平面征。愈合期,骨质破坏停止而出现修复。病变区骨质增生硬化,骨质疏松消失。如软骨与骨质破坏不甚明显,关节间隙可部分保留,严重者则形成骨性强直(图15-4)。

3.鉴别诊断

①关节结核,关节结核表现非承重部位的骨质破坏,无明显骨质增生。②痛风性关节炎、风湿性关节炎,多发生在小关节,对称性,根据临床表现可以鉴别。

4.特别提示

临床常首先选用X线平片检查,CT除可判断病变的范围,还可以进行CT导引下的经皮穿刺活检。

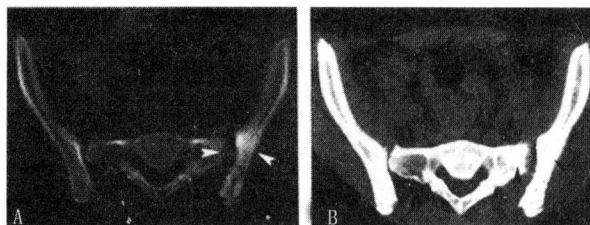

图 15-4　左侧骶髂关节炎

A. 为骨窗,可见骶髂关节骶骨、髂骨边缘模糊,可见虫蚀样破坏,关节
间隙增宽,局部髂骨增生硬化;B. 为软组织窗,可见周围软组织肿胀

(三)骨结核

1.病理和临床概述

骨结核多起于松质骨和骨髓组织,以椎体、短管状骨及长骨的骨骺和干骺端好发,多见于儿童、少年。病理上分增殖型和干酪型。临床症状轻微,表现为酸痛不适,局部肿胀。病程长,病变局限。椎体结核见相应章节,本小节主要讲述长管状骨病变。

2.诊断要点

CT 示骨骺和干骺端局限性类圆形、边缘较清楚的低密度骨质破坏区,其内可见多发小斑片状高密度死骨影,边界无明显骨质增生改变,骨膜反应少见或较轻微。病变很少向骨干发展,但可破坏骨皮质和骨膜,穿破软组织而形成瘘管,并引起继发感染。病骨周围软组织肿胀,结核性脓肿密度低于肌肉,注射对比剂后其边缘可有强化。

3.鉴别诊断

慢性骨脓肿,骨质破坏逐渐吸收,骨质增生明显,骨皮质增厚,髓腔狭窄。

4.特别提示

骨结核多为继发性,胸部摄片发现结核病变有利于诊断。

(四)关节结核

1.病理和临床概述

关节结核常继发于其他部位的结核,可分为滑膜型和骨型两种,以滑膜型多见。骨型结核由骨骺、干骺端蔓延及关节,侵犯滑膜及关节软骨;滑膜型结核是结核菌经血行先累及滑膜,病变往往持续数月至一年,再波及关节软骨及骨端。晚期两者无法分型。关节结核好发于儿童及青少年,常单发,最多见于持重大关节,髋关节和膝关节,两者共占关节结核 80% 左右。病变常先开始于不持重的关节边缘部分。关节结核以骨质破坏为主,并都可在附近软组织形成冷脓肿。临床上起病较缓慢,局部疼痛和肿胀,关节活动受限,久病者可伴有相关肌肉萎缩。

2.诊断要点

CT 征象包括滑膜的改变、骨与软骨破坏和关节积液。①关节积液,少量积液 CT 显示困难,较多积液时关节间隙层面及上方层面见关节旁半圆形、卵圆形水样密度影,边缘光滑,完整。②骨质破坏,关节囊和韧带附着点是早期骨质破坏的好发部位,表现为轻微的骨缺损区,边界不清,周围有极少量新生骨形成,当滑膜结核破坏了关节软骨面后,关节边缘的软骨下骨皮质毛糙,虫蚀样骨缺损,CT 轴像见关节面凹凸不平,并可见形成的小死骨,滑膜结核侵犯软骨全层后,关节面广泛骨质破坏,关节面凹凸不平,其中有小死骨形成。③滑膜的改变:早期滑膜及软骨的破坏平扫很难发现,CT 关节造影后扫描可显示。晚期可见滑膜增厚,增强扫描均匀强化。并可显示周围软组织肿胀及冷脓肿(图 15-5)。

3.鉴别诊断

需同化脓性关节炎、类风湿关节炎等鉴别。

4.特别提示

X 线平片为首选检查,CT 对关节软组织肿胀、关节积液和破坏区内死骨较敏感。而 MRI 则对关节周围水肿、关节积液和关节周围滑囊、肌腱的病理改变显示最佳。

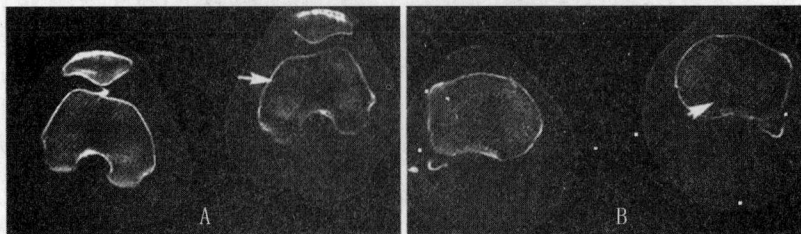

图 15-5 左膝关节结核

CT轴位扫描可见左侧胫骨上段、股骨下端骨质疏松,见多发小斑点状骨质破坏区,边缘较清晰,周围软组织肿胀

三、骨巨细胞瘤

(一)病理和临床概述

骨巨细胞瘤是起源于骨髓结缔组织的间充质细胞,亦称破骨细胞瘤。本病较常见,多见于 20～40 岁的成人,无明显性别差异,分为良性、生长活跃和恶性。好发部位以股骨下端为多见,次为胫骨上端及桡骨下端,三处发病占全部的 60%～70%;次为肱骨上端、腓骨上端、胫骨下端、股骨上端和掌骨、指骨。病变有明显的横向生长倾向,一般单发,偶可多发。病理上,根据单核瘤细胞和多核巨细胞的组织学特点,可分为Ⅰ、Ⅱ、Ⅲ三级。Ⅰ级表示良性,Ⅱ、Ⅲ级表示恶性。本病起病缓慢,主要临床表现为局部疼痛(常为间歇性钝痛),肿胀和压痛。组织学上虽属良性,但可发生转移。

(二)诊断要点

CT 平扫见位于骨端的囊性膨胀性低密度骨破坏区。病灶区骨皮质变薄,骨壳完整连续,多数也可见小范围的间断;骨壳外缘基本光滑,内缘多呈波浪状,为骨壳内面的骨嵴所致,一般无真性骨性间隔。骨破坏区边缘无新生骨形成的骨质增生硬化带。生长活跃的骨巨细胞瘤和恶性巨细胞瘤的骨壳往往不完整,并常可见骨壳外的软组织肿块影。骨破坏区内为软组织密度影,无钙化和骨化影;病灶内若有出血,密度可增高;病灶内若有坏死液化则可见更低密度区;巨细胞瘤伴病理性骨折时,CT 显示骨皮质断裂和软组织肿块。增强扫描肿瘤组织有较明显的强化,而坏死囊变区无强化。发生于腰骶椎的巨细胞瘤,巨大的分叶分房的软组织肿块可伸向腹腔、盆腔内达到巨大的程度,增强后 CT 扫描可显示肿块周边和肿块内分隔状的强化(图 15-6)。

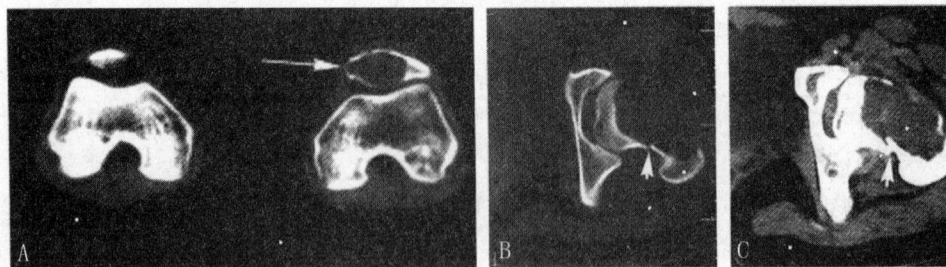

图 15-6 骨巨细胞瘤

A.左侧髌骨骨巨细胞瘤(Ⅰ级),可见髌骨内膨胀性生长的囊性病
灶,骨皮质明显变薄;B.C.左股骨骨巨细胞瘤并病理性骨折

(三)鉴别诊断

1.动脉瘤样骨囊肿

原发性动脉瘤样骨囊肿好发于较小年龄,在骨成熟后病变可延入关节下区,如 CT 或 MRI 显示液一液平面,与动脉瘤样骨囊肿相符。

2.骨囊肿

病变常位于干骺端或近骨端,呈中小型骨质破坏,骨皮质对称性变薄,密度较低,发生骨折时见碎骨片陷落及液平。

3.骨肉瘤

好发青少年,发生于干骺端,表现为骨质破坏,骨性基质,软组织肿块,针状、絮状骨膜反应及骨膜三角。

(四)特别提示

骨巨细胞瘤比较特殊,多数为良性,但亦有部分为生长活跃性,少数恶性,临床随访有助于鉴别。

四、骨软骨瘤

(一)病理和临床概述

骨软骨瘤可单发或多发,后者有家族遗传性。单发者是最常见的良性骨肿瘤。本病多见于儿童或青少年,常见于 10～30 岁。本病仅发生于软骨内化骨的骨骼,长骨干骺端为其好发部位,以股骨下端和胫骨上端最常见,约占 50%,次为肱骨上端、桡骨下端、胫骨下端和腓骨两端。组织学上肿瘤由三种组织构成,即由骨质构成的瘤体、透明软骨帽和纤维组织包膜。临床上,肿瘤早期一般无症状,仅局部可扪及小的硬结。肿瘤增大时,可有轻度压痛和局部畸形,靠近关节可引起活动障碍。有柄型肿瘤,可因病理骨折而引起剧烈疼痛。

(二)诊断要点

(1)单发骨软骨瘤 CT 表现为与骨皮质相连的骨性突起,病灶呈分叶状或菜花状,其顶端由软骨帽覆盖,软骨帽内的钙化 CT 显示为圆形或菜花状不规则的高密度影。肿瘤较大时压迫邻近骨骼使之产生变形、移位、萎缩,一般无侵蚀,也无骨膜反应。

(2)多发性骨软骨瘤特点为病灶多发,且形状、大小不一;部分呈对称性生长;常有患骨发育异常(图15-7)。

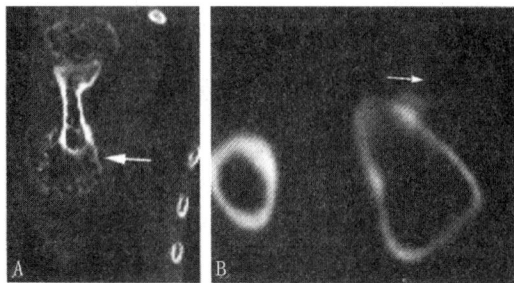

图 15-7　骨软骨瘤
A.肱骨骨软骨瘤,右侧肱骨可见与骨皮质相连的骨性突起,病灶
呈菜花状;B.姆趾骨软骨瘤左侧蹲趾骨可见一骨性突起

(三)鉴别诊断

(1)皮质旁骨肉瘤:表现为皮质旁软组织肿块,密度较高,伴有骨化,肿块与骨皮质间见分隔间隙。

(2)皮质旁骨瘤:表现为骨皮质象牙样致密影,与载瘤骨间无间隙,无骨松质存在。

(四)特别提示

X 线检查为首选检查。对于生长于复杂关节处或隐蔽部位的骨软骨瘤如肩胛骨内侧和向骨盆腔内生长的骨软骨瘤,CT 横断面能很清楚的显示肿瘤的来源及基底部。一般不选用 MRI 检查。

五、软骨肉瘤

(一)病理和临床概述

软骨肉瘤是一种常见的恶性骨肿瘤,发病仅次于骨肉瘤,起源于软骨或成软骨结缔组织,可原发于骨,也可发生于骨髓的间叶组织或骨膜,亦可由软骨瘤、骨软骨瘤恶变而来。起自骨髓腔(骨髓和软骨瘤恶变者)为中心型,起源于骨膜或骨表面(软骨瘤恶变)为周围型。发病部位多见于膝关节附近的长骨干骺端,少数在骨干,腕、踝以下少见。扁骨中多见于骨盆,其次为肋骨、肩胛骨和胸骨等。临床上,多数发展慢,病程长,症状较骨肉瘤轻。本病预后较差,手术局部切除后极易复发。

(二)诊断要点

软骨肉瘤根据其发生部位可分为中央型和周围型。①中央型,CT 平扫骨髓腔内高、低混合密度病灶,其中破坏后的残余骨、瘤骨、软骨钙化呈高密度,囊变呈低密度;病变的恶性特征为周围骨皮质破坏和肿瘤坏死。早期骨皮质尚未破坏,表现为轻度膨胀,多叶型溶骨性病灶,还可见到散在的条状钙化影,有时与内生软骨瘤较难鉴别。而晚期骨皮质被穿破,有骨膜反应,可形成软组织肿块,而且往往体积很大,密度不均,含斑点样钙化,肿块常呈分叶状、结节状、轮廓清楚。②周围型软骨肉瘤多为骨软骨瘤恶变,与中央型软骨肉瘤表现相似,但它的整个病灶有蒂与相应骨皮质相连,病灶顶部有一层软骨帽,密度低于同层肌肉组织,软骨帽内有散在钙化,骨软骨瘤表面不清,软骨帽厚度 0.3～1.5 cm 不等,也可伴有散在斑点状钙化之高密度影。在软组织内可见散在斑块状钙化,也可见粗而长的骨针(图 15-8)。

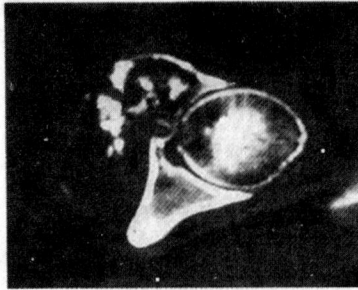

图 15-8 髋臼软骨肉瘤

CT 显示左侧髋臼前唇骨质膨胀性破坏,见较大软组织肿块,肿瘤基质内见多发斑点状及小斑片状钙化

(三)鉴别诊断

骨软骨瘤,生长缓慢,鉴别同前。

(四)特别提示

病程、病灶生长速度对病变的恶性程度鉴别有很大的意义。CT 对评价钙化及瘤内骨化要比 X 线、MRI 敏感。如果软骨瘤出现以下表现:①病程长,瘤体大;②近期生长迅速,疼痛明显,软组织肿块显著增大;③出现侵蚀性骨破坏,骨膜增生,钙化斑点模糊或产生大量棉絮状钙化;高度提示恶变为软骨肉瘤。

六、脊索瘤

(一)病理和临床概述

脊索瘤起源于残留在骨内的迷走脊索组织,是一种生长缓慢,较少发生转移的低度恶性肿瘤,好发于颅底蝶枕部和骶尾部(占 55%)。肿瘤大小不一,切面分叶状,中间有纤维隔,肿瘤质地较软者,偏良性;质地较硬且有钙化者,恶性度较高。镜下可见囊泡性细胞(印戒样细胞)。脊索瘤可发生于任何年龄(7 个月～82 岁),骶尾部多发生于 50～60 岁,男女比例约为 2∶1。临床上,常见症状为骶尾部疼痛,进行性排便困难和骶后部肿块。本节主要描述发生于骶尾部和脊柱其他部位的脊索瘤。

(二)诊断要点

CT 平扫示骶尾部骨质破坏,表现为局部软组织肿块,肿块内常出现点片状高密度影,为破坏残余骨和钙化灶,整个病灶边缘比较清楚。骶尾部脊索瘤的骨质破坏主要向前发展,甚至下部骶骨和尾骨完全破坏,肿瘤可在周围软组织内生长,形成分叶状低、等或略高密度、边缘光滑而密度尚均匀的软组织肿块,常推移或侵犯直肠、臀肌和骨盆肌,病灶范围大小不等,多数较大可达 10 cm 以上。CT 增强示肿瘤边缘部分强化较明显,肿瘤中央部分也有轻度强化(图 15-9)。

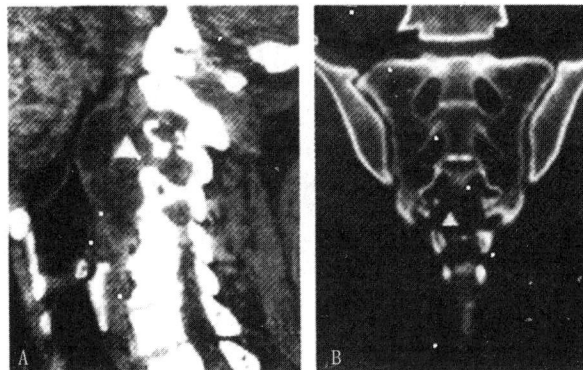

图 15-9　脊索瘤

A. 第 3 颈脊索瘤重建图像软组织窗见第 3 颈椎骨质破坏,局部出现低、等密度软组织肿块,边界清
楚;B. 骶椎脊索瘤 $S_{3\sim4}$ 可见骨质破坏,边缘不规则,边界清楚,其内可见点片状高密度影

（三）鉴别诊断

巨细胞瘤,常位于骶骨上部,病灶呈膨胀性,病灶内无钙化。

（四）特别提示

手术后肿瘤复发仅出现在软组织内,而缺乏骨异常的证据。MRI 对显示肿瘤向椎管内的侵犯更有效。鉴别困难时需活检病理诊断。

七、骨肉瘤

（一）病理和临床概述

骨肉瘤是起源于骨的间叶组织以瘤细胞能直接形成骨样组织和骨质为特征的最常见的原发性恶性骨肿瘤。镜下肿瘤是由明显间变的瘤细胞、肿瘤性骨样组织及骨组织组成,有时亦可见有数量不等的瘤软骨。临床上,骨肉瘤多见于青少年。好发于四肢长骨,以股骨下端和胫骨上端最为常见,次为肱骨和股骨近端。扁骨和不规则骨中以髂骨最多。发生于骨外软组织者,称骨外骨肉瘤。临床上还有皮质旁骨肉瘤、骨膜骨肉瘤、原发性多源性骨肉瘤、毛细血管扩张型骨肉瘤、继发性骨肉瘤等特殊类型。骨肉瘤一般都有局部进行性疼痛、肿胀和功能障碍三大主要症状,以疼痛最为常见,初为间歇性隐痛,可迅速转变为持续性难忍的剧痛,尤以夜间为甚。实验室检查血碱性磷酸酶常增高。

（二）诊断要点

成骨型、溶骨型和混合型骨肉瘤 CT 表现虽然多种多样,一般表现为:①骨质破坏,表现为松质骨的虫蚀样、斑片状破坏甚至大片状缺损。②骨质增生,表现为松质骨不规则斑片状高密度影和骨皮质增厚(图 15-10)。③髓腔内软组织肿块:肿瘤侵犯髓腔,使低密度的髓内组织密度提高,其 CT 值 20~40 HU,含有钙化时 CT 值可达＋100 HU 以上;肿瘤可沿骨长轴蔓延,也可在髓内形成跳跃性转移灶,髓腔内浸润灶一般在增强后无明显强化。④周围软组织肿块:常偏于病骨一侧或围绕病骨生长,其边缘大多模糊而与周围正常肌肉、神经和血管等分界不清,却很少累及关节,增强扫描可见肿瘤明显强化,从而可区别于周围受压的软组织。⑤骨膜增生:骨皮质外缘凸出,粗糙不规则,并可见长短不一的骨针指向周围软组织肿块,在 CT 上表现为高密度,轴位多平面重建时能见到骨膜三角。⑥此外,CT 检查易于显示骨肉瘤引起的轻微病理骨折和骨质破坏。骨皮质尤其是骨内膜的破坏等细小变化有利予早期诊断。

（三）鉴别诊断

(1)硬化性骨髓炎,骨皮质增厚,髓腔闭塞,层状连续的骨膜反应。

(2)成骨型转移瘤,常为肺癌、前列腺癌及乳腺癌转移,年龄较大,好发于脊柱、骨盆等。

(3)中心型软骨肉瘤,肿块内钙化多。

(4)单房性骨巨细胞瘤。

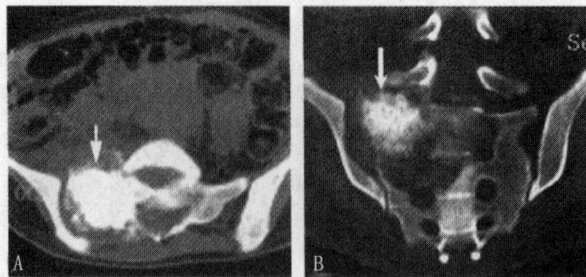

图 15-10　骶骨右侧成骨肉瘤

CT 显示骶骨右侧侧块可见团块样高密度影,伴有斑片状骨质破坏区,周围可见偏于瘤骨一侧的软组织影,边缘模糊

(5)骨纤维肉瘤,鉴别困难。

(6)溶骨性骨转移癌,骨质破坏为主,无明显增生,常有原发病史。

(四)特别提示

实际工作中以 X 线平片检查为首选。CT 能更准确的判断肿瘤的侵犯范围。MRI 的优点是对于 X 线平片阴性的骨肉瘤亦有信号改变,对于软组织的侵犯显示更佳,同时利于对疗效的观察。

八、骨髓瘤

(一)病理和临床概述

骨髓瘤是一种单克隆的浆细胞恶性肿瘤,瘤细胞来自骨髓的原始网织细胞。单发性病灶常称为浆细胞瘤,多发性病灶称为多发性骨髓瘤,以后者多见。本病平均发病年龄为 45 岁。好发部位为颅骨、脊柱、肋骨及骨盆,少见部位包括肱骨及股骨的近端。患者常因全身无力和背部疼痛就诊,疼痛进行性加重。临床检查患者呈贫血病容,头颅及背部肿物以及胸腔积液是常见表现。半数以上病例尿中出现本周蛋白,对诊断有重要意义。

(二)诊断要点

(1)孤立性浆细胞瘤 CT 常表现为溶骨性或膨胀性的骨质破坏和骨皮质破坏,连续性中断(图15-11),且常见软组织肿块。

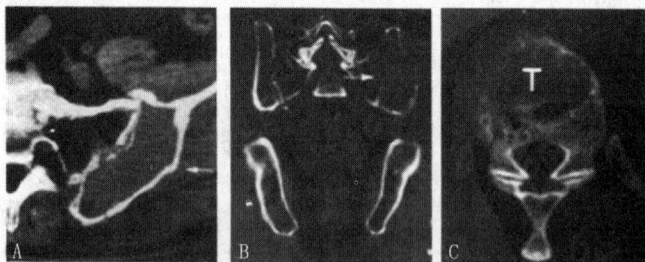

图 15-11　骨髓瘤

A、B.左侧髂翼浆细胞性骨髓瘤左侧髂翼单发膨胀性的骨质破坏,骨皮质
连续性中断;C.椎体多发性骨髓瘤椎体内见较大骨质破坏区,破坏灶内骨
小梁消失,尚存有骨嵴;椎体内伴有多发性、边缘锐利的小圆形低密度区

(2)多发性骨髓瘤典型 CT 表现为多骨受累,病骨内多发性、边缘锐利的小圆形低密度区,边缘很少硬化,破坏灶内骨小梁消失,病变较晚有骨皮质破坏。椎体骨髓瘤可见肿块突入椎管硬膜下腔形成椎管阻塞。颅骨骨髓瘤表现为板障内多发的更低密度灶,内外板完整或破坏,肿瘤突破骨皮质可在周围软组织内形成肿块。

(三)鉴别诊断

(1)脊柱转移瘤,转移瘤常破坏椎弓根,而骨髓瘤早期椎弓根正常,核素扫描时骨髓瘤无摄取增加,转移瘤常有摄取增加。

（2）椎体血管瘤，一般单发，栅栏样改变为其特征。

（四）特别提示

实验室检查和骨髓穿刺活检对诊断和分型有指导意义，对病灶的侵犯程度，可核素扫描。CT 扫描检查可观察疗效。病灶与骨痛部位颇相符合，当常规 X 线检查阴性时，CT 可在此部位发现早期病灶。

九、转移瘤

（一）病理和临床概述

转移瘤是恶性骨肿瘤中最常见者，主要经血流从远处骨外原发肿瘤如癌、肉瘤转移而来。骨转移瘤以癌最多见，占 85％～90％，其中乳腺癌骨转移的发生率最高；肉瘤占 10％～15％。骨转移大多数集中发生在红骨髓丰富的躯干骨，四肢骨较少发生。转移瘤的肉眼所见无显著的特异性，瘤巢多见干骺松质骨内，可引起溶骨性破坏，有的可伴有反应性骨质增生。镜下转移瘤的形态结构，一般与其原发瘤相同。常在中年以后发病。临床主要表现为进行性加重的深部疼痛、病理性骨折、及血清碱性磷酸酶、血钙增高。

（二）诊断要点

1. 溶骨型转移瘤

多在骨干或邻近的干骺端，病灶可多发或单发，表现为松质骨和（或）皮质骨的低密度缺损区，边缘较清楚，无硬化，周围常伴有较小的软组织肿块，但一般无骨膜增生，脊椎转移瘤可见椎体、椎弓根、附件的广泛性破坏，但椎间隙保持完整。

2. 成骨型转移瘤

病变多发生在腰椎与骨盆的骨松质内，常多发，呈斑点状、片状、棉团状或结节状边缘模糊的高密度灶，边缘较模糊，周围一般无软组织肿块，少有骨膜反应，椎体不压缩变扁。

3. 混合型转移瘤

兼有溶骨型和成骨型的骨质改变。

4. 其他

骨转移瘤的软组织肿物平扫显示为密度均匀的影像，其间可以有残留骨存在。增强扫描后可有不同程度强化，一般为均匀性强化。肿物侵犯周围软组织，与正常肌肉分界不清（图 15-12）。

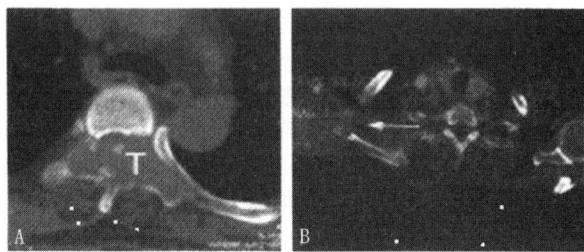

图 15-12　转移瘤

A.胸椎溶骨性转移瘤，第 1、2 胸椎可见椎体后部、椎弓根、附件的广泛性破坏，
邻近的肋骨亦有破坏，伴有软组织肿块，其内可见残存骨；B.右侧肱骨头溶骨性
转移表现为骨质内的低密度缺损区，边缘较清楚，无硬化，周围伴有软组织肿块

（三）鉴别诊断

（1）骨质疏松，多见于老年患者，每个椎体表现相仿，无明显骨质破坏或增生。

（2）原发性骨肿瘤，一般单发多见，有时鉴别困难。

（四）特别提示

CT 能敏感显示转移瘤病灶，能清楚显示骨外局部软组织肿块的范围、大小以及与邻近脏器的关系。个别不典型的病变或转移瘤的早期 X 线尚未能显示病征的，应做 MRI 或核素显像检查确诊。MRI 对含脂肪的骨髓组织中的肿瘤及其周围水肿非常敏感。因此能检出 X 线平片、CT 甚至核素骨显像不易发现的转移灶,能发现尚未引起明显骨质破坏的骨转移瘤,为临床及时诊断和评估预后提供可靠的信息。

(宋 晖)

第三节 软组织病变 CT 诊断

肢体的软组织来源于胚胎的中胚层,其组织结构多种多样(如肌肉、筋膜、肌腱、腱鞘、滑囊、滑膜以及神经、血管等),病变亦远较内、外胚层复杂。对于那些与其周围组织的密度无显著差别的病变。则应选择其他检查方法(如 CT、MRI)或直接做活组织检查确诊。CT 有较高的密度分辨率,各种组织均有其相对的 CT 值,可根据病灶密度的较小差别为诊断提供有效的信息。同时可清楚而明确地显示肿瘤的边界、范围,对某些有骨改变的软组织肿瘤,分辨原发或继发也有一定鉴别能力。MRI 对显示软组织的病变优于CT,属最佳选择(图 15-13)。

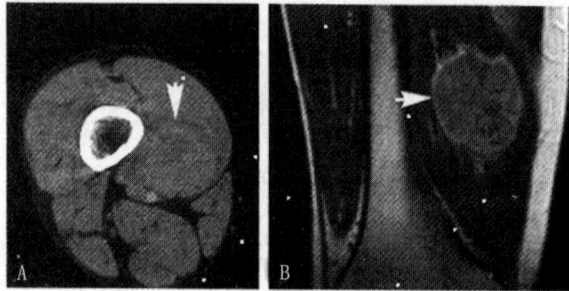

图 15-13 右侧大腿平滑肌肉瘤
A. 为 CT 扫描图像;B. 为 MRI 扫描图像,肿块内信息的显示不如 MRI 丰富

一、肌肉内血管瘤

(一)病理和临床概述

肌肉内血管瘤是发生在骨骼肌内呈弥漫生长的血管瘤。多见于 10～40 岁,80%～90% 在 30 岁左右。最常见于四肢,其次为面部及躯干。可局限于某一组或某一块肌肉内,有时可侵及肌腱。肿瘤大小不一,以 3～5 cm 者居多。根据血管腔大小、血管壁的厚薄可分为,毛细血管瘤、海绵状血管瘤、静脉血管瘤和混杂血管瘤。以海绵状血管瘤多见,病史多在 1 年以上。临床症状和体征无特殊,多为无痛性软组织肿块。手术易复发(20%)。

(二)诊断要点

CT 表现为形态规则或不规则、边界清晰或不清晰的软组织肿块,平扫呈等密度或混杂密度肿块影,与肿瘤内成分相关,病灶内有低密度脂肪及点状、蚯蚓状高密度静脉石和钙化影,并可见纤维间隔和小的血管等;增强扫描可见明显强化。肿瘤较大时可见扭曲、紊乱、成团的血管。有作者认为,伴有钙化和静脉石的多发不规则形、条索状、低密度影是血管瘤特征性改变(图 15-14)。

(三)鉴别诊断

脂肪瘤;纤维瘤;神经源性肿瘤;软组织恶性肿瘤,出现肌肉内血管瘤特征表现能诊断,否则很难鉴别。

(四)特别提示

CT 常不能清晰显示病变范围及与正常组织的关系;大多数软组织肿瘤无特征性的 CT 表现,使诊断及鉴别诊断困难。MRI 是血管瘤最简单、最良好的检查方法,CT 诊断困难时,可进一步 MRI 检查。

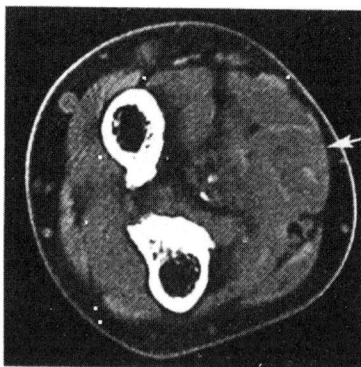

图 15-14　肌血管瘤

CT 检查示表现为形态不规则、边界不清晰的软组织肿块，平扫呈混杂密度肿块影

二、骨化性肌炎

（一）病理和临床概述

骨化性肌炎为一种肌肉及其邻近结构的局限性的、含有非肿瘤性的钙化和骨化的病变，其原因尚不清楚，可能为外伤引起的变性，出血或坏死。可发生于任何易受外伤的部位，但以肘部和臀部多见。此种骨化与软组织的慢性炎症和组织变性有关。患者的临床表现多有明显的外伤史。有些患者外伤史不明显，而常因四肢肿胀就诊。早期并可扪及软性包块，疼痛感。后期，肿块可缩小，并逐渐变硬，多无明显症状。

（二）诊断要点

CT 典型表现为软组织内见有骨结构块影，病灶周边为高密度钙化、骨化环，而病灶中央为低密度区，呈现明显的带状现象，这种离心性分布的带状现象是局限性骨化性肌炎的 CT 特征；周围无软组织肿块影，病灶周围肌肉组织呈受压萎缩性改变。病灶邻近骨骼无破坏及骨膜反应，而且病灶与邻近骨骼之间有一低密度带隔开。这种特点有助于区别局限性骨化性肌炎与恶性肿瘤（图 15-15）。

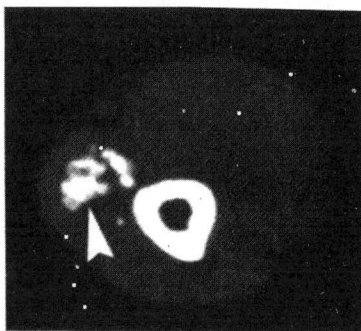

图 15-15　骨化性肌炎

CT 显示右上臂肱骨旁肌肉内可见不规则骨化影，周边有骨化环，肱骨骨质未见异常

（三）鉴别诊断

骨外骨肉瘤；骨外软骨肉瘤；皮质旁骨肉瘤；骨外（软组织）软骨瘤，局限性骨化性肌炎表现为离心性分布的带状现象，无明显软组织肿块，籍此可以区别。

（四）特别提示

对于肌肉内的钙化，X 线检查不如 CT 敏感。MRI 对软组织的病变范围的确定优于前两者。

三、神经鞘瘤或神经纤维瘤

（一）病理和临床概述

神经鞘瘤又称神经鞘膜瘤、雪旺氏细胞瘤；瘤组织主要由神经鞘细胞组成，含少量胶原和基质组织，好发于 20～50 岁,生长缓慢,多见于头、颈部软组织、四肢屈面、躯干、纵隔、腹膜后等处。神经纤维瘤含有较丰富的胶原组织,好发于 20～40 岁,生长缓慢,为良性肿瘤。神经纤维瘤如果多发则是神经纤维瘤病,特征为中枢及末梢神经多发性肿瘤以及皮肤咖啡色素斑和血管、内脏损害,常伴有全身多种畸形。临床上,神经鞘瘤和神经纤维瘤均为皮下的软组织肿块,沿着神经长轴分布,压迫后有酸麻感。

(二)诊断要点

神经鞘瘤和神经纤维瘤的 CT 表现均为软组织内圆形或类圆形低密度灶,边界清楚,密度较均匀,有时可见有完整的包膜,增强扫描有中度强化。两者在 CT 上均无特殊性改变。椎管内神经纤维瘤 CT 典型表现为椎体、附件骨质破坏,椎间孔扩大以及哑铃型或葫芦样外形等软组织密度肿物。肿瘤椎管内部分可压迫硬膜囊和脊髓,肿瘤椎管外部分常表现为椎旁肿块影。增强扫描可见肿物有明显强化(图15-16)。

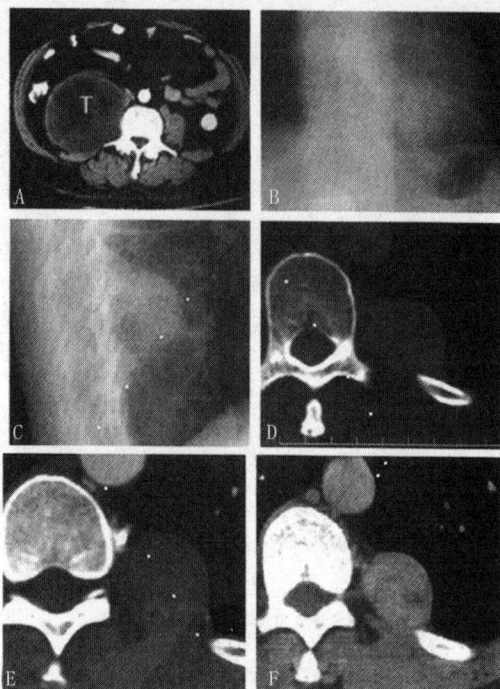

图 15-16　神经鞘和神经纤维瘤

A.腰椎旁神经纤维瘤,第 2 腰椎旁可见一边界清楚的肿块,内见囊状液化区,有分割,肿块轻度强化;B～F.52 岁男性患者,体检发现左侧脊柱旁肿块,手术证实为左侧肋间神经鞘瘤,胸片及 CT 表现;D～F.分别为平扫、动脉期、静脉期改变

(三)鉴别诊断

(1)恶性神经纤维瘤,病变进展迅速,边界不清,密度不均匀,较早发生远处转移。

(2)肌肉内血管瘤。

(四)特别提示

神经鞘瘤和神经纤维瘤 CT 上无法区别。但在 MRI 图像上纤维瘤的 T1 加权和 T2 加权图像上均为低信号,可资鉴别,而且神经纤维瘤和鞘膜瘤好发于神经干走行部位。

四、脂肪瘤和脂肪肉瘤

(一)病理和临床概述

脂肪瘤为软组织肿瘤中最常见的一种,多发生于肩、颈、背部及四肢皮下、肌间及肌内等软组织内。一般为单发,也可多发,多是良性生长方式;另一种侵袭性脂肪瘤呈浸润性生长,向周围组织浸润而边界不规则,手术后易复发,常需与脂肪肉瘤鉴别。脂肪肉瘤是成人中占第二位的恶性软组织肿瘤,占所有恶性软组织肿瘤的 16％～18％。脂肪肉瘤多发于腹膜后和下肢,其恶性程度相差悬殊,大致可分为以下 5 类:

①脂肪瘤样型(纤维型);②黏液型;③圆细胞型;④多形性型;⑤未分化型。

(二)诊断要点

1.脂肪瘤

CF 扫描可显示特征性脂肪密度影,呈一个或多个包膜完整的极低密度区,CT 值－80～－130 HU,与皮下脂肪 CT 值相等;病变密度均匀,边缘清楚锐利,形态规则,内有线样略高密度分隔,境界清楚,周围软组织受压。增强扫描病变元明显增强(图 15-17)。

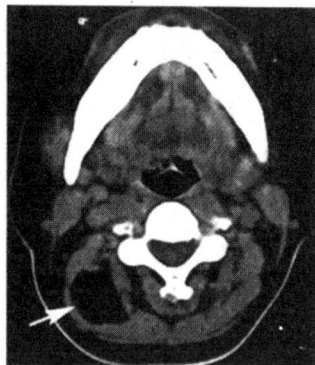

图 15-17　颈部脂肪瘤

CT 检查示右后颈部见单个低密度肿块影,边界锐利,CT 值约－110 HU

2.侵袭性脂肪瘤

可见分隔脂肪瘤位于深部软组织,可向肌肉与肌间扩展,并有局部浸润,边界不清晰。侵袭性脂肪瘤内部以海绵状或蜂窝状的软组织密度相间隔,增强扫描明显强化。

3.脂肪肉瘤

CT 表现与肿瘤分化程度、脂肪含量多少有关。CT 值变化很大,从脂肪、水到软组织密度不等,但低于肌肉密度。形态学上,分化较好的脂肪肉瘤,形态规则,边界清楚;分化差的脂肪肉瘤,形态不规则,边界模糊,密度不均,并向周围软组织、骨关节结构呈浸润生长。增强扫描可见明显增强效应。

(三)鉴别诊断

侵袭性脂肪瘤同脂肪肉瘤难以鉴别;其他软组织恶性肿瘤,主要通过观察瘤内的 CT 值鉴别诊断。

(四)特别提示

CT 检查应该确定肿物的位置、范围及与周围血管和神经的关系,以利于决定手术治疗方案。CT 分辨欠清楚的病灶,可行 MRI 进一步检查。

五、纤维瘤

(一)病理和临床概述

纤维瘤是一种起源于纤维结缔组织的良性肿瘤。纤维瘤可以发生于体内任何部位,其中以四肢(尤以小腿)及躯干皮肤及皮下组织最为常见,常单发。因纤维瘤内含成分不同,可以有纤维肌瘤、纤维腺瘤、纤维脂肪瘤等。镜下:肿瘤细胞由纤维母细胞和纤维细胞组成,间质胶原纤维丰富。多无临床症状,皮肤及皮下组织的肿瘤呈圆形或椭圆形硬块,直径由几毫米至 1～2 cm,棕褐色至红棕色,表面光滑或粗糙,无自觉症状,偶有痒感,瘤体增长到一定程度才出现压迫症状和体征(图 15-18)。

(二)诊断要点

CT 平扫病灶边缘清楚,形态规则,密度略低于或与肌肉相当,密度均匀,可以有包膜。增强扫描病灶中度强化。

(三)鉴别诊断

血管瘤;纤维瘤恶变时需与其他软组织恶性肿瘤鉴别。

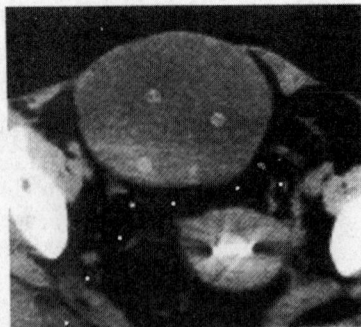

图 15-18 右侧腹直肌后侧韧带纤维瘤
右侧腹直肌后方软组织肿块。密度均匀,强化程度中等,边缘清晰

(四)特别提示

纤维瘤内成分含量不同因而种类繁多。与其他良性肿瘤相比较 CT 检查缺乏特殊改变,诊断较困难,MRI 检查可提供更多的信息。

(宋　晖)

第四节　脊柱炎性病变 CT 诊断

一、脊柱结核

(一)病理和临床概述

骨关节结核 80% 以上继发于肺或胸膜结核,其中脊椎结核占 40%~50%。好发于青壮年及儿童,多见于 20~30 岁。病变常累及多个椎体,好发于胸腰椎交界附近,在儿童中以胸椎最多见。患者可有如下症状和体征:脊柱活动障碍及强迫姿势症状出现最早;疼痛中腰背痛最常见,疼痛性质及程度不一;脊柱畸形与发病部位、骨破坏程度及年龄等因素有关;冷脓肿及窦道形成因发病部位而各异。按照骨质最先破坏的部位,可分为中心型、边缘型、韧带下型及附件型。

(二)诊断要点

CT 扫描检查能很好显示脊柱结核三大基本 X 线征象:椎体骨质破坏,椎间隙狭窄和椎旁冷脓肿,对大的骨破坏的范围、数目、位置,小的 X 线不能显示的骨破坏均能很好显示。椎体骨质破坏可引起椎体塌陷并向后突,CT 显示椎管狭窄。CT 能清楚显示椎旁脓肿的范围、大小、数量、位置;对于胸、腰椎的椎前脓肿无一遗漏。

需注意的是观察椎管内有无脓肿占位,还需注意观察椎旁脓肿与周围脏器的关系。例如,腰大肌脓肿可以将肾脏向上、向外推挤至移位,牵扯肾血管和输尿管而影响肾功能。结核性脓肿的位置因发病部位而异,呈液性密度,注射对比剂后周缘有环形强化。CT 还可发现椎管内硬膜外脓肿(图 15-19)。

(三)鉴别诊断

溶骨性转移瘤,椎间盘无破坏,以椎弓根破坏为主,椎旁软组织一般无肿块;其他注意同脊椎化脓性骨髓炎、椎体压缩性骨折、先天性椎体融合(融椎)等鉴别。

(四)特别提示

CT 所显示的椎体骨破坏的范围明显大于 X 线平片所能显示的范围,尤其是椎体后缘有无骨质破坏或碎骨片,有无突向椎管内移位,以及椎弓根有无破坏,椎体小关节有无分离等。对脓肿位置的判断明显优于 X 线平片。

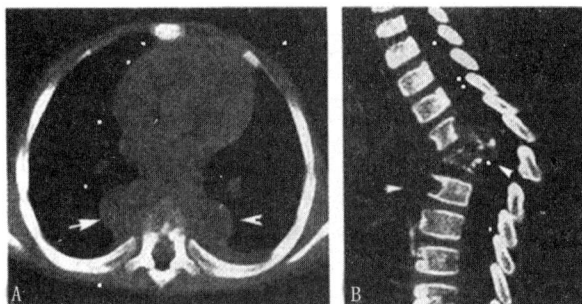

图 15-19　脊柱结核
A、B 两图 CT 检查分别显示椎旁冷脓肿、椎体骨质破坏,矢状位可以更好显示椎管改变和脊柱畸形

二、化脓性炎症

(一)病理和临床概述

脊椎化脓性骨髓炎比较少见,近年来在国外有增多趋势,认为同吸毒增多有关。本病多为血行感染,也可因脊椎手术直接感染或脊柱附近的脓肿蔓延而来。病原菌主要是金黄色葡萄球菌。多发生于腰椎,以下依次为胸椎、颈椎和骶椎。一般发生于成人。临床表现同椎间盘炎类似。急性发病者,起病突然,神志模糊,局部剧痛,脊柱运动受限及棘突叩击痛亦常见。一般需要 1 年左右症状方可消失。如在椎管内形成脓肿,经肉芽组织吸收,可引起截瘫或顽固性下肢神经根痛等严重并发症。

(二)诊断要点

CT 表现为脊椎骨质破坏,主要位于松质骨,以及脊椎周围软组织肿胀或脓肿形成,同时可能有椎间盘炎改变。骨质破坏开始时边缘模糊,数周以后破坏区边缘逐渐清楚,周围常出现骨质硬化。化脓病变在椎体比较局限者,发病慢,症状轻,骨破坏轻微,预后亦较好。晚期,有病椎体可发生椎体间形成骨桥连接。椎间隙变窄者,则上下椎体骨质增生硬化,椎间盘完全破坏者,可发生椎体骨性融合。

(三)鉴别诊断

脊柱结核,椎间隙破坏明显,相邻椎体成角畸形,冷脓肿范围更广。

(四)特别提示

CT 改变出现远较普通 X 线检查为早,因此临床如怀疑此病,应尽早进行 CT 检查,以免延误治疗。

(刘志华)

第五节　脊柱退行性变及外伤性病变 CT 诊断

一、椎管狭窄

(一)病理和临床概述

椎管狭窄指各种原因引起的椎管诸径线缩短,压迫硬膜囊、脊髓或神经根导致相应神经功能障碍的一类疾病。椎管狭窄症包括椎管中央狭窄、侧隐窝狭窄及椎间孔狭窄。多于 50～60 岁出现症状,男性多于女性,最常发生于腰椎;颈椎次之,胸椎少见。病情发展缓慢,呈渐进性发展,临床症状与脊髓、神经根、血管受压有关。腰椎管狭窄,表现为腰背痛、间歇跛行、下肢感觉、运动障碍等。颈椎管狭窄主要表现为颈后、肩背部疼痛、上肢无力及放射性痛等。胸椎管狭窄以 $T_{8\sim11}$ 为多见,起病隐袭,早期症状为下肢麻木、无力、随病情加重可出现脊髓半切或横贯性损害的表现。

(二)诊断要点

椎管狭窄时,其正常形态消失,增生骨质向后突出椎管,使其呈三叶形,硬膜外脂肪消失、硬膜囊变形。

椎管碘水造影后 CT 扫描可见蛛网膜下腔细窄,显影较淡甚至不显影,整个硬膜囊变扁,呈新月型,一般 2～4 个脊椎受累。CT 扫描可以清晰显示椎管狭窄的程度,颈椎管前后径＜10 mm 时,腰椎管前后径 ≤11.5 mm 即可诊断为椎管狭窄。椎管狭窄时,有时可引起侧隐窝狭窄,当≤2 mm 时神经根受压,即可诊断为侧隐窝狭窄。椎管狭窄还可在 CT 图像上观察到椎管内结构的受压、变形等改变(图 15-20)。

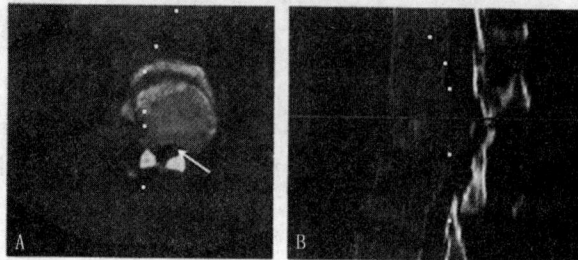

图 15-20　椎管狭窄

A.外伤椎体骨折后移所致椎管狭窄;B.重建图像可清晰

(三)鉴别诊断

诊断明确。

(四)特别提示

CT 检查有利于发现引起椎管狭窄的原因、部位和程度,有助于手术方案的制定。CT 和 MRI 扫描可观察到脊柱骨质增生、韧带肥厚、钙化、椎弓发育畸形、椎管前后径或侧隐窝前后径缩短、硬膜囊及脊髓、脊神经受压变形等,诊断多无困难。

二、椎间盘突出或膨隆

(一)病理和临床概述

椎间盘突出或膨隆,是指椎间盘的髓核及部分纤维环向周围组织突出,压迫相应脊髓或神经根所致的一种病理状态。它与椎间盘退行性变、损伤等因素有关,以腰椎间盘突出最为常见,颈椎次之,胸椎甚少见。椎间盘突出多见于青壮年,男性略多于女性,常由慢性损伤所致,急性外伤可使症状加重,主要为神经根或脊髓的压迫症状,表现为慢性腰背痛并明显向双下肢放射,有时出现椎旁及下肢肌肉痉挛、肌肉萎缩、活动受限。椎间盘膨隆多无症状。

(二)诊断要点

根据椎间盘突出程度由轻至重可分为椎间盘变性、椎间盘膨隆、椎间盘突出、椎间盘脱出及游离型椎间盘突出。①椎间盘变性,椎间盘内可见到气体影,以腰骶部多见;②椎间盘膨隆,CT 表现为椎体后缘对称性均匀一致的轻度弧形向后的软组织密度影,边缘光滑,硬膜外脂肪层清晰,硬膜囊无受压、变形;③椎间盘突出,表现为局部突出于椎体后缘的弧形软组织密度影,边缘光滑,突出缘与纤维环后缘呈钝角相交;④椎间盘脱出,髓核突破纤维环和后纵韧带形成,脱出缘模糊、不规则,与纤维环后缘呈锐角相交,椎间盘脱出可使相应部位的脊膜囊和神经根变形、移位;⑤游离型椎间盘突出,突入椎管内的髓核形成游离碎片,而相应椎间盘后缘可显示正常或稍后凸,游离碎片密度较高,常位于相应椎间盘上或上几个层面的椎管内,压迫该部位的硬脊膜囊及神经根。

(三)鉴别诊断

椎间盘突出一般能明确诊断,游离型椎间盘突出需注意其游离碎片的位置,MRI 矢状位检查显示更清晰。

(四)特别提示

椎间盘突出时往往可出现钙化,CT 扫描可较好地显示各类钙化情况。椎间盘突出症多有典型的 CT 表现,鉴别困难时,可进一步结合 MRI 检查。

三、脊柱骨折

(一)病理和临床概述

脊柱骨折患者多有高处坠落史或由重物落下冲击头肩部的外伤史。由于脊柱受到突然的纵轴性暴力冲击,使脊柱骤然过度前屈,使受应力的脊椎发生骨折。常见于活动范围较大的脊椎,如 $C_{5,6}$,$T_{11,12}$,$L_{1,2}$ 等部位,以单个椎体多见。外伤患者出现局部肿胀、疼痛,活动功能障碍,甚至神经根或脊髓受压等症状。有些还可见脊柱局部轻度后突成角畸形。由于外伤机制和脊柱支重的关系,骨折断端常重叠或嵌入。

(二)诊断要点

椎体内出现微密线及椎体局部轮廓不连续,常为压缩性骨折的征象。当有碎骨片游离突向椎管内,其前缘为一模糊凸面,后缘为锐利凸面,具有特征性,冠状及矢状位上观察碎骨片移位更全面准确。

椎体骨折可分为爆裂骨折和单纯压缩骨折。前者表现为椎体垂直方向上的粉碎骨折,正常的外形与结构丧失,骨折片向前后上下各个方向移位以及椎体的楔形改变。后者仅表现为椎体密度增高而见不到骨折线,在矢状重建像上见椎体变扁呈楔形,常伴有上下椎间盘的压缩损伤。有时可伴脊髓损伤改变(图 15-21)。

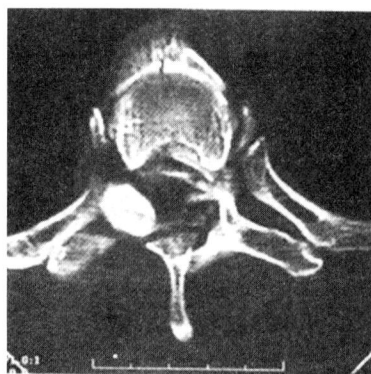

图 15-21　T_{11} 骨折

CT 检查示椎体骨折,累及后缘,部分小骨片突入椎管,椎板骨折,脊髓受压迫

(三)鉴别诊断

脊椎病变所致的椎体压缩变形;脊椎转移瘤所致的椎体骨折,常累及椎弓根,常伴有软组织肿块。

(四)特别提示

脊椎骨折,特别是爆裂骨折,在 X 线平片的基础上应进一步做 CT 检查,必要时还需做 MRI 检查。CT 可以充分显示脊椎骨折、附件骨折和椎间小关节脱位、骨折类型、骨折片移位程度、椎管变形和狭窄以及椎管内骨碎片或椎管内血肿等。CT 还可以对脊髓外伤和神经根情况做出判断。但对显示韧带断裂(包括前纵韧带、后纵韧带、棘间韧带和棘上韧带等)脊髓损伤、神经根撕脱和硬膜囊撕裂等情况不及 MRI。

(刘志华)

第六节　椎管内肿瘤 CT 诊断

椎管内肿瘤分为脊髓内肿瘤、脊髓外硬膜内肿瘤和椎管内硬膜外肿瘤。椎管内肿瘤可发生在各段脊髓,髓内肿瘤约占 15％,以胶质瘤多见;脊髓外硬膜内肿瘤占约 70％,以神经纤维瘤和脊膜瘤多见;椎管内硬膜外肿瘤约占 15％,多为转移瘤。CT 平扫时,大部分肿瘤与周围正常软组织密度上差别不大,常需根据不同肿瘤的好发部位、年龄、性别以及一些 CT 特征,如坏死后囊变、瘤内出血、钙化等间接推断肿瘤性质。椎管内肿瘤在增强扫描时可发生均一或不均一、环形强化,强化程度不等。

一、髓内肿瘤

髓内肿瘤较小时,等密度病灶CT平扫很难诊断,需要做增强或CT脊髓造影检查,MRI显示肿瘤范围及合并症更清楚。脊髓内肿瘤占椎管内肿瘤的10%~15%,最常见的有两种:室管膜瘤和星形细胞瘤,其他肿瘤少见,如血管母细胞瘤、血管内皮瘤和血管外皮瘤及转移瘤。

（一）室管膜瘤

1.病理和临床概述

室管膜瘤约占60%,好发于30~50岁的成人,男性略多于女性。好发部位,腰骶段、脊髓圆锥和终丝,大多累及3~5个节段。室管膜瘤生长缓慢,症状轻,就诊时常已很大。疼痛为最常见的首发症状,渐渐出现肿瘤节段以上的运动障碍和感觉异常。

2.诊断要点

平扫可见脊髓外形不规则膨大,边缘模糊;脊髓内密度均匀性降低病灶,与正常脊髓分界欠清;有时肿瘤密度可以与脊髓相等。但极少高于脊髓密度。当肿瘤扩张,压迫邻近骨质时,可见椎管扩大。46%肿瘤可发生囊变,囊变表现为更低密度区;有时可出现蛛网膜下腔出血;增强后肿瘤实质部分轻度强化或不强化,部分肿瘤血管很丰富,静脉注射造影剂可以使之增强。髓内低密度病变伴有中央管周围强化为其典型表现。

3.鉴别诊断

（1）脊髓空洞症:增强扫描未见实质性强化。

（2）星形胶质细胞瘤鉴别困难:星形胶质细胞瘤好发颈髓,而室管膜瘤一般好发脊髓下段。

4.特别提示

CT鉴别诊断困难时,MRI可作为进一步检查手段。

（二）星形细胞瘤

1.病理和临床概述

星形细胞胶质瘤为最常见的髓内肿瘤之一,约占所有髓内肿瘤的40%,60%见于儿童,好发于颈胸段。病变一般局限,但可呈浸润性生长,特别是在儿童,有时可侵及整个脊髓。恶性程度分四级,但75%属Ⅰ~Ⅱ级。38%可发生囊变。临床上多见于30~40岁,男女性之比为1.5:1。颈胸段脊髓内肿瘤出现症状早,患者就诊时瘤常较小。临床表现与室管膜瘤相似,但其病程进展甚为缓慢。

2.诊断要点

平扫见脊髓不规则增粗,邻近蛛网膜下腔狭窄,肿瘤呈略低密度或等密度,少数肿瘤可呈高密度,边界不清,常累及多个脊髓节段,以颈、胸段最为常见。增强后呈等或低密度不均匀强化肿块。肿瘤中心或表面可囊性。偏良性星形胶质细胞瘤可出现椎管扩大,很少见到钙化。

3.鉴别诊断

室管膜瘤,MRI检查表现为多见于脊髓下段,肿瘤呈膨胀感,边界较星形细胞瘤清晰。

4.特别提示

CT对本病诊断有一定的价值,但CT横断面有时难于发现病灶,因此,首选检查方法应该是MRI检查或脊髓造影,CT冠状面或矢状面图像重建技术也可能有助于诊断。

二、髓外膜内肿瘤

神经鞘瘤是最多见的脊髓外硬膜内肿瘤,约占椎管内肿瘤的29%;其次是脊膜瘤,约占25%;其他如脂肪瘤、黑色素瘤、转移瘤等均少见。脊髓外硬膜内肿瘤常需MRI检查。

（一）神经鞘瘤和神经纤维瘤

1.病理和临床概述

神经鞘瘤起源于神经鞘膜的施万细胞。病理上以颈、胸段略多,多呈孤立结节状,有完整包膜,常与

1～2 个脊神经根相连,与脊髓多无明显粘连。神经纤维瘤起源于神经纤维母细胞,组织学上可见施万细胞、纤维母细胞、有髓鞘或无髓鞘的神经纤维等多种成分。两者在病理上常混合存在,组织结构大致相仿,区分较为困难。两者均好发于中年,多数位于硬膜内,绝大多数位于后根,也可以通过椎间孔长到椎外,呈哑铃形。临床上典型症状为神经根疼痛,以后出现肢体麻木、运动障碍,随着症状的进展可出现瘫痪及膀胱、直肠功能障碍。

2.诊断要点

平扫呈等或稍高密度圆形实质性软组织块影,常比脊髓密度略高,脊髓受压移位,易向椎间孔方向生长。瘤内可出现高密度钙化与低密度囊变、坏死区。增强扫描时肿块呈中等均一强化(图 15-22)。神经纤维瘤有两个特点:其一是单发者少见;其二是 4%～11% 神经纤维瘤病并发神经纤维肉瘤,常形成椎旁肿块并破坏骨,还常转移到肺,而神经鞘瘤恶变极罕见。

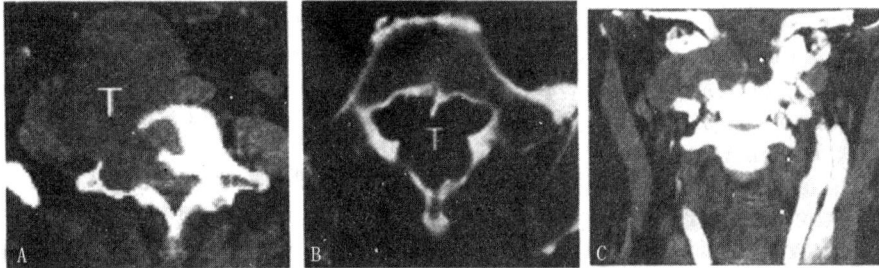

图 15-22　髓外膜内肿瘤

A.右侧腰骶部神经纤维瘤示哑铃状软组织肿块,边缘分叶状,密度不均匀,周围骨质破坏;
B.骶椎椎管内神经鞘膜瘤 CT 显示骶管内软组织肿块,椎管后方可见骨质吸收改变;C.CT
显示颈椎管内向右侧颈部突出软组织肿块,右侧椎板可见骨质吸收及被软组织肿块占据

3.鉴别诊断

脊膜瘤,鉴别困难。

4.特别提示

神经鞘瘤和神经纤维瘤两者虽然组织来源不同,但 CT 表现相同。MRI 对两种不同组织起源病变区分能力更强,增强扫描更具价值。

(四)脊膜瘤

1.病理和临床概述

脊膜瘤源于蛛网膜细胞,或蛛网膜和硬脊膜的间质成分。绝大多数肿瘤长于髓外硬膜内,少数可长入硬膜外,常发生在靠近神经根穿过的突起处,直径多为 2～3.5 cm,单发居多,呈实质性。组织学上,脊膜瘤可有多种类型,以上皮型最常见,纤维母细胞型和砂粒型次之,其他类型较少。脊膜瘤好发于中年,高峰在 30～50 岁。70% 发生于胸段,20% 发生于颈段,腰骶段很少。肿瘤绝大多数位于硬膜内,很少向椎外蔓延。10% 肿瘤可发生钙化,年龄越大,钙化率越高。临床表现与神经鞘瘤相仿。

2.诊断要点

脊膜瘤最常见于胸段蛛网膜下腔后方,邻近骨质可有增生性改变,肿瘤多为实质性,椭圆形或圆形,多较局限,有完整包膜,密度多高于相应脊髓,有时在瘤体内可见到不规则钙化。增强后扫描肿瘤中度强化。

3.鉴别诊断

神经鞘瘤,容易发生囊变。

4.特别提示

MRI 检查为首选。若观察肿瘤内钙化、邻近骨改变,可做 CT 扫描。

三、椎管内膜外肿瘤

硬膜外椎管内肿瘤中,椎管内转移瘤相对较多,最常来源于乳腺和肺,其次是前列腺和肾脏,容易引起骨质破坏,和其他骨转移破坏表现相同。脊索瘤是常见的原发性肿瘤。神经鞘瘤、神经纤维瘤和脊膜瘤可单独生长在硬膜外腔,但更多的是同时合并硬膜内瘤,形成哑铃形双瘤。来源于间叶组织的肿瘤如纤维、脂肪、血管、骨、软骨、淋巴造血组织的瘤及肉瘤,均可发生于椎管内硬膜外腔,但都不多见。下面主要介绍转移瘤的诊断。

（一）病理和临床概述

转移瘤为髓外硬膜外最常见肿瘤,其部位和发病率常与椎体转移瘤密切相关,两者常同时存在。转移途径可有5种:①经动脉播散;②经椎静脉播散;③经淋巴系统播散;④经蛛网膜下腔播散;⑤邻近病灶直接侵入椎管。血行转移者主要来源于肺癌、乳癌、肾癌、甲状腺癌和前列腺癌,多位于硬膜外腔之侧后方,可影响椎体及附件。恶性淋巴瘤可经淋巴系统侵犯椎管内结构,常分布于硬膜外,但较少累及椎体。颅内髓母细胞瘤、室管膜瘤或天幕胶质瘤可通过脑脊液循环种植而来,常易侵犯硬膜,偶可侵入髓内。白血病及黑色素瘤可以浸润至硬脊膜、脊髓或神经根。临床上转移瘤多见于老年人,以胸段最多见,腰段次之,颈段最少,疼痛是最常见的首发症状,很快出现脊髓压迫症。

（二）诊断要点

平扫显示骨质受累的情况特别是椎弓根和椎间小关节的改变。椎体、椎弓根常有不同程度的破坏,大多呈溶骨性破坏,其CT值低于或等于邻近骨质的数值。硬膜外肿块边缘不规则,可呈弥漫浸润,硬膜外脂肪消失,肿瘤多向椎旁生长,密度常同椎旁肌肉组织相似,肿瘤压迫硬膜囊,使蛛网膜下腔阻塞。有些肿瘤可穿破硬脊膜向硬膜内或髓内生长,脊髓常有受压、移位,当脊髓受浸润时,其外形不规则,与正常组织分界不清。增强后扫描,部分肿瘤可以强化。

（三）鉴别诊断

慢性肉芽肿炎症,鉴别困难,主要需结合病史。

（四）特别提示

临床常有原发病灶,结合临床病史有利于鉴别。MRI为首选方法,CT扫描对瘤内钙化或急性期出血有价值。

（刘志华）

第十六章 颅脑疾病的 MR 诊断

第一节 颅脑外伤 MR 诊断

一、硬膜外血肿

(一)临床表现与病理特征

硬膜外血肿位于颅骨内板与硬脑膜之间,约占外伤性颅内血肿的 30%。出血来源包括:脑膜中动脉,脑膜中动脉经棘孔入颅后,沿着颅骨内板的脑膜中动脉沟走行,在翼点分两支,均可破裂出血;上矢状窦或横窦,骨折线经静脉窦致出血;障静脉或导血管,颅骨板障内有网状板障静脉和穿透颅骨导血管,损伤后出血沿骨折线流入硬膜外形成血肿;膜前动脉和筛前、筛后动脉;膜中静脉。

急性硬膜外血肿患者常有外伤史,临床容易诊断。慢性硬膜外血肿较少见,占 3.5%～3.9%。其发病机制、临床表现及影像征象与急性血肿有所不同。临床表现以慢性颅内压增高症状为主,症状轻微而持久,如头痛、呕吐及视乳头水肿。通常无脑局灶定位体征。

(二)MRI 表现

头颅 CT 是最快速、最简单、最准确的诊断方法。其最佳征象为高密度双凸面脑外占位。在 MRI 可见血肿与脑组织之间的细黑线,即移位的硬脑膜(图 16-1)。急性期硬膜外血肿在多数序列与脑皮质信号相同。

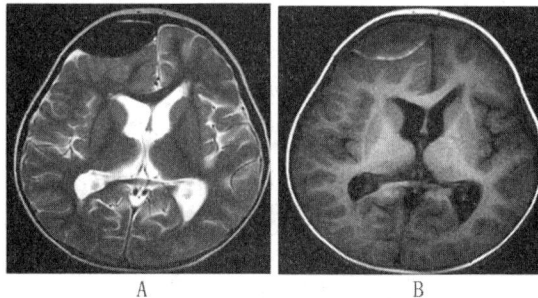

图 16-1 硬膜外血肿

A、B. 轴面 T_2WI 及 T_1WI 显示右额硬膜外双凸状异常信号,其内可见液平面,右额皮质受压明显

(三)鉴别诊断

包括脑膜瘤、转移瘤及硬膜结核瘤。脑膜瘤及硬膜结核瘤均可见明显强化的病灶,而转移瘤可能伴有邻近颅骨病变。

二、硬膜下血肿

(一)临床表现与病理特征

硬膜下血肿发生于硬脑膜和蛛网膜之间,是最常见的颅内血肿。常由直接颅脑外伤引起,间接外伤亦可。1/3～1/2 为双侧性血肿。外伤撕裂了横跨硬膜下的桥静脉,导致硬膜下出血。

依照部位不同及进展快慢,临床表现多样。慢性型自外伤到症状出现之间有一静止期,多由皮质小血管或矢状窦房桥静脉损伤所致。血液流入硬膜下间隙并自行凝结。因出血量少,此时可无症状。3周以后血肿周围形成纤维囊壁,血肿逐渐液化,蛋白分解,囊内渗透压增高,脑脊液渗入囊内,致血肿体积增大,压迫脑组织而出现症状。

（二）MRI表现

CT诊断主要根据血肿形态、密度及一些间接征象。一般表现为颅骨内板下新月形均匀一致高密度。有些为条带弧状或梭形混合性硬膜外、下血肿,CT无法分辨。MRI在显示较小硬膜下血肿和确定血肿范围方面更具优势。冠状面、矢状面MRI有助于检出位于颞叶之下中颅凹内血肿、头顶部血肿、大脑镰及靠近小脑幕的血肿（图16-2）。硬膜在MRI呈低信号,有利于确定血肿在硬膜下或是硬膜外。在FLAIR序列,硬膜下血肿表现为条弧状、月牙状高信号,与脑回、脑沟分界清楚。

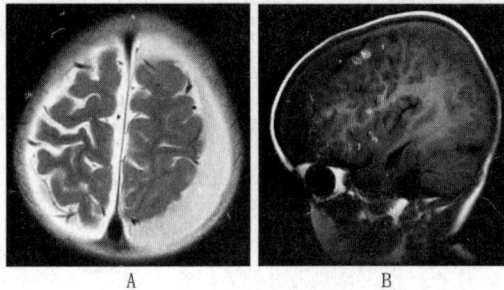

图16-2　硬膜下血肿
A.轴面 T_2WI；B.矢状面 T_1WI 显示左侧额顶骨板下新月形血肿信号

（三）鉴别诊断

主要包括硬膜下水瘤,硬膜下渗出及由慢性脑膜炎、分流术后、低颅压等所致硬脑膜病。

三、外伤性蛛网膜下腔出血

（一）临床表现与病理特征

本病系颅脑损伤后由于脑表面血管破裂或脑挫伤出血进入蛛网膜下腔,并积聚于脑沟、脑裂和脑池。因患者年龄、出血部位、出血量多少不同,临床表现各异。轻者可无症状,重者昏迷。绝大多数病例外伤后数小时内出现脑膜刺激征,表现为剧烈头痛、呕吐、颈项强直等。少数患者早期可出现精神症状。腰椎穿刺脑脊液检查可确诊。

相关病理过程包括,血液流入蛛网膜下腔使颅内体积增加,引起颅内压升高；血性脑脊液直接刺激脑膜致化学性脑膜炎；血性脑脊液直接刺激血管或血细胞产生多种血管收缩物质,引起脑血管痉挛,导致脑缺血、脑梗死。

（二）MRI表现

CT可见蛛网膜下腔高密度,多位于大脑外侧裂、前纵裂池、后纵裂池、鞍上池和环池。但CT阳性率随时间推移而减少,外伤24小时内95%以上,1周后不足20%,2周后几乎为零。而MRI在亚急性和慢性期可以弥补CT的不足（图16-3）。在GRE T_2WI,蛛网膜下腔出血呈沿脑沟分布的低信号。本病急性期在常规 T_1WI、T_2WI 无特异征象,在FLAIR序列则显示脑沟、脑裂、脑池内条弧线状高信号。

四、弥漫性轴索损伤

（一）临床表现与病理特征

脑弥漫性轴索损伤（DAI）又称剪切伤（shear injury）,是重型闭合性颅脑损伤病变,临床症状重,死亡率和致残率高。病理改变包括轴索微胶质增生和脱髓鞘改变,伴有或不伴有出血。因神经轴索折曲、断裂,轴浆外溢而形成轴索回缩球,可伴有微胶质细胞簇形成。脑实质胶质细胞不同程度肿胀、变形,血管周围间隙扩大。毛细血管损伤造成脑实质和蛛网膜下腔出血。

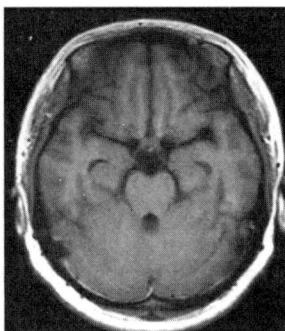

图 16-3　蛛网膜下腔出血轴面 T_1WI 显示颅后窝蛛网膜下腔线样高信号

DAI 患者表现为意识丧失和显著的神经学损害。大多数在伤后立即发生原发性持久昏迷,无间断清醒期或清醒期短。昏迷的主要原因是广泛性大脑轴索损伤,使皮质与皮质下中枢失去联系,故昏迷时间与轴索损伤的数量和程度有关。临床上将 DAI 分为轻、中、重三型。

(二)MRI 表现

CT 见脑组织弥漫性肿胀,灰白质分界不清,其交界处有散在斑点状高密度出血灶,伴有蛛网膜下腔出血。脑室、脑池受压变小,无局部占位征象。MRI 特征包括:①弥漫性脑肿胀:双侧大脑半球皮髓质交界处出现模糊不清的长 T_1、长 T_2 信号,在 FLAIR 序列呈斑点状不均匀中高信号。脑组织呈饱满状,脑沟、裂、池受压变窄或闭塞,且为多脑叶受累。②脑实质出血灶:单发或多发,直径多小于 2.0 cm,均不构成血肿,无明显占位效应。主要分布于胼胝体周围、脑干上端、小脑、基底核区及皮髓质交界部。在急性期呈长 T_1、短 T_2 信号(图 16-4),在亚急性期呈短 T_1、长 T_2 信号,在 FLAIR 呈斑点状高信号。③蛛网膜下腔和(或)脑室出血:蛛网膜下腔出血多见于脑干周围,尤其是四叠体池、环池,以及幕切迹和(或)侧脑室、第三脑室。在出血超急性期或急性期,平扫 T_1WI、T_2WI 显示欠佳,但在亚急性期,呈短 T_1、长 T_2 信号,在 FLAIR 呈高信号。④合并其他损伤:DAI 可合并硬膜外、硬膜下血肿,颅骨骨折。

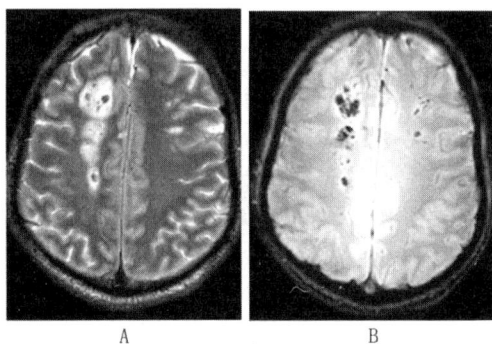

图 16-4　弥漫性轴索损伤

A.轴面 T_2WI 显示双额灰白质交界区片状长 T_2 异常信号,混杂
有点状出血低信号;B.轴面 GRE 像显示更多斑点状出血低信号

(三)鉴别诊断

1.DAI 与脑挫裂伤鉴别

前者出血部位与外力作用无关,出血好发于胼胝体、皮髓质交界区、脑干及小脑等处,呈类圆形或斑点状,直径多<2.0 cm;后者出血多见于着力或对冲部位,呈斑片状或不规则形,直径可>2.0 cm,常累及皮质。

2.DAI 与单纯性硬膜外、硬膜下血肿鉴别

DAI 合并的硬膜外、下血肿表现为"梭形"或"新月形"稍高信号,但较局限,占位效应不明显。可能与

其出血量较少和弥漫性脑肿胀有关。

五、脑挫裂伤

(一)临床表现与病理特征

脑挫裂伤是最常见的颅脑损伤之一。脑组织浅层或深层有散在点状出血伴静脉淤血,并脑组织水肿者为脑挫伤,凡有软脑膜、血管及脑组织断裂者称脑裂伤,二者习惯上统称脑挫裂伤。挫裂伤部位以直接接触颅骨粗糙缘的额颞叶多见。脑挫裂伤病情与其部位、范围和程度有关。范围越广、越接近颞底,临床症状越重,预后越差。

(二)MRI 表现

MRI 征象复杂多样,与挫裂伤后脑组织出血、水肿及液化有关。对于出血性脑挫裂伤(图 16-5),随着血肿内的血红蛋白演变,即含氧血红蛋白→去氧血红蛋白→正铁血红蛋白→含铁血黄素,病灶的 MRI 信号也随之变化。对于非出血性脑损伤病灶,多表现为长 T_1、长 T_2 信号。由于脑脊液流动伪影,或与相邻脑皮质产生部分容积效应,位于大脑皮质、灰白质交界处的病灶不易显示,且难鉴别水肿与软化。FLAIR序列抑制自由水,显示结合水,在评估脑挫裂伤时,对确定病变范围、检出重要功能区的小病灶、了解是否合并蛛网膜下腔出血有重要的临床价值。

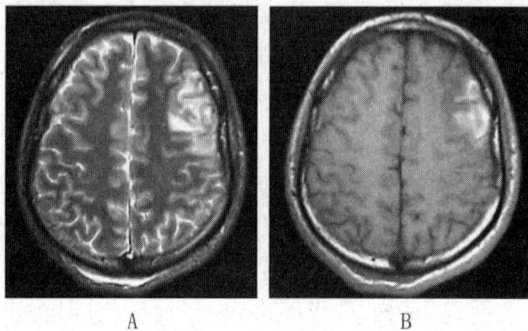

图 16-5　脑挫裂伤

A、B. 轴面 T_2WI 及 T_1WI 显示左额叶不规则形长 T_2 混杂信号及短 T_1 出血信号

(谭平政)

第二节　脑血管疾病 MR 诊断

一、高血压脑出血

(一)临床表现与病理特征

高血压脑动脉硬化为脑出血的常见原因,出血多位于幕上,小脑及脑干出血少见。患者多有明确病史,突然发病,出血量一般较多,幕上出血常见于基底核区,也可发生在其他部位。脑室内出血常与尾状核或基底神经节血肿破入脑室有关,影像学检查显示脑室内血肿信号或密度,并可见液平面。脑干出血以脑桥多见,由动脉破裂所致,由于出血多,压力较大,可破入第四脑室。

(二)MRI 表现

高血压动脉硬化所致脑内血肿的影像表现与血肿发生时间密切相关。对于早期脑出血,CT 显示优于MRI。急性期脑出血,CT 表现为高密度,尽管由于颅底骨性伪影使少量幕下出血有时难以诊断,但大多数脑出血可清楚显示,一般出血后 6～8 周,由于出血溶解,在 CT 表现为脑脊液密度。血肿的 MRI 信号多变,并受多种因素影响,除血红蛋白状态外,其他因素包括磁场强度、脉冲序列、红细胞状态、凝血块的时间、氧合作用等。

MRI 的优点是可以观察出血的溶解过程。了解出血的生理学改变,是理解出血信号在 MRI 变化的基础。简单地说,急性出血由于含氧合血红蛋白及脱氧血红蛋白,在 T_1WI 呈等至轻度低信号,在 T_2WI 呈灰至黑色(低信号);亚急性期出血(一般指 3 天~3 周)由于正铁血红蛋白形成,在 T_1WI 及 T_2WI 均呈高信号(图 16-6)。随着正铁血红蛋白被巨噬细胞吞噬、转化为含铁血黄素,在 T_2WI 可见在血肿周围形成一低信号环。以上出血过程的 MRI 特征,在高场强磁共振仪显像时尤为明显。

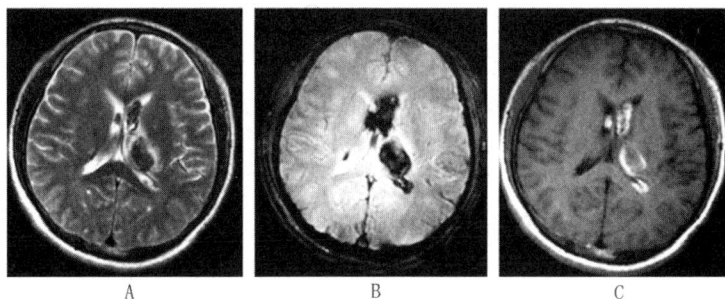

图 16-6 脑出血
A. 轴面 T_2WI;B. 轴面梯度回波像;C. 轴面 T_1WI;MRI 显示
左侧丘脑血肿,破入双侧侧脑室体部和左侧侧脑室枕角

二、超急性期脑梗死与急性脑梗死

(一)临床表现与病理特征

脑梗死是常见疾病,具有发病率、死亡率和致残率高的特点,严重威胁人类健康。伴随着脑梗死病理生理学的研究进展,特别是提出"半暗带"概念和开展超微导管溶栓治疗后,临床需要在发病的超急性期及时明确诊断,并评价缺血脑组织血流灌注状态,以便选择最佳治疗方案。

MRI 检查是诊断缺血性脑梗死的有效方法。发生在 6 小时内的脑梗死称为超急性期脑梗死。梗死发生 4 小时后,由于病变区持续性缺血缺氧,细胞膜离子泵衰竭,发生细胞毒性脑水肿。6 小时后,血-脑屏障破坏,继而出现血管源性脑水肿,脑细胞出现坏死。1~2 周后,脑水肿逐渐减轻,坏死脑组织液化,梗死区出现吞噬细胞,清除坏死组织。同时,病变区胶质细胞增生,肉芽组织形成。8~10 周后,形成囊性软化灶。少数缺血性脑梗死在发病 24~48 小时后,可因血液再灌注,发生梗死区出血,转变为出血性脑梗死。

(二)MRI 表现

常规 MRI 用于诊断脑梗死的时间较早。但由于常规 MRI 特异性较低,往往需要在发病 6 小时以后才能显示病灶,而且不能明确病变的范围及半暗带大小,也无法区别短暂性脑缺血发作(TIA)与急性脑梗死,因此其诊断价值受限。随着 MRI 成像技术的发展,功能性磁共振检查提供了丰富的诊断信息,使缺血性脑梗死的诊断有了突破性进展。

在脑梗死超急性期,T_2WI 上脑血管出现异常信号,表现为正常的血管流空效应消失。T_1WI 增强扫描时,出现动脉增强的影像,这是最早的表现。它与脑血流速度减慢有关,此征象在发病 3~6 小时即可发现。血管内强化一般出现在梗死区域及其附近,皮质梗死较深部白质梗死更多见。基底核、丘脑、内囊、大脑脚的腔隙性梗死一般不出现血管内强化,大范围的脑干梗死有时可见血管内强化。

由于脑脊液的流动伪影及与相邻脑皮质产生的部分容积效应,常规 T_2WI 不易显示位于大脑皮质灰白质交界处、岛叶及脑室旁深部脑白质的病灶,且不易鉴别脑梗死分期。FLAIR 序列由于抑制脑脊液信号,同时增加 T_2 权重成分,背景信号减低,使病灶与正常组织的对比显著增加,易于发现病灶。FLAIR 序列的另一特点是可鉴别陈旧与新鲜梗死灶。陈旧与新鲜梗死灶在 T_2WI 均为高信号。而在 FLAIR 序列,由于陈旧梗死灶液化,内含自由水,T_1 值与脑脊液相似,故软化灶呈低信号,或低信号伴周围环状高信号;新鲜病灶含结合水,T_1 值较脑脊液短,呈高信号。但 FLAIR 序列仍不能对脑梗死做出精确分期,同时对于<6 小时的超急性期病灶,FLAIR 的检出率也较差。DWI 技术在脑

梗死中的应用解决了这一问题。

DWI对缺血改变非常敏感,尤其是超急性期脑缺血。脑组织急性缺血后,由于缺血、缺氧、Na^+-K^+-ATP酶泵功能降低,导致钠水滞留,首先引起细胞毒性水肿,水分子弥散运动减慢,表现为ADC值下降,继而出现血管源性水肿,随后细胞溶解,最后形成软化灶。相应地在急性期ADC值先降低后逐渐回升,在亚急性期ADC值多数降低。DWI图与ADC图的信号表现相反,在DWI弥散快(ADC值高)的组织呈低信号,弥散慢(ADC值低)的组织呈高信号。人脑发病后2小时即可在DWI发现直径4 mm的腔隙性病灶。急性期病例T_1WI和T_2WI均可正常,FLAIR部分显示病灶,而在DWI均可见脑神经体征相对应区域的高信号。发病6~24小时后,T_2WI可发现病灶,但病变范围明显小于DWI,信号强度明显低于DWI。发病24~72小时后,DWI与T_1WI、T_2WI、FLAIR显示的病变范围基本一致。72小时后进入慢性期,随诊观察到T_2WI仍呈高信号,而病灶在DWI信号下降,且在不同病理进程中信号表现不同。随时间延长,DWI信号继续下降,表现为低信号,此时ADC值明显升高。因此,DWI不仅能对急性脑梗死定性分析,还可通过计算ADC与rADC值作定量分析,鉴别新鲜和陈旧脑梗死,评价疗效及预后。

DWI、FLAIR、T_1WI、T_2WI敏感性比较:对于急性脑梗死,FLAIR序列敏感性高,常早于T_1WI、T_2WI显示病变,此时FLAIR成像可取代常规T_2WI;DWI显示病变更为敏感,病变与正常组织间的对比更高,所显示的异常信号范围均不同程度大于常规T_2WI和FLAIR序列,因此DWI敏感性最高。但DWI空间分辨率相对较低,磁敏感性伪影影响显示颅底部病变(如颞极、额中底部、小脑),而FLAIR显示这些部位的病变较DWI清晰。DWI与FLAIR技术在评价急性脑梗死病变中具有重要的临床价值,二者结合应用能准确诊断早期梗死,鉴别新旧梗死病灶,指导临床溶栓灌注治疗。

PWI显示脑梗死病灶比其他MRI更早,且可定量分析CBF。在大多数病例,PWI与DWI表现存在一定差异。在超急性期,PWI显示的脑组织血流灌注异常区域大于DWI的异常信号区,且DWI显示的异常信号区多位于病灶中心。缺血半暗带是指围绕异常弥散中心的周围正常弥散组织,它在急性期灌注减少,随病程进展逐渐加重。如不及时治疗,于发病几小时后,DWI所示异常信号区域将逐渐扩大,与PWI所示血流灌注异常区域趋于一致,最后发展为梗死灶。同时应用PWI和DWI,有可能区分可恢复性缺血脑组织与真正的脑梗死(图16-7、图16-8)。

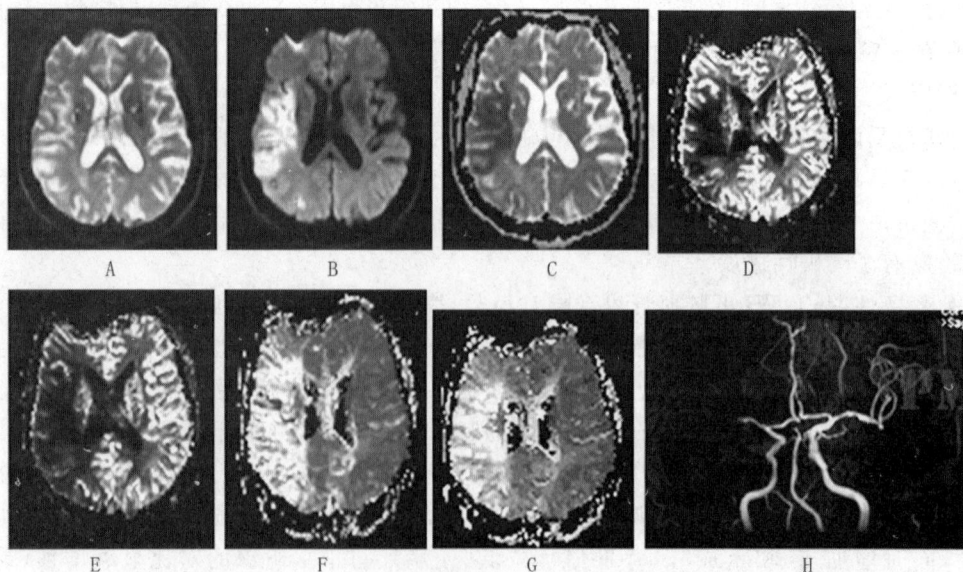

图16-7 超急性期脑梗死

A.轴面DWI(b=0),右侧大脑中动脉分布区似见高信号;B.DWI(b=1500)显示右侧大脑中动脉分布区异常高信号;C.ADC图显示相应区域低信号;D.PWI显示CBF减低;E.PWI显示CBV减低;F.PWI显示MTT延长;G.PWI显示TTP延长;H.MRA显示右侧MCA闭塞

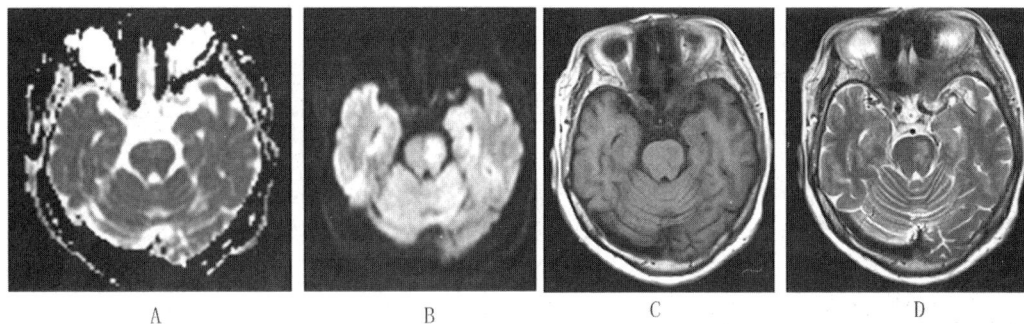

图 16-8　脑桥急性脑梗死

A. 轴面 ADC 图未见明显异常信号；B. DWI 显示左侧脑桥异常高信号；C.
轴面 T_1WI，左侧脑桥似见稍低信号；D. 在 T_2WI，左侧脑桥可见稍高信号

　　MRS 可区分水质子信号与其他化合物或原子中质子产生的信号，使脑梗死的研究达到细胞代谢水平。这有助于理解脑梗死的病理生理变化，早期诊断，判断预后和疗效。急性脑梗死 31P-MRS 主要表现为 PCr 和 ATP 下降，Pi 升高，同时 pH 值降低。发病后数周31P-MRS 的异常信号改变可反映梗死病变不同演变的代谢状况。脑梗死发生 24 小时内，1H-MRS 显示病变区乳酸持续性升高，这与葡萄糖无氧酵解有关。有时可见 NAA 降低，或因髓鞘破坏出现 Cho 升高。

三、静脉窦闭塞

　　(一)临床表现与病理特征

　　脑静脉窦血栓是一种特殊类型的脑血管病，分为非感染性与感染性两大类。前者多由外伤、消耗性疾病、某些血液病、妊娠、严重脱水、口服避孕药等所致，后者多继发于头面部感染，以及化脓性脑膜炎、脑脓肿、败血症等疾病。主要临床表现为颅内高压，如头痛、呕吐、视力下降、视乳头水肿、偏侧肢体无力、偏瘫等。

　　本病发病机制和病理变化不同于动脉血栓形成，脑静脉回流障碍和脑脊液吸收障碍是主要改变。若静脉窦完全阻塞并累及大量侧支静脉，或血栓扩展到脑皮质静脉时，出现颅内压增高和脑静脉、脑脊液循环障碍，导致脑水肿、出血、坏死。疾病晚期，严重的静脉血流淤滞和颅内高压将继发动脉血流减慢，导致脑组织缺血、缺氧，甚至梗死。因此，临床表现多样性是病因及病期不同、血栓范围和部位不同，以及继发脑内病变综合作用的结果。

　　(二)MRI 表现

　　MRI 诊断静脉窦血栓有一定优势，一般不需增强扫描。MRV 可替代 DSA 检查。脑静脉窦血栓最常发生于上矢状窦，根据形成时间长短，MRI 表现复杂多样(图 16-9)，给诊断带来一定困难。急性期静脉窦血栓通常在 T_1WI 呈中等或明显高信号，T_2WI 显示静脉窦内极低信号，而静脉窦壁呈高信号。随着病程延长，T_1WI 及 T_2WI 均呈高信号；有时在 T_1WI，血栓边缘呈高信号，中心呈等信号，这与脑内血肿的演变一致。T_2WI 显示静脉窦内流空信号消失，随病程发展甚至萎缩、闭塞。

　　需要注意，缩短 TR 时间可使正常人脑静脉窦在 T_1WI 信号增高，与静脉窦血栓混淆。由于磁共振的流入增强效应，在 T_1WI 正常人脑静脉窦可由流空信号变为明亮信号，与静脉窦血栓表现相同。另外，血流缓慢可使静脉窦信号强度增高；颞静脉存在较大逆流，可使部分发育较小的横窦呈高信号；乙状窦和颈静脉球内的涡流也常在 SE 图像呈高信号。因此，对于疑似病例，应通过延长 TR 时间、改变扫描层面，以及 MRV 检查进一步鉴别。

　　MRV 可反映脑静脉窦的形态和血流状态，对诊断静脉窦血栓具有一定优势。静脉窦血栓的直接征象为受累静脉窦闭塞、不规则狭窄和充盈缺损。由于静脉回流障碍，常见脑表面及深部静脉扩张、静脉血淤滞及侧支循环形成。但是，当存在静脉窦发育不良时，MRI 及 MRV 诊断本病存在困难。对比剂增强 MRV 可得到更清晰的静脉图像，弥补这方面的不足。大脑除了浅静脉系统，还有深静脉系统。后者由 Galen 静脉和基底静脉组成。增强 MRV 显示深静脉比 MRV 更清晰。若 Galen 静脉形成血栓，可见局部引流区域(如双侧丘脑、尾状核、壳

核、苍白球)水肿,侧脑室扩大。一般认为 Monro 孔梗阻由水肿造成,而非静脉压升高所致。

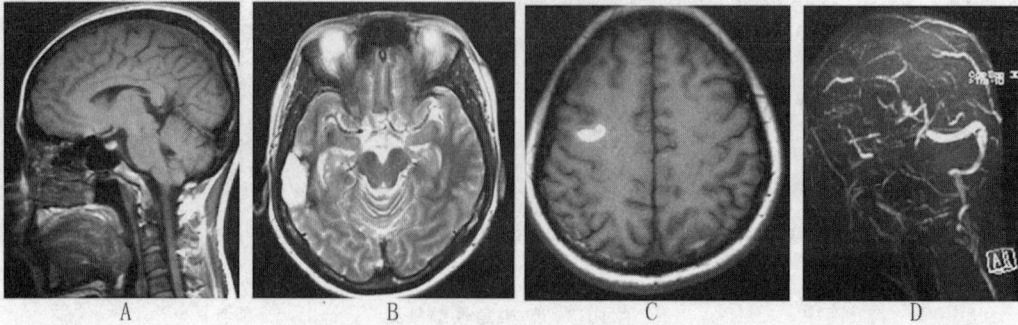

图 16-9 静脉窦闭塞

A. 矢状面 T_1WI 显示上矢状窦中后部异常信号;B. 轴面 T_2WI 显示右颞部长 T_2 信号,周边见低信号(含
铁血红素沉积);C. 轴面 T_1WI 显示右额叶出血灶;D. MRV 显示上矢状窦、右侧横窦及乙状窦闭塞

四、动脉瘤

(一)临床表现与病理特征

脑动脉瘤是脑动脉的局限性扩张,发病率较高。患者主要症状有出血、局灶性神经功能障碍、脑血管痉挛等。绝大多数囊性动脉瘤是先天性血管发育不良和后天获得性脑血管病变共同作用的结果,此外,创伤和感染也可引起动脉瘤,高血压、吸烟、饮酒、滥用可卡因、避孕药、某些遗传因素也被认为与动脉瘤形成有一定关系。

动脉瘤破裂危险因素包括瘤体大小、部位、形状、多发、性别、年龄等。瘤体大小是最主要因素,基底动脉末端动脉瘤最易出血,高血压、吸烟、饮酒增加破裂危险性。32%~52%的蛛网膜下腔出血为动脉瘤破裂引起。治疗时机不同,治疗方法、预后和康复差别很大。对于未破裂的动脉瘤,目前主张早期诊断及早期外科手术。

(二)MRI 表现

动脉瘤在 MRI 呈边界清楚的低信号,与动脉相连。血栓形成后,动脉瘤可呈不同信号强度(图16-10),据此可判断血栓的范围、瘤腔的大小及是否并发出血。瘤腔多位于动脉瘤的中央,呈低信号,如血液滞留可呈高信号。血栓因血红蛋白代谢阶段不同,其信号也不同。

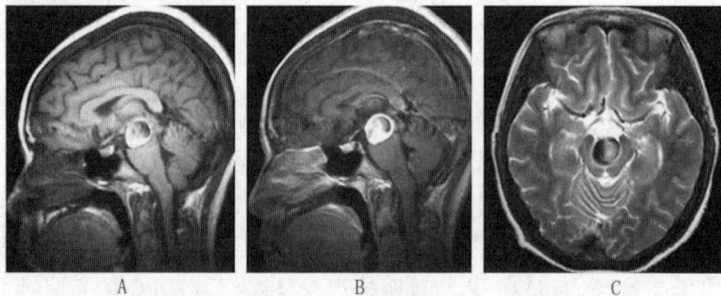

图 16-10 基底动脉动脉瘤

A. 矢状面 T_1WI 显示脚间池圆形混杂信号,可见流动伪影;B. 增强 T_1WI
可见动脉瘤瘤壁强化明显;C. 轴面 T_2WI 显示动脉瘤内混杂低信号

动脉瘤破裂时常伴蛛网膜下腔出血。两侧大脑间裂的蛛网膜下腔出血常与前交通动脉瘤破裂有关,外侧裂的蛛网膜下腔出血常与大脑中动脉动脉瘤破裂有关,第四脑室内血块常与小脑后下动脉动脉瘤破裂有关,第三脑室或双侧侧脑室内血块常与前交通动脉瘤和大脑中动脉动脉瘤破裂有关。

五、血管畸形

(一)临床表现与病理特征

血管畸形与胚胎发育异常有关,包括动静脉畸形、毛细血管扩张症、海绵状血管瘤(最常见的隐匿性血管畸形)、脑静脉畸形或静脉瘤等。各种脑血管畸形中,动静脉畸形最常见,为迂曲扩张的动脉直接与静脉相连,中间没有毛细血管。畸形血管团大小不等,多发于大脑中动脉系统,幕上多于幕下。由于动静脉畸形存在动静脉短路,使局部脑组织呈低灌注状态,形成缺血或梗死。畸形血管易破裂,引起自发性出血。临床表现为癫痫发作、血管性头痛、进行性神经功能障碍等。

（二）MRI 表现

脑动静脉畸形时,MRI 显示脑内流空现象,即低信号环状或线状结构(图 16-11),代表血管内高速血流。在注射 Gd 对比剂后,高速血流的血管通常不增强,而低速血流的血管往往明显增强。GRE 图像有助于评价血管性病变。CT 可见形态不规则、边缘不清楚的等或高密度点状、弧线状血管影,钙化。

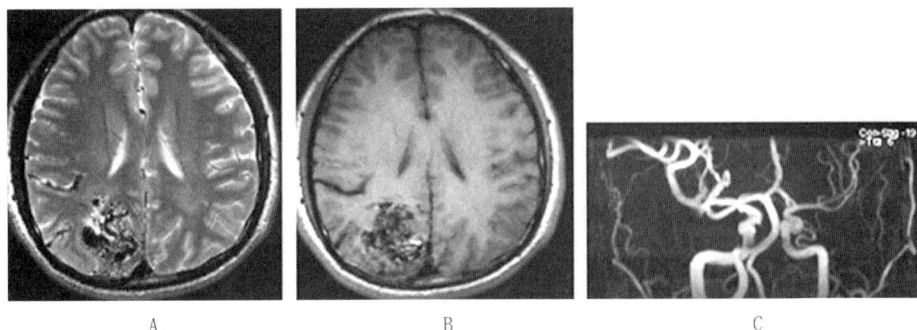

图 16-11　动静脉畸形

A. 轴面 T_2WI 显示右顶叶混杂流空信号及增粗的引流静脉;B. 轴面 T_1WI
显示团状混杂信号;C. MRA 显示异常血管团、供血动脉、引流静脉

中枢神经系统的海绵状血管瘤并不少见。典型 MRI 表现为,在 T_1WI 及 T_2WI,病变呈高信号或混杂信号,部分病例可见桑葚状或网络状结构;在 T_2WI,病灶周边由低信号的含铁血黄素构成。在 GRE 图像,因磁敏感效应增加,低信号更明显,可以提高小海绵状血管瘤的检出率。MRI 的诊断敏感性、特异性及对病灶结构的显示均优于 CT。部分海绵状血管瘤具有生长趋势,MRI 随诊可了解其演变情况。毛细血管扩张症也是脑出血的原因之一。CT 扫描及常规血管造影时,往往为阴性结果。MRI 检查显示微小灶性出血,提示该病;由于含有相对缓慢的血流,注射对比剂后可见病灶增强。

脑静脉畸形或静脉瘤较少引起脑出血,典型 MRI 表现为注射 Gd 对比剂后,病灶呈"水母头"样,经中央髓静脉引流(图 16-12)。合并海绵状血管瘤时,可有出血表现。注射对比剂前,较大的静脉分支在 MRI 呈流空低信号。有时,质子密度像可见线样高或低信号。静脉畸形的血流速度缓慢,MRA 成像时如选择恰当的血流速度,常可显示病变。血管造影检查时,动脉期表现正常,静脉期可见扩张的髓静脉分支。

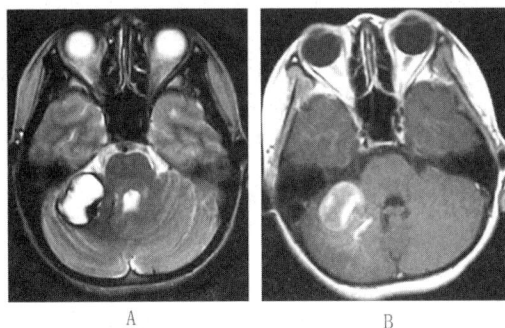

图 16-12　静脉畸形

A. 轴面 T_2WI 显示右侧小脑异常高信号,周边有含铁血黄素沉积(低信号
环);B. 轴面 T_1WI 增强扫描,可见团状出血灶及"水母头"样静脉畸形

（冯秀栓）

第三节　颅脑肿瘤 MR 诊断

一、星形细胞瘤

(一)临床表现与病理特征

神经胶质瘤是中枢神经系统最常见的原发性肿瘤,约占脑肿瘤的 40%,呈浸润性生长,预后差。在胶质瘤中,星形细胞瘤最常见,约占 75%,幕上多见。按照 WHO 肿瘤分类标准,星形细胞瘤分为Ⅰ级、Ⅱ级、Ⅲ级(间变型)、Ⅳ级(多形性胶质母细胞瘤)。

(二)MRI 表现

星形细胞瘤的恶性程度和分级不同,MRI 征象也存在差异。低度星形细胞瘤边界多较清晰,信号较均匀,水肿及占位效应轻,出血少见,无强化或强化不明显。高度恶性星形细胞瘤边界多模糊,信号不均匀,水肿及占位效应明显,出血相对多见,强化明显(图 16-13、图 16-14)。高、低度恶性星形细胞瘤的信号强度虽有一定差异,但无统计学意义。常规 T_1WI 增强扫描能反映血-脑屏障破坏后对比剂在组织间隙的聚集程度,并无组织特异性。血-脑屏障破坏的机制是肿瘤破坏毛细血管,或病变组织血管由新生的异常毛细血管组成。肿瘤强化与否,在反映肿瘤血管生成方面有一定的局限性。

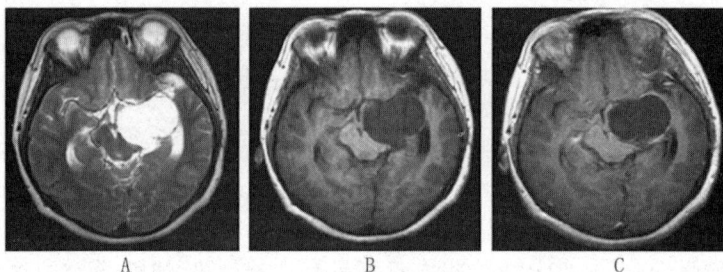

图 16-13　星形细胞瘤

A、B.轴面 T_2WI 及 T_1WI 显示左侧颞叶内侧团状长 T_2、长 T_1 异常信号,边界清晰,
相邻脑室颞角及左侧中脑大脑脚受压;C.增强扫描 T_1WI 显示肿瘤边缘线样强化

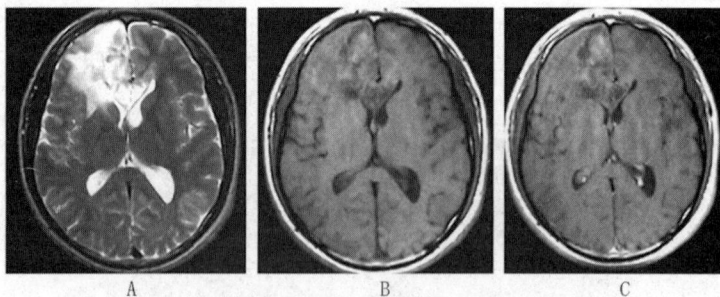

图 16-14　星形细胞瘤

A、B.轴面 T_2WI 及 T_1WI 显示右侧额叶及胼胝体膝部混杂异常信号,周边可
见水肿,右侧脑室额角受压;C.增强扫描 T_1WI 显示肿瘤不均匀强化

虽然常规 MRI 对星形细胞瘤的诊断准确率较高,有助于制订治疗方案,但仍有局限性。因治疗方法的选择,应以病理分级不同而异。一些新的扫描序列,如 DWI、PWI、MRS 等,有可能对星形细胞瘤的诊断、病理分级、预后及疗效做出更准确的评价。

PWI 可评价血流的微循环,即毛细血管床的血流分布特征。PWI 是在活体评价肿瘤血管生成最可靠的方法之一,可对星形细胞瘤的术前分级及肿瘤侵犯范围提供有价值信息。胶质母细胞瘤和间变胶质瘤实质部分的相对脑血流容积(rCBV)明显高于Ⅰ、Ⅱ级星形细胞瘤。

MRS 利用 MR 现象和化学位移作用,对一系列特定原子核及其化合物进行分析,是目前唯一无损伤性研究活体组织代谢、生化变化及对化合物定量分析的方法。不同的脑肿瘤,由于组成成分不同、细胞分化程度不同、神经元破坏程度不同,MRS 表现存在差异。MRS 对星形细胞瘤定性诊断和良恶性程度判断具有一定特异性。

二、胶质瘤病

(一)临床表现与病理特征

为一种颅内少见疾病,主要临床症状有头痛、记忆力下降、性格改变及精神异常,病程数周至数年不等。病理组织学特点是胶质瘤细胞(通常为星形细胞)在中枢神经系统内弥漫性过度增生,病变沿血管及神经轴突周围浸润性生长,神经结构保持相对正常。病灶主要累及脑白质,累及大脑灰质少见;病灶区域脑组织弥漫性轻微肿胀,边界不清;肿瘤浸润区域脑实质结构破坏不明显,坏死、囊变或出血很少见。

(二)MRI 表现

肿瘤细胞多侵犯大脑半球的 2 个或 2 个以上部位,皮质及皮质下白质均可受累,白质受累更著,引起邻近脑中线结构对称性的弥漫性浸润,尤以胼胝体弥漫性肿胀最常见。病变多侵犯额颞叶,还可累及基底核、脑干、小脑、软脑膜及脊髓等处。MRI 特点为,在 T_1WI 呈片状弥散性低信号,在 T_2WI 呈高信号,信号强度较均匀(图 16-15)。T_2WI 显示病变更清楚。病灶边界模糊,常有脑水肿表现。病变呈弥漫性浸润生长,受累区域脑组织肿胀,脑沟变浅或消失,脑室变小。由于神经胶质细胞只是弥漫性瘤样增生,保存了原有的神经解剖结构,因此 MRI 多无明显灶性出血及坏死。

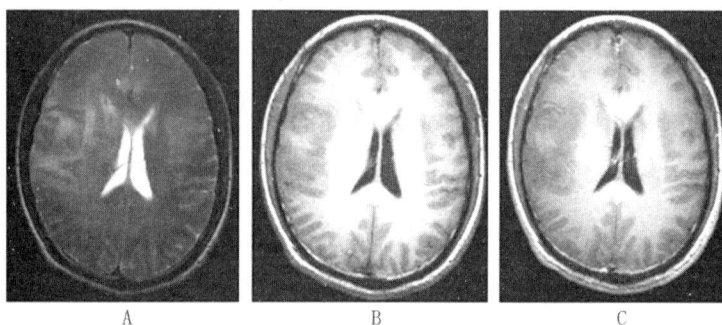

图 16-15　胶质瘤病

A、B.轴面 T_2WI 及 T_1WI 显示双侧额颞叶及胼胝体膝部片状稍长 T_1、稍长 T_2 异常信号,弥漫性浸润生长,边界不清;C.轴面增强扫描 T_1WI 显示肿瘤强化不明显

(三)鉴别诊断

脑胶质瘤病是肿瘤性质的疾病,但肿瘤细胞在脑组织中浸润性散在生长,不形成团块,影像表现不典型,易误诊。鉴别诊断主要应排除下列疾病。

1.多中心胶质瘤

本病系颅内同时原发 2 个以上胶质瘤,各瘤体间彼此分离,无组织学联系。脑胶质瘤病为胶质瘤细胞弥漫浸润性生长,影像表现为大片状。

2.其他恶性浸润胶质瘤

如多形性胶质母细胞瘤。此类胶质瘤有囊变、坏死,MRI 信号不均匀,占位效应明显,增强扫描时有不同形式的明显强化。

3.各种脑白质病及病毒性脑炎

脑胶质瘤病早期影像与其有相似之处,有时无法鉴别。但大多数患者在应用大量的抗生素和激素类药物后,病情仍进行性加重,复查 MRI 多显示肿瘤细胞浸润发展,肿瘤增大,占位效应逐渐明显,可资鉴别。

三、室管膜瘤

（一）临床表现与病理特征

室管膜瘤起源于室管膜或室管膜残余部位，比较少见。本病主要发生在儿童和青少年，5岁以下占50%，居儿童期幕下肿瘤第三位。男多于女。其病程与临床表现主要取决于肿瘤的部位，位于第四脑室者病程较短，侧脑室者病程较长。常有颅内压增高表现。

颅内好发部位依次为第四脑室、侧脑室、第三脑室和导水管。幕下占60%～70%，特别是第四脑室。脑实质内好发部位是顶、颞、枕叶交界处，绝大多数含有大囊，50%有钙化。病理学诊断主要依靠瘤细胞排列呈菊形团或血管周假菊形团这一特点。肿瘤细胞脱落后，可随脑脊液种植转移。

（二）MRI表现

（1）脑室内或以脑室为中心的肿物，以不规则形为主，边界不整，或呈分叶状边界清楚的实质性占位病变（图16-16）。

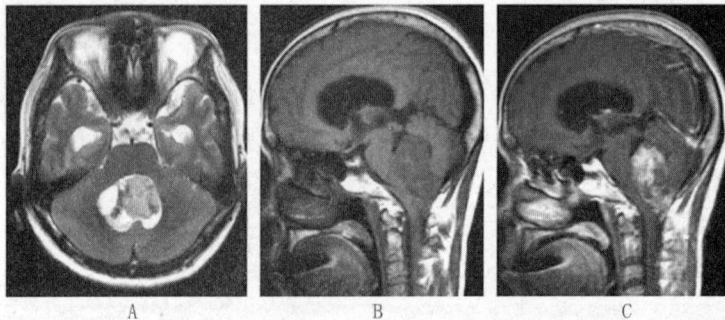

图16-16　室管膜瘤

A. 轴面T_2WI显示第四脑室内不规则形肿物，信号不均匀；B、C. 矢状面
T_1WI和增强T_1WI显示肿瘤突入小脑延髓池，强化不均匀，幕上脑积水

（2）脑室内病变边缘光滑，周围无水肿，质地略均质，其内可有斑点状钙化或小囊变区；脑实质内者以不规则形为主，常见大片囊变区及不规则钙化区，周围有水肿带。

（3）脑室系统者常伴不同程度的脑积水，脑实质者脑室系统受压改变。

（4）实质成分在CT主要为混杂密度，或略高密度病灶；在T_1WI呈略低信号，T_2WI呈略高信号或高信号，增强扫描不均匀强化。

（三）鉴别诊断

室管膜瘤需要与以下疾病鉴别。

（1）局限于四脑室的室管膜瘤应与髓母细胞瘤鉴别：前者多为良性，病程长，发展慢，病变多有囊变及钙化；后者为恶性肿瘤，起源于小脑蚓部，常突向四脑室，与脑干间常有一间隙（内含脑脊液），其表现较光滑，强化表现较室管膜瘤更明显，病程短，发展快，囊变及钙化少见，病变密度/信号多均匀一致。此外，髓母细胞瘤成人少见，其瘤体周围有一环形水肿区，而室管膜瘤不常见。

（2）脉络丛乳头状瘤：好发于第四脑室，肿瘤呈结节状，边界清楚，悬浮于脑脊液中，脑积水症状出现更早、更严重，脑室扩大明显，其钙化与强化较室管膜瘤明显。

（3）侧脑室室管膜瘤应与侧脑室内脑膜瘤鉴别：后者多位于侧脑室三角区，形状较规则，表面光整，密度均匀，强化明显。室管膜下室管膜瘤常发生于孟氏孔附近，大多完全位于侧脑室内，境界清楚，很少侵犯周围脑组织，脑水肿及钙化均少见，强化轻微或无。

（4）大脑半球伴有囊变的室管膜瘤需与脑脓肿鉴别：后者起病急，常有脑膜脑炎临床表现，病灶强化与周围水肿较前者更显著。

（5）星形细胞瘤及转移瘤：发病年龄多在40岁以上，有明显的花环状强化，瘤周水肿与占位效应重。

四、神经元及神经元与胶质细胞混合性肿瘤

包括神经节细胞瘤（gangliocytoma）、小脑发育不良性节细胞瘤（dysplastic gangliocytoma of cerebellum）、神经节胶质瘤（ganglioglioma）、中枢神经细胞瘤（central neurocytoma）。这些肿瘤的影像表现，特别是 MRI 表现各具有一定特点。

（一）神经节细胞瘤

1. 临床表现与病理特征

为单纯的神经元肿瘤，无胶质成分及恶变倾向，组织结构类似正常脑，缺乏新生物特征。大多数为脑发育不良，位于大脑皮质或小脑。单侧巨脑畸形时可见奇异神经元，伴星形细胞数量及体积增加。

2. MRI 表现

在 T_2WI 为稍高信号，T_1WI 为低信号，MRI 确诊困难。合并其他脑畸形时，T_1WI 可见局部灰质变形，信号无异常或轻度异常，T_2WI 呈等或低信号，PD 呈相对高信号。CT 平扫可为高密度或显示不明显。注射对比剂后，肿瘤不强化或轻度强化。

（二）神经节胶质瘤

1. 临床表现与病理特征

临床主要表现为长期抽搐及高颅压症状，生存时间长，青年多见。本病发病机制目前有两种学说。①先天发育不全学说：在肿瘤形成前即存在神经细胞发育不良，在此基础上，胶质细胞肿瘤性增生，刺激或诱导幼稚神经细胞分化，形成含神经元及胶质细胞的真性肿瘤；②真性肿瘤学说：神经节胶质瘤以分化良好的瘤性神经节细胞与胶质细胞（多为星形细胞，偶为少枝细胞）混合为特征。

神经节胶质瘤可能具有神经内分泌功能。实性、囊性各约 50%，囊伴壁结节，生长缓慢，部分有恶变及浸润倾向。

2. MRI 表现

典型影像表现为幕上发生，特别是额叶及颞叶的囊性病灶（图 16-17），伴有强化的壁结节。肿瘤在 T_1WI 呈低信号团块，囊性部分信号更低。在质子密度像，肿瘤囊腔如含蛋白成分高，其信号高于囊壁及肿瘤本身。在 T_2WI 囊液及肿瘤均为高信号，局部灰白质界限不清。注射 Gd-DTPA 后，病变由不强化至明显强化，以结节、囊壁及实性部分强化为主。1/3 病例伴有钙化，CT 可清楚显示，MRI 不能显示。

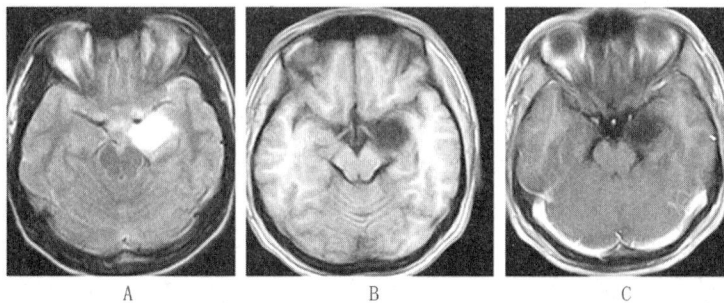

图 16-17　神经节胶质瘤
A、B. 轴面 T_2WI 及 T_1WI 显示左侧颞叶内侧不规则形长 T_1、长 T_2 异常信号，边界欠清；C. 轴面 T_1WI 增强扫描，病变强化不明显

3. 鉴别诊断

神经节胶质瘤的影像学诊断应与以下疾病鉴别。①蛛网膜囊肿位于脑外，CSF 信号。②表皮样囊肿位于脑外，信号类似。

（三）中枢神经细胞瘤

1. 临床表现与病理特征

本病常见于青年人（平均年龄 31 岁），临床症状少于 6 个月，表现为头痛及高颅压症状。占原发脑肿

瘤0.5%,1982年由Hassoun首次报道,具有特殊的形态学及免疫组织学特征。

肿瘤来源于Monro孔之透明隔下端,呈现分叶状,限局性,边界清楚。常见坏死、囊变灶。部分为富血管,可有出血。肿瘤细胞大小一致,分化良好,似少枝胶质细胞但胞质不空,似室管膜瘤但缺少典型之菊花团,有无核的纤维(Neuropil)区带。电镜下可见细胞质内有内分泌样小体。有报告称免疫组化显示神经元标记蛋白。

2.MRI表现

中枢神经细胞瘤位于侧脑室体部邻近莫氏孔,宽基附于侧室壁。在T_1WI呈不均匀等信号团块,肿瘤血管及钙化为流空或低信号;在T_2WI,部分与皮质信号相等,部分呈高信号;注射Gd-DTPA后,强化不均匀(图16-18);可见脑积水。CT显示丛集状、球状钙化。

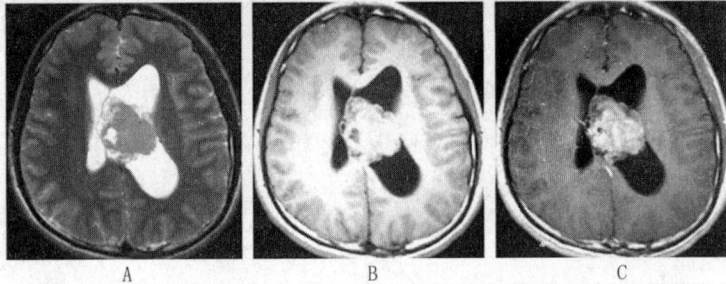

图16-18 中枢神经细胞瘤

A、B.轴面T_2WI及T_1WI显示左侧脑室不规则形团块,信号不均
匀,透明隔右移;C.轴面增强T_1WI显示病变中度不均匀强化

3.鉴别诊断

应包括脑室内少枝胶质细胞瘤,室管膜下巨细胞星形细胞瘤,低级或间变星形细胞瘤,室管膜瘤。

(四)小脑发育不良性节细胞瘤

1.临床表现与病理特征

本病又称LD病(Lhermitte-Duclos Disease),结构不良小脑神经节细胞瘤。为一种低级小脑新生物,主要发生在青年人,且以小脑为特发部位。临床表现为颅后窝症状,如共济障碍,头痛,恶心,呕吐等。

正常小脑皮质构成:外层为分子层,中层为普肯耶细胞层,内层为颗粒细胞层。本病的小脑脑叶肥大与内颗粒层及外分子层变厚有关。中央白质常明显减少,外层存在怪异的髓鞘,内层存在许多异常大神经元。免疫组化染色提示大多数异常神经元源自颗粒细胞,而非普肯耶细胞。本病可单独存在,也可合并Cowden综合征(多发错构瘤综合征)、巨脑、多指畸形、局部肥大、异位症及皮肤血管瘤。

2.MRI表现

MRI显示小脑结构破坏和脑叶肿胀,边界清楚,无水肿。病变在T_1WI呈低信号,在T_2WI呈高信号,注射对比剂后无强化。脑叶结构存在,病灶呈条纹状(高低信号交替带)为本病特征(图16-19)。可有邻近颅骨变薄,梗阻性脑积水。

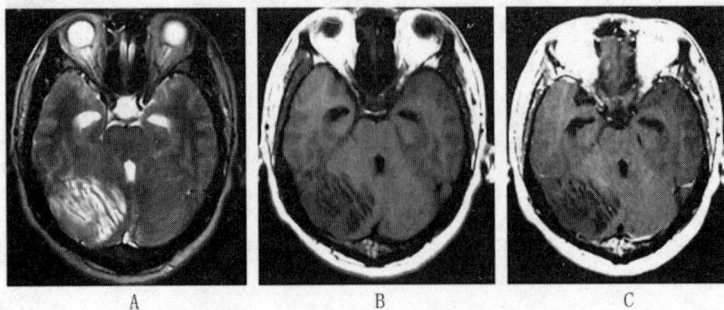

图16-19 小脑发育不良性节细胞瘤

A、B.轴面T_2WI及T_1WI显示右侧小脑条纹状长T_1、长T_2异
常信号,边界清楚;C.轴面增强T_1WI显示病变强化不明显

五、胚胎发育不良神经上皮肿瘤

（一）临床表现与病理特征

胚胎发育不良神经上皮肿瘤（dysembryoplastic neuroepithelial tumor，DNET）多见于儿童和青少年，常于 20 岁之前发病。患者多表现为难治性癫痫，但无进行性神经功能缺陷。经手术切除 DNET 后，一般无需放疗或化疗，预后好。

（二）MRI 表现

DNET 多位于幕上表浅部位，颞叶最常见，占 62%～80%，其次为额叶、顶叶和枕叶。外形多不规则，呈多结节融合脑回状，或局部脑回不同程度扩大，形成皂泡样隆起。MRI 平扫，在 T_1WI 病灶常呈不均匀低信号，典型者可见多个小囊状更低信号区；在 T_2WI 大多数肿瘤呈均匀高信号，如有钙化则显示低信号。病灶边界清晰，占位效应轻微，水肿少见（图 16-20），是本病影像特点。T_1WI 增强扫描时，DNET 表现多样，多数病变无明显强化，少数可见结节样或点状强化。

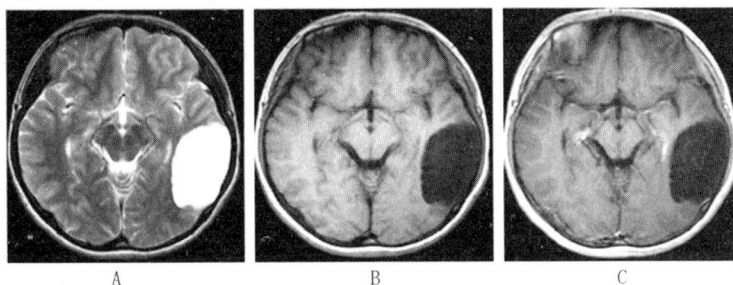

图 16-20　胚胎发育不良神经上皮肿瘤
A、B. 轴面 T_2WI 及 T_1WI 显示左侧颞叶囊性异常信号，边界清
楚，周边无水肿；C. 轴面增强 T_1WI 显示病变强化不明显

六、脑膜瘤

（一）临床表现与病理特征

肿瘤起病慢，病程长，可达数年之久。初期症状及体征可不明显，以后逐渐出现颅内高压及局部定位症状和体征。主要表现为剧烈头痛、喷射状呕吐、血压升高及眼底视乳头水肿。

脑膜瘤起源于蛛网膜颗粒的内皮细胞和成纤维细胞，是颅内最常见非胶质原发脑肿瘤，占颅内肿瘤的15%～20%。常为单发，偶可多发。较大肿瘤可分叶。WHO 1989 年分类，根据细胞形态和组织学特征，将其分为脑膜细胞型、成纤维细胞型、过渡型、乳头型、透明细胞型、化生型脑膜瘤、脊索样脑膜瘤和富于淋巴浆细胞的脑膜瘤。

（二）MRI 表现

多数脑膜瘤在 T_1WI 和 T_2WI 信号强度均匀，T_1WI 呈灰质等信号或略低信号，T_2WI 呈等或略高信号。少数信号不均匀，在 T_1WI 可呈等信号、高信号、低信号。由于无血－脑屏障破坏，绝大多数在增强扫描 T_1WI 呈均一强化，硬脑膜尾征对脑膜瘤的诊断特异性高达 81%（图 16-21）。MRI 可以显示脑脊液/血管间隙，广基与硬膜相连，骨质增生或受压变薄膨隆，邻近脑池、脑沟扩大，静脉窦阻塞等脑外占位征象。

约 15% 的脑膜瘤影像表现不典型，主要包括以下几种情况：①少数脑膜瘤可整个肿瘤钙化，即弥漫性钙化的沙粒型脑膜瘤，在 T_1WI 和 T_2WI 均呈低信号，增强扫描显示轻度强化；②囊性脑膜瘤；③多发性脑膜瘤，常见部位依次为大脑凸面、上矢状窦旁、大脑镰旁、蝶骨嵴、鞍上及脑室内。

（三）鉴别诊断

常见部位的脑膜瘤，诊断不难。少见部位脑膜瘤须与其他肿瘤鉴别。

(1)位于大脑半球凸面、完全钙化的脑膜瘤应与颅骨致密骨肿瘤鉴别：增强 MRI 检查时，前者有强化，后者无强化。

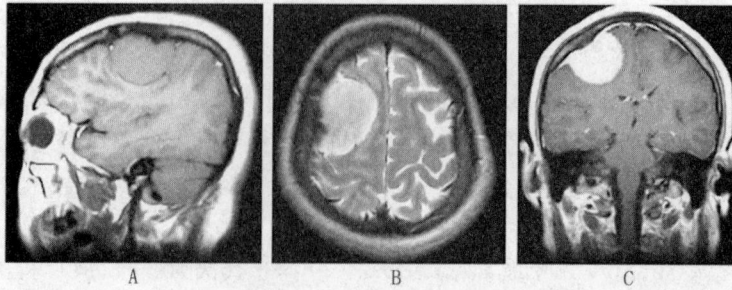

图 16-21　脑膜瘤

A、B.矢状面 T_1 WI 及轴面 T_2 WI 显示右侧额叶凸面等 T_1、等 T_2 占位病变,边界清楚,
相邻皮质受压、移位;C.冠状面增强 T_1 WI 显示肿物明显均匀强化,可见硬膜"尾征"

（2）鞍上脑膜瘤主要应与突入鞍上的垂体巨腺瘤鉴别:以下征象提示脑膜瘤:鞍结节有骨硬化表现,无蝶鞍扩大,矢状面 MRI 显示肿瘤中心位于鞍结节上方而非垂体腺上方,鞍隔位置正常。

（3）侧脑室内脑膜瘤应与脉络丛乳头状瘤及室管膜瘤鉴别:鉴别要点:侧脑室内脉络丛乳头状瘤和室管膜瘤主要发生于儿童和少年,而脑膜瘤常见于中年人;脉络丛乳头状瘤可有脑脊液分泌过多,表现为脑室普遍扩大,而脑膜瘤仅有同侧侧脑室颞角扩大;脉络丛乳头状瘤表面常呈颗粒状,脑膜瘤边缘较圆滑;室管膜瘤强化欠均匀,脑膜瘤强化较均匀。

七、脉络丛肿瘤

（一）临床表现与病理特征

脉络丛肿瘤(choroid plexus tumors,CPT)是指起源于脉络丛上皮细胞的肿瘤,WHO 中枢神经系统肿瘤分类(2007)将其分为良性的脉络丛乳头状瘤(choroid plexus papilloma,CPP)、非典型脉络丛乳头状瘤(atypical CPP)和恶性的脉络丛癌(choroid plexus carcinoma,CPC)三类,分属Ⅰ级、Ⅱ级和Ⅲ级肿瘤。绝大多数为良性,恶性仅占 10%～20%。CPT 好发部位与年龄有关,儿童多见于侧脑室,成人多见于第四脑室。脑室系统外发生时,最多见于桥小脑角区。CPT 的特征是脑积水,原因主要有:①肿瘤直接导致脑脊液循环通路梗阻(梗阻性脑积水);②脑脊液生成和吸收紊乱(交通性脑积水)。CPT 发生的脑积水、颅内压增高及局限性神经功能障碍多为渐进性,但临床上部分患者急性发病,应引起重视。

（二）MRI 表现

MRI 检查多可见"菜花状"的特征性表现,肿瘤表面不光滑不平整,常呈粗糙颗粒状;而肿瘤信号无特征,在 T_1 WI 多呈低或等信号,在 T_2 WI 呈高信号,强化较明显(图 16-22)。CT 平扫多表现为等或略高密度病灶,类圆形,部分呈分叶状,边界清楚,增强扫描呈显著均匀强化。

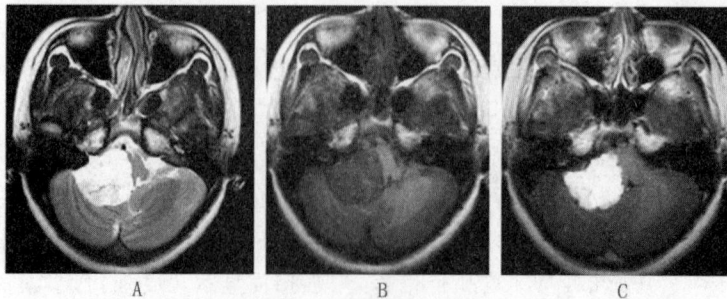

图 16-22　**脉络丛乳头状瘤**

A、B.轴面 T_2 WI 及 T_1 WI 显示肿瘤位于右侧桥小脑角区,信号欠均
匀,"菜花状"外观,边界清楚;C.轴面增强 T_1 WI 显示肿物强化明显

（三）鉴别诊断

1.与室管膜瘤鉴别

后者囊变区较多见,且多有散在点、团状钙化,增强扫描时中等均匀或不均匀强化;发生于幕上者,年龄较大,发生于幕下者年龄较小,与前者正好相反。

2.与脑室内脑膜瘤鉴别

后者除具有脑膜瘤典型特征外,脑积水不如前者显著,好发于成年女性,以侧脑室三角区多见。

八、髓母细胞瘤

（一）临床表现与病理特征

髓母细胞瘤是一种高度恶性小细胞瘤,极易沿脑脊液通道转移。好发于小儿,特别是 10 岁左右儿童,约占儿童脑瘤的 20%。本病起病急,病程短,多在 3 个月之内。由于肿瘤推移与压迫第四脑室,导致梗阻性脑积水,故多数患者有明显颅内压增高。

肿瘤起源于原始胚胎细胞残余,多发生于颅后窝小脑蚓部,少数位于小脑半球。大体病理检查可见肿瘤呈灰红色或粉红色,柔软易碎,边界清楚,但无包膜,出血、钙化及坏死少。镜下肿瘤细胞密集,胞质少,核大且浓染,肿瘤细胞可排列成菊花团状。

（二）MRI 表现

MRI 不仅能明确肿瘤大小、形态及其与周围结构的关系,还能与其他肿瘤鉴别诊断。MRI 检查时,肿瘤的实质部分多表现为长 T_1、长 T_2 信号,增强扫描时实质部分显著强化(图 16-23);第四脑室常被向前推移,变形变窄;大部分合并幕上脑室扩张及脑积水。MRI 较 CT 有一定优势,能清楚显示肿瘤与周围结构及脑干的关系;矢状面或冠状面 MRI 易显示沿脑脊液种植的病灶。

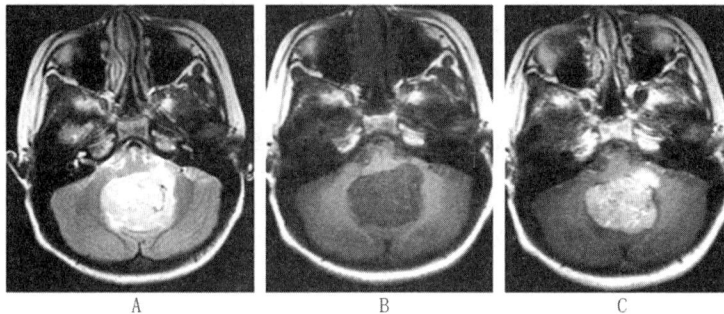

图 16-23　髓母细胞瘤

A、B.轴面 T_2WI 及 T_1WI 显示肿瘤位于小脑蚓部,形态欠规则,边界
清楚,第四脑室前移;C.轴面增强 T_1WI 显示肿物不均匀强化

（三）鉴别诊断

本病需与星形细胞瘤、室管膜瘤、成血管细胞瘤及脑膜瘤相鉴别。

1.星形细胞瘤

是儿童最常见的颅内肿瘤,其病灶大多位于小脑半球,肿块边缘形态欠规则,幕上脑室扩大较少见,T_1WI 呈低信号,T_2WI 呈高信号,增强扫描时不如髓母细胞瘤强化明显。

2.室管膜瘤

位于第四脑室内,肿块周围可见脑脊液,呈环形线状包绕,肿瘤内囊变及钙化较多见,肿物信号常不均匀。

3.脑膜瘤

第四脑室内脑膜瘤于 T_1WI 呈等信号,T_2WI 呈高信号,增强扫描时均匀强化,可见脑膜尾征。

4.成血管细胞瘤

常位于小脑半球,表现为大囊小结节,囊壁无或轻度强化,壁结节明显强化。

九、生殖细胞瘤

（一）临床表现与病理特征

生殖细胞瘤主要位于颅内中线位置,占颅内肿瘤的 11.5%,常见于松果体和鞍区,以松果体区最多。发生在基底核和丘脑者占 4%～10%。鞍区及松果体区生殖细胞瘤来源于胚胎时期神经管嘴侧部分的干细胞,而基底核及丘脑生殖细胞瘤来自第三脑室发育过程中异位的生殖细胞。

本病男性儿童多见,男女比例约 2.5∶1。好发年龄在 12～18 岁之间。早期无临床表现。肿瘤压迫周围组织时,出现相应神经症状。鞍区肿瘤主要出现视力下降、下丘脑综合征及尿崩症;松果体区出现上视不能、听力下降;基底核区出现偏瘫;垂体区出现垂体功能不全及视交叉、下丘脑受损表现。患者均可有头痛、恶心等高颅压表现。因松果体是一个神经内分泌器官,故肿瘤可能影响内分泌系统。性早熟与病变的部位和细胞种类相关。

（二）MRI 表现

生殖细胞瘤的发生部位不同,MRI 表现也不相同。分述如下。

1. 松果体区

瘤体多为实质性,质地均匀,圆形、类圆形或不规则形态,可呈分叶状或在胼胝体压部有切迹,边界清楚。一般呈等 T_1、等或稍长 T_2 信号(图 16-24)。大多数瘤体显著强化,少数中度强化,强化多均匀。少数瘤体内有单个或多个囊腔,使强化不均匀。

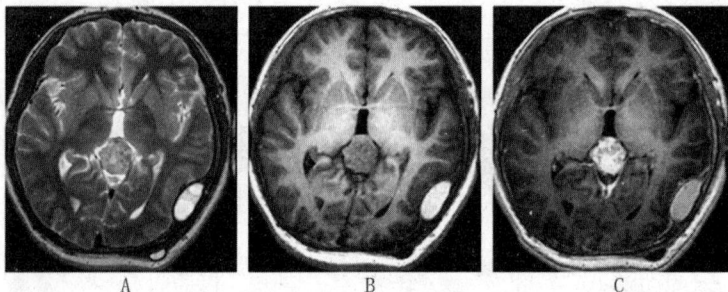

图 16-24　生殖细胞瘤

A、B. 轴面 T_2WI 及 T_1WI 显示肿瘤位于第三脑室后部,类圆形,呈等 T_1、等 T_2 异常信号,信号欠均匀,边界清楚;C.轴面增强 T_1WI 显示肿瘤强化明显,但不均匀

2. 鞍区

根据肿瘤具体部位,分为三类。Ⅰ类:位于第三脑室内,包括从第三脑室底向上长入第三脑室,瘤体一般较大,常有出血、囊变和坏死。Ⅱ类:位于第三脑室底,仅累及视交叉、漏斗、垂体柄、视神经和视束,体积较小,形态多样。可沿漏斗垂体柄分布,呈长条状;或沿视交叉视束分布,呈椭圆形。一般无出血、囊变、坏死,MRI 多呈等或稍长 T_1、稍长 T_2 信号,明显或中等程度度均匀强化。Ⅲ类:仅位于蝶鞍内,MRI 显示鞍内等 T_1、等或长 T_2 信号,明显或中度均匀强化。MRI 信号无特征,与垂体微腺瘤无法区别。

3. 丘脑及基底核区

肿瘤早期在 T_1WI 为低信号,T_2WI 信号均匀,显著均匀强化,无中线移位,边缘清晰。晚期易发生囊变、坏死和出血,MRI 多呈混杂 T_1 和混杂长 T_2 信号,不均匀强化。肿瘤体积较大,但占位效应不明显,瘤周水肿轻微。肿瘤可沿神经纤维束向对侧基底核扩散,出现斑片状强化;同侧大脑半球可有萎缩。

（三）鉴别诊断

鞍区生殖细胞瘤主要累及神经垂体、垂体柄及下丘脑。瘤体较大时,易与垂体瘤混淆。垂体瘤也呈等 T_1、等 T_2 信号,但多为直立性生长,而生殖细胞瘤向后上生长,可资鉴别。瘤体仅于鞍内时,MRI 显示垂体饱满,后叶 T_1 高信号消失,表现类似垂体微腺瘤。但垂体腺瘤为腺垂体肿瘤,瘤体较小时仍可见后叶 T_1 高信号,可资鉴别。另外,如发现瘤体有沿垂体柄生长趋势,或增强扫描时仅见神经垂体区强化,均有助于生殖细胞瘤诊断。

十、原发性中枢神经系统淋巴瘤

（一）临床表现与病理特征

中枢神经系统淋巴瘤曾有很多命名，包括淋巴肉瘤、网织细胞肉瘤、小胶质细胞瘤、非霍奇金淋巴瘤（NHL）等。肿瘤分原发性和继发性二类。原发性中枢神经系统淋巴瘤是指由淋巴细胞起源，且不存在中枢神经系统以外淋巴瘤病变。继发性中枢神经系统淋巴瘤是指原发于全身其他部位，后经播散累及中枢神经系统。近年来，根据免疫功能状态，又将淋巴瘤分为免疫功能正常及免疫功能低下型。后者主要与人体免疫缺陷病毒（HIV）感染，器官移植后免疫抑制剂使用及先天遗传性免疫缺陷有关。

中枢神经系统淋巴瘤可在任何年龄发病，高峰在 $40\sim50$ 岁。有免疫功能缺陷者发病年龄较早。男性多于女性，比例为 $2:1$。临床症状包括局灶性神经功能障碍，如无力、感觉障碍、步态异常或癫痫发作。非局灶性表现包括颅内压增高，如头痛、呕吐、视乳头水肿，或认知功能进行性下降。

（二）MRI 表现

中枢神经系统淋巴瘤主要发生在脑内，病灶大多位于幕上，以深部白质为主要部位。多数病灶邻近脑室。病灶形态多为团块状，较典型表现如同"握拳"者。位于胼胝体压部的病灶沿纤维构形，形如蝴蝶，颇具特征（图 16-25）。瘤周水肿的高信号不仅表示该部位脑间质水分增加，还有肿瘤细胞沿血管周围间隙浸润播散的成分。另一特征为瘤周水肿与肿瘤体积不一致。多数肿瘤体积相对较大，具有较明显占位效应，但周边水肿相对轻微。非免疫功能低下者发生淋巴瘤时，瘤体内囊变、坏死少见。本病也可发生在中枢神经系统的其他部位，脑外累及部位包括颅骨、颅底、脊髓等。

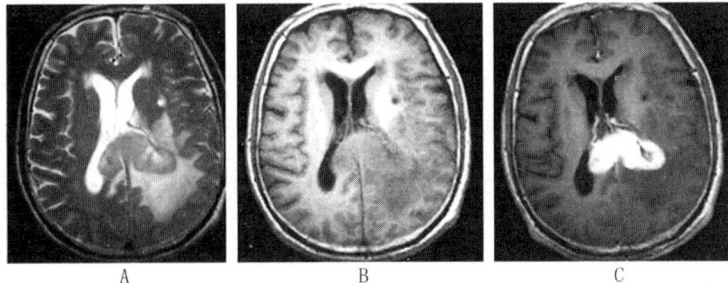

图 16-25　淋巴瘤

A、B. 轴面 T_2WI 及 T_1WI 显示肿瘤位于胼胝体压部，累及双侧侧脑室枕角，周边可见水肿；C. 轴面增强 T_1WI 显示瘤体形似蝴蝶，强化明显，边界清楚

（三）鉴别诊断

中枢神经系统淋巴瘤的鉴别诊断主要包括以下疾病：

1. 转移癌

多位于灰白质交界处，MRI 多为长 T_1、长 T_2 信号，而淋巴瘤多为低或等 T_1、等 T_2 信号；注射对比剂后，转移癌呈结节状明显强化，病灶较大者常有中心坏死，而在淋巴瘤相对少见；转移癌周围水肿明显，一些患者有中枢神经系统以外肿瘤病史。

2. 胶质瘤

MRI 多为长 T_1、长 T_2 信号，浸润性生长特征明显，境界不清，某些类型胶质瘤（如少枝胶质细胞瘤）可有钙化，而中枢神经系统淋巴瘤很少钙化。胶质母细胞瘤强化多不规则，呈环形或分枝状。

3. 脑膜瘤

多位于脑表面邻近脑膜部位，形态类圆形，边界清楚，有周围灰质推挤征象。而在中枢神经系统的淋巴瘤少见这种现象。脑膜瘤特征为 CT 高密度，MRI 等 T_1、等 T_2 信号；注射对比剂后均匀强化，有脑膜增强"尾征"。

4.感染性病变

发病年龄相对年轻,部分有发热病史。MRI 增强扫描时,细菌性感染病变多为环状强化,多发性硬化多为斑块状强化。近年来 HIV 感染上升,由此引起的免疫功能低下型淋巴瘤增多,此淋巴瘤病灶常多发,环状强化多见,肿瘤中心坏死多见。

十一、垂体瘤

(一)临床表现与病理特征

垂体腺瘤是常见良性肿瘤,起源于脑腺垂体,系脑外肿瘤,约占颅内肿瘤的 10%。发病年龄,一般在 20～70 岁,高峰在 40～50 岁,10 岁以下罕见。临床症状包括占位效应所致非特异性头痛、头晕、视力下降、视野障碍等。根据分泌的激素水平不同,可有不同内分泌紊乱症状。PRL 腺瘤表现为月经减少、闭经、泌乳等。ACTH 及 TSH 腺瘤对垂体正常功能影响最严重,引起肾上腺功能不全及继发甲状腺功能低下。GH 腺瘤表现为肢端肥大症。部分患者临床表现不明显。

依据生物学行为,垂体腺瘤分为侵袭性垂体腺瘤和微腺瘤。垂体腺瘤生长、突破包膜,并侵犯邻近的硬脑膜、视神经、骨质等结构时称为侵袭性垂体腺瘤。后者的组织学形态属于良性,而生物学特征却似恶性肿瘤,且其细胞形态大部分与微腺瘤无法区别。直径小于 10 mm 者称为微腺瘤。

(二)MRI 表现

肿块起自鞍内,T_1WI 多呈中等或低信号,当有囊变、出血时呈更低或高信号。T_2WI 多呈等或高信号,有囊变、出血时信号更高且不均匀。增强扫描时,除囊变、出血、钙化区外,肿瘤均有强化。

MRI 显示垂体微腺瘤具有优势。诊断依据可参考:典型临床表现,实验室化验检查有相关内分泌异常;高场强 3 mm 薄层 MRI 示垂体内局限性信号异常(低、中信号为主);鞍底受压侵蚀、垂体柄偏移;垂体上缘局限性不对称性隆起、垂体高度异常。依据病灶部位,可对各种微腺瘤进行功能诊断。腺垂体内 5 种主要内分泌细胞通常按功能排列:分泌 PRL 和 GH 的细胞位于两侧,分泌 TSH 和促性腺激素的细胞位于中间;分泌 ACTH 的细胞主要在中间偏后部位。这种解剖关系与垂体腺瘤的发生率相符。注射 Gd−DTPA 后即刻扫描,微腺瘤的低信号与正常垂体组织对比明显,冠状面 T_1WI 显示更清晰(图 16-26)。在动态增强扫描早期,肿瘤信号低于正常垂体信号,晚期信号强度则高于或等于正常垂体信号。

MRI 可预测肿瘤侵袭与否。垂体腺瘤浸润性生长的指征包括:垂体腺瘤突破鞍底,向蝶窦内突出;海绵窦正常形态消失,边缘向外膨隆,海绵窦与肿瘤间无明显分界,在增强扫描早期见肿瘤强化等海绵窦受侵表现(图 16-27);颈内动脉被包绕,管径缩小、变窄,或颈内动脉分支受累;斜坡骨质信号异常,边缘不光整等表现。

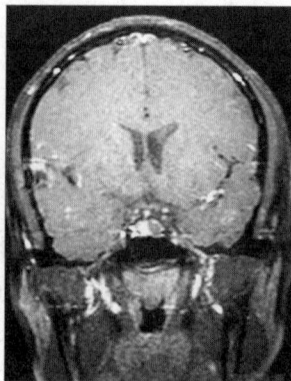

图 16-26　垂体微腺瘤
冠状面动态增强扫描 MRI 显示垂体膨隆,左侧强化延迟

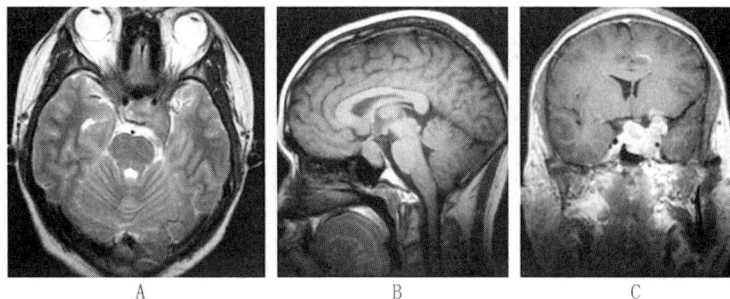

图 16-27　侵袭性垂体瘤

A.轴面 T_2WI 显示肿瘤为等 T_2 信号,累及左侧海绵窦;B.矢状面 T_1WI 显示肿瘤
位于鞍内及鞍上,触及视交叉;C.冠状面增强 T_1WI 显示鞍底下陷,相邻结构受累

（三）鉴别诊断

绝大多数垂体大腺瘤具有典型 MRI 表现,可明确诊断。但鞍内颅咽管瘤及鞍上脑膜瘤与巨大侵袭性
生长的垂体腺瘤有时鉴别较难。

1.颅咽管瘤

鞍内颅咽管瘤,或对来源于鞍内、鞍上不甚明确时,以下征象有利于颅咽管瘤诊断:①MRI 显示囊性
信号区,囊壁相对较薄,伴有或不伴有实质性部分;②CT 显示半数以上囊壁伴蛋壳样钙化,或瘤内斑状钙
化;③在 T_1WI 囊性部分呈现高信号,或含有高、低信号成分,而垂体腺瘤囊变部分为低信号区。

2.鞍上脑膜瘤

脑膜瘤在 MRI 信号强度及强化表现方面颇似垂体瘤。少数鞍上脑膜瘤可向鞍内延伸,长入视交叉
池,与垂体瘤难以区分。以下 MRI 所见有利于脑膜瘤诊断:①显示平直状鞍隔,无"腰身征";②鞍结节或
前床突有骨质改变;③肿瘤内存在流空信号,尤其是显示肿瘤内血管蒂,为脑膜瘤佐证。

十二、神经鞘瘤

（一）临床表现与病理特征

神经鞘瘤来源于神经鞘膜的施万细胞,是可以发生于人体任何部位的良性肿瘤,25%～45%在头颈
部。脑神经发生的肿瘤中,以神经鞘瘤多见,以听神经、三叉神经发生率最高。颅后窝是Ⅳ～Ⅻ对脑神经
起源或脑神经出颅前经过的区域,脑神经肿瘤大部分发生于此。这些肿瘤的临床症状与相应脑神经的吻
合性不高,肿瘤可能表现为其他脑神经和小脑的症状。仅从临床角度考虑,有时难以准确判断肿瘤的真正
起源。

神经鞘瘤的病理特征是肿瘤于神经干偏心生长,有完整包膜,瘤内组织黄色,质脆。生长过大时,瘤体
可出现液化和囊变。瘤细胞主要是梭形 Schwan 细胞,按其排列方式分为 Antoni A 型和 Antoni B 型,以
前者为主。

（二）MRI 表现

MRI 为颅后窝神经肿瘤检查的首选。大多数神经鞘瘤诊断不难。因为大多数肿瘤边界清楚,MRI 提
示脑实质外肿瘤,且多数肿瘤为囊实性。神经鞘瘤 MRI 信号的特点是,T_1WI 实性部分呈等或稍低信号,
囊性部分呈低信号;T_2WI 实性部分呈稍高或高信号,囊性部分信号更高;增强扫描时,实性部分明显强
化,囊性部分不强化,肿瘤整体多呈环状或不均匀强化(图 16-28)。小于 1.5 cm 的鞘瘤可呈均匀实性改
变,且与相应脑神经关系密切,有助于诊断。

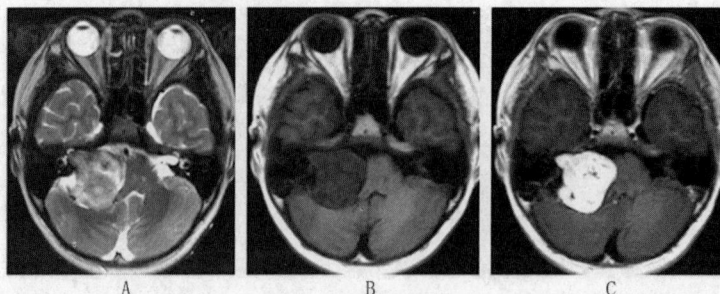

图 16-28　听神经瘤

A、B. 轴面 T_2WI 及 T_1WI 显示肿瘤位于右侧桥小脑角区，呈等 T_1、混杂 T_2 信号，形态不规则，右侧听神经明显增粗；C. 轴面增强 T_1WI 显示肿瘤明显强化，边界清楚，瘤内可见坏死灶

（冯秀栓）

第四节　肝性脑病 MR 诊断

肝性脑病（hepatic encephalopathy，HE）又称肝昏迷。临床上多数是由于病毒性肝炎（包括重型病毒性肝炎）、肝硬化、严重的胆道感染、肝癌和血吸虫病等引起，导致急性肝损害、肝功能衰竭，或慢性实质性肝病，或广泛门－腔侧支循环建立，致使胃肠道的有害物质未能被肝细胞代谢去毒而直接进入体循环，使血液和组织中氨等代谢产物的含量增高，引起中枢神经系统功能障碍。临床表现为在严重肝病的基础上出现以轻微的心理或生理精神错乱、神经心理综合征甚至发生意识障碍（昏迷）为主要特征的神经精神症状和运动异常等继发性神经系统疾病。在我国大部分肝性脑病是由肝硬化和重型病毒性肝炎所引起的，常与患者发生自发的或外科性门体分流有关。

一、肝性脑病的发病机制

有关肝性脑病的发病机制至今已提出多种学说，但没有一种学说被广泛接受。大多数研究是利用鼠、兔或狗发生急性肝衰竭后表现出精神和神经活动异常的实验动物中进行的。然而制成有或没有门体性分流及脑病的肝衰竭动物模型是很困难的。尽管如此，动物实验研究已提供了有价值的资料，说明系列神经化学和神经心理学异常对肝性脑病的发生有潜在作用。

近年来有关肝性脑病发病机制的研究中除氨中毒、协同神经毒素和假神经递质假说方面有一定进展外，主要进展在于 γ－氨基丁酸/苯二氮䓬（gamma－aminobutyric acid/benzodiazepine，GABA/BZ）假说，尤其是内源性苯二氮䓬及其受体、受体配体在肝性脑病发病中的作用。

（一）肝性脑病的概念及最新分型

经典的观点认为，肝性脑病是由严重肝病引起的、以代谢紊乱为基础的中枢神经系统功能失调的综合征，其主要临床表现为意识障碍、行为异常和昏迷，严重程度差异很大。

根据学术界长期以来对肝脏的功能、组织解剖和与相关脏器的关系以及肝性脑病的研究，有学者将肝性脑病的病因基础由"严重肝病"修正为"严重的肝脏功能失调或障碍"，包括急性肝功能衰竭、不伴有内在肝病但有严重门体分流以及慢性肝病/肝硬化等三种主要类型，并对应于相应的临床表现。2001 年有关肝性脑病的国际会议采纳了这种分型，提出了肝性脑病的最新共识，将此临床综合征分为 A、B 和 C 三种类型，实际上也恰好分别代表了"急性（acute）""分流（bypass）"和"肝硬化（cirr hosis）"的英文首字母以便记忆。

A 型肝性脑病即急性肝衰竭相关的肝性脑病（acute liver failure associated hepatic encephalopathy，ALFA－HE），可替代原用来代表一种急性肝性脑病的"暴发性肝衰竭"的术语，因为暴发性肝衰竭实际的意义远不仅指急性肝性脑病。采用急性肝衰竭相关的肝性脑病能够避免将"急性肝衰竭伴发的肝性脑病"与"慢性肝病伴发的急性肝性脑病"的概念进一步混淆。

B 型肝性脑病强调了门体分流的重要地位,此类型的确立有其历史和现实原因。它代表了门体脑病(portosystemic encephalopathy,PSE)的纯粹类型,临床表现与那些患肝硬化伴脑病的患者类同,但确实没有发现任何实质性肝病。由于其相对而言罕见于临床,曾有学者质疑单纯门体分流是否即足以导致脑病。尽管如此,有 2 篇非常著名的肝性脑病文献描述了称之为 B 型肝性脑病患者的状况,这些患者发生脑病的原因是回答问题的关键。无论如何,B 型肝性脑病在历史上应该有其位置。此外,特异性地确认此类型有助于医师诊断不明确的疾病。需注意,只有在肝活检提示正常组织学特征时才能诊断这种类型的脑病。

C 型肝性脑病包括了绝大多数的肝性脑病,即通常意义上的肝性脑病。其临床表现与 B 型肝性脑病类同,不过后者没有肝硬化的症状和体征。诊断肝性脑病时,这些 C 型肝性脑病的患者通常已发展到肝硬化失代偿期并已建立了较为完备的门体侧支循环。采用 C 型肝性脑病的概念能够纠正过去对于急性肝性脑病定义的混淆理解。C 型肝性脑病是指发生在慢性肝病阶段的肝性脑病,不论其临床表现是否急性。导致慢性肝病患者发生 C 型肝性脑病的关键在于肝功能不全和肝脏循环的短路分流,使肠道来源的毒素积聚在体循环中,而其中的神经毒素可通过变化了的血脑屏障进入大脑,产生异常的神经传递引起脑病。目前大多数学者认为,肝功能的减退可能是脑病发生的主要因素,而循环分流居于次要地位,但两者互为影响。

(二)肝性脑病发病机制的一般原理

1.肝性脑病时存在一种或多种神经活性物质积蓄

正常情况下这些活性物质由肠道细菌产生,吸收后被肝脏代谢;而肝衰竭时,由于衰竭的肝细胞缺乏代谢能力或者存在肝内外的门体分流导致这些神经毒性物质进入体循环,通过血脑屏障而致肝性脑病的发生。

2.血脑屏障通透性改变

多种化合物在血浆和中枢神经系统间通过血脑屏障进行交换;血脑屏障的参与者之一是脑毛细血管内皮细胞,由于这些细胞被紧密连接联合起来,物质必须通过毛细血管内皮细胞才能到达对侧;再者,由于构成血脑屏障的还有脂溶性神经胶质细胞和基膜,穿越血脑屏障的运输还需依靠脂溶性(如药物)或特异运载系统(如糖、氨基酸),大分子(如蛋白)常被排除在可交换的物质之外。肝衰竭时由于氨、硫醇和酚类物质积蓄,作用于毛细血管中涉及调整脑血流的酶,改变神经胶质细胞的转运系统功能,增加膜液性或开放性而致血脑屏障通透性增加(血脑屏障通透性改变已在用系统的复杂技术制成的急性肝衰竭动物模型中得到证实)。这种通透性变化允许直接运输血浆中积蓄的潜在神经毒性物质通过并到达脑组织细胞外间隙。

(三)氨中毒学说

1.氨代谢与肝性脑病

体内的游离氨绝大部分来自 L-谷氨酸的脱氨基反应。游离氨是有毒性的,特别是在高浓度时。因此动物体内迅速将其转化成谷氨酰胺,再转运到肝脏解毒。正常情况下,体内谷氨酸和谷氨酰胺释放的氨被迅速转化成没有毒性的富氮化合物尿素,然后经尿液排出。肠道菌群释放的游离氨经门静脉转运到肝脏解毒,从而使外周动脉的血氨保持在较低的水平。脑组织中氨的清除主要依赖星状细胞中的谷氨酰胺合成酶途径,肝性脑病患者和模型动物脑中的谷氨酰胺合成酶活性下降,表明这种状态下脑中的谷氨酰胺合成功能受损。因此,高氨血症的神经病变主要发生在星状细胞而不是神经元。当肝发生病变或肝坏死时,肝脏的解毒功能受损,使体内游离氨的浓度迅速升高,从而干扰细胞正常的能量代谢和神经传递,诱发昏迷等神经症状。许多研究表明,游离氨(特别是脑组织中的游离氨)浓度与肝性脑病的轻重程度之间有高度的相关性。

2.游离氨对中枢神经系统(CNS)的影响

(1)游离氨对神经元膜的作用:在人类的脑性病症(如 Reye 综合征)和先天性免疫缺陷引起的高氨血症中,当血氨水平达到 0.5～1.0 mmol/L 时中枢神经系统表现出病症,当脑组织的游离氨达到 2.5～5.0 mmol/L时,出现昏迷。为此,有研究表明,氨能够降低神经元的膜电位。为了确定氨对神经元膜的除极作用是否对肝性脑病有病理性作用,需要确定在肝性脑病时记录到的氨浓度是否能够引起膜的除极。研究发现,当溶液氨浓度小于 2.0 mmol/L 时,不能引起部分浸入该溶液的海马切片中神经元膜的去极化,因为这个浓度远大于产生神经毒性所需要的浓度,因此他认为氨引起的除极并不参与氨性脑病的发病。

最近 Fan 等发现,当将海马切片完全浸入氨盐溶液时,只需 0.5 mmol/L NH$_4$Cl 即可抑制突触传递,远低于将海马切片部分浸入溶液时去极化所需的氨盐浓度。这可能是由于切片部分浸入溶液时,进入神经元的氨离子较少,而其中绝大部分被转化成谷氨酰胺,因此游离氨的浓度很小,不足以引起膜的除极。当切片完全浸入溶液时,氨离子的流入量增加,也使得胞内的氨离子浓度升高,从而诱发膜的去极化。该浓度与诱发氨性脑病所需的浓度大致相当,因此氨诱发的神经元膜的除极可能参与了肝性脑病的发病。

(2)游离氨对兴奋性突触传递的作用:许多研究表明,游离氨有抑制兴奋性突触传递的作用。兴奋性突触传递最主要的递质是谷氨酸。可能有 3 种机制参与了游离氨对兴奋性突触传递的抑制作用。两种作用于突触前膜的机制和一种作用于突触后膜的机制。在突触前膜氨离子可能抑制谷氨酸的前体谷氨酰胺的合成,或阻止动作电位到达突触末梢,从而减少谷氨酸的释放。在突触后膜氨离子可能减弱已释放谷氨酸的作用。有证据表明,氨离子对存在于神经元与星状细胞之间的谷氨酸和谷氨酰胺循环有着广泛的作用。急性或慢性高氨血症情况下,脑组织中的谷氨酰胺含量升高而谷氨酸的含量则显著下降。这可能是由于从谷氨酸合成谷氨酰胺的反应加强,或者是从谷氨酰胺分解成谷氨酸的反应减弱。虽然普遍认为在高氨血症中脑组织谷氨酰胺含量的升高是由于其合成的加强,但目前仍没有直接的证据。

事实上 Fan 和 Butter worth 等发现,氨离子只影响非 Ca^{2+} 依赖性的谷氨酸释放,而突触传递高度依赖于 Ca^{2+} 依赖性的从突触囊泡中释放的谷氨酸,这表明氨离子对突触的抑制作用并不是由于谷氨酸释放的减少而引起的。目前有两种模型用于解释氨离子对 Ca^{2+} 依赖性和非 Ca^{2+} 依赖性谷氨酸释放的不同作用,一种是平行模型,另一种是系列模型。平行模型认为谷氨酰胺酶位于两个部位,其中一个部位对氨离子的抑制作用敏感,而另一部位则不敏感,分别控制非 Ca^{2+} 依赖性和 Ca^{2+} 依赖性的谷氨酸合成。系列模型则认为,谷氨酰胺酶对氨离子并不敏感,合成的谷氨酸首先进入谷氨酸储备池,从该池产生非 Ca^{2+} 依赖性的谷氨酸释放,释放的谷氨酸再被缓慢吸收到产生 Ca^{2+} 依赖性谷氨酸释放的谷氨酸储备池。两种模型均有一定的实验支持,但其确切的机制仍不清楚。

在实验性急性肝衰竭的家兔中,[^{3}H]－谷氨酸对突触膜的专一性结合下降。硫代乙酰胺引起的急性或亚急性高氨血症中,谷氨酸的高亲和力受体和低亲和力受体的密度均下降,但这种下降仅见于 N-甲基-D-天冬氨酸(NMDA)亚类受体,而非 NMDA 受体则保持不变。因此,氨离子对兴奋性突触传递的抑制作用可能与 NMDA 受体的下调有关。

(3)氨中毒与 GABA 神经递质假说之间的关系:GABA 是哺乳动物大脑的主要抑制性神经递质,通常在大脑的突触前神经元由谷氨酸通过谷氨酸脱氢酶而合成,能与大脑突触后神经元的 GABA 受体结合产生抑制。突触后 GABA 的受体存在两种形式,GABA-A 和 GABA-B。与肝性脑病有关的受体是 GABA-A,结合后产生快速型抑制突触后电位。这种受体不仅能与 GABA 结合,在受体表面的不同部位还能与巴比妥类和苯二氮䓬类物质结合,构成 GABA/BZ 复合受体。无论 GABA 或上述任何一种药物(或类似物)与受体结合后,都能促进氯离子内流进入突触后神经元,使突触后神经元的膜超极化并引起神经传导抑制。

近年来在暴发性肝功能衰竭和肝性脑病的动物模型中发现 GABA 血浓度增高,甚至与肝性脑病的严重程度相关。Schafer 和 Jones 认为肠源性 GABA 能透过通透性异常增高的血脑屏障,与高敏感度的 GABA 受体结合,且此时突触后 GABA 受体的数目及敏感性均增加,从而引起显著的抑制作用。但不同的实验动物血脑屏障通透性和突触后 GABA 受体的研究结果不尽一致。

另外,在部分肝性脑病患者血及脑脊液中发现了内源性苯二氮䓬,甚至与脑病病情相关,但内源性苯二氮䓬的来源却尚无定论。采用 PET 技术,取[11]C 标记的氟马西尼(flumazenil,苯二氮䓬受体拮抗剂)以了解肝性脑病患者脑内氟马西尼的分布,进而推断脑内苯二氮䓬受体的数目。研究发现,肝性脑病患者大脑皮质、小脑和基底核的氟马西尼的平均分布容积显著高于对照组,但研究者指出需考虑患者对氟马西尼的清除能力减低效应的影响。以下数点支持 GABA/BZ 复合受体假说:给肝硬化动物服用由 GABA/BZ 复合受体介导的神经药物(如苯巴比妥、地西泮)可诱导或加重肝性脑病,而给予 GABA 受体拮抗剂(荷包牡丹碱,dicentrine)或苯二氮䓬受体拮抗剂(氟马西尼)可减少肝性脑病的发作。氟马西尼用于临床能使部分肝性脑病患者精神症状、脑电图得到改善,但有时尚难完全排除外源性苯二氮䓬摄入的影响。

近期研究结果支持外周型苯二氮䓬受体(peripheral type benzodiazepine receptor,PTBR)的活化也是门体脑病时特征性中枢神经系统症状的发病机制之一。PTBR 不是 GABA/BZ 复合受体的一部分,处于星状细胞线粒体膜上。门体脑病时用 PTBR 拮抗剂处理可减少氨引起的星状细胞的损害。PTBR 受地西泮结合抑制因子(diazepam bind ing inhibitor,DBI,一种星状细胞内的内源性神经肽)的调节。取自门体脑病患者尸检和实验性慢性肝衰竭动物的大脑组织提示,PTBR 能与高选择性 PTBR 配体[3]H-PK11195 结合的位点密度增加。动物模型显示,位点的增加源自 PTBR 基因表达的增加,而此时 DBI 的含量是增加的。但也有有关 DBI 作用的相反报道。位于星状细胞线粒体的 PTBR 本身即显示可能与维持星状细胞的能量代谢有关;PTBR 的活化可增加胆固醇的摄取,并增加脑内神经固醇的合成,后者在脑内的积聚有助于产生门体脑病时神经抑制的某些特性。

可见,氨假说与 GABA/BZ 复合体假说或 GABA 能神经递质假说之间并不完全独立:氨本身可通过其直接与 GABA-A 受体作用,而且也能通过其与苯二氮䓬受体激动剂的协同增进作用,并释放 GABA-A 受体的神经固醇类激动剂,来增加 GABA 能抑制性神经活性,从而抑制中枢神经系统功能。因此,以降低肝性脑病患者血氨浓度并显著减少已增加的 GABA 能神经张力为手段,以促使患者的中枢神经功能回复到正常生理水平为目的的治疗方法就有了依据。这些因素之间的相互作用可能有助于解释肝性脑病患者氨水平的不同、对苯二氮䓬受体拮抗剂反应的不同和降氨处理效果的不同等现象。

(四)假神经递质学说

神经冲动的传导是通过递质来完成的。神经递质分兴奋和抑制两类,正常时两者保持生理平衡。兴奋性神经递质有多巴胺、去甲肾上腺素、乙酰胆碱,谷氨酸和门冬氨酸等抑制性神经递质只在脑中形成。食物中的芳香族氨基酸(如酪氨酸、苯丙氨酸等)经肠菌脱羧酶的作用分别转变为酪胺和苯乙胺。若肝脏对酪胺和苯乙胺的清除发生障碍,此两种胺可进入脑组织,在脑内经 β-羟化酶的作用分别形成 β-羟酪胺和苯乙醇胺。后两者的化学结构与正常的神经递质去甲肾上腺素相似,但不能传递神经冲动或作用很弱,因此称为假神经递质。当假神经递质被脑细胞摄取并取代了突触中的正常递质时,则神经传导发生障碍,出现意识障碍与昏迷。

(五)GABA 学说

γ-氨基丁酸(GABA)是哺乳动物大脑的主要抑制性神经递质。肝功能衰竭的动物模型发生肝性脑病时 GABA 血浓度增加。Schafer 和 Jones 认为肠源性的 GABA 在血中聚集,透过异常的血脑屏障和高敏感度的突触后与 GABA 受体结合产生大脑抑制。突触后 GABA 受体与另两种受体蛋白质紧密相连,一为外周型苯二氮䓬受体(peripheral type benzodiazepine receptor,PTBR),另一为茚防己毒素,在神经细胞膜上形成 GABA 超分子复合物。所有这些受体部位均参与调节氯离子通道。任何一个受体与相应物质结合都使氯离子内流入突触后神经元产生神经抑制作用。苯二氮䓬或巴比妥可增加 GABA 介导的氯离子内流,增加 GABA 介导的神经抑制。此外,在星状细胞线粒体上也有 PTBR,门体脑病时 PTBR 密度增加,用 PTBR 阻滞剂 PK11195 可减少星状细胞肿胀。

(六)色氨酸

正常情况下色氨酸与白蛋白结合不易进入血脑屏障,肝病时白蛋白合成降低,加之血浆中其他物质对白蛋白的竞争性结合造成游离的色氨酸增多,游离的色氨酸可通过血脑屏障,在大脑中代谢生成 5-羟色胺(5-HT)及 5-羟吲哚乙酸(5-HITT),两者都是抑制性神经递质,参与肝性脑病的发生,与早期睡眠方式及日夜节律改变有关。脑摄取色氨酸可被谷氨酰胺合成抑制剂所抑制,可见高血氨、谷氨酰胺和色氨酸间也是相互联系的。

(七)幽门螺杆菌感染与肝性脑病

多个研究已经证明,胃内感染幽门螺杆菌(Hp)可引起胃液中氨浓度升高,但是胃的内环境呈高酸性,不利于氨的吸收。

1993 年,Gubbins 从其完成的多中心研究中发现,发生肝性脑病和未发生肝性脑病的酒精性肝病患者有 Hp 感染,血清学阳性率分别占 79% 和 62%,差异十分显著,从而最早提出了 Hp 感染产生的氨可能是门体脑病高危因素的假设。

此后,Ito 通过细菌培养检测到,1010CFU/L 活的 Hp 在 37 ℃时,2h 内能产生氨 5.88~11.7 mmol/L。厉有名给实验性动物胃内灌注 1 mL 1010CFU/L Hp 混悬液,分别在灌注后 15、30、60 及 120 分钟抽取股静脉和门静脉血测定氨浓度,结果在肝硬化组灌注 Hp 混悬液 15 分钟时血氨浓度开始升高,120 分钟时门静脉和股静脉血氨浓度分别达(615±456)μmol/L 和(138±39)μmol/L,明显高于灌注前。Ito 报道 2 例胃内 Hp 广泛定植的肝硬化伴肝性脑病患者,经降氨、对症处理后高氨血症始终未纠正,肝性脑病反复发生;但经 Hp 根除治疗后,血氨浓度逐渐下降。随访至 2 年时患者死于肝衰竭,但血氨浓度仍显著低于 Hp 根除前。国内的研究也显示 Hp 感染的肝硬化患者血氨浓度高于非感染者,根除治疗能有效地降低肝硬化患者的血氨浓度,与 Mayaji 的研究结果相似。Dasani 对 55 例肝硬化合并肝性脑病患者进行评估,发现肝性脑病患者 Hp 感染率为 67%,明显高于无肝性脑病者的 33%,而且 Hp 根除治疗能有效地改善肝性脑病的临床症状。该作者指出,Hp 感染是肝硬化患者发生肝性脑病的危险因素之一。张小晋对 35 例肝硬化患者观察发现,Hp 阳性者与阴性者的血氨浓度相比(90.46 μg/dL 比 88.45 μg/dL)差异无显著性,但在 Hp 阳性的肝硬化患者中,根除治疗后血氨浓度明显下降。

最新的一项前瞻性研究发现,Hp 感染不引起患者血氨浓度升高,根除 Hp 后也不能降低其血氨浓度。何瑶对 155 例肝硬化患者进行观察发现,Hp 感染与门静脉高压、肝功能恶化及消化性溃疡的发生无关,也不引起血氨浓度的改变。Plevris 对 20 例肝硬化患者(Hp 阳性 12 例,Hp 阴性 8 例)进行观察,给予口服尿素 100 mg/kg,分别于服前及服后 15、30、60、90 及 120 分钟测定血氨浓度,结果 Hp 阳性组与阴性组血氨浓度均呈逐渐上升趋势,但两组之间无明显差别。Quero 观察了 11 例 Hp 阳性的肝硬化合并高氨血症患者,经根除治疗后 10 例 Hp 得到根除,血氨浓度从根除治疗前的(79.3±27)μmol/L 降至(63.5±27)μmol/L,但根除治疗结束 2 个月后,血氨浓度又回升至(78.7±18)μmol/L,与治疗前无明显差别,因此 Plevris 和 Saikku 推测 Hp 根除治疗对血氨浓度的影响可能属于抗菌药物的非特异性作用。造成上述不同结果的原因可能是:Hp 所产生的氨进入血循环的数量取决于细菌数量、Hp 在胃内的分布、宿主的胃部环境以及肝功能情况等。Miyaji 研究证实,胃内弥漫性 Hp 感染可使肝硬化患者产生高氨血症,而胃内斑块性 Hp 感染对高氨血症无影响。另一方面,游离的氨(NH_3)与离子型氨(NH_4^+)的互相转化受 pH 梯度改变的影响,当 pH<6 时,NH_3 从血液转至肠腔随粪便排出;当 pH>6 时,NH_3 大量弥散入血。因此,对 Hp 感染者,在根除治疗前大量应用强效制酸剂,有可能促进胃内氨的吸收,而对合并 Hp 感染的肝硬化失代偿期患者,在降血氨治疗的同时宜及时行 Hp 根除治疗,否则有诱发或加重肝性脑病之虞。

虽有多个研究证明 Hp 感染可诱发或加重高氨血症及肝性脑病,但 Hp 感染与肝硬化病情的关系尚不清楚。肝硬化患者 Hp 的感染率高低相差悬殊。Siringo 对 153 例肝硬化患者和 1010 名健康献血员的研究结果表明,肝硬化组 Hp 阳性率为 76.5%,明显高于健康献血员组的 41.8%,但肝硬化患者是否感染 Hp 其病情的严重程度无明显差别,作者认为肝硬化患者 Hp 感染率较高可能与这些患者经常住院或接受内镜诊治有关。肝硬化合并门静脉高压性胃病时 Hp 的感染率及感染 Hp 对门静脉高压程度的影响各家报道也不一致,多数学者认为门静脉高压性胃病时因胃黏膜充血和黏液层变薄不利于 Hp 生存,所以 Hp 感染率低。刘思纯观察 72 例肝硬化患者,Hp 阳性组(38.1%)上消化道出血率明显高于阴性组(16.7%,

P<0.05）。侯艺随机选择临床诊断为肝硬化和原发性肝癌的患者进行研究,结果证明 Hp 与肝癌、肝硬化的发生发展关系密切,并且 Hp 阳性的肝硬化、肝癌患者易发生上消化道大出血和肝性脑病。

二、肝性脑病的临床表现

（一）常见诱因

肝性脑病属重型肝炎的严重并发症,直接原因是肝功能衰竭,毒性物质的积蓄。而慢性重型肝病患者发生的肝性脑病 50％病例可查出诱因。

1.摄入蛋白质过多

慢性重症肝病、肝硬化伴明显门体分流者,如食入蛋白质过多,由于消化功能降低,食物在胃肠滞留时间长,肠道细菌分解蛋白质产气产氨,从而诱发或加重肝性脑病。

2.便秘与腹泻

粪便在结肠滞留,利于氨的产生和吸收。所以应保持大便通畅。用乳果糖除通便外还可酸化肠道以阻止氨的吸收,但不可过量造成腹泻,如大便＞4 次/日,又会因水电失衡（如低钾血症等）而诱发肝性脑病。

3.不合理的药物

下列药物可诱发或加重肝性脑病:含氨药物——氯化铵;镇静药——巴比妥类、氯丙嗪、麻醉剂;含芳香氨基酸的药物——复方氨基酸、水解蛋白等。

4.不恰当治疗

用强利尿剂致水电酸碱失衡,可发生低钾血症、碱中毒及低血容量;大量放腹水致腹压骤降导致有效循环血量不足,或门体分流加重;手术创伤及麻醉等均可诱发肝性脑病。

5.重型肝炎的其他并发症

如上消化道出血、感染、肝肾综合征等是肝性脑病的最常见诱因。

（二）临床表现

1.临床分型

（1）内源性肝性脑病（非氨性肝性脑病）:急性或亚急性重型肝炎因病毒或毒物造成大量肝细胞坏死,致使机体代谢失衡,代谢毒性产物积聚,导致中枢神经功能障碍。此种肝性脑病起病急,前驱期短,病情重笃,病死率极高,此种为急性肝性脑病。

（2）外源性肝性脑病（氨性脑病,门体脑病）:各种原因所致肝硬化发展成的肝性脑病通常有新生肝细胞但功能不全,或再变性坏死致代谢障碍;一些诱发因素致体内毒性物质增加,或门体分流毒性物质直接进入体循环致中枢神经功能障碍,此种肝性脑病起病缓,常有诱因,病情轻重不一,可反复发作,属慢性复发性肝性脑病,如消除诱因可使病情逆转,此类为慢性肝性脑病。

2.临床分级

肝硬化、肝癌、暴发性肝功能衰竭、门体分流术后和经颈静脉肝内门体分流术后的患者出现神经、精神功能紊乱,应进行有关检查以考虑肝性脑病的可能。根据神经、精神功能异常的程度,可将肝性脑病分为4 期。

第一期（前驱期）:表现为焦虑、欣快激动、表情淡漠、睡眠倒错、健忘等轻度精神异常,可以有扑翼样震颤。

第二期（昏迷前期）:表现为嗜睡、行为异常、随地大小便、言语不清、书写障碍、定向力障碍等,有共济失调、扑翼样震颤、腱反射亢进等体征。

第三期（昏睡期）:表现为昏睡,但能够唤醒,有扑翼样震颤、肌张力增高、腱反射亢进、Babinski 征等体征。

第四期（昏迷期）:表现为昏迷、不能够唤醒,浅昏迷对于各种刺激尚有反应,深昏迷时各种反射都消失。

3.临床表现

肝性脑病最早出现的症状是性格改变,一般原外向型者由活泼开朗转而表现为抑郁,原内向型者由孤僻、少言转为欣快多语。

第二是行为改变,初只限于不拘小节的行为,如乱扔纸屑、随地便溺、寻衣摸床等毫无意义的动作。这些变化只有密切观察才能发现。

第三是睡眠习惯改变,常白天昏昏欲睡,夜晚难于入眠,呈现睡眠倒错。

第四是肝臭出现。

此外,肝性脑病常伴脑水肿,其临床表现主要有:恶心、呕吐、头昏、头痛;呼吸不规则,呼吸暂停;血压升高,收缩压升高可为阵发性,也可为持续性;心动过缓;肌张力增高,呈去大脑姿势,甚或呈角弓反张状,跟膝腱反射亢进;瞳孔对光反射迟钝,瞳孔散大或两侧大小不一。有些征兆可能要到肝性脑病晚期出现,也可能不明显。临床上如患者病情允许,观察可采用硬脑膜下、外或脑实质内装置监测颅内压。正常颅内压<2.7 kPa(20 mmHg),超过此值即可发生脑水肿。

患者除有重症肝病的深度黄疸、出血倾向、肝浊音区缩小、移动性浊音等体征外,重要的是扑翼样震颤。扑翼样震颤的出现意味着肝性脑病进入Ⅱ期。此体征检查时需患者微闭双目,双手臂伸直,五指分开。如掌指关节及腕关节在30 s内出现无规律的屈曲和伸展抖动为阳性。

另外思维和智能测验,如数字连接试验(numeral connection test,NCT)、签名测验、作图试验及计算力测定等,肝性脑病者上述能力均下降。

实验室检查:表现为高胆红素血症,严重者出现胆酶分离、凝血酶原时间显著延长、低白蛋白血症、低胆碱酯酶,血生化检测显示血氨、肌酐与尿素氮显著增高,脑电图示高幅慢波。实验室检测不仅可反映肝功能障碍程度,也有助于与其他原因昏迷者鉴别诊断。

三、检查方法优选

首选常规 MRI 检查,^{1}H-MRS 可作为辅助及疗效监测手段。

四、MRI 诊断

常规 MRI 上的典型表现为 T_1WI 上双侧基底节的对称性高信号,特别是苍白球(图 16-29),可能由于异常的锰沉积引起,见于 80% 以上的慢性肝衰竭患者。此外,T_1WI 上信号增高还见于垂体前叶、下丘脑和中脑。T_2WI 上可见脑室周围白质、小脑齿状核高信号。急性肝性脑病时可见大脑半球皮质信号增高,灰白质界限模糊。慢性肝性脑病时可见脑萎缩,特别是小脑萎缩。FLAIR 像可见大脑白质区特别是皮质脊髓束呈现对称性信号增高。增强扫描,脑内病变无强化。

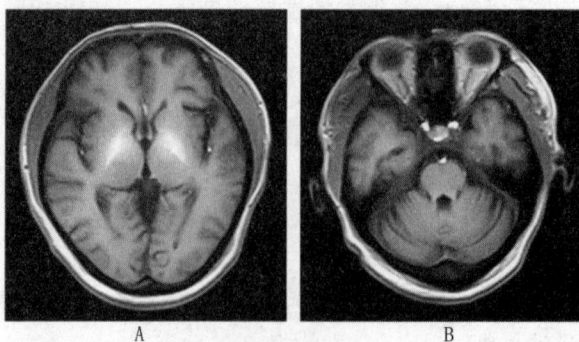

图 16-29 肝性脑病的 MRI 表现

A.横断位 T_1WI 示双侧苍白球对称性高信号;B.横断位 T_1WI 示双侧小脑萎缩改变

DWI 显示大脑半球白质区 MD 值升高,FA 值正常,基底节和大脑半球白质区 ADC 值较对照明显升高。ADC 值与患者的血氨浓度呈线性相关,说明在肝性脑病时血氨和谷氨酰胺增高是造成细胞肿胀、含水增多的主要原因,从而使影响水分子扩散的限制因素减少。而在急性爆发型肝衰竭时,由于细胞毒性水肿的存在,MD 值减低。

灌注加权成像显示急性肝性脑病的脑血流灌注量增加,而慢性肝性脑病的脑血流灌注普遍减低。

MRS 可反映肝性脑病患者脑代谢的情况。由于脑内氨浓度的升高,导致谷氨酰胺(Gln)和谷氨酸盐复合物(Glx)增加。Gln 的聚集,造成细胞内渗透压升高而使其他渗透性物质代偿性减少,肌醇(mI)减低。由于肝性脑病无明显神经元丧失和突触密度减少,故 NAA 峰无明显变化。因此,肝性脑病的 ^{1}H-MRS 表现为 Glx/Cr 升高、mI/Cr 下降、Cho/Cr 下降、NAA/Cr 无变化。Gln 浓度的升高与慢性肝衰竭患者肝性脑病的严重程度直接相关。mI 是肝性脑病最敏感和特异的 MRS 诊断指标。MRS 还可监测肝性脑病患者乳果糖治疗或肝移植治疗后的效果。肝移植后,临床表现和 MRS 最先得以改善,而基底节 T_1WI 高信号则在肝移植后 3~6 个月才逐渐恢复,1 年内恢复正常。

五、诊断及鉴别诊断

肝性脑病需要在原发肝病的基础上,存在肝性脑病的诱因,有明显肝功能损害的表现,再加上神经精神改变、扑翼样震颤等神经系统症状体征才能诊断。影像学上的鉴别诊断主要应与肝铜负荷过多(如肝豆状核变性、胆汁淤积性疾病等)及其他导致 T_1WI 基底节高信号的疾病(如内分泌疾病所致的基底节钙化、Fahr 病、缺血缺氧脑病、静脉高营养等)相鉴别。

(冯秀栓)

第五节 先天性疾病 MR 诊断

中枢神经系统畸形有多种分类方法。可按发育阶段分类,或以器官形成障碍、组织发生障碍及细胞发生障碍分类。各种类别互有交叉,各类畸形有时并存。

1. 按发育阶段分类
(1)妊娠 3~4 个周:无脑畸形、Chiari 畸形、脊髓裂。
(2)妊娠 4~8 个周:前脑无裂畸形。
(3)妊娠 2~4 个月:神经皮肤综合征。
(4)妊娠 3~6 个月:移行障碍。
(5)妊娠 6 个月~出生后:髓鞘形成障碍。

2. 按器官形成,组织及细胞发生障碍分类
(1)器官形成障碍:神经管闭合障碍、脑室及脑分裂障碍、脑沟及细胞移行障碍、体积大小异常、破坏性病变。
(2)组织发生障碍:结节性硬化、神经纤维瘤病、Sturge-Weber 综合征。
(3)细胞发生障碍:先天性代谢性异常、脑白质营养不良。

在各种中枢神经系统的畸形中,10%的颅内畸形由染色体异常所致,10%与有害的宫内环境(如感染)有关,20%与遗传有关,其余 60%原因不明。许多中枢神经系统畸形可通过神经影像学检查做出诊断,分述如下。

一、脑发育不全畸形

(一)脑沟、裂、回发育畸形
1. 全前脑无裂畸形
属于前脑无裂畸形的最严重形式,与染色体 13、18 三倍体有关。MRI 可见大脑呈小圆球形,中央为单一脑室,丘脑融合,正常中线结构(如脑镰、胼胝体)均缺失。约半数患者伴多处颅面畸形,周围脑组织数量少。鉴别诊断包括严重脑积水及积水性无脑畸形。前者脑镰和半球间裂存在,后者丘脑不融合,脑镰

存在。

2.半叶前脑无裂畸形

基本病理改变与全前脑无裂畸形相同,畸形程度略轻。MRI可见中央单一脑室存在,但脑室颞角及枕角,后部半球间裂初步形成。前大脑半球及丘脑融合,并突入脑室。脑镰、胼胝体、透明隔仍缺失。

3.单叶前脑无裂畸形

前脑的分裂近乎完全,但前部半球间裂较浅,脑室系统形态良好,脑镰存在,透明隔仍阙如。

(二)透明隔发育畸形

可能是单叶前脑无裂畸形的轻度形式。半数患者合并脑裂畸形,透明隔是两侧侧脑室间的间隔,如在胚胎期融合不全,则形成潜在的透明隔间腔。透明隔发育畸形包括透明隔间腔,即第五脑室形成。如透明隔间腔积液过多,向外膨隆,称透明隔囊肿。如其向后扩展即形成Vergae腔,或穹隆间腔,也称第六脑室(图16-30)。透明隔阙如时两侧侧脑室相通,MRI可见侧脑室额角在轴面像呈倒三角形,在冠状面像指向内侧。约50%患者在MRI可见视神经及视交叉变细,视交叉位置异常,呈垂直状而非水平状。部分病例可见垂体柄增粗,2/3有下丘脑垂体功能障碍。

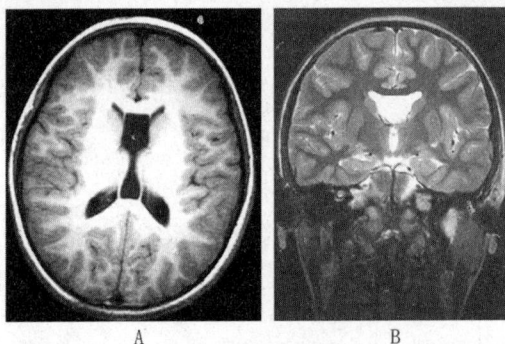

图 16-30　透明隔囊肿
A、B.轴面 T_1WI 及冠状面 T_2WI 显示透明隔间腔增宽,向外膨隆,向后扩展形成第六脑室

(三)脑穿通畸形

为胚胎发育异常导致脑内形成囊腔。MRI显示脑实质内边界清晰的囊腔,其密度或信号与脑脊液相同。囊腔与脑室或蛛网膜下腔相通(图16-31)。

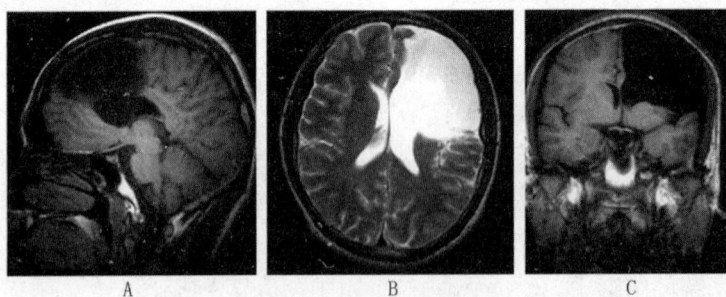

图 16-31　脑穿通畸形
A.矢状面 T_1WI;B.轴面 T_2WI;C.冠状面 T_1WI;左额叶可见脑内囊性病变,囊腔与左侧脑室及蛛网膜下腔相通

二、闭合不全畸形

(一)无脑畸形

为脑形成时发生破坏性疾病所致。中线结构(如大脑镰)存在,完整的基底核也可分辨。但几乎无皮质残留,或仅一层薄膜围绕巨大的液体囊腔。脑室结构不清。

(二)脑膨出

通过颅骨缺损,脑内结构(如脑膜、脑脊液、脑室、脑)单独或合并向外突出。在北美以枕叶膨出最多见,在亚洲地区以额叶经鼻腔膨出多见。脑膨出常合并下列畸形:胼胝体阙如、Chiari 畸形、灰质异位、移行异位、Dandy-Walker 综合征等。

(三)胼胝体阙如(胼胝体发育不全)

胼胝体形成于胎儿期的第 3~4 个月。通常从前向后形成,但胼胝体嘴最后形成。胼胝体发育不全可以是全部的,也可是部分性的。部分性胼胝体发育不全常表现为胼胝体压部和嘴部阙如,而胼胝体膝部存在。影像检查可见侧脑室额角和体部宽大,而且两侧侧脑室分离,额角与体部呈锐角。枕角扩大、不对称。由于内侧纵束伸长,侧脑室中部边缘凹陷。第三脑室轻度扩大并抬高,不同程度延伸至双侧侧脑室中间位置(图 16-32),室间孔常拉长。此外,由于胼胝体膝部阙如,大脑半球间裂似与第三脑室前部相连续,在冠状面 MRI,半球间裂向下扩展至双侧侧脑室之间,第三脑室顶部。在矢状面,正常扣带回缺失。旁中央回及旁中央回沟围绕第三脑室,呈放射状。部分病例可见海马联合增大,酷似胼胝体压部。

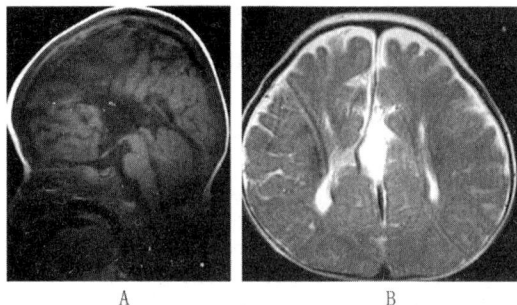

图 16-32　胼胝体阙如
A. 矢状面 T_1WI,正常形态胼胝体未见显示,第三脑室扩大并抬高;B.
轴面 T_2WI,大脑半球间裂与第三脑室前部相连,两侧侧脑室分离

(四)胼胝体脂肪瘤

胼胝体脂肪瘤是在胎儿神经管闭合过程中,中胚层脂肪异常夹入所致。占颅内脂肪瘤的 30%,约半数患者与胼胝体发育不全有关。有学者认为胼胝体脂肪瘤不是真正的肿瘤而是脑畸形,最常见的部位是胼胝体压部,或围绕胼胝体压部(图 16-33),也可累及整个胼胝体。颅内脂肪瘤几乎均发生在中线部位,亦可见于四叠体池,脚间池及鞍上等部位。在 CT 常见特定部位的极低密度,大的脂肪瘤壁可见线样钙化。MRI 显示脂肪瘤信号在 T_2WI 与脑组织类似,在 T_1WI 呈高信号,应用脂肪抑制技术可使 T_1 高信号明显减低。重要脑血管可穿过脂肪瘤。

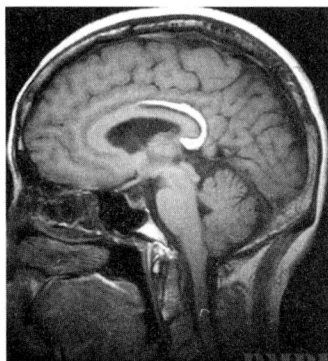

图 16-33　胼胝体脂肪瘤
矢状面 T_1WI 显示短 T_1 脂肪信号,围绕胼胝体后部及压部

(五)Chiari 畸形

又称小脑扁桃体延髓联合畸形。最早由 Chiari 描述。将菱脑畸形伴脑积水分为三种类型,而后将伴有严重小脑发育不全的被补充为第四种。Chiari Ⅰ型和 Chiari Ⅱ型相对常见。Chiari Ⅲ型少见。Chiari Ⅳ型结构独特。

1. Chiari Ⅰ型

在 MRI 可见小脑扁桃体下疝,即小脑扁桃体变形、移位,向下疝出枕大孔,进入颈椎管上部。一般认为,小脑扁桃体低于枕大孔 3 mm 属于正常范围,低于枕大孔 3~5 mm 为界限性异常,低于枕大孔 5 mm 可确认下疝。Chiari Ⅰ型通常不伴有其他脑畸形。约 20%~25% 患者伴有脊髓积水空洞症(图 16-34)。有时可见颅颈交界畸形,包括扁平颅底,第一颈椎与枕骨融合等。

2. Chiari Ⅱ型

是一种比较复杂的畸形,影响脊椎、颅骨硬膜和菱脑。与 Chiari Ⅰ型相比,Chiari Ⅱ型伴随幕上畸形的发生率高,表现复杂多变。Chiari Ⅱ型几乎均伴有某种形式的神经管闭合不全,如脑膜膨出、脊髓脊膜膨出和脑积水等。颅骨和硬膜畸形包括颅骨缺损、枕大孔裂开、不同程度的脑镰发育不全、横窦及窦汇低位伴颅后窝浅小、小脑幕发育不全伴幕切迹增宽、小脑蚓部及半球向上膨出(小脑假瘤);中脑和小脑异常包括菱脑发育不全导致延髓小脑向下移位、延髓扭曲、小脑围绕脑干两侧向前内侧生长;脑室和脑池异常包括半球间裂锯齿状扩大,脑室扩大,透明隔阙如或开窗,导水管狭窄或闭塞,第四脑室拉长、变小,向尾侧移位;脑实质异常包括脑回小、灰质异位、胼胝体发育不全;脊柱和脊髓异常包括脊髓脊膜膨出(腰骶部占 75%,颈胸部占 25%)、脊髓积水空洞症、脊髓低位合并脂肪瘤、脊髓纵裂。

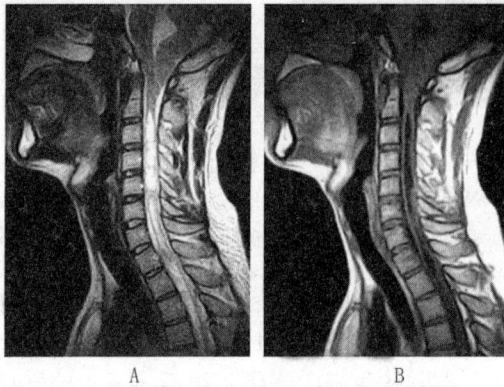

图 16-34　Chiari 畸形
A、B. 矢状面 T_2WI 及 T_1WI 显示小脑扁桃体突入枕大孔,颈髓及上胸髓可见脊髓空洞

3. Chiari Ⅲ型

表现为 Chiari Ⅱ型伴下枕部或上颈部脑膨出,罕见。

4. Chiari Ⅳ型

表现包括小脑缺失或发育不全、脑干细小、颅后窝大部被脑脊液腔占据。此型罕见,且不能单独存在。

(六)Dandy-Walker 综合征

为菱脑先天畸形,第四脑室囊性扩大为其特点,伴有不同程度小脑蚓部发育不全。MRI 表现包括扩大的第四脑室及枕大池复合体内充满大量脑脊液(图 16-35),颅后窝增大,小脑蚓部及半球发育不全,第三脑室和双侧脑室不同程度扩大。约 60% 患者合并其他畸形,其中 75% 合并脑积水,20%~25% 合并胼胝体发育不全,5%~10% 合并多小脑回和灰质异位。有些学者认为,小脑后部的蛛网膜囊肿(小脑蚓部存在,第四脑室形成正常),以及大枕大池(小脑蚓部和小脑半球正常),可能为 Dandy-Walker 综合征的变异表现。

三、神经元移行障碍

(一)无脑回畸形与巨脑回畸形

在无脑回畸形,MRI 显示大脑半球表面光滑,脑皮质增厚,白质减少,灰白质交界面异常平滑,脑回、脑沟消失,大脑裂增宽,岛叶顶盖缺失,脑室扩大,蛛网膜下腔增宽(图 16-36)。在巨脑回畸形,MRI 显示脑皮质增厚,白质变薄,脑回增宽且扁平(图 16-37)。可伴有胼胝体发育不全,Dandy-Walker 畸形及脑干与小脑萎缩。

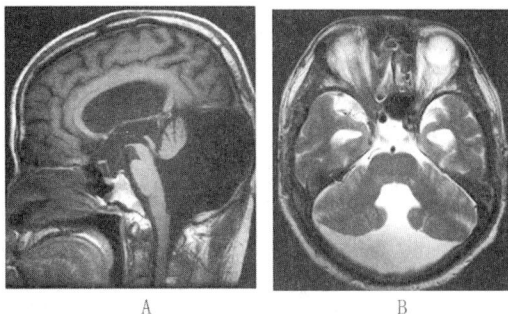

图 16-35   Dandy-Walker 综合征

A.矢状面 T_1WI;B.轴状面 T_2WI;第四脑室及枕大池复合体内充满大量脑脊液,小脑蚓部发育不全

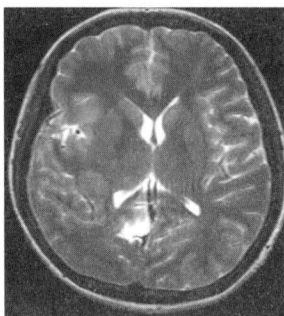

图 16-36   无脑回畸形

轴面 T_2WI 显示右侧枕叶半球表面光滑,皮质增厚,脑回脑沟阙如,灰白质交界面平滑

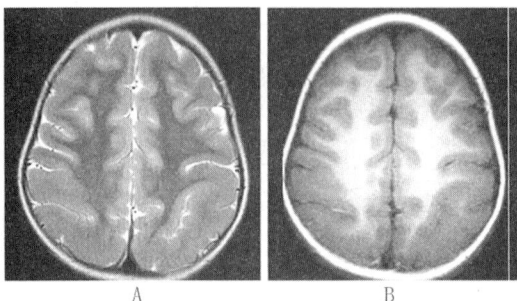

图 16-37   巨脑回畸形

A、B.轴面 T_2WI 及 T_1WI 显示双顶叶脑回宽平,脑沟裂稀疏

（二）多脑回

灰质增多呈葡萄状,深脑沟减少,白质内胶质增生。

（三）神经元灰质异位

灰质异位由胚胎发育过程中神经细胞没有及时移动到皮质表面引起。灰质异位可为局限性,也可为弥漫性。可位于脑室周围呈结节状,或突入侧脑室;也可位于脑深部或皮质下白质区,呈板层状,其信号与灰质信号一致(图 16-38)。

四、脑体积异常

（一）小头畸形

大多数小头畸形继发于各种脑损害性因素,仅极少数是真正的发育性小头。CT 可见颅腔缩小,以前额部明显,颅板增厚,板障增宽,颅骨内板平坦光滑。MRI 显示脑室系统扩大、蛛网膜下腔及脑沟裂池增宽、脑皮质光滑(图 16-39)。可合并胼胝体发育不全、透明隔发育异常、脑室穿通畸形等异常。

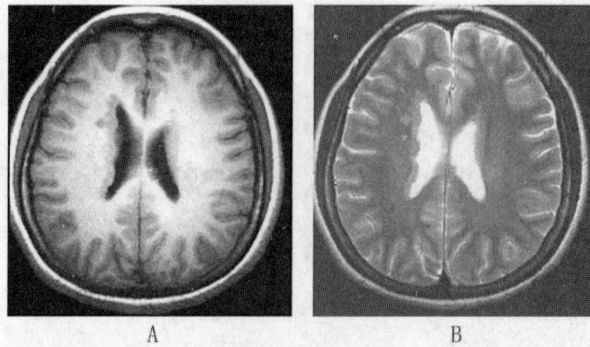

图 16-38　灰质异位

A、B. 轴面 T_1WI 及 T_2WI 显示脑室周围结节状灰质信号，突入侧脑室

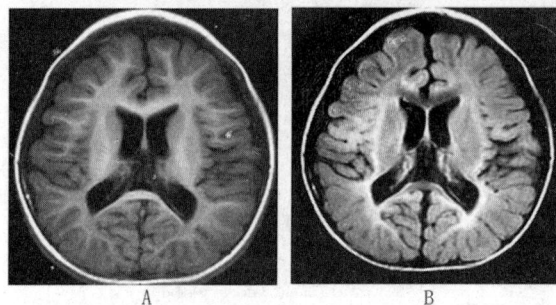

图 16-39　小头畸形合并白质发育不良

A、B. 轴面 T_1WI 及 FlAIR 显示脑室扩大，蛛网膜下腔及脑沟裂增宽，双侧枕角旁及深部白质发育不良

（二）巨头畸形

大多数"大头"可能属于正常变异。影像检查显示颅腔增大，脑室轻度扩大，脑组织数量增多，但脑组织的信号及密度无明显异常。一种称作单侧巨脑的病症与一侧大脑半球的部分或全部错构样过度生长有关，典型表现包括半球及同侧脑室扩大，皮质广泛增厚，灰质变浅。严重者可伴有多发异位，偶见整个大脑半球发育不良，正常脑结构消失。

五、神经皮肤综合征

神经皮肤综合征包括神经纤维瘤病、Sturge-Weber 综合征、结节性硬化、遗传性斑痣性错构瘤及其他斑痣性错构瘤。

（一）神经纤维瘤病

神经纤维瘤病简称 NF，目前已描述了八种类型的 NF，但得到认可的只有 Von Recklinghausen 病（NF Ⅰ型）及双侧听神经瘤（NF Ⅱ型）。

1. Von Recklinghausen 病

占 NF 的 90%。与神经元肿瘤、星形胶质瘤有关，属常染色体显性遗传疾病，为第 17 号染色体异常。NF Ⅰ型诊断应包括以下两项或两项以上表现：①有 6 处奶油咖啡斑，或奶油咖啡斑大于 5 mm；②有一个丛状的神经纤维瘤，或两个以上任何类型的神经纤维瘤；③腋窝及腹股沟有雀斑；④两个或多个着色的虹膜错构瘤；⑤视神经胶质瘤；⑥低级胶质瘤；⑦特异性骨损伤（蝶骨大翼发育不全）。

NF Ⅰ型合并视神经胶质瘤时，病变可累及单侧或双侧视神经、视交叉、视束、外侧膝状体和视放射。发病平均年龄为 5 岁。大多数组织学表现相对良性。MRI 显示病变在 T_1WI 呈等或稍低信号，在 T_2WI 呈中度至明显高信号。有时，在 T_2WI 可见基底核、大脑脚、小脑半球和其他部位存在无占位效应的高信号，T_1WI 呈轻度高信号，可能是错构瘤。如果这种信号在注射对比剂后强化，应考虑为新生物。此外，其他部位也可发生胶质瘤，但非 NF Ⅰ型神经纤维瘤的特点。常见部位包括顶盖导水管周围区及脑干，多为低级胶质瘤。

NFⅠ型神经纤维瘤还可伴有 Willis 环附近的血管发育不全或狭窄,颅骨改变如蝶骨大翼发育不全,合并颞叶向眼眶疝出,搏动性突眼。NFⅠ型合并的脊柱异常包括脊柱侧弯,椎体后部扇形变和椎弓根破坏,脊膜向侧方膨出等。

2.NFⅡ型与脑膜及神经鞘细胞肿瘤有关,发生率少于 NFⅠ型

也属于常染色体显性遗传疾病,为第 22 号染色体异常。无性别差异。有以下一项或多项表现,即可诊断:①双侧听神经肿物;②单侧听神经瘤伴有神经纤维瘤或脑膜瘤,单发或多发(图 16-40);或胶质瘤,脑内、髓内星形细胞瘤,髓内室管膜瘤;或其他脑神经神经鞘瘤,多发脊柱神经神经鞘瘤;或青少年晶状体浑浊。NFⅡ型较少伴有皮肤表现。

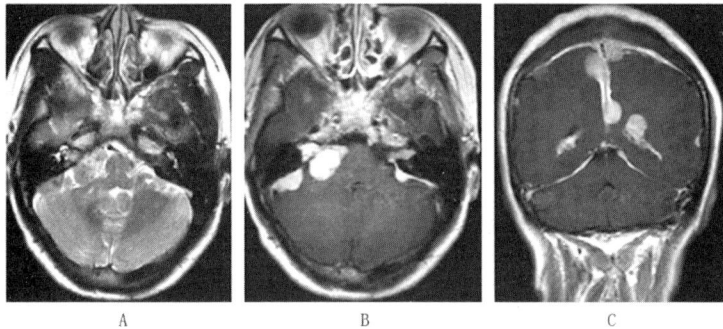

图 16-40　神经纤维瘤病(NFⅡ型)
A.轴面 T_2WI;B.轴面 T_1WI 增强扫描;C.冠状面 T_1WI 增
强扫描,双侧听神经瘤(右侧为著)及多发脑膜瘤清晰可见

(二)Sturge-Weber 综合征(SWS)

又称脑三叉神经血管瘤病。血管痣发生在第Ⅴ脑神经分布区的部分或整个面部。神经系统影像的典型表现为血管瘤病畸形的后遗症,而非畸形本身。CT 可见沿脑回的曲线形钙化,在 SWS 钙化常见。常始于枕叶,逐渐向前发展。脑内钙化与面部表现多在同侧,部分为双侧钙化。钙化在 MRI 呈低信号区。CT 及 MR 均可见脑萎缩,常为单侧,与面部血管痣同侧,典型者位于枕叶,亦可累及整个大脑半球,脑沟增宽(图 16-41)。注射对比剂后,灰质可轻度或明显强化。75% 的患者同侧脉络丛显著增大及强化。在 T_2WI 可见脑白质内局灶性高信号,可能与反应性胶质增生有关。此外,髓静脉和室管膜下静脉迂曲扩张。DSA 检查显示动脉期正常,皮质静脉引流异常,血流淤滞和静脉引流延迟,呈现弥漫而均匀的毛细血管染色。髓静脉和室管膜下静脉扩张,形成侧支静脉引流。

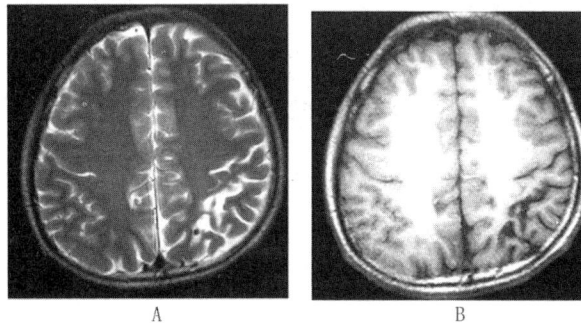

图 16-41　Sturge-Weber 综合征
A、B.轴面 T_2WI 及 T_1WI 显示左顶叶皮质下脑萎缩,患者伴有左侧面部血管痣

(三)结节性硬化(TS)

也称 Bourneville 病。为常染色体遗传性疾病。临床表现包括皮脂腺瘤、癫痫发作及智力低下。有时三者非同时出现。临床检查可发现多器官错构瘤。神经系统影像检查,约半数患者 CT 可见颅内钙化。

CT 及 MRI 显示室管膜下结节,以 MRI 明显,结节信号强度与脑白质类似。皮质也可发现结节,可能与胶质增生或脱髓鞘有关,结节在 T_1WI 为等或低信号,在 T_2WI 为高信号,边缘有时不清楚(图 16-42)。典型的肿瘤是室管膜下巨细胞星形细胞瘤,常位于莫氏孔附近,注射对比剂后有强化。其他部位室管膜下结节如出现强化,也应考虑为恶性病变,至少为组织学活跃病变,并有可能进展。

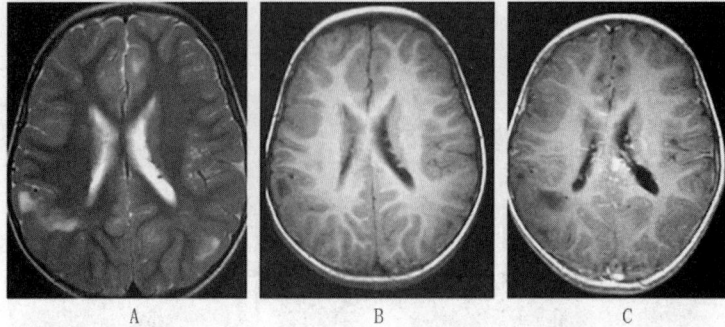

图 16-42 结节性硬化
A、B.轴面 T_2WI 及 T_1WI 显示室管膜下结节,可见皮质结节及皮
质下白质改变;C.轴面 T_1WI 增强扫描显示结节强化不明显

(四)Von-Hippal-Lindau 病(VHL)

为常染色体显性遗传性多系统病变(外显率约 100%),以中枢神经系统及腹腔囊变、血管瘤、新生物为特征。临床诊断 VHL 依据包括:①存在一个以上的中枢神经系统血管网织细胞瘤;②一个中枢神经系统血管网织细胞瘤,伴有一个内脏病变;③患者有阳性家族史,同时存在一种阳性病变。中枢神经系统血管网织细胞瘤多发生在小脑或延颈髓交界处,约占所有颅后窝肿瘤的 7%～12%,半数患者伴发 VHL。实性血管网织细胞瘤占 20% 左右,肿瘤呈囊性伴壁结节占 80%。囊内信号高于脑脊液。多发血管网织细胞瘤占 10%。壁结节为等密度或等信号,在 T_2WI 较大结节有时可见血管流空信号。注射对比剂后结节明显强化(图 16-43)。幕上血管网织细胞瘤罕见,但在 T_2WI 有时可见白质内局灶性高信号区。可伴有眼部病变,注射对比剂后视网膜强化。DSA 可显示一个或多个血管结节染色,囊性部分表现为大的无血管区。

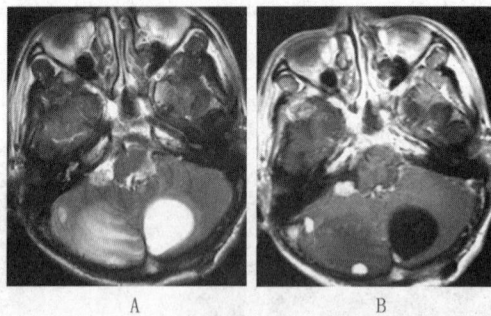

图 16-43 VHL
A、B.轴面 T_2WI 及 T_1WI 增强扫描显示双侧小脑半球片状
及囊性异常信号,注射对比剂后可见壁结节及结节样强化

六、先天性脑积水

脑积水通常指由于脑脊液流动受阻或脑脊液过剩所引起的动力学变化过程。从侧脑室到第四脑室出孔的任何部位,脑脊液流动受阻所致脑积水称非交通性脑积水;脑脊液吸收障碍所致脑积水称交通性脑积水。MRI 检查有助于显示较小的脑脊液循环梗阻病变、精确描述脑室解剖、观察脑脊液流动。由室间孔闭塞所致脑积水多为继发性,先天性闭锁罕见。先天性中脑导水管狭窄为发育畸形,CT 或 MRI 表现为

侧脑室及第三脑室扩大而第四脑室形态正常(图 16-44)。MRI 矢状正中图像可清晰显示导水管狭窄及其形态。此外,侧脑室周围的长 T_1、长 T_2 信号与间质水肿有关。MRI 检查可排除导水管周围、第三脑室后部或颅后窝病变所致脑积水。Chiari Ⅱ 型畸形及 Dandy-Walker 综合征可伴脑积水。正常脑室可生理性扩大,且随年龄增长而变化。早产儿常有轻度脑室扩大。

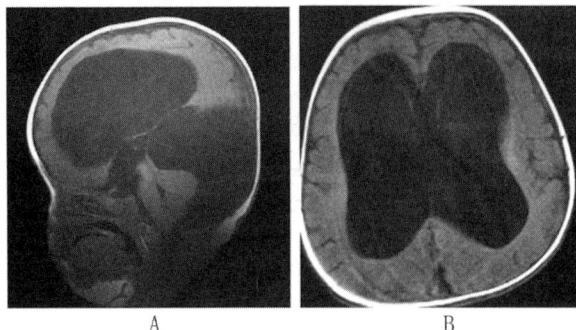

图 16-44 脑积水

A、B. 矢状面及轴面 T_1WI 显示侧脑室及第三脑室扩大,第三脑室前疝

(冯秀栓)

第六节 囊肿及脑脊液循环异常 MR 诊断

一、蛛网膜囊肿

(一)临床表现与病理特征

颅内蛛网膜囊肿是指脑脊液样无色清亮液体被包裹在蛛网膜所构成的袋状结构内形成的囊肿,分先天性囊肿和继发性囊肿。颅内蛛网膜囊肿可发生于各个年龄段,以儿童及青少年多见。患者可终身无症状,常因头部外伤、体检或其他原因行头颅影像学检查而发现。常见症状为颅内压增高、脑积水、局灶性神经功能缺失、头围增大或颅骨不对称畸形等。

(二)MRI 表现

MRI 检查时,T_1WI 示低信号,T_2WI 示高信号,与脑脊液信号相同(图 16-45),呈边界清楚的占位病灶,增强时无强化,周围脑组织无水肿,部分脑组织受压移位。与 CT 相比,MRI 为三维图像,且无颅骨伪像干扰。对中线部位、颅后窝及跨越两个颅窝的病变,以及了解病变与脑实质、脑池的关系,MRI 检查可以获得 CT 检查不能得到的信息(图 16-46)。

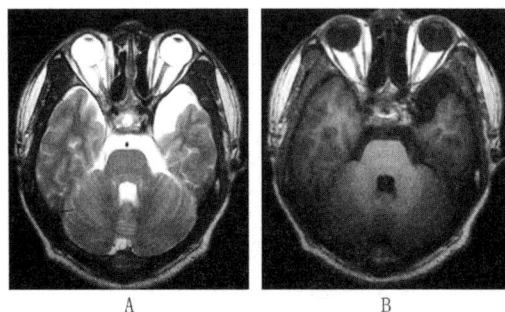

图 16-45 蛛网膜囊肿

A、B. 轴面 T_2WI 及 T_1WI 显示左侧颞极长圆形长 T_1、长 T_2 脑脊液信号,边界清楚,相邻颞叶受推移

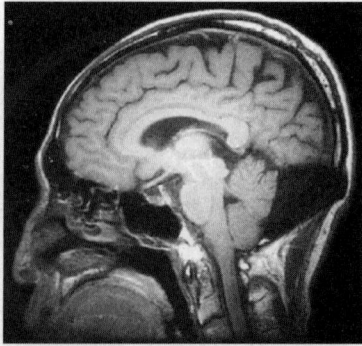

图 16-46　枕大池蛛网膜囊肿

矢状面 T_1WI 显示枕大池内团状脑脊液信号影，膨胀性生长，相邻小脑及颅后窝骨板受压

（三）鉴别诊断

本病诊断主要靠 CT 或 MRI，应与脂肪瘤、皮样或表皮样囊肿相鉴别。它们的 CT 值均为负值可资区别；囊性胶质瘤囊壁边有瘤结节则易于区别；血管网织细胞瘤通常亦为"大囊小结节"，且结节于囊壁边为其特征。

二、表皮样囊肿

（一）临床表现与病理特征

表皮样囊肿来自外胚层，又称胆脂瘤或珍珠瘤，是胚胎发育过程中外胚层残余组织异位所致。囊壁为正常表皮，内含角质物，有时含胆固醇结晶。约占颅内肿瘤的 $0.2\% \sim 1.8\%$。多发生于桥小脑角、岩斜区，手术全切除较为困难。

临床症状与病变部位有关。①桥小脑角型：最常见，早期三叉神经痛，晚期出现桥小脑角征，脑神经功能障碍，如面部疼痛，感觉减退、麻木，共济失调；②岩斜区型：常为三叉神经痛及三叉神经分布区感觉运动障碍，由于肿瘤生长缓慢、病情长，且呈囊性沿间隙生长，以致肿瘤大而临床表现轻；③脑实质内型：大脑半球常有癫痫发作及颅内压增高，颅后窝者多出现共济失调及后组脑神经麻痹。

（二）MRI 表现

肿瘤多发生于额、颞叶邻近颅底区表浅部位，如桥小脑角、鞍上池、岩斜区，形态不规则，边缘不光整。肿瘤沿蛛网膜下腔匍行生长，呈"见缝就钻"特性。由于表皮样囊肿内的胆固醇和脂肪大多不成熟，且含量较少，所以决定表皮样囊肿 MR 信号的主要因素是上皮组织。表皮样囊肿在 T_1WI 呈低信号，T_2WI 高信号，信号明显高于脑组织和脑脊液，包膜在 T_1 和 T_2 相均呈高信号。增强扫描时，病灶无强化（图16-47），或其边缘及局部仅有轻、中度强化。

（三）鉴别诊断

1. 低级星形细胞瘤

虽病灶边界清晰，无水肿，无强化，可囊变及钙化，但病变常位于白质内，病灶以稍长 T_1、稍长 T_2 信号为主，形态多规则等征象与本病不同。

2. 间变型星形细胞瘤与多形性胶质母细胞瘤

以不均匀长 T_1、长 T_2 信号及囊变、坏死和出血为特征，与本病类似，但其血管源性水肿明显，呈不规则花环状明显强化，易与本病区别。

3. 恶性多形性黄色星形细胞瘤

常位于颞叶表浅部位，囊实性肿块有出血及坏死，信号不均，瘤内可含有脂肪信号与本病类似，但水肿及强化明显，脑膜常受累等征象有助于二者鉴别。

4. 同心圆性硬化

表皮样囊肿偶有同心圆形等 T_1、略长 T_2 信号，但同心圆性硬化多发生于脑白质，脑白质内及脑干白质内常伴有小圆形长 T_1、长 T_2 信号病灶,类似多发性硬化斑等特点,有助于诊断与鉴别诊断。

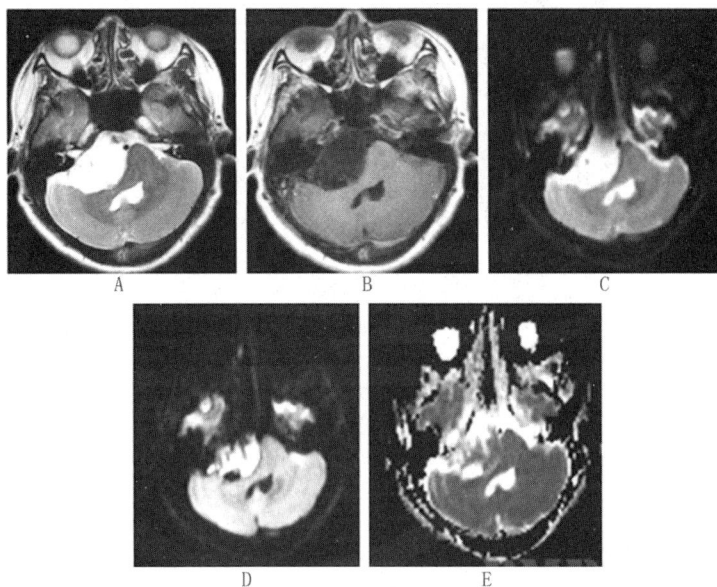

图 16-47　表皮样囊肿

A、B. 轴面 T_2WI 及 T_1WI 增强像显示右侧脑桥小脑角区囊性异常信号,
信号欠均匀,病灶未见明显强化;C. 轴面 DWI(b ＝0),病灶呈稍高信号;
D. 轴面 DWI(b ＝1000);E. 轴面 ADC 图,可见病灶信号不均匀,弥散降低

三、皮样囊肿

（一）临床表现与病理特征

颅内皮样囊肿是罕见的先天性肿瘤,起源于妊娠 3～5 周外胚层表面,与神经管分离不完全而包埋入神经管内,胎儿出生后形成颅内胚胎肿瘤,占颅内肿瘤的 0.2%。常发生在中线部位硬脑膜外、硬脑膜下或脑内,位于颅后窝者占 2/3,以小脑蚓部、第四脑室及小脑半球为多。常见于 30 岁年龄组,无性别差异。

临床表现与其占位效应和自发破裂有关。皮样囊肿的胆固醇粒子进入蛛网膜下腔可引起脑膜刺激症状。癫痫和头痛最常见。囊壁破裂后可引起化学性脑膜炎、血管痉挛、脑梗死等。少数囊壁通过缺损的颅骨与皮肤窦相通,感染后可引起脑脓肿。

（二）MRI 表现

囊肿呈囊状,边界清楚,信号强度较低。但由于其内含有毛发等不同成分,信号不均匀,以 T_2WI 为著。注射 Gd-DTPA 后囊肿无强化(图 16-48),部分囊壁轻度强化。皮样囊肿破裂后,病灶与周围组织分界欠清,蛛网膜下腔或脑室内出现脂肪信号。脂肪抑制像可见高信号消失(图 16-49)。在桥小脑角区短 T_1 短 T_2 信号病变的鉴别诊断中,应考虑皮样囊肿。

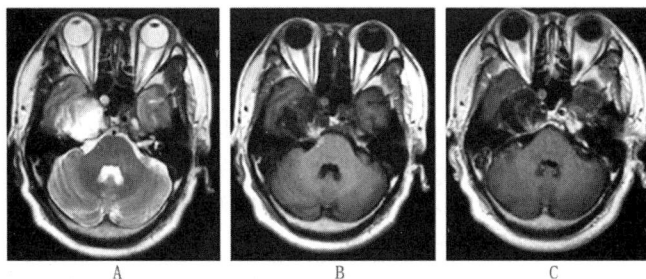

图 16-48　皮样囊肿

A、B. 轴面 T_2WI 及 T_1WI 显示右侧颞叶内侧片状混杂信号,内见
斑片状短 T_1 信号,边界清楚;C. 轴面增强 T_1WI 显示病灶无强化

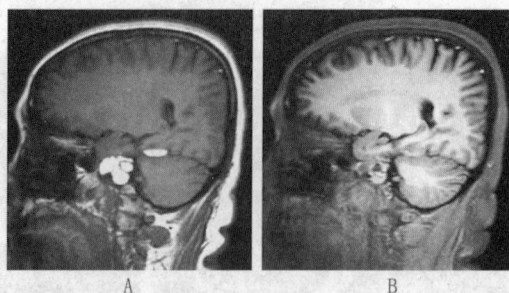

图 16-49 皮样囊肿

A.矢状面 T_1WI 显示岩骨尖及小脑幕团状及片状短 T_1信号;B.矢状面 T_1WI 脂肪抑制像显示异常短 T_1信号被抑制,提示脂性病灶

四、松果体囊肿

(一)临床表现与病理特征

松果体囊肿是一种非肿瘤性囊肿,是一种正常变异。囊肿起源尚不清楚,大小一般 5～15 mm。囊肿壁组织学分 3 层,外层为纤维层,中层为松果体实质,内层为胶质组织,无室管膜细胞。患者大多无症状。但由于囊肿上皮具有分泌功能,可随时间延长而使囊肿逐渐增大,产生占位效应,出现临床症状,称为症状性松果体囊肿。症状包括:①阵发性头痛,伴有凝视障碍;②慢性头痛,伴有凝视障碍、眼底水肿及脑积水;③急性脑积水症状。

(二)MRI 表现

MRI 表现为松果体区囊性病变,呈椭圆形或圆形,边缘光滑、规整。囊壁薄、均匀完整,于各扫描序列同脑皮质等信号。增强扫描部分囊壁环状强化,部分不强化。其强化机制是由于囊壁中残余的松果体实质碎片引起或是囊肿邻近血管结构的强化所致。囊内容物同脑脊液信号相似(图 16-50)。

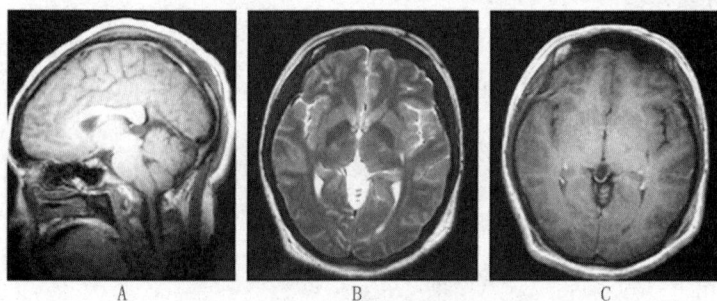

图 16-50 松果体囊肿

A、B.矢状面 T_1WI 及轴面 T_2WI 显示松果体区小圆形囊性信号,边界清楚;C.轴面增强 T_1WI 显示囊性病灶后缘略显强化

(三)鉴别诊断

主要有蛛网膜囊肿、松果体瘤囊变、第三脑室后表皮样囊肿、皮样囊肿及单发囊虫病。

1.蛛网膜囊肿

其信号特征与松果体囊肿相似,但前者无壁,且 T_2 FLAIR 序列呈低信号,与后者不同。

2.松果体瘤液化囊变

其囊壁厚且不规则,有壁结节,增强扫描时囊壁及壁结节明显强化,与松果体囊肿壁的强化不同。

3.三脑室后表皮样囊肿和皮样囊肿

其信号特征与松果体囊肿不同,特别在 T_2 FLAIR 和 DWI 序列。

4.单发囊虫病

有临床感染史,MRI 可显示囊壁内头节,结合实验室检查鉴别不难。   （冯秀栓）

第七节　感染与肉芽肿性病变 MR 诊断

颅内感染性疾患包括由细菌、病毒、真菌及寄生虫等引起的脑及脑膜病变。这些病变可以是化脓性或非化脓性，肉芽肿性或非肉芽肿性，囊性或实性，破坏性或增生性，传染性或非传染性。有些疾患与个人生活史、饮食习惯及所在地域关系密切，或与身体的免疫功能状态相关。可谓种类繁多，MRI 表现复杂。一些疾病的影像所见缺乏特征，使得定性诊断困难。因篇幅所限，不能逐一在此描述。本章列举部分相关的常见或代表性疾病，分述如下。

一、硬膜外脓肿

(一)临床表现与病理特征

硬膜外脓肿为颅骨内板与硬脑膜之间脓液的聚集。多由额窦炎、乳突炎及头颅手术所致，很少由颅内感染引起。临床表现为剧烈头痛、感染部位疼痛及压痛，伴有发热、局部软组织肿胀。如果出现进行性加重的神志改变、脑膜刺激征、抽搐及神经功能障碍，则提示感染不仅限于硬膜外腔而且已累及脑。如不及时清除积脓，预后不佳。由于肿瘤开颅手术而合并硬膜外脓肿者，通常较隐匿，有时被误诊为肿瘤复发。

(二)MRI 表现

脓肿在非增强 T_1WI 信号强度略高于脑脊液，略低于脑组织。在 T_2WI 呈高信号。脓肿位于骨板下，呈梭形，较局限。脓肿内缘在 T_1WI 及 T_2WI 均为低信号带，为内移的硬膜。注射对比剂后可见脓肿包膜强化(图 16-51)。脓肿相邻皮质可见充血、水肿或静脉血栓形成。

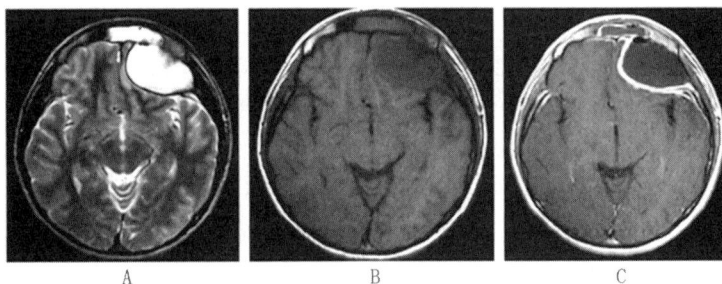

图 16-51　硬膜外脓肿
A、B. 轴面 T_2WI 及 T_1WI 显示左额骨板下豆状硬膜外脓肿，脓肿内
缘可见低信号硬膜内移；C. 轴面增强 T_1WI 显示脓肿包膜强化

(三)鉴别诊断

主要应注意区分非感染性脑外病变及硬膜下感染。MRI 对 CT 显示困难的硬膜外脓肿，以及早期诊断与鉴别诊断有帮助。

二、硬膜下脓肿

(一)临床表现与病理特征

脓肿位于硬脑膜下，蛛网膜外。多呈薄层状，广泛扩散并常因粘连而形成复发性脓腔。感染来源于颅骨的骨髓炎(鼻窦炎及中耳炎的并发症)、外伤或手术污染，血行性感染较少见。临床表现包括头痛、呕吐、发热、痉挛发作及意识障碍，高颅压及局灶定位体征。脑脊液内蛋白及白细胞可增高，周围血象白细胞增高。

(二)MRI 表现

硬膜下脓肿多位于大脑半球表面，多为新月形，偶尔呈梭形。常向脑裂延伸。脓肿信号强度类似硬膜外脓肿，但其内缘无低信号带。脓肿相邻皮质可见水肿信号(图 16-52)。

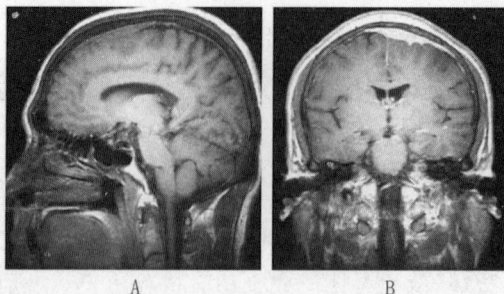

图 16-52　硬膜下脓肿
A.矢状面 T_1WI 显示左额梭形硬膜下脓肿,相邻脑组织可见低信号水肿;B.冠状面增强 T_1WI 显示病灶强化

三、脑脓肿

(一)临床表现与病理特征

是由于病原微生物入侵而在脑实质内形成的脓肿。感染途径包括:①邻近感染灶直接扩散,如耳源性脑脓肿、鼻源性脑脓肿;②开放性颅脑外伤,即损伤性脑脓肿;③血行播散。原发灶不明者称隐源性脑脓肿。病理改变一般分为三期:初期为急性脑炎期;中期为脓腔形成期;末期为包膜形成期。在急性脑炎阶段,局部有炎性细胞浸润,由于该部位小血管的脓毒性静脉炎,或动脉被感染性栓子阻塞,使局部脑组织软化、坏死,继而出现多个小液化区,附近脑组织有水肿。在中期,局限性液化区扩大,相互沟通汇合成脓腔,开始含有少量脓液,周围为一薄层不明显且不规则的炎性肉芽组织,邻近脑组织水肿及胶质细胞增生。在末期,脓腔外围的肉芽组织因血管周围结缔组织和神经胶质细胞增生,逐步形成脓肿包膜。但包膜形成快慢不一,取决于炎症的性质、发展的快慢和机体的反应程度。脑脓肿常为单个,也可多房,但散在于不同部位的多发性脑脓肿少见。脑脓肿常伴有局部的浆液性脑膜炎或蛛网膜炎,并可合并化脓性脑膜炎,硬膜下及硬膜外脓肿,特别是继发于邻近结构感染者。

临床表现包括疲劳、嗜睡、高热等急性感染症状,急性脑炎期明显;高颅压症状,视乳头水肿、呕吐、头痛、痉挛发作及精神淡漠;局部占位征,额叶可有失语、精神症状、偏瘫及症状性癫痫发作,颞叶可有上视野缺损、感觉性失语及颞骨岩尖综合征。小脑脓肿可有眩晕、共济失调、眼震及脑膜刺激征。顶叶与枕叶脓肿较少。耳源性脓肿多位于颞叶及小脑,血源性脑脓肿之感染源以胸部为多。

(二)MRI 表现

可分为四期。在发病 4 天之内,即急性脑炎早期,MRI 显示病变区呈边界不清的长 T_1、长 T_2 信号,有占位效应,常见斑块状强化。脑炎晚期,一般为第 4～10 天,在 MRI 出现环形强化病灶。脓肿壁形成早期(第 10～14 天),MRI 可见病灶明显环状强化(图 16-53),薄壁完整,厚度均一;脓肿壁形成晚期,在发病14 天以后,脓肿较小时,壁变厚,水肿及占位效应减轻,可呈结节状强化。强化由脓肿壁内层肉芽组织引起。产气菌感染所形成脓肿,脓腔内可见气体,形成液平面。

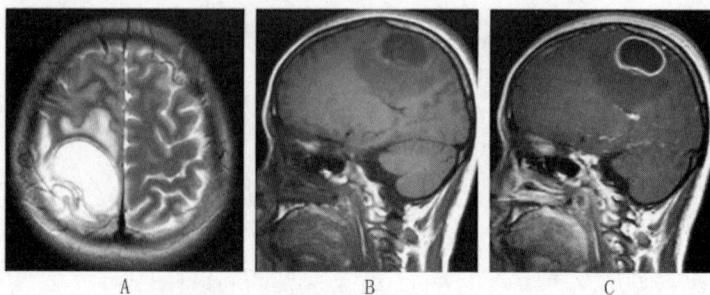

图 16-53　脑脓肿
A.轴面 T_2WI,右顶可见类圆形病灶,边界清楚,周边脑水肿明显;
B、C.矢状面增强前、后 T_1WI,病灶明显环形强化,下壁欠光滑

（三）鉴别诊断

类似脑脓肿的 MRI 表现也可见于其他疾病。应注意与恶性胶质瘤、转移癌、术后肉芽组织形成、慢性颅内血肿，以及硬膜外、下脓肿鉴别。

四、急性化脓性脑膜炎

（一）临床表现与病理特征

为化脓性细菌进入颅内引起的急性脑膜炎症。病理学方面，软脑膜血管充血，大量炎性渗出物沉积；蛛网膜下腔、脑室管膜与脉络膜中充满炎症细胞与脓性渗出物；小血管常有阻塞，伴发邻近皮质的脑炎与小梗死灶；晚期产生脑膜粘连、增厚并引起交通性或梗阻性脑积水；儿童可发生硬膜下积液或积脓。化脓性脑膜炎的颜色因所感染的细菌而异：葡萄球菌时为灰色或黄色；肺炎双球菌时为绿色；流感杆菌时为灰色；大肠埃希菌时为灰黄色兼有臭味；铜绿假单胞菌时为绿色。感染来源可为上呼吸道感染、头面部病灶、外伤污染、细菌性栓子及菌血症等。

临床多急性起病，发热、末梢血白细胞增高等全身中毒症状明显。除婴幼儿和休克患者外，均有明显的脑膜刺激症状：颈项强直，头后仰，Kernig 征与 Brudzinski 征阳性；可伴有不同程度的脑实质受损的病症，如精神、意识和运动等障碍；腰穿脑脊液压力增高，白细胞增高，多形核占优势；体液培养可找到病原菌。

（二）MRI 表现

早期无异常。随病情发展，MRI 显示基底池及脑沟结构不清，软膜、蛛网膜线性强化（图 16-54）。本病可出现多种并发症：交通性脑积水由脑底池及广泛性蛛网膜粘连或脑室壁粘连影响脑脊液循环所致，MRI 表现为脑室系统变形、扩大，侧脑室前角或脑室周围因脑脊液渗出而出现长 T_1、长 T_2 信号；硬膜下积液或积脓 MRI 表现为颅骨内板下新月形病变，一侧或双侧，其包膜可强化；炎症波及室管膜或脉络丛时，增强检查可显示脑室壁环形强化；少数引发局限或广泛脑水肿，局部脑实质可强化，形成脑脓肿时出现相应 MRI 表现。此外，如果皮质静脉或硬膜窦形成栓塞，MRI 也出现相应水肿表现，晚期则表现为脑软化及脑萎缩。

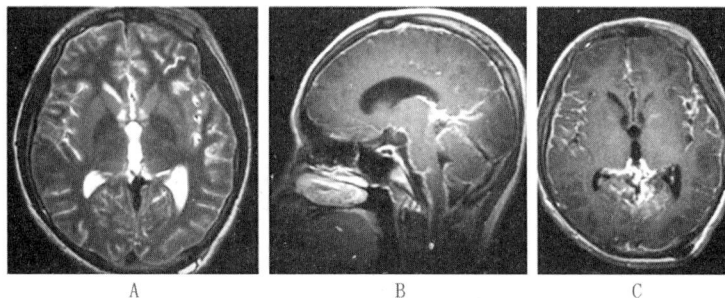

图 16-54　化脓性脑膜炎
A. 轴面 T_2WI，脑沟裂池显示欠清；B、C. 矢状面及轴面 T_1WI 增强扫描，可见软膜、蛛网膜线性强化

五、结核

（一）临床表现与病理特征

中枢神经系统结核感染多继发于身体其他部位结核。随着 HIV 感染、吸毒者增多，以及某些地区卫生环境恶劣及营养不良，结核感染有增多趋势。临床表现有身体其他部位结核病灶或结核病史；有发热、体重减轻，血沉增快及颅内压增高征；有明显的脑膜刺激征；有结核瘤发生部位的局灶体征。

中枢神经系统结核感染一般分为三种状况：①结核性脑膜炎；②脑膜炎后遗症；③脑结核瘤。病理改变包括脑脊髓膜混浊肥厚，以脑底为著。在脑表面，特别是大脑中动脉的分布区有很多散在的白色小结节，在脑实质与脑室内可有多发性小干酪样结核灶，蛛网膜下腔有大量黄色胶样渗出液，脑膜血管可呈全动脉炎改变,可有脑梗死。由于大量渗出物沉积,使部分蛛网膜下腔闭锁,蛛网膜粒发炎,使脑脊液吸收障碍,引起交通性脑积水。脑底部的炎症渗出物阻塞了中脑导水管或第四脑室的外侧孔或正中孔,脑脊液循环受阻,脑室压力不断增高,梗阻以上脑室扩张,可形成不全梗阻性脑积水。结核瘤常在脑的表浅部位,也可在脑的深部,脑膜局部粗糙粘连,为黄白色结节状,质地较硬,中心为干酪样坏死及钙化,周围明显脑水肿。

(二)MRI 表现

脑膜炎表现:非增强 MRI 显示脑基底池,最常见于鞍上池,其次是环池和侧裂池高信号病变;注射对比剂后脑基底池强化,呈现闭塞脑池的轮廓,凸面脑膜也可增强。

脑实质表现:粟粒性结核灶散布于大脑及小脑,非增强 MRI 为等信号,增强后明显强化。病灶周边可见水肿带。脑结核瘤表现:非增强 MRI 早期为等信号,可有水肿带;中期为信号略高的圆形病灶,仍伴有水肿带;后期结核瘤钙化,水肿带消失。T_1WI 增强扫描有两种类型表现,其一为小环状强化,中心为低信号;其二为结节状强化(图 16-55)。当形成肉芽肿时,多位于鞍上,T_1WI 和 T_2WI 均表现为等皮质信号。有时,MRI 呈大的环形强化或椭圆形多环形强化,与囊性或中心坏死的恶性胶质瘤难以区分。

继发病变表现:结核灶周围可有大片水肿带,可有交通性或梗阻性脑积水。脑动脉炎可引起基底核、内囊、丘脑、脑干等部位脑梗死,最常见于大脑中动脉区,MRI 表现为与供血动脉相符的长 T_1、长 T_2 异常信号,偶可见出血。

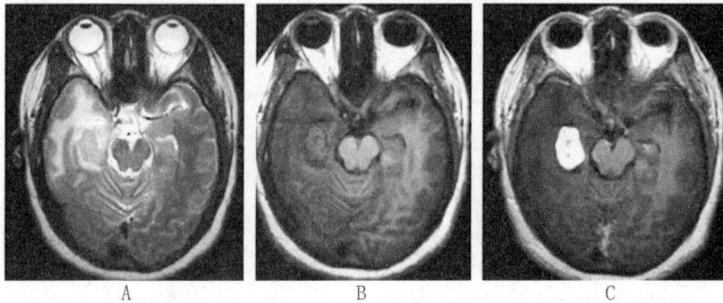

图 16-55　结核瘤

A、B.轴面 T_2WI 及 T_1WI 显示右颞内侧团状等 T_1、等 T_2 异常信号,周边水肿明显;C.轴面 T_1WI 增强扫描显示病灶结节状强化

六、结节病

(一)临床表现与病理特征

进行性、多发性、多器官损害的小结节形成为其特征。小结节是非干酪性上皮样慢性肉芽肿。病因不明,有人认为与免疫功能低下有关。可侵及皮肤淋巴结、眼、腮腺、骨骼、各内脏器官及神经系统,神经系统受侵约占 $3\%\sim5\%$。如仅有中枢神经系统受侵,称为孤立型中枢神经系统结节病。最常见的颅内表现是肉芽肿样脑膜炎。最常见病变部位为基底池,特别是三脑室前区,脑的其他部位和脊髓也可受累,经血管周围间隙浸润脑实质。偶尔累及脑血管引起脑梗死。

临床表现多样。在脑神经受损中,以单侧或双侧面神经及视神经麻痹最多见,其他脑神经也可受累。垂体本身及垂体柄或下丘脑肉芽肿可引起激素分泌、电解质及神经精神异常。脑实质受累可出现高颅压症状、脑积水。20% 以下患者出现癫痫。尽管脑神经麻痹及其他神经障碍恢复很慢,但与脑内结核相比,结节病相对呈良性过程。患者还可有全身症状及体征。

(二)MRI 表现

脑膜炎可见弥漫性或局灶性脑膜增厚,增强 T_1WI 显示明显强化。但如与骨结构关系紧密,有时诊断较困难。脑结节病肉芽肿表现为边界较清楚、质地较均匀的病灶,最大可达数厘米,常位于脑底部。在非增强扫描,病灶信号略高于脑实质;增强扫描可见孤立或多发的均匀一致强化伴周围水肿。脑室内结节病在 T_1WI 呈室周高信号病变,可导致 CSF 循环受阻、脑积水,其发生与脑膜受侵有关,多为交通性。可见漏斗增粗(图 16-56),脑神经(尤其视神经)强化。并发脑血管炎及继发脑梗死时,出现相应 MRI 表现。

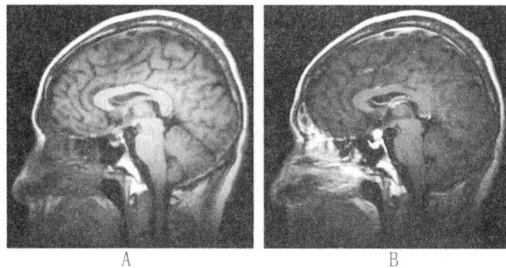

图 16-56　结节病

A.矢状面 T_1WI 显示漏斗增粗,可见等信号结节;B.矢状面 T_1 增强像显示病灶结节状强化

七、单纯疱疹病毒脑炎

(一)临床表现与病理特征

从神经放射学角度,疱疹(herpes)病毒感染中有两种类型特别重要。第Ⅰ型:主要影响成人,不及时治疗将导致 70% 留有后遗症,病理学特征为沿脑缘分布的广泛的出血性坏死。主要累及颞叶中下部及额叶眶部,脑实质深部如岛叶扣带回也可受累,但一般止于壳核侧缘,很少向前或后扩展。第Ⅱ型:主要影响新生儿,可造成严重的脑实质功能障碍,并常造成死亡。脑的损害范围更广而不限于脑缘部分,基底核、丘脑及颅后窝结构均可受累,最终造成广泛脑软化。Ⅱ型感染大多源于母体产道感染,部分是胎儿时期在母体子宫内感染。宫内感染疱疹病毒导致的先天性畸形与弓形虫病(toxoplasmosis)、风疹(rubella)及巨细胞病毒(cytomegalovirus)感染的后遗症相似,故被人称为 TORCH 综合征。TORCH 英文原意是"火炬",此词由这些病原体英文名称首字母组成,H 代表单纯疱疹病毒脑炎。

患者发病前有上呼吸道感染史,约 25% 有口唇单纯疱疹病史。临床表现有发热、头痛、呕吐、抽搐,精神症状、意识障碍,由嗜睡至昏迷,严重者常于发病后 2～3 日间急性期死亡。幸存者遗有癫痫、偏瘫、健忘与痴呆等后遗症。

(三)MRI 表现

对于Ⅰ型单纯疱疹病毒脑炎,MRI 可早于 CT 发现脑组织受累,而且显示的病变范围更广泛;表现为明显的双侧颞叶内侧及岛叶皮质长 T_1、长 T_2 异常信号。Ⅱ型单纯疱疹病毒脑炎,MRI 表现为病变早期灰质受侵犯。T_1WI 及 T_2WI 均显示灰白质对比消失。有报道,残存的皮质可见非出血性低信号(磁敏感效应)。增强扫描时,病变区可出现弥漫性不均匀强化或脑回状强化(图 16-57)。

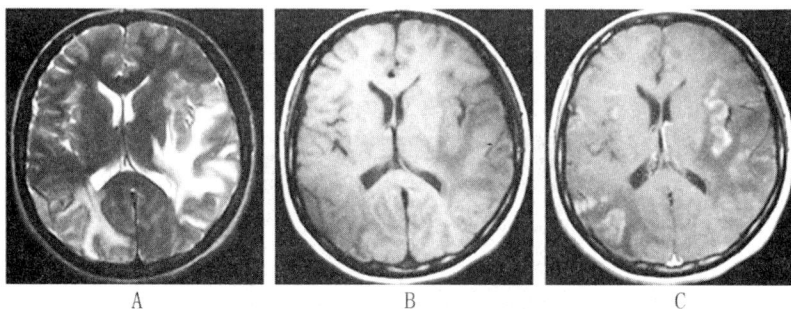

图 16-57　脑膜脑炎

A、B.轴面 T_2WI 及 T_1WI,右侧颞枕叶及左颞叶可见片状长 T_1、长 T_2 信号,边界不清;C.轴面增强 T_1WI 显示病灶不均匀强化

(三)鉴别诊断

Ⅰ型单纯疱疹病毒脑炎应与脑脓肿、脑梗死、脑肿瘤以及其他急性病毒性脑炎鉴别。由蜱传播的脑炎通常为边界不清的多发病灶,可累及放射冠、丘脑、脑干及小脑。日本脑炎也可有类似表现,但更倾向于双侧基底核及丘脑受侵,可造成腔隙性梗死。由 EB 病毒引起的脑炎,病灶多发累及皮质及灰白质相交区,也可累及丘脑及引起视神经炎病灶呈波浪样出现,在旧病灶已开始消退时,又出现新病灶。

八、进行性多灶性白质脑病(PML)

(一)临床表现与病理特征

与乳多空病毒(papovavirus)感染有关,多发于免疫功能低下患者,尤其是吸毒并 HIV 感染者。病理改变为脱髓鞘改变(病毒侵入少突胶质细胞造成),出现变异的星形细胞(对感染反应)。在少突胶质细胞核内可见嗜酸性圆形包涵体,在大多数病例,为大脑半球皮质下白质的脱髓鞘,但也可累及小脑、脑干及脊髓,而灰质很少累及。偶可见占位效应、出血及血-脑屏障破坏。临床上多以精神异常起病,继而出现与受累部位相关的局灶症状及体征。一旦发病便持续发展,多于 6 个月内死亡。目前尚无有效治疗。

(二)MRI 表现

CT 表现为单侧或双侧大脑半球皮质下白质内低密度区,在灰白质交界处有明显的界限,很少见到或不存在占位效应,注射对比剂后通常不强化。脑干及小脑病灶在早期容易遗漏,MRI 在这方面占优势。MRI 显示病变多灶分布,侵及范围广,包括半卵圆中心的外侧部,随病变发展,病灶大小及数量增加,可扩展至基底核、胼胝体及小脑脚。MRI 信号特征与其他脱髓鞘病变类似。

九、真菌感染

(一)临床表现与病理特征

慢性或亚急性脑膜炎或脑膜脑炎是颅内真菌感染最常见的表现形式。酵母菌感染常导致单发或多发的肉芽肿或脑脓肿。某些真菌可侵及脑血管引起脑梗死、坏死及出血。也有些真菌可正常存在于人体内,在人体发生慢性疾患,免疫力异常及糖尿病时发病。临床最常见的神经系统真菌感染为新型隐球菌脑膜炎。它可侵犯人类各脏器而形成隐球菌病或真菌病,对脑及脑膜尤其具有亲和性。侵入途径为皮肤、乳突、鼻窦、上呼吸道及胃肠道。随血液进入颅内,在脑膜形成灰色肉芽结节,也可侵入脑室、椎管、大脑皮质及基底核。

临床发病徐缓,多无前驱症状。首发症状常为头痛,大多位于额颞区。初起时间歇发作,逐渐转为持续性,并进行性加重,伴有恶心、呕吐、背痛及颈强直、凯尔尼格征阳性等脑膜刺激征。多数患者有低热、轻度精神障碍。严重者意识不清甚或昏迷。因颅内压增高,半数病例有中、重度视乳头水肿。晚期多因视神经萎缩而致视力障碍,并可出现其他眼部症状及脑神经症状。病情大多持续进展,不经治疗平均生存期为6 个月,少数呈反复缓解复发。

(二)MRI 表现

本病 MRI 表现类似结核性脑膜炎。因脑基底池及外侧裂为渗出物占据,早期非增强检查可见其失去正常透明度,增强检查时渗出物明显强化。与结核性脑膜炎略不同之处为基底池受累倾向于一侧及不对称性(图 16-58)。并发脑血管受累时可见脑梗死。晚期因脑膜粘连,可出现交通性或梗阻性脑积水,脑室普遍性或局限性扩大。显示肉芽肿方面,MRI 增强检查优于 CT。而显示感染晚期形成的钙化,CT 比 MRI 敏感。

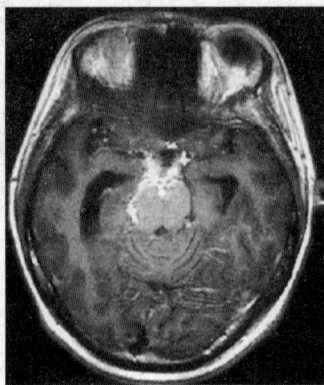

图 16-58 真菌感染

轴面 T_1WI 增强扫描显示基底池、右侧环池斑点状及线样强化

(冯秀栓)

第八节　脑白质病 MR 诊断

脑白质病可分为髓鞘形成异常和脱髓鞘病两大部分。在此分述如下。

髓鞘形成异常是一组髓鞘形成障碍的疾患,其原因包括染色体先天缺陷或某些特异酶缺乏,导致正常代谢障碍,神经髓鞘不能正常形成。与脱髓鞘疾患不同,髓鞘形成异常通常不伴有特异性炎性反应,而且病变范围广泛、弥漫。该组疾患包括中枢神经系统海绵状变性、异染性脑白质营养不良及先天性皮质外轴索再生障碍症等异常。

一、中枢神经系统海绵状变性

（一）临床表现与病理特征

本病又称 Canavan－Van Bogaert 病、脑白质海绵状硬化症。是一种较罕见的家族遗传性疾病,呈常染色体隐性遗传。以犹太人多见。病理改变为慢性脑水肿、广泛的空泡形成、大脑白质海绵状变性。以皮质下白质及深部灰质受累为主,中央白质相对较轻。髓磷脂明显缺失。星形细胞肿胀、增生。临床表现为出生后 10 个月内起病,以男婴多见,发病迅速,肢体松弛,举头困难,而后肌张力增高,去大脑强直与抽搐发作,视神经萎缩及失明。稍大儿童可有巨脑。常在 2～3 岁时死亡。5 岁以后发病以智力障碍为主,可有小脑性共济失调。

（二）MRI 表现

MRI 显示大脑白质长 T_1、长 T_2 异常信号,广泛、弥漫、对称,不强化。头颅巨大、颅缝分开。晚期脑萎缩,脑室扩大。

二、肾上腺脑白质营养不良

（一）临床表现与病理特征

本病又称性连锁遗传谢尔德病（sex－linked Schilder's disease）。为染色体遗传的过氧化物酶体病变。由于全身性固醇或饱和极长链脂肪酸在细胞内异常堆积,致使脑和肾上腺发生器质与功能性改变。由于是在髓鞘形成以后又被破坏,严格讲本病属于脱髓鞘病变。病理检查见大脑白质广泛性、对称性脱髓鞘改变,由枕部向额部蔓延,以顶颞叶变化为著。可累及胼胝体,但皮质下弓形纤维往往不被侵及。脱髓鞘区可见许多气球样巨噬细胞,经 Sudan Ⅳ 染色为橘红色。血管周围呈炎性改变,并可有钙质沉积。电镜下,巨噬细胞、胶质细胞内有特异性的层状胞质含体。肾上腺萎缩及发育不全可同时存在。晚期,脑白质广泛减少,皮质萎缩,脑室扩大。

根据发病年龄及遗传染色体不同分为三种类型。①儿童型:最常见。为 X 性连锁隐性遗传。仅见于男性,通常在 4～8 岁发病。表现为行为改变、智力减退及视觉症状,可有肾上腺功能不全症状（异常皮肤色素沉着）。病程进行性发展,发病后数年内死亡。②成人型:较常见。属性染色体隐性遗传,见于20～30 岁男性。病程长,有肾上腺功能不全、性腺功能减退,小脑共济失调和智力减退。③新生儿型:为常染色体隐性遗传。于出生后 4 个月内出现症状。临床表现有面部畸形、肌张力减低及色素性视网膜炎。精神发育迟缓,常有癫痫发作。一般在 2 岁前死亡。

（二）MRI 表现

顶枕叶白质首先受累,继之向前累及颞、顶、额叶白质。有时累及胼胝体压部及小脑。病灶周边可有明显强化。经与病理对照发现,这种周边强化实际上代表炎性活动,而疾病后期的无强化,则反映完全性髓鞘结构丧失。在 T_2WI,双侧枕叶白质内可见片状高信号,并向视放射及胼胝体压部扩展（图 16-59）。在部分病例,病变可通过内囊,外囊及半卵圆中心向前发展,但较少累及皮质下弓状纤维。偶有病变最先发生在额叶，并由前向后发展。在成人型病例，MRI 表现无特异性，可见白质内长 T_1、长 T_2 局灶性异常信号，可有轻度脑萎缩。

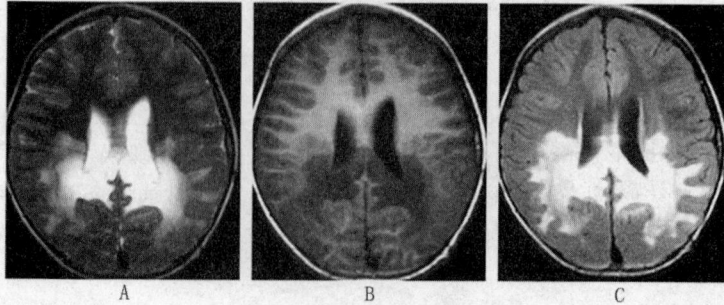

图 16-59　肾上腺脑白质营养不良
A、B.轴面 T_2WI 及 T_1WI 显示双侧颞后枕叶对称性片状长 T_1、长
T_2信号，胼胝体受累；C.轴面 FLAIR 像显示病变白质为高信号

三、类球状脑白质营养不良

（一）临床表现与病理特征

本病又称 Krabbe 病，属于溶酶体异常，为常染色体隐性遗传疾病。由于 β—半乳糖苷酶缺乏，使脑苷酯类代谢障碍，导致髓鞘形成不良。病理检查见大脑髓质广泛而对称性的缺乏髓鞘区，轴索常受累，并可累及小脑及脊髓，病变区星形胶质细胞增生明显，其特征性改变为在白质小血管周围常见丛集的所谓类球状细胞。这种细胞为体积较大的多核类上皮细胞，胞体内含大量脑苷酯类物质。发病有家族遗传史，首发症状见于生后 2～6 个月（婴儿型）。临床表现为发育迟缓、躁动、过度兴奋、痉挛状态。检查可见痴呆、视神经萎缩、皮质盲、四肢痉挛性瘫痪。一般在 3～5 年内死亡。偶有晚发型。

（二）MRI 表现

在疾病早期，丘脑、尾状核、脑干、小脑和放射冠可见对称性弥漫性长 T_2 异常信号。中期可见室周斑状异常信号。晚期呈弥漫性脑白质萎缩。

四、异染性脑白质营养不良

（一）临床表现与病理特征

又称脑硫脂沉积病、异染性白质脑病。为常染色体隐性遗传疾患，脑脂质沉积病之一。因芳香基硫酸酯酶 A 缺乏，导致硫脂在巨噬细胞和胶质细胞内的异染颗粒里异常沉积而发病。病理改变为大脑半球、脑干及小脑白质内广泛脱髓鞘，以少枝胶质细胞脱失明显。用甲苯胺蓝染色可见颗粒状的红黑色异染物质广泛分布。临床表现可根据发病年龄分为以下四型：①晚期婴儿型：最常见，1～2 岁时开始不能维持正常姿势，肌张力下降，运动减少，以后智力减退，由软瘫转为硬瘫，并可有小脑共济失调、眼震、视神经萎缩、失语，逐渐去脑强直、痴呆，多于 5 岁前死于继发感染；②少年型：于 4～5 岁起病，进展缓慢，常有人格改变及精神异常；③婴儿型：生后 6 个月内发病，又称 Austin 病；④成人型：16 岁后发病。

（二）MRI 表现

不具特异性。MRI 显示脑白质内弥漫性融合性长 T_1、长 T_2 信号（图 16-60）。早期病变以中央白质区为主，并累及胼胝体。晚期累及皮质下白质，脑萎缩。无强化，无占位效应。

五、多发性硬化（MS）

（一）临床表现与病理特征

MS 是一种慢性进行性疾患，特征是在大脑及脊髓发生多处播散的脱髓鞘斑块，从而引起多发性与变化不一的神经症状与体征，且有反复加重与缓解的特点。病因不清，可能与自身免疫反应或慢性病毒感染有关。病理检查见散在的脱髓鞘斑块或小岛,少突胶质细胞破坏,伴有血管周围炎症。病变主要发生于白质内,尤其是脑室周围、视神经、脊髓侧柱与后柱(颈胸段常发生),中脑、脑桥、小脑也受累。大脑皮质及脊髓灰质也有病变。早期,神经细胞体及轴突可保持正常;晚期,轴突破坏,特别是长神经束轴突,继而胶质纤维增生,表现为"硬化"。不同时期病灶可同时存在。

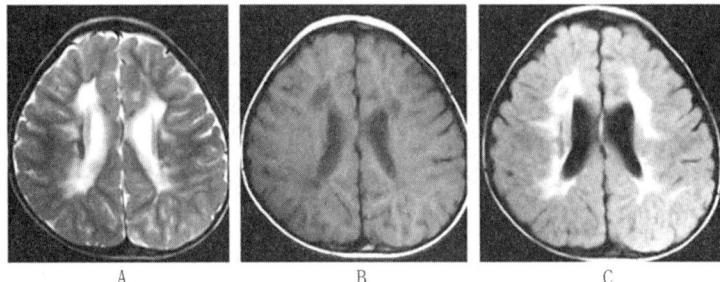

图 16-60　异染性脑白质营养不良

A、B.轴面 T_2WI 及 T_1WI 显示双侧室旁片状长 T_1、长 T_2 信号;C.轴面 FLAIR 像显示双侧室旁高信号病变

MS 多见于 20～40 岁,女性多于男性。部分病例发病前有受寒、感冒等诱因及前驱症状。症状特点是多灶性及各病灶性症状此起彼伏,恶化与缓解相交替。按主要损害部位可分为脊髓型、脑干小脑型及大脑型。①脊髓型,最常见,主要为脊髓侧束、后束受损的症状,有时可呈脊髓半侧损害或出现脊髓圆锥、前角病损的症状,脊髓某一节段受到大的硬化斑或多个融合在一起的硬化斑破坏时,可出现横贯性脊髓损害征象;②脑干或脑干小脑型,也较常见,病损部位主要在脑干与小脑,脑干以脑桥损害多见,临床表现包括 Charcot 征、运动障碍、感觉障碍以及脑神经损害,后者以视神经损害最常见;③大脑型,少见,根据病变部位及病程早晚,可有癫痫发作、运动障碍及精神症状。

(二)MRI 表现

MS 斑块常见部位包括脑室周围、胼胝体、小脑、脑干和脊髓。MRI 显示 MS 的早期脱髓鞘病变优于CT,敏感度超过 85%。FLAIR 序列,包括增强后 FLAIR 序列,是目前显示 MS 斑块最有效的 MR 序列之一。MS 斑块呈圆形或卵圆形,在 T_2 FLAIR 序列呈高信号,在 T_1WI 呈等或低信号。注射对比剂后增强扫描时,活动性病灶表现为实性或环状强化(图 16-61),而非活动性病灶往往不强化。对于不典型病例,需要综合临床表现、免疫生化及影像检查结果,方可正确诊断。

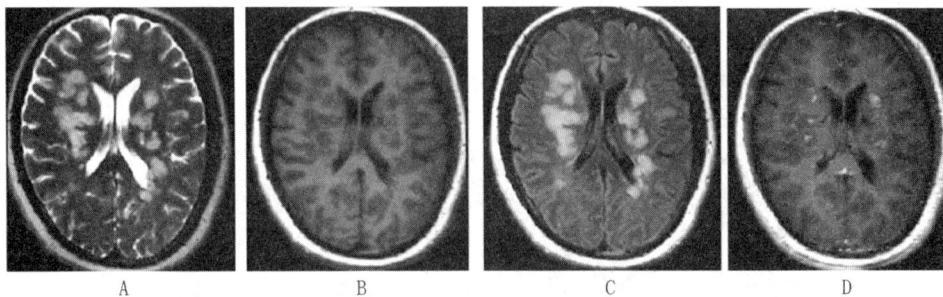

图 16-61　多发性硬化

A、B.轴面 T_2WI 及 T_1WI 显示双侧室旁白质内多发的斑块状长 T_1、长 T_2 异常信号;C.轴面 FLAIR 像显示双侧室旁白质内高信号病灶更明显;D.轴面增强 T_1WI 显示斑点和斑片状强化病灶

六、弥漫性硬化

(一)临床表现与病理特征

又称 Schilder 病,是一种罕见的脱髓鞘疾病。常见于儿童,故也称儿童型多发性硬化。病理改变为大脑白质广泛性脱髓鞘,呈弥漫不对称分布,常为一侧较明显。病变多由枕叶开始,逐渐蔓延至顶叶、颞叶与额叶,或向对侧扩展。白质髓鞘脱失由深至浅融合成片,可累及皮质。脑干、脊髓也可见脱髓鞘后形成的

斑块。晚期因髓质萎缩出现第三脑室及侧脑室扩大,脑裂、脑池增宽。

患者多在 10 岁前发病,起病或急或缓。根据受累部位不同出现不同症状。枕叶症状:从同侧偏盲至全盲,从视力减退至失明,瞳孔功能与眼底常无改变;顶颞叶症状:失听、失语、失用与综合感觉障碍;额叶症状:智力低下、情感不稳、行为幼稚。也可出现四肢瘫或偏瘫,癫痫大发作或限局性运动性发作。

(一)MRI 表现

病灶大多位于枕叶,表现为长 T_2 异常信号;在 T_1WI,病灶可为低信号、等信号或高信号;注射对比剂后病灶边缘可强化。病变晚期主要表现为脑萎缩。

七、急性播散性脑脊髓炎

(一)临床表现与病理特征

常发生于病毒感染(如麻疹、风疹、天花、水痘、腮腺炎、百日咳、流感)或细菌感染(如腥红热)之后,也可发生于接种疫苗(如狂犬病、牛痘)之后。病理改变为脑与脊髓广泛的炎性脱髓鞘反应,以白质中小静脉周围的髓鞘脱失为特征。病变区血管周围有炎性细胞浸润、充血、水肿,神经髓鞘肿胀、断裂及脱失,形成点状软化坏死灶,并可融合为大片软化坏死区,可有胶质细胞增生。病灶主要位于白质,但也可损及灰质与脊神经根。临床急性起病,儿童及青壮年多发,发病前 1～2 周有感染或接种史。首发症状多为头痛、呕吐,体温可再度升高。中枢神经系统受损广泛,出现大脑、脑干、脑膜及脊髓症状与体征。

(二)MRI 表现

双侧大脑半球可见广泛弥散的长 T_1、长 T_2 异常信号,病灶边界清楚,可累及基底核区及灰质。急性期因水肿使脑室受压、变小。注射对比剂后,病灶无强化,或呈斑片状、环状强化。较大孤立强化病灶的影像表现可类似肿瘤,应结合病史进行鉴别。晚期灰白质萎缩,脑沟裂及脑室增宽。

八、胼胝体变性

(一)临床表现与病理特征

本病又称 Marchiafava－Bjgnami 病。病因不清。最早报道发生于饮红葡萄酒的意大利中老年人。但无饮酒嗜好者也可发生。病理改变特征为胼胝体中央部脱髓鞘,坏死及软化灶形成。病变也可侵及前、后联合或其他白质区。病灶分布大致对称,病灶周边结构保持完好。临床表现为局限性或弥漫性脑部受损症状及体征,如进行性痴呆,震颤、抽搐等。病情渐进发展无缓解,对各种治疗无明显反应。一般数年内死亡。

(二)MRI 表现

特征性 MRI 表现为胼胝体内长 T_1、长 T_2 异常信号(图 16-62),边界清楚、局限。注射对比剂后病变区可强化。病变常累及脑室额角前白质,表现为长 T_1、长 T_2 异常信号区。晚期胼胝体萎缩。

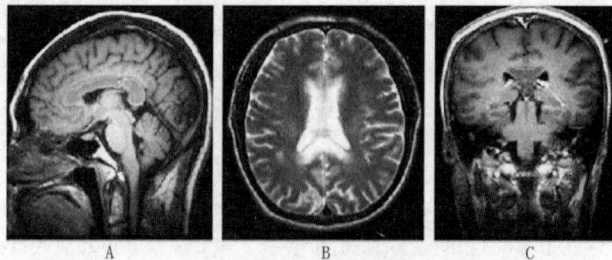

图 16-62　胼胝体变性
A、B.矢状面 T_1WI 及轴面 T_2WI 显示胼胝体长 T_1、长 T_2 异常
信号;C.冠状面增强 T_1WI 显示胼胝体病变无明显强化

九、脑桥中央髓鞘溶解症

（一）临床表现与病理特征

本病可能与饮酒过度、营养不良以及电解质或酸碱平衡紊乱（特别是快速纠正的低血钠）有关。病理改变为以脑桥基底的中央部开始的髓鞘溶解，并呈离心性扩散，神经细胞及轴索可不受损害，神经纤维束之间存在巨噬细胞，其作用为吞噬溶解的髓鞘及脂肪颗粒。病变严重者，整个脑桥均受累，并可累及中脑及脑桥外结构，如内囊、丘脑、基底核、胼胝体及半卵圆中心。典型患者为中年酒徒。此外，本病也可发生于患恶性肿瘤、慢性肺部疾病或慢性肾衰竭者。患者多表现为严重的代谢障碍，脑神经麻痹及长束征。病程进展很快，存活率低。

（二）MRI 表现

MRI 在检出脑桥病灶、评估轴索（皮质脊髓束）保留以及发现脑桥外病灶方面均优于 CT。在 T_2WI，病变呈高信号，无占位效应。在 T_1WI，脑桥中心部呈低信号区，脑桥边缘仅剩薄薄的一层（图 16-63）。通常不累及被盖部。有时可见中脑、丘脑和基底核受累。病灶强化表现多变，可无强化或轻度环状强化。病变后期脑桥萎缩。

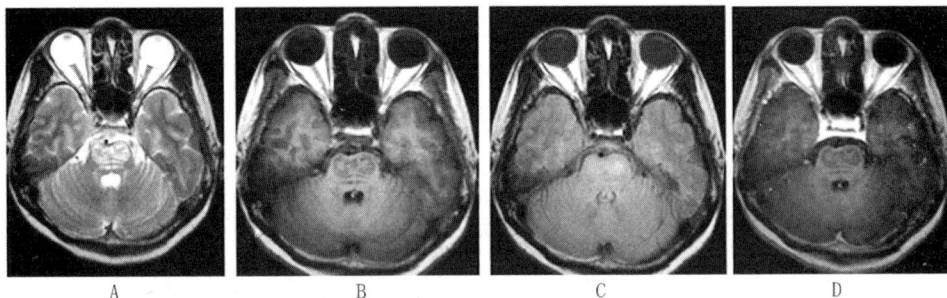

图 16-63　脑桥中央髓鞘溶解

A、B. 轴面 T_2WI 及 T_1WI 显示脑桥片状不均匀稍长 T_1、稍长 T_2 信号；C. 轴面 FLAIR 像显示脑桥病灶为稍高信号；D. 轴面增强 T_1WI 显示脑桥病灶强化不明显

（冯友珍）

第九节　伴有深部灰质受累的实性疾患 MR 诊断

现在讨论一些以深部灰质或基底神经节受累的疾患。其主要病理改变为神经元变性，白质结构亦可受累。临床表现主要为不同类型的运动障碍，也可出现大脑皮质及小脑受侵的症状，如痴呆及共济失调。

一、慢性进行性舞蹈病

（一）临床表现与病理特征

本病又称遗传性舞蹈病，亨廷顿（Huntington）病。是一种遗传性中枢神经系统慢性变性病变。病理改变以大脑皮质及新纹状体受侵为主，特点为尾状核及壳核变性萎缩，额叶皮质萎缩。其生化改变为基底核中多巴胺（DA）含量过多而 γ—氨基丁酸（GABA）及胆碱的含量减少。

多为中年发病，有遗传家族史，偶见散发病例。临床表现为以上肢远端及面部表情肌为明显的多动症，舞蹈样动作多变，安静时减轻，睡眠时消失，可因随意运动及情绪影响而加重。可有情感淡漠、抑郁或激惹及人格改变，最终精神衰退而致痴呆。

（二）MRI 表现

可见双侧尾状核头萎缩以及继发性侧脑室额角扩张。有人将额角及尾状核进行定量测定，发现在本病患者额角与尾状核比例明显小于正常人。当脑萎缩导致双侧脑室明显扩张后,尾状核萎缩相对不明显。注射对比剂后无强化。MRI可显示双侧皮质下萎缩,由前向后发展,最初影响额叶,以后逐渐影响顶叶、枕叶、基底核、脑干、小脑均可受累,呈长 T_1、长 T_2 异常信号,基底核区可见铁质沉积。

二、肝豆状核变性

(一)临床表现与病理特征

本病又称威尔逊(Wilson)病,为家族性常染色体隐性遗传性铜代谢障碍型神经系统变性性疾病。该病三大主征为肝豆状核软化变性,角膜色素环(K-F环)及小叶性肝硬化。病理改变为胃肠道吸收铜超过正常,肝脏合成血浆铜蓝蛋白的能力下降,血中"直接反应铜"增加或沉积于额叶皮质、基底核、角膜与肝肾等处,或由尿中排出,壳核、苍白球、尾状核及额叶皮质变性,也可累及红核、黑质及齿状核。受累部位神经胶质增生,小结节性肝硬化。临床表现为儿童期或青春期发病,有家族史者约占 1/3。基底核损害症状包括震颤、僵直与多动症。皮质损害症状主要为衰退型精神障碍。可有肝硬化症状,角膜 K-F 环及铜代谢障碍的化验报告。

(二)MRI 表现

基底核、脑白质、脑干及小脑内出现长 T_1、长 T_2 异常信号,以基底核区明显(图 16-64),特别是壳核及苍白球。其次是尾状核头部及小脑齿状核和脑干。有时在高信号内混有低信号,代表胶质增生与铜铁沉积并存。丘脑也可见长 T_1、长 T_2 异常信号。这些信号改变可能与铜沉积造成脑组织缺血、坏死、软化有关。可有尾状核及大脑和小脑萎缩。

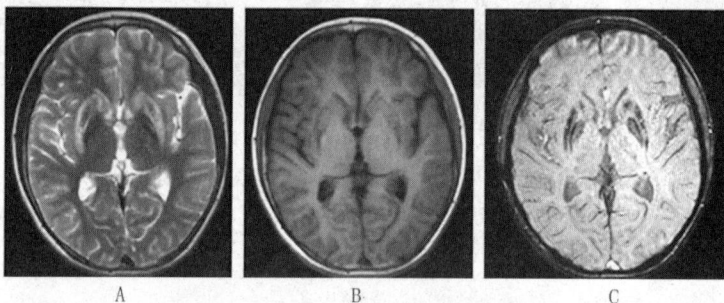

图 16-64　肝豆状核变性
A、B.轴面 T_2WI 及 T_1WI 显示双侧基底核区不均匀稍长 T_1、稍
长 T_2 异常信号;C.轴面 SWI 像显示双侧基底核区异常低信号

三、震颤麻痹

(一)临床表现与病理特征

震颤麻痹又称帕金森(Parkinson)病。病因不明,可疑为病毒感染所致,称为原发性震颤麻痹。继发于脑炎、脑血管病、脑瘤、脑外伤以及毒物或药物中毒性脑病之后者,称为帕金森综合征。病理方面,原发主要病变部位在黑质及黑质-纹状体通路。正常情况下,黑质内含有多巴胺神经元,它们终止于纹状体。由于黑质破坏,神经细胞减少,变性和空泡形成,细胞质内可见同心形的包涵体,导致黑质-纹状体通路分泌的多巴胺明显减少。多巴胺是纹状体产生的抑制性神经递质,而乙酰胆碱是纹状体的兴奋性神经递质,正常情况下,这两种递质处于平衡状态。帕金森病时,黑质与纹状体中多巴胺含量降低,使乙酰胆碱的作用相对增强而产生相应症状。此外,病变亦可侵及蓝斑、网状结构和迷走神经背核。多数病例有不同程度脑萎缩。临床表现有三大主征:肌张力增强(肌强直),运动减少、迟缓与运动缺失,震颤。多在 50 岁以后发病,男性多于女性。静止性震颤,典型手部震颤呈"搓丸样震颤";运动缓慢,行走时起步困难,呈慌张步态及"写字过少征";肌张力增加,呈"铅管样",面部表情呆板,呈"面具脸"。继发症状包括抑郁、易激动、焦虑、认知能力下降,发音及吞咽困难等,晚期死于并发症。

（二）MRI 表现

基底核区可见变性改变。大脑皮质及中央灰质萎缩,特别是第三脑室周围及额叶萎缩比较常见。MRI 具有高分辨力,在震颤麻痹患者可显示黑质（致密带）萎缩及异常铁沉积所致的 T_2 低信号（图16-65）,具有一定意义。

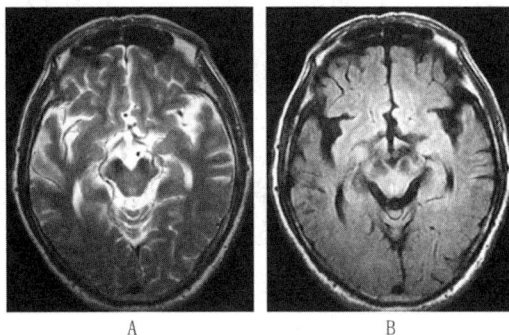

图 16-65 震颤麻痹
A、B.轴面 T_2WI 及 FLAIR 像显示中脑黑质区异常低信号,脑萎缩改变明显

多系统变性:多系统变性是指一组原因不明的中枢神经系统多部位变性与萎缩,又称多系统萎缩。其临床特点为,多在中年以后发病,隐袭渐进,经数年或十余年后死于衰竭及继发感染。相关症状涉及锥体外系、小脑、脑干运动性脑神经核,以及脊髓前角、锥体束和大脑皮质。可伴有智能障碍,感觉系统正常。本组疾病包括原发性体位性低血压（Shy－Drager 综合征）、进行性核上性麻痹、橄榄－脑桥－小脑萎缩（OPCA）及纹状体黑质变性等。分述如下。

四、原发性体位性低血压

（一）临床表现与病理特征

病理改变为脊髓灰质侧角星形神经胶质增生,也可累及基底核,第三脑室周围灰质、黑质、小脑等部位,病变双侧对称。临床主要表现为直立性低血压、中枢神经多系统症状及自主神经症状。

（二）MRI 表现

大脑皮质、小脑和脑干可见非特异性萎缩,而基底核无异常;典型 MRI 表现为在 T_2WI 壳核信号强度明显减低,特别是沿壳核边缘减低。低信号在高场强 MRI 更明显,低信号提示铁或其他金属成分异常沉积。

五、进行性核上性麻痹（Steele-Richard son-Olszewsky 综合征）

（一）临床表现与病理特征

病因不明。一般认为是一种退行性改变过程,无家族倾向,可能与病毒感染有关。主要病理改变在基底核到脑干的某些部位,以苍白球、黑质、上丘、动眼神经核、小脑齿状核最明显,以神经细胞变性为主。

（二）MRI 表现

影像检查可见明显的中脑萎缩及继发的环池、四叠体池、第三脑室等扩大,MRI 显示脑干萎缩外,在 T_2WI 可见四叠体上丘、苍白球、壳核信号减低,此外,黑质低信号明显。

六、橄榄－脑桥－小脑萎缩（OPCA）

（一）临床表现与病理特征

属脑干小脑型的变性或遗传性疾病之一。病理改变变性涉及下橄榄核、脑桥横过纤维及固有核以及小脑蚓部与皮质,也可累及锥体外系各核、脑干、脑神经核及大脑皮质。临床表现:为中年后发病,小脑性共济失调为首先症状,继之渐出现帕金森综合征或有脑干脑神经核损害症状,晚期有锥体束征。

（二）MRI 表现

MRI 显示明显的颅后窝结构萎缩（图 16-66），也可有大脑皮质萎缩。壳核、苍白球、黑质在 T_2WI 可见低信号，提示异常金属沉积。

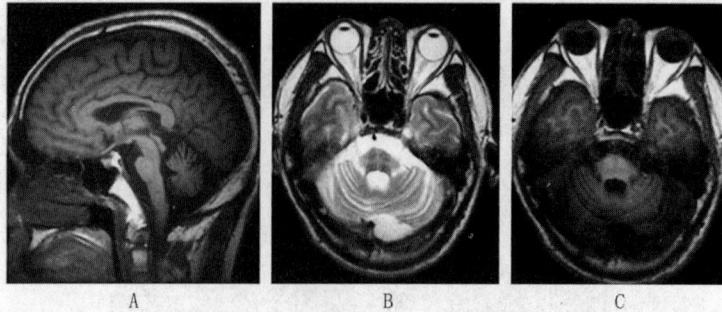

图 16-66 OPCA

A. 矢状面 T_1WI；B. 轴面 T_2WI；C. 轴面 T_1WI，脑干及小脑萎缩，脑沟裂池增宽

七、纹状体黑质变性

（一）临床表现与病理特征

病理改变主要为纹状体，特别是壳核及黑质与蓝斑核变性，可累及丘脑底核、小脑齿状核及迷走背核。临床表现为 40～50 岁发病，渐进以帕金森综合征为首见症状，但静止性震颤较轻或阙如，有小脑共济失调或锥体束征等，对左旋多巴治疗无效。

（二）MRI 表现

CT 可见双侧壳核对称性低密度区及全脑萎缩。MRI 在 T_2WI 可见壳核低信号，推测与金属元素沉积有关，与正常状态相反；壳核信号与苍白球低信号成比例。增加 T_2 弛豫时间，在尾状核黑质也可见到异常低信号。

八、苍白球黑质变性

（一）临床表现与病理特征

本病又称进行性苍白球变性综合征，Hallervor den－Spatz 综合征。为病因未明的家族性疾病，呈显性遗传。发病可能与铁和类脂质代谢紊乱有关。病理发现苍白球、黑质以及神经节细胞变性，髓鞘脱失，胶质增生，有大量铁盐及类脂质沉积，呈青绿色或锈褐色。临床表现为 10 岁左右发病，由双下肢开始的全身性强直，渐累及上肢及面部，智能衰退等。少数有色素性视网膜炎及视神经萎缩。

（二）MRI 表现

特征性 MRI 表现为，在 T_2WI 可见豆状核（苍白球）低信号，为铁沉积所致；在 T_2WI 室前白质信号增加，基底核区呈高信号，可能为脱髓鞘改变。

九、亚急性坏死性脑病

（一）临床表现与病理特征

本病又称 Leigh 综合征。病因不明，可能为与维生素 B_1 有关的一种先天性代谢障碍。中枢神经系统病变广泛，主要为对称性出血灶，除大脑外，尚可累及脑桥、脊髓、苍白球以及视神经。临床表现为乳儿期缓慢起病，有家族史。进行性视、听及智力障碍。共济失调，肌力及肌张力低下。一般在发病后 2～3 年，因球麻痹出现吞咽和呼吸困难加重而死亡。

（二）MRI 表现

脑干受累区域主要为背盖部及导水管周围灰质。呈长 T_1、长 T_2 异常信号。基底核及丘脑也常受累，T_2WI 呈高或低信号。后者可能与铁沉积或其他顺磁物质沉积有关。

十、先天性氨基酸代谢异常

（一）临床表现与病理特征

是一组遗传性代谢障碍性疾病。以某种氨基酸及其代谢产物在血内大量积蓄及经尿大量排出为特征，常伴神经系统损害症状。发病原因包括酶缺陷致使氨基酸代谢过程阻滞，以及肠道、肾小管对氨基酸的吸收运转功能障碍。大都以常染色体隐性遗传为特征。病理学特点包括髓鞘形成延迟及脑白质海绵状变性。虽然对许多氨基酸代谢障碍原因已有所了解，但其中仅少数的影像学改变有所描述。本组疾病视病种不同而有不同的症状，但多数高氨基酸血症患者有发育障碍，智能低下，痉挛发作，以及阵发性呕吐、嗜睡、共济失调、惊厥、意识障碍等氨中毒表现。部分病种有尿色味异常及皮肤和毛发异常。

（二）MRI 表现

在丙氨酸血症或甲基丙二酸尿症，脑白质内可见弥漫性长 T_1、长 T_2 异常信号，无强化。这种异常在正确的治疗后可以恢复。在有些患者，双侧苍白球可见长 T_1、长 T_2 异常信号。鸟氨酸转氨甲酰酶异常患者也有类似表现。枫糖尿病患者可见脑水肿及灰白质内长 T_1、长 T_2 异常信号。在非酮症性高甘氨酸血症，MRI 可见明显的幕上、下结构萎缩，胼胝体发育障碍，以及幕上脱髓鞘或髓鞘形成障碍。在苯丙酮酸尿症患者，MRI 显示室旁（尤其侧室三角区周围）长 T_1、长 T_2 异常信号。这种改变与病程及神经功能障碍不相关。

（冯友珍）

第十七章 乳腺疾病的 MR 诊断

第一节 乳腺 MR 检查技术

一、扫描序列和层面选择

乳腺 MRI 检查前，应详细向患者解释整个检查过程以消除其恐惧心理，得到患者最好的配合。由于乳腺腺体组织随月经周期变化，因此乳腺 MRI 检查的最佳时间为月经后 1 周。

（一）乳腺 MRI 平扫检查

在乳腺 MRI 检查中，常用的成像序列包括自旋回波序列、快速自旋回波序列和梯度回波序列。乳腺 MRI 平扫检查通常采用 T_1WI 和 T_2WI，观察乳腺的解剖结构。T_1WI 可以观察乳腺脂肪和腺体的分布情况，而 T_2WI 能较好地识别液体成分，如囊肿和扩张的导管。T_2WI 多并用脂肪抑制技术，形成脂肪抑制 T_2WI。

单纯的乳腺 MRI 平扫检查仅能对囊、实性病变做出可靠诊断，在进一步定性诊断方面与乳腺 X 线检查相比并无显著优势，故应常规行 MRI 动态增强检查。

（二）乳腺 MRI 动态增强检查

扫描序列设计应兼顾高空间分辨率和高时间分辨率两方面的要求。高空间分辨率有利于准确显示病变结构，尤其适用于发现小病变，如小乳腺癌；高时间分辨率能更准确评价动态增强扫描前后病变的时间－信号强度曲线变化。动态增强检查多采用三维快速成像技术，进行薄层（小于 3 mm）无间距扫描，使所有扫描层面同时激励，并在较短时间内对所有层面进行信号测量和采集，行任意角度或方位图像重组，获得较高的信噪比，因而使遗漏病灶的几率大为减少。MRI 增强检查常用的对比剂为 Gd-DTPA，使用剂量为 $0.1\sim0.2$ mmol/kg，一般采用静脉内团注法，在注射对比剂后采用快速梯度回波 T_1WI 连续扫描多个不同时相。动态检查时，延迟时间（注射对比剂开始至扫描开始的时间）一般为 $10\sim15$ 秒，每分钟扫描 $1\sim2$ 个时相。根据 MRI 扫描方案，一般连续扫描 $7\sim10$ 分钟，获得 $7\sim20$ 个时相的动态图像。

根据设备性能，可并用或不并用脂肪抑制技术。为了避免高信号的脂肪组织掩盖强化的病变高信号，脂肪抑制技术在检查中非常必要，应用脂肪抑制技术可使脂肪组织在图像上显示为低信号，正常腺体组织显示为中等信号，这对于异常信号病变的检出或增强扫描时强化病灶的显示较为敏感，特别是对较大的脂肪型乳腺更有价值。如所用设备不适合行脂肪抑制成像技术，则需要对增强前后图像进行减影，以使强化病变更加明显。

（三）DWI 和 MRS 检查

如所用 MRI 设备的硬件和软件允许，可进行乳腺 MR 扩散加权成像（DWI）和 MR 波谱成像（MRS）检查。DWI 一般采用单次激发平面回波成像（EPI）技术。[1]H－MRS 检查多采用 PRESS 技术，选取体素时要最大范围包含病灶，同时尽可能避开周围脂肪组织。近年来研究结果表明，动态增强 MRI 检查结合 DWI 和 MRS 可提高乳腺癌诊断的特异性。

乳腺 MRI 检查与身体其他器官的 MRI 检查方式不同。乳腺 MRI 检查时，患者通常俯卧于检查床和特制的专用线圈上，使双侧乳腺自然悬垂于表面线圈双孔内。扫描剖面可采用横轴面和矢状面。扫描层厚一般不大于 5 mm，无层间距。扫描范围应包括双侧全部乳腺组织，必要时包括腋窝，观察淋巴结。

二、乳腺 MRI 检查原则

对于乳腺疾病，MRI 诊断的准确性在很大程度上依赖于检查方法是否恰当，采用的扫描序列及技术参数是否合理。目前，由于各医疗机构所用设备及磁场强度不同，乳腺 MRI 检查方法亦不尽相同，难以制定统一的检查规范，但在乳腺 MRI 检查中应遵循以下主要原则：

(1)乳腺 MRI 检查应在磁场非常均匀的高场设备(1.5T 及 1.5T 以上)进行，尽管有应用低场 MR 设备进行乳腺检查的报道，但有若干因素可能影响图像质量。

(2)必须采用专用乳腺线圈。

(3)除常规平扫检查外，需要通过静脉注射对比剂做动态增强检查。

(4)采用三维快速梯度回波成像技术采集数据时，应尽可能平衡高空间分辨率和高时间分辨率两方面的要求。

(5)应用 MRI 设备的后处理功能进行多平面重组和容积重组。

(柴小康)

第二节　乳腺 MR 检查的临床适应证和限度

为了使乳腺 MRI 检查在临床得到更加合理的应用，既能最大限度地发挥其特有的优势，又能避免由于不正确或不恰当的使用给患者和临床医生带来困惑，节省资源，要充分了解乳腺 MRI 检查的应用价值和其限度，掌握乳腺 MRI 检查的临床适应证，目前乳腺 MRI 检查主要应用于以下几个方面。

一、适用于乳腺 X 线和超声检查对病变检出或确诊困难的患者

对致密型乳腺以及乳腺 X 线和超声检查不能明确诊断的病变，MRI 可为检出病变和定性诊断提供有价值的依据，避免漏诊和不必要的活检。

二、适用于对腋下淋巴结转移患者评价乳腺内是否存在隐性乳腺癌

约有 0.3%～0.8% 的乳腺癌仅表现为腋下淋巴结肿大，而临床和 X 线检查阴性，对于仅有腋下淋巴结肿大的患者，MRI 有助于发现乳腺内原发肿瘤，约 80% 的病例可通过 MRI 检查检出乳腺内原发癌灶。

三、适用于乳腺癌术前分期

对于已诊断乳腺癌的患者来说，准确确定病变范围和明确有无多灶或多中心癌对于外科医生选择合适的治疗方案至关重要，MRI 可为临床能否行保乳手术提供可靠依据。首先在观察乳腺癌灶范围方面特别对浸润性较强的癌如浸润性小叶癌，临床触诊和 X 线摄影对病变范围常常低估，乳腺 MRI 检查优于临床触诊和 X 线摄影。

多灶或多中心性乳腺癌发生率为 14%～47%，在观察多灶或多中心性肿瘤方面，文献报道在拟行保乳手术前行动态增强 MRI 检查的病例中，11%～19.3% 的病例因发现了多灶或多中心病变而改变了原来的治疗方案，由局部切除术改为全乳腺切除术，动态增强 MRI、X 线和超声三种影像检查方法对于多灶、多中心性乳腺癌诊断的准确性分别是 85%～100%、13%～66% 和 38%～79%。

对一侧已诊断为乳腺癌的患者，MRI 尚可成为诊断对侧是否存在隐性乳腺癌的一种有效检查方法。已有研究表明，双侧同时性发生乳腺癌的几率为 1%～3%，而非同时性对侧乳腺癌的发生几率更高，随着乳腺 MRI 检查对乳腺癌术前分期应用的增多，在对病侧乳腺检查的同时，对侧乳腺癌 MRI 检出率

为 4%～9%。

四、适用于乳腺术后或放疗后患者

乳腺肿块切除术后或放疗后常常出现进行性纤维化和瘢痕,引起乳腺正常结构的变形,在以后的随访中可导致临床触诊和 X 线检查的误诊。通常在手术后时间大于 6 个月或放疗后时间大于 9 个月,MRI 对术后或放疗后的纤维瘢痕与肿瘤复发的鉴别诊断有很大价值。

五、适用于乳腺癌高危人群普查

乳腺 MRI 检查已被公认为对于乳腺癌检出具有很高的敏感性,因此,可作为乳腺癌高危妇女的筛查方法,MRI 检查可以发现临床触诊、X 线或超声检查不能发现的恶性病变。乳腺癌高危人群包括 BRCA1 或 BRCA2 基因突变携带者、乳腺癌家族史、曾有一侧乳腺癌病史、接受过胸部斗篷野放疗(通常为 10～30 岁之间因霍奇金病接受放疗)。

六、适用于乳房成形术后患者

乳腺 MRI 检查能准确分辨乳腺假体与其周围乳腺实质的结构,观察其位置、有无破裂等并发症以及后方乳腺组织内有无癌瘤等,并被认为是评价乳腺假体植入术后最佳的影像学方法。

七、适用于评价乳腺癌新辅助化疗效果

乳腺癌新辅助化疗(neoadjuvant chemotherapy)最初是指对局部晚期乳腺癌患者进行手术治疗之前所进行的全身性辅助化疗,目前已将该治疗范围扩展至肿瘤较大的乳腺癌,降低乳腺癌的分期,增加临床保乳手术治疗的机会。与术后辅助化疗相比,新辅助化疗可以缩小肿瘤及淋巴结体积,使原发肿瘤及淋巴结降期,提高保乳率;另外可在体评价肿瘤对化疗药物的敏感程度,及时更改对肿瘤不敏感的药物,使患者及临床医生选择更有效的术前和术后化疗方案。

临床评价化疗疗效的传统方法有触诊、X 线和超声检查。这些方法主要通过对肿瘤的形态及大小变化判断疗效,但单纯的肿瘤形态与大小改变不能完全反映实际情况,如化疗后残余病变与纤维化的鉴别、微小残余病变的检出方面存在明显的限度,有些肿瘤体积虽无变化但肿瘤细胞活性已减弱或丧失,因此,术前对残余病变病理反应状态的准确评估成为临床需要解决的问题。

MRI 动态增强检查、DWI 及 MRS 可以同时评价肿瘤的形态学及功能代谢改变,近年来通过 MRI 监测乳腺癌新辅助化疗反应的临床应用逐渐增多。MRI 对化疗反应的评价与病理组织学评价的总体一致性较高,显示的病变范围与组织学病变范围最为接近,优于临床触诊、X 线和超声检查。如化疗有效,MRI 表现为肿瘤体积缩小,强化程度减低,时间-信号强度曲线类型发生变化,由流出型或平台型转变为渐增型(降级),DWI 表观扩散系数(ADC)值升高,MRS 总胆碱化合物峰下降。

乳腺 MRI 检查的限度在于:①对微小钙化显示不直观,特别当钙化数量较少时,因此乳腺 MRI 诊断有时需要结合 X 线平片;②良、恶性病变的 MRI 表现存在一定比例的重叠,对 MRI 表现不典型的病变需要通过组织活检诊断;③MRI 检查时间较长,费用较高。

(柴小康)

第三节　正常乳腺 MR 解剖和病变分析方法

一、正常乳腺 MRI 表现

正常乳腺的 MRI 表现因所用脉冲序列不同而有所差别。

脂肪组织在 T_1WI 及 T_2WI 均呈高信号,但在脂肪抑制序列上呈低信号,注射对比剂后增强扫描时几乎无强化。

纤维和腺体组织通常在 T_1WI 区分不开,表现为较低或中等信号,与肌肉组织大致呈等信号。在 T_2WI 腺体组织表现为中等信号,高于肌肉,低于液体和脂肪。在脂肪抑制 T_2WI 序列腺体组织表现为中等或较高信号。

T_1WI 动态增强扫描时,正常乳腺实质表现为弥漫性、区域性或局灶性轻度渐进性强化,强化程度一般不超过增强前信号强度的 1/3。如果在月经期或月经前期 MRI 检查,动态增强扫描时正常乳腺实质也可呈中度甚至重度强化。乳腺皮肤在动态增强扫描时可呈程度不一的渐进性强化,皮肤厚度大致均匀。乳头亦呈轻至中等程度渐进性强化,双侧大致对称。

乳腺类型不同,MRI 表现亦有差异:致密型乳腺的腺体组织占乳腺的大部或全部,在 T_1WI 及 T_2WI 表现为一致性的较低及中等信号,周围是高信号的脂肪层;脂肪型乳腺主要由高信号的脂肪组织构成,残留的部分索条状乳腺小梁在 T_1WI 和 T_2WI 均表现为低或中等信号;中间混合型乳腺的 MRI 表现介于脂肪型与致密型之间,通常在高信号的脂肪组织中夹杂有斑片状中等信号的腺体组织。

二、乳腺病变 MRI 分析方法

通常,对乳腺病变进行 MRI 观察和分析时应包括病变形态表现、信号强度及内部结构,尤其是动态增强扫描后病变强化方式和血流动力学特征,如早期强化率和时间-信号强度曲线类型等。如行 DWI 和 MRS 检查,还可测量和分析乳腺病变的 ADC 值和总胆碱化合物含量。

在美国放射学会(American College of Radiology, ACR)2003 年出版的乳腺影像报告和数据系统 MRI(Breast Imaging Reporting and Data System-Magnetic Resonance Imaging, BI-RADS-MRI)中,详尽阐述了对异常强化病变以及对良、恶性病变表现描述的标准术语。

(一)病变形态、信号强度、内部结构及强化方式

乳腺良、恶性病变的形态分析方法与乳腺 X 线平片相似。其中,强化后的病变形态能更清楚揭示其生长类型、病变范围以及内部结构,且能显示平扫检查难以检出的多灶或多中心性病变。

1. 平扫 MRI 检查

提示恶性病变的形态表现包括形态不规则,呈星芒状或蟹足样,边缘不清或呈毛刺样。反之,形态规则、边缘光滑锐利者多提示良性。但小的病变和少数病变可有不典型表现。乳腺病变在平扫 T_1WI 多呈低或中等信号,在 T_2WI 信号强度则依据其细胞、纤维成分及含水量不同而异,纤维成分多的病变信号强度低,细胞及含水量多的病变信号强度高。良性病变内部的信号强度一般较均匀,但约 64% 的纤维腺瘤内可有胶原纤维形成的分隔,后者在 T_2WI 表现为低或中等信号强度;恶性病变内部可有液化、坏死、囊变、纤维化或出血,表现为高、中、低混杂信号。

2. 增强 MRI 检查

按照 BI-RADS-MRI 标准,乳腺异常强化被定义为其信号强度高于正常乳腺实质,并强调应在高分辨动态增强扫描的早期时相观察异常强化病变的形态表现,以避免病变内对比剂廓清或周围乳腺组织的渐进性强化影响病变观察。乳腺异常强化表现可概括为局灶性、肿块和非肿块性病变。

局灶性病变是指小斑点状强化灶,难以描述它的形态和边缘特征,无明确的占位效应,通常小于 5 mm。局灶性病变也可以为多发斑点状强化灶,散布于乳腺正常腺体或脂肪内,多为偶然发现的强化病灶。局灶性病变多为腺体组织灶性增生性改变,如两侧呈对称性表现更提示为良性可能。

肿块是指具有三维立体结构的占位性病变,对于肿块的描述应包括形态、边缘、内部强化特征。肿块形态分为圆形、卵圆形、分叶形或不规则形。边缘分为光滑、不规则或毛刺。一般而言,边缘毛刺或不规则形肿块提示恶性,边缘光滑提示良性。肿块内部强化特征分为均匀或不均匀强化,另有几种特征性强化方式包括边缘强化、内部低信号分隔、分隔强化或中心强化。均匀强化常提示良性,不均匀强化提示恶性。除囊肿合并感染(囊肿在 T_2WI 呈明显高信号)或脂肪坏死(可结合病史和 X 线表现诊断)外,边缘强化的

肿块高度提示恶性可能。无强化或内部有低信号分隔提示纤维腺瘤。动态增强检查时,恶性病变多为不均匀强化或边缘强化,强化方式亦多由边缘环状强化向中心渗透,呈向心样强化;而良性病变的强化常均匀一致,强化方式多由中心向外围扩散,呈离心样强化。

除以上局灶性或肿块病变外,乳腺内其他异常强化被称为非肿块性强化。对于非肿块性强化病变,应观察其分布、内部强化特征和两侧是否对称。依据其分布不同可分为局限性强化(强化区域小于 1/4 个象限,异常强化病变之间有脂肪或腺体组织)、线样强化(强化表现为线样,在 3D 或其他方位图像可表现为片状)、导管强化(指向乳头方向的线样强化,可有分支)、段性强化(呈三角形或锥形强化,尖端指向乳头,与导管或其分支走行一致)、区域性强化(非导管走行区域的大范围强化)、多发区域性强化(2 个或 2 个以上的区域性强化)和弥漫性强化(遍布于整个乳腺的广泛散在的均匀强化)。导管样或段样强化常提示恶性病变,特别是导管内原位癌(ductal carcinoma insitu,DCIS)。区域性、多发区域性或弥漫性强化多提示良性增生性改变,常见于绝经前妇女(MRI 表现随月经周期不同而不同)和绝经后应用激素替代治疗的女性。非肿块性强化病变的内部强化特征分为均匀、不均匀、斑点状、簇状(如为线样分布,可呈串珠状)和网状强化。多发的斑点状强化常提示正常乳腺实质或纤维囊性改变,簇状强化则提示 DCIS。对于非肿块性强化病变,应注意描述两侧乳腺强化是否对称,对称性强化多提示良性改变。

与异常强化病变相伴随的征象包括乳头内陷、平扫 T_1WI 导管高信号征、皮肤增厚与受累、水肿、淋巴结肿大、胸大肌受累、胸壁受累、血肿或出血、异常无信号区域(伪影造成的无信号区)和囊肿。这些征象可以单独出现,也可伴随出现。部分伴随征象的出现有助于乳腺癌的诊断,对外科手术方案的制订和肿瘤的分期亦有重要意义。

(二)动态增强显示血流动力学改变

动态增强曲线描述的是注入对比剂后病变信号强度随时间变化的特征。异常强化病变的信号强度—时间曲线包括两个阶段,第一阶段为初期时相即注药后 2 分钟内或曲线开始变化时,其信号强度分为缓慢、中等或快速增加;第二阶段为延迟时相即注药 2 分钟后或动态曲线开始变化后,其变化决定曲线形态。通常将动态增强曲线分为三型:①渐增型:在动态观察时间内病变信号强度表现为缓慢持续增加;②平台型:注药后于动态增强早期时相信号强度达到高峰,在延迟期信号强度无明显变化;③流出型:病变于动态增强早期时相信号强度达到高峰后减低。一般而言,渐增型曲线多提示良性病变(可能性为83%～94%);流出型曲线提示恶性病变(可能性为 87%);平台型曲线可为恶性也可为良性病变(恶性可能性为 64%)。

(三)MRI 功能成像

动态增强 MRI 诊断乳腺癌的敏感性较高,但特异性相对较低。针对这一问题,近年来国内外学者试图将主要用于超早期脑梗死及脑肿瘤诊断的 DWI 和 MRS 应用于乳腺检查。初步结果表明这两种成像技术可为鉴别乳腺良、恶性病变提供有价值的信息。

DWI 是目前唯一能观察活体水分子微观运动的成像方法,它从分子水平上反映了人体组织的空间组成信息,以及病理生理状态下各组织成分水分子的功能变化,能够在早期检测出与组织含水量改变有关的形态学和生理学改变。恶性肿瘤细胞繁殖旺盛,细胞密度较高,细胞外容积减少;同时,细胞生物膜的限制和大分子物质如蛋白质对水分子的吸附作用也增强,这些因素综合作用阻止了恶性肿瘤内水分子的有效运动,限制了扩散,因而,恶性肿瘤在 DWI 通常呈高信号,ADC 值降低,而乳腺良性病变的 ADC 值较高。良、恶性病变 ADC 值之间的差异有统计学意义,根据 ADC 值鉴别良、恶性乳腺肿瘤特异性较高。值得注意的是,部分乳腺病变于 DWI 呈高信号,但所测 ADC 值较高,考虑 DWI 的这种高信号为 T_2 透射效应(T_2 shine through effect),而非扩散能力降低。DWI 无需对比剂增强,检查时间短,但其空间分辨率和解剖图像质量不如增强扫描图像。动态增强 MRI 结合 DWI 可以提高乳腺病变诊断的特异性。

MRS 是检测活体内代谢和生化信息的一种无创伤性技术,能显示良、恶性肿瘤的代谢物差异,提供先于形态学改变的代谢改变信息。正常乳腺细胞发生恶变时,往往伴随着细胞结构和功能的变化,癌细胞迅速生长及增殖导致某些代谢物含量增加。近年来,1.5T 磁共振成像系统有了配套的波谱分析软件,MRS 从实验研究转入临床应用。研究结果表明,大多数乳腺癌在^{1}H-MRS 出现胆碱峰,仅有少数良性病变显示胆碱峰。但¹H-MRS 成像受诸多因素影响（如磁场均匀度和病变大小）。动态增强 MRI 结合 DWI 和 MRS 可明显提高 MRI 诊断乳腺癌的特异性。但与动态增强 MRI 相比，乳腺 DWI 和 MRS 技术尚不够成熟，目前 ACR 尚未推荐对后者的具体评估方法。

（四）乳腺 MRI 诊断标准

诊断乳腺良、恶性病变时，BI-RADS-MRI 提出分析病变的形态表现与动态增强血流动力学表现具有相同的重要性。因此，MRI 诊断标准包括两方面，一方面依据病变形态表现，另一方面依据动态增强后病变的血流动力学特征鉴别良、恶性。对于病变良、恶性的诊断，动态曲线通常可以提供决定性信息。但对于非浸润性的 DCIS 而言，由于其发生部位、少血供以及多发生钙化等特点，形态学评价的权重往往大于动态增强血流动力学表现，如形态表现为导管样或段性强化，即使动态增强曲线类型不呈典型恶性特征亦应考虑恶性可能。

（五）乳腺 MRI 观察和分析要点

在平扫 MRI，应观察病变的形态，以及在 T_1WI、T_2WI 的信号强度。与正常腺体比较，通常在 T_1WI、T_2WI 将病变信号强度分为高、中等、低信号。根据病变信号变化，平扫 MRI 可对乳腺囊性病变和含脂肪成分的病变做出可靠诊断。但对于非囊性病变的定性诊断，平扫 MRI 与 X 线检查相比并无显著优势，另外部分乳腺病变在平扫 MRI 不能明确显示，故应常规进行动态增强 MRI 检查。

在动态增强 MRI，首先应观察是否存在强化表现。如有强化，应进一步分析其形态学和血流动力学特征。分析动态扫描图像时，应对照分析注药前和注药后不同时相的同层面图像，如以胶片为报告书写依据时，照片上最好应将同层面注药前和注药后图像顺序放在一排或一列，以方便阅片者观察，通过分析兴趣区或病变局部信号强度的动态变化，并比较病变和邻近正常组织信号强度的差别，全面评价病变的强化特征。不要误将增强后 T_1WI 中的所有高信号都解释为强化表现，对照观察增强前的蒙片可以避免这种错误。

分析肿块性病变时，除观察其形态和边缘外，还要观察其强化分布方式，如均匀强化、边缘强化或不均匀强化，强化方式是向心样强化，还是离心样强化。对于区域性或弥漫性强化的病变，应区别散在斑片状与导管样或段性分布。导管性或段性分布的强化应考虑恶性，尤其 DCIS 可能。对于动态增强 MRI，除分析形态学和强化分布表现外，更应注重分析增强前后病变的信号强度及动态变化，如时间－信号强度曲线类型和早期强化率。从某种意义上讲，MRI 鉴别乳腺肿块性病变的良、恶性时，分析时间－信号强度曲线类型和强化分布方式比分析病变的形态表现更重要，尤其对较小病变的定性诊断更是如此。诊断非肿块性病变时，分析权重首先为强化分布方式，其次为内部强化特征及曲线类型。

（柴小康）

第四节　乳腺增生性疾病 MR 诊断

一、临床表现与病理特征

临床上，乳腺增生性疾病多见于 30～50 岁的妇女，症状为乳房胀痛和乳腺内多发性"肿块"，症状常与月经周期有关，月经前期症状加重，月经后症状减轻或消失。

乳腺增生性疾病的病理诊断标准及分类尚不统一，故命名较为混乱。一般组织学上将乳腺增生性疾病描述为一类以乳腺组织增生和退行性变为特征的改变，伴有上皮和结缔组织的异常组合，它是在某些激素分泌失调的情况下，表现出乳腺组织成分的大小和数量构成比例及形态上的周期性变化，是一组综合征。乳腺增生性疾病包括囊性增生病（cystic hyperplasia disease）、小叶增生（lobular hyperplasia）、腺病（adenosis）和纤维性病（fibrous disease）。其中囊性增生病包括囊肿、导管上皮增生、乳头状瘤病、腺管型腺病和顶泌汗腺样化生,它们之间有依存关系,但不一定同时存在。囊肿由末梢导管扩张而成,单个或多个,大小不等,最大者直径可以超过 5 cm,小者如针尖状。

二、MRI 表现

在 MRI 平扫 T_1WI,增生的导管腺体组织表现为低或中等信号,与正常乳腺组织信号相似;在 T_2WI 上,信号强度主要依赖于增生组织内含水量,含水量越高信号强度亦越高。当导管、腺泡扩张严重,分泌物潴留时可形成囊肿,常为多发,T_1WI 上呈低信号,T_2WI 上呈高信号。少数囊肿因液体内蛋白含量较高,T_1WI 上亦可呈高信号。囊肿一般不强化,少数囊肿如有破裂或感染时,其囊壁可有强化(图 17-1)。在动态增强扫描时,乳腺增生多表现为多发性或弥漫性小片状或大片状轻至中度的渐进性强化,随时间的延长强化程度和强化范围逐渐增高和扩大(图 17-2),强化程度通常与增生的严重程度成正比,增生程度越重,强化就越明显,严重时强化表现可类似于乳腺恶性病变。

DWI 和 MRS 检查有助于良、恶性病变的鉴别,通常恶性病变在 DWI 呈高信号,ADC 值降低;而良性病变在 DWI 上 ADC 值较高。在 ^1H-MRS 上,70%~80% 的乳腺癌于 3.2 ppm 处可出现胆碱峰;而大多数良性病变则无胆碱峰出现。但部分文献曾报道在乳腺实质高代谢的生理状态如哺乳期也可测到胆碱峰,也有作者认为由于胆碱是细胞膜磷脂代谢的成分之一,参与细胞膜的合成和退变,无论良性或恶性病变,只要在短期内迅速生长,细胞增殖加快,膜转运增加,胆碱含量就可以升高,MRS 即可测到胆碱峰。

三、鉴别诊断

(1)局限性乳腺增生,尤其是伴有结构不良时需与浸润型乳腺癌鉴别:局限性增生多为双侧性,通常无皮肤增厚及毛刺等恶性征象;若有钙化,亦较散在,而不似乳腺癌密集。动态增强 MRI 检查有助于鉴别,局限性增生多表现为信号强度随时间延迟而渐进性增加,于晚期时相病变的信号强度和强化范围逐渐增高和扩大,而浸润型乳腺癌的信号强度呈快速明显增高且快速降低模式。

(2)囊性增生的囊肿需与良性肿瘤(如多发纤维腺瘤)鉴别:MRI 可鉴别囊肿和纤维腺瘤。囊肿呈典型液体信号特征,T_1WI 低信号,T_2WI 高信号。

(柴小康)

第五节　乳腺纤维腺瘤 MR 诊断

一、临床表现与病理特征

乳腺纤维腺瘤(fibroadenoma)是最常见的乳腺良性肿瘤,多发生在 40 岁以下妇女,可见于一侧或两侧,也可多发,多发者约占 15%。患者一般无自觉症状,多为偶然发现,少数可有轻度疼痛,为阵发性或偶发性,或在月经期明显。触诊时多为类圆形肿块,表面光滑,质地韧,活动,与皮肤无粘连。病理上,纤维腺瘤是由乳腺纤维组织和腺管两种成分增生共同构成的良性肿瘤。在组织学上,可表现为以腺上皮为主要成分,也可表现为以纤维组织为主要成分,按其比例不同,可称之为纤维腺瘤或腺纤维瘤(adenofibroma),多数肿瘤以纤维组织增生为主要改变。其发生与乳腺组织对雌激素的反应过强有关。

二、MRI 表现

纤维腺瘤的 MRI 表现与其组织成分有关。在平扫 T_1WI,肿瘤多表现为低信号或中等信号,轮廓边界清晰,圆形或卵圆形,大小不一。在 T_2WI 上,依肿瘤内细胞、纤维成分及水的含量不同而表现为不同的信号强度:纤维成分含量多的纤维性纤维腺瘤(fibrous fibroadenoma)信号强度低;而水及细胞含量多的黏液性及腺性纤维腺瘤(myxoid and glandular fibroadenoma)信号强度高。发生退化、细胞少、胶原纤维成分多者在 T_2WI 上呈较低信号。约 64% 的纤维腺瘤内可有由胶原纤维形成的分隔,分隔在 T_2WI 上表现为低或中等信号强度(图 17-1～4)。通常发生在年轻妇女的纤维腺瘤细胞成分较多,而老年妇女的纤维腺瘤则含纤维成分较多。

动态增强 MRI 扫描,纤维腺瘤表现亦可各异,大多数表现为缓慢渐进性的均匀强化或由中心向外围扩散的离心样强化,少数者,如黏液性及腺性纤维腺瘤亦可呈快速显著强化,其强化类型有时难与乳腺癌鉴别,所以准确诊断除依据强化程度、时间－信号强度曲线类型外,还需结合病变形态学表现进行综合判断,必要时与 DWI 和 MRS 检查相结合,以减少误诊。

三、鉴别诊断

（一）乳腺癌

患者多有临床症状。病变形态多不规则,边缘呈蟹足状。MRI 动态增强检查时,信号强度趋于快速明显增高且快速减低,即时间－信号强度曲线呈流出型,强化方式由边缘向中心渗透,呈向心样强化趋势。ADC 值减低。少数纤维腺瘤(如黏液性及腺性纤维腺瘤)亦可呈快速显著强化,其强化类型有时难与乳腺癌鉴别,需结合形态表现综合判断,必要时结合 DWI 和 MRS 信息,以减少误诊。

（二）乳腺脂肪瘤

脂肪瘤表现为脂肪信号特点,在 MRI T_1WI 和 T_2WI 上均呈高信号,在脂肪抑制序列上呈低信号。其内常有纤细的纤维分隔,而无正常的导管、腺体和血管结构。周围有较纤细而致密的包膜。

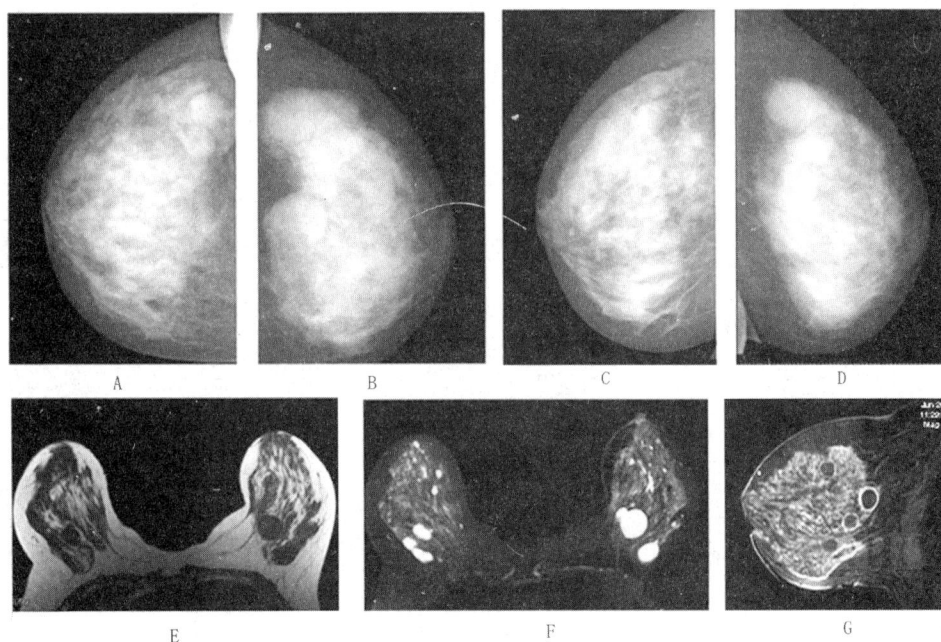

图 17-1 双侧乳腺囊性增生病

A、B. 右、左乳 X 线头尾位片;C、D. 右、左乳 X 线内外侧斜位片,显示双乳呈多量腺体型乳腺,其内可见多个大小不等圆形或卵圆形肿物,部分边缘清晰光滑,部分边缘与腺体重叠显示欠清,未见毛刺、浸润征象,肿物密度与腺体密度近似;E. MRI 平扫横轴面 T_1WI;F. MRI 平扫横轴面脂肪抑制 T_2WI,显示双乳腺内可见多发大小不等肿物,T_1WI 呈低信号,T_2WI 呈高信号,边缘清晰光滑,内部信号均匀;G. MRI 增强后矢状面 T_1WI,显示部分肿物未见强化,部分肿物边缘可见规则环形强化

实用医学影像诊断与鉴别诊断

SHIYONG YIXUE YINGXIANGZHENDUAN YU JIANBIEZHENDUAN ◎··

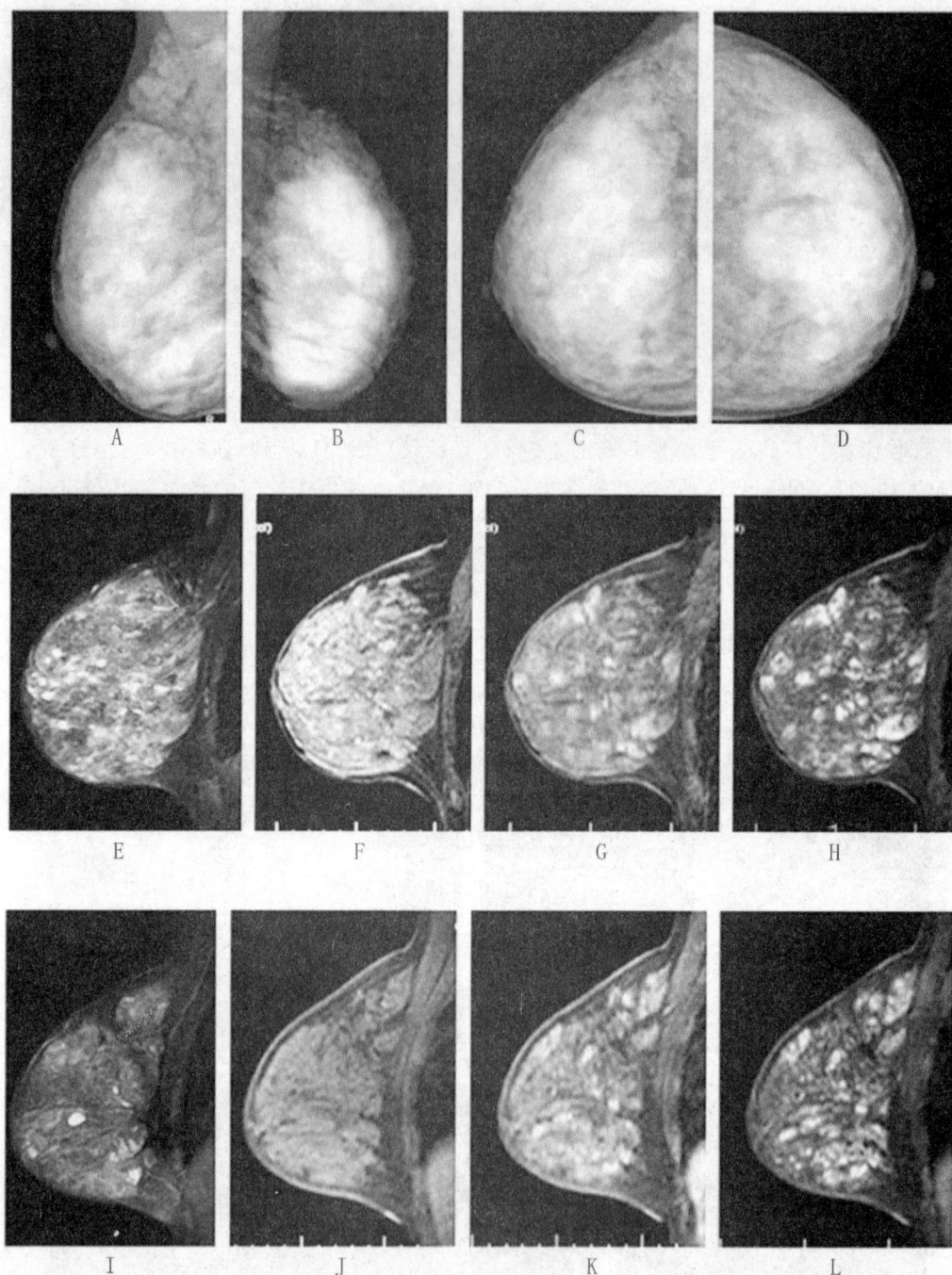

图 17-2　双乳增生

A、B. 右、左乳 X 线内外侧斜位片；C、D. 右、左乳 X 线头尾位片，显示双乳呈多量腺体型乳腺，其内可见多发斑片状及结节状影，与腺体密度近似；E. 左乳 MRI 平扫矢状面脂肪抑制 T_2WI；F、G、H. 分别为左乳 MRI 平扫、动态增强后 1、8 分钟；I. 右乳 MRI 平扫矢状面脂肪抑制 T_2WI；J、K、L. 分别为右乳 MRI 平扫、动态增强后 1、8 分钟，显示双乳呈多量腺体型乳腺，平扫 T_2WI 双乳腺内多发大小不等液体信号灶，动态增强后双乳腺内弥漫分布多发斑点状及斑片状渐进性强化，随时间的延长强化程度和强化范围逐渐增高和扩大

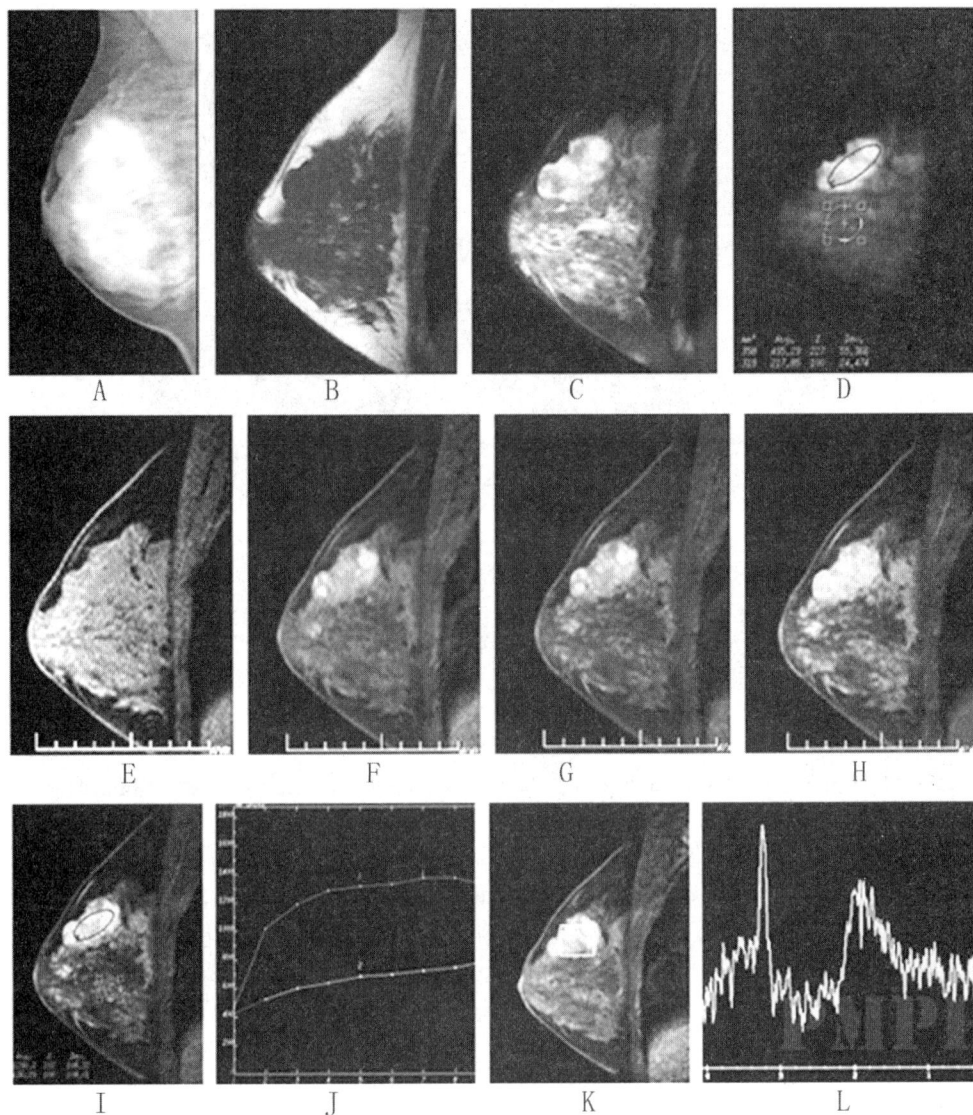

图 17-3 （右乳腺）腺泡型腺病

A. 右乳 X 线内外侧斜位片，外上方腺体表面局限性突出，呈中等密度，所见边缘光滑，相邻皮下脂肪层及皮肤正常；B. MRI 平扫矢状面 T_1WI；C. MRI 平扫矢状面脂肪抑制 T_2WI，显示右乳外上方不规则形肿物，呈分叶状，T_1WI 呈较低信号，T_2WI 呈中等、高混杂信号，边界尚清楚；D. DWI 图，病变呈异常高信号，ADC 值略降低；E、F、G、H. 分别为 MRI 平扫、动态增强后1、2、8 分钟；I、J. 动态增强后病变和正常腺体感兴趣区测量及时间－信号强度曲线，显示动态增强后病变呈明显强化且随时间延迟信号强度呈逐渐升高趋势；K. 病变区 MRS 定位像；L. MRS 图，于病变区行 MRS 检查，在 3.2 ppm 处可见异常增高胆碱峰

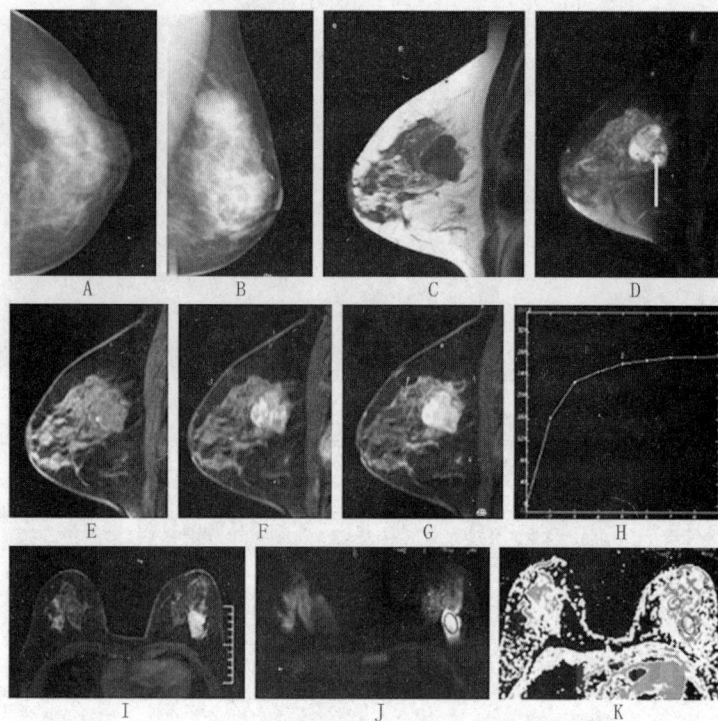

图 17-4　（左乳腺）纤维腺瘤伴黏液变性

A.左乳 X 线头尾位片；B.左乳 X 线内外侧斜位片，显示左乳外上方分叶状肿物，密度比正常腺体密度稍高，肿物部分边缘模糊，小部分边缘可见低密度透亮环；C.左乳 MRI 平扫矢状面 T_1WI；D.左乳 MRI 平扫矢状面脂肪抑制 T_2WI，显示左乳外上方分叶状肿物，内部信号不均匀，T_1WI 呈较低信号且其内可见小灶性高信号，T_2WI 呈混杂较高信号且其内可见多发低信号分隔（白箭），边界清楚；E、F、G.分别为 MRI 平扫、动态增强后 1、8 分钟；H.动态增强后病变区时间-信号强度曲线图；I.增强后延迟时相横轴面，显示动态增强后病变呈不均匀渐进性强化，时间-信号强度曲线呈渐增型；J.DWI 图；K.ADC 图，于 DWI 上病变呈高信号，ADC 值无降低（肿物 ADC 值为 $1.9 \times 10^{-3} mm^2/s$，正常乳腺组织 ADC 值为 $2.0 \times 10^{-3} mm^2/s$）

（三）乳腺错构瘤

为由正常乳腺组织异常排列组合而形成的一种瘤样病变。病变主要由脂肪组织（可占病变的 80%）构成，混杂不同比例的腺体和纤维组织。影像特征为肿瘤呈混杂密度或信号，具有明确的边界。

（四）乳腺积乳囊肿

比较少见，是由于泌乳期一支或多支乳导管发生阻塞、乳汁淤积形成，常发生在哺乳期或哺乳期后妇女。根据形成的时间及内容物成分不同，MRI 表现亦不同：病变内水分含量较多时，积乳囊肿可呈典型液体信号，即在 T_1WI 呈低信号，在 T_2WI 呈高信号；如脂肪、蛋白或脂质含量较高，积乳囊肿在 T_1WI 和 T_2WI 均呈明显高信号，在脂肪抑制序列表现为低信号或仍呈较高信号；如病变内脂肪组织和水含量接近，在反相位 MRI 可见病变信号明显减低。在增强 MRI，囊壁可有轻至中度强化。临床病史也很重要，肿物多与哺乳有关。

（柴小康）

第六节　乳腺大导管乳头状瘤 MR 诊断

一、临床表现与病理特征

乳腺大导管乳头状瘤(intraductal papilloma)是发生于乳晕区大导管的良性肿瘤,乳腺导管上皮增生突入导管内并呈乳头样生长,因而称其为乳头状瘤。常为单发,少数也可同时累及几支大导管。本病常见于经产妇,以 40～50 岁多见。发病与雌激素过度刺激有关。乳腺导管造影是诊断导管内乳头状瘤的重要检查方法。主要临床症状为乳头溢液,可为自发性或挤压后出现,溢液性质可为浆液性或血性。约 2/3 患者可触及肿块,多位于乳晕附近或乳房中部,挤压肿块常可导致乳头溢液。

在大体病理上,病变大导管明显扩张,内含淡黄色或棕褐色液体,肿瘤起源于乳导管上皮,腔内壁有数量不等的乳头状物突向腔内,乳头一般直径为数毫米,大于 1 cm 者较少,偶有直径达 2.5 cm 者,乳头的蒂可粗可细,当乳头状瘤所在扩张导管的两端闭塞,形成明显的囊肿时,即称为囊内乳头状瘤或乳头状囊腺瘤。

二、MRI 表现

MRI 检查不是乳头溢液的首选检查方法。乳头状瘤在 MRI T_1WI 上多呈低或中等信号,T_2WI 上呈较高信号,边界规则,发生部位多在乳腺大导管处,增强扫描时纤维成分多、硬化性的乳头状瘤无明显强化,而细胞成分多、非硬化性的乳头状瘤可有明显强化,时间—信号强度曲线亦可呈流出型,而类似于恶性肿瘤的强化方式(图 17-5)。因此,单纯依靠增强后曲线类型有时难与乳腺癌鉴别。重 T_2WI 可使扩张积液的导管显影,所见类似乳腺导管造影。

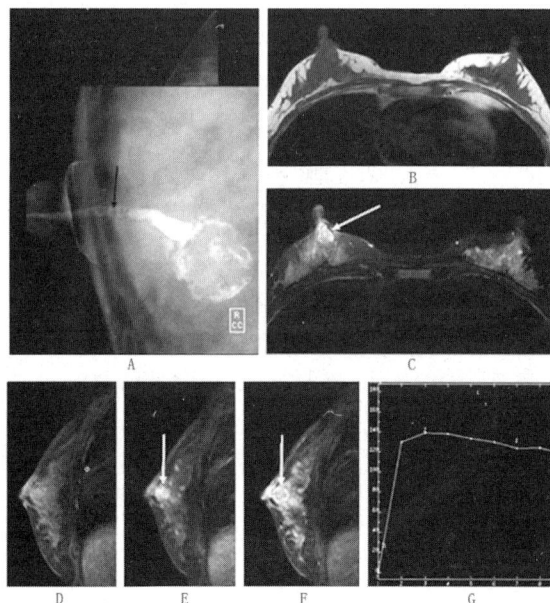

图 17-5　右乳腺大导管乳头状瘤

A. 右乳导管造影局部放大片,显示乳头下大导管扩张,管腔内可见一 0.8cm×1.0cm 充盈缺损,充盈缺损区边缘和内部可见对比剂涂布,充盈缺损以远导管未见显影,扩张大导管腔内多发小的低密度影为气泡(黑箭);B. MRI 平扫横断面 T_1WI;C. MRI 平扫横断面脂肪抑制 T_2WI,显示右乳头后方类圆形边界清楚肿物,T_1WI 呈中等信号,T_2WI 呈较高信号(白箭),内部信号欠均匀;D、E、F. 分别为 MRI 平扫和动态增强后 1、8 分钟(白箭);G. 动态增强后病变时间—信号强度曲线图,显示动态增强后病变呈明显不均匀强化,时间—信号强度曲线呈流出型,于延迟时相病变边缘强化较明显

三、鉴别诊断

（1）典型者根据临床表现（乳头溢液）、病变部位及乳腺导管造影的特征性表现，与其他良性肿瘤鉴别不难。

（2）本病的 MRI 形态学和 DWI 信号多呈良性特征，但动态增强后时间－信号强度曲线有时呈流出型，与恶性病变相似。故单纯依靠曲线类型鉴别良、恶性较为困难，需综合分析形态学和 DWI 表现。

（柴小康）

第七节　乳腺癌 MR 诊断

乳腺恶性肿瘤中约 98％为乳腺癌（breast carci noma），我国乳腺癌发病率较欧美国家为低，但近年来在大城市中的发病率正呈逐渐上升趋势，已成为女性首位或第二位常见的恶性肿瘤。乳腺癌的五年生存率在原位癌为 100％，Ⅰ期为 84％～100％，Ⅱ期为 76％～87％，Ⅲ期为 38％～77％，表明乳腺癌早期发现、早期诊断和早期治疗是改善预后的重要因素。目前在乳腺癌一级预防尚无良策的阶段，乳腺癌的早期诊断具有举足轻重的作用，而影像检查更是早期检出、早期诊断的重中之重。

乳腺 X 线摄影和超声检查为乳腺癌的主要影像检查方法，尤其是乳腺 X 线摄影对显示钙化非常敏感。MRI 检查对致密型乳腺内瘤灶的观察、乳腺癌术后局部复发的观察、乳房假体后方乳腺组织内癌瘤的观察以及对多中心、多灶性病变的检出、对胸壁侵犯和胸骨后、纵隔、腋窝淋巴结转移的显示要优于其他方法，这对乳腺癌的诊断、术前分期及临床选择恰当的治疗方案非常有价值。此外，MRI 不仅可观察病变形态，还可通过动态增强检查了解血流灌注情况，有助于鉴别乳腺癌与其他病变，并间接评估肿瘤生物学行为及其预后。

一、临床表现与病理特征

乳腺癌好发于绝经期前后的 40～60 岁妇女，临床症状常为乳房肿块、伴或不伴疼痛，也可有乳头回缩、乳头溢血等。肿瘤广泛浸润时可出现整个乳腺质地坚硬、固定，腋窝及锁骨上触及肿大淋巴结。

乳腺癌常见的病理类型有浸润性导管癌、浸润性小叶癌、黏液腺癌、髓样癌以及导管原位癌等，其中以浸润性导管癌最为常见。WHO 新分类中的非特殊型浸润性导管癌包括了国内传统分类中的浸润性导管癌（肿瘤切片中以导管内癌成分为主，浸润性成分不超过癌组织半量者）、单纯癌（癌组织中主质与间质成分的比例近似）、硬癌（癌的主质少而间质多，间质成分占 2/3 以上）、腺癌（腺管样结构占半量以上）、髓样癌（癌主质多而间质少，主质成分占 2/3 以上，缺乏大量淋巴细胞浸润，国内又称为不典型髓样癌）。病理上根据腺管形成、细胞核大小、形状及染色质是否规则，以及染色质增多及核分裂象情况，将浸润性导管癌分成Ⅰ、Ⅱ、Ⅲ级。

二、MRI 表现

乳腺癌在 MRI 平扫 T_1WI 上表现为低信号，当其周围由高信号脂肪组织围绕时，则轮廓清楚；若病变周围为与之信号强度类似的腺体组织，则轮廓不清楚。肿块边缘多不规则，可见毛刺或呈蟹足状改变。在 T_2WI 上，其信号通常不均且信号强度取决于肿瘤内部成分，成胶原纤维所占比例越大则信号强度越低，细胞和水含量高则信号强度亦高。MRI 对病变内钙化的显示不直观，特别是当钙化较小且数量较少时。

增强 MRI 检查是乳腺癌诊断及鉴别诊断必不可少的步骤，不仅使病灶显示较平扫更为清楚，且可发现平扫上未能检出的肿瘤。动态增强 MRI 检查，乳腺癌边缘多不规则呈蟹足状，信号强度趋于快速明显增高且快速减低即时间－信号强度曲线呈流出型（图 17-6），强化方式多由边缘强化向中心渗透呈向心样强化趋势。

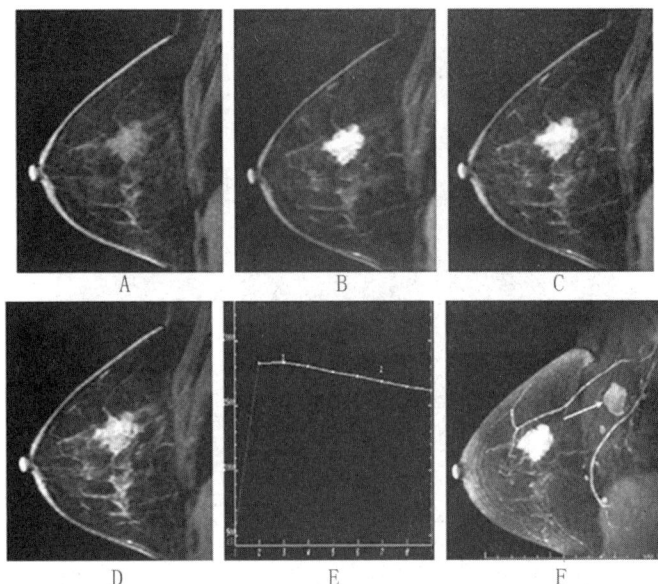

图 17-6　(右乳腺)非特殊型浸润性导管癌伴右腋下多发淋巴结转移
A. MRI 平扫；B、C、D. MRI 增强后 1、2、8 分钟；E. 动态增强病变时间－信号强度曲线图；F. MIP
图，显示右乳外上方不规则肿块，边缘分叶及蟹足状浸润，动态增强后肿块呈明显强化，病变时间
－信号强度曲线呈"快进快出"流出型，右腋下相当于胸外侧动脉周围可见多发淋巴结(白箭)

　　实际上 MRI 对比剂 Gd-DTPA 对乳腺肿瘤并无生物学特异性，其强化方式并不取决于良、恶性，而与
微血管的数量及分布有关，因此，良、恶性病变在强化表现上亦存在一定的重叠，某些良性病变可表现为类
似恶性肿瘤的强化方式，反之亦然。MRI 强化表现类似于恶性的良性病变常包括：①少数纤维腺瘤，特别
是发生在年轻妇女的细胞及水分含量多的黏液性及腺性纤维腺瘤；②少数乳腺增生性病变，特别是严重的
乳腺增生性病变的强化 MRI 表现可类似于乳腺恶性病变；③乳腺炎症；④手术后时间小于 6 个月或放疗
后时间小于 9 个月的新鲜瘢痕组织，由于炎症和术后反应强化 MRI 表现可类似于乳腺癌；⑤新鲜的脂肪
坏死；⑥部分导管乳头状瘤。MRI 强化表现类似于良性的恶性病变包括：①部分以纤维成分为主的小叶
癌及导管癌；②部分缺乏血供的恶性病变；③导管内及小叶内原位癌等。因此，对于强化表现存在一定重
叠的少数不典型的乳腺良、恶性病变的 MRI 诊断须结合其相应形态学表现以及 DWI 和 MRS 进行综合
分析，以提高对乳腺病变诊断的特异性。

　　乳腺癌通常在 DWI 上呈高信号，ADC 值降低，而乳腺良性病变 ADC 值较高，良、恶性病变 ADC 值之
间的差异具有统计学意义，根据病变 ADC 值鉴别乳腺肿瘤良、恶性具有较高的特异性。值得注意的是，
部分乳腺病变于 DWI 上呈高信号，但所测得的 ADC 值较高，因此要考虑到在 DWI 上部分病变呈高信号
为 T_2 透射效应所致，而并非扩散能力降低。在 ^1H-MRS 上乳腺癌在 3.2 ppm 处可出现胆碱峰，但目
前 ^1H-MRS 成像技术仍受到诸多因素的制约和影响(如磁场均匀度和病变大小等)。

　　MRI 对导管原位癌的检测敏感性低于浸润性癌，仅 50% 的原位癌具恶性病变的快速明显、不规则灶
性典型强化表现，另一部分则呈不典型的延迟缓慢强化表现。对乳腺良、恶性病变的诊断标准通常包括两
方面，一方面依据病变形态学表现，另一方面依据病变动态增强后血流动力学表现特征，而对于非浸润性
的 DCIS 而言，由于其发生部位、少血供以及多发生钙化等特点，形态学评价的权重往往大于动态增强后
血流动力学表现，如形态学表现为沿导管走行方向不连续的点、线状或段性强化，并伴有周围结构紊乱，即
使动态增强曲线类型不呈恶性特征亦应考虑恶性可能(图 17-7)。

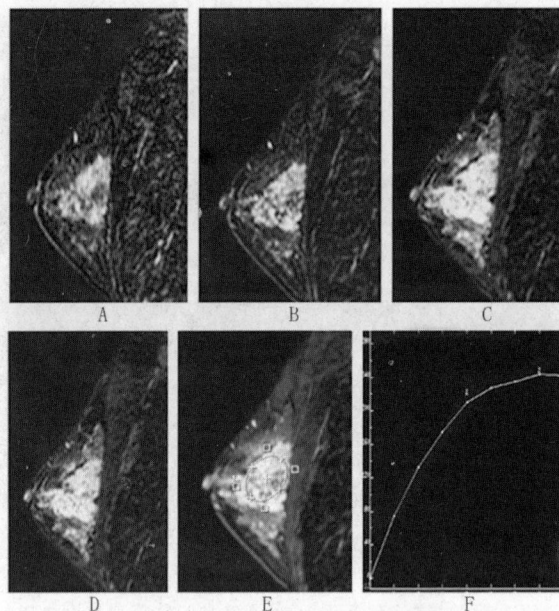

图 17-7　（左乳腺）导管原位癌

A、B、C、D. 分别为 MRI 动态增强后 1、2、3、8 分钟与增强前的减影图像；E、
F. 病变兴趣区测量及动态增强时间－信号强度曲线图，显示左乳腺内局限
段性分布异常强化，尖端指向乳头，病变区时间－信号强度曲线呈渐增型

　　另外，浸润性癌如乳腺黏液腺癌，影像表现不同于乳腺最常见的非特殊型浸润性导管癌，颇具特殊性。黏液腺癌在 MRI 平扫 T_1WI 呈低信号，T_2WI 呈高或明显高信号，其形态学表现多无典型乳腺癌的毛刺及浸润征象。在动态增强 MRI 检查，黏液腺癌于动态增强早期时相多表现为边缘明显强化，而肿块内部结构呈渐进性强化，强化方式呈由边缘环状强化向中心渗透趋势，当测量感兴趣区放置于整个肿块时，时间－信号强度曲线多呈渐增型；部分黏液腺癌也可表现为不十分均匀的渐进性强化或轻微强化，对于表现为轻微强化的黏液腺癌，可因肿瘤周围腺体组织延迟强化病变反而显示不如平扫 T_2WI 和 DWI 明显。在 DWI 上，黏液腺癌呈明显高信号，但 ADC 值不减低，反而较高，明显高于其他常见病理类型乳腺癌的 ADC 值，甚至高于正常腺体的 ADC 值（图 17-8）。乳腺黏液腺癌在 T_2WI 上明显高信号以及在 DWI 上较高的 ADC 值表现与其本身特殊病理组织成分有关。

三、鉴别诊断

　　（一）影像表现为肿块性病变的乳腺癌需与纤维腺瘤鉴别

　　形态学上，纤维腺瘤表现为类圆形肿块，边缘光滑、锐利，有时可见粗颗粒状钙化；特征性 MRI 表现是肿瘤在 T_2WI 可见低信号分隔；MRI 动态增强检查时，大多数纤维腺瘤呈渐进性强化，时间－信号强度曲线呈渐增型，强化方式有由中心向外围扩散的离心样强化趋势；ADC 值无明显减低。少数纤维腺瘤（如黏液性及腺性纤维腺瘤）可快速显著强化，其强化类型与乳腺癌不易鉴别，诊断需结合病变形态表现，必要时结合 DWI 和 MRS 检查。

　　（二）影像表现为非肿块性强化的乳腺癌需与乳腺增生性病变，特别是增生程度明显的良性病变鉴别

　　应观察强化分布、内部强化特征和两侧病变是否对称，如呈导管样或段性强化常提示恶性病变，尤其是 DCIS；区域性、多发区域性或弥漫性强化多提示良性增生性改变；多发的斑点状强化常提示正常乳腺实质或纤维囊性改变；而双侧乳腺对称性强化多提示良性。

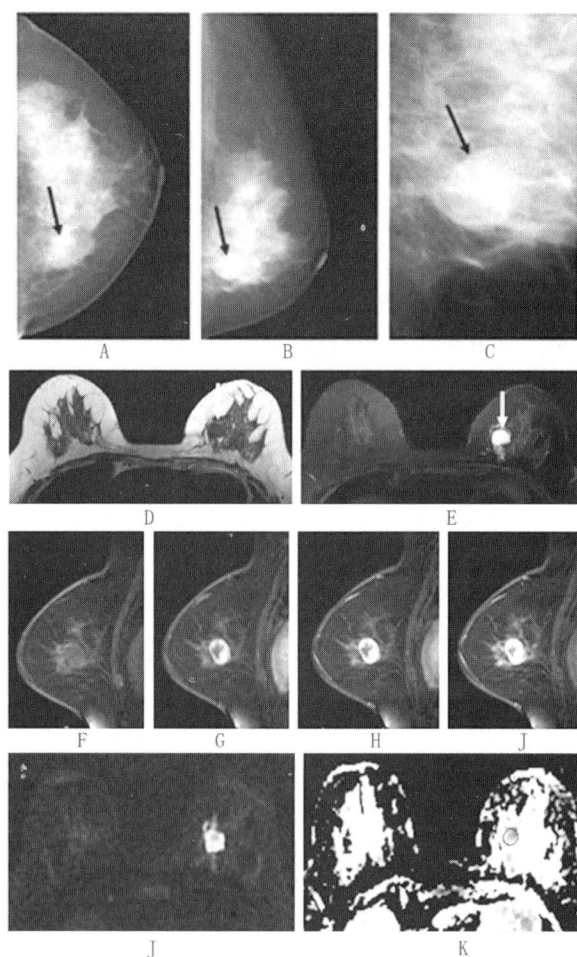

图 17-8　(左乳腺)黏液腺癌

A. 左乳 X 线头尾位片;B. 左乳 X 线内外侧斜位片;C. 左乳肿物局部放大片,显示左乳内侧密度中等类圆形肿物,大部分边缘光滑,周围可见透亮环;D. MRI 平扫横轴面 T_1WI;E. MRI 平扫横轴面脂肪抑制 T_2WI;F. MRI 平扫;G、H、I. MRI 动态增强后 1、2、8 分钟;J. DWI 图;K. ADC 图,显示左乳类圆形肿物于 T_1WI 呈较低信号,T_2WI 呈高信号,边界清楚,动态增强后肿物呈明显不均匀强化,边缘带强化较明显,对应 DWI 图病变呈较高信号,ADC 值较高

(阎战能)

第八节　乳腺脂肪坏死 MR 诊断

一、临床表现与病理特征

乳腺脂肪坏死(fat necrosis of the breast)常为外伤或医源性损伤导致局部脂肪细胞坏死液化后引起的非化脓性无菌性炎症反应。虽然乳腺内含有大量的脂肪组织,但发生脂肪坏死者并不多见。根据病因可将乳腺脂肪坏死分为原发性和继发性两种。绝大多数为原发性脂肪坏死,由外伤后引起,外伤多为钝器伤,尽管有些患者主诉无明显外伤史,但一些较轻的钝器伤如桌边等的碰撞也可使乳腺脂肪组织直接受到挤压而发生坏死。继发性乳腺脂肪坏死可由于导管内容物淤积并侵蚀导管上皮,使具有刺激性的导管内残屑溢出到周围的脂肪组织内,导致脂肪坏死,也可由于手术、炎症等原因引起。

脂肪坏死的病理变化随病期而异。最早表现为一局限出血区,脂肪组织稍变硬。镜下可见脂肪细胞混浊及脂肪细胞坏死崩解,融合成较大的脂滴。3~4周后形成一圆形硬结,表面呈黄灰色,并有散在暗红区,切面见油囊形成,囊大小不一,其中含油样液或暗褐色的血样液及坏死物质。后期纤维化,病变呈坚实灰黄色肿块,切面为放射状瘢痕样组织,内有含铁血黄素及钙盐沉积。

脂肪坏死多发生在巨大脂肪型乳腺患者。发病年龄可从14~80岁,但多数发生在中、老年。约半数患者有外伤史,病变常位于乳腺表浅部位的脂肪层内,少数可发生于乳腺任何部位。最初表现为病变处黄色或棕黄色瘀斑,随着病变的发展,局部出现肿块,界限多不清楚,质地硬韧,有压痛,与周围组织有轻度粘连。后期由于大量纤维组织增生,肿块纤维样变,使其边界较清楚。纤维化后可有牵拽征,如皮肤凹陷、乳头内陷等,应注意与乳腺癌鉴别。部分患者肿块最后可缩小、消失。少数患者由于炎症的刺激可伴有同侧腋窝淋巴结肿大。

二、MRI 表现

乳腺脂肪坏死表现典型者病变多位于皮下脂肪层表浅部位(图 17-9),当脂肪坏死发生在乳腺较深部位与腺体重叠而表现为边缘欠清的肿块性病变时易误诊为乳腺癌。病变早期,若皮肤有红肿、瘀斑,则可显示非特异性的皮肤局限增厚与皮下脂肪层致密浑浊。在 MRI 上较早期的脂肪坏死表现为形状不规则,边界不清楚,病变在 T_1WI 上表现为低信号,在 T_2WI 上表现为高信号,内部信号不均匀。

动态增强检查病变可呈快速显著强化,与恶性肿瘤鉴别困难。病变后期纤维化后,动态增强检查有助于脂肪坏死的诊断,其强化方式缺乏典型恶性病变具有的快进快出特点。

三、鉴别诊断

本病应与乳腺癌鉴别。发生在皮下脂肪层表浅部位的乳腺脂肪坏死诊断不难。对于无明显外伤史,脂肪坏死又发生在乳腺较深部位且与腺体重叠时,与乳腺癌较难鉴别。通常乳腺癌的肿块呈渐进性增大,而脂肪坏死大多有缩小趋势。对于较早期的脂肪坏死,单纯依靠 MRI 动态增强后的曲线类型与乳腺癌鉴别困难。病变后期纤维化后,动态增强检查有助于脂肪坏死的诊断,其强化方式缺乏典型恶性病变具有的快进快出特点。

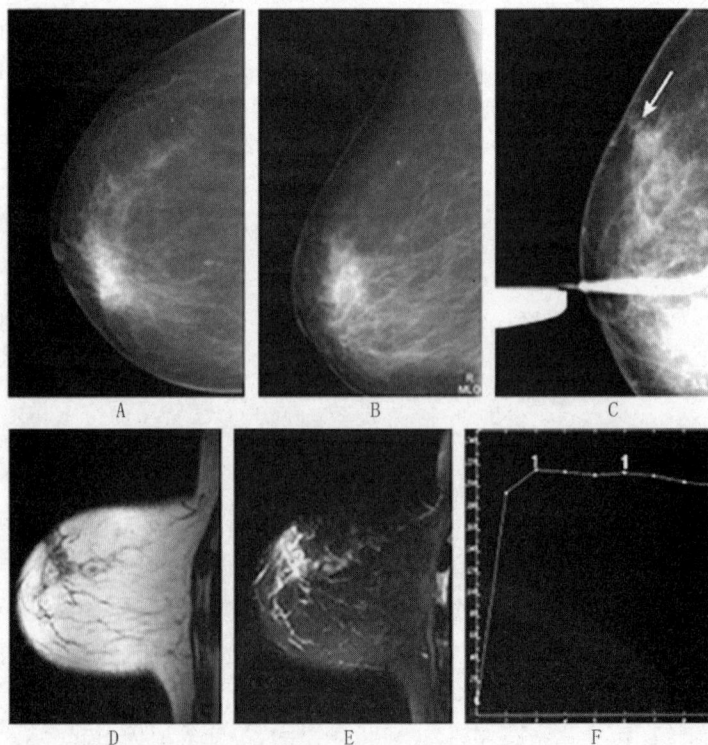

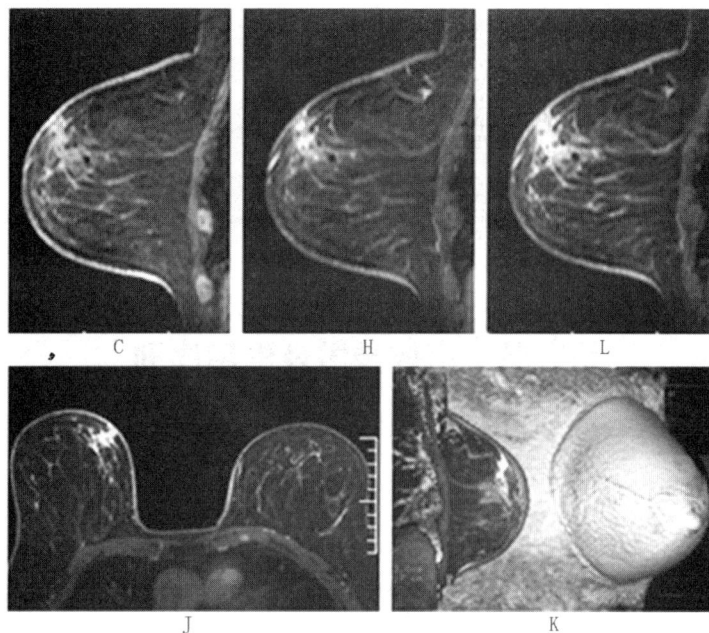

图 17-9　右乳脂肪坏死

63 岁,女,2 个月前右乳曾有自行车车把撞过外伤史;A. 右乳 X 线头尾位片;B. 右乳 X 线内外侧斜位片;C. 右乳病变切线位局部加压片,显示右乳内上方皮下脂肪层及邻近腺体表层局限致密,边界不清,密度中等;D. 右乳 MRI 平扫矢状面 T_1WI;E. 右乳 MRI 平扫矢状面脂肪抑制 T_2WI;F. 动态增强后病变时间-信号强度曲线图;G、H、I. 分别为 MRI 平扫、动态增强后 1、8 分钟;J. 增强后延迟时相横轴面 T_1WI;K. VR 图,显示右乳内上方皮下脂肪层及邻近腺体表层局限片状异常信号,边界欠清,于 T_1WI 呈较低信号,T_2WI 呈较高信号,动态增强后病变呈明显不均匀强化,时间-信号强度曲线呈平台型,局部皮肤增厚

（阎战能）

第十八章 心血管疾病的 MR 诊断

第一节 门控技术及常用序列

一、心电门控和呼吸门控

心脏大血管处于不断的搏动中,且受呼吸运动伪影干扰,故"冻结"心脏运动的心电门控技术对 MR 成像至关重要。同时,部分心脏 MRI 检查需在非屏气状态下进行。使用呼吸门控技术,可"冻结"呼吸运动。

(一)心电门控

它利用心电图的 R 波触发,经过触发延迟,在一定的时相内采集数据。它可有效"冻结"心脏运动,保证各种心脏成像序列在不同心动周期的同一时相内连续采集数据。心电门控技术可分为前瞻性和回顾性。前者使用心电图的 R 波的正向触发,只在一个心动周期的前 80% 采集,主要用于心脏收缩期成像;后者使用 R 波的反向触发,由于心动周期末的"触发死期"与左房收缩期一致,因此可评价心脏的舒张功能。使用反向门控时,心动周期内所有动态过程,均能得以捕捉,对心律不齐、正向触发效果不满意的患者同样可获得较好的图像,现已成为心血管 MRI 检查中常用的心电门控技术。

(二)呼吸门控

目前出现许多新的扫描序列,一次屏气(约 15 秒)即可完成数据采集。屏气扫描的不足之处在于,患者每次屏气水平可能不一致,尤其在多层面多次屏气采集时,可使重组的三维图像出现"错层"。如果没有对患者提前适当训练,扫描的差异就会很大,甚至导致重组失败。因此,对于需要连续薄层扫描的 MRI,如冠状动脉成像,往往应用呼吸门控技术,但将延长成像时间。

与心电触发门控技术相似,呼吸触发技术是利用呼吸波的波峰固定触发扫描,从而达到同步采集。呼吸门控技术是将数据采集控制在呼吸波的一定阈值的上下限,从而达到每次采集同步。放置于下胸部或腹部的呼吸感应器可以感应呼吸状态。设定一定的扫描阈值使脉冲激发和信号采集在同一时相内。呼吸门控和心电门控技术可同时应用。

二、扫描序列和图像特征

(一)自旋回波(SE)序列

SE 序列在 90°脉冲后 FID 信号迅速衰减。在 90°脉冲停止后,自旋弛豫一段时间 T 后发射 180°脉冲,当 TE=2T 时,自旋相位回聚,产生 SE。在一定时间后纵向磁化恢复,重复上述 90°～180°脉冲序列过程。如此反复进行,每次可测量一个 SE 信号。

1. 传统 SE 序列

SE 序列为传统的常规脉冲序列。短 TR、短 TE 产生 T1 加权对比,长 TR、长 TE 产生 T2 加权对比。也可形成质子加权对比及不同程度的 T2 对比图像。SE 采集时间长,呼吸运动及心脏搏动伪影较大,限制了其在心血管的应用。但 SE 序列的组织特性及病理改变表现清晰,是诊断心脏肿瘤和心包疾病的首选方法。

2.快速自旋回波(FSE、TSE)序列

在 SE 序列采集回波信号后,再多次施加 180°聚焦脉冲,消除横向磁化去相位而多次产生回波信号。与传统 SE 序列的区别是 K 空间数据填充方法不同,即将一个 TR 间期取得的多个数据同时放入一个 K 空间。优点:扫描时间短,图像酷似常规 SE 序列,尤其 T2WI 图像质量甚高,有助于显示心脏大血管的形态解剖。

3.单次激发快速自旋回波序列(HASTE)

该序列是 turbo SE 与半傅立叶采集技术相结合的产物,成像速度极快,对运动器官成像有重要价值,可用于心脏大血管的黑血成像。

(二)梯度回波(GRE)序列

GRE 采用小于 90°翻转角(FA)的射频激发脉冲,TR 很短。小 FA 有利于纵向磁化快速恢复,即便缩短 TR,也不会产生饱和效应,因而数据采集周期变短,成像速度提高。GRE 广泛应用于快速成像,是心血管 MRI 检查的重要方法。

1.小角度激发快速 GRE 序列

该类型序列(如 FLASH、SPGR)采用"破坏"残存横向磁化的方法,加速去相位,但对下一次射频脉冲产生的横向磁化没有影响。横向弛豫的加速也可促进纵向弛豫的加速。

2.稳态进动快速成像序列(FISP)

该序列不"破坏"残存的横向磁化,而是充分利用残存的横向磁化参与 MR 信号,从而加快成像速度。

3.真实稳态快速 GRE 序列(true FISP)

true FISP 是 FISP 序列的改进。它每次采集信号后,在三个梯度方向都进行相位补偿,即施加重聚梯度。与其他 GRE 序列相比,true FISP 的信噪比和对比度更高。因成像速度极快,成为心脏电影成像的主要方法。

（刘　涛）

第二节　扫描层面及 MR 解剖

本节仅描述常用的心脏和大血管扫描层面。有些心血管疾病的诊断需要特殊层面扫描,为便于大家阅读、理解,特殊扫描层面将在疾病各论中叙述。

一、横轴面

(一)主动脉弓部层面

前方为胸骨,其后方偏左侧可见一粗大血管由气管右前弧形走行至左后,为主动脉弓。主动脉弓右方可见上腔静脉,其左后依次为气管和食管(图 18-1)。

(二)主动脉弓下层面

气管右前方为升主动脉,脊柱左前方为降主动脉。升主动脉右后方可见上腔静脉。此层可见奇静脉由脊柱右前方绕气管右缘向前注入上腔静脉。气管与降主动脉间可见食管。

(三)左肺动脉层面

纵隔正中可见横向走行的左、右主支气管。升主动脉位于纵隔右前部,其左后方、左主支气管左前方可见一弧形向左走行的血管影为左肺动脉。升主动脉右后方为上腔静脉。降主动脉位于脊柱左前方,其右侧、脊柱前方可见奇静脉。

(四)右肺动脉层面

升主动脉位于右侧,其左前方为主肺动脉。右肺动脉自主肺动脉分出向后绕升主动脉左后壁,由左前向右后走行入右肺门。升主动脉右后方由内向外依次可见上腔静脉及右上肺静脉。左上肺静脉位于左主支气管左前方,其后方为左下肺动脉。

（五）主动脉根部层面

升主动脉根部居中,三个主动脉窦按前、左后及右后位置关系分别为右窦、左窦及后窦。左窦位置较高,而右、后窦较低。右室流出道(主肺动脉)位于其前方,后方为左心房及房耳部,右侧为右房耳部,右后方为上腔静脉。左心房两侧可见肺静脉。

（六）左室流出道层面

即五腔心层面。该层面包括左房、左室、右房、右室以及主动脉窦－左室流出道。左心房室位于左侧,左室在前,左房在后,两者间为二尖瓣。右心房室位于右侧,右室在前,右房在后,两者间为三尖瓣。两心室间为室间隔,两心房间为房间隔。

（七）左室体部层面

纵隔几乎完全由左房、左室、右房、右室四个心腔及位于心脏后方的降主动脉构成。各房室所见与左室流出道层面大致相同。

（八）左室膈面

心影前部为右心室,其右后方为部分右心房及下腔静脉结构。右心室左后方为左心室。该层面内各房室均较以上各层面小(图18-1)。

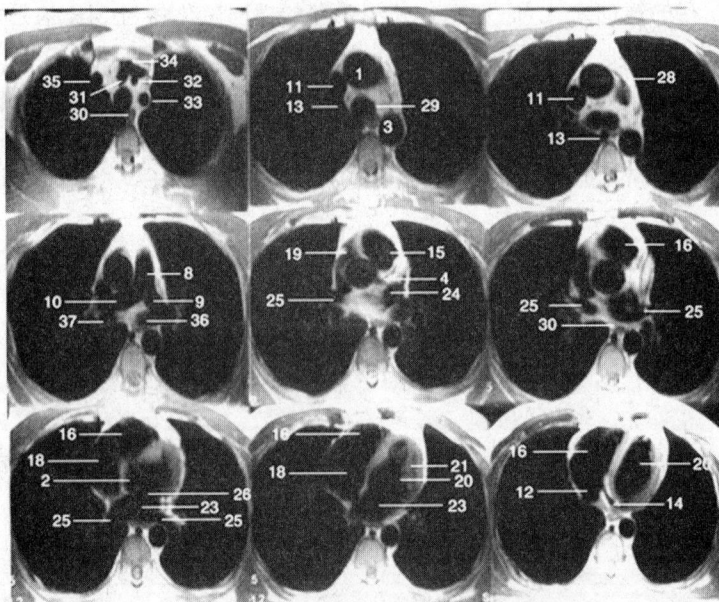

图18-1　HASTE序列横轴多层面心脏和大血管MRI解剖

1.升主动脉,2.主动脉瓣,3.降主动脉,4.左冠状动脉,5.左前降支,6.右冠状动脉,7.降主动脉,8.主肺动脉,9.左肺动脉,10.右肺动脉,11.上腔静脉,12.下腔静脉,13.奇静脉,14.冠状静脉窦,15.右室流出道,16.右心室,17.调节束,18.右心房,19.右房耳,20.左心室,21.前组乳头肌,22.后组乳头肌,23.左心房,24.左房耳,25.肺静脉,26.二尖瓣口,27.左室流出道,28.心包,29.气管,30.食管,31.左无名动脉,32.左颈总动脉,33.左锁骨下动脉,34.左无名静脉,35.右无名静脉,36.左主支气管,37.右主支气管,38.左回旋支

二、冠状面

（一）左室－升主动脉层面

该层面可显示左室心腔、主动脉窦结构、升主动脉及部分主动脉弓,右无名动脉及左颈总动脉自主动脉弓发出。升主动脉左侧可见呈长圆形之主肺动脉。主肺动脉左下方为呈三角形的左房耳部。左心室右

侧为右心房,与上腔静脉相连。

（二）左房中部层面

呈椭圆形之主动脉弓位于左上纵隔内,其右侧为气管分叉及左右主支气管。两主支气管外下方为两侧肺动脉。气管分叉下方为左心房,本层面可见两上肺静脉汇入左心房。如切层略偏后,可同时观察到 4 支汇入左房的肺静脉(图 18-2)。

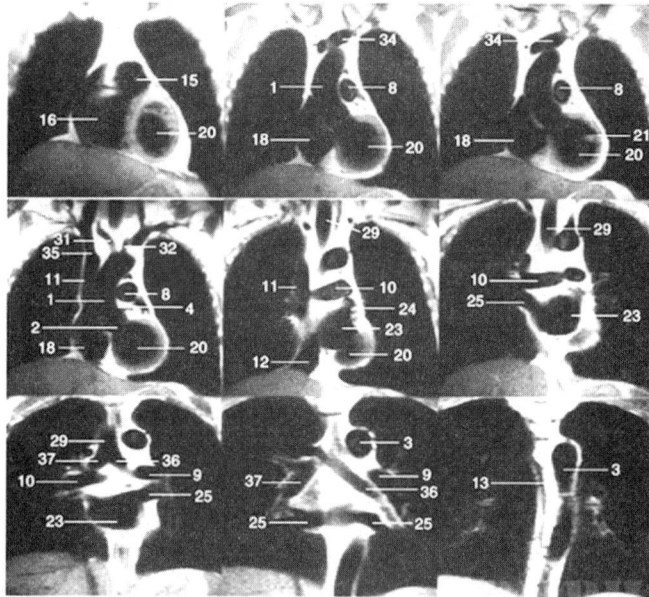

图 18-2　HASTE 序列冠状多层面心脏大血管 MRI 解剖图

注同图 18-1 注释

三、矢状面

（一）正中矢状面层面

纵隔后部为主动脉弓及降主动脉。左锁骨下动脉自主动脉弓部发出。主动脉弓前下方可见主肺动脉及右室流出道。右室流出道后方为室间隔及左心室,左心后方通过二尖瓣口与左心房相连。

（二）三尖瓣口层面

该层面位于正中矢状层面右侧。纵隔后部可见上腔静脉汇入右心房,右心房前方为三尖瓣口及右心室。纵隔后上部见横行之奇静脉引流入上腔静脉。奇静脉下方可见两个类圆形结构,前方的为右肺动脉。后部为右主支气管。右肺动脉下方为右上及右下肺静脉(图 18-3)。

四、心脏长轴像

（一）垂直于室间隔的左室长轴平面（四腔心）

为最常用的心脏特有扫描层面。该层面垂直于室间隔及房间隔,右侧前后分别为右心房及右心室。左侧为左心房及左心室。右心房室间为三尖瓣,左心房室间为二尖瓣。左心室肌壁厚,肌小梁纤细。右心室略呈三角形,肌小梁粗大,肌壁薄,腔内可见横行的调节束(图 18-4)。

（二）平行于室间隔的左室长轴平面（两腔心）

是常用的心脏特有扫描层面。左下方为呈椭圆形的心腔为左心室,其后上方为左心房,两者间为二尖瓣口。在此层面左室心腔内可见呈三角形之前、后两组乳头肌(图 18-5)。

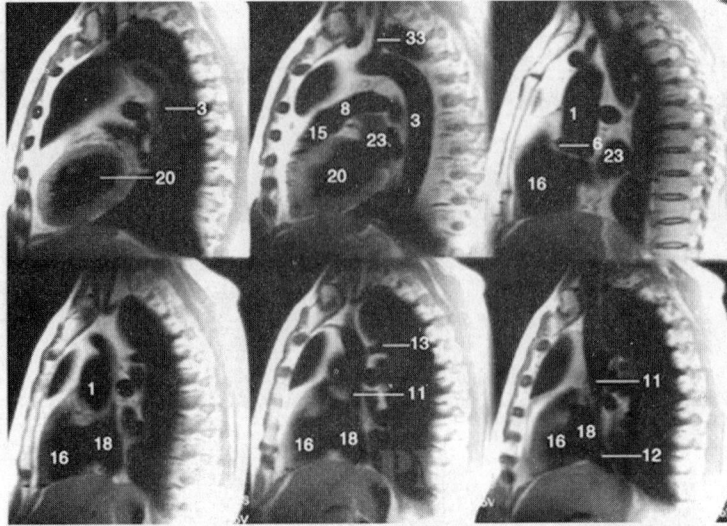

图 18-3　HASTE 序列矢状多层面心脏大血管 MRI 解剖图

注同图 18-1 注释

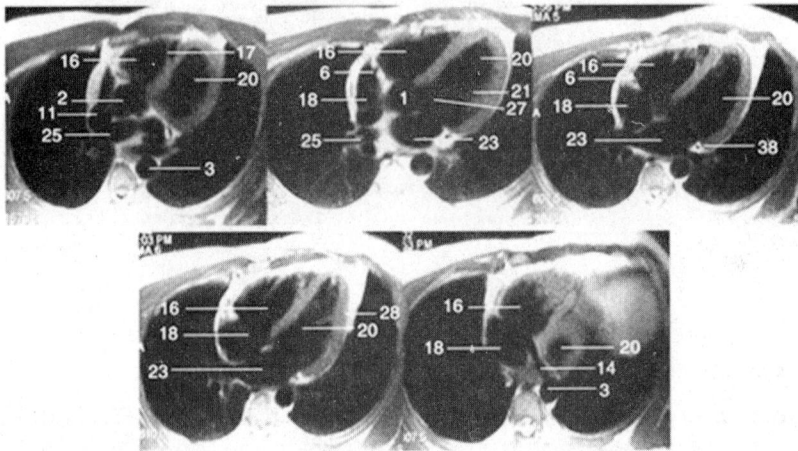

图 18-4　HASTE 序列多层面四腔心 MRI 解剖图

注同图 18-1 注释

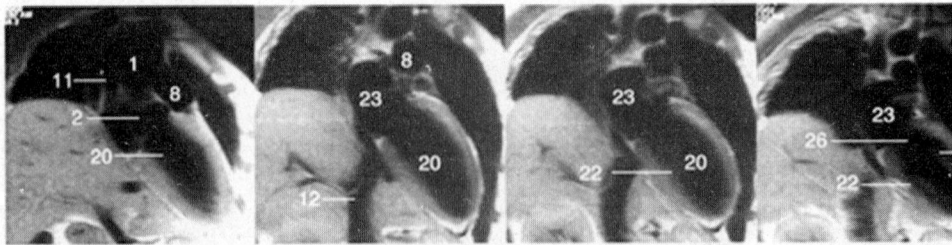

图 18-5　HASTE 序列多层面两腔心 MRI 解剖图

注同图 18-1 注释

五、心脏短轴像

（一）左心室底部层面

层面正中为升主动脉根部，往往可观察三个主动脉窦。其后下方为左心室，正上方为主肺动脉。该层面主动脉根部前方为右心房，右心房下方相连下腔静脉。

(二)左心室中部层面

该层面为心脏短轴位的一个重要层面。左心室呈椭圆占据纵隔左缘大部。可清楚观察左心室前间壁、侧壁、侧后壁、后壁及室间隔。左室腔内还可见到前、后两组类圆形充盈缺损,为乳头肌。

(三)左心室心尖部层面

该层面基本形态与左心室中部层面类似,但左、右心室腔均较小。由于部分容积效应的影响,其对心尖部的观察不如长轴像(图 18-6)。

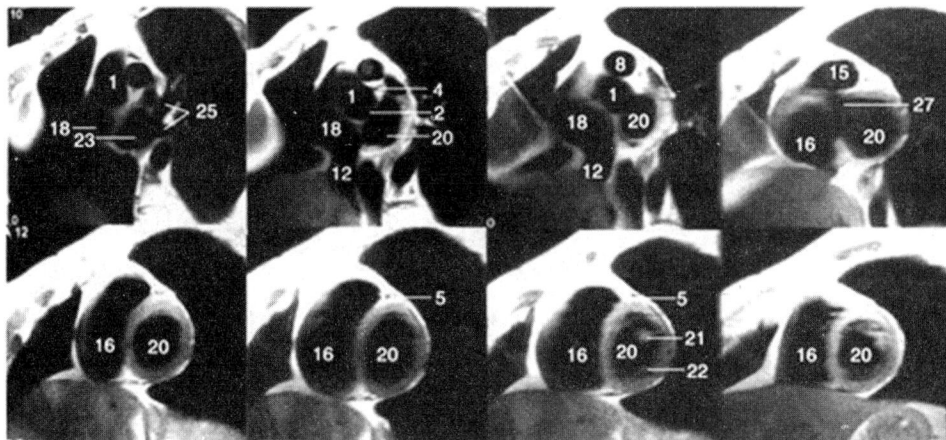

图 18-6　HASTE 序列短轴多层面心脏大血管 MRI 解剖图
注同图 18-1 注释

（刘　涛）

第三节　MR 检查方法

一、心脏形态学检查

(一)黑血成像

SE、TSE、HASTE 序列心脏成像可清晰显示心腔及大血管的细微结构。其中,TSE 单层心脏成像具有相当高的空间分辨率,而 HASTE 序列黑血成像可一次屏气多层成像,显示心脏结构。

(二)亮血成像

true FISP、FLASH 等 GRE 序列可一次屏气多层成像,显示心脏结构。

二、心功能评价

MRI 心功能检查以联合应用回顾性心电门控和 IR-true FISP 序列进行心脏电影成像为基础。该序列是一种应用 IR 技术的节段 K 空间快速 GRE 序列,其原理为采集同一层面一系列不同时相的心脏图像,然后以连续循环方式显示。一次屏气 8～12 秒可获得一个层面的心脏电影图像,且心腔内血池与心肌间的对比良好。通过观察不同心脏层面的电影图像,可评价心房、心室的收缩与舒张运动及各瓣膜功能,并可测量收缩期及舒张期室壁厚度、心脏各腔室大小以及 EF、CO、SV 等心功能指数,评价心脏局部及整体的运动功能。

(一)左心室局部运动功能评价

MRI 心脏电影序列具有较高的时间、空间分辨率,几乎不受任何因素干扰(如超声心动图局部心功能评价的准确性受到患者声窗限制),可完成多层面短轴及双向长轴成像,使其成为目前评价局部室壁运动功能最准确的技术。它清晰显示整个心动周期不同时相的左心室心内膜及心外膜边界,不仅可判断节段性室壁运动功能,还可对诸如收缩期节段面积缩小率、半径短缩率、节段性室壁增厚率等心室局部运动功能参数进行定量研究。

(二)左心室整体收缩功能评价

最初的 MRI 心功能检查受限于采集时间过长,只能在两个相互垂直的左室长轴切面进行电影 MRI 成像。其方法是将左室模拟为半个椭球形,分别勾画出两幅垂直切面上收缩末及舒张末的心腔内界,测出其面积(分别为 A 和 B),再以两幅图像中最短的自心尖至二尖瓣口的长度(L)按下式计算:左室容积=(0.85×A×B)/L。舒张末容积减去收缩末容积,即为左室的每搏输出量,进而得出射血分数(EF 值)等左室功能参数。这一方法依赖于几何模型,在室壁瘤、节段性室壁运动减弱及肥厚梗阻型心肌病等情况下,会产生相当大的计算误差。

为减少部分容积效应,除合理降低层厚外,目前的 MRI 心功能检查需要连续扫描左室短轴位电影。方法如下:①首先在冠状面定位像上找出二尖瓣口位置;②在此位置做标准横轴位切面,并在此层面做二尖瓣口中心至心尖方向的连线;③沿此连线所得层面即为平行于室间隔的左室长轴层面,再连线心尖与二尖瓣口中心,得到心脏轴线;④沿此心脏轴线得垂直于室间隔的左室长轴切面,并以此得出垂直于心脏轴线的短轴切面;⑤自房室环水平至心尖,将收缩末及舒张末连续的 8～10 mm 厚的短轴切面心腔内容积相加,得到左室收缩末容积及舒张末容积,进而计算 EF 值等心功能指标。

三、心肌灌注成像

心肌灌注是诊断心肌缺血的一种方法。它能反映心肌局部组织的血流灌注情况,结合负荷试验可以判定心肌是否存在缺血。

重度冠状动脉狭窄时,静息状态下即可出现相应区域的心肌灌注减低。轻至中度的冠状动脉狭窄,由于代偿性血管扩张储备,即冠脉微循环的进行性扩张,静息状态的心肌灌注可无异常。此时通过药物负荷试验最大限度地增加冠脉血流,使整个冠脉系统的阻力血管(即微循环)达到最大扩张,由于狭窄冠脉供血区内小血管已处于扩张状态,血管扩张药物不能诱发该处的冠脉血流储备,而正常冠脉远端的阻力血管充分扩张,血流量明显增加,造成狭窄冠脉所属区域的心肌灌注量相对或绝对减少,形成"冠状动脉窃血"现象,使心肌缺血区域得以显示。此外,药物负荷还使冠脉血流速度增加,造成冠脉狭窄前后的压力阶差增大,狭窄后的血管内压力降低,致使心外膜下心肌灌注相对增加而心内膜下心肌灌注减少,诱发心内膜下心肌缺血改变。目前心脏 MRI 可达到 2 mm 左右的分辨率,能很好显示心内膜下的心肌缺血灶,这是其他检查方法所不具备的。

(一)MRI 扫描序列

心肌灌注成像的扫描序列应满足以下条件:①对比剂所致的心肌信号变化敏感,能够较好反映缺血心肌与正常心肌间信号强度的对比;②足够的时间分辨率,完成对比剂流入、分布及流出动态过程的系列快速成像,并"抑制"呼吸及心脏搏动影响;③足够的空间分辨率,可以准确判断灌注减低区域,并对其空间定位。目前主要有 EPI 及 IR 快速小角度激发序列(IR-Turbo FLASH)。

EPI 成像的时间分辨率高,几乎无运动伪影(采集时间可缩短至 50～100 ms)。但是,EPI 易受顺磁性伪影的影响,尤其在组织间界面(如心肺界面及含较高浓度的心腔血池与心肌间)伪影较重,且由于信号的 T2 衰减效应,平面内空间分辨率也较低。另外其自身的成像特性(只能按梯度场做轴、矢、冠三个方向的成像,而不能按心脏的轴向方位成像)也不利于灌注异常区域的心室节段性定位。所以该技术未在临床广泛应用。

目前,心肌灌注成像广泛应用 IR-Turbo FLASH 序列。该序列由预备期和采集期两部分组成。预备期决定图像对比,采集期通过短 TR、短 TE、小 FA 快速采集,产生 T1 对比。预备期包括一个 180°脉冲和 TI。由于中心数据测定时纵向磁化矢量的多少决定图像的对比,而 TI 决定中心数据测定的时间,所以该序列 T1 信号对比程度最终取决于 TI 值。与 EPI 相比,该序列的平面内空间分辨率高,顺磁性伪影小,MR 信号强度－心肌对比剂浓度的线性关系好,时间分辨率不及 EPI 序列。但该序列已具备在一个心动周期内完成自心底至心尖采集多层图像的能力,有足够的时间分辨率"捕捉"对比剂通过心肌的整个动态过程,而不至于漏掉信号峰值等关键性数据。

（二）MRI 对比剂

各种组织的弛豫时间不同是产生不同 MRI 对比度的根本原因。对比剂在灌注成像中的作用是增加正常心肌与缺血心肌间弛豫时间的差别,以显示缺血区域。对比剂进入心肌后,心肌的信号强度变化取决于组织灌注、血流量、细胞外间隙及对比剂在心肌内的分布。目前主要应用 Gd-DTPA（一种血管外间质型对比剂）。灌注正常状态下,它迅速溢出毛细血管网床,在细胞间质中达到平衡,缩短 T1 弛豫时间,在 T1WI 呈高信号。

在心肌灌注成像中,对比剂浓度与心肌信号强度应呈线性相关。这是心肌灌注检查的前提。研究表明,Gd-DTPA 在 $0.02\sim1.2$ mmol/L 范围时,其浓度与 MR 信号强度呈线性相关。浓度进一步增加时,信号强度的增加失去线性关系,变为非线性递增关系。当浓度超过 5 mmol/L 时,信号强度反而下降。这是由于心肌已达到完全弛豫状态,增加浓度并不能使 T1 值缩短所致。此外,Gd-DTPA 在低剂量时,表现为 T1 强化效应;在高剂量（如大于 0.1 mmol/kg）时,当对比剂进入左室心腔,心肌强化峰值尚未出现前,常在心内膜附近显示一过性信号减低期。这一现象可能由于心腔内高浓度对比剂引起心腔内血液的局部磁场极不均匀,使心肌与心腔血液间出现化学位移伪影。因此,MRI 心肌灌注成像时 Gd-DTPA 的剂量应限制在 0.05 mmol/kg 以下。

（三）负荷药物

负荷心肌灌注的目的是造成冠状动脉阻力血管网的最大舒张。目前有运动负荷及药物负荷两种。由于相当数量的患者无法配合或很难达到目标运动量,致使冠脉阻力血管不能最大程度扩张,且运动量不易客观量化。故运动负荷 MRI 应用较少。负荷药物主要有多巴酚丁胺（Dobu tamine）、腺苷（Adenosine）及双嘧达莫（Dipyri damole）。上述药物对心肌血流灌注的增加程度差别较大。对健康志愿者的研究表明,双嘧达莫和腺苷能使正常的冠脉血流增加 $4\sim5$ 倍,多巴酚丁胺为 $2\sim3$ 倍。此外,腺苷半衰期极短（一般短至 10 s,因此需在给药的同时进行灌注成像）,而多巴酚丁胺的给药方式复杂,需连续多次静脉推注。

双嘧达莫是一种能够有效并迅速地选择性扩张冠状动脉的药物,主要作用于冠状动脉毛细血管前括约肌,最大血管扩张作用发生在静脉注射后 $5\sim10$ 分钟,可维持 $10\sim30$ 分钟。不同个体对双嘧达莫的敏感性不同,部分个体不能够准确判断是否已达最大刺激效应。实际上,临床工作对任何一种负荷方法都很难确切知道是否达到最大有效刺激。比较而言,双嘧达莫具有长期的临床应用经验和国际标准负荷剂量,安全性高,不良反应少,对心脏的正性肌力及正性频率作用轻微,故成为 MRI 心肌灌注成像的首选负荷药物。

（四）检查过程

冠状动脉的血流在一个心动周期内变化明显,在心室收缩期暂停或大为减少,而舒张期则明显增加。舒张期心肌灌注量约为收缩期的两倍,因此在舒张期进行灌注检查。将中心数据的测定时间置于舒张期是选择心电门控触发后延迟时间的要点。

MRI 心肌灌注成像包括静息灌注成像及药物负荷灌注成像。两次灌注成像的间隔应大于 6 小时,以保证充分清除心肌内对比剂。存在坏死心肌时,对比剂进入坏死心肌细胞,清除时间延长。Gd-DTPA 剂量 0.04 mmol/kg,5 mL/s 流速高压注射器静脉注入。注入对比剂的同时,开始以 IR-turbo FLASH 序列在屏气下进行左室短轴成像。具体方法:在平行于室间隔的长轴切面及垂直于室间隔的长轴切面图像进行双定位,获得左室短轴成像方向,每个心动周期同时采集四层短轴图像（自心底至心尖部）,层厚 $8\sim10$ mm,间隔依左室大小而定。在对比剂到达心脏之前采集 $4\sim5$ 次使基线信号平稳,并以此信号作为基线信号。共进行 50 次（共 200 层）短轴成像。药物负荷灌注检查时,双嘧达莫剂量 0.568 mg/kg,缓慢静脉推注 10 分钟后开始 MRI 灌注成像扫描。

（五）图像分析

在获得对比剂通过心肌的动态变化图像后,即可对灌注图像进行分析。心肌灌注的分析方法包括目测定性法和半定量法。前者是检查者对静息时及负荷后心肌信号的动态变化图像,凭视觉分辨信号改变,并确定心肌灌注异常的方法。为避免个人主观因素的影响,一般认为以 2~3 位观察者进行独立的双盲分析后,对观察结果商讨的结论更为可靠。半定量法尚处临床研究阶段。

目测定性法心肌灌注的正常表现为:对比剂到达之前,心脏(心腔及心肌)在饱和预脉冲后呈低信号。静脉注入对比剂后的几个心动周期,对比剂进入右室心腔呈高信号。之后的 5~6 个心动周期,对比剂进入肺血管,左心室仍为低信号,随后左心室腔增强,在 1~2 个心动周期的延迟后,心肌信号开始升高,心肌强化的峰值通常出现在对比剂到达左心室腔的 10 个心动周期以内。一般而言,大多数正常心肌的增强是均匀一致的。即自心外膜至心内膜信号强度相同。少部分正常病例在对比剂到达左室后的最初几幅图像,心内膜处可出现"黑色"信号,这是心腔内高浓度对比剂与心肌之间显著的信号强度差所形成的化学位移伪影,持续时间短暂,一般随着心肌强化高峰的到来而消失。正常情况下,乳头肌可低度强化,信号强度低于正常心肌。

目测定性法心肌灌注异常表现为:①在心肌强化高峰期,缺血心肌信号强度低于同层面正常心肌(低强化),称灌注减低;②在晚期(再循环后)图像,多数灌注减低区可出现强化,但缺血区强化高峰迟于正常心肌,称灌注延迟;③严重灌注异常表现为持续固定的极低强化或无强化,称灌注缺损。

四、对比增强 MRI 延迟扫描心肌活性评价

(一)延迟扫描检测无活性心肌的机制

对比增强延迟扫描心肌活性检查的对比剂为顺磁性钆螯合物,可分为 T1 对比剂(如 Gd-DTPA)和 T2 对比剂(如 Dy-DTPA)两大类,分别缩短 T1 和 T2。两者均为非特异性细胞外对比剂,进入血池后可通过毛细血管内皮快速弥散至细胞外间隙,但均不能进入细胞膜完整的细胞内。目前 Gd-DTPA 更常用。静脉注入 Gd-DTPA 后,组织信号增强的强度取决于血流量、组织灌注、细胞外间隙大小及对比剂在心肌中的分布状态。动物实验表明,对比剂团注 5 分钟内,对比剂在组织中的聚集主要由血流量及组织灌注决定。5 分钟后,则主要由对比剂的分布空间(分布容积)及细胞外间隙的大小决定。随着细胞膜完整性的丧失和(或)细胞外间隙的增大,Gd-DTPA 的分布容积由正常心肌的 20% 增加到 100%。而对比剂的分布率(决定延迟增强及增强程度的直接因素)与分布容积呈正比。

急性心肌梗死后,梗死区域延迟强化的机制尚未完全阐明。通常的解释为,正常的有活性心肌细胞膜完整,可将对比剂局限在细胞外组织间隙中,使之不能进入细胞内,组织信号均匀。随着组织内持续灌注,组织间隙中的对比剂将被快速"冲刷",不会造成延迟期强化。急性心肌梗死发生后,梗死心肌细胞膜破裂,屏障消失,对比剂进入细胞内,使对比剂的分布空间(即分布容积)加大,对比剂"冲出"延迟,形成延迟期强化。因此,细胞坏死造成的细胞膜破裂是延迟期强化的根本原因。陈旧性心肌梗死延迟强化的机制也有待明确。一般认为,尽管陈旧心梗的梗死区域为密集排列的胶原矩阵,但在组织水平其胶原纤维间的间隙较正常心肌的细胞外间隙明显增大,使对比剂在纤维细胞外的分布容积增大,心肌瘢痕组织中的对比剂聚集较正常心肌明显增多,对比剂"冲出"延迟,表现为延迟强化。目前认为,虽然急性心梗与陈旧性心梗时延迟强化的机制不同,但延迟强化区域均代表梗死区域内的无活性心肌,所谓"高信号即是梗死"。

(二)扫描序列

临床工作中主要应用 Gd-DTPA 评价心肌活性,故脉冲序列一般采用 T1WI。早期的心肌活性研究使用心电门控 SE 序列,每个心动周期仅能采集一条 K 空间链。采集时间长(每个层面长达 3~5 分钟),呼吸运动伪影明显,图像质量差。GRE 节段 K 空间技术使每一心动周期内可以采集多条 K 空间链,采集时间大大减少,一次屏气(约 8 秒)即可完成一幅图像的采集,完全消除了呼吸运动伪影的影响。此外,IR 预脉冲还可有效抑制正常心肌的信号,明显提高延迟强化区域的信号强度。应用 IR 预脉冲前,延迟强化区域的信号强度较正常心肌组织大约高出 50%~100%。在使用 IR 预脉冲后,延迟强化区域的信号强度在实验动物较正常组织平均高出 1080%,在人体实验平均高出 485%。此外,选择 TI 值很重要。TI 值不正确(如太短)会减低信号强度,加上部分容积效应影响,可能漏诊较小梗死灶或低估梗死范围。目前常用

IR-Turbo FLASH 序列,它的时间及空间分辨率较高,可真实反映延迟强化的透壁程度,准确诊断心内膜下心肌损害(对缺血及坏死最敏感)。

延迟强化的信号强度与延迟扫描的时间也有一定关系。研究表明,在注射对比剂后 5～30 分钟延迟成像,梗死灶的强化程度一般差别不大。而在 5 分钟以内,或 30 分钟以上延迟成像,信号强度就会明显不同,可能导致强化误判。因此,延迟扫描应限制在 5～30 分钟。

(三)检查方法

经肘静脉注入 Gd-DTPA(参考剂量 0.2 mmol/kg),流速 2 mL/s,追加 20 mL 生理盐水。在延迟 5～15 分钟后,逐一扫描心脏四腔心、两腔心及短轴层面。四腔位、两腔位切面各 3 层,垂直于室间隔的短轴切面 6～8 层,层厚 8 mm,无间隔。综合观察长轴及短轴切面,即可对异常的延迟强化区域做出诊断。

(四)图像分析

心肌梗死时,延迟强化按冠状动脉供血范围分布。对比增强 MRI 还可清晰显示心内膜至心外膜间心肌梗死的透壁程度,以及梗死区内存活心肌的范围。随着延迟强化的透壁程度增加,血供重建后心功能恢复的可能性减小。研究表明,如果以 75% 的透壁强化为标准,检出的 58 个透壁强化程度超过 75% 的心肌节段中,仅一个节段血运重建后收缩增强。因此,对比增强 MRI 心肌活性检查不仅可准确反映心肌梗死的透壁程度,准确诊断心内膜下心肌梗死,更可预测血运重建术后的心脏功能改善情况。

五、三维增强磁共振血管成像

3D CE MRA 是近年来出现的快速成像技术,其成像原理基于 Gd-DTPA 缩短血液 T1,而不依赖血液的物理特性。对于胸腹部大血管成像具有时间短、图像更为清晰以及后处理方式多样等优点,优于时间飞跃(TOF)和相位对比(PCA)等传统 MRA。

(一)基本原理

3D CE MRA 利用钆对比剂缩短血液 T1 时间,强化血管与周围组织间的对比,获得血管图像。人体在 1.5T 环境下,脂肪组织 T1 值最短,约 270 ms,血液为 1 200 ms,故脂肪呈亮信号,血液为暗信号。血管内注入 Gd-DTPA 后,可将血液 T1 值缩短至 100 ms 左右,明显低于脂肪 T1 值,信号高于所有背景组织,血管呈高信号影像。

(二)扫描技术

Gd-DTPA 进入血管后,将迅速向血管外组织间隙弥散。3D CE MRA 采用短 TR(小于 10 ms),短 TE(小于 3 ms),小 FA 的 FLASH 序列,扫描时间一般在 30 秒以内,单次屏气即可完成三维数据采集。可在对比剂首次通过动脉期间获得所有数据,降低再循环的稀释效应,减少静脉显影的重叠干扰。

(三)确定延迟时间

为获得最佳 MRA 图像,需要团注对比剂计时。过早或延迟扫描都将影响图像质量。三维数据采集应与对比剂在兴趣血管内的循环一致,确定自注射对比剂与开始扫描之间的延迟时间最为关键。选择最佳延迟时间的方法主要有以下两种。

(1)对比剂团注试验:使用 1～2 mL 钆对比剂和 15～20 mL 生理盐水,高压注射器以 2～4 mL/s 的流速注射,同时在兴趣血管层面进行 GRE 单层面连续扫描,一般每秒 1 幅。然后通过视觉判断对比剂在该层面达到峰值的时间。按经验公式(延迟时间＝对比剂到达峰值时间－3/8 采集时间＋1/2 对比剂团注时间)计算结果,一般可获满意图像质量。

(2)自动对比剂团注检测:采用二维 GRE 序列,即 MRI 透视技术实时追踪对比剂团。当发现对比剂到达兴趣血管后,自动将其转换成三维 GRE 序列采集数据。该方法保证了对比剂在血管内达到峰值时采集中心 K 空间数据。

(四)检查方法

首先通过团注试验,获得对比剂到达兴趣区的时间。正式扫描时用压力注射器经肘静脉注入 Gd-DTPA 20～30 mL(0.2 mmol/kg),注射流率 2～3 mL/s,追加 20 mL 生理盐水。一般在注射对比剂前一次和后二次采集,以便减影处理。

(五)图像后处理

3D CE MRA 获得的是连续的二维数据。为了更好显示血管与病变形态,需对原始数据重组。常用方法包括:①最大信号强度投影(MIP);②多平面重组(MPR);③表面掩盖再现(SSD);④仿真内镜技术。MIP 可从不同角度显示血管的解剖和病变,最常用。

(刘　涛)

第四节　缺血性心脏病 MR 诊断

缺血性心脏病是指由于冠状动脉阻塞所造成的心肌缺血、心肌梗死以及由此导致的一系列心脏形态及功能改变。心脏 MRI 可对缺血性心脏病进行全面的检查,包括形态学、局部及整体心功能评价、心肌灌注成像、心肌活性检查,正在成为一项能够全面、准确地评价缺血性心脏病的现代影像技术。

一、心肌缺血

心脏的血液供应主要由冠状动脉提供,冠状动脉各支分布供应不同的心脏节段,前降支供应左心室前壁、室间隔中段和尖段,回旋支供应左心室后壁,右冠状动脉供应右心室及左心室下壁、室间隔基底段。左心室下壁尖段由前降支和右冠状动脉双重供血,左心室侧壁尖段由回旋支和前降支双重供血。冠状动脉阻塞是心肌缺血的根本原因。严重缺血时,心肌缺氧所造成的各类致痛因子如缓激肽、前列腺素等的释放将导致心绞痛。

(一)临床表现与病理特征

临床表现为心前区可波及左肩臂、或至颈咽部的压迫或紧缩性疼痛,也可有烧灼感。其诱因常为剧烈体力活动或情绪激动,也可由寒冷、吸烟、心动过速等诱发。疼痛出现后逐步加重,一般于 5 分钟内随着停止诱发症状的活动或服用硝酸甘油缓解逐步消失。根据临床特征的不同,心绞痛可分为稳定型心绞痛、变异型心绞痛及不稳定型心绞痛。但无论那种类型的心绞痛,其疼痛强度均较心肌梗死轻,持续时间较短。

心肌缺血最常见的原因是由动脉粥样硬化斑块造成的冠状动脉狭窄,这类狭窄大多分布于心外膜下的大冠状动脉。动脉硬化斑块早期由血管内皮细胞受损、平滑肌细胞增殖内移发展而来,进而发生内皮下脂质沉积、纤维结缔组织增生。斑块阻塞面积在 40% 以下时,基本不影响心肌灌注,一般无临床症状。随着斑块阻塞面积的加大,在冠状动脉轻至中度狭窄(阻塞面积达到 50%～80%)时,静息状态下狭窄冠脉远端的阻力血管将发生不同程度的扩张以维持相当的心肌灌注,静息状态下无明显临床表现。重度的冠脉狭窄(阻塞面积 90% 左右)则静息时亦无法保证适当的心肌灌注,在静息时就可出现灌注异常,临床上出现静息痛。除冠状动脉粥样硬化外,心肌缺血还有以下病因:①冠状血管神经、代谢及体液调节紊乱导致的冠状动脉痉挛;②冠状动脉微血管内皮功能状态异常导致的心肌灌注下降;③冠状动脉炎症、先天发育畸形及栓子栓塞。

(二)MRI 表现

心肌缺血严重(即缺血性心肌病)时,可出现心肌内广泛或局灶性纤维结缔组织增生、局部或整体心肌变薄、心腔扩大等改变。MRI 可显示相应形态异常。但在大多数情况下,心肌缺血仅表现为功能性心肌灌注异常。根据缺血程度不同,MRI 心肌灌注可表现为:①静息状态各段心肌灌注正常,负荷状态心内膜下心肌或全层心肌透壁性灌注减低或缺损(图 18-7);②静息状态缺血心肌灌注减低或延迟,负荷状态灌注缺损(图 18-8);③静息状态缺血心肌灌注缺损(图 18-9)。灌注异常区域多数与冠脉供血区相吻合,与核素心肌灌注检查的符合率达 87%～100%,与目前仍作为冠心病诊断"金标准"的 X 线冠状动脉造影的诊断符合率达 79%～87.5%。此外,严重心肌缺血时(如长时间心肌严重缺血,心肌细胞结构完整但局部室壁减弱或消失,称心肌冬眠;短暂心肌严重缺血,心肌结构未损害但收缩功能需较长时间恢复,称心肌顿抑),MRI 心脏电影可发现心室壁运动异常,平行于室间隔长轴位、垂直于室间隔长轴位及无间隔连续左心室短轴位检查可准确判断运动异常的室壁范围。

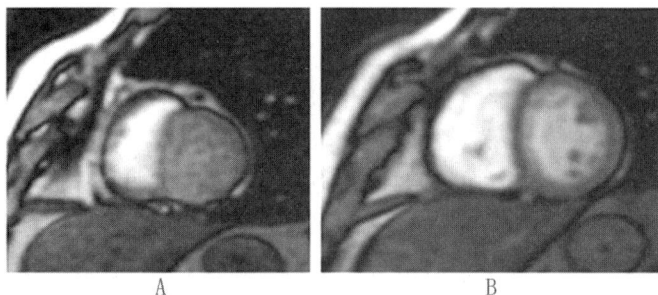

图 18-7　心脏短轴位左心室中部层面静息及负荷心肌灌注成像
A.静息灌注成像,显示心肌灌注均匀一致;B.腺苷负荷后心肌灌注成像,显示间隔壁心肌灌注减低

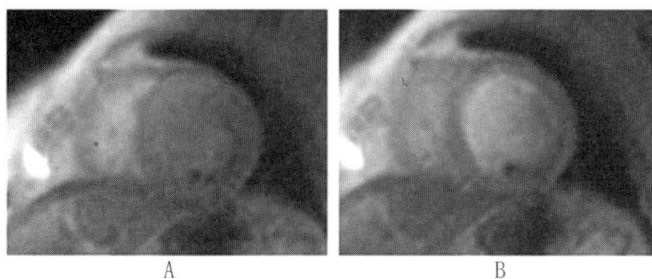

图 18-8　心脏短轴位左心室中部层面静息及负荷心肌灌注成像
A.静息灌注成像,显示下壁灌注减低;B.负荷后灌注成像,显示该区域灌注减低更为明显,为灌注缺损表现

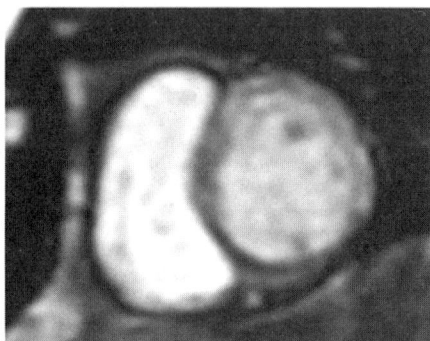

图 18-9　心脏短轴位左心室中部层面静息及负荷心肌灌注成像
静息时即可显示下间隔壁灌注缺损

（三）鉴别诊断

心肌缺血的 MRI 检查包括形态、灌注、运动功能等诸多方面。其他心脏疾病,如扩张型心肌病也表现为心腔扩大、心室壁变薄,肥厚型心肌病也会出现室壁运动减弱,甚至小范围的心肌灌注异常,但结合临床表现和综合 MRI 检查,与心肌缺血鉴别不难。

（四）专家指点

MRI 诊断心肌缺血的核心是心肌灌注成像。MRI 心肌灌注的基础及相关临床研究始于 20 世纪 80年代中期,至 90 年代中后期已取得相当的成绩。90 年代后期 MRI 设备在快速梯度序列多层面成像方面取得突破,一次注射对比剂后覆盖整个左室的多层面首过灌注成像成为可能(虽然还存在扫描间隔),使MRI 心肌灌注可用于临床诊断。近年来 MRI 心脏专用机进入临床,提高了成像速度(可完成无间隔的心脏成像)及时间、空间分辨率,有望成为诊断心肌缺血的"金标准"。

二、心肌梗死

继发于冠状动脉粥样硬化斑块破裂及血栓形成基础上的急性冠状动脉闭塞是心肌梗死最常见的原因。

(一)临床表现与病理特征

急性心肌梗死的主要症状是持久的胸骨后剧烈疼痛。典型者为胸骨后挤压性或压榨性疼痛,往往放射至颈部或左上肢。疼痛持续 15～30 分钟或更长,与心绞痛比较,疼痛程度重且时间长为其特点。其他临床表现有呼吸短促、出汗、恶心、发热,白细胞计数、血清酶增高及心电图改变等。急性心肌梗死的并发症包括恶性心律失常、休克、左心室室壁瘤形成、室间隔穿孔、乳头肌断裂及心力衰竭等。病程大于 6 周以上者为陈旧性心肌梗死,临床表现除可能继续存在的心肌缺血症状外,主要为急性心肌梗死并发症的相应表现。

当冠状动脉闭塞持续 20～40 分钟后,随着缺血缺氧的进一步发展,细胞膜的完整性破坏,心肌酶漏出,心肌细胞发生不可逆性的损伤,即发生梗死。8～10 天后,坏死的心肌纤维逐渐被溶解,肉芽组织在梗死区边缘出现,血管和成纤维细胞继续向内生长,同时移除坏死的心肌细胞。到第 6 周梗死区通常已经成为牢固的结缔组织瘢痕,其间可散布未受损害的心肌纤维。心肌梗死一般首先发生在缺血区的心内膜下心肌,后逐渐向心外膜下及周边扩展。根据梗死范围,病理上分为三型:①透壁性心肌梗死,梗死范围累及心室壁全层;②心内膜下心肌梗死,仅累及心室壁心肌的内 1/3 层,并可波及乳头肌;严重者坏死灶扩大、融合,形成累及整个心内膜下心肌的坏死,称为环状梗死;③灶性心肌梗死,病灶较小,临床上多无异常表现,生前常难以发现;病理呈不规则分布的多发性小灶状坏死,分布常不限于某一支冠状动脉的供血范围。

(二)MRI 表现

1.心肌信号

在 SE 序列 MRI,心肌为类似骨骼肌信号强度的中等信号,有别于周围心外膜下脂肪的高信号和相邻心腔内血流呈"黑色"的低信号。急性心肌梗死时,坏死心肌及周围水肿使相应区域的 T_1 及 T_2 延长,在 T_2WI 呈高信号。急性心梗 24 小时内即可在 T_2WI 观察到信号强度增加,并可维持至第 10 天。但由于急性梗死灶周围存在水肿带,所以高信号范围大于真实的梗死区域。在亚急性期(心肌梗死发生 72 小时内)心肌信号异常范围与实际梗死区域大致相当。慢性期(梗死发生 6 周以上)由于梗死后瘢痕形成,水分含量较正常心肌组织降低,在 SE 序列呈低信号。T_2WI 较 T_1WI 明显。

2.心肌厚度

节段性室壁变薄是陈旧性心肌梗死的形态特征,坏死心肌吸收、纤维瘢痕形成是心肌变薄的病理基础,陈旧透壁性心肌梗死后室壁变薄更明显。前降支阻塞可造成左心室前、侧壁和(或)前间壁变薄,右冠状动脉阻塞则造成左心室后壁和(或)下壁变薄。MRI 可直接显示心肌组织,心外膜面和心内膜面边界清晰,可精确测量心肌变薄。电影 MRI 通过测量室壁厚度判断存在心肌梗死的标准为:病变区域室壁厚度小于或等于同一层面正常心肌节段室壁厚度的 65%;判断透壁性心肌梗死的标准为:病变区域舒张末期室壁厚度小于 5.5 mm。

3.室壁运动功能改变

电影 MRI 是评价心脏整体及局部舒缩功能的最佳影像技术。通过无间隔连续左心室短轴位、平行于室间隔左心室长轴位及垂直于室间隔左心室长轴位电影 MRI,可精确评价急性及慢性心肌梗死的一系列功能变化,如整体或局部室壁运动状态、收缩期室壁增厚率、EF 值、心腔容积等。

4.心肌灌注成像

可显示心肌梗死后的组织坏死或瘢痕形成所致的灌注减低及缺损。由于急性心肌梗死时常存在心肌的再灌注,灌注检查可无异常表现。因此,单纯心肌灌注成像无法准确诊断急性梗死心肌。

5.对比增强延迟扫描心肌活性检查

心肌梗死区域表现为高信号。MRI 的高空间分辨率,使其可精确显示梗死透壁程度。后者分为以下三种类型:①透壁强化:表现为全层心肌高信号,多为均匀强化;②非透壁强化:为心内膜下心肌或心内膜下至中层心肌区域强化,而心外膜下至中层或心外膜下心肌信号正常(存活心肌);③混合性强化:同一心肌段内透壁和非透壁强化并存。

如果在大面积延迟强化区域内观察到信号减低区,就需与存活心肌鉴别。病理研究表明,这一位于延迟强化区域中心或紧贴心内膜下,被称为"无再灌注区"或"无复流区"的信号减低区,为继发于心肌梗死的严重微血管损伤,毛细血管内存在大量的红细胞、中性粒细胞及坏死心肌细胞,阻塞与充填使对比剂不能或晚于周围结构进入这一区域。它并非存活心肌,而是重度的不可恢复的心肌坏死。其与存活心肌的影像鉴别要点如下:①"无再灌注区"周围常有高强化区环绕且常位于心内膜下,在连续的短轴像可以观察这一征象;②在首过心肌灌注成像中,这一区域没有首过强化;③在上述表现不明显,仍难与存活心肌鉴别时,可在延长延迟时间后再次扫描,如延迟至 30~40 分钟。此时由于组织间隙的渗透作用,"无再灌注区"将出现强度不等的延迟强化。

6. 并发症 MRI

①室壁瘤,分为假性室壁瘤和真性室壁瘤。前者常发生于左心室下壁及后壁,为透壁性梗死心肌穿孔后周围心包等包裹形成,瘤口径线小于瘤体直径为其主要特征,电影 MRI 可见瘤体通过一瘤颈与左心室腔相通,瘤内可见血流信号;后者为梗死心肌几乎完全被纤维瘢痕组织替代,丧失收缩能力,在心室收缩期和(或)舒张期均向心腔轮廓外膨出,常位于前壁及心尖附近,瘤壁菲薄(可至 1 mm),瘤口径线大于瘤体直径。电影 MRI 显示左心室腔局部室壁明显变薄,收缩期矛盾运动,或收缩期及舒张期均突出于左心室轮廓外的宽基底囊状结构。②左心室附壁血栓,为附着于心室壁或充填于室壁瘤内的团片样充盈缺损(GRE 序列)。SE 序列血栓的信号强度随血栓形成的时间(即血栓的年龄)而异,亚急性血栓 T1WI 常表现为中等至高信号,T2WI 呈高信号,而慢性血栓在 T1WI 和 T2WI 均呈低信号。③室间隔穿孔,表现为肌部室间隔连续性中断,以横断面及四腔位显示清晰,电影 MRI 可见心室水平异常血流信号。④乳头肌断裂,平行于室间隔长轴位或垂直于室间隔长轴位电影 MRI 可显示继发于乳头肌断裂的二尖瓣关闭不全所致左心房反流信号。⑤心功能不全,连续短轴像结合长轴位电影 MRI 可评价继发于心肌梗死的左心室局部及整体运动功能异常,测量各种心功能指数。

(刘　涛)

第五节　先天性心脏病 MR 诊断

先天性心脏病是儿童最常见的心脏疾病,每年新增病例约 20 万人。长期以来,心血管造影是先天性心脏病诊断的"金标准",但存在有创性、受对比剂剂量和投照体位限制以及解剖结构的影像重叠等问题。目前,无创性影像学检查方法如超声心动图已可完成大多数较为简单的先天性心脏病的诊断。多排螺旋 CT 以及高场强 MRI 心脏专用机的出现,使先天性心脏病的诊断有了突破性进展。心脏 MRI 较之多排螺旋 CT 具有无 X 线辐射、无严重对比剂反应的优势,正在成为先天性心脏病最佳的无创性检查技术。

一、房间隔缺损

房间隔缺损(atrial septal defect,ASD)是指因胚胎期原始房间隔发育、融合、吸收异常导致的房间孔残留。发病率约占先天性心脏病的 12%~22%。

(一)临床表现与病理特征

ASD 早期可无症状,活动量也无明显变化。部分患儿发育缓慢,心慌气短,并易患呼吸道感染。青少年期逐渐形成肺动脉高压,随着肺动脉压力的逐步增高,可出现心房水平右向左分流,发展为 Eisenmenger 综合征,可出现发绀、咯血及活动后昏厥等症状。听诊于胸骨左缘 2~3 肋间可闻及 2~3 级收缩期吹风样杂音,肺动脉第二音亢进。心电图示 P 波高尖,电轴右偏。

ASD 可分为Ⅰ孔型(也可称原发孔型,属于部分型心内膜垫缺损)和Ⅱ孔型(也称继发孔型)。Ⅱ孔型 ASD 为胚胎发育第四周时,原始第一房间隔吸收过度和(或)第二房间隔发育不良所导致的房间孔残留。根据发生部位可分为中央型(缺损位于房间隔中央卵圆窝处)、下腔型(缺损位于房间隔后下方与下腔静脉相延续)、上腔型(缺损位于房间隔后上方)及混合型(常为巨大缺损),以中央型最为常见,约占 75%。由于左房平均压(8~10 mmHg)高于右房平均压(4~5 mmHg),ASD 时即出现房水平左向右分流,使右心房、室及肺动脉内血流量增加,右心房室因容量负荷增加而增大,肺动脉增粗。

(二)MRI 表现

MRI 表现为房间隔的连续性中断。但因房间隔结构菲薄,黑血序列或常规 SE 序列受容积效应的影响,常不能明确诊断且容易漏诊。在亮血序列横轴面或垂直于房间隔的心室长轴位(即四腔位)可明确缺损的类型及大小,是显示 ASD 的最佳体位和序列。还可在薄层(以 3~5 mm 为宜)的心脏短轴像和冠状面显示 ASD 与腔静脉的关系,并确定 ASD 大小。其他征象包括继发的右心房室增大、右室壁增厚及主肺动脉扩张(图 18-10)。

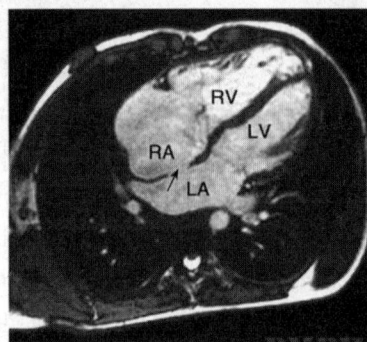

图 18-10　房间隔缺损

True FISP 亮血序列四腔心 MRI,箭头指示 RA 和 LA 之间的房间隔信号连续性中断,右心房及右心室增大

(三)鉴别诊断

本病病理改变相对简单,只要扫描层面适当,对于具备 GRE 亮血序列的高场强 MRI 设备,诊断不难。

二、室间隔缺损

室间隔缺损(ventricular septal defect,VSD)是指胚胎第 8 周,心室间隔发育不全或停滞,从而形成左、右心室间的异常交通。约占先天性心脏病的 20%~25%。

(一)临床表现与病理特征

患儿发育差,心悸、气短、易感冒及易发生肺内感染。听诊于胸骨左缘 3~4 肋间可闻及收缩期杂音,部分病例心前区可触及收缩期震颤,心电图示双室肥厚。发生肺动脉高压后,肺动脉瓣区第二心音亢进、分裂,患儿活动后口唇、指趾发绀。

VSD 分类方法较多,根据病理解剖并结合外科治疗实际,可分为三型。①漏斗部 VSD,可分为:干下型,位置较高,紧邻肺动脉瓣环,缺损上缘无肌组织,缺损在左室面位于主动脉右窦下方,易合并右瓣脱垂,造成主动脉瓣关闭不全;嵴内型,位于室上嵴内,与肺动脉瓣环之间有肌肉相隔。②膜周部 VSD,根据缺损累及范围可分为:嵴下型,缺损累及膜部和一部分室上嵴;单纯膜部缺损,缺损仅限于膜部室间隔,周边为纤维组织,缺损较小;隔瓣后型,位置较嵴下型更靠后,被三尖瓣隔瓣所覆盖,又称流入道型缺损。③肌部 VSD,可位于肌部室间隔的任何部位,靠近心尖者为多,部分为多发。

正常生理状态下,右心室内压力约为左心室内压力的 1/4。VSD 时,由于存在左右心室间巨大的压力阶差,即产生心室水平的左向右分流,致使左、右心室容量负荷增大,心腔扩大。分流所造成的肺循环血量增加使肺血管内阻力升高,血管内膜及中层增厚,使肺动脉及右心室压力逐渐升高,造成肺动脉高压。当右心室压力接近左心室压力时,心室水平即出现双向,甚至右向左为主的双向分流,患者出现发绀,即 Eisenmenger 综合征。

(二)MRI 表现

MRI 可直接显示 VSD 及其缺损大小和部位,并可对并发于不同类型 VSD 的主动脉瓣脱垂及膜部瘤等做出诊断。连续横轴面扫描是显示 VSD 大小、部位的基本体位。根据缺损类型,还可辅以其他体位,以更好地显示缺损形态,判断缺损的扩展方向。例如,隔瓣后 VSD 于四腔位显示最佳。干下型及嵴内型 VSD 若加做左室短轴位扫描,对显示缺损最为有利,同时还应行左心室双口位电影扫描以判断是否并发主动脉瓣脱垂所造成的主动脉瓣关闭不全。而斜矢状面扫描有助于判断肺动脉根部下方有无室上嵴肌性结构的存在,是鉴别膜周部和嵴上型缺损的重要方法。此外,MRI 还可显示左、右心室腔扩大,室壁肥厚,主肺动脉扩张等间接征象(图 18-11)。

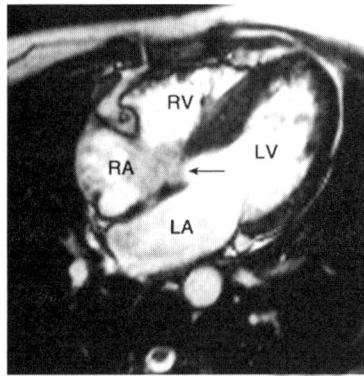

图 18-11　室间隔缺损

True FISP 亮血序列四腔心位 MRI,箭头指示室间隔连续性中断,右心房及右心室增大

(三)鉴别诊断

绝大多数单纯 VSD 只要按上述检查方法扫描,即可定性定位诊断。但 VSD 常与其他先天性心血管畸形形成复合畸形,或者构成复杂畸形的组成部分。此时判断是单纯 VSD 还是合并其他畸形,或是复杂心血管畸形,有赖于更为全面的磁共振检查(包括 MRA)以及诊断医师对先天性心脏病的理解及经验。

三、动脉导管未闭

动脉导管由胚胎左侧第六主动脉弓的背部发育演变而来,胎儿期为连接主动脉与肺动脉的正常血管结构。胎儿肺脏处于不张状态,肺动脉内血液经动脉导管流入主动脉完成胎儿的全身血液循环。动脉导管中层为弹力纤维结构,胎儿出生后肺膨胀肺血管床阻力下降,肺循环形成,动脉导管即开始收缩并逐渐闭锁,退化为动脉韧带。动脉导管绝大多数于半年内闭锁,少数可延迟至一年,持续不闭锁者即为动脉导管未闭(patent ductus arteriosus,PDA)。本病可单发,也可与 VSD、三尖瓣闭锁、主动脉弓缩窄等合并发生,更为主动脉弓离断的必要组成部分。PDA 的发病率约占先天性心脏病的 12%～15%,男女比例约 1:3。

(一)临床表现与病理特征

在动脉导管管径较细,主-肺动脉间分流量少时,患儿可无明显临床症状。动脉导管管径粗,分流量大时,可出现活动后心悸、气短以及反复的呼吸道感染。大多数患儿听诊于胸骨左缘 2～3 肋间可闻及双期粗糙的连续性杂音,并可触及震颤,心电图示左室肥厚、双室肥厚。合并肺动脉高压时杂音常不典型,甚至无杂音,但肺动脉第二音亢进明显,并可出现分界性发绀及杵状指。

动脉导管位于主动脉峡部的小弯侧与主肺动脉远端近分叉部之间。根据导管形态,一般分为四型:①管型,动脉导管的主动脉端与肺动脉端粗细基本相等,也可称圆柱型;②漏斗型,动脉导管的主动脉端粗大扩张,而肺动脉端逐渐移行变细,呈漏斗状,此型最为常见;③缺损型,动脉导管甚短或无长度,状如缺损,也称窗型;④动脉瘤型,此型甚为少见,动脉导管如动脉瘤样扩张膨大,考虑与动脉导管中层弹力纤维发育不良有关。

正常情况下,主动脉与肺动脉间存在着相当悬殊的压力阶差。PDA时,体循环血液将通过未闭之动脉导管持续向肺循环分流,致使左心室容量负荷增加,导致左心室肥厚扩张。长期的肺循环血流量增加将引起广泛肺小动脉的器质性改变,造成肺动脉压力进行性升高,右心室因阻力负荷增加而肥厚扩张。当肺动脉压接近甚或超过主动脉压时,将出现双向或右向左为主的双向分流,此时临床上出现发绀,往往以分界性发绀(即下肢发绀更重)更为常见。

(二)MRI 表现

黑血序列横轴面及左斜矢状面可显示主动脉峡部与左肺动脉起始部间经动脉导管直接连通。亮血序列显示动脉导管更敏感,对于细小或管状扭曲的动脉导管,可薄层(3～5 mm)扫描后逐层观察。心脏MRI 电影可显示分流方向,并粗略估计分流量。3D CE MRA 可清晰显示动脉导管形态,明确分型,测量动脉导管主动脉端及肺动脉端的径线。此外,横轴面 MRI 还可显示左心房室增大,升主动脉、主肺动脉及左、右肺动脉扩张等间接征象(图 18-12)。

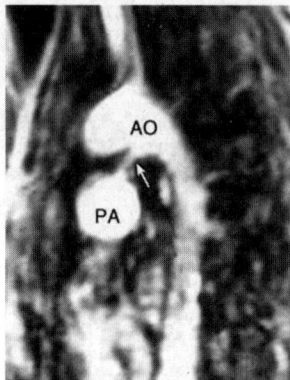

图 18-12　动脉导管未闭

CE MRA 经 MPR 斜矢状面重组图像,箭头显示主肺动脉远端与主动脉弓降部间呈漏斗形之未闭动脉导管

(三)鉴别诊断

PDA 的 MRI 检查方法多样,综合使用可对该病做出明确诊断,不存在过多鉴别诊断问题。

四、心内膜垫缺损

心内膜垫缺损(complete endocardial cushion defect,ECD)亦称房室通道畸形,是由于胚胎期腹背侧心内膜垫融合不全,原发孔房间隔发育停顿或吸收过多和室间孔持久存在所致的一组先天性心内复杂畸形群,包括原发孔 ASD 以及室间隔膜部、二尖瓣前瓣、三尖瓣隔瓣的发育异常。发病率占先天性心脏病的0.9%～6%。

(二)临床表现与病理特征

患儿一般发育差,心悸气短,易患呼吸道感染。胸骨左缘 3～4 肋间闻及 3 级收缩期杂音,可出现肺动脉瓣区第二音亢进,大部分病例心尖二尖瓣听诊区亦可闻及 3 级全收缩期杂音。心电图有较为特异性表现,多为一度房室传导阻滞,P-R 间期延长,或右束支传导阻滞。

根据病理特征,ECD 一般分型如下:①部分型 ECD,Ⅰ孔型 ASD 合并不同程度的房室瓣断裂,房室瓣环下移,二、三尖瓣均直接附着在室间隔上,瓣下无 VSD;②完全型 ECD,Ⅰ孔型 ASD,房室瓣完全断裂,左右断裂的房室瓣形成前共瓣及后共瓣,前后共瓣不附着于室间隔而是形成漂浮瓣叶,以腱索与室间隔相连,瓣下有 VSD;③过渡型 ECD,介于部分型和完全型之间,房室瓣部分直接附着部分借腱索附着于室间隔上,瓣下只有很小的 VSD;④心内膜垫型 VSD,包括左室右房通道及心内膜垫型 VSD。

ECD 是由于心内膜垫发育异常所致的一系列心内复合畸形。病理改变不同,血流动力学改变也不同。单纯Ⅰ孔型 ASD 的临床表现与Ⅱ孔型 ASD 大致相同,而完全型 ECD 则会因房室间隔缺损及共同房室瓣关闭不全造成严重的肺循环高压,进而导致心力衰竭。

(二)MRI 表现

亮血序列横轴面或四腔位 MRI 显示房间隔下部连续性中断(即Ⅰ孔型 ASD),缺损无下缘,直抵房室瓣环。二尖瓣前叶下移,左室流出道狭长。完全型 ECD 表现为十字交叉消失,左右房室瓣环融成一体,形成一共同房室瓣,其上为Ⅰ孔型 ASD,其下为膜部 VSD。左室-右房通道则表现为左室、右房间直接相通。间接征象包括以右心房室增大为主的全心扩大、右心室壁增厚、中心肺动脉扩张等。MRI 电影显示房室瓣区异常反流信号(图 18-13)。

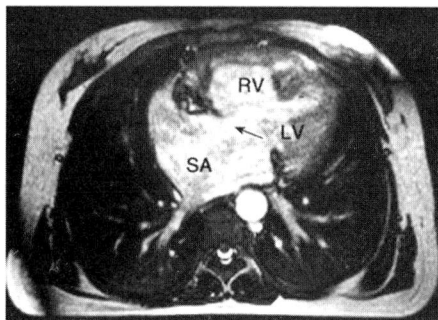

图 18-13　心内膜垫缺损(合并单心房)
True FISP 序列横轴面亮血图像,显示心脏十字交叉结构消失,房间隔缺
如,左右房室瓣融合为共同大瓣(该病例房间隔完全缺如,为单心房 SA)

(三)鉴别诊断

表现为单纯Ⅰ孔型 ASD 的部分型 ECD 应与Ⅱ孔型 ASD 鉴别。掌握两型 ASD 的发生部位,鉴别不难。

五、先天性肺动脉狭窄

先天性肺动脉狭窄(pulmonary stenosis,PS)甚为常见,约占先天性心脏病的 10%~18%,居第四位。

(一)临床表现与病理特征

轻度至中度狭窄患儿,早期并无临床症状。常在体检时发现杂音进而做出诊断。随着年龄增长可逐渐出现运动后心悸气短等症状。重度狭窄者早期即可出现上述症状,伴卵圆孔未闭者可出现活动后发绀。听诊于胸骨左缘 2~3 肋间肺动脉瓣听诊区可闻及收缩期喷射状杂音,可伴震颤,肺动脉第二音减弱或消失。心电图呈右心室肥厚改变,三尖瓣关闭不全时伴右心房扩大。

PS 根据狭窄部位不同可分为四型:①瓣膜型狭窄,最为常见,约占先天性心脏病的 10%。瓣膜在交界处融合成圆锥状,向肺动脉内凸出,中心为圆形或不规则型瓣口。瓣膜增厚,瓣口处显著。瓣叶多为 3 个,少数为 2 个。漏斗部正常或因肌肥厚造成继发狭窄,肺动脉主干有不同程度的狭窄后扩张。部分病例可有瓣膜及瓣环发育不全,表现为瓣环小,瓣叶僵硬、发育不全。常合并 ASD、VSD、PDA 等。②瓣下型狭窄,单纯瓣下型狭窄即漏斗部狭窄较为少见,可分为隔膜型狭窄和管状狭窄。前者表现为边缘增厚的纤维内膜,常在漏斗部下方形成纤维环或膜状狭窄;后者由右室室上嵴及壁束肌肥厚形成,常合并心内膜纤维硬化。③瓣上型狭窄,可累及肺动脉干、左右肺动脉及其分支,单发或多发。占先天性心脏病 2%~4%。半数以上病例合并间隔缺损、PDA 等其他畸形。④混合型狭窄,上述类型并存,以肺动脉瓣狭窄合并漏斗部狭窄常见。

肺动脉的狭窄导致右心系统排血受阻,右心室阻力负荷增大,右心室压增高,右心室肥厚。轻~中度狭窄病例通常不影响心排出量。重度狭窄心排出量下降,肺血流量减少。重症病例由于右心室压力增高,右心室肥厚,顺应性下降,继而三尖瓣关闭不全,右心房压力增高,伴有卵圆孔时即可出现心房水平右向左分流。

（二）MRI 表现

黑血及亮血序列轴面、斜冠状面和左前斜垂直室间隔心室短轴像可显示右室流出道、主肺动脉、左右肺动脉主干的狭窄部位、程度和累及长度。单纯瓣膜狭窄时可见主肺动脉的狭窄后扩张。MRI 电影可显示肺动脉瓣环发育情况、瓣叶数量及狭窄程度，可见与心血管造影表现相似的粘连的瓣口开放受限形成的"圆顶"征及低信号血流喷射征。CE MRA 不仅可直接显示右室流出道，测量中心肺动脉狭窄程度，还可通过重组图像逐一显示段级以上周围肺动脉狭窄，其评价肺动脉发育情况的能力已接近传统的心血管造影（图 18-14）。

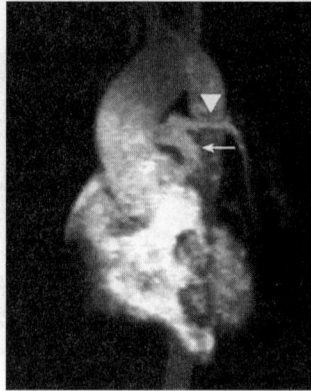

图 18-14　先天性肺动脉狭窄

CE MRA 后 MIP 重组正面观，显示肺动脉瓣环、主肺动脉及左肺动脉重度狭窄，长箭头所指为主肺动脉，短箭头所指为左肺动脉

（三）鉴别诊断

MRI 可做出准确的分型诊断并评估病变的严重程度，还可显示并发畸形，是诊断本病最有效的无创性检查手段，一般不存在过多的鉴别诊断。

六、法洛四联症

法洛四联症（tetralogy of Fallot，TOF）是最常见的发绀，属先天性心脏病，占先天性心脏病的12％～14％。该病属于圆锥动脉干的发育畸形，为圆锥动脉干分隔、旋转异常及圆锥间隔与窦部室间隔对合不良所致。Fallot 于 1898 年首先对其病理解剖及临床特征进行了系统的阐述，故该病以其姓氏命名。

（一）临床表现与病理特征

患儿出生半年内即表现发绀，气促，喜蹲踞，好发肺内炎症。重症者活动后缺氧昏厥。查体见杵状指趾，听诊于胸骨左缘 2～4 肋间可闻及较响亮的收缩期杂音，胸前区可触及震颤，肺动脉第二音明显减弱，心电图示右心室肥厚。

TOF 包括四种畸形：①肺动脉狭窄，本病均有漏斗部狭窄，并以漏斗部并肺动脉瓣狭窄常见，还可出现肺动脉瓣上狭窄、主肺动脉干发育不全及左右肺动脉分叉部狭窄。漏斗部狭窄常较局限，严重者形成纤维环状漏斗口，其与肺动脉瓣间可形成大小不等的第三心室，有时漏斗部弥漫狭窄呈管状。瓣膜狭窄表现为瓣膜的融合粘连，成人患者瓣膜增厚，可有钙化及赘生物。约半数以上患者肺动脉瓣为二瓣畸形，瓣叶冗长。②高位 VSD，TOF 的 VSD 有两种类型，第一种最常见，占90％以上，是在圆锥动脉干发育较好，漏斗部形态完整的情况下，因胚胎发育时圆锥间隔前移与窦部室间隔对合不良所致，缺损位于室上嵴下方，为嵴下型 VSD。第二种为肺动脉圆锥的重度发育不良，造成漏斗部间隔部分缺如，形成漏斗部 VSD，缺损还可位于肺动脉瓣下，形成干下型 VSD。③主动脉骑跨，主动脉根部向前、向右方移位造成主动脉骑跨于 VSD 上方，但主动脉与二尖瓣前叶间仍存在纤维联系。骑跨一般为轻～中度，一般不超过75％。④右心室肥厚，为 VSD 及肺动脉瓣狭窄的继发改变，肥厚程度超过左心室。卵圆孔未闭和 Ⅱ 孔型 ASD 是 TOF 最常见的并发畸形，发生率在60％～90％之间。此外，约30％的患者合并右位主动脉弓及右位降主动脉，头臂动脉呈镜面型,部分病例合并永存左上腔静脉和 PDA。

本病的 VSD 一般较大,因此左右心室内压力接近。肺动脉狭窄造成的右心室排血受阻是心室水平右向左分流、体循环血氧饱和度下降及肺动脉内血流量减少等血流动力学异常的根本原因。肺动脉狭窄越重,肺血流量越少,右向左分流量越大,右心室肥厚越重。

(二)MRI 表现

横轴面和斜冠状面黑血、亮血 MRI,结合 MRI 电影可显示右室漏斗部及肺动脉瓣,并观察肺动脉瓣环、主肺动脉及左右肺动脉起始部的发育情况。横轴面、四腔心黑血、亮血 MRI 可观察高位 VSD 的大小和部位,判断右心室壁肥厚的程度,薄层扫描可观察并存的肌部小 VSD。横轴面和心室短轴像可显示升主动脉扩张,判断主动脉骑跨程度。此外,CE MRA 重组图像可直观显示两大动脉的空间关系,包括主肺动脉、左右肺动脉主干及分支的发育情况和狭窄程度(图 18-15)。

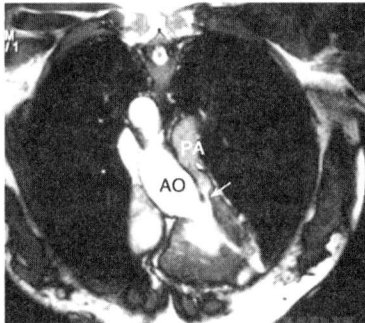

图 18-15　法洛四联症

电影 MRI 斜横轴面,显示右室流出道、肺动脉瓣环及瓣上重度狭窄,右心室肥厚

(三)鉴别诊断

本病主动脉骑跨程度较大时,应与经典的右室双出口鉴别。此时应在垂直室间隔流出道的左室长轴位(即左室双口位)扫描亮血 MRI 或电影 MRI,以确定主动脉窦与二尖瓣前叶之间是否存在纤维连接,并以此除外法四型右室双出口。

七、完全型大动脉错位

完全型大动脉错位(complete transposition of great arteries,TGA)是常见的发绀,属先天性心脏病之一,常引起婴幼儿早期死亡。约占先天性心脏病的 8%。

(一)临床表现与病理特征

该病以生后重度发绀、气促和早期发生心力衰竭为临床特征。生后半年几乎所有病例发生杵状指(趾)。听诊肺动脉第二音亢进,合并 VSD 的病例胸骨左缘下部可闻及收缩期杂音。心电图表现为左、右心室肥厚或双心室肥厚。

TGA 为胚胎早期圆锥部旋转和吸收异常所致的大动脉起始部畸形。其胚胎学基础是主动脉下圆锥保留,肺动脉下圆锥吸收,以及与正常方向相反的圆锥逆向旋转形成的房室连接相适应情况下(即右、左心房分别与右、左心室连接),主动脉和肺动脉分别起自形态学的右和左心室,即心室与大动脉连接不相适应。主动脉瓣及瓣下圆锥向前上方旋转移动,肺动脉瓣口后下方移动,使主动脉位于肺动脉前方。根据旋转程度不同,主动脉位于肺动脉右前方者形成右位型异位(约占 60%),主动脉位于肺动脉左前方者则形成左位型异位(约占 40%)。

由于 TGA 表现为心房与心室间的相适应连接,以及心室与大动脉间的不相适应连接(即接受回心体静脉血液的右心室发出主动脉,接受氧合肺静脉血的左心室发出肺动脉),所以体、肺循环形成两个相互隔绝的循环系统。因无氧合血液供应心、脑、肾等脏器,生后必然伴有体、肺循环间的分流通道,如 VSD、ASD、卵圆孔未闭及 PDA 等维持生命。因全身各器官均严重缺氧,使心排量增大,心脏负荷加重,心脏增大及心力衰竭发生较早。

根据并存畸形及临床特点,该病分为两型:①单纯 TGA,约占 1/2 左右。室间隔完整,体、肺循环借助卵圆孔未闭或 ASD、PDA 沟通。患儿低氧血症严重,大部分早期夭亡。②合并 VSD 的 TGA。VSD 大小不一,约 1/3 为小 VSD,此时体、肺循环仍主要借助卵圆孔未闭或 ASD、PDA 沟通,患者多早期夭折。大 VSD 可发生于膜周部、嵴上内或肌部室间隔(常为多发)。约 5% 合并肺动脉瓣或瓣下狭窄,还可合并肺动脉瓣和肺动脉发育不全,少数病例合并 ECD。

(二)MRI 表现

MRI 诊断的关键在于明确两大动脉的空间位置关系及其与左右心室的连接关系。MRI 可显示心内细微解剖结构,因此可依据左、右心室的形态特征判断与主、肺动脉相连接者是否为解剖学的右心室及左心室,再通过 MRI 所显示的左、右心房形态特征判断房室间是否为相适应连接,并明确房室位置关系。

心脏各房室的 MRI 判断标准如下:右心室,肌小梁粗糙,存在肌性流出道。左心室,肌小梁细腻光滑,无肌性流出道。右心房,其右心耳呈基底宽大的钝三角形,梳状肌结构多且明显。左心房,其左心耳狭长呈拇指状,形态较不规则。此外,无其他心内畸形时也可根据腔静脉与右心房连接、肺静脉与左心房相连参考判定左右心房。

黑血及亮血 MRI 标准横轴面,结合冠状面、矢状面 MRI 为基本观察层面,可以显示两大动脉与左右心室的连接异常及相适应的房室连接,并判断主动脉瓣下的肌性流出道及肺动脉瓣与二尖瓣前叶的纤维连接。此外,四腔位可明确显示并存的房、室间隔缺损,CE MRA 可显示并存的 PDA。MRI 电影可显示缺损大小、位置、血流方向以及是否并存肺动脉狭窄,并进行心功能评价(图 18-16)。

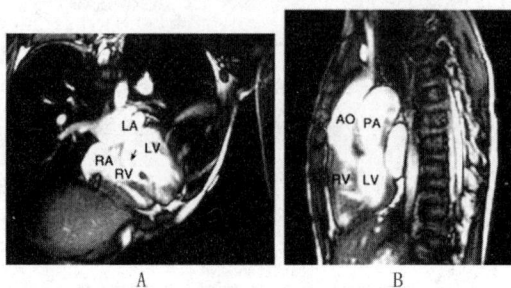

图 18-16　完全型大动脉错位
A. True FISP 亮血序列四腔心层面显示房室连接关系正常,箭头显示室间隔缺损
B. 主动脉与右心室连接,位于前方,肺动脉与左心室连接,位于后方

(三)鉴别诊断

MRI 可明确诊断本病。充分显示各种解剖畸形后,一般无过多的鉴别诊断。

（刘恩彭）

第六节　心肌病 MR 诊断

心肌病是一类伴有特定的形态、功能、电生理等方面改变的心肌疾病。1980 年世界卫生组织及国际心脏病学会联合会心肌病定义分类委员会将心肌病定义为"原因不明的心肌疾病",并将其分为扩张型、肥厚型及限制型三类。

一、扩张型心肌病

扩张型心肌病在心肌病中发病率最高,多见于 40 岁以下中青年,临床症状缺乏特异性。

(一)临床表现与病理特征

起病初期部分病例可有心悸气短,但大多数病例早期表现隐匿且发展缓慢。随着病程发展,临床表现为心脏收缩能力下降所致的充血性心力衰竭,各类心律失常,以及心腔内血栓引起的体动脉栓塞。听诊一般无病理性杂音。心电图可显示双侧心室肥厚、各类传导阻滞及异常 Q 波等。

病理改变为心室腔扩大,主要累及左心室,有时累及双侧心室。室壁通常正常,部分病例可出现与心腔扩张不相匹配的室壁增厚。心室肌小梁粗大,肉柱呈多层交织、隐窝深陷,常见附壁血栓。心腔扩大显著者,可造成房室瓣环扩大,导致房室瓣关闭不全。心肌细胞萎缩与代偿性心肌细胞肥大并存,可见小灶性液化性心肌溶解,或散在小灶性心肌细胞坏死,以及不同程度的间质纤维化。总体而言病理所见缺少特异性。

(二)MRI 表现

MRI 征象包括:①心肌信号变化,本病于 SE 序列 T_1WI、T_2WI 心肌多表现为较均匀等信号,少数病例 T_2WI 可呈混杂信号。心腔内附壁血栓在 T_2WI 多呈高信号;②心腔形态改变,以电影 MRI 短轴位及心腔长轴位观察,一般心室横径增大较长径明显;仅有左心室腔扩大者为左室型,室间隔呈弧形凸向右心室;仅有右室扩大者为右室型,室间隔呈弧形凸向左心室;左右心室均扩大者为双室型;③心室壁改变,部分病例早期受累心腔心室壁可稍增厚,晚期则变薄或室壁厚薄不均,左室的肌小梁粗大;④心脏功能改变,电影 MRI 显示左心室或双侧心室的心肌收缩功能普遍下降,收缩期室壁增厚率减低,呈弥漫性改变,EF 值多在 50% 以下(图 18-17)。

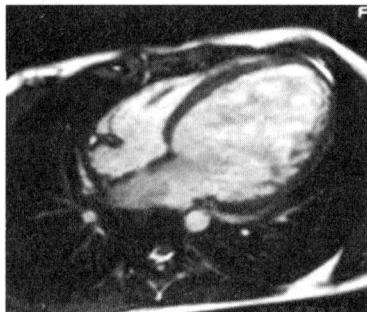

图 18-17 扩张型心肌病
True FISP 亮血序列四腔心层面见左心室腔扩大,左室游离壁肌小梁肥厚

(三)鉴别诊断

本病有时需与晚期缺血性心脏病(心腔扩大时)相鉴别。缺血性心脏病有长期慢性的冠心病病史。在形态学方面,冠心病陈旧心肌梗死多呈节段性室壁变薄,病变区域左心室肌小梁稀少、心肌内壁光滑;而扩张型心肌病的室壁厚度改变广泛均一,左心室心肌小梁肥厚。

二、肥厚型心肌病

肥厚型心肌病好发于青壮年,心肌肥厚是其主要病变形态。病因可能与遗传有关。约半数患者为家族性发病,属常染色体显性遗传。

(一)临床表现与病理特征

男女发病率无明显差别。早期症状主要为心慌、气短,缺少特征。相当数量病例无症状或症状轻微,常在体检时发现。晚期可发生心力衰竭、晕厥甚至猝死。心前区可闻及收缩期杂音并可触及震颤。心电图表现为左心室肥厚(部分表现为双室肥厚)、传导阻滞等。

心肌肥厚可以累及心室任何区域,但以左心室的肌部室间隔最为常见,非对称性室间隔肥厚(即室间隔向左心室腔凸出明显,室间隔与左室后壁厚度比大于或等于 1.5)为该病的特征性表现。功能改变为舒张期肥厚心肌的顺应性降低,收缩功能正常甚至增强。基底部和中部室间隔肥厚引起左心室流出道梗阻,根据压力阶差可分为梗阻性与非梗阻性肥厚型心肌病。病理改变包括心肌细胞肥大、变性、间质结缔组织增生等。有时见心肌细胞错综排列(细胞间联结紊乱、重叠、迂曲、交错和异常分支),正常的心肌细胞排列消失。心肌壁内小冠状动脉可发生管腔变窄、管壁肥厚等。

（二）MRI 表现

MRI 征象包括：①心肌信号变化，在 SE 序列 T1WI、T2WI 肥厚心肌一般呈等信号，与正常心肌相同。有时，肥厚心肌在 T_2WI 呈混杂信号，提示病变区域缺血纤维化。②心室壁肥厚，可累及两侧心室的任何部位，但以室间隔最常见，还可累及左心室游离壁、心尖、乳头肌等。病变部位心肌显著肥厚，常超过 15 mm。测量室壁厚度应在短轴像心室舒张末期进行。本病几乎不累及左室后壁，故以肥厚心肌/左室后壁厚度≥1.5 为诊断标准，其特异性达 94％。③心腔形态改变，以垂直于室间隔长轴位及双口位（左室流入道和流出道位于同一层面）和短轴位电影 MRI 观察，左心室腔窄小，室间隔肥厚时心室腔呈"倒锥形"，心尖肥厚时心室腔呈"铲形"。④心脏功能改变，病变部位肥厚心肌的收缩期增厚率减低，而正常部位收缩期增厚率正常或增强。心脏整体收缩功能正常或增强，EF 值多正常或增加。晚期心功能不全时，EF 值下降。室间隔部的肥厚心肌向左室流出道凸出可造成左室流出道梗阻，此时于双口位电影 MRI 可见收缩期二尖瓣前叶向室间隔的前向运动，即超声心动图检查中的"SAM 征"，进一步加重流出道梗阻。收缩期于左室流出道至主动脉腔内可见条带状低信号喷射血流，左房内可见由二尖瓣反流引起的反流低信号。⑤心肌灌注及心肌活性检查，病变部位心肌纤维化并常伴局部小冠状动脉损害，可造成负荷心肌灌注减低，提示心肌缺血。心肌活性检查时，部分病变部位可出现点片状高信号，反映灶性纤维化（图 18-18）。

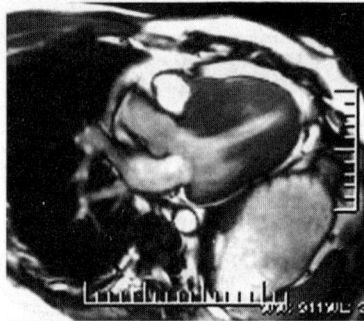

图 18-18　肥厚型心肌病
电影 MRI 双口层面见室间隔肥厚并向左室流出道突出

（三）鉴别诊断

本病需与高血压性心脏病引起的心肌肥厚相鉴别。高血压性心脏病的左室肥厚均匀，无左心室流出道狭窄，无二尖瓣反向运动，收缩期室壁增厚率正常，不难鉴别。

三、限制型心肌病

限制型心肌病国内相当少见。因心肌顺应性降低，两侧心室或某一心室舒张期容积减小，致心室充盈功能受限。根据受累心室不同可分为右室型、左室型以及双室型，以右室型最常见。

（一）临床表现与病理特征

轻者常无临床症状。右房压升高时出现全身水肿、颈静脉怒张、肝淤血及腹水等右心功能不全的症状。左房压升高时出现左心功能不全表现。有时表现为心悸、胸痛及栓塞症等。心电图表现无特征性，最常见异常 Q 波，心房颤动等心房异常。

病理表现缺乏特异性。可有病变区域结缔组织和弹力纤维增生，心肌细胞肥大，错综排列，心内膜增厚等。由于心室舒张功能受限及心室容积减少，心室舒张末期压力升高，进而导致受累心室心功能不全，甚至全心衰。

（二）MRI 表现

MRI 征象包括：①右心室型，黑血及亮血 MRI 显示横轴面右室流入道缩短、变形，心尖部闭塞或圆隆，流出道扩张；心室壁厚薄不均，以心内膜增厚为主；心内膜面凹凸不平；右心房明显扩大，上下腔静脉扩张；电影 MRI 可见三尖瓣反流及右心室室壁运动幅度减低；SE 序列 MRI 常可见心包积液和（或）胸腔积液;②左心室型,表现为以心内膜增厚为主的心室壁不均匀增厚,左室腔变型,心尖圆钝;心内膜面凹凸不平,有钙化时可见极低信号;左心房明显扩大;电影 MRI 可见二尖瓣反流;③双心室型,兼有上述两者的征象,一般右心室征象更明显(图 18-19)。

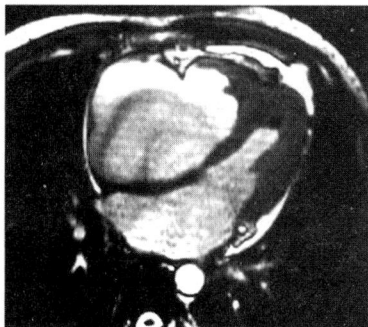

图 18-19　限制型心肌病
True FISP 亮血序列显示右室心尖部闭塞并室壁增厚,心内膜面凹凸不平

(三)鉴别诊断

该病有时需与缩窄性心包炎、先天性心脏病三尖瓣下移畸形相鉴别。缩窄性心包炎时,MRI 显示心包局限或广泛性增厚。限制型心肌病可见特征性的心尖变形、闭塞及心室壁不均匀增厚,与其他疾病鉴别不难。

(刘志华)

第七节　胸主动脉疾病 MR 诊断

胸主动脉疾病并不少见,且逐年增多。这与人口老龄化,医学影像技术进步和临床医师对本病的认识提高有关。主要疾病包括主动脉夹层、胸主动脉瘤、主动脉壁间血肿、穿透性动脉硬化溃疡、胸主动脉外伤等。现就临床较为常见的前两种疾病加以讨论。

一、主动脉夹层(AD)

AD 是一类病情凶险、进展快、病死率高的急性胸主动脉疾病,其死亡率及进展风险随着时间的推移而逐步降低。急性 AD 指最初的临床症状出现 2 周以内,而慢性 AD 指症状出现 2 周或 2 周以上。国外报道,未经治疗的急性 Stanford A 型主动脉夹层,最初 $48\sim72$ 小时期间每小时的死亡率为 $1\%\sim2\%$,即发病 $2\sim3$ 天内死亡率约 50%,2 周内死亡 80%。

(一)临床表现与病理特征

胸部背部剧烈疼痛且无法缓解是急性 AD 最常见的初发症状,心电图无 ST-T 改变。疼痛多位于胸部的正前后方,呈刺痛、撕裂痛或刀割样疼痛。常突然发作,很少放射到颈、肩及左上肢,这与冠心病心绞痛不同。患者常因剧痛出现休克貌,但血压不低或升高。部分患者疼痛不显著,可能与起病缓慢有关。随着病情发展,部分患者出现低血压,为心脏压塞、急性重度主动脉瓣反流、夹层破裂所致。大约 38% 的患者两上肢血压及脉搏不一致,此为夹层累及或压迫无名动脉及左锁骨下动脉所造成的"假性低血压"。胸部 AD 体征无特征性,累及升主动脉时可闻及主动脉瓣关闭不全杂音,主动脉弓部分支血管受累可致相应动脉搏动减弱或消失,夹层破入心包腔引起心脏压塞时听诊闻及心包摩擦音。此外,AD 累及冠状动脉引发急性心肌梗死,夹层破裂入胸腔或内膜撕裂后主动脉壁通透性改变可造成单侧或双侧胸腔积液,累及肾动脉可造成血尿、无尿和急性肾衰竭,累及腹腔动脉、肠系膜上下动脉时出现急腹症及肠坏死。

典型 AD 始于主动脉内膜和中层撕裂,主动脉腔内血液在脉压驱动下,经内膜撕裂口穿透病变中层,分离中层并形成夹层。由于管腔内压力不断推动,分离在主动脉壁内推进不同的长度。广泛者可自升主动脉至腹主动脉分叉部,并累及主动脉各分支血管,甚至闭塞分支血管。典型夹层为顺向分离,即自近端内膜撕裂口处向主动脉远端扩展,但有时从内膜撕裂口逆向进展。

主动脉壁分离层之间充盈血液,形成一个假腔,出现所谓"双腔主动脉"。剪切力导致内膜片(分离主动脉壁的内层部分)进一步撕裂,形成内膜再破口或出口。血液的持续充盈使假腔进一步扩张,内膜片则突入真腔,真腔可受压变窄或塌陷。内膜撕裂口多发生在主动脉内壁流体动力学压力最大处,即升主动脉(窦上数厘米处)外右侧壁,或降主动脉近端(左锁骨下动脉开口以远)动脉韧带处。少数发生在腹主动脉等处。

高血压和马方综合征是 AD 的主要诱因。有一组 74 例 AD 患者中,有高血压病史者44 例(占59.5%),马方综合征者 9 例(占 12.2%)。胸主动脉粥样硬化性病变是否为 AD 的诱因,目前存在争议。国外一组 17 例 AD 患者中,11 例高血压者均有广泛而严重的主动脉粥样硬化。在这组 74 例 AD 患者中,16 例有粥样硬化改变,其中 13 例有高血压病史,3 例血压正常但均为高龄患者(67～78 岁)。先天性心血管疾病,如主动脉瓣二叶畸形和主动脉缩窄,妊娠期内分泌变化等也与 AD 发生有关。

AD 主要有两种分型。Debakey 分型根据原发内破口起源位置及夹层累及范围:Debakey Ⅰ 型,破口位于升主动脉,夹层范围广泛;Debakey Ⅱ 型,破口位于升主动脉,夹层范围局限于升主动脉;Debakey Ⅲ型,升主动脉未受累,破口位于左锁骨下动脉远端,其中,夹层范围局限者为Ⅲ甲,广泛者为Ⅲ乙(图18-20)。Stanford 分型仅依赖病变累及范围:凡夹层累及升主动脉者均为 A 型,余者为 B 型。

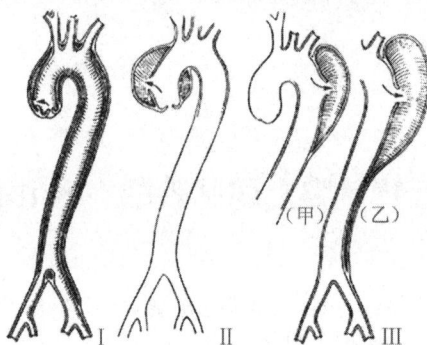

图 18-20　胸主动脉夹层 Debakey 分型模式图

(二)MRI 表现

MRI 征象包括:①内膜片,是 AD 的直接征象,在 MRI 呈线状结构,将主动脉分隔为真腔和假腔;内膜片沿主动脉长轴方向延伸,于横轴面显示清晰,与主动脉腔信号相比可呈低信号或高信号;②真腔和假腔,形成"双腔主动脉",是 AD 的另一直接征象;通常真腔小,假腔大;在升主动脉,假腔常位于右侧(即真腔外侧);在降主动脉,常位于左侧(同样是真腔外侧);在主动脉弓部,常位于真腔前上方;内膜片螺旋状撕裂时,假腔可位于任何方位;假腔可呈多种形态,如半月形、三角形、环形和多腔形;根据 MRI 序列和血流速度不同,真假腔的信号强度可以相同,亦可不同;③内膜破口和再破口,在黑血和亮血 MRI 表现为内膜连续性中断;MRI 电影可见破口处血流往返,或假腔内血流信号喷射征象;CE MRA 显示破口优于亮血与黑血序列;④主要分支血管受累,直接征象为内膜片延伸至血管开口或管腔内,引起受累血管狭窄和闭塞,间接征象为脏器或组织缺血、梗死或灌注减低;MPR 是观察分支血管受累的最佳方法;⑤并发症和并存疾病,MRI 可显示主动脉瓣关闭不全、左心功能不全、心包积液、胸腔积液、主动脉破裂或假性动脉瘤,以及假腔血栓形成等异常(图 18-21)。

(三)鉴别诊断

综合运用各项 MRI 技术,可清晰显示该病的直接征象、间接征象及各类并发症,做出准确的定性诊断及分型诊断,不存在过多的鉴别诊断问题。

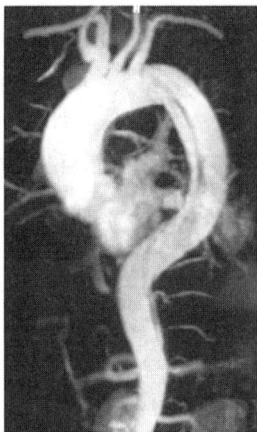

图 18-21　胸主动脉夹层 Debakey Ⅲ 型 CE MRA 后 MIP 斜矢状面重组图像，
主动脉自弓降部以远增宽，呈双腔主动脉，内膜片呈螺旋状撕裂

二、胸主动脉瘤

胸主动脉瘤是指局限性或弥漫性胸主动脉扩张，其管径大于正常主动脉 1.5 倍或以上。按病理解剖和瘤壁的组织结构分为真性和假性动脉瘤。前者是由于血管壁中层弹力纤维变性、失去原有坚韧性，形成局部薄弱区，在动脉内压力作用下，主动脉壁全层扩张或局限性向外膨突；后者是指因主动脉壁破裂或内膜及中层破裂，造成出血或外膜局限性向外膨突，瘤壁由血管周围结缔组织、血栓或血管外膜构成，常有狭窄的瘤颈。

（一）临床表现与病理特征

本病临床表现变化差异较大且复杂多样，主要取决于动脉瘤大小、部位、病因、压迫周围组织器官的程度及并发症。轻者无任何症状和体征。有时胸背部疼痛，可为持续性和阵发性的隐痛、闷胀痛或酸痛。突发性撕裂或刀割样疼痛类似于 AD 病变，常提示动脉瘤破裂，病程凶险。动脉瘤压迫周围结构可出现气短、咳嗽、呼吸困难、肺炎和咯血等呼吸道症状，也可有声音嘶哑、吞咽困难、呕血和胸壁静脉曲张。胸部体表可见搏动性膨突以及收缩期震颤，可闻及血管性杂音。如病变累及主动脉瓣，可有主动脉瓣关闭不全、左心功能不全的表现。

病因可分为动脉粥样硬化性、感染性、创伤性、先天性、大动脉炎性、梅毒性、马方综合征和白塞病等，以粥样硬化性主动脉瘤最常见。任何主动脉瘤均有进展、增大的自然过程，破裂是其最终后果。瘤体愈大，张力愈大，破裂可能愈大。主动脉瘤倍增时间缩短或形状改变，是破裂前的重要变化。

（二）MRI 表现

MRI 征象包括：①在 SE 序列，横轴面和冠状面 MRI 显示胸主动脉呈囊状或梭囊状扩张的低信号，以及动脉瘤内血栓、瘤壁增厚及瘤周出血。脂肪抑制 MRI 有助于区别脂肪组织与血肿或粥样硬化增厚。矢状面或斜矢状面可确定瘤体部位及累及范围。②亮血与黑血序列 MRI 的优点是成像速度快，图像分辨率和对比度高，伪影少。③对 CE MRA 原始图像重组，可形成 MIP 和 MPR 图像。MIP 类似于传统 X 线血管造影，可显示主动脉瘤形态、范围、动脉瘤与主要分支血管的关系。MPR 可多角度连续单层面显示主动脉瘤详细特征，包括瘤腔形态、瘤腔内血栓、瘤壁特征、瘤周出血或血肿、瘤周软组织结构，以及瘤腔与近端和远端主动脉及受累分支血管的关系（图 18-22）。

（三）鉴别诊断

MRI 与多排螺旋 CT 同是显示胸主动脉瘤的无创性影像技术，诊断该病极为准确，不存在过多鉴别诊断问题。

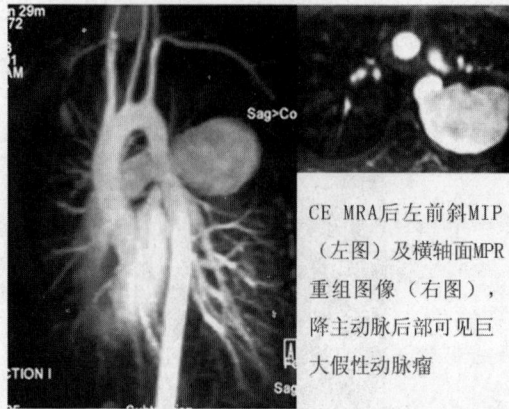

CE MRA后左前斜MIP（左图）及横轴面MPR重组图像（右图），降主动脉后部可见巨大假性动脉瘤

图 18-22　胸主动脉假性动脉瘤

（刘恩彭）

第十九章 肝脏疾病的 MR 诊断

第一节 MR 检查方法和特点

肝脏 MRI 检查以横轴面扫描为主,首选呼吸触发脂肪抑制 FSE－T$_2$WI 和屏气的梯度回波 T$_1$WI,应常规采用化学位移成像技术判断肝内病变有无脂质沉积或脂肪肝。MRI 平扫怀疑或发现病变后,一般应进行脂肪抑制下的多时相动态增强扫描,应用快速扫描序列成像。增强扫描动脉期主要用于检测富血供肿瘤;门脉期肝实质明显强化,主要用于显示乏血供病灶;延迟期扫描可显示肝血管瘤、胆管细胞癌和局灶性结节增生等病灶的延迟强化。与 CT 增强扫描不同,肝脏 MRI 采用多层成像技术。所有层面同时激励,因此不存在扫描层面之间时间上的差别。MRI 对比剂应用剂量少,团注效果优于 CT。由于磁共振的组织特异性高于 CT,所以肝脏 MRI 动态增强扫描的延迟时间可短于 CT 增强扫描。

肝脏动态增强扫描时,需要应用对比剂形成肝实质的人工对比。目前常用细胞外间隙对比剂 Gd-DTPA,如马根维显、磁显葡胺、欧乃影等。通常的注射速率 1.5～4 mL/s,剂量0.1 mmol/kg。定时选择动脉期 15～20 秒,门脉期 40～50 秒,延迟期扫描一般在 90 秒后进行。根据鉴别诊断的需要,还可选用磁共振特异性对比剂,包括肝细胞特异性对比剂(如泰乐影 Mn-DPDP),网状内皮系统(Kupffer 细胞)特异性对比剂(如菲立磁 Feredex、内二显 Resovist)等。根据诊断需要,除可选择上述各种 MRI 检查外,还可申请磁共振胰胆管成像检查(MRCP)。

肝脏具有不同于其他脏器的解剖和生理特点,这些因素对肝脏的 MRI 检查和图像判读构成影响。具体包括:①存在呼吸运动伪影;②距离心脏大血管较近,生理性搏动会影响图像质量;③低场强、高场强、超高场强下正常肝组织的 T$_1$、T$_2$ 值不同;④正常肝组织包含脂类物质,慢性肝病时肝内脂质含量增多;⑤肝脏具有双重供血,这使肝脏的 MRI 检查相对复杂,工作中应根据设备、患者情况和临床需要解决的问题合理选择检查技术。

(刘　涛)

第二节 正常 MR 解剖

肝脏为人体内最大的单个器官,位于右上腹部。随着肝胆外科的进展,近年来用斜裂(中裂或胆囊裂)将肝脏分为左、右叶,此裂在膈面,自胆囊窝的中部(或胆囊切迹)向上延至下腔静脉左前壁(左肝静脉注入下腔静脉处),在脏面自胆囊窝中部经过尾叶的乳头突与尾状突之间的切迹,至下腔静脉左前壁,该裂可考虑为自下腔静脉左前壁至胆囊窝中部的假想线,该线从功能上将肝脏分为左、右叶。

一、肝段划分原则

Couinaud 及 Bismuth 根据肝内血管特点将肝脏分为 8 段,即将上述左、右叶各再分为 4 个段,共 8 个段。划分方法是以右、中、左肝静脉从纵的方向,右、左肝门蒂(门静脉、肝动脉、肝胆管)从横的方向,将肝脏依次划分为:Ⅰ,尾叶;Ⅱ,左叶外上段;Ⅲ,左叶外下段;Ⅳ,左叶内侧段或方叶;Ⅴ,右叶前下段;Ⅵ,右叶后下段；Ⅶ，右叶后上段；Ⅷ，右叶前上段。新的分段有利于非出血性肝段切除技术的应用，对于多发、孤立、位于肝外围的肿瘤，可行多段或次段楔形切除，可切除肝实质达到 80%。对于不能切除的肝癌，经肝动脉栓塞、化疗或注射无水乙醇治疗，也可获得较为满意的疗效。实施这些治疗方案的前提是要在术前清晰显示并确切了解肝脏肿瘤的数量、大小与累及的肝段等信息。

二、相关结构

镰状韧带为腹膜皱褶，含两层腹膜和条状纤维组织，侧面观似镰刀，其前缘呈圆弧形附着于横膈和前腹壁。后缘分为上下两部。上部附着在肝的顶面和前面，下部游离缘内有圆韧带。正面观，镰状韧带上与膈肌相连，其两叶间容纳圆韧带。圆韧带裂及纵裂，位于方叶和左叶之间。圆韧带为胎儿期脐静脉闭锁后的残留物，为起自脐部的纤维条索，某些肝脏病变，该韧带中残存的脐旁静脉可扩张。镰状韧带和圆韧带通过其膈肌和前腹壁的附着起着固定肝脏的作用。

前面观肝脏为楔形，镰状韧带经过前面处形成一切迹。后面观尾叶位于下腔静脉和肝门之间，尾叶引流静脉不经过肝静脉，直接入下腔静脉，这种分开的引流特点在肝静脉阻塞引起的肝硬化时，尾叶可不受累，可出现代偿性肥大。胃、十二指肠、结肠肝曲、右肾和肾上腺与肝脏下面相贴，并可形成切迹；肝动脉、门脉、胆管进出的肝门亦位于肝脏的下面。

三、肝血管和胆管

肝内有 4 套管道系统：门静脉、肝静脉、肝动脉和肝内胆管。右、中、左 3 个肝静脉主干在肝的圆顶部注入下腔静脉（此处又称第二肝门），这些肝静脉均位于肝叶和肝段之间，右肝静脉主干位于右叶的前、后段之间，中肝静脉主干位于肝斜裂的上半部，左肝静脉主干位于左段间裂内。左、中肝静脉常合成一共同干引流入下腔静脉。在（第一）肝门部门静脉与相应的肝动脉和胆管出或入肝。门静脉入肝后分为右、左两个主干，右门静脉是门脉主干直接延续，进入右叶后再分出背、腹支分别进入右叶的后、前段；左门静脉横向走向左侧后再向前进入圆韧带裂，成为左门静脉脐部。右、左肝动脉与相应的门静脉伴行，肝脏系接受门静脉和肝动脉双重血供的器官，与相应肝动脉密切相伴的右、左肝管合并形成肝总管。

肝的淋巴引流注入下述 4 组淋巴结：肝门组、腹腔动脉组，膈上下腔静脉旁组和膈上胸骨后组。

四、在 MRI 划分肝叶、肝段

第一肝门和 3 条裂把肝分为 4 叶：左叶、方叶、尾叶和右叶。斜裂将肝脏分为左、右叶，其左前方为方叶，右后侧为右叶。纵裂或圆韧带裂多数位于身体中线右侧，少数在左侧，该裂轻度向右倾斜，裂内含有脂肪，该裂将左叶分为内、外段，左内段的下部又称方叶。横裂或静脉韧带裂的位置偏上、偏后，表现为肝左侧 1 条自左后向右前的裂隙，裂内也含有脂肪，该裂将尾叶与其前方的左叶内、外段分开。

五、肝脏 MRI 信号特点

肝实质在 MRI 表现为均匀信号。因脾的 T_1、T_2 比肝长，肝实质信号强度在 T_1WI 较脾高，在质子密度加权像略低于脾，在 T_2WI 明显低于脾。纵、横裂中因含有较多的脂肪，于 T_1WI 和 N(H) 加权像常显示为高信号，但在脂肪抑制序列呈低信号。

在横轴面、矢状面和冠状面，门静脉主干由于流空效应，通常表现为低信号，和肝实质形成明显对比。在脂肪抑制 FSE T_2WI，部分层面的门静脉血管呈高信号。门静脉主干，左、右分支，多数的段分支均可显示。右、中肝静脉显示率为 100%，左肝静脉 98%。门静脉及肝静脉主干由于管径粗，从其不同的位置和走向，MRI 易于区分，并可区分和主干相连的门、肝静脉分支。增强扫描的磁共振血管成像（MRA），可以通过二维图像和三维重组图像（图 19-1）显示细小的血管。肝动脉和正常肝内胆管，由于管径较细，需要对比剂增强扫描显示。

六、扫描序列和扫描层面

在 SE 的双回波序列,偶回波图像可使肝静脉和门静脉均表现为高信号。在 FSE 序列 T_1WI 和 T_2WI,肝静脉和门静脉由于血管流空效应多表现为低信号。在梯度回波快速成像序列(如 FIESTA),肝静脉、门静脉、下腔静脉和腹主动脉均表现为相当高的信号。在横轴面进行多层面成像时,垂直于层面的腹主动脉和下腔静脉根据血流方向不同,可分别在第一个层面和最后一个层面出现流入增强现象。肝脏横轴面、矢状面、冠状面 MRI 可显示上述分段标志的解剖结构。代表性层面的 MRI 解剖见图 19-1～图19-5。

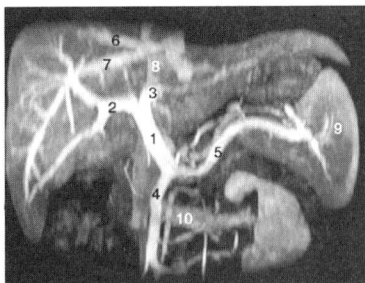

图 19-1　MRI 增强扫描三维重组图像

1.门静脉主干;2.门静脉右支;3.门静脉左支;4.肠系膜上静脉;5.脾静脉;6.肝右静脉;7.肝中静脉;8.门静脉左支前部;9.脾;10.左肾静脉

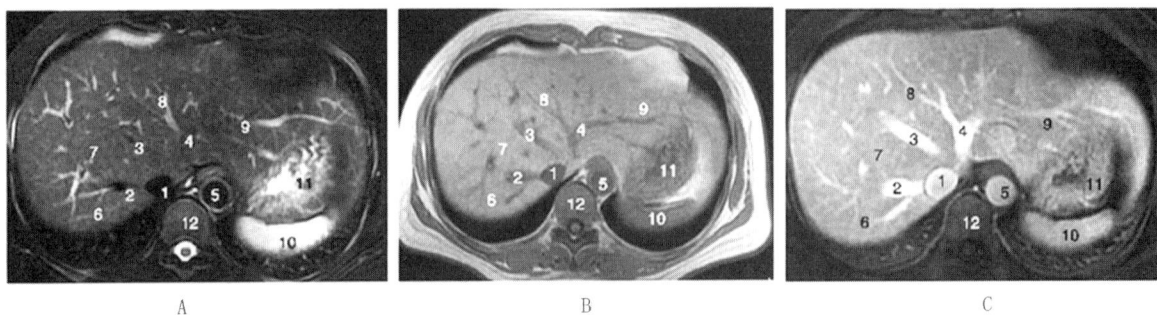

图 19-2　第二肝门水平 MRI 解剖

A.T_2WI;B.T_1WI;C.增强 LAVA;1.下腔静脉;2.肝右静脉;3.肝中静脉;4.肝左静脉;5.腹主动脉;6.肝右后叶;7.肝右前叶;8.肝左内叶;9.肝左外叶;10.脾脏;11.胃;12.胸椎

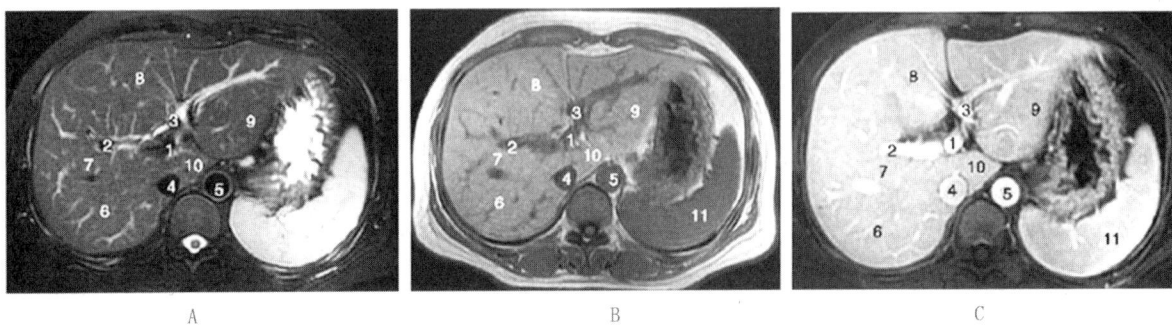

图 19-3　第一肝门水平 MRI 解剖

A.T_2WI;B.T_1WI;C.增强 LAVA;1.门静脉;2.门静脉右支;3.门静脉左支;4.下腔静脉;5.腹主动脉;6.肝右后叶;7.肝右前叶;8.肝左内叶;9.肝左外叶;10.肝尾叶;11.脾脏

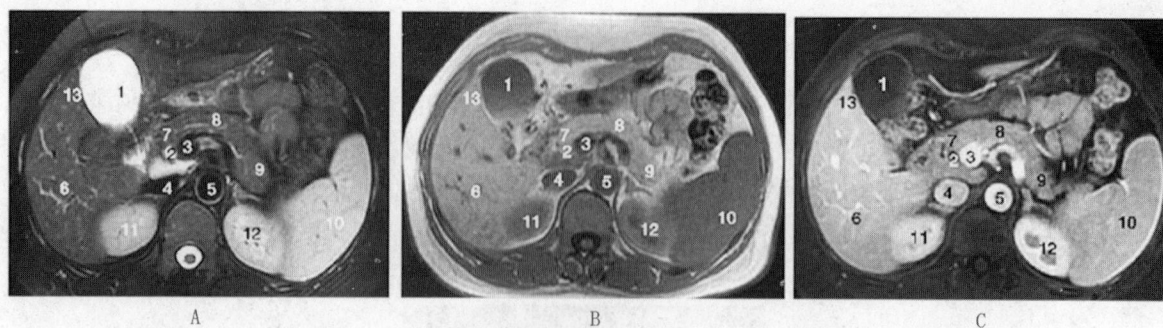

图 19-4　胆囊窝层面 MRI 解剖

A. T_2WI；B. T_1WI；C. 增强 LAVA；1. 胆囊；2. 胆总管；3. 门静脉；4. 下腔静脉；5. 腹
主动脉；6. 肝右叶；7. 胰头；8. 胰体；9. 胰尾；10. 脾脏；11. 右肾；12. 左肾；13. 胆囊窝

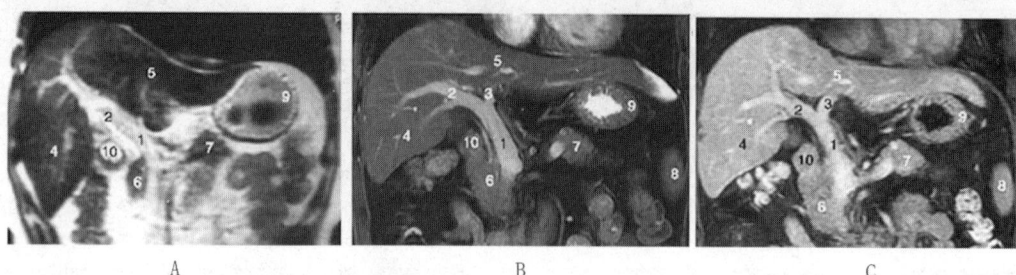

图 19-5　肝门冠状面 MRI 解剖

A. 冠状面 T_2WI；B. FIESTA 序列；C. LAVA 图像；1. 门静脉；2. 门静脉右支；3.
门静脉左支；4. 肝右叶；5. 肝左叶；6 胰头；7. 胰体；8. 脾脏；9. 胃；10. 十二指肠

（刘　涛）

第三节　肝脏肿块 MR 诊断

因可疑的或已知的肝脏肿块接受 MRI 检查和诊断的患者逐年增多。在 MRI 检查中，可以观察到一些特定类型的肝脏肿块，并以此对其分类。MRI 检查的主要目的是评估：①肝脏异常改变的数量和大小；②异常改变的部位与肝血管的关系；③病变的性质，即鉴别良恶性；④病变的起源，如原发与继发。

人们还不知道良性肝脏肿块的确切患病率，可能超过 20%。有研究显示，在那些已知恶性肿瘤的患者中，CT 显示小于 15 mm 的肝脏病灶中超过 80% 是良性的。随着多排螺旋 CT 和薄层准直器的应用，更多的肝脏病灶将被发现。为了了解病灶的特征，需要其他的成像方法进行印证，如磁共振成像。

良性病变与转移瘤和原发恶性病变的鉴别诊断非常重要。一些恶性肿瘤，如乳腺、胰腺以及结直肠恶性肿瘤易于转移到肝脏。结直肠癌常转移到肝脏，死者中超过 50% 可能有肝脏转移。另外，在结直肠癌肝转移的患者中，仅 10%～25% 适合外科手术切除。5 年生存率如下：孤立结直肠癌肝转移切除术高达 38%，不做任何治疗 5 年生存率不到 1%；剩余 75%～90% 的结直肠癌肝转移者不适合做外科手术。欣慰的是，一些新的放化疗手段已经比较成熟。人群中硬化性肝癌的发病率为 1%～2%，积极治疗可使 5 年生存率高达 75%，未经治疗者 5 年生存率不足 5%。

本节将描述在目前 MRI 技术和扫描序列条件下肝脏肿块的特点。肝脏肿块被分为非实性与实性两类。非实性病灶包括囊肿、胆管错构瘤和血管瘤，实性病灶包括肝转移瘤和肝原发病变，如局灶性结节增生、肝腺瘤和肝细胞性肝癌。第三部分讨论 MRI 与其他影像方法的比较。

一、非实性肝脏肿块

(一)肝囊肿

1.临床表现与病理特征

肝囊肿(liver cysts)是常见的疾病,分为单房(95%)和多房。肝囊肿的发病机制尚不清楚,有先天性和后天性假说。病理上肝囊肿内壁衬以单层立方柱状上皮,被覆上皮依附于潜在的纤维间质。

2.MRI 表现

磁共振成像时,囊肿在 T_1WI 上呈低信号,在 T_2WI 上呈高信号,并且在长回波时间(大于 120 ms)的 T_2WI 仍保持高信号强度。在钆对比剂增强扫描时,囊肿不强化。延迟增强扫描(超过 5 分钟)有助于鉴别诊断囊肿与乏血供逐渐增强的转移瘤(图 19-6)。

钆对比剂增强 MRI 诊断囊肿优于 CT 图像,囊肿几乎没有 MR 信号,而囊肿在增强 CT 图像呈低密度。单脉冲屏气 T_2WI(如单次激发 FES 序列)显示囊肿非常有效。在病灶比较小,且已知患者患有原发恶性肿瘤时肝脏 MRI 检查价值更大,可鉴别囊肿、转移瘤与原发肿瘤。出血性囊肿或含蛋白质囊肿可能在 T_1WI 呈高信号,T_2WI 呈低信号,但增强扫描表现与单纯囊肿相同。否则应被视为复杂囊肿或囊性恶性肿瘤。

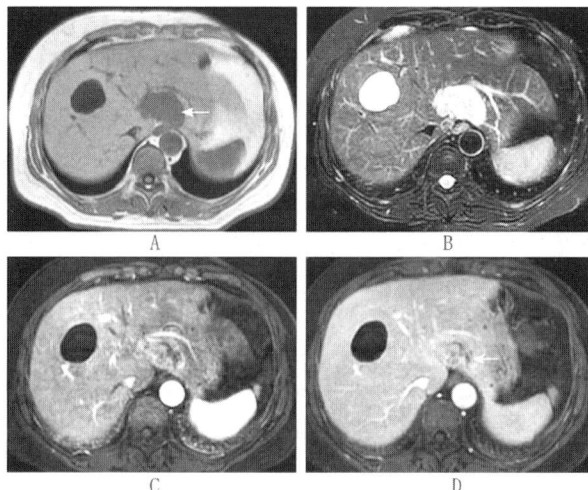

图 19-6 典型肝囊肿

A.轴面 T_1WI,肝右叶圆形低信号,边缘锐利,第二个病灶(箭)在肝左叶外侧段主动脉前方,为稍低信号的转移瘤;B.轴面脂肪抑制 FSE T_2WI,囊肿呈高信号且边缘锐利,左叶转移瘤为稍高信号;C.T_1WI 薄层(4mm)动态增强扫描动脉期,肝囊肿未见强化,边缘锐利,左叶转移瘤呈现厚薄不均的环状强化;D.延迟期显示肝囊肿仍无强化,转移瘤呈现不均匀强化(箭),容易鉴别

3.鉴别诊断

(1)MRI 有较高的软组织分辨率和独特的成像技术,容易鉴别囊肿、转移瘤与原发肿瘤。有些囊性病变(如出血性囊肿或含蛋白质囊肿)可能在 T_1WI 呈高信号,T_2WI 呈低信号,但增强扫描表现与单纯囊肿相同,鉴别诊断不难。

(2)当囊肿的 T_2WI 信号和增强扫描信号不典型时,应考虑复杂囊肿或囊性恶性肿瘤可能,囊壁无强化是单纯囊肿的特点。

(二)胆管错构瘤

1.临床表现与病理特征

胆管错构瘤(biliary hamartoma)是良性胆管畸形,被认为是肝脏纤维息肉类疾病的一种,是由导管板畸形引起,这是胆管错构瘤共同的本质。估计出现在大约 3% 的人群中。胆管错构瘤由嵌入的纤维间质和胆管组成,包含少量血管通道。胆管狭窄与扩张并存、不规则并且分叉状。一些管腔内含有浓缩胆汁。

肿瘤可能是单发,也可能是多发。肿瘤多发时呈弥漫分布。

2. MRI 表现

在 MRI 和 MRCP,胆管错构瘤单个病灶较小,直径通常小于 1 cm,容易辨认。由于含有较多的液性成分,这些病灶在 T_1WI 呈低信号,T_2WI 呈高信号,边界清楚。在重 T_2WI,病灶信号可进一步增高,接近脑脊液信号。在 MRCP,病灶呈现肝区多发高信号小囊病变,散在分布,与引流胆汁的胆管树无交通,较大的肝内胆管和肝外胆管无发育异常。在钆增强扫描的早期及延迟期几乎不强化。这些表现与单纯囊肿相似,但胆管错构瘤在钆增强早期及延迟期扫描中出现薄壁(图 19-7)。胆管错构瘤的环形薄壁强化与组织病理学上病灶边缘受压的肝实质有关。相反,转移瘤边缘的环形增强在组织病理学上反映了肿块最外层血管形成的部分。

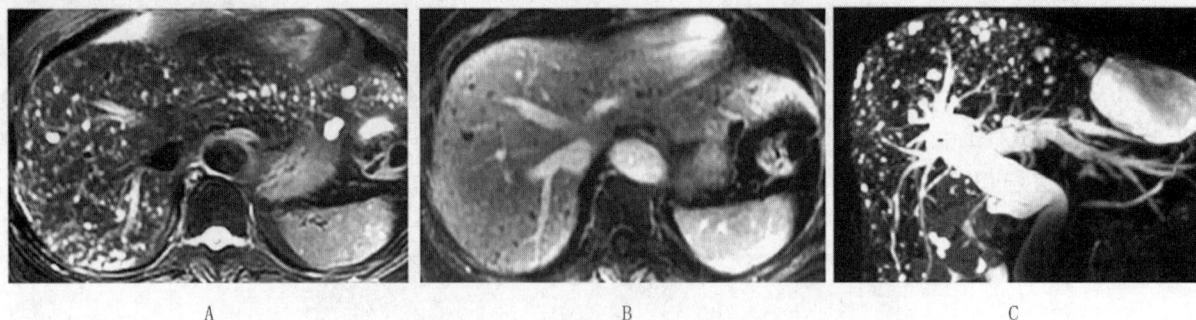

图 19-7　胆管错构瘤

A. 脂肪抑制 T_2WI 显示肝区多发高信号囊灶,肝右叶病灶更明显,一些病灶呈粗细不匀管状,肝左叶直径 5 cm 大囊性病变为单纯肝囊肿;B. 钆对比剂增强扫描延迟期,部分病灶周边出现稍高信号薄壁强化;C. MRCP 显示病灶弥漫分布于肝实质内和肝叶边缘,外形呈圆形、卵圆形或不规则管形,胆囊已切,胆囊管残留,肝总管直径 14 mm

3. 鉴别诊断

(1)单纯肝囊肿:鉴别要点是胆道错构瘤在钆增强早期及延迟期扫描中可出现薄壁。

(2)肝脓肿和肝转移瘤:有时不易鉴别。应结合临床病史分析,或追随病灶的大小变化。

(3)肝胆管囊腺瘤:囊壁上常可见结节,病灶较大;囊内出血时,T_1WI 可见明显高于纯黏液或胆汁成分的高信号;T_2WI 瘤内分隔呈低信号。

二、实性肝脏肿块

(一)肝转移瘤

肝转移瘤(liver metastases)是较常见的肝脏恶性肿瘤,表现为孤立或多发的结节状病灶,较少出现相互融合。病变可伴有中央坏死和液化。乳腺癌、胰腺癌、结直肠恶性肿瘤喜好转移至肝脏。MRI 检查可以检出病变,并显示灶性病变的特征。

以结直肠转移瘤为例介绍如下。

(1)临床表现与病理特征:结直肠癌与其他类型的癌不同,出现远处转移不影响根治疗法。结直肠癌肝转移(colorectal metastases)患者中,10%～25% 有机会做外科切除手术;剩余 75%～90% 的患者不适合手术切除,可进行放疗、化疗和射频消融等微创治疗。大约 25% 的结直肠癌肝转移患者没有其他部位的远处转移。MRI 序列组合、相控阵线圈、组织特异性对比剂等的应用使其诊断能力远超 CT。

(2)MRI 表现:大部分结直肠癌转移瘤的 MRI 表现具有典型征象(图 19-8)。病变在 T_1WI 呈低信号,肿瘤内部解剖不易观察。在压脂 T_2WI,转移瘤呈中等高信号强度(通常与脾比较)。在 T_2WI,中等大小到巨大结直肠癌转移瘤的内部解剖结构呈环形靶征,具体表现为:①病灶中央因为凝固坏死信号最高;②病灶外带因为成纤维反应表现为较低的信号,成纤维反应促进了肿瘤细胞带生长,而且形成肿瘤基质;

③病灶最外层为稍高信号，是由含有较多血管和较少结缔组织所组成的致密肿瘤组织。最外层厚仅几毫米，为转移瘤的生长边缘。病灶周围可有受压的肝组织及水肿。在钆对比剂动态增强扫描中，大部分结直肠癌转移瘤在动脉期呈不规则的、连续的、环形强化。这种环形强化显示肿瘤的生长边缘，与血管瘤不连续的、结节状强化不同。在门静脉期及延迟期扫描，转移瘤常显示外带的流出效应和中央的逐渐强化。较大病灶可出现菜花样强化。小的转移瘤中央多缺乏凝固性坏死和液性信号。

结直肠癌和胰腺导管癌的转移瘤在病灶周围和节段性强化方面有所不同。典型结肠癌的周边强化是环周的，具有不确定性，而胰腺导管癌常是边界清楚的楔形强化。显微镜下观察发现，肝脏转移瘤的周围组织成分变化多样，由受压的肝实质、结缔组织增生、炎性浸润等构成。

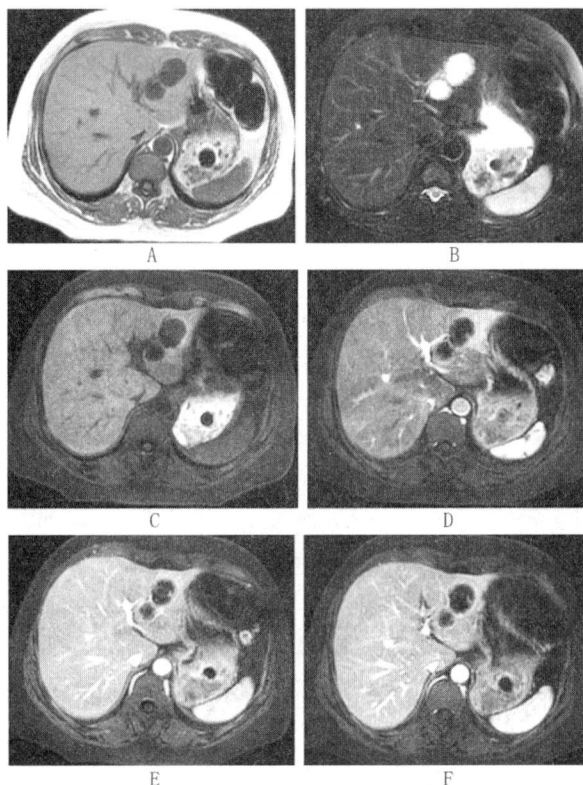

图 19-8　结直肠癌肝转移
A. 轴面屏气 FSPGR，肝左叶转移瘤呈低信号，边界清楚；B. 轴面脂肪抑制 FSE T_2WI
显示外带中度高信号，中央液性高信号的靶环样结构；C. 轴面 T_1WI 平扫，转移瘤呈
低信号；D. 动态增强扫描动脉期，转移瘤显示连续的不规则环形强化，这种强化模式
提示转移瘤病灶外带或外围生长带血供丰富；E、F. 延迟扫描显示对比剂缓慢向病灶
内填充，这种强化模式提示病灶中央血供少，对比剂需要更多的时间才能填充

（3）鉴别诊断：①少数血供丰富的转移瘤和存在瘤内坏死时，T_2WI 可呈明显的高信号，与肝血管瘤 T_2WI 表现相似。增强扫描尤其是动态加上延迟扫描有助于鉴别肝转移瘤、肝血管瘤和肝癌。临床有无炎症反应、甲胎蛋白是否升高以及短期追随病变变化有助于鉴别肝脓肿和肝癌。②与肉芽肿性疾病鉴别时，应仔细询问病史，也可抗感染后短期随诊，观察其影像表现的变化。利用重 T_2WI，可鉴别小的转移瘤与肝内小囊性病灶。

（二）肝结节

肝实质的多种病变可导致肝炎、肝纤维化、甚至肝硬化。硬化的肝脏包含再生结节（RN），也可包含发育不良结节和原发性肝癌。

1.临床表现与病理特征

除局灶性结节性增生（FNH）发生于肝脏损害之前外，肝脏结节多发生于肝脏损害之后。肝脏损害可能由以下几个因素造成：①地方病，在非洲和亚洲，黄曲霉菌产生的黄曲霉素是导致肝癌的重要原因；②代谢性或遗传性疾病，如血色素病、肝豆状核变性、α1－抗胰蛋白酶缺乏；③饮食、肥胖、糖尿病（Ⅱ型）、乙醇中毒肝脏的脂肪浸润（脂肪变性）、脂肪性肝炎和肝硬变；④病毒，如乙肝病毒和丙肝病毒引起的病毒性肝炎。

1995 年后，一种改良的肝结节分类命名法将肝结节（hepatic nodules）分为两类：再生性病变和发育不良性或肿瘤性病变。再生结节（regenerative nodules，RN）由肝细胞和起支撑作用的间质局灶性增生而成。再生性病变包括再生结节、硬化性结节、叶或段的超常增生、局灶性结节性增生。发育不良性或肿瘤性病变是由组织学上异常生长的肝细胞形成。一些假设的或已被证明的基因改变导致肝细胞异常生长。这些病变包括腺瘤样增生、巨大再生结节、结节性增生、发育不良性结节（dysplastic nodules，DN）或肿瘤性结节、肝细胞癌（HCC）等。发育不良性病变的相关名词繁多而复杂，使不少研究结果之间无法比较。最近文献统一命名为 DN，是指发生于有肝硬化或无肝硬化背景下的肝内肿瘤性病变。

2. MRI 表现

（1）再生结节（regenerativenodules，RN）：RN 是在肝硬化基础上肝组织局灶性增生而形成的肝实质小岛。大部分结节直径在 0.3～1.0 cm。在 MRI 上，RN 在 T_1WI 和 T_2WI 多呈等或高信号；有些结节在 T_1WI 呈稍高信号，在 T_2WI 呈低信号。T_2WI 低信号可能与含铁血黄素沉着，或周围的纤维间隔有关。含铁血黄素能有效缩短 T_2，降低 T_2 信号，使 RN 呈低信号；纤维间隔则由于炎性反应或血管扩张，使其含水量增加而形成小环形或网状高信号，而使 RN 呈相对低信号。在钆对比剂动态增强扫描时，动脉期再生结节不强化（图 19-9）。

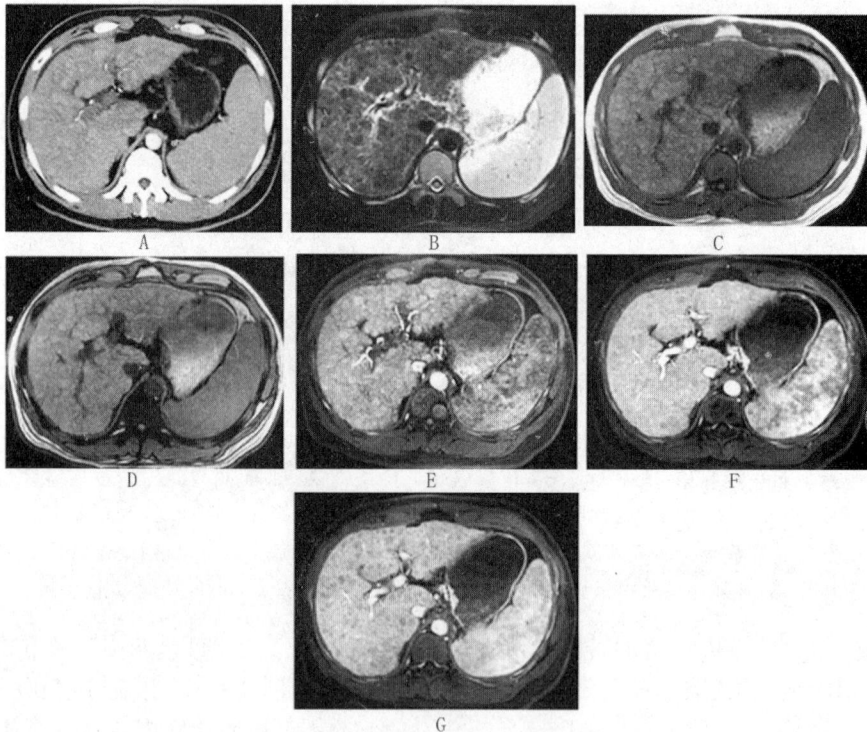

图 19-9　肝再生结节

A. CT 增强扫描动脉期见肝实质多发结节影；B. 轴面 T_2WI，多发肝硬化结节呈低信号，大部分结节周围环绕高信号分隔；C、D. 梯度回波序列同反相位图像显示肝内多发高信号结节，肝脏外形不规则，第Ⅲ和Ⅳ肝段萎缩导致肝裂增宽，脾脏增大提示门静脉高压；E、F. 轴面二维梯度回波序列动态增强扫描 T_1WI，动脉期显示结节未强化；G. 延迟扫描显示典型肝硬化改变，分隔强化有些 RN 因含有铁离子,在 T_1WI 和 T_2WI 呈低信号。这些含铁结节在 T_2 序列上呈现磁敏感效应,发生肝细胞癌的危险性较不含铁结节高。

(2)发育不良结节(dysplasticnodules,DN):DN 是一种较 RN 大的结节,直径常大于1.0 cm,无真正包膜,被认为是一种癌前病变,可见于 15%～25% 的肝硬化患者中。组织学上,低度(low grade)DN 含有肝细胞,无细胞异型性或细胞结节,但大量细胞发育不良,轻度异常。而高度(high grade)DN 有局灶或广泛结构异常,有细胞异型性。

DN 在 T_1WI 呈高或等信号,在 T_2WI 呈等或低信号,这两种信号结合被认为是 DN 的特征性表现(图19-10)。DN 的 MR 信号特征与小肝细胞癌(<2.0 cm)部分重叠或相似。两者均可表现为 T_1WI 高信号,T_2WI 低信号。在 T_2WI 呈稍高信号为肝细胞癌的特征性表现。DN 与肝细胞癌的区别在于其在 T_2WI 几乎不呈高信号,也无真正包膜。

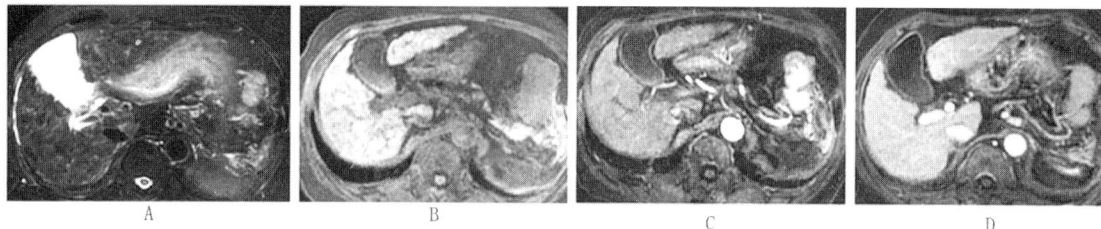

图 19-10　发育不良结节
A.脂肪抑制 FSE T_2WI,肝右叶见多发低信号结节,肝硬化背景,脾切除病史;B. LAVA
蒙片为高信号和等信号;C、D.钆增强 LAVA 扫描动脉期和延迟期结节均为等信号

DN 中含有肝细胞癌结节灶时,其倍增时间<3 个月。当癌灶仅在显微镜下可见时,无论在活体或离体组织标本上,MRI 常难以显示。当癌灶增大时,MRI 出现典型的"结中结"征象,即在 T_2WI 低信号结节中出现灶性高信号。有时在慢性门脉纤维化时亦可出现假性"结中结"征。因此,一旦发现"结中结"征象,即使血液检查或细胞学穿刺检查呈阴性,也应及时治疗或追踪观察。

此外,肝硬化再生结节和良性退变结节中含有 Kupffer 细胞,能吞噬超顺磁性氧化铁 Feridex(SPIO)。SPIO 缩短 T_2,使结节在 T_2WI 呈低信号。而肝细胞癌无 Kupffer 细胞,或其吞噬功能降低,在 T_2WI 呈高信号。由此,肝硬化再生结节和良性退变结节可与肝细胞癌鉴别。

根据病灶体积和细胞密度逐渐增大情况,可对肝细胞癌分级:依序是再生结节(RN)、发育不良结节(DN)、小肝癌和大肝癌(图19-11)。根据这种途径,RN 中局部肝细胞突变、增多,形成小灶状小肝癌,再生长为大肝癌。肿瘤血管生成对原发性肝细胞癌的生长很重要,也有利于早期影像检出。

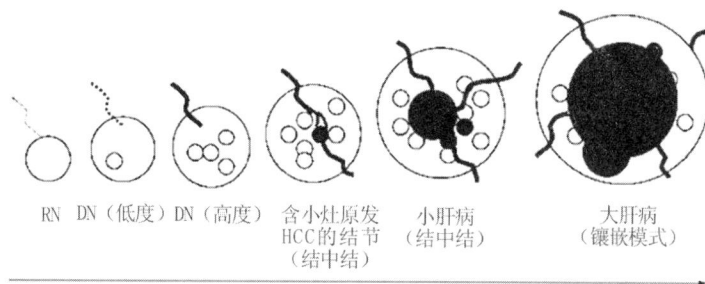

图 19-11　肝癌逐渐形成过程示意图
图中包括结节大小、细胞构成、血管生成等因素;肝脏存在潜在的疾病,如肝炎、肝纤维化、肝硬化;原发性肝癌的形成过程是再生结节到发育不良结节到肝癌的渐进发展过程,在这个过程中肿瘤血管生成(图中曲线)起重要作用;RN:再生结节,DN:发育不良结节,HCC:肝细胞癌

3.鉴别诊断

肝硬化再生结节在 MRI 上能较好地与肝细胞癌鉴别,但较难与 DN 鉴别。在 T_2WI,DN 不呈高信号,而肝细胞癌可呈高信号,以此区别二者不难。此外,良性 DN 在菲立磁增强的 T_2WI 呈低信号。大部分高级别 DN(如前面提到的腺瘤样增生)和分化较好的小肝癌,在 T_1WI 可呈高信号。

(三)局灶性结节增生

局灶性结节增生(focal nodular hyperplasia,FNH)是一种肝脏少见的良性占位病变。病因不明,无恶变倾向及并发症。影像表现虽有特征,但缺乏特异性。临床确诊率不高。

1.临床表现与病理特征

FNH 主要发生于育龄期女性,偶见于男性和儿童。常在影像检查时意外发现,大部分不需要治疗。但需要与其他的肝内局限性病变鉴别,如原发性肝细胞癌、肝细胞腺瘤和富血供转移瘤。

FNH 呈分叶状,好发于肝包膜下,虽无包膜但边界清楚。大体病理的特异性表现是中央有放射状的隔膜样瘢痕。这些瘢痕将病灶分为多个异常肝细胞结节,周围环绕正常肝细胞。中央瘢痕含有厚壁肝动脉血管,给病灶提供丰富的动脉血。直径>3.0 cm 的 FNH 均有典型的中央瘢痕。组织学上,典型 FNH 的特征是出现异常的结节、畸形的血管和胆小管的增生。非典型 FNH 常缺少异常结节和畸形血管中的一项,但往往会有胆小管增生。Kupffer 细胞依然存在。超过 20% 的 FNH 含有脂肪。

2.MRI 表现

FNH 在 T_1WI 呈略低信号,T_2WI 呈略高信号。有时在 T_1WI 和 T_2WI 均呈等信号。不像肝腺瘤,FNH 的信号强度在 T_1WI 很少高于肝脏。中央瘢痕在 T_2WI 常呈高信号。在 Gd-DTPA 增强扫描时,动脉期 FNH 呈明显同步强化,中央瘢痕和放射状间隔呈延迟强化(图 19-12)。强化模式以“快进慢出”为特点,与肝癌的“快进快出”不同,其中以动脉期瘢痕显著均匀强化为特征。经门脉期至延迟期,信号仍等于或略高于肝实质,中央瘢痕明显强化。动脉期病灶中央或周边出现明显增粗迂曲的血管(供血动脉)亦是 FNH 的特征,但并不多见。特异性对比剂,如 SPIO 和锰剂分别作用于 Kupffer 细胞和肝细胞,可证实病灶的肝细胞起源。Kupffer 细胞摄取 SPIO 后,病灶和正常肝实质在 T_2WI 和 T_2WI 呈低信号;中央瘢痕呈相对高信号。MRI 诊断 FNH 的敏感性(70%)和特异性(98%)高于 B 超和 CT。

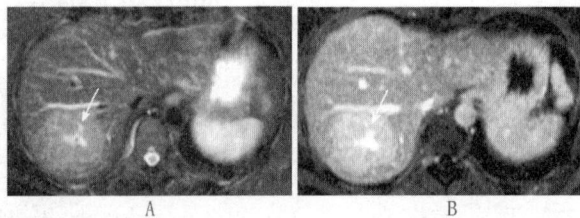

图 19-12　局灶性结节增生

A.轴面 T_2WI 显示稍高信号病灶,高信号中央有瘢痕和分隔(箭);B.二维梯度回波增强扫描轴面 T_1WI 静脉期显示病灶均匀强化,中央瘢痕延迟明显强化(箭)

FNH 的非典型表现有:动脉期强化不显著而低于肝实质;动脉期出现动脉-门脉、动脉-静脉分流;门脉期及延迟期呈低信号和(或)中央瘢痕不强化;中央瘢痕不显示;延迟期出现包膜样强化。不典型征象导致术前确诊率不高。

3.鉴别诊断

表现不典型的 FNH 需与原发性肝癌、肝血管瘤(<3.0 cm)以及肝腺瘤鉴别。判断良恶性最关键。FNH 存在 Kupffer 细胞,有吞噬胶体的功能,所以核素标记胶体肝脏显像可用于鉴别 FNH、肝腺瘤和肝癌。[18]FDG PET 是肿瘤阳性显像,肿瘤病变因高代谢而表现异常放射性浓聚。FNH 的肝细胞无异型性,[18]FDG PET 显像时无异常放射性浓聚。但高分化肝癌的[18]FDG PET 显像也往往表现为阴性,鉴别二者需要借助于[11]C-乙酸肝脏显像。

（四）肝细胞腺瘤

肝细胞腺瘤（hepatocellular adenomas）是一种良性新生物，好发于有口服避孕药史的年轻女性。偶见于应用雄性激素或促同化激素的男性，或有淀粉沉积疾病的患者。

1. 临床表现与病理特征

通常无临床症状，肝功能正常。大病灶常出现疼痛和出血。肝细胞腺瘤由类似于正常肝细胞的细胞团所组成。与 FNH 不同，肝细胞腺瘤缺少中央瘢痕和放射状分隔。出血和坏死常导致疼痛。有人认为肝细胞腺瘤是癌前病变，有潜在的恶性。大的腺瘤（>5 cm）首选外科手术治疗。

70%～80% 的肝腺瘤为单发。组织学见肿瘤由良性可分泌胆汁的肝细胞组成，排列成片状，内含丰富的脂肪和糖原。瘤内有胆汁淤积及局灶出血、坏死，有时可压迫周围肝组织形成假包膜，也可有薄的纤维包膜。周围的肝实质也可脂肪变。肿瘤由肝动脉供血，血供丰富。可有 Kupffer 细胞，但数量常少于正常肝实质。腺瘤中没有胆管和门管结构。

2. MRI 表现

在 T_1WI 和 T_2WI，典型的腺瘤与周围肝实质信号差别不明显。病灶在 T_1WI 呈中等低信号至中等高信号，T_2WI 呈中等高信号。动态增强扫描时，动脉期即早期强化，呈均匀强化（强化程度常弱于典型FNH）；在门脉期强化减退，呈等信号；延迟期与肝脏信号几乎相等。在脂肪抑制 T_1WI 和 T_2WI，腺瘤与肝脏相比可呈高信号。腺瘤在 T_1WI 呈高信号，部分原因为含有脂肪。在脂肪抑制 T_2WI，在较严重的脂肪肝，肝脏信号的压低较腺瘤明显，使腺瘤呈高信号。瘤内出血时，T_1WI 和 T_2WI 呈高、低混杂信号（图19-13）。

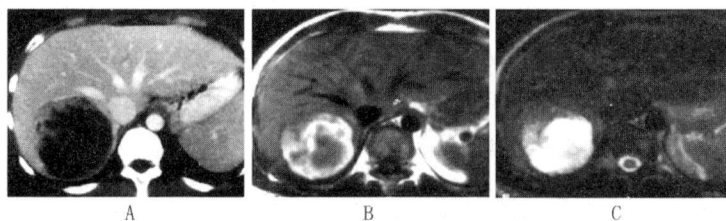

图 19-13　肝细胞腺瘤

A. CT 增强扫描门静脉期肿块边缘少许强化，中央大部为低密度，无明确出血表现；

B. T_1WI，肿块内见散在高信号，提示瘤内出血；C. T_2WI，肿块呈不均匀混杂信号

有时，在腺瘤边缘显示完整或不完整的假包膜，通常较薄，在 T_1WI 呈低信号。在 T_2WI，假包膜较肝细胞癌的真性纤维包膜信号高。

（五）肝细胞癌

肝细胞癌（hepato cellular carcinoma, HCC）是由肝细胞分化而来的恶性新生物。

1. 临床表现与病理特征

早期常无症状。小肝癌的定义为肿瘤直径小于 2 cm。在病理学上，鉴别小肝癌和高级别不典型增生的标准尚无明确的界定。偏向于恶性的所见包括：①细胞核明显的异型性；②高的核浆比例，两倍于正常的细胞核密度；③三倍或更高的细胞浓度，有大量无伴随动脉；④中等数量的核分裂象；⑤间质或门脉系统受侵袭。很多小肝癌和不典型增生在组织学上无法鉴别。

2. MRI 表现

相对于正常肝实质，小肝癌病灶在 T_2WI 呈小片高信号或略高信号，T_1WI 信号多变，可为等信号、低信号或高信号。钆对比剂动态增强扫描时，动脉期明显强化（不均匀或均匀），门脉期和延迟期呈流出效应（图19-14）。有时出现"结中结"征象，特别在铁质沉着的增生结节中发生的点状小肝癌。

大肝癌（直径>2 cm）可能出现附加的特征，如镶嵌征、肿瘤包膜、卫星灶、包膜外浸润、血管侵犯、淋巴结和远处转移等肝外播散。

镶嵌征是由薄层间隔和肿瘤内坏死组织分隔的小结节融合形成。这种表现很可能反映肝细胞癌的组

织病理学特点和增殖模式。大于 2 cm 的肝癌 88％出现镶嵌征。有镶嵌征的病灶在 T_1WI 和 T_2WI 信号多变,在动态增强扫描动脉期和延迟期呈不均匀强化(图19-15)。

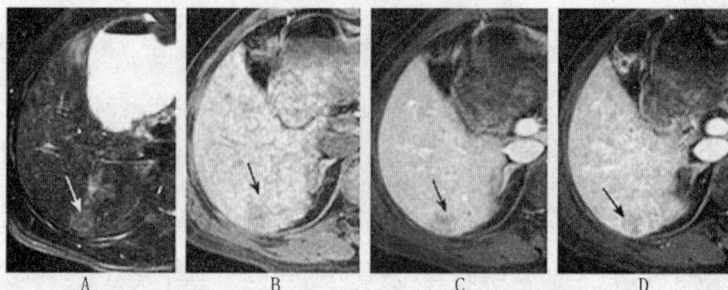

图 19-14 小肝癌

A. 轴面 T_2WI 显示肝右叶后下段稍高信号结节(箭);B. 轴面二维梯度回波增强扫描 T_1WI 动脉期显示结节不均匀强化;C. 门静脉期显示肝内结节强化;D. 延迟期显示肿瘤周围包膜强化(箭);随访患者 7 个月后,肿物增大至 9.6 cm

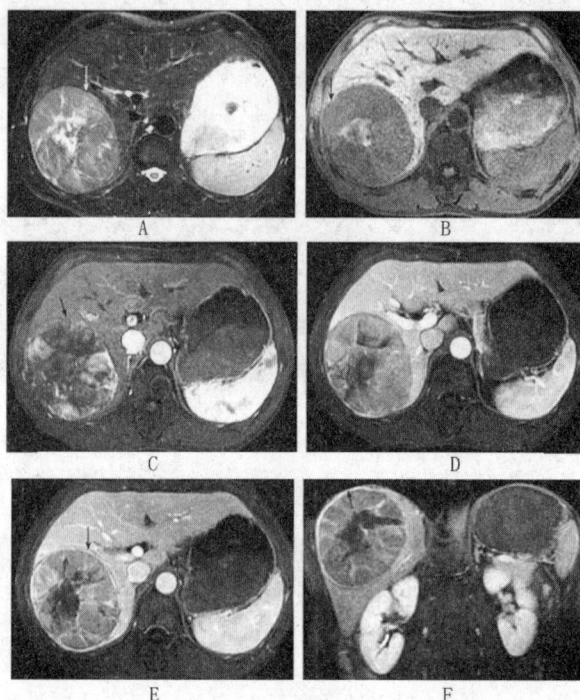

图 19-15 大肝癌

A. 轴面 T_2WI 显示病灶大部分为高信号,局部为低信号,病灶边缘为低信号肿瘤包膜(箭),T_2WI 低信号提示由纤维组织构成,与良性病变的假包膜不同;B. 梯度回波 T_1WI 显示大的圆形病灶,大部分呈低信号,病灶边缘为低信号肿瘤包膜(箭);C. 梯度回波轴面 T_1WI 动脉期显示整个病灶明显不均匀强化,呈镶嵌样改变(箭);D、E、F. 轴面和冠状面 T_1WI 延迟期扫描,肿瘤强化呈流出效应,肿瘤包膜强化(箭),中央无强化

肿瘤包膜是(大)肝细胞癌的一个特点,见于 60％～82％的病例。有报道 72 例肝细胞癌中,56 例在组织学上出现肿瘤包膜,75％肿瘤包膜病灶大于 2 cm。随着瘤体增大,肿瘤包膜逐渐变厚。肿瘤包膜在 T_1WI 和 T_2WI 呈低信号。肿瘤包膜外侵犯指形成局部放射状或紧贴病灶的卫星灶,见于 43％～77％肝细胞癌。

门静脉和肝静脉血管侵犯也常见。在梯度回波序列 T_1WI 和流动补偿 FSE T_2WI 表现为流空消失,动态增强扫描 T_1WI 表现为动脉期异常强化,晚期呈充盈缺损。

不合并肝硬化的肝细胞癌：在西方社会，超过 40％ 的肝癌患者无肝硬化。而在东南亚地区，地方性病毒性肝炎多发，仅 10％ 的肝细胞癌患者无肝硬化。但不合并肝硬化和其他潜在肝病的肝细胞癌患者，确诊时常已是晚期。病灶较大，肿瘤直径的中位数是 8.8 cm，常单发并有中央瘢痕（图 19-16）。这些患者更适合外科手术，且预后较好。

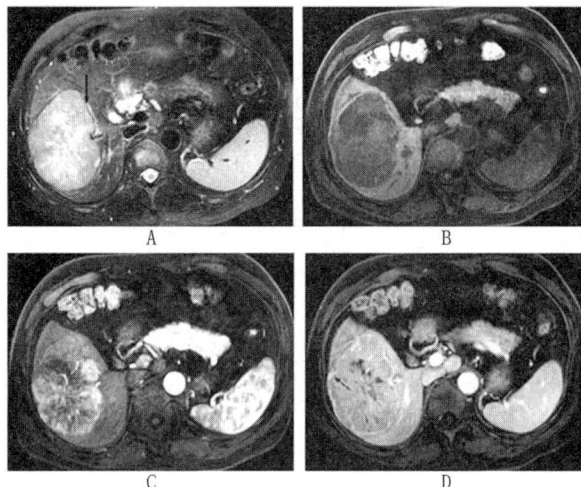

图 19-16　非肝硬化患者肝癌

A. 轴面 FSE 序列 T_2WI 显示肝内巨大病灶，病灶大部分呈条索状中高信号，中心呈高信号，由厚的肿瘤包膜包绕（箭）；B. 二维梯度回波轴面 T_1WI 肿瘤呈低信号；C. 轴面 T_1WI 增强扫描动脉期，病灶明显不均匀强化；D. 延迟期，病灶强化呈流出效应，而肿瘤包膜明显强化（箭）；本例肝脏轮廓光滑，肝实质强化均匀，脾脏不大；病灶切除后病理证实为纤维板层肝细胞癌

3.鉴别诊断

不合并肝硬化的肝细胞癌应与腺瘤、FNH、肝内胆管癌、纤维板层型癌和高血供转移瘤鉴别。合并肝硬化的肝细胞癌需与所谓的"肝脏早期强化病灶"（EHLs）鉴别。

（1）肝内胆管癌：占胆管癌的 10％，表现为大的团块，伴肝内胆管扩张，脐凹征（肿瘤被膜收缩形成），强化模式与巨大结直肠转移瘤和肝细胞癌有部分重叠。也可出现肝细胞癌和肝内胆管癌的混合型病灶，影像表现与肝细胞癌不易鉴别。

（2）纤维板层型肝癌：与常规肝细胞癌的临床表现和病理存在差别，故被认为是一种单独病变。组织学上，瘤体较大，由排列成层状、束状、柱状的巨大嗜酸性细胞、多边形赘生性细胞、平行层状排列的纤维分隔组成。在 T_1WI 呈低信号，T_2WI 呈高信号，强化不均匀。中央的纤维瘢痕在 T_1WI 和 T_2WI 均呈低信号。

（3）FNH：中央瘢痕在 T_2WI 多为高信号，但仅依据中央瘢痕在 T_1WI 和 T_2WI 的表现不足以判断肿瘤的良、恶性。少数肝癌也见纤维瘢痕，并可因炎症而在 T_2WI 呈高信号。

（4）EHLs：多数呈圆形或椭圆形，也可呈楔形、地图形或三角形。这类病灶应除外高级别 DN 和小肝癌。无间隔生长的小 EHLs 表现类似血管分流和假性病灶。

（5）Budd-Chiari 综合征的结节多发，在动脉期明显均匀强化，在晚期几乎与周围肝实质等信号。

（刘　涛）

第四节　肝脏弥漫性病变 MR 诊断

MRI 能够评价肝脏的正常解剖或变异。静脉注射对比剂扫描能提供血流灌注和异常组织血供来源、血管大小与数量、血管壁完整性等更多信息。MRI 也是不断发展的解剖和分子影像工具，是一种有可能实现非侵袭性病理目标的技术。

常规 MRI 检查由 FSE T_2WI 或单次激发 T_2WI、屏气 T_1WI 以及钆对比剂多期增强扫描组成。T_1WI 同、反相位图像可以评估肝内脂肪和铁的含量。钆对比剂增强 T_1WI 动脉期图像，对显示急性肝炎非常重要，静脉期和平衡期则可证实急性肝炎或纤维化，发现扭曲的异常血管。在肝硬化患者，钆对比剂增强扫描对于 RN、DN 和肝细胞癌的检出和定性非常重要。

肝脏弥漫性病变包括脂肪代谢异常疾病、铁沉积疾病、灌注异常导致的肝炎与纤维化、血管闭塞导致的梗死或出血等。根据病灶分布和 MR 信号强弱，可将其分为 4 种类型：均匀型、节段型、结节型和血管周围型。现分述如下。

一、均匀型弥漫病变

包括肝细胞本身及网状内皮系统的病变。肝实质信号在 T_1WI 或 T_2WI 表现为均匀增高或均匀降低。

(一)铁沉积病

铁元素通过两种机制沉积于肝脏：即通过正常的代谢螯合机制沉积在肝细胞内，或通过网状内皮系统的 Kupffer 细胞吞噬作用，沉积在网状内皮细胞内。原发性血色素病是一种相对常见的遗传性疾病，因不适当的调节使小肠摄取铁过多，导致全身铁沉积。85%～95%的遗传性血色素病患者纯合子发生点突变（282 位密码子的酪氨酸突变为胱氨酸）。继发性血色素病的铁沉积机制不同于原发性血色素病，是由于网状内皮系统吸收衰老或异常的红细胞增加，导致血红素中的铁被过多吸收。与原发性血色素病相比，继发性血色素病的典型表现是胰腺不沉积铁。血色素病的临床意义是很多患者发展为肝硬化，约 25%的患者发展为肝细胞癌。这个过程可由肝脏 MRI 评价。

MRI 对肝内铁浓度敏感。铁有顺磁性，影响 T_2 和 T_2 弛豫，导致单次激发屏气 T_2WI 和屏气 SPGR 序列 T_1WI 信号减低。在 SPGR 序列和 SE 序列测量 T_2 和 T_2 值，可定量研究肝内铁含量。在轴面 T_2WI，扫描野肝脏、脾脏和腰大肌可在同一层面显示，肝脏 MRI 信号强度通常在低信号肌肉和高信号脾脏之间。在铁沉积超负荷者，肝脏信号可与骨骼肌相同或低于骨骼肌。GRE 序列 T_2WI 对磁敏感效应更敏感。肝脏铁浓度增加时，在 T_1WI 肝实质信号通常降低。较长回波时间（TE＝4.4 ms）的肝脏信号低于较短回波时间（TE＝2.2 ms）的肝脏信号（图 19-17）。在继发性铁沉积超负荷时，脾脏信号同样变暗。骨髓信号异常也可发生，如骨髓纤维化。正常骨髓脂肪的高信号被低信号的增生骨髓细胞和硬化取代。

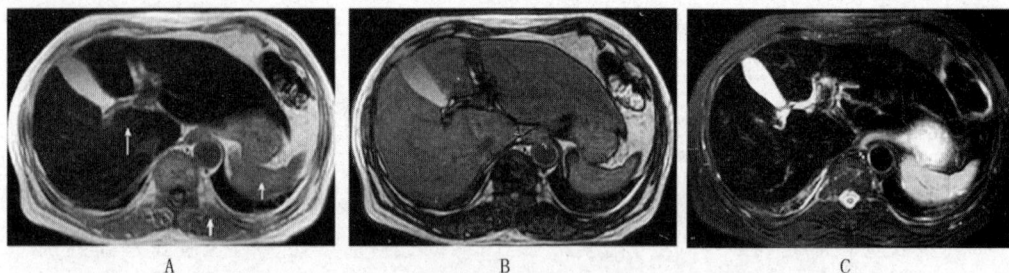

图 19-17 铁沉积疾病

女，78 岁，营养性巨幼红细胞性贫血，有反复输血史；A.GRE 序列同相位，肝脏信号（大箭）均匀降低，低于脾信号（小箭）和竖脊肌信号（小箭）；B.GRE 序列反相位，肝脏信号高于同相位肝脏信号；C.脂肪抑制 T_2WI，肝脏信号低于脾信号和竖脊肌信号，脾信号正常

(二)脂肪肝

肝细胞内脂肪聚集是继发于多种病因的肝功能损害。非乙醇性脂肪肝由炎症反应引起，患者无酗酒史，无肥胖、糖尿病、高脂血症及神经性厌食。该病有时与急性肝衰竭相关，少数发展为肝硬化。肝组织学表现为弥漫性脂肪浸润、肝实质炎症伴纤维化和 Mallory's 小体。肝内脂肪沉积可是弥漫性、弥漫性与局灶性并存或局灶性。MRI 能够检出肝内脂肪异常聚集，比较 SPGR 序列同相位与反相位图像的肝脏信

号,就能发现异常脂肪信号。在 T_1WI,肝脏信号均匀增高。在脂肪抑制图像,信号均匀降低。炎性病理改变并不影响 MRI 表现。

常规 SE 序列和 GRE 序列不能区别水与脂肪的质子共振频率,诊断脂肪肝较难。通过脂肪饱和 MRI 技术检测脂肪成像时间长,扫描层数少,对磁场、射频场不均匀较敏感。GRE 化学位移 MRI 利用 Dixon 的相位位移原理抑制脂肪,结合快速成像技术,实现水和脂肪质子信号相互叠加或抵消,获得水和脂肪的同相位和反相位图像。同相位的效果是水和脂肪信号之和,而反相位的效果是二者信号之差。对比二者,反相位序列脂肪的信号强度减低。与脂肪饱和成像技术比较,GRE 化学位移技术可更有效显示混有脂肪和水组织导致的信号强度减低,更适合检测脂肪肝的脂肪含量。脾脏没有脂肪沉积,因此可作为反相位肝脏信号减低的参照。铁沉积也可改变脾脏信号。所以,肾脏和骨骼肌的信号能更可靠地评估肝脏信号在同、反相位的改变。

对脂肪肝鼠模型研究发现,当肝组织脂肪含量超过 18% 时,同、反相位的信号强度差值随着脂肪含量的增加而增加。临床研究证实脂肪肝在 MRI 反相位的信号强度较同相位明显下降。肝脂肪变 MRI 指标与病理活检脂肪变分级成正相关($r=0.84$),脂肪含量 $>20\%$ 者可明确诊断。但是,脂肪饱和 SE 图像较 GRE 反相位图像对肝脂肪定量,尤其是肝硬化患者的脂肪定量更准确(图 19-18)。

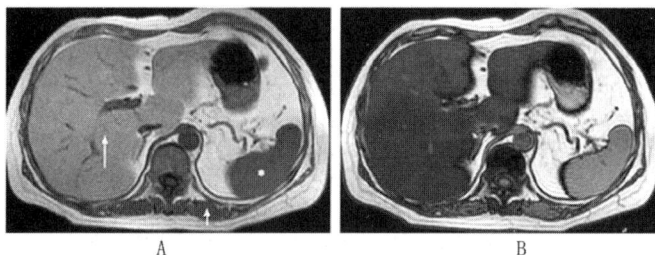

图 19-18　肝脏弥漫性脂肪浸润

A. 梯度回波序列同相位,肝脏信号(白箭)高于脾脏(星号)和肌肉(白箭);B. 梯度回波序列反相位,与同相位图像相比,肝脏信号弥漫性减低,低于脾脏和肌肉信号,而正常肝脏信号应介于脾脏和肌肉之间

MRS 检查为精确量化脂肪肝提供了广阔前景。活体 ^1H-MRS 检测到的最强信号是水和脂肪的信号,因此,可用于对水和脂肪量化测定。MRS 诊断脂肪肝的敏感度为 100%,特异度为 83%,准确度为 86%。MRS 脂水比值随着肝脂肪变程度的增加而增高。健康志愿者、1 级、2 级、3 级非乙醇性脂肪肝患者的脂水比值依次为 0.11 ± 0.06、4.3 ± 2.9、13.0 ± 1.7、35.0 ± 5.0。也可利用 DWI 的 ADC 值量化研究肝脏病变。脂肪肝的 ADC 值是 $(1.37\pm0.32)\times10^3$ mm^2/s,与肝硬化等疾病的 ADC 值不同($P<0.05$)。

二、节段型弥漫病变

包括节段型脂肪肝、亚急性肝炎和局灶性纤维化融合。

(一)脂肪肝

节段型脂肪肝的特点是脂肪浸润呈节段分布,与肝灌注有关。肝细胞脂肪变出现在糖尿病、肥胖、营养过剩、肝移植、酗酒及化学中毒的患者。典型的局灶型脂肪聚集发生在镰状韧带、胆囊窝或下腔静脉旁(图 19-19)。SE 序列 T_1WI 上,由于节段脂肪浸润,肝脏局部区域信号轻度增高。GRE 化学位移同相位像上,正常肝实质和脂肪浸润区的信号相似,反相位像显示病变区的信号强度减低。用脂肪抑制技术观察脂肪浸润引起的低信号最有效。

(二)急性和亚急性肝炎

肝脏炎性疾病由许多病因引起,包括原发性、药物性、病毒性、乙醇性以及结石造成的胆管阻塞。肝损害严重时,肝实质信号在 T_1WI 减低,在 T_2WI 增高。另外,节段性肝萎缩可表现为轻度信号异常。

MRI 检查是了解急性肝炎的方法之一,但应用经验不多。最敏感的序列是屏气 GRE 钆对比剂动态增强扫描动脉期成像(图 19-20)。动脉期扫描时间的精确性决定其对轻度急性肝炎的敏感性。在门静脉填满而肝静脉未填充对比剂时,能显示肝脏不规则强化。这种异常强化具有标志性,可保持到静脉期和延迟期,并随病情加重而加重,随病情缓解而缓解。对于大多数患者,最佳动脉期扫描时间是在肘前静脉给药后 $18\sim22$ 秒之间,注射速度 2 mL/s,20 mL 生理盐水冲洗。目前没有其他影像技术对急性肝炎更敏感。MRI 是唯一可评价轻度肝炎的影像方法。

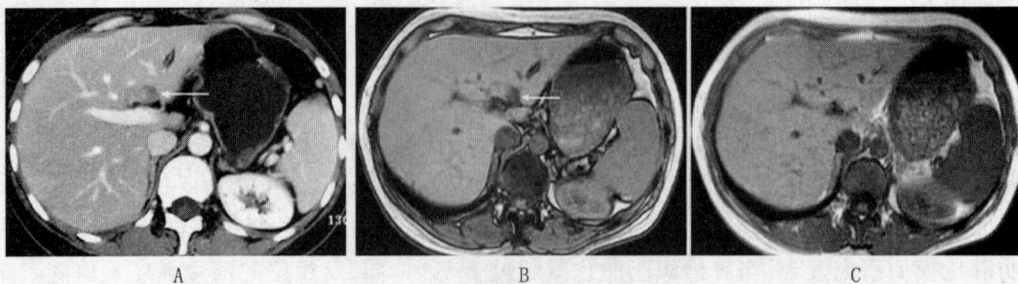

图 19-19　肝脏局灶性脂肪浸润

A. 增强 CT 示肝左叶内侧段近胆囊窝处 2 cm 大小的稍低密度影,边界不清(箭);B. 同一患者 MRI 扫描反相位图像,近肝门部可见 1 cm 大小的低信号区(箭);C. 同相位图像,相应部位呈等信号;MRI 动态增强扫描时局部有轻度强化,脂肪抑制 T_2WI 显示该部位信号与肝实质信号相同(未展示)

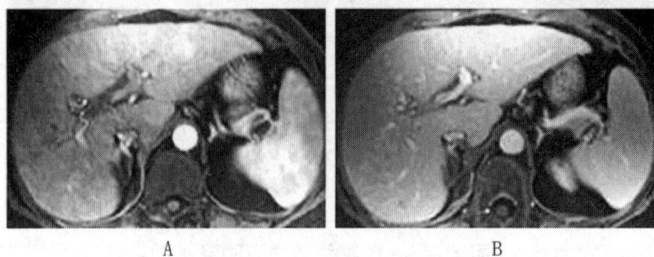

图 19-20　急性病毒性肝炎

A. SPGR 增强扫描 20 秒动脉期显示肝动脉灌注区域不规则斑片状强化;B. 60 秒门静脉期显示不规则强化斑片与周围组织融合,肝实质强化趋于均匀

急性肝炎时肝实质不均匀强化的机制不明。动脉期相对高信号的区域可能代表异常。门静脉炎性改变可能降低门脉肝内分支的压力,导致相应节段的肝动脉优先供血。炎症也可能改变血管的调节作用,使血管扩张,相应区域的肝动脉血流增加。对比动态增强 MRI 有独特的优势,所显示包括血流动力学在内的病理生理学改变是病理组织学检查难以完全揭示的。

(三)放射后肝纤维化

当放射治疗的视野包含肝脏时,就有发生放射后纤维化的危险。急性期伴随炎症和水肿,慢性期病变包括纤维化和组织萎缩。影像特点是异常的肝脏信号沿着外照射轮廓分布,而不是按照解剖叶段分布。急性期 T_2WI 信号升高,T_1WI 信号降低。钆对比剂扫描时动脉期强化,延迟期扫描时强化持续或强化更明显。门静脉分支对放射性纤维化、萎缩和闭塞更敏感,导致受累肝组织肝动脉优先供血。肝静脉也优先受累,导致钆对比剂流出延迟。此外,由于纤维化组织血管通透性增加,组织间隙内钆对比剂也增多。这两种因素促成延迟期明显强化。

三、结节型弥漫病变

结节型弥漫病变的特征为肝内出现多发的结节状异常信号灶,包括肝硬化、Willson 病、肝结节病和巴德-吉(基)亚利综合征等疾病。

(一)病毒感染后肝硬化

肝硬化是肝细胞反复损害所致的一种慢性反应,以再生和纤维化为特征。常见病因有酗酒及乙型、丙型肝炎病毒感染。肝细胞再生形成满布肝内的结节。

伴随肝硬化的纤维化病变的 MRI 特征是在延迟扫描时逐步强化。这是钆对比剂由血管内进入纤维化区域的细胞间隙所致。肝硬化的典型强化模式为由细网状和粗线状纤维带勾画出再生结节的轮廓(图 19-21)。如果出现活动性肝炎,纤维组织带发生水肿,并在 T_2WI 呈高信号;肝组织在动脉期多呈不规则斑片状不均匀强化。门静脉扩张和食管胃底静脉丛曲张提示门脉高压症。

RN 发生在肝硬化基础上,内含相对更多的肝实质,主要由门脉系统供血。这些结节直径常小于 1 cm,在门脉期达到强化高峰。RN 聚集铁,在 GRE T_1WI 和单次激发脂肪饱和 FSE T_2WI 呈低信号,在钆对比剂增强扫描时轻度强化。

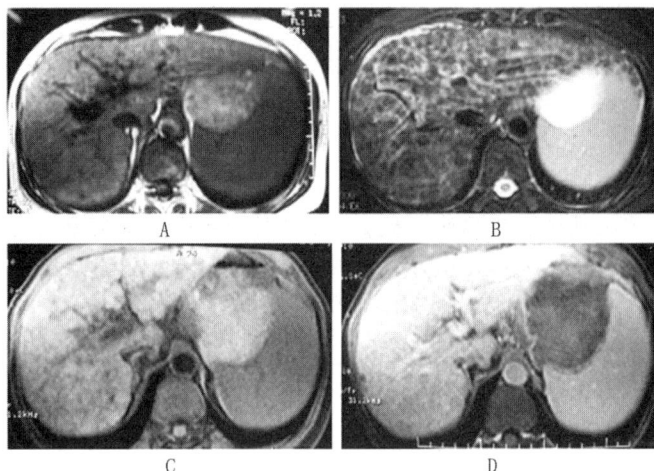

图 19-21　肝硬化小再生结节

A.肝脏 SE T_1WI,肝内见散在高信号结节;B.脂肪抑制 FSE T_2WI,肝内见散在低信号结节,并见不规则线状、网格状高信号带弥漫分布;C.梯度回波屏气扫描 T_1WI,肝脏信号明显不均匀;D.动态增强扫描延迟期显示肝内渐进性强化的粗条和细网格状结构,很多直径 3~4 mm 的小结节轻度强化

DN 是癌前病变,其发育不良有逐渐升级可能性,最终发展成肝细胞癌。典型的 DN 大于 RN,几周或几个月后会增大。DN 的 MRI 表现与肝细胞癌重叠,也会轻度升高 T_1WI 信号和降低 T_2WI 信号。肝细胞癌的特点是 T_2WI 信号增高、标志性的动脉期快进快出强化、静脉期及平衡期边缘强化、直径常大于 2~3 cm。高级别 DN 与肝细胞癌的重叠率可能更高,且有快速转变为肝细胞癌的潜力(图 19-22)。

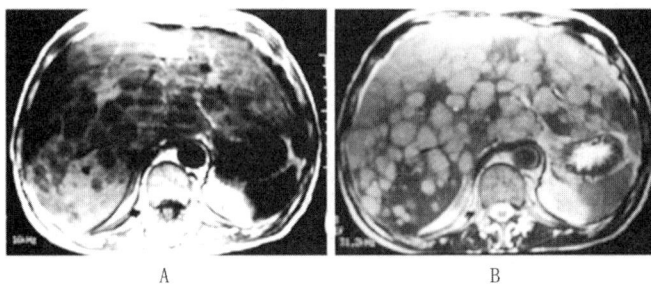

图 19-22　结节型弥漫肝癌

A. T_1WI 显示肝大,肝内多发低信号结节;B.轴面 T_2WI 显示肝内高信号结节,弥漫分布

(二)Willson 病

发病机制为铜经胆排泌减少,导致铜在肝脏、大脑、角膜蓄积中毒。铜在肝内门脉周围区域及肝血窦周围沉积,引起炎性反应与肝硬化。铜在肝细胞内与蛋白质结合,故无顺磁性效应。Willson 病最常见的表现是肝硬化。因 RN 内铁沉积,T_2WI 表现为全肝小结节影,弥漫分布,信号强度与病毒感染所致肝硬化相似。

(三)结节病

为一种常见的系统性肉芽肿病变。偶见于肝、脾和膈下淋巴结。周边纤维化的非干酪性上皮样肉芽肿发生于门脉及其周围区域。肝脾肿大,伴有或不伴有大量微小结节。在 T_2WI 结节信号低于肝实质,注射 Gd-DTPA 后强化。

（四）巴德－吉（基）亚利综合征(Budd-Chiarisyn drome,BCS)

巴德－吉（基）亚利综合征是一种由于肝静脉或下腔静脉阻塞导致的临床综合征。临床表现无特征性,但有潜在致命性。原发的巴德－吉（基）亚利综合征由急性肝静脉血栓形成。现在,巴德－吉（基）亚利综合征被用来描述任何形式的病理为肝静脉或下腔静脉血栓形成的疾病。肝静脉内血栓形成常源于高凝状态,多发生于女性,特别在妊娠、产后状态、狼疮、败血症、红细胞增多症、新生物如肝细胞癌的基础之上。

肝静脉流出受阻导致充血和局部缺血。时间过长导致萎缩和纤维化,形成肝弥漫性再生结节(nodular regenerative hyperplasia,NRH)。未累及肝叶代偿性肥大。尾叶的血液直接汇入下腔静脉,尾叶通常不受累,代偿性肥大明显。肝静脉回流是可变的,其他肝叶通常备用,故代偿性肥大的区域可变。

在巴德－吉（基）亚利综合征急性期,缺乏肝内和肝外血管的侧支代偿。肝静脉阻塞后,肝组织继发性充血水肿、区域压力增高,使肝动脉和门静脉血供减少,但尾叶和中心区肝实质受累相对较轻。在 T_2WI,急性期外周区域的肝实质信号不均匀增高;在 MRI 增强扫描动脉期强化程度减低,且强化不均匀,反映肝组织局部血流减少。

在亚急性期,MRI 平扫时肝实质信号特点与急性期相似,而动态强化特点则有本质的不同。动脉期外周区肝实质的强化较尾叶和中心区明显;延迟期全肝强化渐均匀,仅周边不均匀轻度强化。外周区肝实质的早期强化可能反映了肝内静脉侧支血管形成。屏气 GRE 静脉期和延迟期显示急性期和亚急性期肝静脉血栓最佳(图 19-23)。

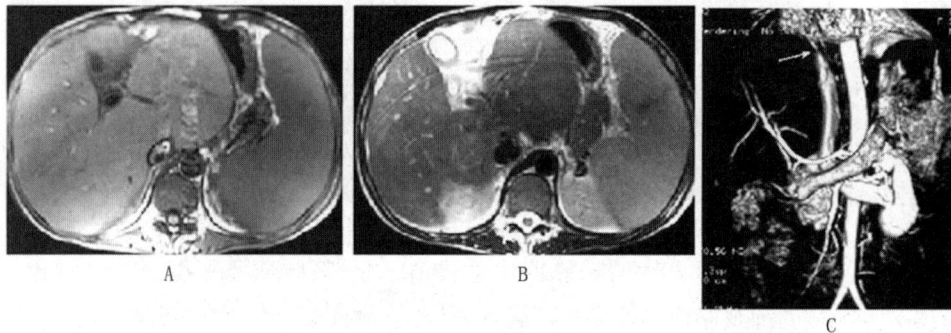

图 19-23 巴德－吉（基）亚利综合征
A.屏气轴面 T_1WI 显示巨脾;B.FSE 轴面 T_2WI 见肝叶增大,信号异常;
C.钆对比剂增强三维重组图像显示下腔静脉第二肝门处明显狭窄(箭)

在慢性期,由于肝动脉和门静脉之间交通,门静脉的血液反流以及肝内、肝外小静脉侧支形成,血液向外分流,肝组织压力逐渐恢复正常,尾叶和中心区肝实质与外周区肝实质在 MRI 平扫和增强扫描时的信号差别均减少。另外,逐渐形成的肝实质纤维化使 T_2WI 信号减低。所以,T_2 信号可以反映急性期水肿和慢性期纤维化的程度。此期在 MRI 很少能见到直观的肝静脉血栓。但尾叶代常性肥大具有特征性,其他未受累肝叶也同样代偿性肥大。受累肝叶萎缩、纤维化。纤维化区域在延迟期强化并逐渐增强。

本病 NRH 的组织成分类似于正常肝细胞和 Kupffer 细胞,故 MRI 不易显示。通常在 T_1WI 呈高信号,在 T_2WI 呈等或低信号(与腺瘤类似),GRE 钆增强扫描时动脉－静脉期明显强化。应与肝细胞癌鉴别。由肿瘤直接侵犯形成的肝静脉栓塞最常见于肝细胞癌。GRE 屏气 T_1WI 钆对比剂增强扫描时,如栓子呈软组织强化,提示肿瘤栓塞。

四、血管周围型病变

肝血管周围型病变发生于门静脉周围淋巴管及肝纤维囊。肝淤血常引起门静脉周围的肝组织信号增高,日本血吸虫则累及肝纤维囊,纤维囊和分隔在 T_2WI 呈高信号。

（一）肝淤血

肝淤血是由于肝实质内静脉血淤滞而致静脉引流代偿。它是充血性心力衰竭、缩窄性心包炎及由于肺癌肺动脉栓塞导致的右心衰竭表现。病理学改变呈"肉豆蔻肝"。在慢性病例，一些患者发展成肝硬化。肝充血 MRI 可出现心脏增大、肝静脉扩张、肝病性水肿和肝脏不均匀强化。T_2WI 显示门脉周围高信号，可能为血管周围淋巴水肿所致。增强扫描时肝实质强化不均匀，斑片状网状交织。肝硬化时延迟期出现或粗或细的网格状、线性强化。

（二）日本血吸虫病

日本血吸虫感染可导致严重的肝脏病变。血吸虫生活在肠腔中，并在肠系膜内产卵。虫卵钻进静脉血管内，随血流到门静脉并阻塞其末支，引起血管压力增高，激发肉芽肿反应。

炎性反应导致虫卵的纤维化及肝脏的弥漫性纤维化。虫卵死亡后钙化，CT 可见门脉周围及肝纤维囊周围分隔的特征性钙化，即所谓"龟背"样钙化，钙化与非钙化区均可强化。钙化的分隔常见于肝右叶的膈下部，CT 表现为线条样异常密度。纤维分隔在 T_1WI 呈低信号，T_2WI 呈高信号。

（刘　涛）

第二十章　骨科疾病的 MR 诊断

第一节　软组织与骨关节外伤 MR 诊断

一、软组织外伤

投身运动职业的人会出现各种各样的肌肉损伤,但是大部分病例具有自限性,加之磁共振检查的费用不菲,接受 MRI 检查的患者并不多。因此,磁共振检查主要用于一些没有明确外伤史而触及肿块的患者以及外伤后长期疼痛而不能缓解的患者。

(一)临床表现与发病机制

肌肉损伤好发于下肢。股直肌、股二头肌最常见,这主要是因为这些肌肉位置表浅、含二型纤维多、离心性活动、跨过两个关节。半腱肌、内收肌群及比目鱼肌次之。

肌肉损伤可由直接钝性损伤引起,也可由于应力过大所造成的间接损伤造成。根据损伤部位和损伤机制的不同,肌肉损伤可分为三类:肌肉挫伤、肌肉肌腱拉伤、肌腱附着部位撕脱。肌肉挫伤是直接损伤,一般由钝性物体损伤所致,通常出现在深部肌群的肌腹,症状比拉伤轻。肌肉肌腱拉伤是一种间接损伤,通常由应力过大所造成的间接损伤造成。损伤多出现在肌肉肌腱连接的邻近部位,而非正好在肌肉肌腱连接处。因为在肌肉肌腱连接处细胞膜的皱褶很多,增加了肌肉肌腱的接触面积,使其接触面的应力减小,而肌肉肌腱连接处附近和肌腱附着处最薄弱,成为拉伤最好发部位。肌肉拉伤与下列因素有关,如二型纤维所占的比例、跨多个关节、离心活动、形状等。

临床上将肌肉拉伤分为三度,一度是挫伤,二度是部分撕裂,三度是完全断裂。一度没有功能异常,二度轻度功能丧失,三度功能完全丧失。撕脱损伤通常由肌腱附着部位强有力的、失平衡的离心性收缩造成,临床症状主要是功能丧失和严重压痛。

(二)MRI 表现

在 MRI,肌肉损伤主要有两个方面的改变,即信号强度和肌肉形态。损伤的程度不同,MR 信号与形态改变也不一样。

1. 一度损伤

只有少量的纤维断裂。在肌束间和周围筋膜内可出现水肿和少量出血。在 T_1WI,MR 信号改变不明显,或只显示小片状高信号,代表亚急性出血;在 T_2WI 或压脂 T_2WI,可见水肿的稍高信号,外观呈沿肌肉纹理走行的羽毛状,但形态改变不明显,可能由于水肿肌肉较对侧饱满,只有通过双侧对比才能发现。

2. 二度损伤

肌纤维部分断裂。其信号改变可类似一度损伤,但在肌纤维断裂处常出现血肿,局部呈长 T_1、长 T_2 信号,其内可见小片状短 T_1 信号。由于水肿、出血,肌肉形态可以膨大,有时在纤维断裂处形成血肿。

3. 三度损伤

肌纤维完全断裂。断裂处组织被出血和液体代替,T_2WI 呈高信号。断端回缩,肌肉空虚。断端两侧肌肉体积膨大,类似肿块。

在亚急性和陈旧性肌肉损伤,瘢痕形成时,于 T_1WI 和 T_2WI 均可见低信号。同时,肌纤维萎缩,肌肉体积减小,脂肪填充。

肌肉内出血或血肿信号可随出血时间不同而改变。在急性期,T_1WI 呈等信号,T_2WI 呈低信号;在亚急性期,T_1WI 呈高信号,T_2WI 呈高信号,信号不均匀;在慢性期,血肿周边出现含铁血黄素,T_2WI 呈低信号。

(三)鉴别诊断

1.软组织肿瘤

对无明确外伤史而触及肿物的患者,MRI 显示血肿影像时,首先应排除肿瘤。鉴别要点如下,①信号特点,均匀一致的短 T_1、长 T_2 信号常提示血肿,而肿瘤一般为长 T_1、长 T_2 信号,肿瘤内部出血时,信号多不均匀;②病变周围是否出现羽毛状水肿信号,血肿周围往往出现,且范围大,肿瘤很少出现,除非很大的恶性肿瘤;③增强扫描时,一般血肿由于周边机化,形成假包膜,可在周边出现薄的环状强化,而肿瘤呈均匀或不均匀强化,即使出现边缘强化,厚薄常不均匀;④MRI 随访,血肿变小,肿瘤增大或不变。

2.软组织炎症

肌肉损伤的患者,在 MRI 有时仅见肌肉内羽毛状水肿表现,需与软组织的炎症鉴别。鉴别主要根据临床症状,炎症患者往往有红肿热痛及白细胞增高,而且病变肌肉内可能存在小脓肿。

二、半月板撕裂

MRI 是无创伤性检查,目前已广泛用于诊断膝关节半月板撕裂和退变,成为半月板损伤的首选检查方法。

(一)临床表现与病理特征

半月板损伤的常见临床症状为膝关节疼痛。有时表现为绞锁,这一临床症状常为桶柄状撕裂所致。半月板损伤后,边缘出现纤维蛋白凝块,形成半月板边缘毛细血管丛再生的支架。瘢痕组织转变为类似半月板组织的纤维软骨需要数月或数年。新形成的纤维软骨和成熟的纤维软骨的区别在于是否有细胞增加和血管增加。半月板内的软骨细胞也有愈合反应的能力,甚至在没有血管的区域。

(二)MRI 表现

1.信号异常

正常半月板在所有 MR 序列都呈低信号。在比较年轻的患者中,有时显示半月板内中等信号影,这可能与此年龄段半月板内血管较多有关。随着年龄的增长,在短 TE 序列上半月板内可出现中等信号影,这与半月板内的黏液变性有关,但这种中等信号局限于半月板内。如果中等信号或高信号延伸到关节面就不再是单纯的退变,而是合并半月板撕裂。T_2WI 显示游离的液体延伸到半月板撕裂处,是半月板新鲜撕裂的可靠证据。

2.形态异常

半月板撕裂常见其形态异常,如半月板边缘不规则,在关节面处出现小缺损,或发现半月板碎片。如显示的半月板比正常半月板小,应全面寻找移位的半月板碎片。

3.半月板损伤分级

Stoller 根据不同程度半月板损伤的 MRI 表现(信号、形态及边缘改变),将半月板损伤分为Ⅰ～Ⅳ级。

Ⅰ级:半月板信号弥漫增高,信号模糊且界限不清;或半月板内出现较小的孤立高信号灶,未延伸至半月板各缘。半月板形态无变化,边缘光整,与关节软骨界限锐利。组织学上,此型表现与早期黏液样变性有关。这些病变虽无症状,但已代表半月板对机械应力和负重的反应,导致黏多糖产物增多。

Ⅱ级:半月板内异常高信号影(通常为水平线样),未到达关节面。组织学改变为广泛的条带状黏液样变。大多数学者认为Ⅱ级是Ⅰ级病变的进展。

Ⅲ级:半月板内异常高信号灶(通常为斜形,不规则线样)延伸至半月板关节面缘或游离缘。此级损伤可得到关节镜检查证实。

Ⅳ级:在Ⅲ级的基础上,半月板变形更为明显。

4.半月板损伤分型

一般分为三型,即垂直、斜行和水平撕裂。

(1)垂直撕裂:高信号的方向与胫骨平台垂直,通常由创伤引起。垂直撕裂又可分为放射状撕裂(与半月板长轴垂直)和纵行撕裂(与半月板长轴平行)。

(2)斜行撕裂:高信号的方向与胫骨平台成一定的角度,是最常见的撕裂方式。

(3)水平撕裂:高信号的方向与胫骨平台平行,内缘达关节囊,通常继发于退变。

5.几种特殊半月板损伤的MRI表现

(1)放射状撕裂:放射状撕裂沿与半月板长轴垂直的方向延伸,病变范围可是沿半月板游离缘的小损伤,也可是累及整个半月板的大撕裂。在矢状或冠状面MRI,仅累及半月板游离缘的小放射状撕裂表现为领结状半月板最内面小的局限性缺损。在显示大的放射状撕裂时,应根据损伤部位不同,选择不同的MR成像平面。放射状撕裂好发于半月板的内1/3,且以外侧半月板更多见。外侧半月板后角的撕裂可伴有前交叉韧带的损伤。

(2)纵向撕裂:纵向撕裂沿与半月板长轴的方向延伸,在半月板内可出现沿半月板长轴分布的线状异常信号。单纯的纵向撕裂,撕裂处到关节囊的距离在每个层面上相等。如果撕裂的范围非常大,内面的部分可能移位到髁间窝,形成所谓的桶柄状撕裂。这种类型的撕裂主要累及内侧半月板,如未能发现移位于髁间窝的半月板部分,可能出现漏诊。在矢状面MRI可见领结状结构减少和双后交叉韧带征,在冠状面MRI可见半月板体部截断,并直接看到移位于髁间窝的半月板部分。

(3)斜行撕裂:是一种既有放射状,又有纵形撕裂的撕裂形式,斜行经过半月板。典型者形成一个不稳定的皮瓣。

(4)水平撕裂:水平撕裂沿与胫骨平台平行的方向延伸,在半月板的上面或下面将半月板分离,又称水平劈开撕裂。这是合并半月板囊肿时最常见的一种撕裂方式。由于撕裂处的活瓣效应,撕裂处出现液体潴留,所形成的半月板囊肿,包括半月板内囊肿和半月板关节囊交界处囊肿。如发现半月板关节囊交界处的囊肿,应仔细观察半月板是否有潜在的撕裂。如果不修复潜在的撕裂,单纯切除囊肿后容易复发。

(5)复杂撕裂:同时存在以上两种或两种以上形态的撕裂。征象包括:①移位撕裂:如上述桶柄状撕裂;②翻转移位:如在其他部位发现多余的半月板组织,很可能是移位的半月板碎片;半月板的一部分损伤后,就会形成一个皮瓣,通过一个窄蒂与完整的半月板前角或后角相连,从而导致“翻转移位”,又称双前角或后角征;这种类型的撕裂常累及外侧半月板;③水平撕裂后,一部分半月板可能沿关节边缘突入滑膜囊内,最重要的是在MRI找到移位的碎片,因为关节镜检查很容易漏掉此型撕裂;④游离碎片:当一部分半月板没有显示时,除了寻找前述的移位性撕裂外,还应逐一观察膝关节的任何一个凹陷,包括髌上囊,寻找那些远处移位的游离碎片;⑤边缘撕裂:指撕裂发生在半月板的外1/3,此部位半月板富血供,此类型撕裂经保守或手术治疗后可以治愈;如撕裂发生在内侧白区,需要清除或切除。

(三)鉴别诊断

误判原因多与解剖变异以及由血流、运动和软件问题产生的伪影有关。这些因素包括板股韧带、板板韧带、膝横韧带、肌腱、魔角效应、动脉搏动效应、患者移位、钙磷沉积病、关节腔内含铁血黄素沉着、关节真空等。

三、盘状半月板

盘状半月板(discoid meniscus,DM)是一种发育异常。由于在膝关节运动时,盘状半月板容易损伤,故在本节对其论述。

(一)临床表现

盘状半月板体积增大,似半月形。常双侧同时出现,但在外侧半月板最常见。外侧盘状半月板的发生率约为1.4%~15.5%,内侧盘状半月板的发生率约0.3%。临床上,盘状半月板常无症状,或偶有关节疼痛,这与半月板变性及撕裂有关。

（二）MRI 表现

1.盘状半月板的诊断标准

正常半月板的横径为 10～11 mm。在矢状面 MRI,层厚 4～5 mm 时,只有两个层面可显示连续的半月板。盘状半月板的横径增加。如果超过两层仍可看到连续的半月板,而没有出现前角、后角的领结样形态,即可诊断盘状半月板。冠状面 MRI 显示半月板延伸至关节内的真正范围,更有诊断意义。

2.盘状半月板的分型

盘状半月板分为六型。Ⅰ型,盘状半月板,半月板上下缘平行,呈厚板状;Ⅱ型,呈中心部分较厚的厚板状;Ⅲ型,盘状半月板比正常半月板大;Ⅳ型,半月板不对称,其前角比后角更深入关节;Ⅴ型,半月板界于正常和盘状之间;Ⅵ型,上述任一型合并半月板撕裂。

典型的盘状半月板呈较宽的盘状,延伸至关节深部,因此容易撕裂。半月板撕裂的表现见前文描述。

（三）鉴别诊断

1.膝关节真空现象

不应将真空现象导致的低信号影误认为盘状半月板。最好的鉴别方法是,观察 X 线平片,明确是否有气体密度影。

2.半月板桶柄状撕裂

桶柄状撕裂后,半月板内移。在冠状面 MRI,髁间窝处可见移位的半月板,勿误认为盘状半月板。鉴别要点是,冠状面 MRI 显示半月板断裂,断裂处被水的信号替代。矢状面 MRI 也有助于鉴别诊断。

四、前交叉韧带损伤

前交叉韧带损伤(anterior cruciate ligament injuries)在膝关节的韧带损伤中最常见。

（一）临床表现和损伤机制

ACL 损伤的临床诊断通常根据患者的病史、体检或 MRI 所见。关节镜检查是诊断 ACL 损伤的金标准。体检时,前抽屉试验及侧移试验可出现阳性,但 ACL 部分撕裂者体检很难发现。损伤机制:可由多种损伤引起,常常发生于膝关节强力外翻和外旋时。膝关节过伸后外旋、伸展内旋和胫骨前移也可造成 ACL 损伤。

（二）MRI 表现

1.原发征象

急性完全撕裂表现为韧带连续性中断,T_2WI 显示信号增高,韧带呈水平状或扁平状走行,或韧带完全消失伴关节腔积液,或韧带呈波浪状。急性不全撕裂时,韧带增宽,在 T_2WI 信号增高。慢性撕裂在 MRI 表现为信号正常或呈中等信号,典型病变常伴有韧带松弛和韧带增厚,也可表现为韧带萎缩和瘢痕形成。

2.继发征象

不完全撕裂的诊断较困难,继发征象可能有助于诊断。

(1)后交叉韧带成角:PCL 夹角小于 105°时提示 ACL 损伤。表现为后交叉韧带走行异常,上部呈锐角,形似问号。

(2)胫骨前移:胫骨前移大于 7 mm 时提示 ACL 损伤。测量一般在股骨外侧髁的正中矢状面上进行。

(3)半月板裸露:又称半月板未覆盖征,即通过胫骨皮质后缘的垂直线与外侧半月板相交。

(4)骨挫伤:尤其是发生于股骨外侧髁和胫骨平台的损伤,可合并 ACL 损伤。

(5)深巢征:即股骨外侧髁髌骨沟的深度增加,超过 1.5 mm。

其他继发征象包括关节积液、Segond 骨折、MCL 撕裂、半月板撕裂等。

（三）鉴别诊断

1.ACL 黏液样变性

MRI 显示 ACL 弥漫性增粗,但无液体样高信号,仍能看到 ACL 完整的线状纤维束样结构,表现为条纹状芹菜杆样外观。本病易与 ACL 的间质性撕裂混淆,鉴别主要靠病史、体检时 Lachman 阴性以及没有 ACL 撕裂的继发征象。

2. ACL 腱鞘囊肿

表现为边界清晰的梭形囊样结构,位于 ACL 内或外。当囊肿较小时,容易误诊为 ACL 部分撕裂。

五、后交叉韧带撕裂

后交叉韧带撕裂(posterior cruciate ligament tears)约占膝关节损伤的 3%～20%。因未能对很多急性损伤做出诊断,实际发生率可能更高。半数以上的 PCL 损伤出现在交通事故中,其他则为运动相关的损伤。单纯性 PCL 损伤少见,多合并其他损伤。合并 ACL 损伤最常见,其次是 MCL、内侧半月板、关节囊后部和 LCL。

(一)临床表现和损伤机制

疼痛是最常见的临床症状,可以是弥漫的,或出现在胫骨或股骨的撕脱骨折部位。可有肿胀和关节积液。患者无法站立提示严重的外伤。有些患者发生单独 PCL 撕裂时,仍可继续活动。体检时,后抽屉试验可呈阳性。

膝关节过屈并受到高速度力的作用,是引起 PCL 撕裂最常见的原因。这种情况常见于摩托车交通事故和足球运动员,导致胫骨相对股骨向后移位。膝关节过伸时,关节囊后部撕裂,可以引起 PCL 撕裂,常伴 ACL 撕裂。外翻或外旋应力也是 PCL 撕裂的常见原因,常伴 MCL 和 ACL 撕裂。膝关节过屈内旋、足过屈或跖屈时,也可引起 PCL 撕裂。有时,ACL 前外侧束受到应力作用撕裂,而后内侧束仍然完整。

PCL 损伤的分类和分级:PCL 损伤分为单纯性损伤和复合伤。单纯性损伤又分为部分撕裂和完全撕裂。根据胫骨后移位的程度,可将 PCL 损伤分为三级:Ⅰ级,胫骨后移 1～5 mm;Ⅱ级,胫骨后移 5～10 mm;Ⅲ级,胫骨后移大于 10 mm。

(二)MRI 表现

1. PCL 韧带内撕裂

韧带内撕裂是间质撕裂,局限于韧带内。由于出血、水肿,在 T_2WI 可见信号增高,但异常信号局限于韧带内,导致韧带信号不均匀。这种损伤可累及韧带全长,导致韧带弥漫性增粗,其外形仍存在。

2. 部分撕裂

韧带内偏心性信号增高。在高信号至韧带某一边的断裂之间,仍存在一些正常的韧带纤维。在残存的正常韧带纤维周围,可出现环状出血和水肿,称为晕征。

3. 完全撕裂

韧带连续性中断,断端回缩迂曲。断端出现水肿和出血,边缘模糊。

4. PCL 撕脱损伤

撕脱骨折常常累及胫骨附着处。多伴随骨折碎片,PCL 从附着处回缩。骨折部位常出现骨髓水肿。韧带结构实际上正常。相关的表现包括:过度伸直时损伤出现胫骨平台和邻近的股骨髁挫伤;过度屈曲时损伤出现胫骨近端的挫伤。

5. 慢性撕裂

撕裂的 PCL 在 T_2WI 呈中等信号,韧带走行迂曲,外形不规则,屈曲时韧带不能拉近。韧带连续性未见中断,但是被纤维瘢痕所代替。纤维瘢痕与韧带在 MRI 均呈低信号。PCL 虽然在解剖上完整,但功能受损。

(三)鉴别诊断

1. 嗜酸样变性(eosinophilicdegeneration,EG)

EG 类似于韧带内撕裂,在 T_1WI 可见韧带内局限性信号增加,在 T_2WI 信号减低,韧带的外形和轮廓正常。常见于老年人,无明确外伤史。

2. 魔角效应

在短 TE 的 MR 图像,PCL 上部信号增加,类似于撕裂。形成机制主要是韧带的解剖结构与主磁场方向的角度呈 55°,可以通过延长 TE 而消除。

3.腱鞘囊肿

附着于 PCL 的腱鞘囊肿需与 PCL 损伤鉴别。囊肿为边界清晰的水样信号,PCL 完整。

(四)半月板桶柄状撕裂

桶柄状撕裂形成的"双后交叉韧带征"需与 PCL 损伤鉴别。PCL 走行正常,可见半月板撕裂的征象。

六、侧副韧带损伤

内、外侧副韧带(MCL、LCL)是韧带、深筋膜和肌腱附着处组成的复杂结构。因此,损伤可以是单纯内、外侧副韧带损伤,也可以合并其他多个结构损伤。另外,损伤可以是挫伤、部分撕裂或完全撕裂。MCL 损伤很少单独出现,往往合并其他软组织损伤,如 ACL 和内侧半月板。完全 MCL 撕裂一般见于严重的膝关节外伤,通常伴有 ACL 撕裂,也可伴有半月板关节囊分离和骨挫伤。

(一)临床表现和损伤机制

MCL 撕裂常为膝关节外侧受到直接暴力后发生,如果是间接损伤机制的话,临床医师应该怀疑伴有交叉韧带损伤。MCL 撕裂可根据体检而分类:1 级,膝关节没有松弛,仅有 MCL 部位的压痛;2 级,外翻应力时有些松弛,但有明确的终点;3 级,松弛明显增加,没有明确的终点。

单纯性 LCL 损伤一般不会听到爆裂声,过伸外翻应力是 LCL 损伤最常见的机制,过伸内旋也是其常见的损伤机制。患者出现膝关节不稳,处于过伸状态,后外侧疼痛。LCL 是关节囊外的结构,因此单纯 LCL 损伤只有轻度肿胀,没有关节积液。与 MCL 比较,外侧副韧带损伤的机会较少。

(二)MRI 表现

(1)MCL 急性撕裂的 MRI 表现:根据损伤程度不同可有如下改变:1 级,韧带厚度正常,连续性未见中断,周围可见不同程度的中等 T_1、长 T_2 信号,提示水肿,韧带与附着处骨皮质仍紧密结合;2 级,韧带增厚,纤维部分断裂,周围可见中等 T_1、长 T_2 信号,提示水肿或出血;3 级,韧带完全断裂,相应部位周围可见出血和水肿信号。

(2)慢性 MCL 撕裂时 MRI 显示韧带增厚,在 T_1WI 和 T_2WI 均呈低信号。有时,MCL 骨化,在其近端可见骨髓信号。

(3)LCL 撕裂与 MCL 不同,其 MRI 表现很少根据撕裂的程度描述。LCL 为关节囊外结构,不会出现关节积液,不会如 MCL 撕裂一样在其周围出现长 T_2 信号。与 MCL 撕裂相比,急性 LCL 撕裂一般表现为韧带连续性中断或腓骨头撕脱骨折,韧带松弛、迂曲,而无明显的韧带增厚。如前文所述,LCL 撕裂很少单独出现,多伴有交叉韧带损伤。

(4)内、外侧副韧带损伤的继发征象包括关节间隙增宽、积液、半月板损伤、交叉韧带撕裂和骨挫伤。

(三)鉴别诊断

1.2 级和 3 级 MCL 撕裂

鉴别非常困难。临床上根据外翻松弛有无终点鉴别 2 级和 3 级撕裂非常有帮助,伴有 ACL 撕裂也提示 MCL 完全撕裂。

2.鹅足滑膜炎/撕脱骨折

横断面 MR 图像可以清晰显示鹅足和 MCL 解剖。

七、肩袖损伤

肩关节疼痛是患者常见的主诉,其原因众多。40 岁以上的患者中,主要原因为肩关节撞击综合征和肩袖撕裂。MRI 作为一种无创伤性检查方法,在诊断肩袖病变方面的重要性日益增加,有助于指导手术。

(一)临床表现与损伤机制

肩袖疼痛的两个主要原因是机械性原因和生物原因。前者如肩峰下肌腱的撞击作用,后者如滑膜炎。尽管肩袖有神经支配,肩峰下滑囊的末梢神经是肩袖的 20 倍。肩峰下撞击综合征的患者,肩峰下滑囊积液是引起患者疼痛的主要原因。肩关节撞击综合征是一个临床诊断,体格检查很难判断与之相关的肩袖损伤的情况。因此,MRI 检查非常重要。

绝大多数肩袖撕裂表现为慢性病程,少数伴有急性外伤。典型的临床表现为慢性肩关节疼痛,疼痛在肩关节前上外侧,上臂前屈或外展时疼痛加重。因夜间疼痛而影响睡眠是困扰肩袖病变患者的常见问题。体格检查可发现肌力减弱和摩擦音。Neer 和 Hawkins/Jobe 试验可以确定肩袖撞击综合征,肩峰下滑囊注射利多卡因试验可用于诊断肩袖撞击综合征。

肩袖损伤有三个主要机制:肩袖的外压作用、肌腱内部退变、肌肉失平衡。Neer 首次提出肩袖损伤的理论,即尖峰前部、喙肩韧带和肩锁关节外压所致,三者组成喙肩弓。通常将肩袖病变分为三期:Ⅰ期,肩袖特别是冈上肌腱水肿和出血,或表现为肌腱炎或炎性病变,好发于小于 25 岁的青年人;Ⅱ期,炎症进展,形成更多纤维组织,好发于 25～45 岁;Ⅲ期,肩袖撕裂,多发于 45 岁以上。Ⅰ期异常改变是可逆的,故在此阶段发现病变有重要临床意义。肩袖撕裂常发生于冈上肌腱距大结节 1 cm 处,这个危险区域无血管分布,是肌腱撕裂的最常见部位。

(二)MRI 表现

肩袖损伤程度不同,MRI 表现不同,分述如下:0 级,MRI 表现正常,呈均匀一致的低信号;1 级,肩袖形态正常,其内可见弥漫性或线状高信号;2 级,肩袖变薄或不规则,局部信号增高,部分撕裂时在肌腱中可见水样信号,但仅累及部分肌腱;3 级,异常信号增高累及肌腱全层,肌腱全层撕裂时液体进入肌腱裂隙中,伴有不同程度的肌腱回缩。

肌腱全层撕裂的慢性患者可合并肌肉脂性萎缩。可将部分撕裂分为关节面侧、滑囊面侧和肌腱内部分撕裂。肌腱内部分撕裂可以造成肩关节疼痛,但关节镜检查阴性。关节面侧部分撕裂比滑囊面侧部分撕裂更常见。MRI 诊断部分撕裂比全层撕裂的准确性低。部分撕裂在 MRI 可仅表现为中等信号。

(三)鉴别诊断

1.钙化性肌腱炎

肌腱增厚,常伴有局部信号减低,X 线平片检查有助于鉴别诊断。

2.肌腱退变

常见于老年人,在 T_2WI 信号增高,边界不清。所有的肩袖结构均出现与年龄相关的退变。随年龄增大,肩袖内可能出现小的裂隙,MRI 显示水样信号。这些裂隙如果延伸到肩袖的表面,可能被误诊为撕裂。

3.肌腱病

是组织学检查可以发现的更小的肩袖退变。肌腱病这一术语有时也被用于年龄相关的肩袖退变,但建议将这一术语用于诊断更为年轻的有症状患者。

八、踝关节损伤

踝关节韧带损伤是临床工作中的常见问题之一。其中,外侧副韧带损伤最常见,它包含距腓前韧带、跟腓韧带及距腓后韧带三个组成部分。

(一)临床表现与病理特征

踝关节扭伤多为内翻内旋性损伤,通常导致距腓前韧带和(或)跟腓韧带断裂。其中,单纯距腓前韧带断裂最多,距腓前韧带和跟腓韧带同时断裂次之,距腓后韧带受损则很少。踝部共有 13 条肌腱通过,除跟腱外,其他所有肌腱均有腱鞘包绕。

(二)MRI 表现

足和踝关节的韧带撕裂与其他部位的韧带损伤表现类似。根据损伤程度,MRI 表现可分为:1 级,撕裂表现为韧带轻度增粗,其内可见小片状高信号,并常出现皮下水肿;2 级,韧带部分撕裂,韧带增粗更为明显,信号强度的变化更为显著;3 级,撕裂为韧带完全断裂,断端分离,断端间出现高信号。这些改变在常规 MRI T_2WI 均可显示。

MRI 诊断距腓前韧带损伤比较容易,而显示跟腓韧带损伤则相对困难。原因可能是,在现有扫描方式下,距腓前韧带通常可以完整地显示在单层横断面图像上,从而容易判断其有无连续性中断。跟腓韧带则不同,不管是横断面还是冠状面图像,通常都不能在单层图像完整显示,仅可断续显示在连续的数个层面。这样,MRI 就不易判断跟腓韧带的连续性是否完好,诊断能力下降。为此,MRI 检查时应尽可能在单一层面显示所要观察的组织结构,合理摆放患者体位和选择成像平面,或选用 3D 成像技术显示踝部韧带的复杂解剖。例如,足跖屈 40°~50°的横断面,或俯卧位横断面可使跟腓韧带更容易在单层图像完整显示;MRI 薄层三维体积成像,尤其是各向同性高分辨率三维扫描,可以获得沿跟腓韧带走行的高质量图像,提高跟腓韧带损伤的诊断可靠性。

(三)鉴别诊断

1. 部分容积效应

在判断复杂韧带解剖、韧带呈扇形附着或多头韧带所致的信号变化时,部分容积效应可造成假象。采用多层面、多方位或薄层 3D 成像有助于解决这一问题。

2. 魔角效应

小腿部肌腱经内、外踝转至足底时,经常出现"魔角现象"。即在短 TE 图像肌腱信号增高,但在长 TE 图像肌腱信号正常。
(杜广芬)

第二节　骨关节感染性疾病 MR 诊断

一、骨髓炎

骨髓炎是指细菌性骨感染引起的非特异性炎症,它涉及骨膜、骨密质、骨松质及骨髓组织,"骨髓炎"只是一个沿用的名称。本病较多见于 2~10 岁儿童,多侵犯长骨,病菌多为金黄色葡萄球菌。近年来抗生素广泛应用,骨髓炎的发病率显著降低,急性骨髓炎也可完全治愈,转为慢性者少见。

(一)临床表现与病理特征

急性期常突然发病,高热、寒战,儿童可有烦躁不安、呕吐与惊厥。重者出现昏迷和感染性休克。早期患肢剧痛,肢体半屈畸形。局部皮温升高,有压痛,肿胀并不明显。数天后出现水肿,压痛更为明显。脓肿穿破骨膜后成为软组织深部脓肿,此时疼痛可减轻,但局部红肿压痛更为明显,触之有波动感。白细胞数增高。成人急性炎症表现可不明显,症状较轻,体温升高不明显,白细胞可仅轻度升高。慢性骨髓炎时,如骨内病灶相对稳定,则全身症状轻微。身体抵抗力低下时可再次急性发作。病变可迁延数年,甚至数十年。

大量的菌栓停留在长骨的干骺端,阻塞小血管,迅速发生骨坏死,并有充血、渗出与白细胞浸润。白细胞释放蛋白溶解酶破坏细菌、坏死骨组织与邻近骨髓组织。渗出物与破坏的碎屑形成小型脓肿并逐渐扩大,使容量不能扩大的骨髓腔内压力增高。其他血管亦受压迫而形成更多的坏死骨组织。脓肿不断扩大,并与邻近的脓肿融合成更大的脓肿。

腔内高压的脓液可以沿哈佛管蔓延至骨膜下间隙,将骨膜掀起,形成骨膜下脓肿。骨皮质外层 1/3 的血供来自骨膜,骨膜的掀起剥夺了外层骨皮质的血供而形成死骨。骨膜掀起后脓液沿筋膜间隙流注,形成深部脓肿。脓液穿破皮肤,排出体外形成窦道。脓肿也可穿破干骺端的骨皮质,形成骨膜下骨脓肿,再经过骨小管进入骨髓腔。脓液还可沿着骨髓腔蔓延,破坏骨髓组织、松质骨、内层 2/3 密质骨的血液供应。病变严重时,骨密质的内外面都浸泡在脓液中而失去血液供应,形成大片的死骨。因骨骺板具有屏障作用,脓液进入邻近关节少见。成人骺板已经融合,脓肿可以直接进入关节腔,形成化脓性关节炎。小儿股骨头骨骺位于关节囊内,该处骨髓炎可以直接穿破干骺端骨密质,进入关节。

失去血供的骨组织,将因缺血而坏死。而后,在其周围形成肉芽组织,死骨的边缘逐渐被吸收,使死骨与主骨完全脱离。在死骨形成过程中,病灶周围的骨膜因炎性充血和脓液的刺激,产生新骨,包围在骨干外层,形成骨性包壳。包壳上有数个小孔与皮肤的窦道相通。包壳内有死骨、脓液和炎性肉芽组织,往往引流不畅,成为骨性死腔。死骨内可存留细菌,抗生素不能进入其内,妨碍病变痊愈。小片死骨可以被肉芽组织吸收,或为吞噬细胞清除,或经皮肤窦道排出。大块死骨难以吸收和排出,可长期存留体内,使窦道经久不愈合,病变进入慢性阶段。

（二）MRI 表现

MRI 显示骨髓炎和软组织感染的作用优于 X 线和 CT 检查,易于区分髓腔内的炎性浸润与正常黄骨髓,可以确定骨破坏前的早期感染。

1.急性骨髓炎

骨髓腔内多发类圆形或迂曲不规则的更长 T_1、长 T_2 信号,边缘尚清晰,代表病变内脓肿形成;脓肿周围骨髓腔内可见边界不清的大片状长 T_1、长 T_2 信号,压脂 T_2WI 呈高信号,代表脓肿周围骨髓腔的水肿;病变区可出现死骨,在所有 MRI 序列均表现为低信号,其周围可见环状长 T_1、长 T_2 信号包绕,代表死骨周围的反应性肉芽组织,死骨的显示 CT 优于 MRI;骨膜反应呈与骨皮质平行的细线状高信号,外缘为骨膜化骨的低信号线;周围软组织内可见广泛的长 T_1、长 T_2 信号,为软组织的水肿(图 20-1);有时骨膜下及软组织出现不规则长 T_1、长 T_2 信号,边界清晰,代表骨膜下或软组织脓肿形成;在增强检查时,炎性肉芽肿及脓肿壁可有强化,液化坏死区不强化,因此出现环状强化,壁厚薄均匀。

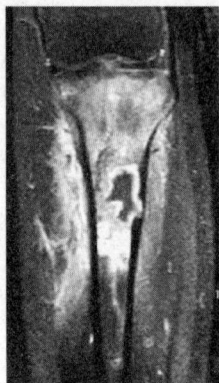

图 20-1　胫骨骨髓炎
脂肪抑制冠状面 T_2WI,胫骨中上段局限性骨质破坏,周围
可见环状高信号,髓内大片水肿,周围肌肉组织明显肿胀

2.慢性化脓性骨髓炎

典型的影像学特点为骨质增生、骨质破坏及死骨形成,MRI 显示这些病变不如 CT。只有在 X 线和 CT 检查无法与恶性肿瘤鉴别诊断时,MRI 可以提供一定的信息。例如,当 MRI 检查没有发现软组织肿块,而显示病变周围不规则片状长 T_1、长 T_2 水肿信号,病变内部可见多发类圆形长 T_1、长 T_2 信号,边缘强化,提示脓肿可能,对慢性骨髓炎的诊断有一定的帮助。

（三）鉴别诊断

1.骨肉瘤

骨肉瘤的骨质破坏与骨硬化可孤立或混杂出现,而骨髓炎的增生硬化在破坏区的周围。骨肉瘤在破坏区和软组织肿块内有瘤骨出现,周围骨膜反应不成熟,软组织肿块边界较清,局限于骨质破坏周围,而骨髓炎软组织肿胀范围比较广。

2.尤因肉瘤

尤因肉瘤亦可见局限的软组织肿块,无明确的急性病史,无死骨及骨质增生。MRI 有助于区分软组织肿胀与软组织肿块。

二、化脓性关节炎

化脓性关节炎是化脓性细菌侵犯关节面引起的急性炎症。大多由金黄色葡萄球菌引起,其次为白色葡萄球菌、肺炎球菌和肠道杆菌。多见于儿童,好发于髋、膝关节。常见的感染途径有血行感染、邻近化脓性病灶直接蔓延、开放性关节损伤感染。

（一）临床表现与病理特征

急性期多突然发病,高热、寒战,儿童可有烦躁不安、呕吐与惊厥。病变关节迅速出现疼痛与功能障碍。局部红、肿、热、疼明显。关节常处于屈曲位。

早期为滑膜充血水肿,有白细胞浸润和浆液性渗出物;关节软骨没有破坏,如治疗及时,可不遗留任何功能障碍。病变继续发展,关节液内可见多量的纤维蛋白渗出,其附着于关节软骨上,阻碍软骨的代谢。白细胞释出大量的酶,可以协同对软骨基质进行破坏,使软骨发生断裂、崩溃与塌陷。病变进一步发展,侵犯关节软骨下骨质,关节周围亦有蜂窝织炎。病变修复后关节重度粘连,甚至发生骨性或纤维性强直,遗留严重关节功能障碍。

（二）MRI 表现

在出现病变后 $1\sim2$ 周,X 线没有显示骨质改变之前,MRI 就可显示骨髓的水肿,关节间隙均匀一致性变窄。关节腔内长 T_1、长 T_2 信号,代表关节积液。在 T_1WI,积液信号比其他原因造成的关节积液的信号稍高,原因是关节积脓内含大分子蛋白物质。关节周围骨髓腔内及软组织内可见范围很广的长 T_1、长 T_2 信号,代表骨髓及软组织水肿。关节囊滑膜增厚,MRI 增强扫描时明显强化。

（三）鉴别诊断

1.关节结核

关节结核进展慢,病程长,破坏从关节边缘开始。如果不合并感染,一般无增生硬化。关节间隙一般为非均匀性狭窄,晚期可出现纤维强直,很少出现骨性强直。

2.类风湿关节炎

多发生于手足小关节,多关节对称受累,关节周围软组织梭形肿胀。关节面下及关节边缘处出现穿凿样骨质破坏,边缘硬化不明显。

三、骨与关节结核

骨与关节结核是一种慢性炎性疾病,绝大多数继发于体内其他部位的结核,尤其是肺结核。结核分枝杆菌多经血行到骨或关节,停留在血管丰富的骨松质和负重大、活动多的关节滑膜内。脊柱结核发病率最高,占一半以上,其次是四肢关节结核,其他部位结核很少见。本病好发于儿童和青少年。

（一）临床表现与病理特征

病变进程缓慢,临床症状较轻。全身症状有低热、盗汗、乏力、消瘦、食欲缺乏,血沉增加。早期的局部症状有疼痛、肿胀、功能障碍,无明显的发红、发热。后期可有冷脓肿形成,穿破后形成窦道,并继发化脓性感染。长期发病可导致发育障碍、骨与关节的畸形和严重的功能障碍。

骨与关节结核的最初病理变化是单纯性滑膜结核或骨结核,以后者多见。在发病最初阶段,关节软骨面完好。如果在早期阶段,结核病变被有效控制,则关节功能不受影响。如病变进一步发展,结核病灶便会破向关节腔,不同程度地损坏关节软骨,称为全关节结核。全关节结核必将后遗各种关节功能障碍。如全关节结核不能被控制,便会出现继发感染,甚至破溃产生瘘管或窦道,此时关节完全毁损。

（二）MRI 表现

1.长骨干骺端及骨干结核

MRI 主要显示结核性脓肿征象。脓肿周边可见薄层环状低信号,代表薄层硬化边或包膜;内层为等 T_1、稍长 T_2 的环状信号,增强扫描时有强化,代表脓肿肉芽组织壁;中心区信号根据病变的病理性质不同而不同,大部分呈长 T_1、长 T_2 信号,由于内部为干酪样坏死组织,其在 T_1WI 信号强度高于液体信号,在 T_2WI 信号往往不均匀,甚至出现低信号;周围骨髓腔内及软组织内可见长 T_1、长 T_2 信号,代表水肿;有时邻近关节的病变可导致关节积液。

2.脊柱结核

MRI 目前已被公认是诊断脊椎结核最有效的检查方法。病变椎体在 T_1WI 呈低信号，在 T_2WI 呈高信号。MRI 显示椎旁脓肿比较清楚，在 T_1WI 呈低信号，T_2WI 呈高信号。脓肿壁呈等 T_1、等 T_2 信号，增强扫描时内部脓液不强化，壁可强化（图 20-2）。

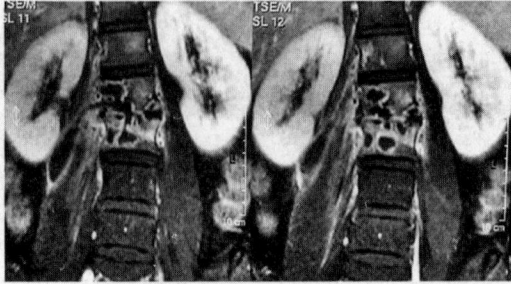

图 20-2　腰椎结核

脂肪抑制冠状面 T_1WI 增强扫描，椎体内多个低信号病灶，椎间隙破坏、狭窄，右侧腰大肌内可见较大结核性脓肿

（三）鉴别诊断

1.骨囊肿

好发于骨干干骺之中心，多为卵圆形透亮影，与骨干长轴一致，边缘清晰锐利，内无死骨。易并发病理骨折。无骨折时常无骨膜反应。CT 和 MRI 表现为典型的含液病变。

2.骨脓肿

硬化比较多，骨膜反应明显，发生于干骺端时极少累及骨骺，可形成窦道。

3.软骨母细胞瘤

骨骺为发病部位，可累及干骺端，但病变的主体在骨骺。可有软骨钙化，易与骨结核混淆，也可根据钙化的形态鉴别。病变呈等 T_1、混杂长 T_2 信号，增强扫描时病变呈实性强化。

4.脊柱感染

起病急，临床症状比较重，多为单个椎体受累，破坏进展快，骨修复明显。

5.脊柱转移瘤

转移瘤好发于椎弓根及椎体后部，椎间隙一般不变窄。可有软组织肿块，一般仅限于破坏椎体的水平，易向后突出压迫脊髓。MRI 增强扫描有助于鉴别软组织肿块与椎旁脓肿。

（杜广芬）

第三节　退行性骨关节病 MR 诊断

退行性骨关节病又称骨性关节炎，是关节软骨退变引起的慢性骨关节病，分原发和继发两种。前者是原因不明的关节软骨退变，多见于 40 岁以上的成年人，好发于承重关节，如脊柱、膝关节和髋关节等，常为多关节受累。后者多继发于外伤或感染，常累及单一部位，可发生于任何年龄，任何关节。

一、临床表现与病理特征

常见的症状是局部运动受限，疼痛，关节变形。病理改变早期表现为关节软骨退变，软骨表面不规则，变薄，出现裂隙，最后软骨完全消失，骨性关节面裸露。软骨下骨常发生相应变化，骨性关节面模糊、硬化、囊变，边缘骨赘形成。

二、MRI 表现

退行性骨关节病的首选检查方法为 X 线平片。MRI 可以早期发现关节软骨退变。在此重点讲述关节软骨退变的 MRI 表现。

在 T_2WI,关节软骨内出现灶状高信号是软骨变性的最早征象。软骨信号改变主要由于胶原纤维变性,含水量增多所致。软骨形态和厚度改变也见于退变的早期,主要是软骨体积减小。退变进一步发展,MRI 表现更为典型,软骨不同程度变薄,表面毛糙,灶性缺损,碎裂,甚至软骨下骨质裸露。相应部位的软骨下骨在 T_2WI 显示信号增高或减低,信号增高提示水肿或囊变,信号减低提示反应性纤维化或硬化。相关的其他 MRI 表现包括中心或边缘骨赘形成,关节积液及滑膜炎。

按照 Shahriaree 提出的关节软骨病变病理分级标准,可把软骨病变的 MRI 表现分级描述如下:0 级,正常;Ⅰ级,关节软骨内可见局灶性高信号,软骨表面光滑;Ⅱ级,软骨内高信号引起软骨表面不光滑,或软骨变薄、溃疡形成;Ⅲ级,软骨缺损,软骨下骨质裸露。

三、鉴别诊断

(一)软骨损伤

有明确的外伤史,可见局部软骨变薄或完全缺失。一般缺失的边界清晰锐利,有时发生软骨下骨折。在关节腔内可以找到损伤移位的软骨碎片或骨软骨碎片。

(二)感染性关节炎

在退行性变晚期,可出现骨髓水肿、关节积液及滑膜增厚等征象,需要与感染性关节炎鉴别。鉴别要点是明确有无感染的临床症状及化验结果;影像学上,感染性滑膜炎时滑膜增厚更明显,关节周围水肿及关节积液更明显,而退行性变时滑膜增厚、水肿及关节积液均相对较轻,但关节相对缘增生明显。

(杜广芬)

第四节　骨坏死 MR 诊断

骨坏死(osteonecrosis)是指骨的活性成分(骨细胞、骨髓造血细胞及脂肪细胞)的病理死亡。在 19 世纪,骨坏死曾被误认为由感染引起。后来认识到骨坏死并非由细菌感染引起,故称无菌坏死(aseptic necrosis);此后,人们认识到骨坏死与骨组织缺血有关,故改称无血管坏死(avascular necrosis),习惯称缺血坏死(ischemic osteonecrosis)。根据其发生部位,通常把发生于骨端的坏死称为骨坏死,而发生于干骺端或骨干的坏死称为骨梗死。

一、临床表现与病理特征

病变发展比较缓慢,临床症状出现较晚。主要是关节疼痛肿胀、活动障碍、肌肉痉挛。最常见的发病部位是股骨头,好发于 30～60 岁的男性,可两侧同时或先后发病。患肢呈屈曲内收畸形,"4"字试验阳性。骨坏死最好发于股骨头,其次是股骨内外髁、胫骨平台、肱骨头、距骨、跟骨、舟骨。

骨自失去血供到坏死的时间不等,数天内可无变化,2～4 周内骨细胞不会完全死亡。骨坏死的病理改变为骨陷窝空虚,骨细胞消失。骨细胞坏死后,新生和增生的血管结缔组织或纤维细胞、巨噬细胞向坏死组织伸展,逐渐将其清除。结缔组织中新生的成骨细胞附着在骨小梁表面。软骨发生皱缩和裂缝,偶尔出现斑块状坏死。滑膜增厚,关节腔积液。病变晚期,坏死区骨结构重建,发生关节退变。

二、MRI 表现

(一)股骨头坏死

早期股骨头前上方出现异常信号,在 T_1WI 多为一条带状低信号(图 20-3),T_2WI 多呈内、外伴行的高信号带和低信号带,称之为双线征。偶尔出现三条高、低信号并行的带状异常信号,高信号居中,两边伴行低信号带,称之为三线征。条带状信号影包绕的股骨头前上部可见 5 种信号变化:正常骨髓信号,出现率最高,多见于早期病变;短 T_1、长 T_2 信号,罕见,出现于修复早期;长 T_1、长 T_2 信号,见于修复中期;长 T_1、短 T_2 信号,见于修复早期或晚期;混杂信号,以上信号混合出现,多见于病变中晚期。

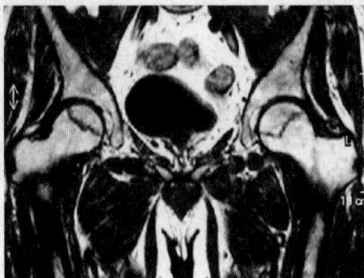

图 20-3　股骨头坏死

双髋关节 MRI,冠状面 T_1WI 显示双侧股骨头内线状低信号

(二)膝关节坏死

除病变部位和形状大小外,膝关节坏死 MRI 表现的信号特点与股骨头坏死相似。病变通常表现为膝关节面下大小不一的坏死区,线条样异常信号是反应带,常为三角形或楔形,在 T_1WI 呈低信号,而在反应带和关节面之间的坏死区仍表现为脂肪信号,即在 T_1WI 为高信号,在 T_2WI 呈现"双边征",内侧为线状高信号,代表新生肉芽组织,外侧为低信号带,代表反应性新生骨。

(三)肱骨头坏死

MRI 表现与股骨头坏死类似。

(四)跟骨坏死

信号改变与其他部位的缺血坏死无区别。常发生于跟骨后部,对称性发病比较常见。

(五)距骨坏死

分期和影像学表现与股骨头坏死相似。好发于距骨外上方之关节面下。

三、鉴别诊断

(一)一过性骨质疏松

MRI 虽可出现长 T_1、长 T_2 信号,但随诊观察时可恢复正常,不出现典型的双线征。

(二)滑膜疝

多发生于股骨颈前部,内为液体信号。

(三)骨岛

多为孤立的圆形硬化区,CT 密度较高,边缘较光滑。

(杜广芬)

第五节　骨肿瘤 MR 诊断

骨肿瘤的首选检查方法为 X 线平片。通过 X 线表现,结合典型的年龄和发病部位,大部分骨肿瘤可以正确诊断。有些病变在 X 线平片呈良性改变,且长期随访无进展,虽不能做出明确诊断,也仅仅需要 X 线平片随访观察。MRI 检查一般只用于侵袭性病变,且不能明确良恶性的患者,或用于已确诊的恶性病变,但需要明确病变的范围及其与周围血管神经的关系。骨肿瘤种类繁多,在此选择临床常见,且有 MRI 特征的几种骨肿瘤,描述如下。

一、软骨母细胞瘤

软骨母细胞瘤是一种软骨来源的良性肿瘤,发病率约为 $1\%\sim3\%$,占良性肿瘤的 9%。软骨母细胞瘤好发于青少年或青壮年,发生于 $5\sim25$ 岁者占 90%,其中约 70% 发生于 20 岁左右。

(一)临床表现与病理特征

与大多数肿瘤一样,本病临床表现无特征。患者可无明显诱因出现疼痛、肿胀、活动受限或外伤后疼痛。

显微镜下病理观察,软骨母细胞瘤形态变化较大。瘤体由单核细胞及多核巨细胞混合组成,典型的单核瘤细胞界限清晰,胞质粉红色或透亮,核圆形、卵圆形,有纵向核沟。肿瘤内有嗜酸性软骨样基质,内有软骨母细胞,还可见不等量钙化,形成特征性的"窗格样钙化"。

(二)MRI 表现

软骨母细胞瘤多发生于长骨的骨骺内,可通过生长板累及干骺端,表现为分叶状的轻、中度膨胀性改变,边界清楚,有或无较轻的硬化边。在 MRI,肿瘤呈分叶状或无定形结构,内部信号多不均匀。这可能与软骨母细胞瘤含有较多的细胞软骨类基质和钙化以及病灶内的液体和(或)出血有关。病变在 T_1WI 多为中等和较低信号,在 T_2WI 呈低、中、高信号不均匀混杂,高信号主要由软骨母细胞瘤中含透明软骨基质造成(图 20-4)。周围骨髓及软组织内可见水肿是软骨母细胞瘤的一个特点。

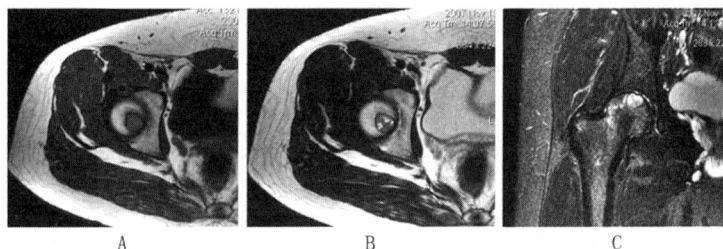

图 20-4 右股骨头软骨母细胞瘤
A.右髋关节轴面 T_1WI,右侧股骨头可见中等信号病灶,边界清晰,内部信号均匀;B.右髋关节轴面 T_2WI,病灶内中、高信号混杂,高信号为透明软骨基质;C.右髋关节冠状面压脂 T_2WI 可见周围髓腔少量水肿

(三)鉴别诊断

1.骨骺干骺端感染

结核好发于干骺端,由干骺端跨骺板累及骨骺,但病变的主体部分在干骺端,周围的硬化边在 T_1WI 和 T_2WI 呈低信号。骨脓肿好发于干骺端,一般不累及骨骺,在 T_1WI 囊肿壁呈中等信号,囊液呈低信号,可有窦道,MRI 表现也可类似骨结核。

2.骨巨细胞瘤

好发于 $20\sim40$ 岁患者的骨端,根据年龄和部位两者不难鉴别。但是对发生于骨骺已闭合者的软骨母细胞瘤来说,有时易与骨巨细胞瘤混淆。鉴别要点是观察病变内是否有钙化。

3.动脉瘤样骨囊肿

软骨母细胞瘤继发动脉瘤样骨囊肿时,需与原发动脉瘤样骨囊肿鉴别。前者往往有钙化。

4.恶性骨肿瘤

发生于不规则骨的软骨母细胞瘤,生长活跃,有软组织肿块及骨膜反应时,需与恶性肿瘤鉴别。

二、动脉瘤样骨囊肿

动脉瘤样骨囊肿(ABC)约占所有骨肿瘤的 14%,好发于 30 岁以下的青年人,于长骨干骺端和脊柱多见,男女发病为 $1.5:1$。本病分为原发和继发两类。

（一）临床表现与病理特征

本病临床症状轻微，主要为局部肿胀疼痛，呈隐袭性发病。侵犯脊柱者，可引起局部疼痛，压迫神经时出现神经压迫症状。

组织学方面，ABC 似充满血液的海绵，由多个相互融合的海绵状囊腔组成，内部的囊性间隔由成纤维细胞、肌纤维母细胞、破骨细胞样巨细胞、类骨质和编织骨构成。

（二）MRI 表现

长骨干骺端多见，沿骨干长轴生长，病变膨胀明显，一般为偏心生长，边缘清晰，内部几乎为大小不等的囊腔样结构。尽管病变内各个囊腔的影像表现存在很大差异，但其内间隔和液－液平面仍能清晰显示（图 20-5）。ABC 内间隔和壁较薄，呈边缘清晰的低信号，这与其为纤维组织有关。囊腔内可见大小不等的液－液平面，在 T_1WI，液平上方的信号低于下方的信号；在 T_2WI，液平上方的信号高于下方的信号。

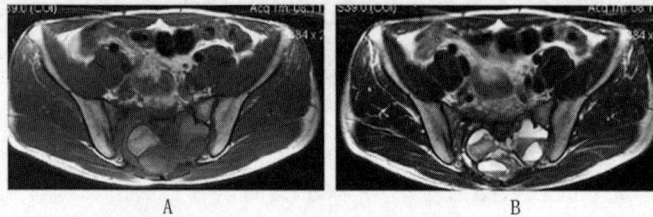

图 20-5　动脉瘤样骨囊肿

A. 骶骨 MRI 轴面 T_1WI，骶骨可见多个囊腔，及数个大小不等的液－液平面，
液平上方信号低于下方；B. 横断面 T_2WI，液平面上方的信号高于下方信号

（三）鉴别诊断

1. 骨囊肿

发病年龄和发病部位与 ABC 相似。但骨囊肿的膨胀没有 ABC 明显；内部常为均一的长 T_1、长 T_2 信号；除非合并病理骨折，否则内部不会有出血信号。ABC 内部为多发囊腔，常见多发液－液平面。

2. 毛细血管扩张型骨肉瘤

肿瘤内部也可见大量的液－液平面，而且液－液平面占肿瘤体积的 90% 以上，因此需与 ABC 鉴别。鉴别要点是，X 线平片显示前者破坏更严重，进展快，MRI 清晰显示软组织肿块，如 X 线平片或 CT 显示瘤骨形成，提示毛细血管扩张型骨肉瘤可能性更大。

（杜广芬）

第六节　软组织肿瘤 MR 诊断

软组织定义为除淋巴造血组织、神经胶质、实质器官支持组织外的非上皮性骨外组织，它包括纤维、脂肪、肌肉、脉管、滑膜和间皮等组织。它们均由中胚层衍生而来，故凡是源于上述组织的肿瘤均属于软组织肿瘤。软组织肿瘤的真正发病率不详，但良性软组织肿瘤至少是恶性软组织肿瘤的 10 倍。致病因素有基因、放疗、环境、感染、创伤等。

软组织肿瘤种类繁多，有些肿瘤虽不能确诊病变的病理学类型，但在鉴别良恶性方面有一定作用。主要的鉴别点包括肿瘤是否突破原有间隙的筋膜、肿瘤边界、肿瘤生长速度、肿瘤大小、肿瘤所在部位、肿瘤内部密度或信号的均匀程度（如有无液化坏死、出血、钙化、流空血管）等方面。部分软组织肿瘤有特征性 MRI 表现，诊断不难。在此主要列举一些 MRI 表现具有特征的软组织肿瘤。

一、脂肪瘤

脂肪瘤是源于原始间叶组织的肿瘤，是最常见的良性软组织肿瘤。

（一）临床表现与病理特征

脂肪瘤好发于 30~50 岁，女性多于男性，皮下表浅部位多见。临床常触及质软包块，一般无临床不适。病理方面，良性脂肪瘤几乎为成熟的脂肪组织，其内可有纤维性间隔，使肿瘤呈小叶状改变。瘤体内偶有灶状脂肪坏死、梗死、钙化。

（二）MRI 表现

瘤体边缘清晰，内部一般呈均匀的短 T_1、长 T_2 信号，在压脂图像呈低信号，与皮下脂肪信号改变相似。瘤内偶有薄的纤维间隔，呈线状低信号，其特点为间隔较薄，且厚薄均匀，没有壁结节（图 20-6）。增强扫描时病变无强化，间隔结构偶有轻度强化。

（三）鉴别诊断

脂肪瘤内存在纤维间隔时，需与高分化脂肪肉瘤鉴别。前者间隔较薄，厚薄均匀，无壁结节，增强扫描时无或仅有轻度强化；后者间隔较厚，厚薄不均，有壁结节，明显强化。

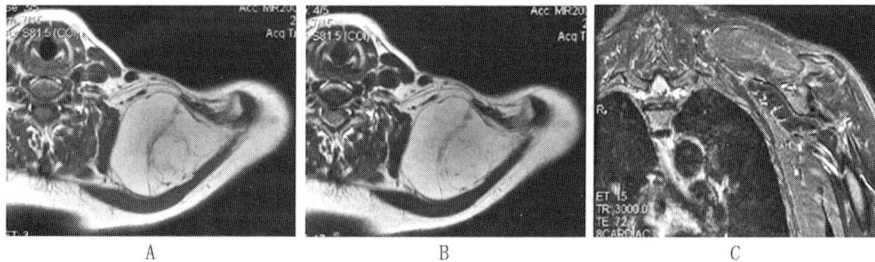

图 20-6　肩部脂肪瘤

A. 左肩部横断面 T_1WI，可见边界清晰的高信号病灶，内部有薄的分隔；B. 左肩部横断面 T_2WI，病变呈均匀高信号；C. 左肩部冠状面压脂 T_2WI，病灶呈低信号，与周围脂肪信号改变类似

二、脂肪肉瘤

脂肪肉瘤是起源于脂肪组织的恶性肿瘤，是成人第二位常见的软组织恶性肿瘤。

（一）临床表现与病理特征

脂肪肉瘤多见于 50~60 岁的中老年人，男女比例约为 4∶1，好发于大腿及腹膜后部位。临床上常触及肿块，边界不清，有压痛，活动度差，可有疼痛和功能障碍。显微镜下观察，脂肪肉瘤的共同形态学特征是存在脂肪母细胞，因胞质内含有一个或多个脂肪空泡，故瘤细胞呈印戒状或海绵状。大体病理观察，脂肪肉瘤边界清晰，但无包膜。

（二）MRI 表现

组织分化好的脂肪肉瘤以脂肪成分为主，在 T_1WI 及 T_2WI 均呈高信号，在压脂图像呈低信号。瘤体内部分隔较多、较厚，且厚薄不均，可有实性结节，增强扫描时可有强化。组织分化不良的脂肪肉瘤，其内含有不同程度的脂肪成分，对诊断脂肪肉瘤具有意义。如果病变不含脂肪成分，诊断脂肪肉瘤将很困难，因为肿瘤与其他软组织恶性肿瘤表现相似，呈长 T_1、长 T_2 信号，信号不均，内部可有更长 T_1、长 T_2 信号，代表病变内坏死区，瘤体边界不清晰，侵蚀邻近骨，增强扫描时病变明显强化，强化一般不均匀。

（三）鉴别诊断

1. 良性脂肪瘤

分化良好的脂肪肉瘤需与脂肪瘤鉴别，鉴别要点见前文描述。

2. 恶性纤维组织细胞瘤

分化不良的脂肪肉瘤，需要与恶性纤维组织细胞瘤鉴别。如 MRI 显示脂肪成分，可提示脂肪肉瘤诊断，如果未发现脂肪成分，则很难与恶性纤维组织细胞瘤鉴别，一般需要病理确诊。

三、神经源性肿瘤

神经源性肿瘤是外周神经常见的肿瘤之一，可单发或多发。多发者称为神经纤维瘤病，是一种复杂的疾病,同时累及神经外胚层及中胚层。

（一）临床表现与病理特征

神经鞘瘤可发生于任何年龄,以20～50岁常见,男女发病率差别不大,好发于四肢肌间。而神经纤维瘤以20～30岁多见,好发于皮下。外周神经源性肿瘤好发于四肢的屈侧和掌侧,下肢多与上肢。临床上常触及无痛性肿块,沿神经长轴分布。伴发神经纤维瘤病时,皮肤可有咖啡斑。

恶性神经源性肿瘤肿块往往较大,有疼痛及神经系统症状,如肌力减弱,感觉丧失等。肿瘤细胞排列成束,内部出血、坏死常见,异型性区域约占10%～15%,局部可出现成熟的软骨、骨、横纹肌、肉芽组织或上皮成分。大部分恶性神经源性肿瘤为高分化肉瘤。

神经鞘瘤呈梭形,位于神经的一侧,把神经挤压到另一侧,被神经鞘膜包绕。镜下分为 Antoni A、B两区,A区瘤细胞丰富,梭形,呈栅栏状排列,或呈器官样结构,B区以丰富的血管、高度水肿和囊变为特征,两者混杂于肿瘤中,两者的比例在不同患者中也有不同。肿瘤较大时常出现液化、坏死、钙化、纤维化等退行性改变。

神经纤维瘤呈梭形,位于神经鞘膜内,与正常神经混合成一块,无法分离。神经纤维瘤由交织成网状的、比较长的细胞组成,含有大量的胶原纤维,囊变区没有神经鞘瘤明显。

（二）MRI 表现

神经源性肿瘤主要沿神经走行,一般呈梭形。在 T_1WI,瘤体多为信号均匀或轻度不均匀,信号强度等于或稍低于肌肉。在 T_2WI,瘤体可为中度或明显高信号,轻度不均匀。良性神经源性肿瘤的信号不均匀(图 20-7),反映了肿瘤内细胞密集区与细胞稀疏区共存以及肿瘤内部囊变及出血改变。

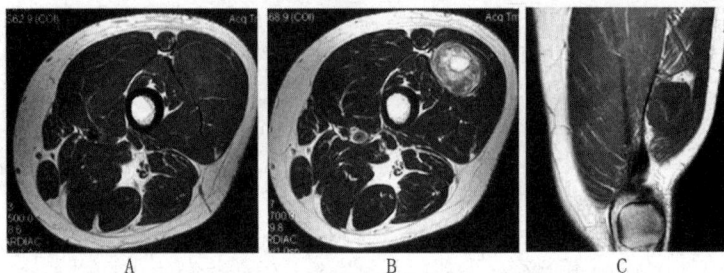

图 20-7　下肢神经源性肿瘤

A.横断面 T_1WI,瘤体信号强度接近肌肉信号,轻度不均匀;B.横断面 T_2WI,病变呈不均匀高信号,可见"靶征";C.冠状面 T_1WI,瘤体中心可见更低信号区

神经源性肿瘤有时可见相对特征性的 MRI 表现,即于 T_2WI 出现"靶征"。组织学上,靶缘区为结构较疏松的黏液样基质,在 T_2WI 呈高信号;靶心为肿瘤实质区,含有大量紧密排列的肿瘤细胞及少许纤维和脂肪,在 T_2WI 呈等信号;Gd-DTPA 增强扫描时,靶中心显著强化,信号强度高于靶缘区。有时,中心出现不规则强化,而周边出现不规则环状未强化区,这种表现类似"靶征"。不同的是,中心肿瘤实质区不规则,不呈圆形。

肿瘤多发者可在神经周围簇状分布,或沿神经形成串珠样改变。另外,由于神经源性肿瘤起源于神经,在其两端可见增粗的神经与其相连。后者在压脂 T_2WI 呈高信号,增强扫描时出现中度强化,这种位于肿瘤两端且增粗的神经称为"鼠尾征"。

（三）鉴别诊断

（1）神经鞘瘤与神经纤维瘤:单凭 MRI 表现很难鉴别。如果发生于大的神经,可根据病变与神经的关系进行鉴别。神经鞘瘤在神经的一侧偏心生长,而神经纤维瘤与正常神经混杂在一块生长,无法分割。

（2）良性神经源性肿瘤与恶性神经源性肿瘤的鉴别:恶性神经鞘瘤体积更大(大于5 cm),血供更丰富,强化更明显,中心坏死更明显,边界不清,可侵犯邻近骨质,生长迅速。

（3）恶性神经源性肿瘤与其他恶性肿瘤的鉴别主要根据肿瘤与神经的位置关系鉴别。

四、血管瘤和血管畸形

血管瘤和血管畸形是软组织常见的良性血管疾病，占软组织良性占位病变的 7% 左右。两者发病机制不清。

（一）临床表现与病理特征

实际上在儿童时期病变已存在。临床表现可为局限性疼痛或压痛，体检见暗青色软组织肿块，触之柔软如绵状，压之可褪色和缩小。大体病理组织见色灰红、质韧，有小叶状突起，表面光滑，境界清楚，无包膜，切面呈实质状，压迫后不退缩。光镜下可见增殖期血管内皮细胞肥大，不同程度的增生，在增生活跃处血管腔不明显，在增生不活跃处可以看到小的血管腔。它们被纤细的纤维组织分隔，形成小叶状结构。

（二）MRI 表现

局部血管畸形或血管瘤一般位于比较表浅的部位。但也可累及深部结构，如骨骼肌肉系统，深部血管瘤通常位于肌肉内。病灶可单发或多发，呈结节状或弥漫性生长，绝大多数无包膜。在 T_2WI，血管瘤呈葡萄状高信号，这是由于海绵状或囊状血管间隙含静止的血液；间隙内也可出现液-液平面；内部可见斑点状或网状低信号，代表纤维组织、快流速的血流或局灶性钙化；血栓区可呈环状低信号，类似静脉石。在 T_1WI，血管瘤呈中等信号，有些血管瘤周边可见高信号，代表病变内脂肪（图 20-8）。

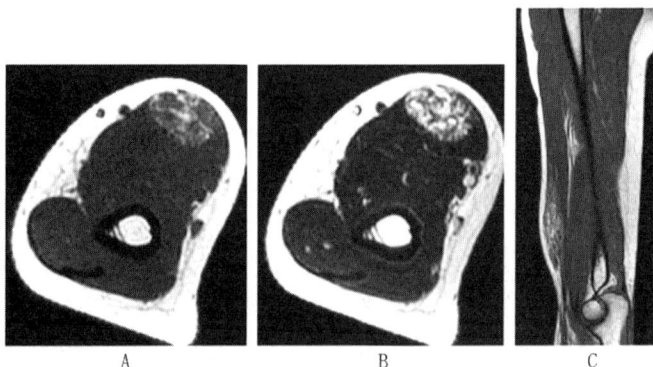

图 20-8　上肢血管瘤

A. 右肘关节横断面 T_1WI，皮下软组织内可见中等信号病灶，其内混杂脂肪高信号；B. 右肘关节横断面 T_2WI，病灶呈不均匀高信号；C. 右肘关节冠状面增强扫描 T_1WI，病灶呈不均匀中等程度强化

在增强扫描时，血管畸形表现为强弱不等的不均匀强化；血管瘤则强化明显，呈被线状低信号分隔的分块状、片状强化。

（三）鉴别诊断

1. 脂肪瘤

血管瘤或血管畸形中可存在脂肪组织，因此需与脂肪瘤鉴别。脂肪瘤形态多规则，圆形或卵圆形，有包膜，在 T_1WI、T_2WI 均呈边界清晰的高信号，其内可有分隔，增强扫描无强化；压脂像呈低信号，与皮下脂肪同步变化。血管瘤形态多不规则或弥漫生长，无明确分界，脂肪组织弥散分布于病变内。

2. 血管脂肪瘤

好发于青少年，位于皮下，大部分多发，体积比较小，有包膜，边界清晰，内含脂肪组织及小的毛细血管。因此，MRI 信号不均匀，呈短 T_1、长 T_2 信号，内含中等 T_1、长 T_2 信号结构，代表血管成分，这些区域在压脂 MR 图像呈高信号。

（杜广芬）

第二十一章 女性盆腔疾病的 MR 诊断

第一节 子宫腺肌病 MR 诊断

子宫腺肌病(adenomyosis)又称子宫腺肌症、子宫腺肌瘤,是由于子宫内膜间质(endometrial stroma)和腺体(gland)进入子宫肌层而形成的一种良性病变。发病机制可能与子宫内膜基底层组织及细胞向邻近肌层迁移或浸润性生长有关。故本病又被称为子宫内膜异位症子宫内型(internal endometriosis)。发病者年龄多为 30~50 岁的经产妇或多次刮宫者,发病率高达 50% 以上。治疗本病的主要方法是子宫切除术(hysterectomy),目前尚无其他长期或持久有效的治疗技术。子宫腺肌病半数以上合并子宫肌瘤,少数合并盆腔子宫内膜异位症。

一、临床表现与病理特征

本病在临床上较为常见。主要症状包括痛经(dysmenorrhea)、月经过多(menorrhagia)以及因子宫增大引起的下腹隆起感和压迫症状。痛经一般呈进行性加重,与子宫肌层内异位内膜组织的功能性活动(增殖性与分泌性变化)有关。异位内膜组织随着雌激素水平升高而增生、增大,在孕激素作用下发生出血,与月经周期同步变化。也有人认为异位的内膜腺体相对不受激素刺激的影响。

子宫腺肌病的病理特点是子宫肌层内出现异位的子宫内膜组织,伴有病变周围子宫平滑肌的反应性增生与肥厚,无包膜或假包膜形成。异位的子宫内膜可继发出血、形成血肿、坏死等改变。断面观察病变区可见大小不等的出血小腔或海绵样区域。

根据病变范围,本病分为弥漫型和局限型二种。前者多见,子宫肌层内异位子宫内膜弥漫性分布,子宫呈均匀性或球形增大;后者子宫肌层内异位内膜组织呈局灶性分布,断面观察见肌壁内单个或多个结节灶。一般认为,当子宫壁内异位的子宫内膜较弥漫,又有较明显的平滑肌增生时,称子宫腺肌病;当病变较局限,并形成边界相对清楚的肿块或结节时,称腺肌瘤。有报道称子宫腺肌病和腺肌瘤可以发生恶变,但发生率很低。

二、MRI 表现

子宫腺肌病首先累及结合带,因而其病变部位与结合带关系密切。在 T_2WI,最明显的异常是低信号强度的结合带增厚,厚度常大于 12 mm(图 21-1)。增厚的结合带边界不清,或部分边界不清,有时呈分叶状。病变区在 T_2WI 呈多发的小斑点状高信号是本病特征性表现(图 21-2、图 21-3)。由于长期反复出血导致含铁血黄素形成和沉积,病变区有时可见散在分布的低信号腔隙小灶。

在 T_1WI,子宫腺肌病呈等信号和轻微低信号强度(相对于正常子宫肌层信号)。如病变区在 T_1WI 显示多发高信号小灶(提示灶性出血),则进一步支持诊断。动态增强扫描时,子宫腺肌病相对于正常子宫肌层缓慢强化,呈低信号,尤其在强化早期。延迟期扫描时病变区强化程度可接近外侧肌层,其内可见多发不规则低信号小囊腔结构,提示囊变病灶。子宫腺肌病大量出血后,可形成囊性子宫腺肌病。后者MRI 表现为子宫肌层内边界清楚的囊性病变,内含各种演变状态的血性物质。

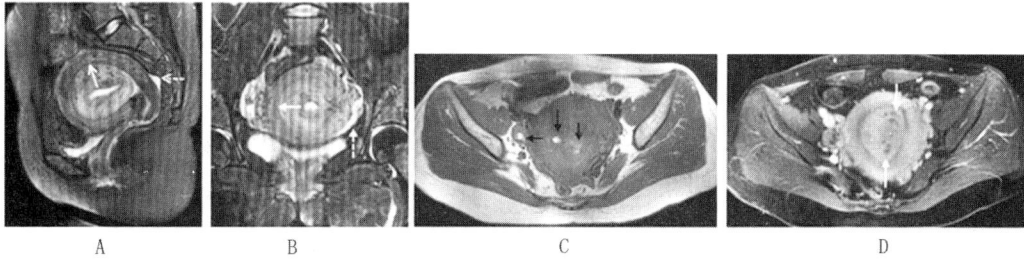

图 21-1 子宫腺肌病(一)

A. 矢状面;B. 冠状面 FSE 抑脂 T_2WI;子宫球形增大,结合带弥漫性增厚,呈不均匀高低混杂信号,病变左侧与肌层分界不清,结合带厚度 2.5~2.9 cm(箭),超过肌层厚度,子宫内膜居中,厚度 10 mm,呈均匀高信号(箭尾),Douglas 窝有少量腹水(虚箭),宫颈信号正常;C. FSE 轴面 T_1WI,病变区可见数个点状高信号,为出血灶(垂直箭),右侧卵巢内也可见小出血灶(水平箭);D. T_1WI 动态增强扫描时病变区缓慢强化,延迟期图像显示病变区多个不规则低信号小囊结构(箭)

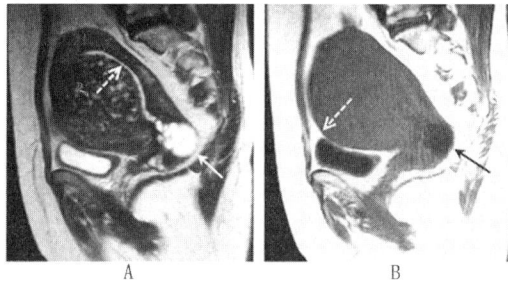

图 21-2 子宫腺肌病(二)

A. 矢状面 FSE T_2WI 显示子宫前壁低信号病变,内部夹杂斑点状高信号,边界不清,子宫内膜向后移位(虚箭),宫颈后部可见高信号的纳氏囊肿(箭);B. 矢状面 FSE T_1WI,子宫呈均匀中等信号强度,未见高信号出血灶,子宫体部前凸(虚箭),纳氏囊肿呈低信号(箭)

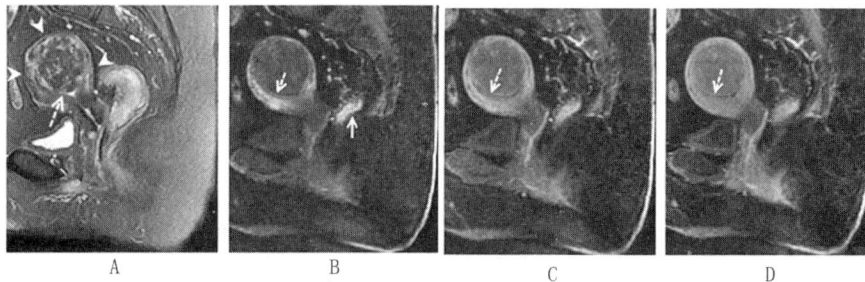

图 21-3 子宫腺肌病(三)

A. 矢状面 FSE 抑脂 T_2WI 显示子宫底和后壁椭圆形低信号肿物(箭头),内部夹杂散在分布的斑点状高信号,子宫内膜向前移位(虚箭),肿物在 T_1WI 表现为均匀中等信号强度(未展示),注射对比剂后 FSPGR 序列动态增强扫描;B. 动脉期;C. 静脉期;D. 延迟期病变区缓慢强化,信号强度逐渐增高,但始终低于邻近肌层信号,在延迟期图像,病变区可见细小囊状腔隙,宫颈后方高信号为直肠溃疡型高分化腺癌病灶(箭)

　　总之,子宫腺肌病的 T_2WI 特征包括:病变边界不清;外形呈椭圆形或分叶状,而非圆形;病变与低信号的结合带相连;子宫内膜的肿块效应(mass effect)轻微;多条线形高信号或条纹状病灶信号自子宫内膜向子宫肌层方向辐射分布。

三、鉴别诊断

（一）子宫肌瘤

T_2WI 显示子宫壁内边界清楚的低信号病变，内部可有较大缺血性坏死区。病变周边可有假包膜形成。不典型子宫腺肌病的边界相对清楚，类似子宫肌瘤。

（二）子宫肥大症（hypertrophyof uterus）

见于经产妇，无痛经表现。子宫呈均匀性增大，肌层厚度大于 2.5 cm，但肌层信号均匀，无出血灶及小囊腔信号。

（三）子宫收缩

常在矢状面 T_2WI 显示肌层中局限性低信号，多为一过性。系由 MRI 扫描过程中子宫平滑肌收缩造成。局限性低信号与结合带连接，内无异常点状高信号。对比观察同层面不同序列 T_2WI 可见子宫肌层与内膜的形态随子宫收缩而改变，局限性低信号的位置也随时间变化相应迁移，鉴别不难。

（王志欣）

第二节　盆腔子宫内膜异位症 MR 诊断

盆腔子宫内膜异位症（pelvic endometriosis）指具有生长功能的子宫内膜组织出现在宫腔和宫壁肌层以外的部位，如卵巢、阔韧带、宫骶韧带、Douglas 窝、子宫浆膜层、脏层腹膜、膀胱、直肠等。生长于卵巢皮质内的异位内膜因周期性出血，可形成单个或多个含咖啡色黏稠液体的囊肿，俗称巧克力囊肿。近年来本病发病率有增多趋势。

一、临床表现与病理特征

本病是育龄妇女常见病之一，多见于 25～45 岁之间。主要症状包括痛经、慢性盆腔痛、性交痛、月经量多、经期长、不孕等。当较大的子宫内膜异位囊肿破裂时，囊内液体进入盆腹腔可引发急性腹部剧痛，疼痛持续时间较长，且伴有恶心、呕吐、发热、坠肛等异常，患者多以急腹症就诊。

由于异位种植的子宫内膜在卵巢激素的作用下发生周期性出血，局部血肿反复的刺激和吸收过程导致纤维组织增生和粘连发生，并最终形成各种瘢痕结节（病变局部呈结节状、息肉状）或囊肿。继发的囊性病变可以是血肿，如巧克力囊肿（chocolate cyst），也可以是异位子宫内膜腺体扩张形成的囊肿。病理组织学检查可见子宫内膜型间质与腺体结构，常伴继发性出血、坏死及纤维化结节。

二、MRI 表现

盆腔子宫内膜异位症的 MRI 表现可分为两种情况，即子宫内膜囊肿型病变（endometrial cysts）和内膜异位非囊肿型病变。

囊肿型子宫内膜异位症的 MRI 表现多种多样。在 T_1WI，异位的内膜囊肿往往呈均匀的高信号强度（图 21-4），在脂肪信号被抑制的黑色背景衬托下，这些囊肿高信号犹如电灯泡般明亮。病灶常多发，大小不等。由于新、旧出血成分重叠，囊内各种血液退变物质（从巧克力样到水样液体）产生的信号高低有别，使得多发性内膜囊肿的信号强度之间可存在一定差异。静脉注射 Gd-DTPA 增强扫描时，延迟期图像显示囊壁通常较厚，呈环状强化且均匀光滑，而病变中心部分无强化，是本病特征性表现。

在 T_2WI，异位的内膜囊肿可呈高信号或低信号强度，而低信号对诊断本病更具特征性。形成低信号的原因是囊肿本身的高信号被内部的低信号强度掩盖，这可能与囊肿内反复出血，并导致短 T_2 的血液代谢物质（如含铁血黄素）积累有关。本病囊壁在普通 T_1WI 和 T_2WI 均表现为环形低信号，这与其内含有大量的纤维组织和含铁血黄素有关。

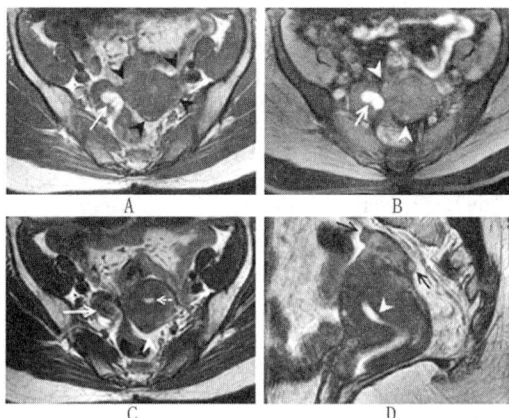

图 21-4　盆腔子宫内膜异位症

右侧卵巢巧克力囊肿破裂手术后,于月经后第 5 天 MRI 检查;A. FSE 轴面 T_1WI,右侧附件区可见小片高信号(箭),子宫壁边缘似见数个高信号小病灶(黑箭头);B. 轴面 FSE 抑脂 T_1WI,盆腔脂肪高信号被均匀抑制,子宫周边数个高信号小灶被清晰显示(白箭头),提示出血;C. 同层面 FSE 轴面 T_2WI,子宫内膜呈高信号(虚箭),右侧附件区(箭)和部分子宫周边出血灶呈低信号(白箭头),子宫前壁出血灶呈稍高信号;D. 盆腔左侧 FSE 矢状面 T_2WI,子宫内膜弧形受压、前凸(箭头);子宫后壁较厚,上部与左侧卵巢(黑箭)连接;本例子宫应为前屈位,但宫底上举、后仰,宫体后缘轮廓不整,提示子宫与盆腔腹膜严重粘连、变形

对发生于盆腔实性脏器内部的较大子宫内膜囊肿,MRI 具有较高的诊断敏感性。而对于一些细小的子宫内膜囊肿,或非囊肿型子宫内膜异位病变,如发生于腹膜或脏器表面的微小结节、纤维性粘连、瘢痕病灶等,MRI 的诊断敏感性不如腹腔镜检查。这是由于这些病灶中存在大量致密的纤维组织成分,后者使得 T_2WI 信号降低,也造成 T_2WI 和 T_1WI 不易显示这些病灶。当结节内有出血时,脂肪抑制 T_1WI 可能显示微小的高信号病灶,提示诊断。

三、鉴别诊断

(一)卵巢功能性囊肿出血和出血性囊肿

需与发生在卵巢的单发子宫内膜囊肿鉴别。卵巢功能性囊肿出血和出血性囊肿通常在 T_1WI 和 T_2WI 均表现为高信号,在 T_2WI 极少呈低信号。有时,单凭 MRI 表现鉴别困难,需要结合临床病史,或进行组织学检查。多发子宫内膜囊肿的 T_1WI 和 T_2WI 信号表现丰富多彩,诊断不难。

(二)卵巢透明细胞癌、子宫内膜样癌

这些肿瘤可起源于卵巢内的异位子宫内膜,囊壁可有瘤结节。有人认为这属于异位的子宫内膜恶性变(malignant transformation of endometriosis),非常罕见。静脉注射 Gd-DTPA 增强扫描时,应注意观察壁结节有无增强,以区别与囊壁连接的血块。

(三)卵巢囊腺瘤和囊腺癌

好发于 50~60 岁的中老年人,均可以表现为卵巢囊性肿物合并内部出血。但肿物体积较大,内部有分隔、软组织壁结节或乳头样突起。当附件的囊性肿物直径大于 4 cm,内部分隔较厚或者大于 3 mm,瘤体实性部分较大,发现囊壁结节,或有局部侵犯及腹膜、淋巴、血行播散证据时,应考虑恶性肿瘤。静脉注射 Gd-DTPA 增强扫描有助于观察囊壁结节和囊内分隔的形态与血供特征。

(王志欣)

第三节　多囊卵巢病 MR 诊断

多囊卵巢病(polycystic ovarian disease)是由于女性体内雄激素分泌过多而形成的一种多囊性卵巢病变,多见于年龄在 16～46 岁之间的育龄女性。MRI 检查能明确卵巢病变情况,为临床诊断本病提供可靠依据。

一、临床表现与病理特征

患者通常有月经失调(稀发或闭经)、不育、妇女多毛症、肥胖、乳房萎缩、男性化等症状,称为多囊卵巢综合征(polycystic ovarian syndrome)。少数患者月经正常,可以妊娠,但易流产。本病多毛症出现率在美国人为 70%,日本人为 10%～20%。多毛与体内雄激素和游离睾酮水平升高有关,表现为阴毛浓密,并延伸至大腿内侧及肛周,下肢汗毛浓黑。一些患者呈男性化体毛分布,如浓密粗长黑毛分布于乳头旁、脐下腹中线、四肢等。这些症状是由于患者体内雄激素过多、雌激素减少,卵泡不能正常发育成熟,退化为闭锁卵泡,进而导致排卵受阻,形成持续性无排卵状态。实验室检查提示多项内分泌激素指标异常。

病理检查可见双侧卵巢对称性明显增大,达正常人的 2～5 倍。卵巢也可单侧增大。卵巢白膜纤维性增厚,皮质增宽,髓质明显增生并水肿。白膜下皮质内可见许多不同发育阶段的卵泡,形成特征性的多发性囊泡,直径介于 2.5～6.0 mm 之间。罕见黄体。少数患者卵巢大小正常。子宫内膜呈增殖期表现。

二、MRI 表现

卵巢增大,径线通常大于 4 cm。薄层轴面 T_2WI 和冠状面 T_2WI 检查可见无数的高信号小卵泡(cysts)排列在卵巢的周边部。这些卵泡大小相对一致,直径小于 1 cm,在每个卵巢的数量通常超过 10 个(图 21-5)。卵巢中央间质呈低信号,或低信号内混杂片状、条形高信号。卵巢表面被膜增厚,呈低信号(类似卵巢皮质的低信号)。

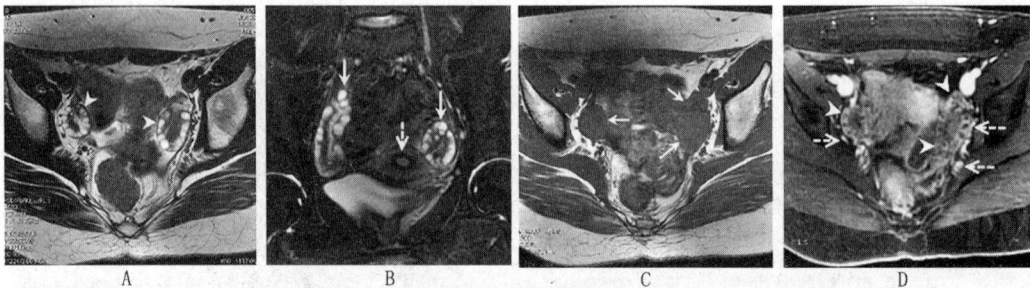

图 21-5　多囊卵巢病

MRI 显示盆腔壁皮下脂肪增厚(35 mm),右侧卵巢大小为 62 mm×27 mm×21 mm,左侧为 34 mm×36 mm×24 mm(上下×前后×左右);A.轴面 FSE T_2WI,增厚的卵巢包膜呈低信号(箭头),许多高信号卵泡排列于包膜下,直径 3～8 mm,卵巢中央低信号间质内可见索条状及片状高信号,卵巢外侧可见许多血管流空;B.冠状面抑脂 T_2WI,高信号卵泡串珠样排列于双侧卵巢周边部(箭),大小接近,右侧卵巢增大呈长茄子形,宫体下部(接近峡部)带状解剖清晰显示(虚箭);C.轴面 FSE T_1WI,双侧卵巢呈均匀中等信号(箭),内部结构不能分辨;D.静脉注射 Gd-DTPA 后动态增强扫描,延迟期图像显示卵泡壁中等程度强化,呈清晰高信号(箭头);卵巢间质相对轻度强化,信号不均匀;卵巢外侧血管明显强化(虚箭)

在常规 T_1WI,病变卵巢往往呈均匀中等信号强度,诊断价值有限。静脉注射 Gd-DTPA 对比剂后 T_1WI 动态增强扫描时,卵泡壁和卵巢间质呈缓慢渐进式强化,卵泡壁的强化表现更为明显,提示存在一定程度的血供。

三、鉴别诊断

（一）正常卵泡

多囊卵巢病的卵泡（follicles）体积较小，大小相对均一，在 T_2WI 呈均匀高信号，T_1WI 呈中等或低信号。这种信号特征持续较长时间，而不发生出血性改变。此与正常卵泡的周期性发育成熟过程不同。可通过超声和薄层 T_2WI 动态观察卵泡生长变化。另一方面，正常人和多囊卵巢病患者的卵巢 MRI 表现存在一定程度的重叠。故诊断多囊卵巢病时应当结合实验室的激素检测结果和临床表现。

（二）其他原因的不排卵、药物刺激性排卵和阴道发育不全

T_2WI 也可见多发高信号小卵泡排列于卵巢周边。鉴别诊断应结合临床资料。

（王志欣）

第四节　子宫肌瘤 MR 诊断

子宫肌瘤（leiomyoma）是妇科最常见的子宫良性肿瘤，好发于育龄女性，绝经后可变小或消失。故推测本病发生与性激素水平有关。MRI 检查在发现病变、定性诊断以及评估疗效方面有一定优势。

一、临床表现与病理特征

大部分患者无症状。少数患者有阴道出血、下腹疼痛、不孕、妊娠期的第 2～3 个月时流产、子宫张力障碍等表现。由于静脉栓塞引起血供障碍，妊娠期肌瘤易出现红色变性或出血变性（hemorrhagic degeneration），患者可出现剧烈腹痛和瘤体增大，以急腹症就诊。偶见子宫肌瘤蒂扭转、感染、肉瘤样变（sarcomatous degeneration）等并发症。

病理上，子宫肌瘤主要由梭形平滑肌细胞和不等量的纤维结缔组织构成。多发或单发。90％的肌瘤位于子宫体部，少数位于子宫颈部和腹膜。根据肌瘤与子宫肌壁的位置关系，一般将其分为肌壁间肌瘤、浆膜下肌瘤和黏膜下肌瘤。后二者悬垂于子宫壁外并通过蒂与子宫肌壁连接时，称为带蒂肌瘤。子宫肌瘤常常继发各种变性，如玻璃样变、黏液样变、肉瘤样变、囊性变、红色变性、钙化等。

二、MRI 表现

绝大部分子宫肌瘤的 MRI 表现具有特征性，无论其位于子宫壁内，或是悬垂于子宫壁外，通常不会与子宫的其他肿瘤混淆。在 T_2WI，子宫肌瘤主要表现为低信号，边缘锐利，与周围子宫肌层分界清晰。子宫肌瘤在 T_2WI 也可呈中等信号或稍高信号强度（与正常外肌层信号强度比较，肌瘤信号强度与其类似或稍高），这与肌瘤内部的细胞密度较高有关。这种子宫肌瘤的生长更快，对激素治疗的反应更好。有时，肌瘤边缘在 T_2WI 显示薄层高信号以及肌瘤内部不均匀高信号小灶（图 21-6）。前者可能代表了肌瘤与假包膜之间疏松网状间隙中的液体，后者则因肌瘤继发玻璃样变、囊性变或黏液样变等引起。在 T_1WI，子宫肌瘤通常表现为等信号强度（与正常外肌层信号强度比较），但当肌瘤继发出血性退变时，在 T_1WI 可呈高信号。注射 Gd-DTPA 增强扫描时，子宫肌瘤通常呈轻度强化。但细胞密度高的子宫肌瘤（cellular leiomyoma）血供丰富，呈明显强化（图 21-7）。

如果绝经后妇女的子宫肌瘤体积较大，或子宫肌瘤生长迅速，肌瘤的边界模糊不清时，应考虑子宫肌瘤肉瘤样变的可能。

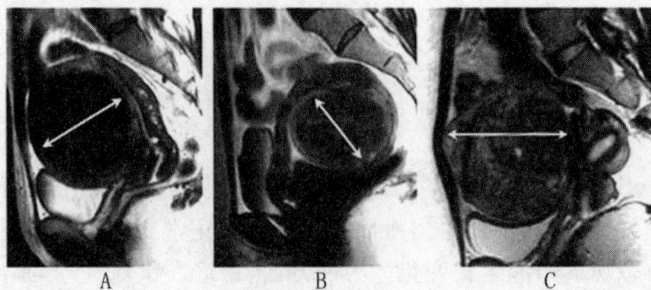

图 21-6　子宫肌瘤

A. 肌壁间肌瘤：子宫前倾位，矢状面 FSE T_2WI 显示子宫体前壁明显低信号，边界清晰(箭)；B. 黏膜下肌瘤：子宫后倾位，矢状面 FSE T_2WI 显示子宫腔内中等信号肿物，形态规则，边缘光滑，肿物上部与子宫底部肌层连接，其他部分环绕高信号的子宫内膜(箭)；C. 浆膜下肌瘤变性：矢状面 FSE T_2WI 显示膀胱上方、子宫与前腹壁之间巨大肿物，呈不均匀高低混杂信号，其间有散在更高信号小灶。肿物边缘光滑、整齐(箭)，与肿物连接的子宫前壁形态不整齐，信号不均匀，可见一些迂曲、增粗的血管流空信号

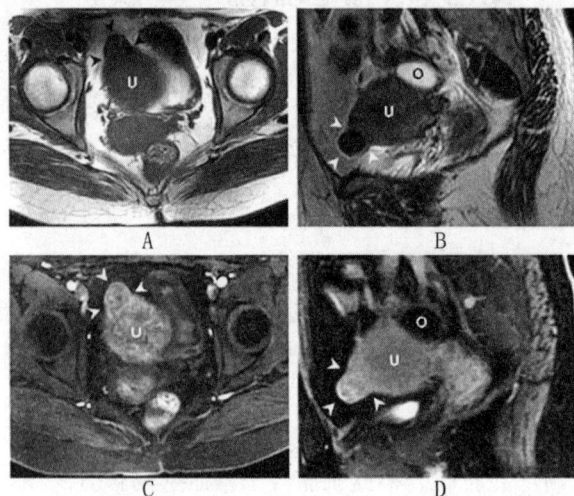

图 21-7　浆膜下子宫肌瘤伴宫颈癌

A. 轴面 FSE T_1WI 显示子宫底部结节样凸起，呈均匀中等信号，边缘光滑(箭头)，子宫后方为肿大、变形的宫颈；B. 矢状面 FSE T_2WI，宫底部结节突入腹腔，呈均匀低信号，轮廓整齐，边缘锐利；C. LAVA 动态增强动脉期轴面扫描显示结节早期明显强化；D. 延迟 5 分钟后矢状面 LAVA 扫描，结节仍呈高信号，强化程度高于子宫肌层；U：子宫体部；O：右侧卵巢

三、鉴别诊断

(一)子宫纤维瘤(fibroids)

在 T_2WI 可表现为均匀低信号到不均匀高信号的各种信号强度，静脉注射对比剂后纤维瘤可无强化表现。

(二)附件肿物

需与带蒂浆膜下肌瘤鉴别，子宫肌瘤有典型信号和形态特征。

(三)子宫内膜病变

需与带蒂黏膜下肌瘤鉴别。子宫肌瘤有典型信号和形态特征。

(四)子宫腺肌病

在 T_2WI 表现为子宫肌层或结合带区域的低信号病变，边界不清，内部常夹杂多发斑点状高信号。痛经等临床症状明显。

（五）子宫平滑肌肉瘤

当肌瘤发生变性时，在 T_2WI 可呈多种高低混杂信号，T_1WI 增强扫描时可有多种强化表现。但子宫肌瘤边界清晰，由血供不畅引起的各种变性在肿瘤边缘部更明显。而肉瘤的体积更大，边界不清。

（王志欣）

第五节　宫颈癌 MR 诊断

宫颈癌（cervical carcinoma）是妇科最常见的恶性肿瘤。发病年龄跨度较大，原位癌多见于 30～35 岁，浸润癌多见于 50～55 岁，65～80 岁也可发病。MRI 检查能直观显示病变，了解淋巴结肿大情况，目前已成为评价宫颈癌病变范围的主要检查方法之一，诊断价值优于超声和 CT 检查。

一、临床表现与病理特征

患者可有不规则阴道出血、接触性出血、阴道排液以及周围器官受侵表现，如下腹部疼痛、便秘、尿频尿急、输尿管积水等异常。病变早期可无症状。

病理组织学方面，宫颈上皮可经历一系列渐进性转变，由逐步严重的间变或不典型增生（dysplasia）发展为原位癌（carcinoma insitu，CIS）。当癌细胞突破上皮下基底膜，浸润间质时，形成浸润癌（invasive carcinoma）。镜下观察，宫颈癌 85% 为鳞癌，其余为腺癌、腺鳞癌及未分化癌。近年来，通过宫颈刮片细胞筛查和组织活检，可以有效提示上述病变过程，使宫颈癌的早期诊断成为可能，患者的死亡率显著下降。美国目前发现的 CIS 大约是浸润癌的 4 倍，发病年龄高峰为 30 岁左右，比浸润癌早 10～15 年。浸润癌可直接侵犯邻近器官，如阴道、盆壁、膀胱和直肠。淋巴结转移范围通常局限于盆腔淋巴结，约 29% 的患者累及主动脉旁淋巴结。局部进展性肿瘤也可经腹膜播散。

临床上，宫颈癌肿瘤分期（staging）一般采用 FIGO 标准，分期结果对于评估患者预后和选择治疗方式起决定性作用。但与外科分期比较，本病的 FIGO 标准不包括淋巴结评价，因而有一定局限性。MRI 有助于发现宫颈内病变和可疑的宫旁浸润，提供淋巴结肿大信息，提高对早期患者治疗前分期的准确性。如果患者是妊娠妇女，通过 MRI 检查进行肿瘤分期更为有利。总体而言，与膀胱镜检查、钡剂灌肠、静脉肾盂造影检查等比较，MRI 检查具有更好的花费效益比。

二、MRI 表现

在 T_2WI，宫颈癌表现为低信号的宫颈间质内出现高信号病变（图 21-8），肿物内部的凝固性坏死区可呈较低信号小灶。在扩散加权图像（DWI），由于癌组织内部的水分子自由运动受限，癌灶一般表现为高信号强度。化疗后，肿瘤在 T_2WI 信号强度降低。放射治疗后，宫颈癌可呈多种 MRI 信号强度。当癌灶引起宫颈管梗阻，或放疗后宫颈管狭窄时，宫颈癌可合并子宫积血（hematometra）。

在 FSE T_1WI，癌灶呈等信号。由于宫颈组织和肿瘤之间缺乏对比，癌灶不能被显示。静脉注射钆对比剂后 T_1WI 动态增强扫描时，癌组织于 30～60 秒明显强化，一些肿瘤的边缘部分强化更明显（图 21-9）。在延迟期图像，癌组织强化减弱，呈相对低信号。宫颈癌的这些特征有助于明确肿瘤浸润范围，准确测量肿瘤体积，提高肿瘤分期的准确性。通过动态扫描 T_1WI 观察肿瘤的强化程度还可以评估预后，因为高灌注肿瘤对放疗的反应更明显。利用宫颈癌早期快速强化的特点，可以鉴别肿瘤复发与瘢痕组织。

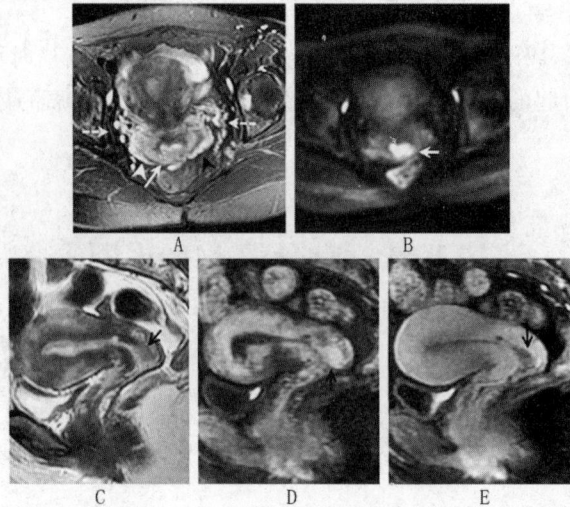

图 21-8 宫颈癌(非角化型浸润性鳞状上皮细胞癌,Ⅰb 期)

A. 轴面 FSE 抑脂 T_2WI,宫颈后部正常低信号带消失,代之以灶性高信号(箭),宫颈周边可见阴道后穹隆部分结构(黑箭头),宫旁可见多个高信号血管断面(虚箭);B. 轴面 DWI(b=1 000 s/mm²),肿物呈不规则高信号(箭),提示恶性肿瘤;C. 矢状面 FSE T_2WI,子宫带状解剖信号存在,宫颈后部间质内可见灶性高信号(箭);D. LAVA 动态增强扫描动脉期,肿物明显强化,呈高信号(箭);E. 在延迟期图像,宫体和正常宫颈均匀强化,但肿瘤强化减弱,呈相对低信号(箭);在静脉期图像,肿物呈等信号(未展示图片),与周围结构不能区别;手术切除子宫后病理检查:宫颈后唇和子宫颈管内可见癌灶,大小范围 2.5 cm×1.7 cm,浸润深度 8 mm,至浅肌层,未侵犯宫颈内口;盆腔淋巴结未见癌转移

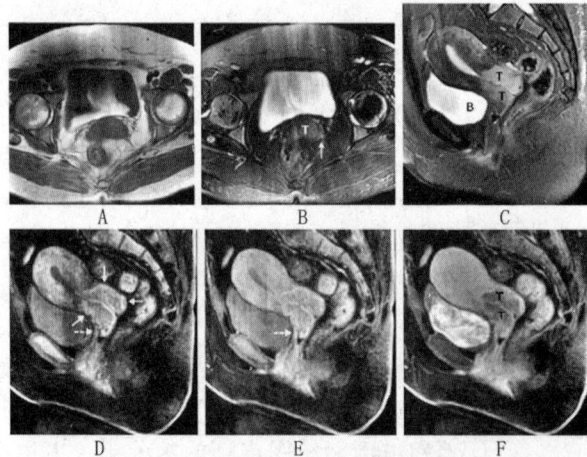

图 21-9 宫颈癌(非角化型浸润性鳞状上皮细胞癌,Ⅳb 期)

A. FSE 轴面 T_1WI,宫颈形态饱满、圆隆,呈均匀中等信号。双侧股骨头和髋臼正常信号消失,呈大片低信号;B. 相应层面 FSE 抑脂 T_2WI,宫颈带状解剖信号消失,肿瘤(T)呈大片稍高信号,宫旁静脉丛向外侧移位(箭)。股骨头和髋臼呈高信号;C. 矢状面 FSE 抑脂 T_2WI,显示肿瘤全貌(T)及与膀胱(B)、直肠和阴道的关系,子宫体部带状解剖信号正常;D、E、F. 分别为 LAVA 动态增强扫描动脉期、静脉期和延迟期图像,肿瘤早期强化,且边缘部分强化更明显(箭),大小 4.5 cm×4.5 cm×3.5 cm。在延迟期,肿瘤强化减弱,呈相对低信号(T);本例耻骨和腰骶椎骨异常信号及早期显著强化以及前穹隆阴道壁不规则增厚及异常强化(虚箭),均提示肿瘤浸润

宫颈癌肿瘤的蔓延方式以直接侵犯和淋巴转移为主,血行转移少见。MRI 检查可为肿瘤分期提供有价值的信息,其准确性可达 76%～90%。如果肿瘤周边的低信号环(代表正常宫颈间质)完整存在,提示病变局限在宫颈,可以排除肿瘤侵犯宫旁组织;如果低信号环中断或消失,则不能除外肿瘤宫旁播散。瘤体较大的Ⅰb 期肿瘤可使宫旁静脉丛向外侧移位,而无侵犯。位置较高或宫颈前部的肿瘤更容易直接侵

犯宫旁组织。当 MRI 显示宫旁脂肪内有索条结构或异常软组织信号,或宫颈旁静脉丛受侵时,提示肿瘤宫旁播散(Ⅱb 期)。宫颈唇部的肿瘤向后外侧生长时,可突入阴道穹窿。当 T_2WI 显示阴道壁的薄层低信号带中断时,提示阴道受侵。同样,如果膀胱和直肠的肌层低信号带局部中断,提示这些器官可能受侵。晚期肿瘤可沿宫骶韧带和主韧带浸润盆壁。DWI 显示肿瘤浸润或转移的敏感性较高,特异性相对较低。

三、鉴别诊断

(一)宫颈良性病变

如宫颈炎、息肉、宫颈结核、黏膜下肌瘤、宫颈管肌瘤、宫颈乳头瘤等,应结合患者具体临床表现和妇科检查所见,综合分析。

(二)宫颈其他恶性肿瘤

如淋巴瘤、肉瘤以及子宫内膜癌或阴道癌浸润宫颈等,MRI 的定性诊断作用有限。明确诊断应依据组织活检后病理学检查结果。

(王志欣)

第六节　子宫内膜癌 MR 诊断

子宫内膜癌(endometrial carcinoma)又称子宫体癌,发生于绝经期或绝经后妇女,发病高峰年龄为 60 岁。相关危险因素包括糖尿病、高血压、肥胖、未产妇、不孕症、雌激素分泌性肿瘤、外源性雌激素长期应用等。MRI 诊断子宫内膜癌的准确性优于超声和 CT 检查,能为术前全面评估病变进展程度和治疗后随访疗效提供有价值的信息。

一、临床表现与病理特征

绝经后阴道出血、阴道排液、下腹部或腰骶部疼痛以及围绝经期月经不规律或月经增多是本病常见临床表现。病变早期可无临床症状。晚期病例常见子宫增大。

子宫内膜癌发生自内膜上皮,宫底好发,约 90% 为腺癌。肿瘤倾向于在子宫内膜腔(endometrial cavity)内增长,形成息肉样肿物(局限型),肿瘤也可多灶发生或弥漫性浸润整个内膜表面(弥漫型)。起初肿瘤仅侵犯深部肌层或宫颈管。当盆腔或主动脉周围淋巴结转移或腹膜转移时,提示晚期肿瘤。显微镜下有时观察到内膜癌转移至附件或阴道。

子宫内膜癌的肿瘤分期(staging)采用国际妇产科联盟(International Federation of Gynecology and Obstetrics,FIGO)修订的手术－病理分期方案(表 21-1)。肿瘤分期结果有助于选择合理的治疗方案,判断患者预后。

二、MRI 表现

在 T_2WI,子宫内膜癌的肿物本身可有各种信号表现,通常呈稍高信号(信号强度高于结合带和肌层,低于正常内膜)。当肿瘤体积较大时,子宫内膜腔出现增宽,内膜厚度大于 8 mm 且不规则。同时由于瘤内坏死、出血以及宫颈管梗阻等因素,肿物往往呈不均匀的高信号和低信号混杂占位效应(图 21-10)。子宫肌层受侵犯最可靠的 MRI 征象是正常结合带局部中断,其他征象包括肌层局部变薄或肿瘤－肌层界面不规则(图 21-11)。当 T_2WI 显示稍高信号强度的肿瘤组织生长至宫颈管,或宫颈间质的低信号带被肿瘤破坏中断时,提示宫颈受侵。当 MRI 显示子宫肌层信号横贯性中断,浆膜面不规则以及阴道、膀胱及直肠壁的肌层低信号中断时,提示子宫外肿瘤浸润。需要注意的是,观察子宫内膜异常和肿瘤浸润深度,如评估正常肌层和受侵肌层厚度时,应当在子宫的矢状面和轴面 T_2WI 进行,而不应当基于盆腔的矢状面和轴

面 T_2WI 做出判断。

表 21-1　子宫内膜癌手术—病理分期与病变范围的关系

Ⅰ期	肿瘤局限于子宫体部
Ⅰa	无肌层浸润,癌灶局限于子宫内膜
Ⅰb	有肌层浸润,未达肌层厚度 1/2
Ⅰc	有肌层浸润,超过肌层厚度 1/2
Ⅱ期	肿瘤浸润子宫颈部
Ⅱa	无宫颈间质浸润,仅宫颈黏膜腺体受累
Ⅱb	有宫颈间质浸润
Ⅲ期	肿瘤浸润子宫肌层以外结构,但局限于盆腔内
Ⅲa	子宫浆膜浸润,附件转移,腹水细胞学检查阳性
Ⅲb	阴道浸润
Ⅲc	盆腔淋巴结或主动脉旁淋巴结转移
Ⅳ期	肿瘤浸润膀胱、直肠,或盆腔外转移
Ⅳa	膀胱、直肠浸润
Ⅳb	远处转移,包括腹腔内转移,腹股沟淋巴结转移

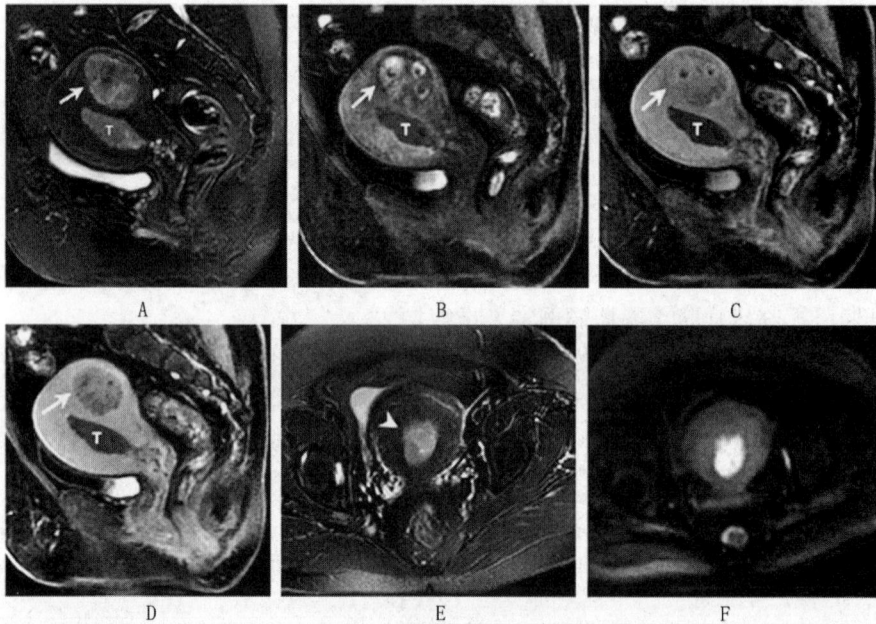

图 21-10　子宫内膜癌Ⅰb 期

A. 矢状面 FSE 抑脂 T_2WI,子宫内膜呈稍高信号(T),最大厚度 2.0 cm,子宫颈管周边可见多个纳氏囊肿的高信号;B、C、D. 分别为 FSPGR 序列动态增强扫描动脉期、静脉期和延迟期图像,内膜肿瘤呈缓慢强化,信号强度低于肌层,子宫前壁肿瘤—肌层界面不规则;图 A~D 于子宫底、体部肌壁间另见单发的子宫平滑肌瘤,在 T_2WI 呈不均匀高信号(箭),T_1WI 动态增强扫描时明显强化;E. 轴面 FSE 抑脂 T_2WI,内膜病变呈稍高信号(箭头);F. 轴面 DWI($b=1\ 000\ s/mm^2$),在黑色背景下,内膜癌灶呈异常高信号,子宫次全切术后病理:子宫底、体部宫腔内充满烂肉样肿物,为弥漫型中分化腺癌,伴鳞状上皮分化,癌瘤侵及浅肌层(约 1/3),未及双侧宫角与宫颈内口。卵巢、输卵管未见癌浸润,无盆腔淋巴结转移

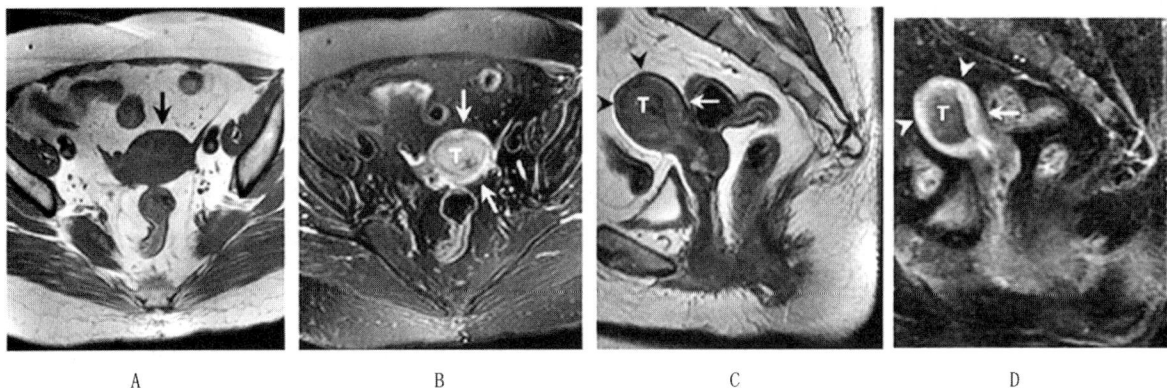

图 21-11　子宫内膜癌Ⅰc期

A. FSE 轴面 T_1WI，子宫增大，前后缘膨隆（箭），肿瘤呈均匀中等信号；B. 轴面 FSE 抑脂 T_2WI，子宫内膜腔增宽，肿瘤（T）信号强度低于肌层信号（箭）；C. FSE 矢状面 T_2WI 显示肿物呈不均匀稍低信号，前后径达 3.0 cm。正常的老年人子宫内膜信号消失，与宫体后壁比较（箭），宫体前壁和底部肌层的厚度变薄超过 1/2（箭头），注意子宫前缘白线、后缘黑线为化学位移伪影（扫描频率编码方向为前后）；D. FSPGR 序列动态增强扫描延迟期图像显示肿瘤缓慢强化，信号强度低于肌层，子宫底部肿瘤－肌层界面不规则（箭头）；子宫全切术后病理：子宫底、体部宫腔内见弥漫型肿物，为内膜高分化腺癌；侵及肌层厚度 4/5 及双侧宫角，未及宫颈内口；卵巢、输卵管未见癌浸润；未见周围脏器侵犯和淋巴结转移；宫颈呈慢性炎症伴潴留性囊肿

在高 b 值 DWI（b＝1 000 s/mm^2），内膜癌灶呈高信号，ADC 值明显降低，平均数为 $(0.86\pm0.31)\times10^{-3}$ mm^2/s，而良性内膜病变的平均 ADC 值为 $(1.28\pm0.22)\times10^{-3}$ mm^2/s。

在 T_1WI，内膜癌灶通常呈等信号（相对肌层）。

T_1WI 动态增强扫描有助于显示肿瘤局部浸润范围，因为内膜癌和正常内膜的强化程度均不及子宫肌层。在动脉期图像，正常肌层的强化信号高于癌灶，肌层受侵深度清晰可见。在延迟期图像，内膜癌灶的强化信号仍较周围肌层弱，但肿瘤与肌层的分界可模糊不清。T_1WI 增强扫描还有助于鉴别宫腔内肿物（有强化）与坏死组织和积液（无强化）。

诊断淋巴结转移主要取决于淋巴结的大小。正常主动脉旁、闭孔肌和髂血管周围淋巴结直径一般小于 10 mm，而子宫旁淋巴结直径不超过 5 mm。淋巴结直径大于 10 mm 时应考虑转移。平扫 T_1WI 和注射对比剂后脂肪抑制 T_1WI 增强扫描可以显示淋巴结异常，但对较小的淋巴结，信号强度变化对诊断帮助不大。

子宫内膜癌患者 MRI 检查的适应证包括晚期肿瘤（advanced stage）以及对内膜刮宫组织标本进行病理分级时提示的高级别肿瘤（high－grade）。MRI 的作用有：①当宫颈活检后组织学诊断腺癌时，MRI 可明确肿瘤起源于宫体内膜（子宫内膜癌）或宫颈黏膜（宫颈癌）；②由于患者体型或纤维瘤等影响，妇科超声检查困难或观察不满意时，通过 MRI 检查获得影像资料；③观察肿瘤浸润深度，评估淋巴结转移的可能性和患者预后：当肿瘤仅浸润邻近宫腔的深部浅表肌层时，淋巴结转移发生率为 3%；当肿瘤浸润超过肌层厚度的 1/2 时，淋巴结转移发生率为 40%。

三、鉴别诊断

（一）子宫内膜增生（endometrial hyperplasia）

绝经后妇女子宫内膜增生时，双层内膜厚度通常大于 8 mm，但形态较为规则。MRI 表现为子宫内膜腔增宽，增生的内膜在 T_2WI 呈高信号，与Ⅰ期子宫内膜癌表现类似。这些病变均属雌激素依赖型，有时共存。一些子宫内膜癌病变可由内膜增生或内膜息肉恶变而来。DWI 显示病变区高信号，ADC 值降低提示内膜癌。MRI 鉴别诊断困难时，应考虑宫腔镜及刮宫检查。

（二）子宫内膜息肉（endometrialpolyp）

是常见的子宫内膜良性病变，多在妇科超声体检时发现子宫内膜增厚以及宫腔内高回声肿物。与宫体的大多数其他病变一样，患者多有口服他莫昔芬（一种雌激素受体调节剂）历史。息肉呈结节样突入内膜腔，由间质（包括平滑肌和致密纤维组织）和增生的内膜腺体（可形成囊性结构）组成，在 T_2WI 呈相应的低信号、大片高信号，或多个灶性高信号。这些 MRI 表现与内膜癌不易鉴别。当肿物有低信号长蒂连接时可助诊断，宽基底者定性困难。本病可见于中青年女性，在 T_2WI 结合带无浸润表现。可进行 DWI 扫描及 ADC 值分析。

（三）黏膜下子宫肌瘤

发生于育龄妇女，常多部位发生。在 T_2WI 典型肌瘤呈低信号，边界清晰，形态相对规则。肌瘤较小时 MRI 鉴别诊断困难。

（王志欣）

第七节　卵巢恶性肿瘤 MR 诊断

卵巢恶性肿瘤（malignant ovarian neoplasms）是女性生殖器三大恶性肿瘤之一，由其导致的死亡人数超过盆腔其他恶性肿瘤的两倍。影像学检查方面，超声是发现和诊断卵巢恶性肿瘤的首选检查，CT 检查可用于术前评估肿瘤腹膜种植、淋巴结肿大及远处转移，MRI 检查在术前肿瘤分期方面并无明显优势。

一、临床表现与病理特征

卵巢原发性肿瘤的组织学类型繁杂，根据其起源大致可分为三类，即上皮性肿瘤（surface epithelial ovarian tumor）、生殖细胞肿瘤（germ cell tumor）以及性索间质肿瘤（sex cord stromal tumor）。上皮性肿瘤起源于卵巢表面生发上皮，占卵巢肿瘤的 60% 左右，其中以浆液性和黏液性肿瘤居多，透明细胞癌和移行细胞癌较少。大多数卵巢癌患者的 CA125 水平高于正常。生殖细胞肿瘤来源于胚胎性腺的原始生殖细胞，占卵巢肿瘤的 30% 左右，根据其细胞分化程度和组织结构可分为无性细胞瘤、卵黄囊瘤（内胚窦瘤）、胚胎癌、畸胎瘤等。性索间质肿瘤来源于原始性腺中的性索和间质组织，约占卵巢肿瘤的 5%，包括颗粒细胞瘤、卵泡膜细胞瘤、纤维瘤（fibroma）等。卵巢的转移性肿瘤统称库肯勃瘤（Kruken berg tumor），主要来自胃癌和结肠癌（肿瘤细胞产生黏液，形成印戒细胞），少部分来自乳腺癌、肺癌、胰腺癌及子宫内膜癌。

卵巢肿瘤可见于各个年龄阶段。自 30～70 岁，上皮性卵巢癌的发病率随年龄增长逐步增高。生殖细胞肿瘤好发于年轻女性，约占 20 岁以下卵巢恶性肿瘤的 1/4。性索间质肿瘤多见于中年女性。卵巢位于盆腔深处，肿瘤较小时患者无症状，常在体检时意外发现。肿瘤较大时可表现为腹胀、盆腔肿块、腹水等异常，多属晚期。肿瘤压迫膀胱与直肠时出现尿频及便秘，累及盆腔血管与神经时出现下肢水肿及疼痛症状。

二、MRI 表现

上皮性卵巢癌约占卵巢恶性肿瘤的 85%。其中，浆液性囊腺癌约 50% 是双侧发病，黏液性囊腺癌多为单侧发病。MRI 显示瘤体较大，由不同比例的囊性和实性部分混合而成（图 21-12），常见出血、坏死。由于多种成分并存，肿瘤的囊性部分在 MRI 可呈多种信号强度。如黏液性肿瘤，在 T_1WI 可呈高信号，而在 T_2WI 呈中等信号强度，这与黏液蛋白含量、细胞碎屑及出血多寡不同有关。同理，不同个体或同一黏液性肿瘤的不同囊腔之间的 MR 信号强度也可不同。在 DWI，恶性肿瘤的实性部分一般表现为高信号，而坏死液化部分和囊液往往呈低信号。注射对比剂后 T_1WI 增强扫描可区别肿瘤实性部分和坏死（无强化区），并可显示瘤内分隔的厚度或赘生物（壁结节或乳头状突起），液体小囊结构以及腹膜种植。

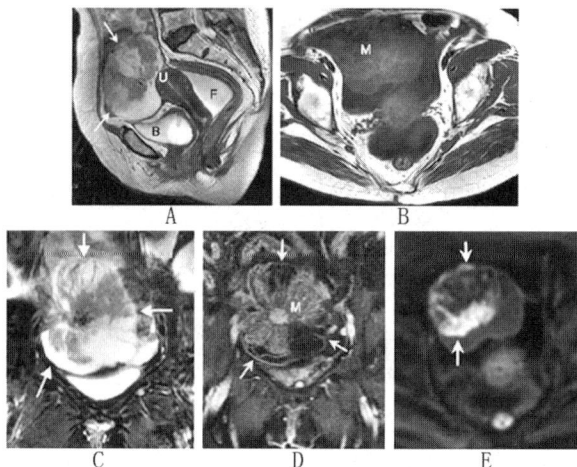

图 21-12　卵巢移行细胞癌（Ⅱ级）

A. 矢状面 FSE T_2WI，于子宫（U）和膀胱（B）前上方见一囊实性肿物，大小 11 cm×7 cm×6 cm，边界清晰（箭），Douglas 窝有大片长 T_2 信号（F）腹水；B. 轴面 FSE T_1WI，肿物（M）呈不均匀低至稍高信号；C. 冠状面 FSE 抑脂 T_2WI，肿物囊腔大小不等（箭），形态不规则，囊壁厚薄不均，囊液呈长 T_1、长 T_2 信号；D. 冠状面 LAVA 延迟期扫描，肿物囊壁（箭）和实性部分（M）中等程度强化，中心显著强化结节为瘢痕组织；E. 轴面 DWI（b＝1 000 s/mm²），肿物实性部分呈高信号（箭），囊液及腹水呈低信号；手术切除卵巢与子宫后病理所见：右侧卵巢被一肿物取代，表面光滑，包膜完整，切面可见大小不一多个囊腔，直径 3～10 mm；子宫内膜呈老年性改变，未见癌细胞浸润

其他细胞类型的恶性肿瘤，如生殖细胞肿瘤和性索间质肿瘤，瘤体的实性部分比例更大，结构和信号更不均匀。生殖细胞肿瘤表面多呈分叶状，内部为多结节融合，T_2WI 结节间可见低信号分隔。肿瘤实性部分如果纤维成分占优势，T_2WI 表现趋向低信号；如水肿明显，则呈较高信号。在 T_1WI，肿瘤内部出血呈片状高信号。卵黄囊瘤血供丰富，肿瘤内部可见明显出血、坏死。此外，卵黄囊瘤产生甲胎蛋白（AFP），可致血清 AFP 升高。

卵巢恶性肿瘤最常见的转移方式是腹膜播散，瘤细胞广泛种植于大网膜、肝表面、膈等部位。其次为淋巴管转移，累及髂血管周围和腹主动脉旁淋巴结。MRI 不能显示显微镜下可见的腹膜播散病灶，但可显示较大的腹膜种植结节（实性或囊性）。当网膜边缘出现浸润征象时，提示网膜饼（omental cake）形成。

总之，卵巢恶性肿瘤的 MRI 表现可概括为：①肿瘤大小多超过 4 cm；②肿瘤呈囊性和实性混合构造时，瘤体的实性部分较大或不规则；③肿瘤呈囊性构造时，囊壁和（或）内部分隔的厚度大于 3 mm；④瘤内出现结节状或乳头状突起；⑤肿瘤坏死；⑥周围局部侵犯或腹膜、淋巴及血行转移。一般认为，囊腔内赘生物和腹水对诊断恶性病变价值较大。但应注意，腹水为非特异性征象，确诊有赖于细胞学检查。注射对比剂后 T_1WI 增强扫描有助于提高 MRI 诊断的准确性。

三、鉴别诊断

（一）子宫内膜异位囊肿

卵巢恶性肿瘤内部出血时，应与巧克力囊肿鉴别。后者在 T_1WI 呈灯泡样高信号，增强扫描可见肿物的周边部分光滑强化。前者在 T_1WI 呈不均匀高信号，肿物强化表现具有中央性、结节性、不规则性。

（二）皮样囊肿

畸胎瘤可见于任何年龄，由多胚层组织成分构成，包括成熟或不成熟组织。瘤体构造可为囊性、实性或囊实性。其中，成熟囊性畸胎瘤又称皮样囊肿（dermoid cyst），占所有卵巢肿瘤的 20% 左右。肿瘤中等大小，圆形或卵圆形，囊壁光滑，边界清楚。由于囊腔内充填油脂成分（可混杂毛发、牙齿、骨骼），MRI 诊断相对容易。这些油脂可能是囊内的液化成分，也可能代表附着于囊壁的脂肪组织或结节。油脂与脂肪组织的 MRI 信号强度类似,但二者可能不完全一致。在脂肪抑制 T_1WI 和 T_2WI,肿物内油脂部分呈低信号,借此可与巧克力囊肿(T_1WI 高信号)鉴别,也可凭借这一特征基本上排除卵巢或子宫的恶性肿瘤可能。未成熟畸胎瘤主要由原始神经组织构成,瘤体为实性或囊实性,主要见于 20 岁以下年轻患者。

(三)良性浆液性和黏液性肿瘤

良性囊性肿瘤的特点包括单侧发病,生长缓慢,囊肿为单腔,囊壁薄而光滑,或内部分隔轻微,边界清晰,囊液呈均匀长 T_1 和长 T_2 信号,无乳头样结节。与浆液性肿瘤比较,卵巢黏液性肿瘤通常体积更大,囊肿多腔(分隔)更常见。根据囊液中蛋白含量或黏液构成及出血情况,黏液性肿瘤可呈各种信号强度。

(四)纤维瘤

为较常见的卵巢良性肿瘤,由大量纤维组织和卵泡膜细胞(胞质内含丰富脂质)混合而成,多见于绝经后和中年妇女。瘤体中等大小,呈圆形或分叶状,边界清楚。在 T_1WI,纤维瘤呈均匀的中等或低信号强度。在 T_2WI,肿瘤呈明显低信号强度(类似浆膜下子宫肌瘤),瘤内可有散在的高信号区域(代表肿瘤水肿或囊性变)。T_2WI 低信号与肿瘤内部丰富的胶原成分有关,是纤维瘤相对的特征性 MRI 表现(图 21-13)。勃勒纳瘤(Brenner tumor)是卵巢的另外一种良性肿瘤,瘤体由致密的纤维间质和散在的上皮巢组成,MRI 表现与纤维瘤类似。由于血供贫乏,注射对比剂后 T_1WI 增强扫描时纤维瘤表现为弱强化。40%的纤维瘤合并腹水,少数纤维瘤合并胸腔积液,称梅格斯综合征(Meigs' syndrome)。

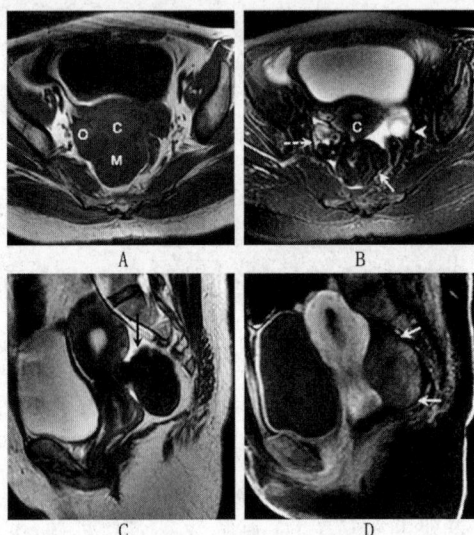

图 21-13 卵巢纤维瘤

A. FSE 轴面 T_1WI,子宫后方、直肠右侧肿物(M)呈中等信号,与宫颈(C)和右侧卵巢(O)分界不清;B. 相应层面 FSE 抑脂 T_2WI,肿物呈明显低信号,内部夹杂灶性高信号,边缘分叶状(箭),与右侧卵巢(虚箭)连接,宫颈结构正常,左侧卵巢正常(箭头),Douglas 窝见小片长 T_2 信号腹水;C. 矢状面 FSE T_2WI,肿物呈明显低信号,边界清晰,边缘有分叶(箭),子宫带状解剖信号正常;D. FSPGR 序列动态增强扫描延迟期图像,子宫肌层明显均匀强化,肿物轻微强化

(五)卵巢转移性肿瘤

约占卵巢肿瘤的 5%。倾向于在卵巢内多中心生长和融合,可双侧发生,形成各种 MRI 表现。在 T_2WI,转移瘤可呈低信号,这与转移瘤引起的卵巢间质显著反应有关。注射对比剂后 T_1WI 增强扫描时,瘤体实性部分可呈多种强化,可能与转移瘤内纤维结缔组织的构成比例有关。有时,胃癌、结肠癌卵巢转移时与卵巢原发性肿瘤(如卵巢黏液性肿瘤、纤维瘤)不易区别。如患者无消化道等部位的原发肿瘤病史,诊断更难。

(王志欣)

第八节　胎盘滞留与胎盘植入 MR 诊断

胎盘异常是产后出血(postpartum hemorrhage)常见的原因之一。胎儿娩出后,胎盘通常在 10～15 分钟内排出体外。如胎盘未排出,并伴有大量阴道出血,应考虑胎盘异常。胎盘滞留指胎盘自子宫肌层完全剥离或部分剥离后,由于宫缩乏力等因素,使得胎盘不能顺利排出而滞留在子宫内。胎盘植入指胎盘绒毛向内生长,并进入子宫肌层的异常状态。

一、临床表现与病理特征

产后出血指胎儿娩出后 24 小时内阴道出血量超过 500 mL,其原因包括子宫收缩乏力、胎盘异常、软产道裂伤和凝血功能障碍。胎盘滞留和胎盘植入导致的产后出血主要表现为,胎儿娩出数分钟后阴道开始流出暗红色血液,且胎盘不能正常娩出。如失血严重,可伴有休克、贫血等并发症。为保全子宫以及挽救患者的生命,介入放射科医师在 X 线导引下,通过股动脉或动脉进行选择性双侧子宫动脉插管,或髂内动脉插管,并通过注入小块吸收性明胶海绵栓塞子宫供血动脉,可达到迅速而有效的止血效果。

病理检查植入胎盘时,可见胎盘母体面因有缺损而不完整。缺损可较局限,也可较广泛。子宫肌层内可见胎盘绒毛进入(胎盘植入)。根据胎盘植入深度可分为Ⅰ度、Ⅱ度和Ⅲ度,分别代表绒毛进入肌层 1/3 以内、达肌层 2/3 和宫壁全层进入。有时,胎盘绒毛可穿透子宫浆膜层,并侵犯邻近的膀胱和肠管。胎盘部分植入和部分粘连时,胎儿娩出后可因非植入和非粘连部分胎盘面剥离,导致子宫壁血窦开放,出血不止。又因胎盘滞留影响子宫平滑肌正常收缩,使得胎盘剥离面的宫壁血窦不能关闭,出血难以被有效控制,造成产后出血。

二、MRI 表现

病例介绍:28 岁,自然分娩后胎盘未排出已 3 小时,阴道出血 400 mL 入院。曾于产后 36 分钟手取胎盘,取出部分胎盘组织 3 cm×10 cm×2 cm。而后,在静脉全麻下再取,未能取出残存胎盘。产后 48 小时 MRI 检查,提示子宫为产后状态,体积明显增大,在 T_1WI 和 T_2WI 呈中等信号。于宫颈下部和阴道上部可见一软组织信号结构,T_1WI 呈中等信号,T_2WI 呈不均匀混杂信号。未见明确血肿信号。静脉注射对比剂后 T_1WI 动态增强扫描时,子宫肌层在动脉期和静脉期明显不均匀强化,在延迟期均匀强化;宫颈内占位病变无强化(图 21-14),考虑为剥离的胎盘。MRI 检查后患者返回病房,5 个小时后感觉阵发性下腹痛,并娩出 12 cm×10 cm×2 cm 大小胎盘组织,阴道无出血。

三、鉴别诊断

(一)胎盘粘连

指胎盘与子宫肌层相互粘连,不能在胎儿娩出后自行剥离的状态。造成粘连的常见原因有多次人工流产、剖宫产史、子宫内膜炎、前置胎盘、蜕膜发育不良(蜕膜减少)等。其临床和影像表现与胎盘植入类似,在体内鉴别诊断困难。

(二)胎盘残留

指部分胎盘小叶碎片或副胎盘残留在宫腔内,是产后出血的原因之一。胎盘娩出后应仔细察看其完整性,如发现胎盘部分缺失,应立即检查宫腔并清除胎盘碎片。部分胎膜残留也可妨碍宫缩并导致产后出血,故应同时察看胎膜是否完整。MRI 诊断应密切结合临床病史。

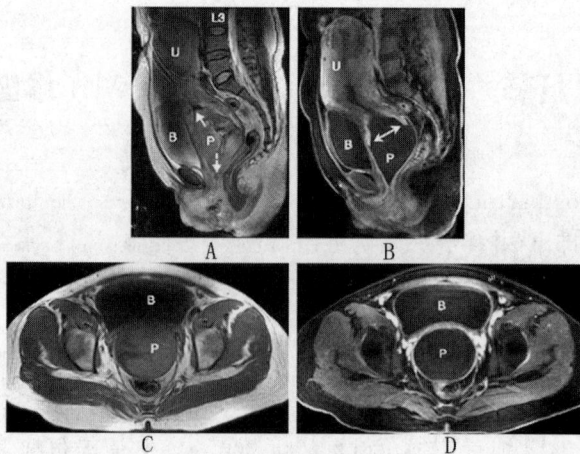

图 21-14　胎盘滞留

A. 矢状面 FSE 大视野 T_2WI，子宫（U）底部越过肚脐高度，达第三腰椎水平，于宫颈下部（实箭）和阴道上部（虚箭）可见软组织异常结构（胎盘，P），膀胱（B）内尿液呈高信号；B. FSPGR 序列增强扫描静脉期图像，子宫壁（U）明显强化，宫颈口张开（箭），宫颈和阴道内软组织结构（P）无强化，呈均匀低信号；C. 阴道上部轴面 FSE T_1WI 显示阴道扩张，其内可见中等信号软组织异常结构（P）；D. 与 C 图同层面 FSPGR 序列增强扫描延迟期图像，膀胱和阴道壁光滑、均匀强化，阴道内异常结构（P）无强化

（王志欣）

第二十二章　妇产科疾病的超声诊断

第一节　盆腔炎性肿块

一、盆腔炎性肿块

女性盆腔生殖器官炎症(盆腔炎,pelvic inflammatory disease),为妇女常见疾病,主要包括子宫内膜炎,输卵管炎,输卵管卵巢脓肿,盆腔腹膜炎。急性期临床易确诊,声像图亦可有改变,如子宫腔及周围组织或盆腔内积脓(见图 22-1)等均可做出诊断。慢性炎症形成炎性肿块时超声也可做出诊断,如输卵管积水,炎性包块等。用彩色多普勒显示,可有如下改变:包裹性积液无血流;亚急性炎症呈星点状血流;急性炎症呈网状或环状血流。

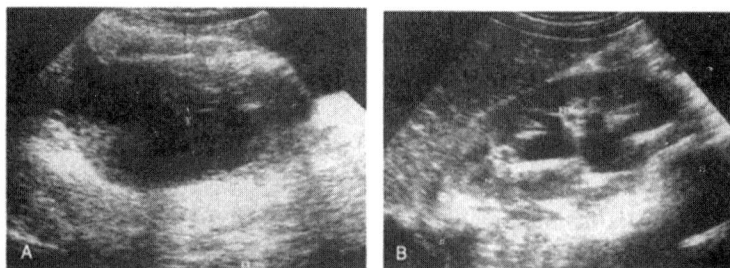

图 22-1　盆腔积脓声像图
A.盆腔积脓声像图;B.盆腔积脓伴左侧
输尿管受压形成左肾积水

二、结核性盆腹膜炎

结核性盆腹膜炎分腹水型及包裹型,均可见肠管僵直,肠管内可见潴留的肠内容物。腹膜增厚,腹腔内有大量液性暗区为腹水型,其内可有断续纤维素样光带。包裹型则局有限型液性暗区,周围有粘连肠管及强回声大网膜包裹,形态不规则,其内亦有粘连纤维素光带。

(蔡彬彬)

第二节　输卵管疾病

一、子宫输卵管声学造影

正常输卵管不易显示,输卵管声学造影可用来诊断不孕症,显示输卵管通畅与否,输卵管积水及输卵管肿瘤等。

方法:在月经干净 3~8 d 之间,适当充盈膀胱,在超声仪器监控下,按常规输卵管通水方法,将通水管放入宫腔内,再用3‰双氧水8～10 mL通过通水管缓缓注入宫腔内,同时用超声仪器观察双氧水气泡沿输卵管腔移动情况,注意是否从输卵管伞端溢出,此时患者即感觉腹部不适。

二、输卵管积水及炎性肿块

1.病理

输卵管积水(hydrosalpinx)是由于炎症(性病、结核、细菌感染等)致使伞端闭锁,管腔内渗出物聚集而成,管腔膨胀,形成"腊肠状"。急性感染也可形成输卵管积脓。

2.超声表现

输卵管积水显示在附件区"腊肠样"液性暗区,清亮,囊壁薄,光滑。卵巢常可显示。如果液性暗区内有细小光点,又有发烧,血象高,脓性白带则考虑输卵管积脓(见图22-2)。

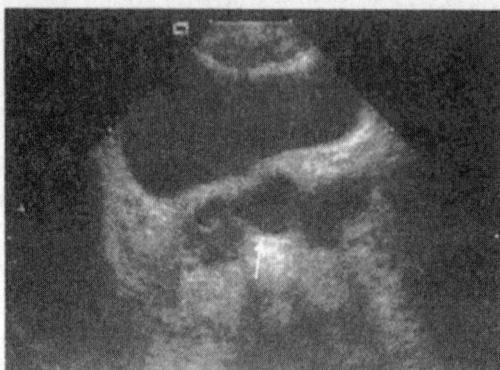

图22-2 输卵管积水声像图

附件炎性肿块:由输卵管卵巢炎症引起渗出,纤维化增生包绕肠管、大网膜及子宫形成。超声显示不规则液性暗区,可延伸到子宫两旁及子宫直肠陷凹处,边界可清晰,亦可不规则,周围有肠管气体包绕。液性暗区内有纤维素样光带(见图22-3)。

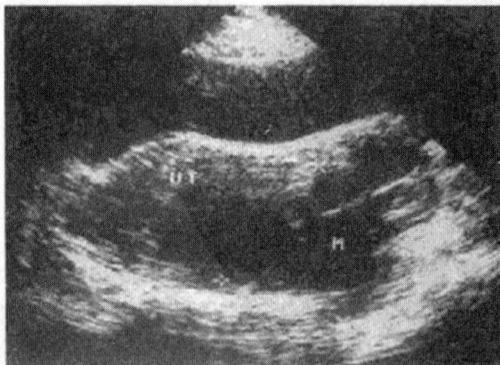

图22-3 附件炎性肿块声像图

3.临床价值

输卵管积水、积脓及炎性肿块,均可因部位不同而图像有区别,可结合临床做出诊断。单纯附件炎在临床及图像上无特异性,故不能作诊断。

三、原发性输卵管癌

1.病理

原发性输卵管癌(primary carcinoma of the fallopian tube)多见于绝经前后,与不孕症及慢性输卵管炎症有关。典型症状为无任何不适的阴道大量排液,早期为清亮液体,晚期为血性。因少见,极易误诊。输卵管癌多为腺癌,常为单侧,好发于壶腹部,病变起自输卵管黏膜层,输卵管增粗呈腊肠形或梨形,实性,大小不等,常与周围组织、网膜、肠管粘连,形成肿块。早期不易诊断。

2.超声表现

一侧附件区呈实性腊肠形或梨形肿块,与子宫紧连,向盆侧壁延伸及对侧转移,子宫常增大,边界毛糙,分界不清。伴腹腔液性暗区。如有网膜及腹膜转移,可出现小结节或下腹部实性肿块。

3.临床价值

原发性输卵管癌较卵巢肿瘤更不易早期发现,不仅是检查手段无法早期发现,其临床症状易被忽略,一旦发现均已是晚期,预后极差,故定期体检,作阴道、宫颈涂片极为重要。

(蔡彬彬)

第三节　子宫疾病

一、子宫肌瘤

子宫肌瘤(leiomyoma of uterus)系妇女常见疾病,为实质性良性肿瘤,较少恶变,但近年来发病高,且增长迅速。

(一)病理

子宫肌瘤为实质性良性肿瘤,由平滑肌和少量纤维组织组成,切面呈漩涡状线纹,借疏松结缔组织与子宫肌壁分界形成假包膜,其周围常有新生血管包绕或伸入瘤体内。根据肌瘤与子宫肌壁关系分为壁间肌瘤、浆膜下肌瘤、黏膜下肌瘤三种(见图 22-4)。肌瘤可发生玻璃样变、囊样变、钙化、红色变性等,恶性变为肉瘤样变,发生率很低,短期内迅速长大。子宫肌瘤常发生在 30～50 岁妇女,可有月经增多或不规则出血,也可触及包块。

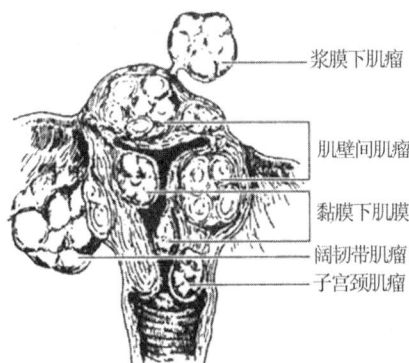

图 22-4　子宫肌瘤分类示意图

(二)超声表现

1.二维超声

子宫增大,形态不规则,可有局限性突出,内部回声不均匀,宫腔线状回声偏移(见图 22-5A)。肌壁间肌瘤结节常呈漩涡状低回声或中度回声,肌瘤结节周围易显示,与周围正常肌组织分界清晰,似一"包膜",称为假包膜。子宫肌瘤完全突出子宫以外为浆膜下肌瘤(见图 22-5B),可突向阔韧带内。也可位于子宫一侧,与子宫相连,光点一致,仔细检查浆膜层相互延续,易误诊为卵巢肿瘤。子宫黏膜下肌瘤可部分突向宫腔,也可完全突向宫腔,有时形成长蒂,达宫颈口(见图 22-5C)。

肌瘤变性出现小的不规则低回声,显示光点不均匀或液化呈液性暗区。若妊娠合并子宫肌瘤,易发生红色变性,肌瘤增大伴局部痛。肌瘤肉瘤样变则迅速增大,肌瘤结节内回声紊乱,不均匀。

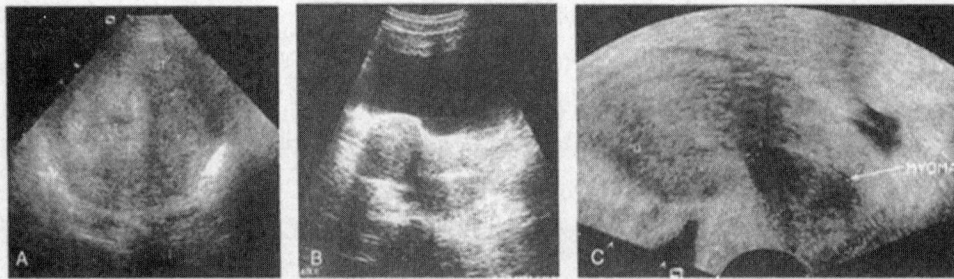

图 22-5　子宫肌瘤声像图

A.壁间肌瘤;B.浆膜下肌瘤;C.黏膜下肌瘤(经阴道)。UT:子宫;T:肌瘤;箭头为肌瘤

2.多普勒超声

肌瘤周边假包膜内显示环状或半环状血流,部分粗大血管伸入肌瘤瘤体内,使肌瘤容易迅速增大。该处血流呈高流速、高阻力型特征。肌瘤变性时瘤体内血管减少。肌瘤肉瘤样变时血流增多,阻力指数常变低。

3.超声造影

超声造影在诊断子宫肌瘤中有很大价值,特别是难以确诊的肌瘤,表现为肌瘤周边首先增强,形成一个特征性的半环状增强影,瘤体内主要供血血管以树枝状伸入,继之整个瘤体增强,达峰后,整个瘤体强度明显高于正常子宫肌壁,与周围组织分界清楚,形成明显边界。瘤体内如有变性坏死区,则出现不规则的造影剂充盈缺损区。瘤体内部造影剂消退较包膜快,较正常子宫肌壁消退快(见图 22-6)。

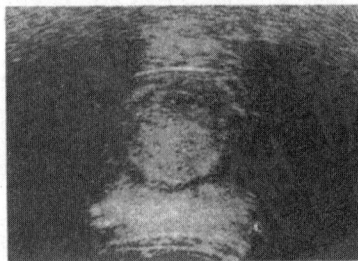

图 22-6　子宫肌瘤超声造影图

整个瘤体强度明显高于正常子宫肌壁,与周围组织分界清楚,形成明显边界

(三)高强度聚焦超声治疗子宫肌瘤

高强度聚焦超声治疗子宫肌瘤是一种无创新技术。其原理为利用超声波的可聚焦性和能量可透入性,从体外将低能量的超声波聚集于体内病灶,引起瞬态高温效应,使病灶组织出现凝固性坏死,逐渐溶解、吸收或纤维化。其余瞬态空化效应、机械效应及声化学效应等非热机制也可杀伤肌瘤组织。此外还能破坏肌瘤内血管及毛细血管网,肌瘤组织缺血坏死,也加强了高强度聚焦超声生物学效应。作为一种新的无创治疗手段,既能保留子宫生理功能,又能维持其内分泌功能,保证妇女身心健康,有重要临床意义。

(四)临床价值

近年来子宫肌瘤发病率增高,虽为良性病变,却常常由于肌瘤周围及内部血流丰富而生长迅速,会出现月经量特别多和压迫症状。子宫肌瘤主要诊断手段是超声检查,因此检查子宫肌瘤时,应注意肌瘤周围及瘤体内有无丰富血流,凡血流丰富者应尽早治疗,以防止肌瘤迅速长大。当前治疗手段很多,有手术及非手术两大类,可根据病员实际情况进行选择,对育龄妇女,过早切除子宫会影响内分泌,造成更年期提前及一系列病变出现,因此多主张非手术治疗。高强度聚焦超声治疗子宫肌瘤有着重要临床意义。对于小肌瘤、黏膜下肌瘤可采用阴道超声进行检查,用宫腔镜及腹腔镜等微创手术。

二、子宫腺肌病

(一)病因、病理

子宫腺肌病(adenomyosis)是指子宫内膜侵入和扩散到子宫肌层。既往曾称作内在性子宫内膜异位症,近年来研究发现子宫内膜异位症及子宫腺肌病这两种病的发病机制、病理改变及临床症状完全不同,应看做两种独立疾病。子宫腺肌病为子宫内膜由基底层向肌层生长,常弥漫分布于整个肌层。周期性出血使子宫均匀性增大,如病灶局限,酷似肌瘤结节,称为腺肌瘤(adenomyoma),子宫腺肌病常合并有子宫肌瘤和子宫内膜增生过长,也可伴有卵巢内膜异位囊肿,称为巧克力囊肿。其发生原因与多次中止妊娠和分娩时子宫壁创伤等因素有关,此外由于子宫内膜基底层处无黏膜下层,雌激素作用下,内膜向基层内扩散也是一个原因。该病多发生在 30～50 岁妇女,伴有进行性痛经。

(二)超声表现

1.二维超声

子宫钝圆、饱满,呈球形增大,后壁增厚明显,宫腔线呈弓状前移,子宫肌壁回声不均匀,可呈斑片状强回声(见图 22-7)。如有子宫腺肌瘤,大小约 1～3 cm,似肌瘤样结节,回声强,子宫大小及肌壁变化常随月经周期变化而变化。当有一侧或双侧卵巢巧克力囊肿时,囊肿壁厚不规则,其内液性暗区基础上少许光点和光带,囊肿为中等大小,与周围组织粘连,常位于子宫左后方或右后方,与子宫紧贴。卵巢巧克力囊肿随月经周期变化而变化。

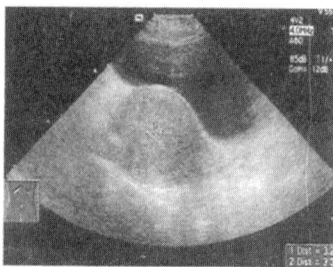

图 22-7 子宫腺肌病声像图

2.多普勒超声

子宫肌壁血流丰富,动脉增粗,排列紊乱,浆膜下尤为显著,呈蚯蚓状,峰值流速增高,腺肌瘤周围不显示环状或半环状血流。

3.超声造影

子宫腺肌病表现为整个子宫造影剂分布不均匀,与正常肌层无分界。腺肌瘤内首先出现散在点线状增强,继之整个腺肌瘤迅速增强,达峰后腺肌瘤内部与周围肌腺病组织无明显分界,均呈强回声,消退一致,消退慢(见图 22-8)。

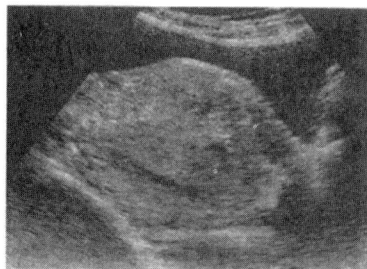

图 22-8 子宫腺肌病超声造影图像

整个子宫肌壁圆钝、饱满,造影剂逐渐充盈,消退慢,前壁明显增厚,宫腔后移

(三)临床价值

子宫腺肌病近年来发病率不断增加,早期诊断较困难,晚期则依靠临床及超声检查进行诊断。

三、子宫内膜疾病

由于子宫内膜（endometrium）有周期性变化，因此鉴别其正常、异常非常重要，超声检查能提供一些信息，但最后诊断仍须依靠病理。进行超声检查须注意子宫内膜回声强弱、厚度及形态。

（一）子宫内膜息肉

1.病理、病因

子宫内膜息肉（endometrial polyp）是由内膜腺体和间质增生组成，突向宫腔内，可单个或多个，大小不等。可发生于任何年龄，一般无症状，也可有月经增多或不规则，也可绝经后阴道流血。

2.超声表现

经腹超声检查常见子宫内膜模糊不清、不规则光团、内膜增厚及少许暗区。阴道探头可见强回声光团，内膜宫腔线呈弧形偏移。彩色多普勒检测：其中央及基底部可显示小血管（见图22-9）。

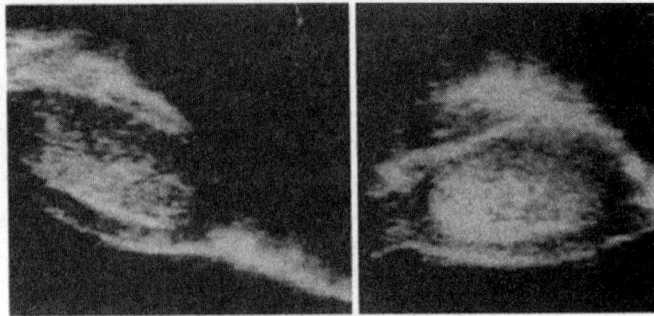

图22-9　子宫内膜息肉声像图

3.临床价值

超声检查仅能作为普查时提供临床上诊断刮宫依据。

（二）子宫内膜癌

子宫内膜癌（carcinoma of endometrium）绝大多数为腺癌，占女性生殖道恶性肿瘤的20%～30%。

1.病理

子宫内膜癌多为腺癌。癌肿为结节状或菜花状，灰黄色、质脆，可坏死、溃疡、出血、感染。分为弥漫型、局限型，好发于子宫角处。临床多表现为经绝后无痛性阴道流血，或绝经前后月经量增多，或阴道排出脓性分泌物。

2.超声表现

子宫内膜增厚，多超过10 mm，边缘不整齐、不规则、厚薄不均，也可见回声不均匀、光点粗大不规则光团。彩色多普勒检测子宫内膜血流丰富、杂乱，有时浅层内膜呈繁星点状血流，深层内膜呈网状或团状血流。阻力指数 RI≤0.4。

3.临床价值

近年子宫内膜癌发病有增多趋势。由于超声诊断水平不断提高，不仅二维超声可提示病变，阴道彩色多普勒更可敏感确定病变，但最后仍须诊断刮宫或宫腔镜取组织病理检查确诊。

四、子宫发育异常

胚胎5周时，体腔背侧有泌尿生殖嵴，生殖嵴表面上皮细胞为性腺始基，男性分化为睾丸，女性分化为卵巢。生殖嵴外侧两对纵形管道：一对为中肾管，男性生殖管道的始基；一对是副中肾管，女性生殖管道的始基。输卵管、子宫、子宫颈和阴道均由副中肾管发育成熟，双侧副中肾管末端结合形成单个腔，以后分化为子宫及阴道。双侧副中肾管头端分化为输卵管，双侧生殖腺形成卵巢，男性中肾管在女性萎缩，剩下胚胎遗迹，形成卵巢冠囊肿、卵巢旁体及泡状附件。

（一）病理

内生殖器官（输卵管、子宫、子宫颈和阴道）发育异常多见以下几种：①双子宫、双宫颈、双阴道。②双角子宫、双宫颈、单阴道或双阴道。③双角子宫、单宫颈、单阴道。④中隔子宫，可伴有阴道中隔。⑤单角子宫。⑥子宫发育不良。⑦处女膜闭锁。

（二）超声表现

子宫异常发育中，较易显示的几种类型经腹部及经阴道超声检查均可显示。

1.双子宫、双宫颈、双阴道

膀胱充盈后耻骨联合上横切，可见双侧近乎对称两个宫体，两个宫腔回声，两个宫体可大小相等，也可大小不等。可显示两个宫颈回声。纵切时显示一个偏右或一个偏左的两个完整子宫，大小及形态、位置不全相同，常见一大一小（见图 22-10）。

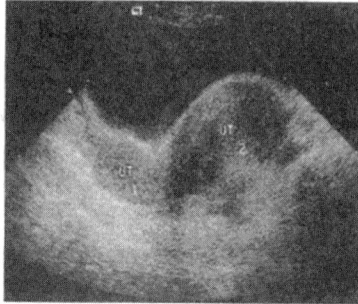

图 22-10　双子宫横切声像图

UT1、UT2 分别为两个子宫的断面

2.双子宫、单宫颈

膀胱充盈后耻骨联合上横切为双角形：产宫，分叶状宫腔回声呈"V"形，宫颈为单一回声，纵切时可见两个宫体不同，却共有一个宫颈。

3.处女膜闭锁

青春期少女月经不来潮，周期性腹痛，有时下腹部或肛查能触及囊性肿块，压疼。超声检查纵切显示阴道显著扩张呈"椭圆形囊肿"，其内为液性暗区基础上细小光点，阴道壁薄而光滑，横切显示盆腔内圆形囊肿。严重时宫腔内有液性暗区，常易误诊为卵巢囊肿（见图 22-11）。

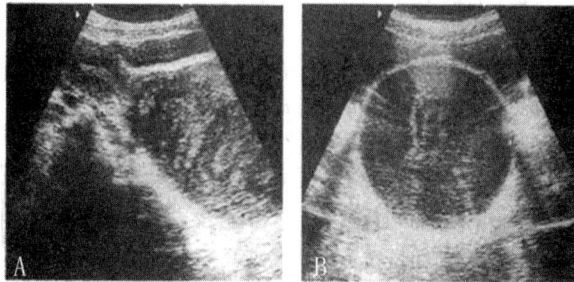

图 22-11　处女膜闭锁阴道积血声像图特征

A.纵切，阴道积血扩张；B.横切，阴道积血扩张似囊肿

（蔡彬彬）

第四节　卵巢肿瘤

卵巢肿瘤是女性生殖器官最常见的肿瘤,可发生在任何年龄,但多见于生育期妇女,是妇科常见肿瘤,占女性生殖器肿瘤的 32%。近些年来卵巢恶性肿瘤发病率增加 2～3 倍,并有逐渐上升趋势。尽管目前生化检测及影像技术发展很快,由于卵巢小而组织复杂,又有周期性变化,规律难以掌握,故恶性肿瘤仍无完善、有效的早期诊断方法,晚期病例疗效不佳,故其死亡率较高,成为妇科三大恶性肿瘤中威胁最大疾病。在所有检查手段中超声诊断卵巢肿瘤仍然是必不可少的有效诊断方法,特别是阴道超声,可为诊断卵巢肿瘤提供更多的信息。

一、卵巢非赘生性囊肿

卵巢非赘生性囊肿不属于卵巢真性肿瘤,为潴留性囊肿,多数能自行消退,无须手术切除。一般直径在 5 cm 左右,有时亦可增大。超声检查为囊肿型,囊壁光滑、规则、其内液性暗区清亮,透声性好,常见如下几种。

1.滤泡囊肿(fouicular cyst)

由于卵巢内的滤泡闭锁,滤泡液积聚而形成,可单个或多个,囊液清亮。自行吸收后,卵巢则恢复正常大小。一般大小为 1～3 cm,偶可较大(见图 22-12)。

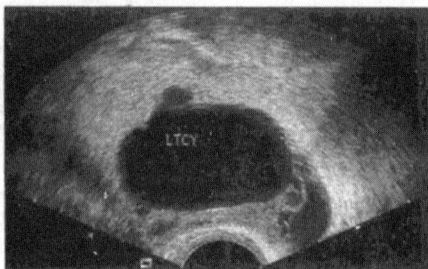

图 22-12　卵巢滤泡囊肿声像图

2.黄体囊肿(corpus luteum cyst)

黄体囊肿由黄体血肿液化而形成,分泌孕激素,常于早期妊娠时出现,早孕期过后能自行消退。一般直径约在 3 cm 左右(见图 22-13)。

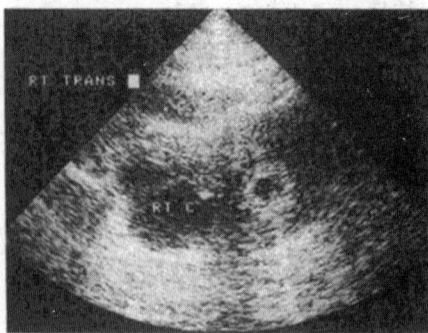

图 22-13　早孕及卵巢黄体囊肿声像图
UT:子宫;C:囊肿;RT:右侧卵巢

3.黄素囊肿(thecalutein cyst)

黄素囊肿发生于滋养细胞疾病时,由于大量绒毛促性腺激素刺激而形成。常为双侧性,多房,可达儿头大小,病变消除后,囊肿即自行消退(见图22-14)。

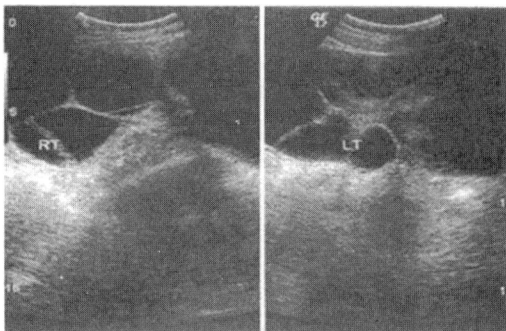

图 22-14　双侧卵巢黄素囊肿声像图

双侧卵巢增大,表面光滑,其内为液性暗区,多房

4.多囊卵巢(polycystic ovary)

多囊卵巢双侧卵巢增大如鸡蛋大小,且等大,表面光滑,壁增厚,其中有大小不等的闭锁滤泡,呈小囊肿状。超声检查在一个切面上卵泡数目在10个以上。由于分泌大量雄激素,引起月经失调、多毛、闭经、肥胖等症状,治疗后可恢复正常(见图22-15)。

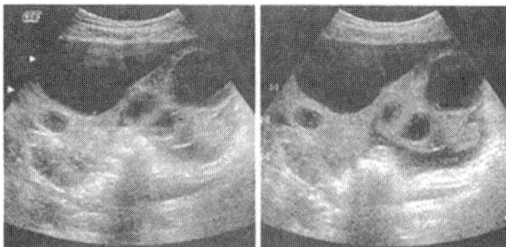

图 22-15　多囊卵巢声像图

双侧卵巢等大,表面光滑、壁增厚,其中有 10 个以上大小不等的闭锁滤泡

5.卵巢冠囊肿(parovarian cyst)

卵巢冠囊肿位于输卵管及卵巢门的两叶阔韧带之间输卵管系膜内,系单层管壁囊肿,内为清亮液性暗区,中等大小,位于子宫旁或直肠陷窝内。常与单纯卵巢囊肿不易区别。

6.卵巢血肿(ovarian hematoma)

卵巢血肿可分为卵泡血肿及黄体血肿。前者为成熟卵泡膜破裂出血,后者为排卵时血管破裂出血。若出血流入卵巢内,卵巢可增大 4~5 cm,其内液性暗区基础上细小回声,为出血所致,可自行吸收。如果出血多进入腹腔,造成急腹症须进行手术。

二、卵巢赘生性肿瘤

卵巢赘生性肿瘤属真性肿瘤,即便是良性也应切除,防止恶变。卵巢赘生性肿瘤种类很多,现将常见的几种介绍如下。

(一)卵巢上皮性肿瘤——囊腺瘤及囊腺癌

1.病理

囊腺瘤呈囊性,大小不一,单房或多房,壁光滑,壁上多有乳头状瘤体。浆液性囊腺瘤(serous cystadenoma)则为淡黄色清亮液体,分为单纯性及乳头状两型,一般直径为5~10 cm,多为单侧发病。好发于生育年龄。黏液性囊腺瘤(mueinous cystadenoma)内含胶冻样黏液,多为单侧多房性。

囊腺癌可为囊腺瘤恶变,即浆液性囊腺癌(serous cystadenocarcinoma)和黏液性囊腺癌(mucinous cystadenocarcinoma),也可为原发性囊腺癌。单侧或双侧,肿瘤生长快,表面粗糙、壁厚,呈结节样突起,质软而脆,可出血、坏死为囊腔,伴有腹水,病程发展快而预后差。

2.超声表现

(1)黏液性囊腺瘤:多见,可较大,囊壁光滑,胶冻样黏液在腔内显示液性暗区基础上密集细小光点并可见多个纤细的分隔。后壁回声强,称"增强效应"。内壁上有乳头状增生回声团(见图 22-16)。

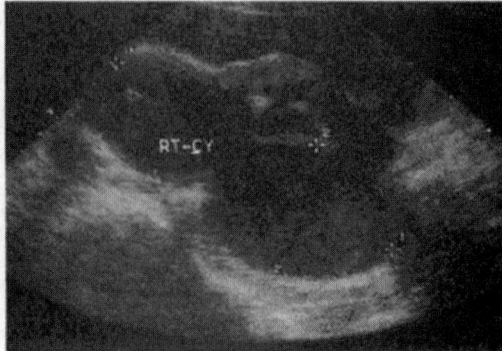

图 22-16　黏液性囊腺瘤声像图

(2)黏液性囊腺癌:囊壁增厚,分隔也增厚或粗细不均,壁上乳头状结节常穿破囊壁或分隔,呈现外壁结节不平(常伴腹腔液性暗区)。囊壁血流丰富(见图 22-17)。

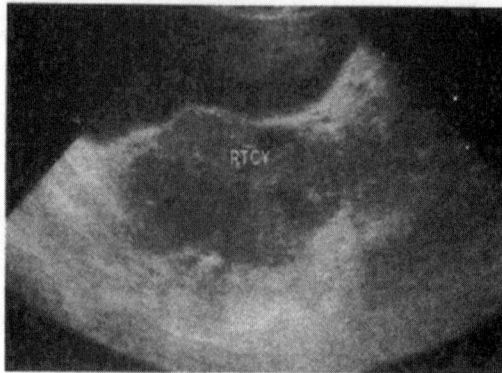

图 22-17　黏液性囊腺癌声像图

(3)浆液性囊腺瘤:较多见,双侧居多,囊壁光滑,囊腔内液性暗区清亮,暗区中多个纤细分隔光带上,可见乳头状的密集点状回声区与分隔的囊壁紧贴(见图 22-18)。

(4)浆液性囊腺癌:囊壁增厚,其囊壁或分隔光带上乳头状光点及光团常较大且多,向囊壁外生长。壁上血流丰富。腔内液性暗区清亮,并伴有腹腔液性暗区。

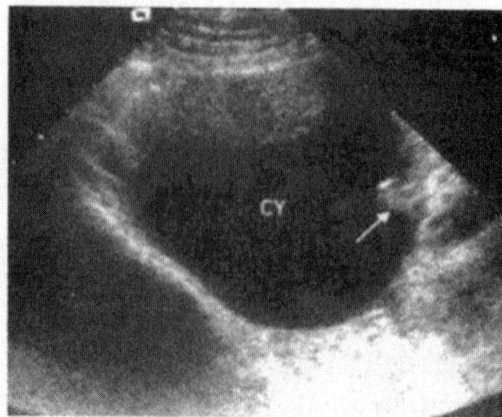

图 22-18　浆液性囊腺瘤声像图

(二)卵巢生殖细胞肿瘤——成熟畸胎瘤及未成熟畸胎瘤

1.病理

成熟畸胎瘤(mature teratoma)是良性卵巢肿瘤,常见于育龄妇女,不影响月经。成熟畸胎瘤囊壁光滑,囊内含有皮脂样物及毛发、牙齿、骨骼等,分化好,可为囊性,亦可为实性,亦可二者兼有。通常中等大小,呈圆形或椭圆形,也可大到 20 cm。

未成熟畸胎瘤(immature teratoma)属恶性肿瘤,由分化程度不同的未成熟胚胎组织构成,常常实质部分多,伴出血坏死。

其余尚有无性细胞瘤和内胚窦瘤。

2.超声表现

两者不能从图像中区分,且畸胎瘤图像多种多样。简述如下。

(1)光团型:囊壁光滑,包膜清楚、规则,椭圆形,囊内液性暗区基础上有强光团、光斑。

(2)脂液分层型:囊壁光滑,包膜清楚,囊肿内见一水平线,线上为均质密集点状回声,线下为液性暗区。整个囊肿内有密集细小光点,内夹杂强光团或纤细光带为头发丝(见图 22-19)。

(3)类囊型:囊壁光滑,囊内液性暗区基础上均匀细小点状回声。

(4)强气体型:整个畸胎瘤为一弧形强光团,其内结构不清晰。极易被误认为是肠腔气体。

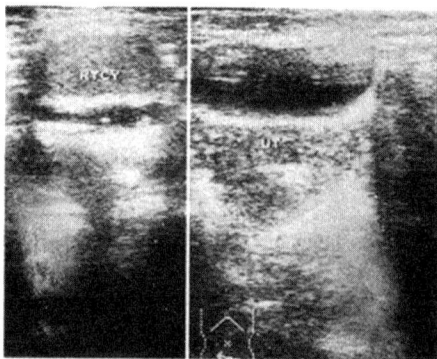

图 22-19　右侧卵巢畸胎瘤声像图(脂液分层型)

UT:子宫;RTCY:右侧卵巢畸胎瘤

(三)卵巢转移性肿瘤

1.病理

由全身其他部位癌肿如胃肠道、乳腺及盆腔器官转移至卵巢,一般为双侧性、实质性,常呈肾形或椭圆形,表面为结节状,可有出血坏死,临床上称库肯勃瘤(Krukenberg tumor)。

2.超声表现

双侧附件区可见大小相似的卵巢实质性肿块,肿瘤边界清楚,其内回声均匀细小,可伴有腹腔液性暗区。探测时须注意,腹腔其余脏器有无原发病灶及转移病灶(见图 22-20)。

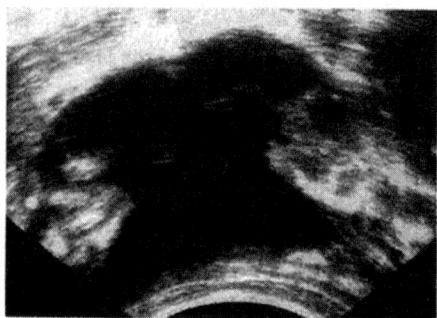

图 22-20　转移性卵巢癌伴腹水图像

双侧卵巢等大,形态不规则,回声不均匀,周围可见液性暗区

（四）卵巢肿瘤良、恶性鉴别

1.二维超声

肿瘤内回声是否均匀,肿瘤表面是否整齐,有无包膜对鉴别良、恶性有一定帮助。

2.彩色多普勒超声

仅仅作为一种方法,如果肿瘤周边及内部有丰富血流及动、静脉瘘而形成低阻力型血流,则可确诊,如果未探测到明确血流及低阻力型动静脉瘘,也绝不可否定恶性肿瘤。

卵巢良性肿瘤:内部无血流,RI≥0.40。

卵巢恶性肿瘤:血流丰富,呈网状,低阻力型,RI≤0.04。

三、卵巢肿瘤临床评价

卵巢肿瘤是最常见及多发的肿瘤,早期正确诊断、区分良恶性肿瘤十分重要,但目前仍无一个完整有效的生化、影像手段能达到早期诊断。应用腹部超声及阴道超声诊断已成为妇产科必不可少的检查手段,但它必须密切结合临床,才可协助临床尽快、尽早做出诊断,但是真正达到早期诊断,还受到限制,尚须不断研究及总结。

（蔡彬彬）

第五节　异常妊娠

一、流产

（一）概念

妊娠于不满 28 周、胎儿体重不满 1 000 g 而终止者,称流产。

（二）超声表现

因流产类型不同而异。

1.先兆流产

临床上有腹痛、阴道流血等流产征兆,无妊娠物排出,宫颈口未开。超声表现与正常宫内妊娠接近,宫腔内可见妊娠囊、胚芽及原始心管或胎心搏动;有阴道流血时宫腔内可见积液存在(见图 22-21)。

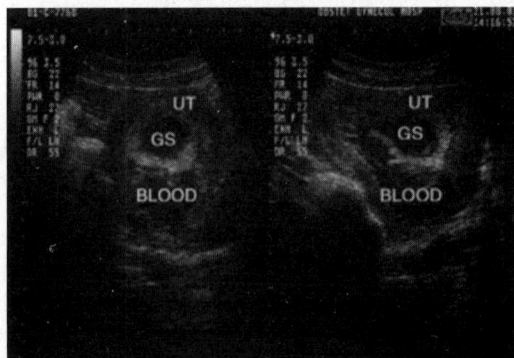

图 22-21　先兆流产,宫腔有积液
UT:子宫,GS:妊娠囊,BLOOD:积血

2.难免流产

临床上腹痛与阴道流血加剧,宫颈口扩张,流产不可避免。超声表现有两种类型:

(1)宫腔内未见妊娠囊,可见妊娠囊下移至宫腔下段甚至颈管内,宫颈部分或全部扩张。原始心管或

胎心搏动可以存在,也可消失。

(2)妊娠囊仍位于宫腔内,但妊娠囊平均直径小于妊娠周或随访中未见增大,妊娠囊变形,未见胚芽,或见胚芽但随访中无增长,或胚芽长度达3 mm以上仍无胎心搏动可见,则流产亦难以避免(见图22-22)。

3.不全流产

指难免流产继续发展,部分妊娠物排出体外、部分位于宫腔或颈管等处而未排净,出血继续增加或引起大出血。超声于宫腔内或颈管内见妊娠残留物呈不均匀的中低回声区或中高回声区,而无妊娠囊等正常妊娠表现(见图22-23)。

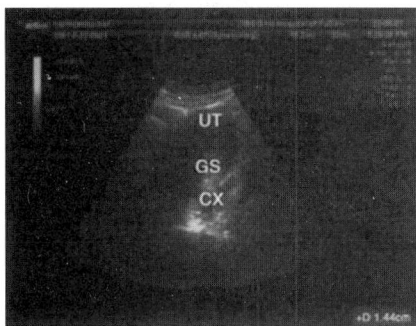

图22-22　先兆流产,胚囊下移
UT:子宫,GS:妊娠囊,CX:宫颈

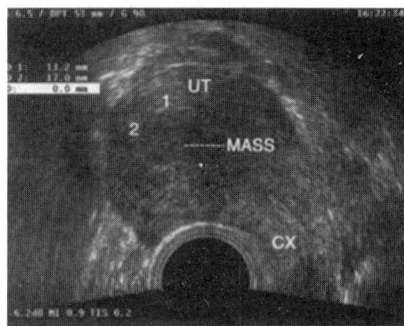

图22-23　不全流产,宫腔有残留物
UT:子宫,MASS残留物,CX:宫颈

4.完全流产

指妊娠物完全排出体外,阴道流血与腹痛逐渐停止,宫颈口关闭,子宫大小接近正常。子宫超声图接近正常子宫,宫腔内可能无异常发现,或见宫腔少量积液。

(三)鉴别诊断

当宫腔内未见正常胚囊结构时,需与各种异常宫内妊娠或异位妊娠鉴别。如异位妊娠,子宫内膜因发生蜕膜样变而增厚,并可能因宫腔出血而回声紊乱。因此,首先要确定宫腔内部的回声改变是否与宫内妊娠或宫内妊娠流产有关,并与输卵管妊娠、残角子宫妊娠等异位妊娠时的宫腔改变相鉴别。其次,当宫内妊娠流产、妊娠囊下移至宫颈管内时,需与种植于宫颈部位的宫颈妊娠相鉴别。而难免流产表现为不规则的空妊娠囊伴宫腔内积血时宫腔内部回声紊乱,须与葡萄胎、子宫肌瘤变性等位于宫腔部位的病变相鉴别。

(四)探测要点

1.探测内容

首先需明确子宫的位置、大小及宫腔的位置,进一步观察宫腔内是否有妊娠囊以及妊娠囊的位置、形态、大小等情况。如宫腔内未见正常妊娠囊,需进一步观察是否有其他异常回声存在。

2.注意事项

首先应确定子宫体、子宫颈的相互解剖关系,以及宫体、宫颈与妊娠的相互位置关系。其次需注意宫腔及颈管的内部回声性质。

二、葡萄胎

(一)概念

妊娠滋养细胞疾病是一组来源于胎盘滋养细胞的疾病。葡萄胎是妊娠滋养细胞疾病中的一种良性疾病。葡萄胎的形成与绒毛滋养细胞异常有关。是妊娠后胎盘绒毛滋养细胞增生、间质水肿,形成大小不一的水泡,水泡间由细带相连成串,状如葡萄而得名,又称水泡状胎块(见图22-24)。

(二)超声表现

因葡萄胎类型不同而异。

1.完全性葡萄胎

完全性葡萄胎病理上指妊娠物完全为水泡状胎块,无胎儿及其附属物或胎儿痕迹。超声显示:子宫大于停经妊娠周;宫腔内充满密集光点及大小不等无回声区如蜂窝状;宫内未见胚囊、胎儿及胎盘、羊水等物;宫内有出血时可见宫腔内不规则的无回声区。

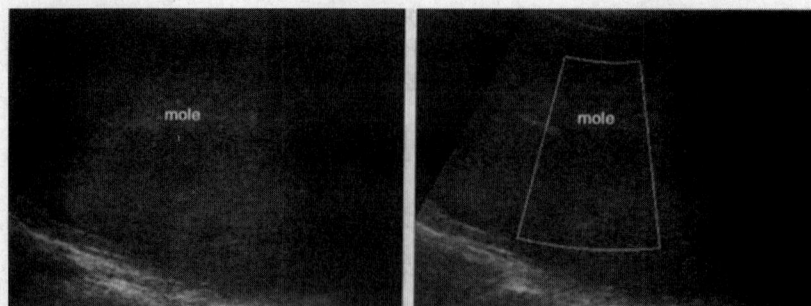

图 22-24　葡萄胎

mole：葡萄胎

典型者声像图有特征性表现：①子宫大于停经月份。②宫腔内充满大小不等小囊性结构,其分布呈蜂窝状。③病变区无明显彩色血流分布。④子宫动脉血流阻力指数下降。

2.部分性葡萄胎

部分性葡萄胎病理上指仅有部分绒毛变为水泡,常有胚胎或胎儿组织,胎儿大多死亡,也可有存活儿但极少有足月儿,胎儿常常发育迟缓或合并多发畸形。超声显示增大的子宫内除宫腔蜂窝状结构,还可见变形的胚囊。有时可见死亡胎儿声影、甚或存活胎儿。个别仅表现为胎盘内部的混合性包块,胎儿小于妊娠周。

(三)鉴别诊断

典型者诊断不难。不典型者需与早期妊娠流产、绒毛变性、胎盘水肿、侵蚀性葡萄胎或绒癌鉴别。

(四)探测要点

1.探测内容

主要观察宫腔内部的回声。葡萄胎或恶性滋养细胞疾病时,约 2/3 的患者可见一侧或两侧卵巢多房性黄素囊肿,应同时观察。

2.注意事项

葡萄胎的大部分为完全性葡萄胎,但需与部分性葡萄胎鉴别。检查时应注意宫腔内有无异常回声,以及异常回声的物理性质、在宫腔内的分布及其与子宫肌层的关系。注意有无胎死宫内或存活胎儿。

三、异位妊娠

(一)概念

受精卵在子宫体腔以外着床称异位妊娠,习称宫外孕。可发生于输卵管、卵巢、腹腔、阔韧带、宫颈等盆腔脏器或组织。以输卵管妊娠最为多见,占异位妊娠的 95% 左右。近年来,随着剖宫产率的上升,作为剖宫产的远期并发症,发生于子宫前壁峡部剖宫产切口的妊娠也呈增加趋势。子宫残角妊娠因临床表现与异位妊娠相似,也常被认为是特殊类型的异位妊娠。位于宫腔的一侧宫角处的妊娠因可能向外生长引起严重后果,亦列入异位妊娠范畴。

(二)超声表现

因异位妊娠发生的部位不同、病程不同,超声图像各异。早期诊断异位妊娠,可协助临床及时处理,避免大出血、休克甚至死亡等严重后果。

1.输卵管妊娠

输卵管妊娠指发生于输卵管的异位妊娠。着床于输卵管黏膜皱襞间的受精卵向肌层深部浸润性生长,可破坏肌层和浆膜层,引起输卵管妊娠破裂、出血、血肿形成,甚至大出血、休克。着床于输卵管黏膜皱襞间的妊娠卵,因蜕膜形成不完整而向管腔方向生长,最终可突破包膜而形成流产、出血;如妊娠囊完全脱离包膜可随输卵管蠕动而红伞端排出至腹腔内,则致输卵管妊娠完全流产。

输卵管妊娠流产型或未破裂时,子宫腔内未见妊娠囊等妊娠表现,子宫一侧的附件区除卵巢外可见一混合回声的包块,包块内可能见到妊娠囊,也可能见到胚芽及原始心管搏动(见图22-25)。如输卵管妊娠流产型反复出血可形成输卵管血肿,正常卵巢也可包裹其中,则一侧附件区不能探及正常卵巢,而仅探及一混合性包块(见图22-26)。包块内部回声紊乱,有时不能区分卵巢和输卵管。盆腔内因内出血而有少量积液。

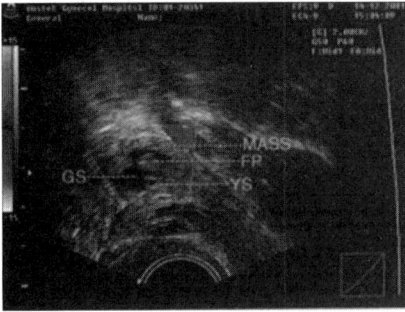

图 22-25　输卵管妊娠。见胚囊胚芽胎心
GS:妊娠囊,FP:胚芽,YS:卵黄囊,MASS:肿块

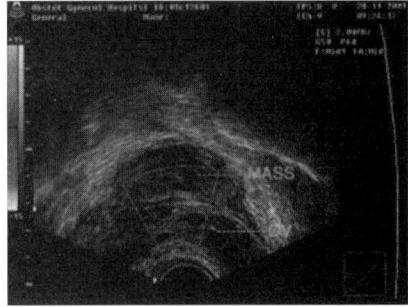

图 22-26　输卵管妊娠,混合包块型
MASS:肿块,OV:卵巢

输卵管妊娠破裂时,盆腔内可见大量游离液体,一侧附件区的包块位于积液中。患者有突发的腹部剧痛及休克表现。

2.卵巢妊娠

卵巢妊娠指种植于卵巢上的异位妊娠,较罕见,早期诊断较困难。①有胚囊型:超声于一侧卵巢上见一胚囊样结构,但需与黄体囊肿相鉴别。②流产型:声像图上与输卵管妊娠难鉴别。卵巢妊娠一般在手术前难以确诊。

3.腹腔妊娠

腹腔妊娠指妊娠着床于输卵管、卵巢及阔韧带以外的腹腔内,有原发性腹腔妊娠与继发性腹腔妊娠两类。①原发性腹腔妊娠:是指受精卵种植于腹膜、肠系膜、大网膜等处,罕见。②继发性腹腔妊娠:一般继发于输卵管妊娠流产或破裂后,偶可继发于卵巢妊娠或子宫内妊娠而子宫存在缺陷(如瘢痕子宫裂开)破裂后。经输卵管排出的胚囊种植于腹腔组织并继续生长,并常因胎盘血供不足而胎儿生长发育迟缓。超声探测见胚囊与子宫分离,宫腔内未见胚囊,胚囊周围无较厚肌层组织,此点是与残角子宫妊娠鉴别要点。如胎儿继续生长,则一般胎儿小于妊娠周,胎盘附着处基底膜显示不清,且胎儿及羊膜囊外无明显子宫肌层存在。如能在下腹部找到正常子宫,才能使诊断明确。

4.宫颈妊娠

宫颈妊娠是指妊娠卵种植在宫颈内口与外口之间的宫颈管内。早期典型者宫颈管内见妊娠囊,且妊娠囊位于宫颈的一侧壁为一偏心圆,宫颈内、外口均为闭合状态。子宫体较小,宫颈较大,呈葫芦形。如宫颈妊娠流产出血则宫颈增大,颈管内部回声紊乱,可能无正常妊娠囊显示。

5.子宫切口妊娠

子宫切口妊娠指妊娠卵种植在子宫前壁峡部剖宫产切口处。因此处肌层较薄,易发生大出血及流产。并根据病情发展程度不一主要可分为有胚囊型和包块型两大类。

(1)有胚囊型:声像图典型表现为:①宫内无妊娠囊。②宫颈管内无妊娠囊。③妊娠囊生长在子宫峡部前壁切口部位。④膀胱和妊娠囊之间肌壁薄弱(见图22-27)。

(2)无胚囊型(包块型):声像图表现为:①宫内无妊娠囊。②宫颈管内无妊娠囊。③子宫前壁下段峡部见回声不均匀之混合性包块,并向浆膜层方向外突。④包块与膀胱之间肌壁薄弱且分界不清,甚者包块外缘可达浆膜层。⑤子宫前壁峡部切口着床部位彩色血流可无,亦可特别丰富,甚至可见动静脉瘘(见图22-28)。需与宫内妊娠流产、宫颈妊娠、难免流产、滋养细胞疾病等鉴别,以明确诊断,避免盲目刮宫引起大出血等严重后果。

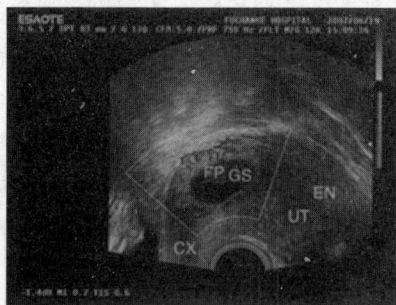

图 22-27 切口妊娠,有胚囊型

FP:胚芽,GS:妊娠囊,UT:子宫,CX:宫颈,EN:内膜

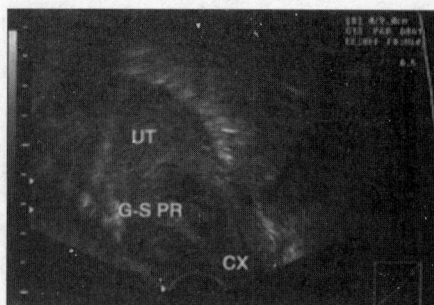

图 22-28 切口妊娠,无胚囊型

UT:子宫,CX:宫颈,G-S PR:切口妊娠

6.阔韧带妊娠

阔韧带妊娠是指发生于子宫旁的阔韧带内,极罕见,发生率为 1/183 900。其发生原理一种为受精卵原发种植于阔韧带;另一种是继发种植于阔韧带内,常继发于输卵管、卵巢、腹膜表面等部位的异位妊娠。一般于剖腹手术或腹腔镜手术证实,术前超声确诊困难,即声像图上与输卵管、卵巢等部位的异位妊娠近似,鉴别诊断困难。

7.残角子宫妊娠

残角子宫妊娠是指受精卵于子宫残角内着床并生长发育,多发生于初产妇,较罕见。早期的残角子宫妊娠破裂前,超声探测可见一个相对小于停经月份的单角子宫,宫腔内有蜕膜回声或假妊娠囊回声,对侧残角子宫内可见妊娠囊和胚胎回声,妊娠囊周围显示一定厚度的肌层组织,相对独立。有时死亡的胎儿填满残角子宫腔内,胎头与脊柱有变形。残角子宫与对侧单角子宫之间有中低回声的间隔回声,此点是与输卵管妊娠鉴别要点(见图 22-29),并需与腹腔妊娠相鉴别。

8.子宫角妊娠

子宫角妊娠是指妊娠卵种植在子宫腔宫角部,胎儿可向宫腔方向生长而无大碍,也可向宫角部浆膜层方向生长引起子宫角破裂大出血。声像图表现为妊娠囊位于一侧子宫腔宫角部,其外侧见宫角部肌层组织包绕,内侧与子宫内膜相连,且子宫角部外凸不甚明显(见图 22-30)。应注意观察妊娠囊着床部位与子宫内膜及肌层的相互关系,并与位于子宫一侧宫角部位的输卵管间质部妊娠鉴别。输卵管间质部妊娠时子宫角部外凸明显,内见一胚囊,胚囊周围均由肌层包绕,内侧与宫腔内膜不相连。

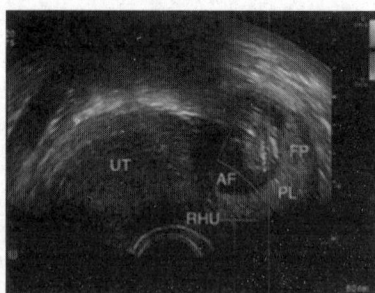

图 22-29 残角子宫妊娠

UT:子宫,FP:胚芽,AF:羊水,PL:胎盘,RHU:右侧残角子宫

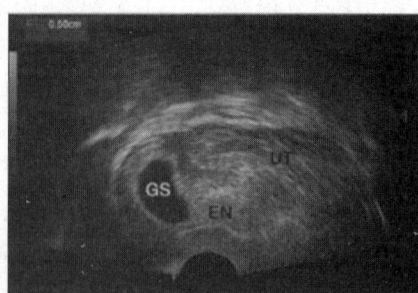

图 22-30 子宫角妊娠

UT:子宫,GS:妊娠囊,EN:内膜

(三)鉴别诊断

早期异位妊娠需与宫内妊娠流产、卵巢囊肿或黄体破裂等妇科急症鉴别。常见的输卵管异位妊娠有胚囊型与包块型(形成包块者),结合临床不难诊断。卵巢、腹腔、阔韧带部位的异位妊娠鉴别诊断相对较难。子宫切口部位妊娠需与宫内妊娠流产以及宫颈妊娠相鉴别,宫角妊娠需与输卵管间质部妊娠相鉴别。

(四)探测要点

1.探测内容

探测内容包括子宫腔内部回声是否改变,子宫角、子宫颈以及子宫双侧的附件区有无胚囊、胚芽、胎儿或异常肿块。

2.注意事项

异位妊娠的常见部位是输卵管,但也可能发生于卵巢等其他部位;异位妊娠一般为一侧性,也有双侧异位妊娠的报道。因此在临床表现怀疑宫外妊娠可能时,需要对所有可能发生异位妊娠的部位仔细检查,并排除双侧异位妊娠的可能。另有罕见宫内宫外同时妊娠的报道,虽然发生率只有三万分之一,但若遗漏宫外妊娠,将造成严重后果。所以对已经看到有宫内妊娠存在的情况下,也需常规对双侧附件区进行探测,观察附件区有无异常回声团块存在。

四、多胎妊娠

(一)概念

一次妊娠同时存在2个以上胎儿时称多胎妊娠。以双胎妊娠较常见。但随着促排卵药在不孕症运用的增加,多胎妊娠的发生有增加趋势。

(二)超声表现

1.早期妊娠

宫腔内见2个以上胚囊(见图22-31),或每个胚囊内见2个以上胚芽(见图22-32)。一侧卵巢内可见2个以上黄体,或者两侧卵巢各见1~2个黄体存在。

2.中晚期妊娠

子宫内见2个以上的胎儿,分节段探查时可能同时看到2个以上胎头、胎体等胎儿结构(见图22-33)。

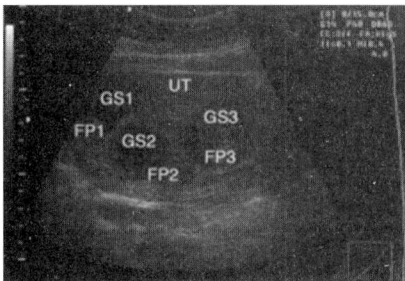

图 22-31 三胎妊娠。三绒毛膜囊
GS:妊娠囊,FP:胚芽,UT:子宫

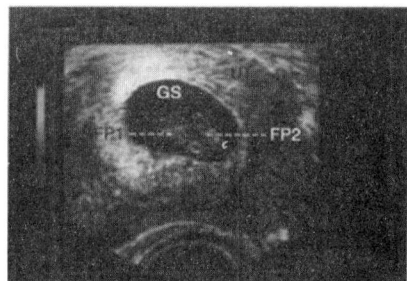

图 22-32 双胎妊娠,单绒毛膜囊
GS:妊娠囊,FP:胚芽,UT:子宫

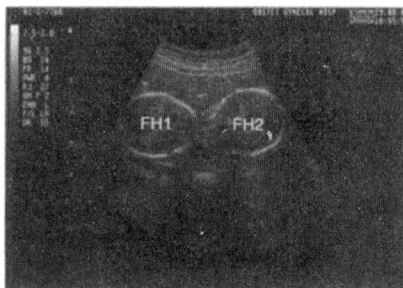

图 22-33 双胎妊娠,2个胎头
FH:胎头

3.双胎妊娠

分为双卵双胎和单卵双胎两种类型,超声表现因类型不同而有差异。

(1)双卵双胎:有2个受精卵并各自着床,每个胎儿均有各自的绒毛膜、羊膜囊包裹(即双绒毛膜囊双羊膜囊双胎),胎盘各有一个,可以各自分开,但种植位置邻近时2个胎盘可融合成一个。超声表现为:2个胎儿、2个羊膜囊(见羊膜囊分隔)、2个胎盘(分开或融合成一个)。

(2)单卵双胎:由1个受精卵在胚胎发育不同阶段分离而成。根据分离时间不同有三种亚型。①卵裂球阶段分离:卵裂球一分为二,发育成 2 个胎儿、2 个胎盘、2 个羊膜囊,胎盘种植位置可以分开亦可邻近甚至可融合。此型为双绒毛膜囊双羊膜囊双胎,超声声像图与双卵双胎难鉴别。②内细胞团阶段分离:内细胞团一分为二,发育成 2 个胎儿、2 个羊膜囊,但胎盘仅 1 个。即 2 个胎儿每个有各自的羊膜囊,但共用 1 个绒毛膜囊或胎盘,即单绒毛膜囊双羊膜囊双胎。声像图表现为 1 个胎盘、2 个羊膜囊(内各有 1 个胎儿)。与表现为胎盘融合成 1 个的双绒毛膜囊双羊膜囊双胎(双卵双胎或卵裂球阶段分离的单卵双胎)需要鉴别。③胚盘阶段分离:胚盘出现 2 个原条,发育成 2 个胎儿,但羊膜囊与胎盘仅 1 个。即 2 个胎儿共有 1 个羊膜囊和 1 个绒毛膜囊(1 个胎盘),即单绒毛膜囊单羊膜囊双胎。声像图表现为 2 个胎儿在 1 个羊膜囊中,内见 1 个胎盘。此型当 2 个原条相距较近时,易发生联体双胎,声像图表现为 2 个胎儿的某些躯体部位相连甚或内部脏器共用。常见胸腹部连体畸形。

双绒毛膜囊双羊膜囊双胎时,当两个胎盘相邻紧密甚至融合时超声表现为"1 个胎盘",需与单绒毛膜囊双羊膜囊双胎鉴别。因为此两种不同类型的双胎临床表现与处理均不同,单绒毛膜囊双羊膜囊双胎(内细胞团阶段分离的双胎)与单绒毛膜囊单羊膜囊双胎一样有可能发生双胎输血综合征。因此发现双胎妊娠时,有必要对羊膜囊及胎盘的个数进行观察和分析,以判断绒毛膜性及发生双胎输血的可能性。一般宜在早期及中孕期(约妊娠 16 周以前)进行绒毛膜性的判断。

(三)鉴别诊断

需与单胎妊娠、连体双胎等鉴别。仔细全面的观察、不漏数胎儿个数、不遗漏连体双胎,是鉴别诊断的首要任务。

(四)探测要点

1.探测内容

(1)确定多胎妊娠的成立:早期妊娠,主要观察妊娠囊及胚芽的个数及相互关系。中晚期妊娠,观察胎儿的个数、羊膜囊、绒毛膜囊的个数及相互关系、内部结构。

(2)判断绒毛膜性:在双胎妊娠中,无论是双卵双胎或单卵双胎,在早孕期或早期中孕期对绒毛膜性的判断非常重要。①双绒毛膜囊双羊膜囊双胎时,羊膜囊之间的分隔较厚、由 2 层绒毛膜和 2 层羊膜组成。当 2 个胎盘邻近而融合时,超声声像图表现为融合处的胎盘相邻处形成一向宫腔方向突起的三角形结构、并向相邻的羊膜囊分隔处延续,称为"双胎峰"征象(见图22-34)。②单绒毛膜囊双羊膜囊双胎时,羊膜囊之间的分隔较薄、由 2 层羊膜组成,超声声像图无"双胎峰"征象。

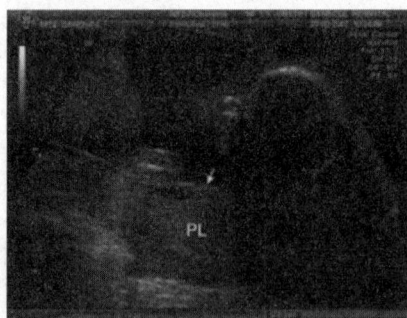

图 22-34 "双胎峰"征象(箭头)

PL:胎盘

2.注意事项

胎儿超声探测时首先需要将探头在孕妇整个腹部作平行或纵行移动扫查,以免遗漏多胎妊娠之胎儿。其次要注意胎儿头部、躯干部及四肢的相邻关系,以免胎儿数目的计数错误,并同时排除连体畸形。如早孕期未行超声探测,中孕期前来超声探测时首先要认清子宫体、子宫颈,以确认胎儿生长在子宫内。

(蔡彬彬)

第六节　胎儿畸形

一、概述

（一）出生缺陷

是指出生前已经存在、出生时或生后数年内可以发现的结构或功能异常，其产生原因包括遗传、环境以及二者的共同作用。严重出生缺陷将严重影响个体生存能力、机能，在生命早期可能致残、生活不能自理或死亡。我国是出生缺陷的高发国，每年有 80 万～120 万出生缺陷患儿出生，占出生总人口的 $4\%\sim6\%$ 左右。

（二）胎儿先天性畸形

是指胎儿结构的先天性发育异常或疾病，属于出生缺陷范畴。约 70% 以上的胎儿结构畸形可以在产前超声发现并诊断。由于我国各地区医学水平发展不平衡，目前在全国范围内还未形成统一的产前超声诊断规范。但根据我国国情，以下 6 种严重的胎儿致死性畸形必须在产前检出：无脑儿、颅骨缺损伴脑膜脑膨出、开放性脊柱裂伴脊膜脊髓膨出、腹壁缺损内脏外翻、单心室、致死性骨发育不良。

二、胎儿严重致死性畸形的超声诊断

（一）无脑儿

1. 超声表现

系同一种疾病在不同发展阶段的表现。

（1）露脑畸形：早期因颅骨缺失而脑组织直接暴露于羊水中得名。超声表现为：头颅部位无颅骨光环显示，仅显示一团米老鼠样脑组织暴露于羊水中，面部结构存在。

（2）无脑儿：晚期因脑组织受羊水的化学作用以及胎儿双手抓挠、摩擦等物理因素作用而逐渐消失，称"无脑儿"。超声表现为：头颅部位无颅骨光环显示，几乎无脑组织显示，仅显示结节状头面部结构，双眼因颅盖骨的缺失而位于面部较上方呈蛙眼样表现（见图 22-35）。

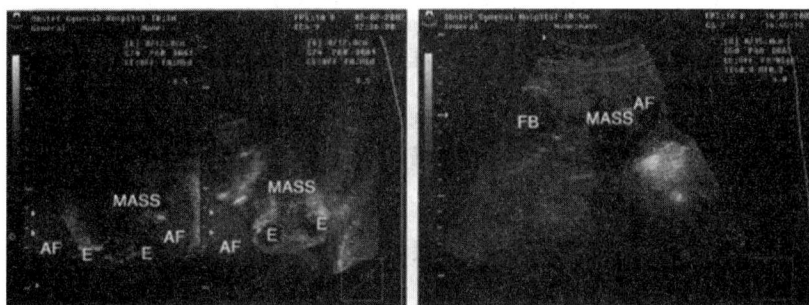

图 22-35　无脑儿
AF：羊水，FB：胎体，MASS：肿块（胎头呈结节状），E：眼睛

2. 注意事项

胎儿头颅于妊娠 12 周已能清晰识辨。对于受胎儿姿势影响不能清晰显示的头颅光环，有必要等待胎儿体位转变；如胎头朝下位于母体骨盆内时，经腹部超声观察困难，可试行经阴道超声观察。

（二）脑膨出

实质为胎儿颅骨局部缺损而造成脑膜及脑组织膨出。缺损一般发生在枕部、额部及顶部等中线部位，枕部最多见，占总数 75%。通常都合并有中枢神经系统异常，最常见的为脑积水。

1.超声表现

(1)颅骨局部缺损伴脑膜膨出:超声表现为局部头颅光环的不连续,头颅光环局部缺损处突起一囊肿样结构。

(2)颅骨局部缺损伴脑膜脑膨出:脑组织连同脑膜一并由缺损处膨出,超声表现为局部头颅光环的不连续,头颅光环局部缺损处突起一混合性包块(见图22-36)。

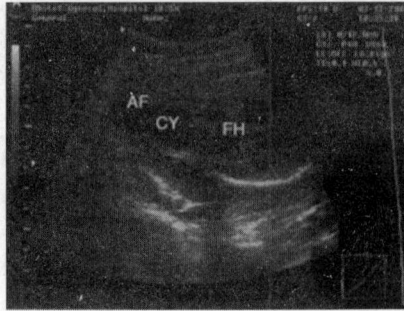

图 22-36　脑膨出
AF:羊水,CY:囊块,FH:胎头

2.注意事项

脑膜及脑组织膨出的大小与颅骨缺损的大小及压力差有关,偶尔脑膨出包块随着颅内压力的改变为可复性的,造成超声探测时包块时有时无。仔细检查确定头颅光环的完整性是诊断的首要条件。对于可疑的颅骨缺损应加强随访、短期内复查。

(三)开放性脊柱裂

脊柱裂指由于脊柱局部的脊椎骨的缺损、引起局部椎管不能正常围合而敞开。一般发生于背部中线,也有发生于腹侧部的椎体裂。当椎骨裂开并累及覆盖其表面的脊膜、肌肉和皮肤、皮下软组织时,称开放性脊柱裂,超声声像图上有特征性表现。如脊椎骨有裂,但其表面的皮肤、皮下软组织、脊膜等无裂开时,称隐性脊柱裂,超声诊断困难。

1.超声表现

(1)开放性椎骨缺损:①旁正中矢状切面(脊柱纵切面)时显示脊柱某一节或某几个节段的缺损,椎体与一侧的椎弓的骨化中心失去一一对应的关系,脊柱弯曲度有改变。②横切面显示由1个椎体和两侧的椎弓共3个骨化中心组成的"品"字形结构消失、而呈U形或V形。③冠状切面显示左右侧椎弓的骨化中心局部不对称或膨大。

(2)局部软组织缺损或异常:可在纵切面和横切面上观察,见椎骨缺损局部的皮肤线回声中断。伴脊膜膨出时,见局部突起一壁薄囊块,囊块表面无皮肤及软组织覆盖。伴脊膜脊髓膨出时,见局部突起一混合性包块,内部为中低回声结构(见图22-37)。

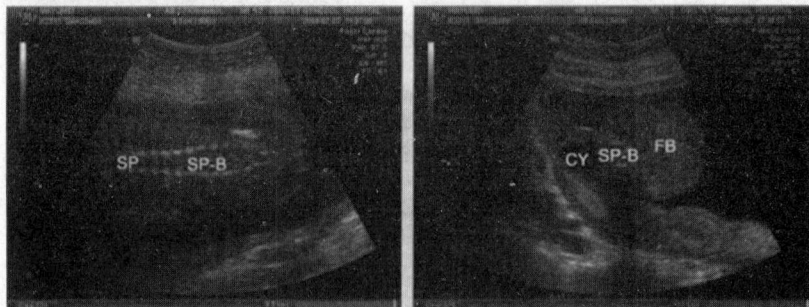

图 22-37　脊柱裂
CY:囊块,SP-B:脊柱裂,FB:胎体

（3）相应头颅改变：因脊柱裂、脊膜脊髓下移引起的颅内压力改变时头颅部发生相应的改变。

1）"柠檬头"征象：横切胎头时可见。因颅内压力变化而使双侧额部头颅骨向内凹陷、胎头外形呈"柠檬"样。

2）"香蕉小脑"征象：小脑蚓部因压力改变可疝入枕骨大孔、小脑半球可下陷紧贴后颅窝底而使小脑呈"香蕉"形。后颅窝池因小脑下陷而消失。

3）脑室扩张。

2.注意事项

（1）要显示整个脊柱的完整性，不遗漏任一节段。

（2）纵切脊柱时注意背部皮肤及软组织的完整性。

（3）骶尾部是脊柱裂高发部位，需重点观察。

（4）在胎儿头部发现有"柠檬头""香蕉小脑"等征象时，应警惕脊柱裂存在的可能性。

（四）腹壁缺损内脏外翻

脐旁腹壁全层缺损，伴内脏外翻，亦称"腹裂"。

1.超声表现

视缺损的大小而有差异。

（1）局部腹部皮肤不连续：缺损常位于脐根部右侧，属非中线缺损。

（2）局部腹腔脏器或组织膨出并暴露于羊水中（见图 22-38）。因腹壁全层缺损，突出的内脏表面无腹膜覆盖。常见肠管突出并漂浮于羊水中。裂口大时，可见肝等脏器突出。

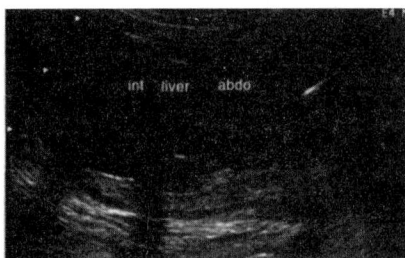

图 22-38　腹壁缺损内脏外翻
abdo：胎儿腹部，liver：肝，int：小肠

2.注意事项

（1）脐部为本病高发部位，需重点观察。

（2）裂口小时，脐根部结构可显示正常。

（3）需与脐疝、脐膨出鉴别。

1）脐疝：因脐部为全腹壁最薄弱的部位，但腹腔内部压力增高时，使部分器官组织疝入脐孔形成脐疝，主要疝入物为肠管与大网膜。脐部表面有皮肤与皮下组织覆盖，脐带连接腹壁的部位正常。

2）脐膨出：因腹壁中线结构（肌肉、筋膜和皮肤）缺损，而使腹腔内容物突入脐带内，表面有两层膜（腹膜和羊膜）覆盖。本病合并染色体异常的机会较高。

（五）单室心

又称"总心室"或"单室心"。单心室的形成主要是在胚胎发育过程中，房室管未能与发育中的心室正确对线，从而使两个房室瓣都对向一个心室。

1.超声表现

（1）双流入道单心室：由于室间隔未发育引起的单心室，声像图不能显示四腔心观，仅可见 2 个心房、2 个房室瓣及 1 个心室。彩色多普勒超声检测可见 2 条房室血流。

（2）单流入道单心室：由于一侧房室瓣闭锁引起的单心室，即单心房单心室，声像图可见 1 个心房、

1个房室瓣及1个心室。彩色多普勒超声检测可见1条房室血流(见图22-39)。

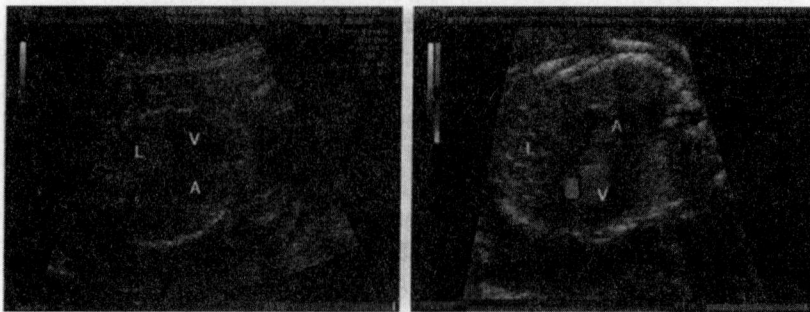

图 22-39　单心室
A:心房,V:心室,L:肺

2.注意事项

(1)单心室是一种复杂的先天性心脏畸形,根据流入道、流出道腔室以及大动脉排列关系可分为很多亚型。诊断必须坚持在胎儿合适的体位下观察心脏结构,如受体位影响心脏显示不清时需等待胎儿体位改变。

(2)本病的产前超声诊断有一定难度,需与完全性房室通道、左心发育不良、右心发育不良等先天性心脏畸形鉴别。完全性房室通道时,四腔心切面可见一些残存的室间隔回声。左心或右心发育不良时,心室的左右侧壁厚度不一致。

(六)致死性骨发育不良

胎儿骨骼系统及肢体畸形的种类繁多,常合并全身其他系统畸形。较常见的致死性骨发育不良,包括致死性侏儒、软骨发育不全、成骨发育不全Ⅱ型。

1.超声表现

(1)严重的四肢均匀性短小畸形:超声测量四肢长骨长度均低于正常妊娠周平均值的4个标准差或以下,股骨长/腹围<0.16(见图22-40)。

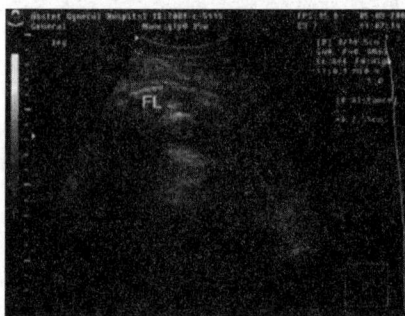

图 22-40　四肢短小
FL:股骨

(2)严重的胸部发育不良:胸腔狭窄可导致胎儿肺发育不良和胎儿死亡。超声测量胸围低于正常妊娠周平均值的第5个百分位数,心胸比例大于0.6(需排除心脏畸形引起的心胸比例增大),胸围/腹围小于0.89。

(3)其他特殊表现:致死性侏儒可有三角形头颅表现;成骨发育不全Ⅱ型可表现为颅骨钙化差;软骨发育不全可造成颅骨或椎体低钙化或无钙化;肋骨短小及胸腔狭窄时可影响胎儿呼吸样运动、造成胸腔压力增高而使胎儿水肿或颈项透明层增厚,并可能影响胎儿吞咽使羊水过多。

2.注意事项

(1)通过超声测量长骨的长度,可发现长骨发育畸形。但超声不能对所有骨发育不良的亚型做出具体诊断,故应在产前超声时注意区分是否为致死性骨发育不良,以助产科处理。

(2)超声常规测量股骨、肱骨的长度,在得出长骨短小的印象后,不能简单诊断或满足于已有的发现,而是需要在此基础上,注意观察膝关节和肘关节以下节段的长骨(如胫腓骨、尺桡骨)的长度,并比较双侧长骨的长度是否一致或有明显差异。

(3)不同类型的骨发育不良可能有其特殊表现。成骨发育不全Ⅱ型可见四肢短小、成角畸形骨折或多发骨折;致死性侏儒表现为严重短肢、长骨弯曲、窄胸头大;软骨发育不全可见四肢长骨极度短小,肋骨、胸骨均明显缩短,胸廓明显缩小狭窄,腹部相对膨大。

(蔡彬彬)

第二十三章　心电图

第一节　心电图产生原理

心肌细胞生物电的变化是心电图产生的根源。人体是一个三维、有边界、形状不规则的非均质容积导体,心脏的生物电活动可以通过周围的导电组织和体液传导到体表的任何部位,把电极放置在体表或体内某个部位都可以记录到相应的心电图。

一、激动的扩布与心电图形的产生

除极过程从极化膜受刺激的部分开始,向周围迅速扩展,直到整个细胞膜除极完毕。然而,激动的扩布并不单纯局限在细胞内,由于心肌细胞间存在着相互连接,电偶的推进可以跨越细胞界限,其扩布的过程如同石子投入平静水面激起的波浪向四周扩散一样。

(一)激动扩布中的相关概念

1.电偶

物理学中将一个分子的正电荷集中于一点称为正电荷的"重心",负电荷集中于一点称为负电荷的"重心",如果两者不重合,那么这个分子被称为电偶极子。电偶(也称偶极子)由一对电量相等,电性相反的电荷组成,正负电荷之间有细微的距离。电偶中的正电荷称为电源(电位较高),负电荷称作电穴(电位较低),其连线称为电偶轴,电偶轴的方向是由电穴指向电源,两极间连线的中点称为电偶中心。

2.扩布与传导

兴奋沿着细胞膜向周围传播、扩展的过程称为扩布。心肌细胞的细胞浆和细胞外液均是优良导体,但两者之间的细胞膜对电流阻力较大,电流便沿着细胞膜推进,从兴奋点纵向流出。心脏由无数心肌细胞组成,细胞之间由细胞膜分隔,通过闰盘相连接,闰盘由桥粒、黏附膜和缝隙连接3部分组成。其中缝隙连接的中心是亲水性孔道,胞浆中的离子和小分子物质可通过这个结构在相邻细胞间相互沟通,称为"生化偶联";同时缝隙连接的电阻很低,通过一个细胞电位变化可使相邻细胞迅速发生相应的电位变化,称为"电偶联"。电偶联在心肌细胞激动的扩布和传导上起主导作用,生化偶联通过转运生物活性物质,对细胞兴奋性也有一定影响。激动的扩布和传导是通过局部电流实现的,细胞除极后动作电位0相上升速度与振幅足够大时才能引起激动的扩布和传导。"传导"与"扩布"的概念有所区别,前者指激动沿着心脏特殊传导系统的传播,而激动在细胞内以及普通心肌细胞之间通过化学偶联或电偶联的传播为"扩布"。

3.各向异性

各向异性也称"非均质性""异向性",指物体的全部或部分物理、化学等性质,随着方向的不同而各自表现出一定的差异的特性。心肌细胞为长圆柱形,纤维末端沿长轴方向分裂成一些分支并与相邻细胞的分支紧靠在一起。作为激动传导关键环节的缝隙连接,在单个心肌细胞的纵向和横向上的数量、种类、密度以及导电性不同,而心脏不同部位细胞的缝隙连接的分布和种类也有差异,形成了解剖学的各向异性,也决定了激动传导的各向异性。

心肌传导优先沿着心肌纤维束的纵轴方向传导,速度约 40 cm/s;横向传导速度较慢,一般为15~20 cm/s。这是由于心肌细胞之间侧一侧连接的分布密度低并且阻抗较高;纵向之间存在相当数量的闰盘,其电传导性能好而阻抗低。此外,纵向排列的心肌细胞间的胶原间隔也有利于纵向传导。

4.容积导体与容积导电

(1)容积导体:物理学中将电流可以通过的任意形状的不均匀的大块导体称为容积导体。对于粗细不均匀的大块导体,同一截面上各点的电流和方向不一样,当两端电势差固定时,截面积小的部分电流密度大。人体组织中含有大量可以导电的水、电解质以及大分子带电胶体,由电阻很高的皮肤(显著地高于皮下组织和肌性组织)所包绕,构成了一个复杂的容积导体,具有一定的电阻和电容。由于人体各组织结构和理化性质不同,身体各种组织对电流的阻抗也不同,从小到大的顺序依次为血管、神经、肌肉、皮肤、脂肪、肌腱、骨组织,这些组织形成相互并无严格绝缘关系、串联和并联混杂的电路。

(2)容积导电:将电池的正极与负极(一对电偶)放在一桶氯化钠溶液的中心,由于氯化钠溶液具有均匀一致的导电性,根据电学原理,有无数条电流线自正极流向负极,溶液中各个部位的电流强度不同,所测得的电位也不同,这种导电的方式称为容积导电。

(3)容积导体的导电规律:容积导体内的各部分都有一定电位,在连接电偶正、负极的轴线中点的垂直面上,由于它与正、负两极的距离相等,故电位等于零;在此平面的两侧,有无数等电位线,每条曲线上任何一点的电位均相等;越接近电偶正极者,电位越高,越接近电偶的负极者电位越低(图 23-1)。零电位面的正极侧为正电位区,零电位面的负极侧为负电位区。容积导体中任一点的电位(V)与电偶电动势(E)成正比,与该点和电偶中心的距离(r)的平方成反比,与该点方位角 θ(即该点和电偶中心连线与电偶轴心线所形成的夹角)的余弦成正比,可用公式表示:$V = E \cdot \cos\theta / r^2$。

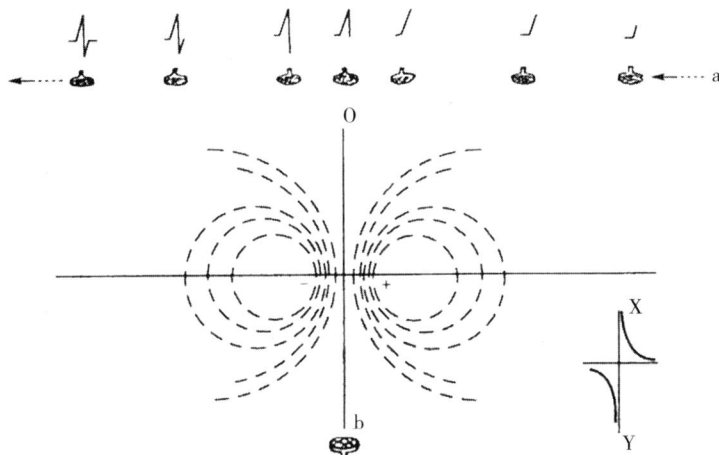

图 23-1　容积导电示意图

(二)激动在心肌细胞内及细胞间的扩布

1.除极的扩布

心肌细胞处于极化状态,极化膜的内外分别排列同等数量的阴、阳离子,而无电活动。当一端受到激动后,细胞膜外的 Na^+ 在瞬间大量进入膜内而开始除极,该处电位骤然下降,但邻近尚未除极的部分,膜外仍保持原有的阳离子,在瞬间其电位高于已除极部分,在心肌细胞表面形成电偶。已除极部分的细胞膜外分布着负电荷电位较低,相当于电穴;未除极部分的细胞膜外分布着正电荷电位较高,为电源。局部电位差产生了局部电流,使尚未复极部分的细胞膜两侧电位减少而达到引起兴奋的阈电位水平,结果在该处产生"动作电位",使带正电荷的"电源"部分细胞除极而电位下降,成为新的"电穴"。如此扩展,直到除极结束为止。除极过程的扩布正如一组电偶沿着细胞膜在向前推进,电源在前,电穴在后。

除极在心肌细胞间的扩布主要是通过缝隙连接的"生化偶联"和"电偶联"完成。与单个细胞相仿,除极是按照细胞膜表面电位高低进行传播,除极电偶向前推进的过程中,电源在前,电穴在后。除极的扩布是被动的,从最先除极的细胞开始,通过特有的电/化学扩布,随心肌内、中、外 3 层肌纤维排列、走向、分布、异向结构,同时在特殊传导系统和优势传导束的参与下,使心肌局部和整体扩布依序规律进行。纵向扩布速度比横向扩布快,激动在肌束交叉点以及传导纤维与普通心肌纤维交叉点等部位的扩布速度慢。

对于整个心脏来说,每一瞬间都有许多对电偶同时沿着不同方向前进,总体是从心内膜到心外膜,心室除极的扩布也是从心内膜→心外膜。

2.复极的扩布

复极的扩布则是主动的,是依靠心肌代谢而恢复其极化状态的过程。因而,复极扩布的情况要复杂一些。

对于单个心肌细胞来说,细胞膜最早开始除极的部分首先开始复极,已复极的细胞膜外又重新出现正电荷,该部位的电位必然高于邻近尚未复极部分的电位,两者之间存在电位差,已复极部分为电源,尚未复极部分为电穴。随后,电穴部分也开始复极成为前面尚未复极部分的电源,更前的部分先为临时电穴,继而转为电源,就像一对电偶沿着细胞膜在向前推进,电穴在前,电源在后,恰好与除极过程相反。整个细胞膜复极过程结束后,心肌细胞又恢复到原来的极化状态,膜内外重新排列同等数量的正负电荷。

整个心脏复极并不都是先除极的部分首先复极,起止时间主要由心肌细胞本身的动作电位特点决定,并非直接受周围细胞影响。心房的复极是先除极部分最先复极。而心室则不同,其内、外膜的温度和压力存在差异(内膜温度低、压力大),总体复极的扩布方向是从心外膜→心内膜,不同于除极。

(三)除极波与复极波的形成

1.定义

心肌细胞在整个除极过程中,利用电流计所记录到的电位偏转曲线称为除极波。同样,在整个复极过程中所记录的电位偏转曲线称为复极波。

2.除极波的形成

根据电学原理,电偶在容积导体中将会使导体中各处都有强弱不同的电流在流动着,因而导体中各点存在着不同的电位差。按照容积导体的导电规律,越接近电偶正极者,电位越高,越接近电偶的负极者电位越低。如将探查电极放在电源一侧,可记录到一个正向波;探查电极放在电穴一端,则记录到负向波。

若探查电极正对着一个心肌细胞的中央,当心肌细胞处于静息状态时没有电位变化,因而记录到一段等电位线。当细胞的一端受激动后开始除极,并迅速向另一端推进,电偶按照电源在前、电穴在后的规律移动,在除极开始时探查电极总是更接近电偶的电源侧,受到正电位的影响,可描记出一正向的电流曲线。除极过程继续向前推进,当电源到达并刚好通过探查电极时,电极受正电位的影响最大,曲线升至最高点。瞬时后,当电偶刚好离开探查电极时,受负电位的影响最大,电位由最高点突然降至零或负电位,这个骤然转折称为本位曲折或内部转折。在临床心电图中,由于探查电极不可能直接放在心脏表面,因而不能记录到真正的内部转折,仅与内部转折相类似,称为类内部转折。随着电偶继续向前推进,探查电极受到电穴侧的影响大于电源侧,记录电流曲线为负向,但由于电偶逐渐远离,其影响亦逐渐减弱,于是电流曲线又逐渐回升。最后除极完毕后已无电位变化,电流曲线回到等电位线上。

3.复极波的形成

复极波形成与除极波类似,但存在以下差别:①除极过程时电源在前,电穴在后,当探查电极置于细胞的中央时,记录到的电流曲线是一个先正向后负向的双相波,即正负型双相波。复极过程则恰好相反,电穴在前,电源在后,因此记录的波形为负正型双相波。②除极进行的速度大大高于复极,复极过程的时间大约为除极过程的2~7倍。因此复极波起伏迟缓,振幅较低,与除极波起伏高尖波形不同,但两者面积应相等。③除极波内部转折明显,复极波无内部转折,从复极波形态上不能识别复极过程已到达探查电极所在部位。④复极过程较除极过程易受各种因素的影响而发生变化。在临床心电图中,复极波已有明显改变而除极波仍属正常者屡见不鲜。这是因为细胞的复极过程是耗能过程,与细胞的新陈代谢、生物化学变化密切相关,故易受外界影响而发生变化。心脏位于体液之中,心脏激动的传导犹如一系列电偶在向前推进,应用体表电极可以记录到整个心脏顺序出现的心电波,电极位置不同记录的图形也不同。正常情况下,心室肌细胞除极从心内膜向心外膜推进,复极从心外膜向心内膜推进,因而,心室除极波(QRS波群)与复极波(T波)的方向相同,这与单个心肌细胞的除极与复极过程完全相反。由于心脏并非处于人体的中心,同时心脏周围导电介质的导电性能也不完全一致,因此,实际情况不像理论上那样简单,但其基本原理相同。

二、探查电极与细胞的关系对波形的影响

（一）细胞除极、复极方向对波形的影响

如果探查电极的位置固定,记录到的除极波形与细胞的除极方向直接有关。当心肌除极的方向面向探查电极（正极）时,或者说电偶运动的前进方向朝向电极时,可描记到正向波。除极方向背向电极时,描记到的是负向波。当探查电极其位置接近心肌中部的位置且除极方向与其恰成直角时,所述描记到的波形先正后负。

心肌细胞复极时电极记录到的波形与除极波方向相反,复极方向指向电极时,呈负向波;复极方向背向电极,呈正向波。

（二）电极位置对波形的影响

如果细胞的除极方向不变,而探查电极的位置发生变动,描记出的图形也会随之变化。心脏除极和复极的方向不会任意变化,在临床心电图中各导联波形的差异,正是由于各导联电极位置不同所致。

（三）电极与细胞间的距离对波形的影响

探查电极距离细胞越近,描记出的图形振幅越大;反之,越远越小。振幅大小与电极和心脏间距离的平方成反比,但波形相同。因为胸导联电极距离心脏较近,临床心电图中胸导联的振幅高于肢体导联。同理,小儿胸壁较薄,因而胸导联的振幅比成人高。

（四）细胞之间向量叠加对波形的影响

心脏激动过程中的整体电位变化,取决于细胞的多少、大小以及各自的除极方向。多个排列不同的肌纤维同时激动时,按照合力形成的概念,所产生的电压是各肌纤维电压强度相加的总和。

（五）细胞与电极间导电介质对波形的影响

如果细胞的电向量不变,波形的振幅还可因导电介质的性能不同而有所不同。过度肥胖、肺气肿、皮下气肿、全身明显水肿、胸腔积液以及探查电极与皮肤的接触不良,都会导致心电图波形振幅减低。

三、心电向量的综合与投影

（一）心电向量综合的概念

1. 心电向量

物理学上用来表明既有数量大小,又有方向性的量叫做向量,也称矢量。心肌细胞在除极和复极的过程中形成的电偶,既有数量大小,又有方向性,称为电偶向量。电偶向量可以看做是单个心肌细胞的心电向量,它的数量大小就是电偶的电动势,取决于电偶两极电荷聚集的数目,数目越多,电动势就越大;反之,则越小。心电向量的方向就是电偶的方向。电偶向量可用带箭头的线段来表示,线段的长度表示向量的大小,箭头表示向量的方向（电源）,箭尾表示电穴。

2. 瞬间综合心电向量

心脏是一个"中空"（实际上充满血液）的,形态极不规则的肌性器官。心肌纤维纵横交错排列,并且心壁各处的组织结构不同,厚薄不一,其中心室肌本身由几层心肌组成并按不同方向呈螺旋状环绕。在心电活动周期中,各部分心肌按一定顺序除极、复极,每一瞬间都有不同部位心肌参与心电活动,出现无数对电偶,产生无数方向不同、强弱不等的心电向量,方向相反的将会相互抵消,方向相同的将会相互叠加,角度相异的可以利用平行四边形的对角线求出综合心电向量。某一瞬间总的"向量"之和,称为瞬间综合心电向量。

3. 空间心电向量环

在心电活动传导和扩布过程中,每一个瞬间都对应着一个综合心电向量。由于心脏是一个立体结构,所产生的瞬间心电向量在空间中朝向四面八方。瞬间综合心电向量从"0"开始,在整个心电周期中每一个

瞬间综合心电向量的尖端点随着时间的推移而移动,把移动的各点连接起来的环形轨迹就构成一个有顺序、有方向、有大小的空间心电向量环。"0"点与向量环上的每一点相连形成的箭矢代表着心脏此时刻的瞬间心电综合向量。

(二)空间心电向量环的一次投影——心电向量图

心脏除极和复极所产生的空间心电向量环,有上下、左右、前后不同的方向和不同的量值,平面纸上直接地显示出三维图形很困难。通常采用空间心电向量环在3个不同的互相垂直平面上的投影来观察。所谓投影,就是与某一平面垂直的平行光线照在心电向量环上,此向量环在该平面上形成的影像称为投影。描记下来的空间心电向量环是从额面、水平面和侧面3个不同平面上的投影,即临床上常规记录的心电向量图,也称为空间心电向量环的第1次投影。额面向量环记录的是上下、左右的心电向量,水平面(又称横面)记录的是左右、前后的心电向量,而侧面(通常用右侧面)记录的是上下、前后的向量变化。

实际上,空间心电向量环应当是包含时间变化的四维结构,为了在平面信息中表达出时间概念,传统心向量机中通过电路控制,使向量环成为一条间断的光电曲线。每个光点代表一定的时间,光点呈泪滴状也称泪点,通过泪点的疏密程度就可以表示出向量环的运行快慢。

(三)空间心电向量环的二次投影——心电图

心电图记录的是两个电极之间由于心电活动引起的电位差随时间变化的曲线,相当于一个平面心电向量在这两个电极连线(即导联轴)上的投影随时间移动的情况,即所谓第2次投影。平面心电向量描记出的是一个曲线图,即环形图,反映二维变化,其纵坐标及横坐标均反映向量在该方向上的强弱变化。而一个导联记录的心电变化,只能在纵坐标上反映向量强弱的变化,而横坐标则反映时间变化。

常规的心电图采用标准心电图图纸,以恒定纸速进行记录。其图形能够按时间顺序反映心脏各部位先后出现的心电波形,不仅能反映振幅大小、形态差异以及各波形所占的时间,并形成可以准确测量的各种间期。心脏病变常可使某种间期发生延长或者缩短,而心电图在反映心脏各部位传导特性方面比心向量图优越。

每个导联只能从一个特定角度观察心脏,为了全面了解心脏情况就需要观察更多角度。目前临床常规心电图包括了标准肢体导联、加压肢体导联和6个胸导联。6个肢体导联轴线,反映了额面心向量在上下、左右方面的变化;而6个胸导联轴线,反映了水平面在前后、左右方向的变化。6个肢体导联的心电图是额面向量环分别在这6个导联轴上的投影,而6个胸导联的心电图则是水平面向量环分别在这6个导联轴上的投影。

需要指出的是,心电图机在描记心电图时不是先进行一次投影后再进行2次投影,而是直接记录传导到体表的综合向量。但是只能反映在导联方向上的强弱,而不能反映垂直于导联方向上的强弱。

四、心电图中各波的形成

在正常情况下,每个心动周期在心电图上均可记录到一系列波形,依次被命名为P波、QRS波群、Ta波、T波及U波等。P波即心房除极波,代表心房肌除极过程的电位变化;QRS波群即心室除极波,代表心室肌除极过程的电位变化;Ta波即心房复极波,代表心房肌复极过程的电位变化;T波即心室复极波,代表心室肌复极过程的电位变化;U波是T波之后低小的波,其意义尚有争议。这些波形出现的顺序与心脏各部分的激动顺序一一对应。

(一)正常心脏激动的顺序

每次正常的心脏除极都是先由窦房结启动,按照从窦房结→结间束和心房(先右后左)→房室结→希氏束→左右束支→普肯耶纤维→心室肌的顺序进行传播。

(二)心电向量变化与各导联心电波的形成

1.正常心房波

(1)心房内除极扩布与心电向量:激动首先自窦房结开始,使右心房壁自上而下激动,同时经3条结间束下传到房室结。根据立体心电向量的研究,心房除极向量最初是从上方向右下方,最后的综合向量转向左方。这是由于巴赫曼纤维使左心房壁自右向左的除极所需时间较右心房内除极时间更长。所以窦房结发出的激动首先引起右心房除极,构成 P 波的前半部。左心房较晚除极,因而构成 P 波的后半部。心房肌较薄,又存在着 3 条结间束,心房除极所产生的电位差并不大,整个除极过程也比较短,平均 0.1 s 即完成。

(2)各导联心房除极波的形成:P 波形态取决于探查电极与心房的相互位置。P 向量投影在导联轴正侧,描记出的 P 波为正向,即 I、aVL、II、aVF 导联 P 波均向上。III 导联定位在+120°,几乎垂直于 P 环,P 波通常为双相波,aVR 导联−150°,P 向量背离探查电极,描记到负向的 P 波。

在水平面即胸导联 V$_3$～V$_6$ 记录到正向波。V$_1$ 导联位于右侧,垂直于 P 环,记录为双相波,类似 III 导,V$_2$ 导联则不定。

(3)心房复极波:心房除极完毕,立即开始复极而形成 Ta 波。心房肌复极的顺序是先除极部分最先复极,后除极部分较晚复极。因此,心房复极的方向与除极方向一致,所以 Ta 波的方向与 P 波方向相反。Ta 波振幅小,与 P 波的方向相反,常常埋没在 QRS 波群或 ST 段之中,故一般不易辨认。但如心率增快时,Ta 波可增大,而使心室除极后的基线下移。

2.心室的除极波

(1)心室内除极扩布:希氏束传来的激动在室间隔除极后,通过右束支传来的激动到达心尖部,以后激动通过左、右束支及其分支以及遍布于两侧心室内膜下的普肯耶纤维,迅速到达左、右心室的内膜面。左右心室壁的除极方向是自内膜面向外膜面辐射状地除极。右心室壁较薄,其除极首先到达外膜面结束。左心室壁较厚,当右心室壁的绝大部分已经除极后,还有相当大的一部分左心室壁正在进行着除极。一般认为,左心室的后底部或右心室的肺动脉根部(锥体部)心肌是最后除极的部分。

(2)心室除极向量环的形成:心室除极向量环的环体呈椭圆形,逆钟向运行,总时间约 0.08 s,综合向量的方向(QRS 波群电轴)指向左后方。根据其除极顺序的先后又分为:①室间隔除极,又称初始向量或 0.01 s 向量。心室除极首先开始于室间隔左侧中 1/3 处自左向右除极,除极向量指向右前。②心尖部除极。当心室除极到 0.02 s 时,冲动扩展到心尖部,此时左右心尖部同时进行除极,其综合向量指向前下。③左心室壁除极。在除极开始后 0.04 s 左右,室间隔和右室的绝大部分已除极完毕,只有左室侧壁和右室后基底部除极仍在进行,所以又称 0.04 s 向量或最大向量,其方向指向左后。④基底部除极。当除极至 0.06 s 时,只剩下左室后基底部和室间隔的一小块基底部除极仍在进行,故又称终末向量,其方向指向后方。

(3)心室除极波群中各波的形成:最初时,由于左侧导联的正电极背向室间隔除极方向,故首先描记出很小的负向波,称为 q 波,在 I 、aVL、V$_5$、V$_6$ 可先出现小的负向波即 q 波,也可能在下壁导联出现。

室间隔除极后,大片心肌除极,左侧心肌显著厚于右侧,其平均向量指向左侧,常位于 0°～+90°,在额面导联出现高大的除极波(R 波),主要在左侧及下壁导联。aVR 定位于右侧,出现深的负向波。

水平面导联 V$_1$、V$_2$ 位于右侧,由于向量朝向左侧,因而描记到深的负向波,称为 S 波,相反 V$_5$、V$_6$ 位于左侧,向量面向电极,描记到高的 R 波。在胸导联,QRS 波群从负向波为主逐渐转换成正向波为主,R 波自右至左逐渐增高。V$_3$、V$_4$ 位于左右心室的过渡区,常为双相波(RS 型),其 R、S 波振幅大小可相似。

3.心室的复极波

(1)心室肌的复极与扩布:心室的复极过程相对缓慢,运行时间稍长,约为 0.26～0.40 s。心室肌的复极扩布方向与除极的扩布不同。其扩布与传导系统无关,传导速度缓慢。复极过程与心肌的温度及心肌所承受的压力有着密切关系。心肌收缩时产生相当大的热量,可使心肌温度较血液高 1.5 ℃。贴近内膜面的心肌由于与心腔内流动着的血液近,其热量由迅速流过心腔的血液带走,而温度下降。贴近外膜的心室肌,由于大部分被隔热性较高的脂肪组织所包围,而温度保持在较高水平。温度较高处的心肌复极过程比温度较低处迅速,使心肌复极扩布方向从外膜指向内膜。此外,当心室收缩时,越接近内膜心肌所承受的压力越大,而接近外膜面的心肌所承受的压力则较小。承受压力较大的近内膜处心肌复极过程也较慢;反之,接近外膜面的心肌承受压力小,复极过程也较迅速。因而压力的差别也促进了心肌复极扩布方向从外膜指向内膜。

(2)心室复极向量与复极波的形成:由于右心室壁较薄,3 相复极时所产生的电位活动远不如左心室壁大,其对整个心室复极过程中心电向量的影响小。室间隔的左、右两侧大致同时复极,因而所产生的电位活动相互抵消。心室复极向量的形成主要是由于左心室壁肌 3 相复极自外膜面向内膜面扩布的作用，其向量环与 QRS 波群方向大致接近，其方向主要指向左、前、下方。描记的心室复极波（T 波）应与除极波方向一致，但振幅较低并且波形起伏迟缓。

（刘纯伟）

第二节 心电图导联

导联（leads）就是引导心脏电流至心电图机的联接路程，又称导程。常用的有双极导联及单极导联两类。

导联按其反映心电活动的立体或空间向量而有多种。反映额面（前面）向量变化的导联，有肢导联；反映横面（水平面）向量变化的导联，有胸导联；反映侧面（矢状面）向量变化的导联，有食管（食道）导联等。此外还有正交导联（orthogonal leads），即 X、Y、Z 导联，是反映心电空间活动的导联，常作为正交心电图、心电向量图（VCG）及心室晚电位（VLP）等检测的采用导联（详见有关章节）。目前临床上常规应用的心电图为体表心电图，其他尚有心内心电图等。最常用的导联为肢导联及胸导联。

一、肢导联（额面导联）

心电活动反映到人体额面上的导联，称为肢导联（limb leads）。有双极肢导联及单极肢导联的不同。

（一）双极肢导联（标准导联）

双极导联（bipolar leads），即连接身体表面的两极均有电压（电位）的改变，此种心电图标志了两极间的电位差。额面的双极导联一般为双极肢导联（bipolar limb leads），系 Einthoven（艾氏）于 1907 年—1908 年首先倡用而沿用至今的导联，因此又称为标准导联（standard leads），乃联接右臂、左臂及左腿间电压的导线。包括 Ⅰ、Ⅱ、Ⅲ 三个导联。

Ⅰ导联：联接左、右臂的电位差[Ⅰ＝左臂（＋）－右臂（－）]。

Ⅱ导联：联接左腿及右臂的电位差[Ⅱ＝左腿（＋）－右臂（－）]

Ⅲ导联：联接左腿及左臂的电位差[Ⅲ＝左腿（＋）－左臂（－）]。

艾氏三角及其定律：连接左臂、右臂及左腿（图 23-1），形成一个等边三角形，心脏恰在其中心。Ⅰ导联与Ⅲ导联电压之和，等于Ⅱ导联的电压。即Ⅱ＝Ⅰ＋Ⅲ。

如图 23-2 所示，心脏的激动开始在三角形的中心点 0，心脏除极的平均电轴，在额面上为向左下（OX），则此平均电轴的方向及电量（向量）反映到Ⅰ导联上为 E_1，Ⅱ导联上为 E_2，Ⅲ导联上为 E_3（图 23-3）。

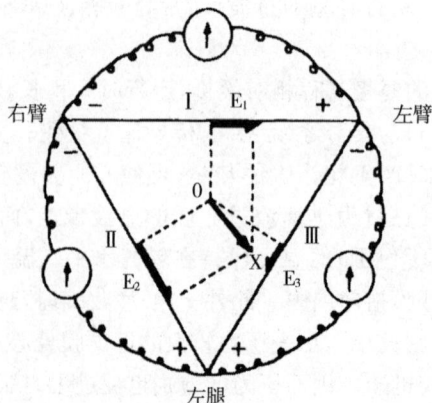

图 23-2 双极肢导联的连接法（艾氏三角）

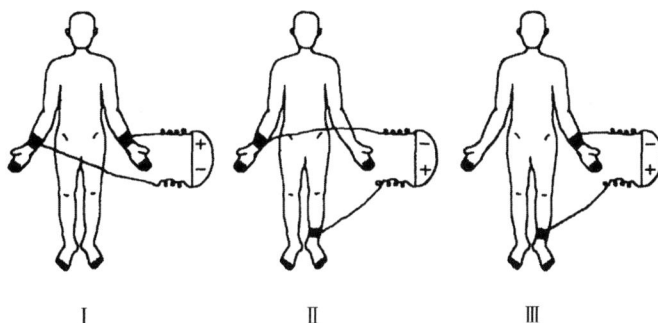

图 23-3　双极肢导联的连接法

因 $E_1 = V_L - V_R$（左、右臂的电位差）

$E_2 = V_F - V_R$（左腿、右臂的电位差）

$E_3 = V_F - V_L$（左腿、左臂的电位差）

则 $E_1 + E_3 = (V_L - V_R) + (V_F - V_L) = V_F - V_R = E_2$

即 II = I + III

（二）单极肢导联与加压单极肢导联

单极导联是在两个电极中，只使一个电极显示电位，而另一电极的电位则使之几乎等于零，这样所描得的心电图，则表现为有效（探察）电极下的电活动，因而较能反映心脏局部电活动情况。额面上的单极导联为单极肢导联。

单极肢导联是将右臂（R, fight arm）、左臂（L, left arm）、左腿（F, leaf foot,）各通过 5 000Ω 的电阻共连至一个中心电端，这样中心电端的电位几等于零（即右臂电压 V_R＋左臂电压 V_L＋左腿电压 $V_F = 0$），使作为无效电极连接于心电机的"－"极；另将右臂、或左臂、或左腿分别作为探察电极，连接于心电机的"＋"极，这样便组成了单极肢导联。如单极右臂导联（V_R）、单极左臂导联（V_L）、单极左腿导联（V_F）等。在这样的探察电极下描出的心电图，较能反映不同部位的心电情况。但此种波形振幅较小，不便观测，需加以改革，即在描记某一单极肢导联时，便将该肢体与中心电端的连线截断。这样并不影响其单极性质，所描出的波幅均较原来的增高 50%，而便于观测，称之为加压单极肢导联。

现在临床上常用的单极肢导联，即为加压单极肢导联。如图 23-4 所示，可分为以下几种。

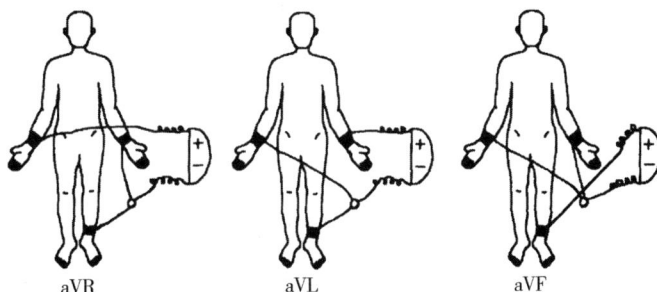

图 23-4　加压单极肢导联的连接法

（1）加压单极右臂导联（aVR）：探察电极放在右臂，无效电极放在左臂及左腿相连的中心电端上。

（2）加压单极左臂导联（aVL）：探察电极放在左臂，无效电极放在右臂及左腿相连的中心电端上。

（3）加压单极左腿导联（aVF）：探察电极放在左腿，无效电极放在左、右臂相连的中心电端上。

二、胸导联（横面导联）

胸导联为心电活动反映到人体横面上的导联，常用的为单极胸导联。

胸导联又称心前导联，为在心前区不同部位放置探察电极，另一电极分别放在右臂、左臂或左腿，或放在左、右臂及左腿相连而成的中心电端，因此胸导联也可分为双极胸导联及单极胸导联两种。现在多用单极胸导联。

（一）双极胸导联

即以心前区电极与右臂或左臂或左腿的电极相连，心前区电极一般有六个，其位置如图23-5。

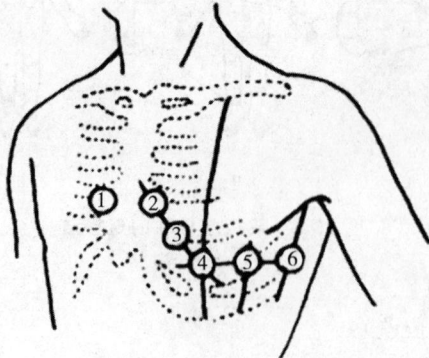

图 23-5　胸导联探察电极的位置

（1）胸骨右缘第 4 肋间。

（2）胸骨左缘第 4 肋间。

（3）在第 2 肋间与第 4 肋间之间。

（4）左锁骨中线第 5 肋间。

（5）左腋前线与第 4 肋间水平位置。

（6）左腋中线与第 4、5 肋间水乎位置。

右臂与以上心前区的各电极相连，即形成 CR_1、CR_2……CR_6 等导联。

左臂与心前区的各电极相连，即形成 CL_1、CL_2……CL_6 等导联。

左腿与心前区的各电极相连，即形成 CF_1、CF_2……CF_6 等导联。

双极胸导联在临床上现已不多用。

（二）单极胸导联

即将探察极分别放在心前区的 1、2、3、4、5、6 等位置，将无效电极连接于左臂、右臂及左腿所连成的中心电端上（图23-6），则单极胸导联可有 V_1、V_2、V_3、V_4、V_5、V_6 等六个导联。将探察极放在与 V_4 同一水平线上的左腋后线上为 V_7，左肩胛线上为 V_8，左脊柱旁线上为 V_9。

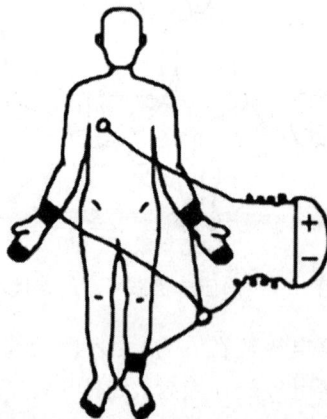

图 23-6　单极胸导联的连接法

将探察极放在右胸相当于 V_3、V_4、V_5、V_6 的位置上，可有 V_{3R}、V_{4R}、V_{5R}、V_{6R} 等，用于检查右心室肥大、右心室梗死及先天性心脏病的右位心等。放在 V_5 上一肋间为 $V_5(4)$、上二肋间为 $V_5(3)$，上三肋间为 V_5 (2)或 V_5'、V_5''、V_5'''，用以检查高位心肌梗死。由于单极胸导联较能反映心前区相应心脏各部的电压改变，已取代了双极胸导联。此外，剑突导联 VE 为探察极放在剑突处，反映心脏间隔部的电压改变。

V_1、V_2 反映右心室外壁的电压改变,V_3 一般反映左右心室过渡区的电压改变,V_4 反映心尖部(主要是左心室)的电压改变,V_5、V_6 反映左心室外壁的电压改变。对心肌梗死患者则应描记全部胸导联,必要时还要加描其他导联。

三、侧面导联

(一)双极侧面导联(ARRIGHI 侧面三角)

如图 23-7,探察极:A. 左下颌近颏部;B. 左肩胛间区与第 7 胸椎棘突平行;C. 脐至耻骨连线中点之左3~4 cm。

双极侧面导联:I_a＝A 与 B 的电位差;II_a＝A 与 C 的电位差;III_a＝B 与 C 的电位差。

双极侧面导联的背部导联点 B 距心脏较近,用以了解心脏后壁的改变,但现已被食管导联所代替。

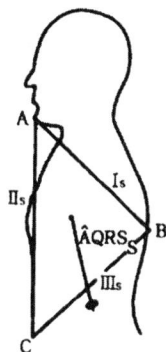

图 23-7　侧面三角(ARRIGHI)

(二)单极侧导联——食管导联(E)及食管心房调搏

乃用一食管导联线,顶端带一半球形的银或铜(或合金)制电极,自鼻孔或口腔插入食管以至胃部,末端与一单极胸导联电极连接。根据食管电极所在的位置不同,可分别描记图形。一般先送至 60 cm 处做一次描记;以后按导联线上的刻度,每退出导联线 2.5 cm 或 5 cm 时,描记一次心电图,分别记以 E_{60}、E_{55}……

成人 E_{40}～E_{50} 为反映左心室后面的电压改变,E_{15}～E_{25} 为心房区,E_{25}～E_{35} 为房室间区(goidman)。因各人体型不同,为准确计,亦可于 X 线透视下校正探察电极的位置。

如图 23-8,心房上区 P 波均倒置;心房区 P 波多呈双相型高电压,如呈 rS、RS、Rs 型等;心室区 P 波直立,电压较低;房室间区 P 波呈过渡型。根据 P 波的形态也可判定探察电极所在的位置。

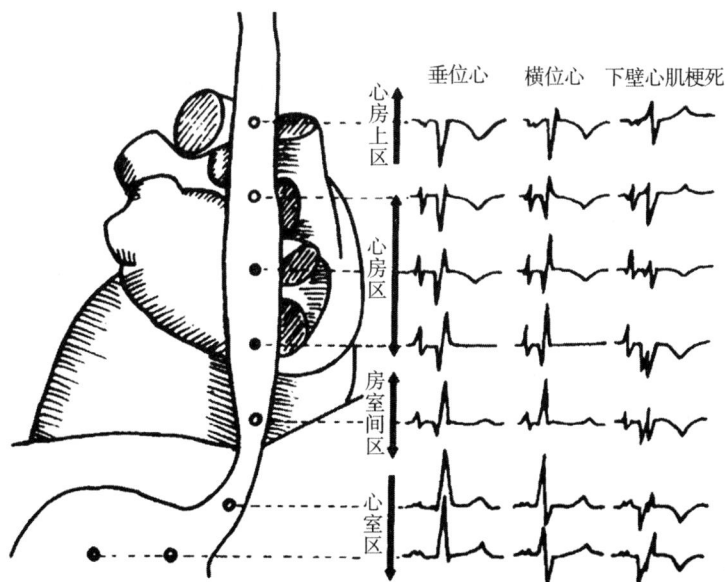

图 23-8　食管导联(R. Zuckermann)

食管导联对一些节律问题,可从较明显的 P 波进行分析,对单纯后壁及下壁(膈面)的心肌梗死,食管导联诊断较为准确。但对急性心肌梗死患者,可因导联线插入的反射作用而引起危险,因此临床上应特别注意适应证的选择。

此外,由于心导管检查的广泛应用,可将特制的探察电极插入右心房,能观察到更为清晰的 P 波,对某些心律失常的鉴别提供有力的依据。

目前临床上较广泛应用的食管心房调搏技术,或称食管心房起搏,用食管导联心电图指导食管电极的定位,是一个很重要的指标,可根据心房区的 P 波高大或呈正负双相的波型而进行定位起搏。也可根据食管导联中比较明确的 P 波,对一些复杂的心律失常进行鉴别,如对阵发性室上性心动过速(PSVT)的折返形成,是在房室结双径传导或另经旁道传导(如预激综合征),可提供一些诊断的依据。临床上还可利用食管调搏,治疗室上性心动过速及心房扑动以及利用食管调搏测定窦房结恢复时间(SNRT)和窦房传导时间(SACT)等,对了解窦房结的功能、诊断病窦综合征等,提供了无创伤性的方法。食管心房调搏亦可以其逐渐增加的起搏频率,而作为心脏负荷的一种功能试验,应用于冠心病的诊断。

四、各导联间的关系

各导联间有一定的关系,从这些关系中可以了解某一导联的连接或标记是否有错,波形是否正常,或某个导联波形不清,进而从这些关系中推算出它的波形以及从近似导联或对侧导联波形的对比进一步地分析诊断。

(一)额面上各肢导联间的关系

(1) $I = V_L - V_R$;$II = V_F - V_R$;$III = V_F = V_L$。

(2) $II = I + III$。

(3) $V_R + V_L + V_F = 0$($aVR + aVL + aVF = 0$)。

(4) $aVR = 1\frac{1}{2}V_R(V_R = \frac{2}{3}aVR)$;$aVL = 1\frac{1}{2}V_L(V_L = \frac{2}{3}aVL)$;$aVF = 1\frac{1}{2}V_F(V_F = \frac{2}{3}aVF)$。

(5) $aVR = -\frac{I+II}{2}V_R(VR = -\frac{I+II}{3})$;$aVL = \frac{I-III}{2}(V_L = \frac{I-III}{3})$;$aVF = \frac{II+III}{2}(V_F = \frac{II+III}{3})$。

(6) I 类似 aVL;II、III 类似 aVF。

(7)额面上各肢导联间的量(如波幅的电压大小)的关系:标准导联(I、II、III)$= 1.73$(即$\sqrt{3}$)×单极肢导联(V_R、V_L、V_F)$= 1.15$(即$\frac{\sqrt{3}}{1.5}$)×加压单极肢导联(aVR、aVL、aVF)。

在应用不同导联中的心电图波幅计算当时的心电综合向量时,即按以上关系加以校正(表 23-1)。

表 23-1　六轴系统中各肢导联 QRS 向量的比较(参考图 23-9)

平均电轴(角度)	平行的导联	垂直的导联	QRS 波向量的比较					
			I	II	III	aVR	aVL	aVF
−60°	III	aVR	+	−	−−	0	+	−
−30°	aVL	II	+	0	−	−	++	−
0°	I	aVF	++	+	−	−	+	0
+30°	aVR	III	+	+	0	−−	+	+
+60°	II	aVL	+	++	+	−	0	+
+90°	aVF	I	0	+	+	−	−	++
+120°	III	aVR	−	+	++	0	−	+
+150°	aVL	II	−	0	+	+	−−	+

注:+代表正电位;−代表负电位;0代表平均电位为 0。

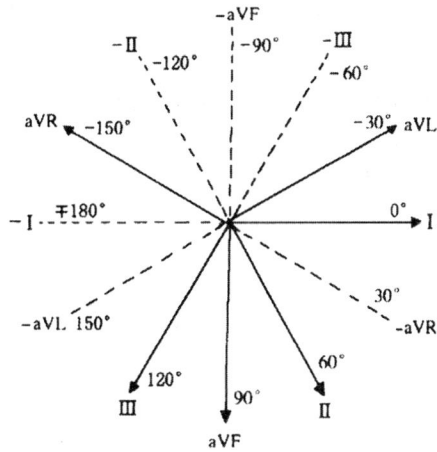

图 23-9　额面上的六轴系统

(8)艾氏等边三角学说与实际情况是不尽符合的,因为左、右臂及左腿的连线不呈等边三角形,心脏也不是正居其中点。由艾氏三角定律推算出的六轴系统间的关系,也是不符合实际情况的。以后 Burger 及 Frank 等作了进一步的校正(图 23-10,图 23-11),但目前一般心电图工作者仍沿用传统的积累较多的艾氏三角及六轴系统的关系进行心电图的观测。今后可能会逐步地将合理的校正结果应用于临床实践。

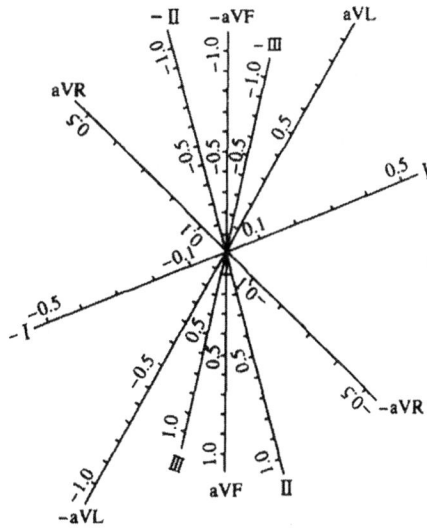

图 23-10　Burger 校正的六轴系统坐标图

图中在同样的电压标准下,各导联轴上的电压高度如Ⅰ＝1.0时,则Ⅱ＝0.6,Ⅲ＝0.5,aVR＝1.1,aVL＝0.8,aVF＝0.6

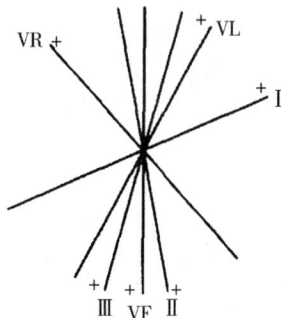

图 23-11　Frank 校正的六轴系统坐标图

(二)横面上各胸导联间的关系

胸导联 $V_1 \sim V_6$ 虽均在横面上,但并非在同一个水平面上,如 V_1、V_2 在第 4 肋间,$V_4 \sim V_6$ 在第 5 肋间,且距离心脏的远近也不相同。一般认为 V_1 与 V_5 或 V_2 与 V_6 之间略呈 90°的关系,也是不够准确的(图 23-12)。V_1、V_2 反映右心室外面的电压,V_5、V_6 反映左心室外面的电压,但两者对侧性的改变也是不一定的。Helm 曾将胸导联轴间的关系进行了校正,较符合于实际情况(图 23-13)。

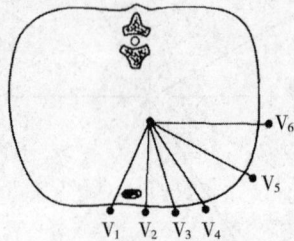

图 23-12　横面上胸导联间的关系

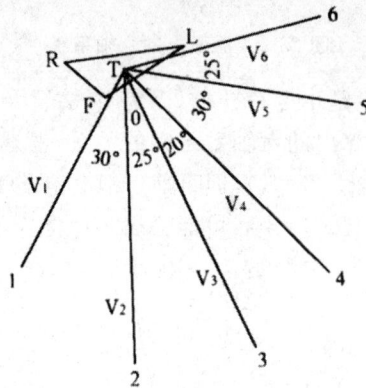

图 23-13　校正的胸导联坐标轴位置图

（三）额面与横面导联间的关系

肢导联与胸导联的关系为额面与横面间的关系,即互相垂直呈 90°的关系。但 V_6、V_5 的向量略近于 I 及 aVL,因此 I、aVL 类似 V_6、V_5(图 23-14)。

如心脏的除极平均向量与额面平行时,则必垂直胸导联,出现肢导联电压较高,而胸导联呈低电压的现象。反之若与横面平行,则必垂直肢导联,而使胸导联电压较高,肢导联则呈低电压现象。

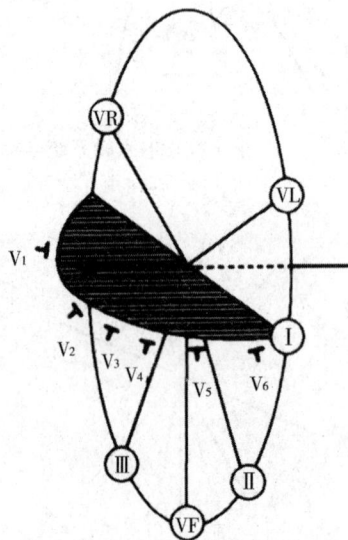

图 23-14　额面与横面各导联的关系

（四）额面、横面及侧面导联间的关系

用肢导联 I 及 aVL、作横轴及纵轴可构成额面,亦可用 V_6 及 E_{50} 构成额面[图 23-15(a)、(b)]。

用胸导联 V_1 及 V_5（或 V_2 及 V_6）作前后轴及横轴可构成横面,亦可用 V_1 或 E_{25} 及I构成横面[图 23-15(c)]。

用食管导联 E_{25} 及 E_{50} 作前后轴及纵轴可构成侧面,亦可用 V_1（V_2）及 aVF 构成侧面[图 23-15(a)、(d)]。

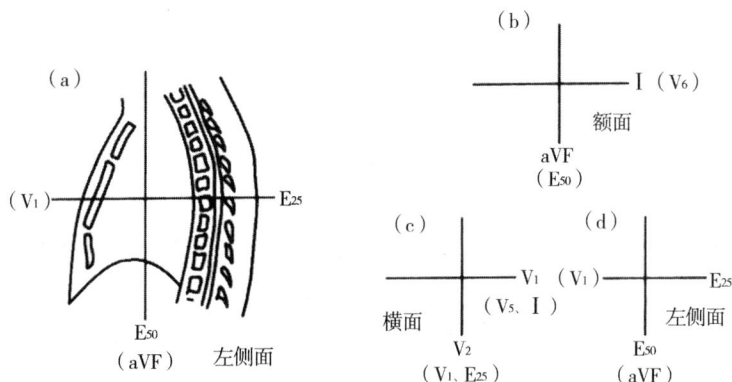

图 23-15　额面、横面及侧面导联间的关系

（刘纯伟）

第三节　ST 段改变

ST 段改变包括 ST 段抬高、ST 段下降、ST 段缩短和 ST 段延长四种类型。ST 段改变可以独立存在,也可与 T 波及 QRS 波群改变并存。

一、ST 段抬高

诊断标准:标肢导联 J 点后 $60\sim80$ ms 处 ST 段抬高 $\geqslant0.10$ mV,右胸导联 $\geqslant0.25$ mV,左胸导联 >0.10 mV 为异常。

对于一过性 ST 段抬高的患者应动态观察记录 18 导联心电图。注意 ST 段抬高的程度、形态、持续时间与症状关系。胸痛伴有 ST 段急剧抬高为冠脉阻塞或其他病因引起的心肌损害。

损伤型 ST 段抬高是穿壁性心肌缺血的反映。患者往往有持续严重的胸痛及心肌缺血的其他临床表现和体征,如肌钙量的升高度。见于心肌梗死超急性损伤期,急性心肌梗死。

（一）心肌梗死超急性损伤期

急性冠状动脉阻塞,可立即引起急性损伤期图形改变,持续时间短暂,血管再通以后,心电图可恢复原状。心电图特征(图 23-16)。

（1）缺血区的导联上 T 波高耸。

（2）ST 段斜形抬高。

（3）急性损伤型阻滞,QRS 时间增宽,室壁激动时间延长。

（4）伴有 ST-T 电交替。

（5）出现冠状动脉闭塞性心律失常。

（6）此期出现于梗死型 Q 波之前。

（二）急性心肌梗死

冠状动脉阻塞,心肌由缺血发展到梗死。心电图特点:

（1）出现急性梗死性 Q 波。

（2）损伤区导联上 ST 段显著抬高。

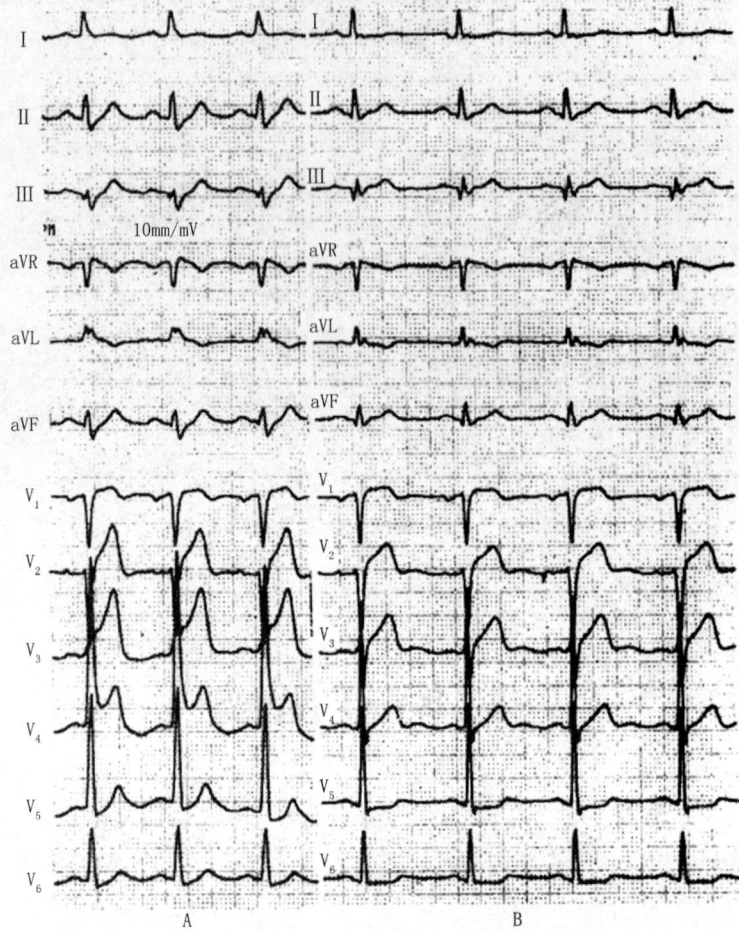

图 23-16 心绞痛发作时前壁导联 ST 段抬高

A.记录于胸痛发作时,QRS 时限 0.12 s,V₃、V₄ 导联 ST 段抬高;

B.记录于症状缓解后,QRS 时限 0.09 s,ST 回落,T$_{V_3,V_4}$降低,V₅、V₆ 导联 T 波低平

(3)梗死区导联上 T 波振幅开始降低,一旦出现倒置 T 波,标志着心肌梗死进入充分发展期。

(4)能定位诊断如前壁或下壁心肌梗死(图 23-17)。

(三)变异型心绞痛

变异型心绞痛发作时,冠状动脉造影显示病变部位的血管处发生痉挛性狭窄或闭塞。相关的局部心肌供血显著减少或中断,导致急性心肌缺血→损伤。严重者发展成为急性心肌梗死。

变异型心绞痛发作时,心电图上出现下列一种或几种改变,症状缓解以后,ST-T 迅速恢复正常或原状。

(1)损伤区的导联上 ST 段立即抬高 0.20 mV 以上,约有半数患者对应导联 ST 段下降。

(2)ST 段抬高的导联 T 波高耸,两支对称,波顶变尖,呈急性心内膜下心肌缺血的动态特征。

(3)QRS 时间延长至 0.11 s。

(4)QRS 振幅增大。

(5)QT/Q-Tc 正常或缩短。

(6)出现缺血性 QRS、ST、T 或 Q-T 电交替。

(7)出现一过性室性早搏、室性心动过速,严重者发展成为心室颤动。

(8)发展成为急性心肌梗死。

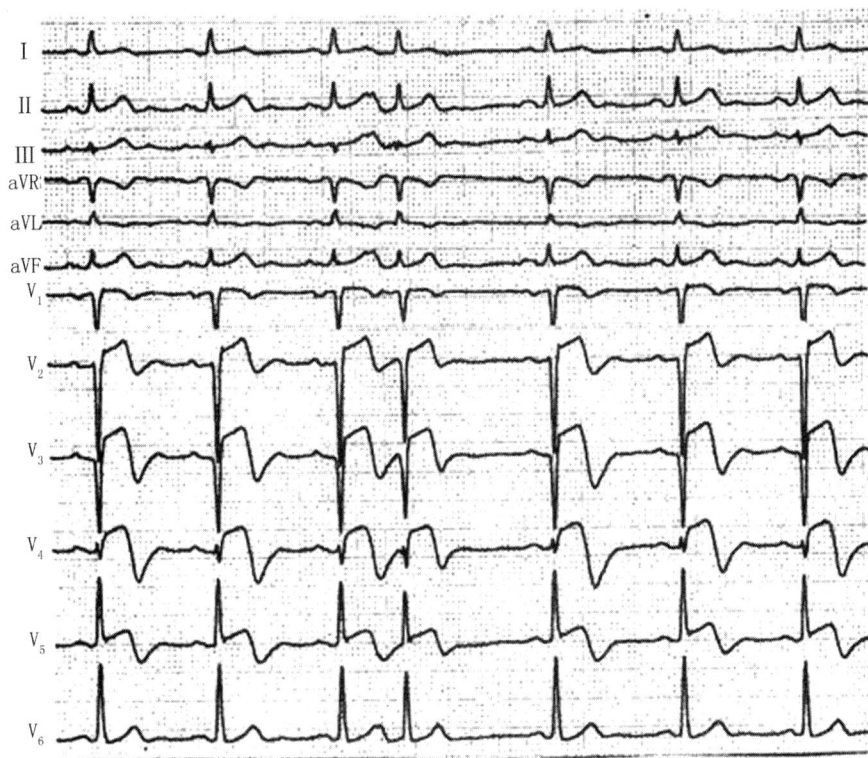

图 23-17　急性前间壁及前壁心肌梗死过程

患者男性,66 岁。急性前间壁及前壁心肌梗死演变期,$V_1 \sim V_3$ 导联呈 QS 型,V_4 导联
r 波递增不良,$V_2 \sim V_4$ 导联 T 波正负双向。冠脉造影显示左前降支闭塞,房性早搏。

（四）Brugada 波与 Brugada 综合征

Brugada 波特征右胸导联 V_1 或 V_2 呈 rsR′型,类似右束支阻滞图形,R'波宽大,ST 段上斜型、马鞍型或混合型抬高,T 波倒置。伴有室性心动过速或发生心室颤动者,称为 Brugada 综合征。

（五）急性心包炎

心包炎及心包积液常有异常心电图改变如下。

(1)炎症波及窦房结,引起窦性心动过速,晚期可发生心房颤动或束支阻滞。

(2)心外膜下心肌受损,除 aVR、V_1 导联外,ST 段普遍抬高,抬高的程度不像急性心肌梗死严重,不出现病死性 Q 波。

(3)出现心包积液时,QRS 振幅减小或 QRS 低电压。

(4)T 波普遍低平或倒置(图 23-18)。

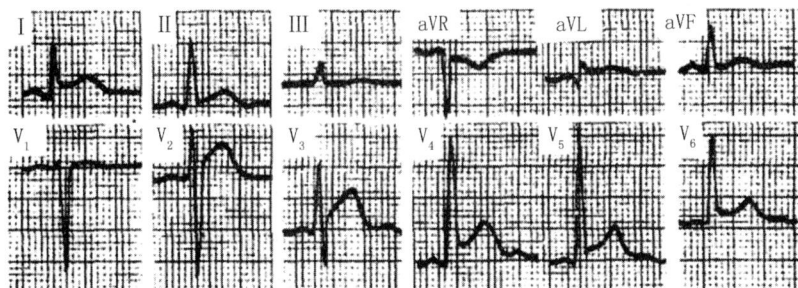

图 23-18　急性心包炎

Ⅰ、Ⅱ、aVL、aVF、$V_2 \sim V_6$ 导联 ST 段抬高,aVR 导联 ST 段下降

（六）早期复极综合征

心室除极尚未结束,部分心室肌开始复极化,心电图特征如下。

（1）QRS 终末部出现 J 波，在 $V_3 \sim V_5$ 导联较明显，出现在 V_1、V_2 导联呈 rSR′型，类似右束支阻滞。

（2）ST 段自 J 点处抬高 0.20 mV 左右，最高可达 1.0 mV 以上。持续多年形态不变。

（3）T 波高大。ST-T 改变在 Ⅱ、aVF、$V_2 \sim V_5$ 导联较明显。心率加快后 ST-T 恢复正常，心率减慢以后又恢复原状。

（七）左束支阻滞

左束支传导延缓或阻滞性传导中断，室上性激动沿右束支下传心室，心室传导径路为右室→室间隔→左心室，心室除极时间延长。心电图特征如下。

（1）Ⅰ、aVL、V_5、V_6 呈 R 型，V_1、V_2 呈 rS 型或 QS 型。

（2）$V_1 \sim V_3$ 导联 ST 段显著抬高，S 波或 QS 波越深，ST 段抬高的程度越显著。

（3）T 波高耸，ST-T 改变持续存在。

（4）QRS 时相延长≥120 ms（图 23-19）。

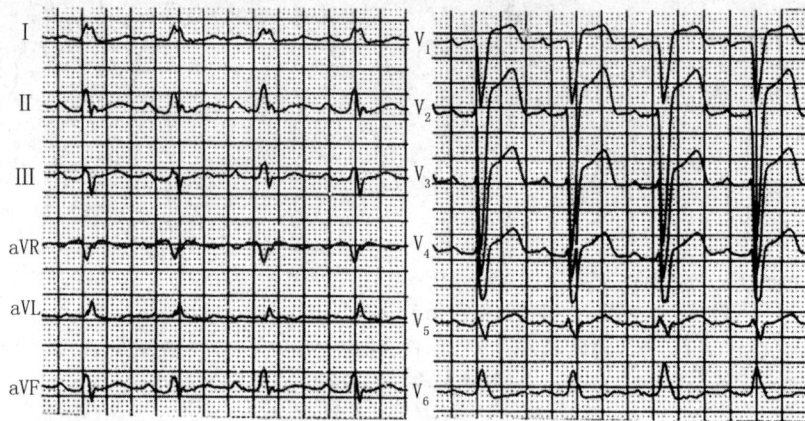

图 23-19　完全性左束支阻滞，$V_1 \sim V_3$ 导联 ST 段抬高

患者男性，85 岁。冠心病。窦性心律，心率 85 bpm，P-R 间期 0.20 s，QRS 时间 0.12 s，完全性左束支阻滞，$V_1 \sim V_4$ 导联 ST 段上斜型抬高 0.25～0.50 mV。

二、ST 段下降

J 点后 60～80 ms 处 ST 段下降≥0.05 mV，为 ST 段异常。ST 段下降的形态可以多种多样。

（一）典型心绞痛

心绞痛发作时出现一过性缺血性 ST-T 改变。症状缓解以后，ST 段立即恢复原状。

（1）出现缺血性 ST 段下降，下降的 ST 段呈水平型、下斜型及低垂型。

（2）T 波低平、双向或倒置。

（3）U 波改变。

（4）出现一过性心律失常（图 23-20）。

（二）无症状心肌缺血

（1）ST 段下降时无症状。

（2）ST 段下降持续 1 min 以上，ST 段下降≥0.1 mV，两次缺血间隔 1 min 以上。原有 ST 段下降，在原有下降基础上 ST 段再下降≥0.10 mV。

（三）心肌病

1. 肥厚性心肌病

①ST 段下降，特别是心尖部肥厚性心肌病，$V_2 \sim V_6$ 导联 ST 段下降可达 0.50 mV 左右，ST 改变持续存在。②T 波倒置呈冠状 T 波。

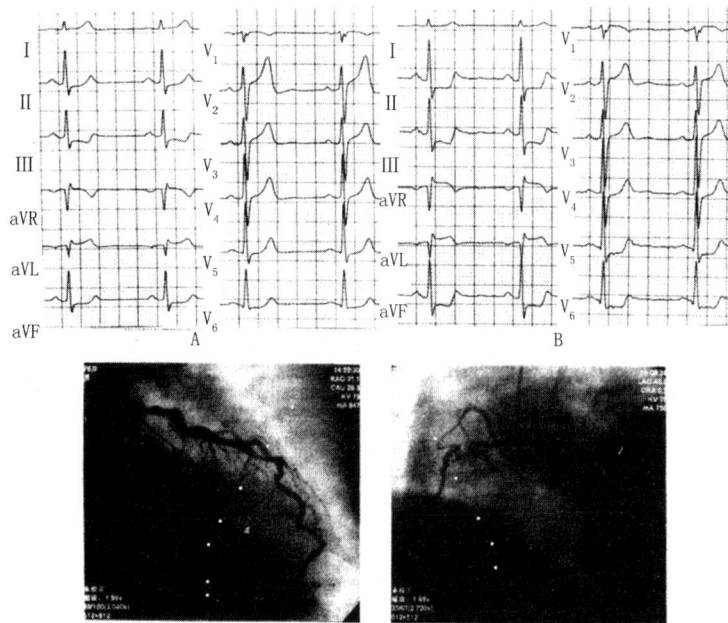

图 23-20　心肌缺血发作时下侧壁导联 ST 段下降

患者男性,77 岁。冠心病。A. 对照动态心电图,Ⅱ、Ⅲ、aVF 导联 ST 段下降 0.05~0.10 mV;B. 记录于心绞痛发作时,Ⅱ、Ⅲ、aVF、V$_5$、V$_6$ 导联 ST 下降 0.15~0.25 mV;冠状动脉造影显示前降支近段狭窄 90%,右冠状动脉近段狭窄 95%。

2. 扩张性心肌病

①ST 段下降。②T 波低平。③QRS 时间增宽。④室性早搏,心房颤动发生率高。

(四)左室肥大

①QRS 电压高大。②ST 段下降。③T 波负正双向或倒置。

(五)右室肥大

①右胸壁导联 QRS 振幅增大。②V$_1$~V$_3$ 导联的 ST 段下降伴 T 波倒置。③QRS 电轴右偏。

(六)右束支阻滞

①QRS-T 呈右束支传导阻滞特征。②V$_1$、V$_2$ 导联 ST 段下降不明显。

(七)左束支阻滞

①继发性 ST 段下降见于 Ⅰ、aVL、V$_4$~V$_6$ 导联。②QRS-T 波群呈左束支阻滞。

(八)洋地黄中毒

①ST 段呈鱼钩状下降。②T 波负正双向或倒置。③Q-T 间期缩短。

(九)心肌炎

①ST 段下降。②T 波低平或倒置。③常有窦性心动过速、P-R 间期延长、早搏等(图 23-21)。

(十)X 综合征

有心绞痛、心肌缺血的证据,心电图上可有 ST-T 改变。冠脉造影阴性。

(十一)电张调整性 ST-T 改变

起搏器植入前 ST-T 正常。起搏心律持续一段时间后,夺获心搏 ST 段下降,T 波倒置。此种情况还可见于阵发性束支阻滞、预激综合征等。

(十二)自主神经功能紊乱

多见于青年女性,ST 段下降 0.05 mV 左右,T 波多为低平。运动试验阴性。

三、ST 段延长

(1)低钙血症心电图表现为:①ST 段平坦延长。②Q-T 间期延长。③血清钙浓度降低。

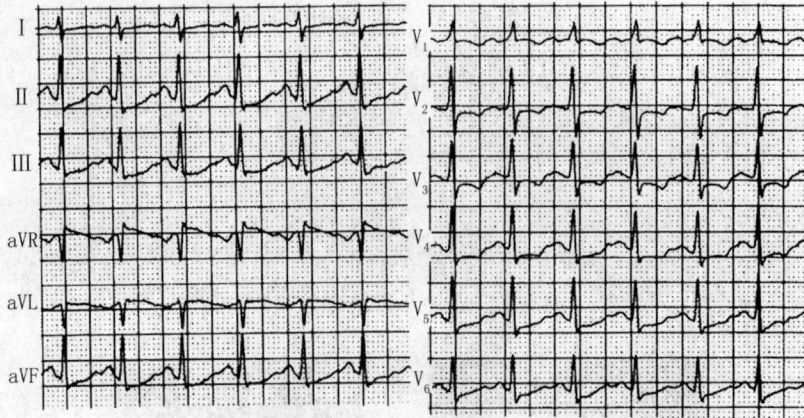

图 23-21　急性心肌炎

患者女性,23 岁。急性心肌炎。窦性心动过速,心率 122 bpm,Ⅱ、Ⅲ、
aVF、V_2～V_6 导联 ST 段下降 0.10 mv 左右,T 波低平及倒置。

(2)长 Q-T 间期。

(3)房室阻滞伴缓慢心律失常者,ST 段下降,Q-T 间期延长,U 波明显。

(4)冠心病急性心肌梗死演变期(图 23-22)。

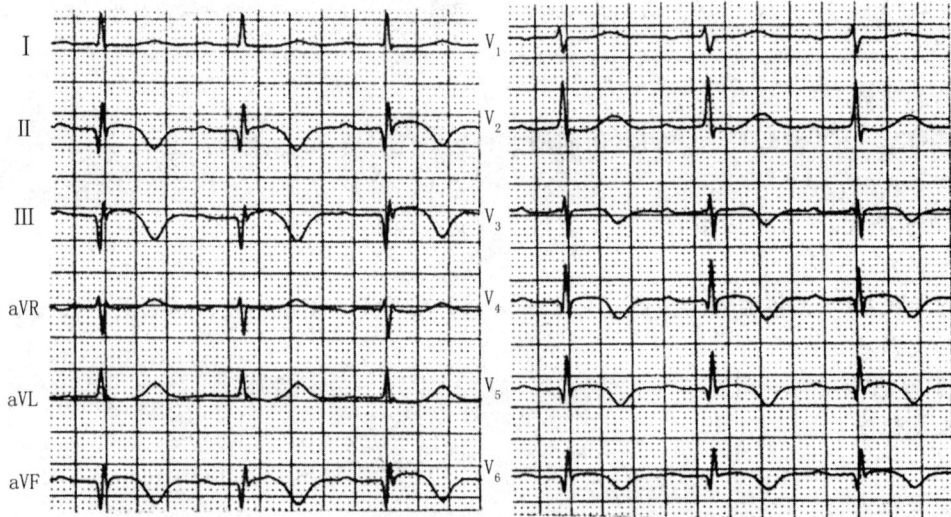

图 23-22　急性下侧壁心肌梗死演变期,ST 段及 Q-T 间期延长

患者女性,81 岁。急性心肌梗死第 8 天。窦性心律,心率 65 bpm,P-R 间期 0.24 s,
ST 段及 QT 间期延长。QT 间期 0.56 s,Ⅱ、Ⅲ、aVF、V_5、V_6 导联有异常 Q 波。

四、ST 段缩短

(1)高钙血症:①ST 段缩短或消失。②Q-T 间期缩短。③血清钙浓度升高(图 23-23)。

(2)早期复极综合征。

(3)洋地黄影响:应用洋地黄治疗过程中,心电图出现 ST 段呈鱼钩状下降,Q-T 间期缩短。

(4)心电机械分离:心脏已经停止机械性舒缩期活动。QRS 时间增宽,ST 段及 Q-T 间期缩短。

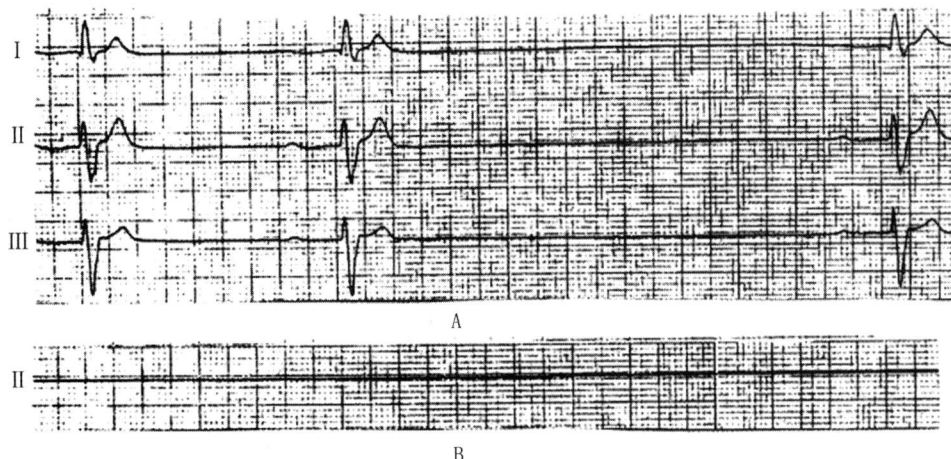

图 23-23 短 Q-T 间期

A. 窦性心动过缓,窦性停搏,一度房室阻滞,左前支阻滞,Q-T 期间 0.35s;B. 全心停搏

（刘纯伟）

第四节 动态心电图

一、动态心电图(AECG)

又称 Holter 系统,是指连续记录 24 h 或更长时间的心电图。该项检查首先由美国学者 Holter 于 20 世纪 60 年代初期应用于临床,故又称之为 Holter 监测。动态心电图是用随身携带的记录器连续记录人体 24 h、48 h 或更长时间的心电变化,经计算机处理分析及回放打印的心电图。它可以显示监测时间内的心搏总数、最快与最慢心率、平均心率。并能自动测出室上性或室性期前收缩以及室上性或室性心动过速。可记录心搏停跳情况以及 P-R 间期、QRS 波群、ST 段及 T 波的变化,可检出房室传导阻滞、心房颤动、窦房阻滞、预激综合征等。动态心电图不仅用于定性、定量心律失常,而且广泛用以检测心肌缺血,筛选高危患者心肌梗死后可能发生的心脏事件,评定药物疗效和随诊起搏器功能等。近年动态心电图仪增加了心率变异性测定及晚电位分析等功能,使其功能更加完善,已成为临床不可缺少的重要的非创伤性检查。随着电子学和计算机科学的进展,迄今不仅可以记录动态心电图,还可记录动态血压、动态呼吸、动态脑电图等,且记录时间可按需相应延长,由于长时间监测,能发现常规心电图不易发现的心律失常和一过性心肌缺血,弥补了体表心电图的局限性,从而进一步提高了心电图诊断的准确率。

与常规心电图相比,记录的信息量大且可记录患者不同状况下的心电图。为临床提供许多有价值的资料。现已成为临床上广泛使用的无创性心血管病诊断手段之一。但因导联体系不同,以及容易受体位、活动等因素影响,在分析结果时要慎重。

二、组成及应用

(一)动态心电图仪主要由记录系统和回放分析系统组成

1. 记录系统

包括导联线和记录器。导联线一端与固定在受检者身上的电极相连,另一端与记录器连接。记录器有磁带式和固态式两种类型。记录器佩戴在受检者身上,并能精确地连续记录和储存 24 h 或更长时间的 3 通道或 12 通道心电信号。

2.回放分析系统

主要由计算机系统和心电分析软件组成。回放系统能自动对磁带或固态记录器记录到的 24 h 心电信号进行分析。分析人员通过人机对话对计算机分析的心电图资料进行检查、判定、修改和编辑,打印出异常心电图图例以及有关的数据和图表,做出诊断报告。

(二)导联选择

目前多采用双极导联,电极一般均固定在躯体胸部。导联的选择应根据不同的检测目的而定,常用导联及电极放置部位如下。

1.CM5 导联

正极置于左腋前线、平第 5 肋间处(即 V_5 位置),负极置于右锁骨下窝中 1/3 处。该导联对检出缺血性 ST 段下移最为敏感,且记录到的 QRS 波振幅最高,是常规使用的导联。

2.CM1 导联

正极置于胸骨右缘第 4 肋间(即 V_1 位置)或胸骨上,负极置于左锁骨下窝中 1/3 处。该导联可清楚地显示 P 波,分析心律失常时常用此导联。

3.M_{aVF} 导联

正极置于左腋前线肋缘,负极置于左锁骨下窝内 1/3 处。该导联主要用于检测左室下壁的心肌缺血改变。

4.CM_2 或 CM_3 导联

正极置于 V_2 或 V_3 的位置,负极置于右锁骨下窝中 1/3 处。怀疑患者有变异性心绞痛(冠状动脉痉挛)时,宜联合选用 CM_3 和 M_{aVF} 导联。无关电极可置胸部的任何部位,一般置于右胸第 5 肋间腋前线或胸骨下段中部。

5.12 导联同步

Holter 是近年来发展起来的无创性心电新技术,共 10 个电极,可连续不间断地记录 24 h 12 导联同步动态心电图,12 导联同步 Holter 比 3 导联 Holter 在心肌缺血、心肌梗死、心律失常(室性期前收缩、室性心动过速、预激综合征等)定位诊断方面具有明显优势,有取代 3 导联 Holter 的趋势。

(三)临床应用

动态心电图可以获得受检者日常生活状态下连续 24 h 甚至更长时间的心电图资料,因此常可检测到常规心电图检查不易发现的一过性异常心电图改变。还可以结合分析受检者的生活日志,了解患者的症状,活动状态及服用药物等与心电图变化之间的关系。其临床应用范围如下。

(1)心悸、气促、头昏、晕厥、胸痛等症状性质的判断。

(2)对心律失常进行定性和定量诊断。

(3)12 导联同步 Holter 对判定心肌缺血有一定的意义,尤其是发现无症状心肌缺血的重要手段,且能够进行定位诊断,参考标准是"三个一":ST 段呈水平型或下斜型下降≥1 mm;持续 1 min 或以上;2 次发作间隔时间至少 1 min。

(4)心肌缺血及心律失常药物的疗效评价。

(5)心脏病患者预后的评价,通过观察复杂心律失常等指标,判断心肌梗死后患者及其他心脏病患者的预后。

(6)选择安装起搏器的适应证,评定起搏器的功能,检测与起搏器有关的心律失常。

(7)医学科学研究和流行病学调查,如正常人心率的生理变动范围,宇航员、潜水员、驾驶员心脏功能的研究等。

(四)动态心电图分析注意事项

应要求患者在佩戴记录器检测过程中做好日志,按时间记录其活动状态和有关症状。患者不能填写者,应由医务人员或家属代写。不论有无症状都应认真填写记录。一份完整的生活日志对于正确分析动态心电图资料具有重要参考价值。动态心电图常受监测过程中患者体位、活动、情绪、睡眠等因素的影响,有时在生理与病理之间难以划出明确的分界线。因此,对动态心电图检测到的某些结果,尤其是ST-T 改变,还应结合病史、症状及其他临床资料综合分析以做出正确的诊断。需要指出:动态心电图属回顾性分析,并不能了解患者即刻的心电变化。由于导联的限制,尚不能反映某些异常心电改变的全貌。对于心脏房室大小的判断、束支传导阻滞、预激综合征的识别以及心肌梗死的诊断和定位等,仍需要依靠常规 12 导联心电图检查。

(刘纯伟)

第五节　远程监测心电图

利用计算机及现代通信技术远距离采集、传输、监测心电图称为远程监测心电图。电话传输心电图、遥测心电图等也归于此类。可捕捉偶有或一过性出现症状时的心电图,弥补了常规心电图与动态心电图的不足,可进行远程会诊。

一、适应证

(1)经过临床医师诊治并进行常规 12～18 导联心电图检查,临床需要进一步观察日常心电图变化者。
(2)经常或偶有一过性心律失常出现,但常规心电图及 Holter 不易捕捉者。
(3)有头晕、黑矇、晕厥等症状的患者。
(4)药物治疗前后观察心律、心率及不良反应者。
(5)冠状动脉支架术或搭桥术,术后监测。
(6)急性心肌梗死患者康复期的监护及出院后监测。
(7)安装心脏起搏器患者术后及出院后监测。
(8)有心悸、胸闷等症状而常规检查未能确诊者,及疲劳、乏力、电解质紊乱者。
(9)有其他慢性病及心脏感觉不适者。
(10)社区医疗、健康保健、咨询、特殊人群心电图监测等。

二、禁忌证

(1)本仪器并非设计用于急诊情况。
(2)不能与除颤器同时使用(进行心脏除颤时,将电极导线从电极上取下);在使用电外科设备或者电凝治疗期间或靠近很强的电磁干扰源(如天线、高压变压器、发电机、磁共振成像设备)或在易燃气体环境下不应使用本仪器。

三、注意事项

(1)安装有心脏起搏器的患者,建议无线发射机与起搏器之间至少保持 30 cm 距离,从而避免对起搏器产生潜在干扰。
(2)佩戴助听器的患者应谨慎使用,一些数字无线发射机可能会给某些助听器带来干扰。
(3)使用任何无线电发射设备(包括远程心电监测仪)都可能干扰未采用足够保护措施的医疗设备,从而影响其功能。如果规章有具体要求,则遇到保健设施时请关机,这是因为医院或保健设施可能正在使用对外部射频能量敏感的设备。
(4)远程心电监测仪的无线通信部分采用专业的无线通信模块,该模块在通信工作状态下会发出 RF 信号。多数现代电子设备都屏蔽 RF 信号,但某些电子设备可能无法屏蔽远程心电监测仪无线发射机所发出的 RF 信号,产生潜在干扰。

四、监测仪设备基本组成

1. 心电采集器

可采集、记录心电信号，是一个便携式的设备。心电采集器主要技术参数有以下几种。

(1)安全分类：心电采集器属于内部电源 BF 型设备。

(2)通道数：单通道、双通道、3 通道、12 通道。

(3)记录方式：模拟式、数字式无压缩。

(4)记录时间：$\geqslant 30$ s。

(5)导联方式：胸前模拟双极导联；威尔逊(Wilson)12 导联；改良 12 导联。

(6)输入动态范围：3 mV P-P，$\pm 10\%$ 或 50 μV 两者取大者。

(7)输入阻抗：应$\geqslant 100$ MΩ。

(8)扫描速度：至少具有 25 mm/s 的扫描速度，其误差不得$>\pm 10\%$。

(9)耐极化电压：在± 300 mV 的直流极化电压下，信号幅度的变化不超过$\pm 5\%$。

2. 数据传输系统

由发送器、电话机、手机、有线/无线通信传输信息网站系统、接收器组成。可用电话机或手机发送心电图信号。数据传输方式包括手动传输、自动传输、通过标准电话线进行音频传输、互联网传输、数字蜂窝移动通信网、远程数字无线通讯传输。

3. 心电图监测系统

包括接收器、心电图机、心电示波器、计算机、专家诊断工作站显示器、中心服务器、打印机。

五、基本操作流程

1. 基础相关知识

心电记录仪主要适用于可活动的患者，在日常状态下使用，用户必须接受培训。记录和传输参数的设置主要由医务人员完成。患者应该在医师的指导下使用。最终诊断应由医师做出。

2. 远程监测心电图导联方式

(1)胸前模拟双极导联：胸骨柄"－"极，心前区"＋"极(图 23-24)。

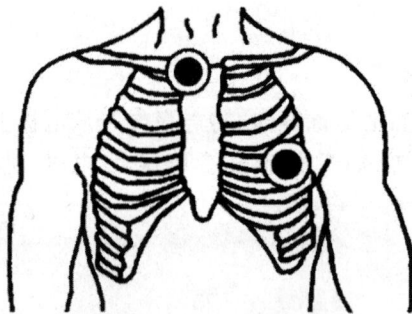

图 23-24　胸前模拟双极导联

(2)威尔逊(Wilson)12 导联：四肢肢端部位安装肢体导联电极(Ⅰ、Ⅱ、Ⅲ、aVR、aVL、aVF)，胸部电极安装部位(图 23-25)。

V_1：胸骨右缘第 4 肋间隙。

V_2：胸骨左缘第 4 肋间隙。

V_3：V_2 与 V_4 之间。

V_4：左第 5 肋间隙锁骨中线处。

V_5：左腋前线与 V_4 同一平面。

V_6:左腋中线与 V_4 同一平面。

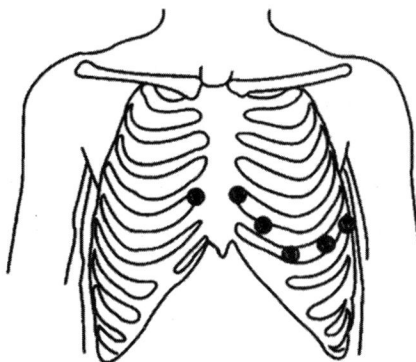

图 23-25　威尔逊(Wilson)12 导联胸部电极安装部位

(3)改良 12 导联:胸部电极安装部位同威尔逊(Wilson)12 导联胸部电极部位,将四肢导联安装部位移至身体躯干部位(图 23-26)。

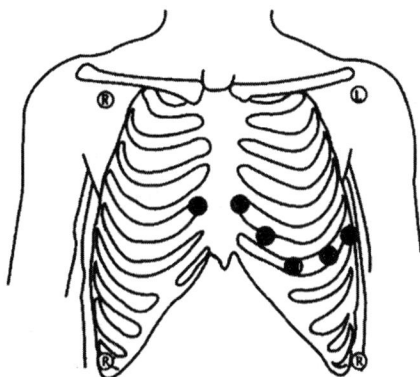

图 23-26　改良 12 导联

3.监测心电图电极方式

(1)触点电极采集方式(图 23-27)使用便利快捷,可重复使用。

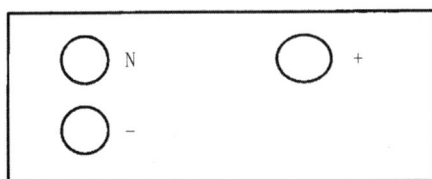

图 23-27　触点电极极性、位置示意图

(2)导联线电极与一次性电极联合使用方式,规定部位安装一次性电极可监测多导联心电图。

4.电极安装

(1)用乙醇擦拭、清洁电极安放处,必要时剃去电极安放区域的体毛。清洁后的皮肤上涂上少量的导电膏。按照导联所示部位,安装电极。

(2)安放电极,使之牢固。不应将电极安放在骨性结构(肋骨、胸骨)的表面,使用优质的电极。

5.心电信号采集操作

(1)仪器由电池供能,装入电池时,注意"＋""－"极方向。

(2)开始启动键(仪器显示器上显示出当前的设置和状态)。

(3)被监测者需要选定一个测量姿势,保持身体放松,正常呼吸。需要将仪器按位置放置在胸部,保证仪器电极与胸部皮肤良好接触。

(4)手动记录心电图:当患者出现症状、感到不适等情况发生时,或者根据诊断目标和医师的建议,以固定的时间间隔手动记录心电图。按压开关,开始心电信号的采集。有的仪器会发出"嘟"的一声,表示心电采集正在进行。带有显示器的仪器,会出现心电采集预览界面,显示出当前设置和状态。

(5)心电信号采集结束之后,有的监测仪会发出"嘟"的响声,仪器屏幕会出现界面,此时,应将仪器取下。

(6)自动记录心电图:将电极线连接到电极上,心电图记录初始化就开始了,接通开关后,根据"设置"选项中设定的至少一个自动心律识别标准时,能进行自动记录。例如,心动过缓时心电监测仪就会自动记录心电图。仪器能发出视觉和听觉信号。听到信号后,患者必须保持镇静。开始心电采集时患者同时记录当时的状态,如出现的症状、感到不适等情况。

6.心电图信号的传输

一般心电图在每次记录后进行传输,或者将几个心电图一起传输,或者传输一段存储时间很长的心电图,传输期间,应当避免环境中噪声的干扰。

(1)通过标准电话线进行音频传输:选定音频传输模式选项,拨打请求传输心电图的电话号码,将电话的话筒距离 2 cm 紧靠在心电图记录仪的发声孔上传输心电图(图 23-28)。

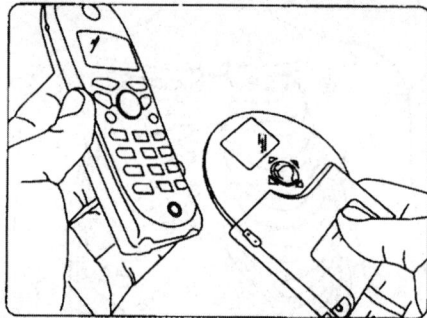

图 23-28 通过电话音频传输

(2)蓝牙传输模式:选择蓝牙传输模式,激活手机蓝牙功能,将手机蓝牙放在其他蓝牙设备能够探测到的地方和有效的范围内(最大距离为 10 m)。心电图记录仪将会搜索位于别的蓝牙设备能够探测到的、有效范围内的、已经激活的蓝牙。

(3)手机的红外接收装置数字信号传送:手机有红外接收装置,在开启状态时可传送心电信号,周围不应有其他的红外接收装置的 IT 产品(如手提电脑)。让手机的红外接收装置正对远程心电监护仪的红外窗口,彼此间的距离为 10～30 cm(图 23-29)。

(4)手机的数字信号传送:心电记录仪与手机是一体机,记录心电后手机通过数字蜂窝移动通信网、无线局域网技术、GPRS 中国移动网传输心电信息。

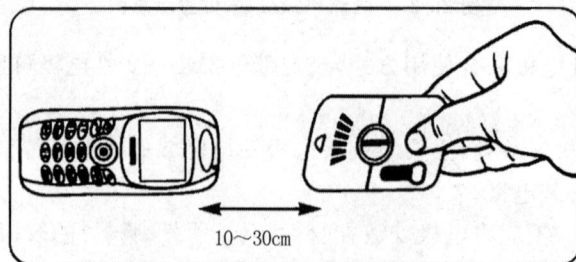

10～30cm

图 23-29 红外装置数字信号传送

7.远程心电信息网

网站架设在网通数据机房专用服务器上,它提供所有心电病历的在线浏览服务。患者、发送者、专家都可根据自己的用户名登录,并查看用户名权限范围内的心电病历。无线传输在医院内使用,GPRS 一般应用于社区或个人。

12 导联心电图远程诊断系统是基于数字化心电检查设备——手持式心电检查仪设计,并通过互联网实现数字化 12 导联心电图远程诊断的网络系统。系统以手持式心电检查仪为数字化心电检查设备,它由心电信息采集器、PDA、无线发送模块、GPRS 模块组成。通过 A/D 转换获取到数字心电信号,它与 PDA 通过 CF 或 SD 接口连接,采集到的心电信号直接以数字格式存储在 PDA 中。心电病历随时可通过 PDA 内置的无线发送模块或 GPRS 模块发送到心电中心服务器。

8.专家诊断工作站

它与中心服务器通过互联网连接,可实时查看到发送的心电病历,当新病历到达时有声音提醒。安装独立的心电处理分析软件,心电处理分析软件支持显示、处理、分析心电波形并发出心电诊断显示心电波形、打印心电图。可以对软件的使用者实施权限管理,对使用者赋予不同程度的权限。

六、判断标准

(1)远程监测心电图尚未制定判断标准,一般参考心电图、动态心电图(Holter)的判断标准。

(2)对一过性心律失常,依据病史、当时的状态、出现的症状、感到不适等情况诊断意义较大。

(3)安装心脏起搏器患者术后及出院后监测有诊断意义。

(4)心电图 ST-T 改变,依据病史、当时的状态、出现的症状有参考意义。

(5)患者出现头晕、黑蒙、晕厥等症状,依据病史、当时的状态、出现的症状有参考意义。

七、临床意义

远程心电监测仪利用现代计算机及通信技术在心律失常的监测方法上弥补了常规心电图与动态心电图(Holter)的不足,能够监测日常生活中出现的一过性症状时的心电图,对一些慢性病患者和老年人,特别是处于现代化、快节奏中的上班族,能够及时地监测和发送心电信号并与医师快速沟通,得到医师的健康指导。目前除监测心电图外还增加了无创血压、血氧饱和度、呼吸功能生理参数的监测。随着计算机技术的普及,计算机网络、无线技术、PDA 技术、蓝牙技术的发展,远程医疗监测技术必将得到迅速发展。

(刘纯伟)

参考文献

[1] 朱建民,许永华,杨利霞.医学影像设备临床试验实践[M].上海:上海科学技术出版社,2016.

[2] 杨镇.门静脉高压症外科学图谱[M].沈阳:辽宁科学技术出版社,2015.

[3] 夏黎明.MRI读片指南[M].北京:北京大学医学出版社,2016.

[4] 黄定九.内科疾病影像学与内镜图谱[M].上海:上海科学技术出版社,2011.

[5] 黄道中,邓又斌.超声诊断指南[M].北京:北京大学医学出版社,2016.

[6] 胡志强.实用神经内镜技术与临床应用[M].北京:北京科学技术出版社,2014.

[7] 程志伟,胡亚飞.实用医学影像学诊断[M].长春:吉林大学出版社,2016.

[8] 王昌惠,范理宏.呼吸介入诊疗新进展[M].上海:上海科学技术出版社,2015.

[9] 吴文豹.中医推拿与影像学读片分析[M].上海:同济大学出版社,2016.

[10] 缪飞,钟捷.小肠影像学诊断图谱 X线、CT、MRI、内镜[M].上海:上海科学技术出版社,2015.

[11] 段虹,李庆峰.实用健康体检学[M].西安:陕西科学技术出版社,2014.

[12] 丁义涛.现代肝脏外科技术精要[M].江苏凤凰科学技术出版社,2016.

[13] 缪飞.小肠影像学[M].上海:上海科学技术出版社,2013.

[14] 刘树伟,尹岭,唐一源.功能神经影像学[M].济南:山东科学技术出版社,2011.

[15] 李澄,胡春洪,孙红光.比较影像学[M].南京:江苏科学技术出版社,2011.

[16] 龚启勇.临床医学影像学[M].北京:人民卫生出版社,2011.

[17] 李坤成.医学影像学[M].南京:江苏科学技术出版社,2013.

[18] 陈克敏,陆勇.骨与关节影像学[M].上海:上海科学技术出版社,2015.

[19] 李渝苏,汪文章.运动系统影像诊断学[M].成都:电子科技大学出版社,2014.

[20] 郭佑民.呼吸系统影像学[M].上海:上海科学技术出版社,2011.

[21] 周凤丽.支气管镜与肺癌[M].广东科学技术出版社,2014.

[22] 王忠周,李爱银,王新怡.医学影像学[M].北京:科学技术文献出版社,2013.

[23] 史景云,费苛,孙鹏飞.胸部影像学[M].上海:上海科学技术出版社,2015.

[24] 丁世斌,司永仁,吴威.肝癌诊疗影像学图谱[M].沈阳:辽宁科学技术出版社,2015.

[25] 武乐斌,万书臻.山东省医学影像学检查技术操作规范[M].济南:山东科学技术出版社,2011.

[26] 李长勤,朱建忠.医学影像学应试向导[M].上海:同济大学出版社,2014.

[27] 中国医学创新杂志社.实用临床诊疗影像学[M].北京:科学技术文献出版社,2013.

[28] 陈智毅.分子影像学基础与应用[M].广州:广东高等教育出版社,2013.

[29] 柳景华,吕树铮.冠心病解剖功能及影像学[M].北京:中国协和医科大学出版社,2013.

[30] 霍勇,葛均波,方唯一.冠状动脉疾病影像学[M].北京:北京大学医学出版社,2015.

[31] 陈步星.动脉粥样硬化疾病的影像诊断[M].北京:北京大学医学出版社,2014.

[32] 郭启勇.消化系统影像学诊断手册[M].南京:江苏凤凰科学技术出版社,2015.

[33] 马绪臣.口腔颌面医学影像学[M].北京:北京大学医学出版社,2014.

[34] 陈亮.全胸腔镜解剖性肺段切除手术图谱[M].南京:东南大学出版社,2015.

[35] 高文斌,林黎娟,吕金燕.肿瘤诊断学[M].北京:知识产权出版社,2015.

[36] 吴杰,周建莉.医学电子学基础与医学影像物理学[M].昆明:云南大学出版社,2014.

［37］孙新臣.肿瘤放射治疗技术学［M］.南京:东南大学出版社,2015.

［38］李克.泌尿系统影像学疾病、症状的诊断与鉴别诊断［M］.北京:上海科学技术出版社,2012.

［39］王玉辉,史河水,亓来华."典型征象"比较影像学数据库应用初探［J］.中国继续医学教育,2016,8（33）:28-30.

［40］聂晓,王峻,甄俊平.乳腺癌骨转移影像学检查的现状与展望［J］.中国药物与临床,2016,16（12）:1773-1775.

［41］丁磊.糖尿病足病患者下肢动脉病变超声影像学特点［J］.糖尿病新世界,2016,0（8）:94-95.

［42］张志,白琛,骆伟.不同阶段缺血性脑梗塞 CT 影像学特点［J］.中国 CT 和 MRI 杂志,2016,14（5）:4-6.